みてわかる薬学

図解
薬理学

編集

名古屋大学 名誉教授
藤田医科大学 客員教授　鍋島俊隆
NPO法人医薬品適正使用推進機構 理事長

九州大学 理事・副学長　井上和秀

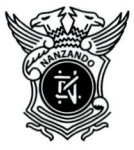

南山堂

■ 執筆者一覧 ■

石川 智久	静岡県立大学薬学部薬理学分野 教授
石原 熊寿	広島国際大学薬学部病態薬理学教室 教授
井上 和秀	九州大学 理事・副学長
今泉 祐治	名古屋市立大学 理事・副学長・特任教授
岩本 隆宏	福岡大学医学部薬理学教室 教授
宇野 勝次	千葉科学大学 客員教授／社団法人日本医薬品安全性学会 理事長
大野 行弘	大阪薬科大学薬品作用解析学研究室 教授
荻田 喜代一	摂南大学薬学部薬理学研究室 教授
川畑 篤史	近畿大学薬学部病態薬理学研究室 教授
葛巻 直子	星薬科大学薬理学研究室 准教授
黒瀬 等	九州大学大学院薬学研究院薬効安全性学分野 教授
西須 大徳	愛知医科大学痛みセンター 助教
鈴木 宏治	鈴鹿医療科学大学薬学部病態・治療学分野 教授／社会連携研究センター長
鈴木 勉	星薬科大学薬物依存研究室 特任教授・名誉教授
鷹野 正興	神戸学院大学薬学部 准教授
高野 行夫	前 福岡大学薬学部生体機能制御学研究室 教授
立川 英一	東京薬科大学 名誉教授
田中 芳夫	東邦大学薬学部薬理学教室 教授
田村 英紀	星薬科大学先端生命科学研究センター (L-StaR) 特任准教授
千葉 寛	千葉大学 名誉教授
津田 誠	九州大学大学院薬学研究院ライフイノベーション分野 教授
中川 貴之	京都大学医学部附属病院薬剤部 准教授・副薬剤部長
鍋島 俊隆	名古屋大学 名誉教授／藤田医科大学 客員教授／NPO法人医薬品適正使用推進機構 理事長
成田 年	星薬科大学薬理学研究室 教授
橋本 均	大阪大学大学院薬学研究科神経薬理学分野 教授
林 辰弥	三重県立看護大学看護学部薬理学・生化学 教授
平松 正行	名城大学薬学部薬品作用学研究室 教授
福永 浩司	東北大学大学院薬学研究科薬理学分野 教授
三島 健一	福岡大学薬学部生体機能制御学研究室 教授
南 雅文	北海道大学大学院薬学研究院薬理学研究室 教授
山本 経之	長崎国際大学大学院薬学研究科 特任教授・名誉教授
山元 弘	神戸学院大学薬学部 教授
渡邊 泰男	昭和薬科大学薬理学研究室 教授

(五十音順)

序

　薬剤師の使命はファーマシューティカルケアを円滑に行い患者の生活の質（QOL）を向上することである．すなわち医薬品の適正使用を推進し，薬効を最大に引き出し，医薬品による有害事象を最低に抑えて，患者のQOLを向上することである．この使命を達成するためには，薬が体にどのように作用して薬効を発現するのか，どのようなときに有害事象を引き起こすかについて精通する必要がある．

　薬が生体におよぼす有効な作用を薬理作用という．薬は生体が備えている生理機能を亢進または抑制する．正常な生理機能が閾値を超えて低下すると，逆に異常に亢進すると病気となる．薬は異常になった生理機能を正常なレベルに調整するために使用される．うつの患者では精神活動性が低下している．このような患者には精神機能を亢進するような薬を投与してうつ症状を緩解する．また血圧が正常よりも高い高血圧の患者では，血圧を下げるような薬が適用となる．一方，薬には生体にとっては異物である腫瘍，細菌，ウイルスなどの増殖を抑えるものもある．この場合の薬理作用は増殖抑制作用，殺菌作用や抗ウイルス作用である．これらの薬が宿主である生体に作用をおよぼす場合には有害事象や副作用が起きる．

　薬理学では生体内外の物質と生体の相互作用によって起こる現象について研究する．薬理学は，①物質の生体に対する作用の機序を明らかとし，薬として有用であるか研究をして，臨床への適用に繋げ，新しい医薬品を開発，創製する，②薬物療法において，適切な医薬品を選択し，適正な用法，用量を決めるために必要な情報をそろえるなど，医薬品を適正に使用するための基盤を確立することを目指している．

　これら2つの目的を達成するために，薬理学では薬力学的および薬物動態学的に薬の作用について研究する．薬力学では薬が生体に作用して起こる現象，例えば行動，血圧，呼吸や血糖値の変化などがどのような機序によって起こるのかを明らかにする．薬物動態学では薬が生体へ取り込まれてから，どのように吸収され，分布し，代謝され，排泄されるのか明らかとする．

　このように薬理学は薬の作用と運命について理解し，薬を適切に使用するための必須の学問であり，薬剤師の使命を果たすための最大の武器となる学問である．本書では，薬学教育モデル・コアカリキュラムに記載された薬理学に関する内容を網羅し，多数の図を用いて，わかりやすい解説を加えた．この本で，薬学生が薬について楽しく学び，また，薬剤師が将来の臨床現場で，適切な薬物療法を遂行するためのバイブルになることを信じている．

　2015年盛夏

名城大学薬学部　特任教授
NPO法人医薬品適正使用推進機構　理事長
鍋島　俊隆

目次

1章 薬理学の基礎

1 薬が効くしくみ …… 2
- A 薬理学とは …… 2
- B 薬理作用とは …… 3
- C 薬理作用の分類 …… 4
  1. 作用発現様式　4
  2. 作用部位　6
  3. 作用発現時間　6
  4. 有用性　7
- D 薬物の副作用・有害事象と医療事故・薬害 …… 7
  1. 副作用の発現機序　7
  2. 医療事故　9
  3. 薬害　10
- E 薬物の投与量（濃度）と薬理反応の関係 …… 10
  1. 用量−反応曲線　10
  2. 有効量，中毒量，致死量　10
  3. 治療係数　11
  4. 用量−反応関係の実例　11
- F アゴニストとアンタゴニスト …… 12
  1. 薬物の作用点としての受容体　12
  2. 受容体における促進作用　12
  3. 受容体における抑制作用　14
  4. アゴニストとアンタゴニストの相互作用　14
- G 薬物標的タンパク質と薬理作用 …… 18
  1. 受容体と薬理作用　19
  2. 生体内酵素と薬理作用　20
  3. イオンチャネルと薬理作用　20
  4. トランスポーターと薬理作用　21
- H 薬物受容体の分類 …… 22
  1. 細胞膜受容体　22
  2. 細胞内（核内）受容体　25
- I 細胞内情報伝達系と受容体 …… 26
  1. イオンチャネル内蔵型受容体　26
  2. Gタンパク質共役型受容体　30
  3. 酵素共役型受容体　35
- J 薬物標的としての酵素 …… 40
- K 薬物標的としてのイオンチャネル …… 42
  1. Na^+チャネル　44
  2. Ca^{2+}チャネル　44
  3. K^+チャネル　46
  4. Cl^-チャネル　47
  5. 非選択性陽イオンチャネル　47
- L 薬物標的となるイオントランスポーター …… 48
  1. イオントランスポーターの分類　48
  2. イオン輸送のしくみ　49
  3. イオントランスポーターの生理機能と病態　50
  4. イオントランスポーターを標的とした薬物　52

2 薬の体内動態 …… 55
- A 薬物の投与経路と剤形 …… 55
- B 吸　収 …… 57
  1. 経口投与時の薬物吸収過程　57
  2. 経口投与時の薬物吸収速度に影響を与える因子　58
  3. 初回通過効果　58
  4. 非経口投与時における薬物の吸収　60
- C 分　布 …… 61
  1. 血流量と薬物の組織移行　61
  2. 血液脳関門　62
  3. 薬物のタンパク結合　62
- D 代　謝 …… 63
  1. 薬物の代謝過程　64
  2. 薬物代謝酵素　64
  3. 薬物代謝酵素に影響を与える要因　66

- E 排泄 68
  - 1. 腎臓から尿中への排泄　68
  - 2. 胆汁排泄　70

3 薬効の個人差と薬理作用に影響を与える因子 71
- A 薬効の個人差 71
- B 年齢・性別 72
- C 遺伝子 73
- D 肝機能 74
- E 腎機能 75

4 薬の連用・併用による薬理作用の変化 76
- A 薬物の蓄積 76
- B 薬物の耐性 77
- C 薬物依存 80
- D 薬物アレルギー 84
- E 薬物相互作用 86

2章　精神・神経系の薬理

1 神経系の解剖・生理と薬 90
- A 中枢神経系と末梢神経系の構成 90
  - 1. 中枢神経系　90
  - 2. 末梢神経系　94
- B 神経による情報伝達のしくみ 99
  - 1. 軸索伝達　99
  - 2. シナプス間伝達　100
  - 3. 神経筋接合部における伝達　101
- C 神経機能に対する薬の代表的作用様式 101
  - 1. 受容体　102
  - 2. イオンチャネル　104
- D 中枢神経系における神経伝達物質と薬 104
  - 1. 神経伝達物質　106
  - 2. 中枢性作用薬　107
- E 末梢神経系における薬 111
  - 1. 感覚（知覚）神経系に作用する薬　111
  - 2. 神経筋接合部に作用する薬　111
  - 3. 自律神経系に作用する薬　112

2 意識と麻酔薬 115
- A 麻酔薬の作用点による分類 116
  - 1. 全身麻酔薬　116
  - 2. 局所麻酔薬　116
- B 理想的な全身麻酔薬・局所麻酔薬の条件 116
  - 1. 理想的な全身麻酔薬の条件　117
  - 2. 理想的な局所麻酔薬の条件　117
- C 全身麻酔薬の作用機序 118
- D 麻酔深度と麻酔補助薬 120
  - 1. 麻酔深度　120
  - 2. 麻酔補助薬　122
  - 3. バランス麻酔　124
- E 全身麻酔薬の分類・種類 124
  - 1. 吸入麻酔薬　124
  - 2. 静脈麻酔薬　128
- F 局所麻酔薬の作用機序 129
  - 1. 電位依存性 Na^+ チャネルに対する作用　130
- G 局所麻酔薬の投与法と薬理作用 132
  - 1. 吸入麻酔薬の投与法　132
  - 2. 局所麻酔薬の薬理作用　132
- H 局所麻酔薬の化学構造による分類・種類 134
  - 1. エステル型局所麻酔薬　136
  - 2. アミド型局所麻酔薬　136
- I 局所麻酔薬の作用時間による分類 138
- J 局所麻酔薬の副作用 139

3 痛みと鎮痛薬 －疼痛治療薬－ 140
- A 痛み（疼痛）とは 140
- B 痛みの分類 140
- C 痛みを感じるしくみ 141
  - 1. 痛みの受容 －一次求心性感覚神経－　141

2. 脊髄後角における伝達，さらに脳へ　142
D 痛みを抑制する神経回路　142
　　1. オピオイド受容体　142
　　2. 内因性オピオイドペプチド　144
　　3. 痛み抑制神経回路　145
E 鎮痛薬の分類・種類　148
　　1. オピオイド受容体完全作動薬　148
　　2. オピオイド受容体部分作動薬　152
　　3. オピオイド受容体拮抗薬　152
F がん性疼痛の薬物治療　152
　　1. がんによる痛み　153
　　2. WHO三段階除痛ラダー　154
　　3. 鎮痛補助薬　154
　　4. オピオイドローテーション　156
　　5. レスキュードーズ　156

4 片頭痛と治療薬　157
A 発症機序　157
B 片頭痛治療薬の分類・種類　158
　　1. 急性期治療薬　158
　　2. トリプタン系薬物　158
　　3. 予防薬　158

5 不安障害・不眠と治療薬　160
A 不安障害の病態生理　160
B 抗不安薬・睡眠薬の共通点・相違点　163
C GABA$_A$受容体の分子構成　163
D 抗不安薬の分類・種類　164
　　1. ベンゾジアゼピン系抗不安薬　166
　　2. セロトニン系抗不安薬　171
　　3. 選択的セロトニン再取り込み阻害薬　172
　　4. その他の抗不安薬　174
E 不眠の病態生理　174
F 睡眠薬の分類・種類　176
　　1. ベンゾジアゼピン受容体に作用する睡眠薬　176
　　2. バルビツール酸系睡眠薬　180
　　3. 非バルビツール酸系睡眠薬　180
　　4. メラトニン受容体作動薬　180

6 統合失調症と治療薬　183
A 統合失調症の病態生理と薬物治療　183
　　1. 症状と経過　183
　　2. 治療　184
　　3. 病因仮説　184
　　4. ドパミン経路と抗精神病薬の作用　185
　　5. 抗精神病薬の薬理作用と副作用　186
B 抗精神病薬の分類・種類　188
C 第一世代抗精神病薬　188
　　1. フェノチアジン系抗精神病薬　190
　　2. ブチロフェノン系抗精神病薬　190
　　3. ベンザミド系抗精神病薬　190
　　4. その他の第一世代抗精神病薬　190
D 第二世代抗精神病薬　190
　　1. セロトニン・ドパミン遮断薬　191
　　2. 多元受容体標的化抗精神病薬　192
E 第三世代抗精神病薬　192
　　1. ドパミン部分作動薬　192
F 抗精神病薬の現状と展望　192

7 気分障害と治療薬　194
A 気分障害とは　194
B うつ病治療薬の分類と作用機序　194
　　1. 三環系抗うつ薬　196
　　2. 四環系抗うつ薬　196
　　3. 選択的セロトニン再取り込み阻害薬　197
　　4. セロトニン・ノルアドレナリン再取り込み阻害薬　197
　　5. ノルアドレナリン作動性・特異的セロトニン作動性抗うつ薬　198
　　6. その他の抗うつ薬　198
C 双極性障害の治療と気分安定薬　200
　　1. 炭酸リチウム　200
　　2. バルプロ酸　202

  3. カルバマゼピン　203
  4. ラモトリギン　203

8 抗てんかん薬　204
A てんかんの病態生理と薬物治療　204
 1. てんかんの分類　205
B 抗てんかん薬の分類・種類　207
 1. 作用機序による分類　207
 2. 化学構造による分類　208
 3. 新しい抗てんかん薬　212
 4. 抗てんかん薬の副作用　214
 5. 異常脳波診断薬　214
 6. 抗てんかん薬のスクリーニング　215
C 部分発作治療薬　215
D 全般発作治療薬　216
E その他の抗てんかん薬　216

9 パーキンソン病と治療薬　218
A パーキンソン病の病態生理と薬物治療　218
B パーキンソン病治療薬の分類・種類　219

 1. レボドパ含有製剤　220
 2. モノアミン酸化酵素-B（MAO-B）阻害薬　222
 3. カテコール-O-メチルトランスフェラーゼ（COMT）阻害薬　224
 4. ドパミン受容体作動薬　224
 5. ドパミン遊離促進薬　226
 6. レボドパ賦活薬　226
 7. アデノシン受容体拮抗薬　226
 8. 中枢性抗アセチルコリン薬　226
 9. ノルアドレナリン前駆物質　228

10 認知症と治療薬　229
A 認知症の病態生理と薬物治療　229
B 認知症治療薬の分類・種類　232
 1. コリンエステラーゼ阻害薬　232
 2. NMDA受容体非競合的拮抗薬　232
C 行動・心理症状（BPSD）の治療薬　234
D 脳循環改善薬と脳代謝改善薬　235
E 認知症の進行を抑える薬　236

3章　循環系の薬理

1 循環系の構造と機能　240
 1. 血液の流れ　240
 2. 心筋と骨格筋の比較　240
 3. 血管の分類　241
 4. 血液の分布　243
A 血管系　244
 1. 血管の働き　244
 2. 血管の緊張度（トーヌス）　244
 3. 血管における内皮細胞の役割　244
 4. 血管系の神経支配　245
 5. 血管の液性調節　246
 6. 内皮細胞と血小板との関係　247
 7. 血圧の調節　247
 8. リンパ系　250

2 刺激伝導系と抗不整脈薬　252
A 刺激伝導系とその調節　252
 1. 刺激伝導系の機能と心臓の興奮　252
 2. 心拍数の自律神経系による調節メカニズム　252
 3. 心房からプルキンエ線維までの興奮伝導　254
 4. プルキンエ線維から心室への興奮の伝導　254
 5. 興奮伝導の特徴　254
 6. 興奮伝導におけるギャップ結合の重要性　254
 7. 興奮収縮連関　255

8. カテコラミンによる興奮収縮連関の
　　　　調節　256
　　9. 心拍数の決定　256
　　10. 心臓の興奮時における活動電位の形　258
　　11. 心筋細胞の興奮の各相　258
　　12. 心電図　260
　B 不整脈の病態生理とメカニズム　265
　　1. 不整脈の名称　265
　　2. 不整脈のメカニズム　266
　　3. 心房細動，心房粗動　269
　　4. 心筋梗塞と不整脈　271
　　5. 抗不整脈薬とイオンチャネルの関係　271
　　6. 抗不整脈薬のイオンチャネルの状態に
　　　　依存した作用　272
　C 不整脈の治療　273
　　1. 不整脈治療の変化　273
　　2. 抗不整脈薬の作用の基本　273
　　3. 抗不整脈薬の使い分け　274
　　4. 抗不整脈薬の分類　274

3 血液循環のシステムと狭心症治療薬　287
　A 虚血性心疾患とは　287
　　1. 冠動脈の血流量の低下と内皮細胞の
　　　　役割　287
　　2. 内皮細胞の機能不全と血管機能　287
　B 狭心症の病態生理　288
　　1. 狭心症の分類　288
　C 狭心症治療薬の分類・種類　290
　　1. 安定狭心症の治療薬　291
　　2. 不安定狭心症の治療薬　291
　　3. 冠攣縮性狭心症の治療薬　291
　D 代表的な狭心症治療薬　293
　　1. 硝酸薬　293
　　2. β遮断薬　297
　　3. カルシウム拮抗薬　301
　　4. 冠動脈拡張薬としてのK^+チャネル
　　　　開口薬（ニコランジル）　302

4 心筋梗塞と治療薬　305
　A 心筋梗塞の病態生理　305
　B 心筋梗塞の治療方針　305
　C 心筋梗塞の治療における血流再開通の意義　306
　D 血流を再開通させるための血行再建術　306
　E 血流を再開させるための血栓溶解薬　307
　F 血栓溶解薬の分類　307
　　1. ウロキナーゼ　308
　　2. ストレプトキナーゼ　308
　　3. 組織プラスミノゲン活性化因子(t-PA)　308
　　4. ヘパリン　308
　　5. 血栓溶解薬を用いるタイミング　309
　G 血栓形成の原因となる血小板の
　　凝集メカニズム　309
　　1. トロンボキサンA_2を介した血小板活性化
　　　　のメカニズム　310
　　2. プロスタグランジン産生経路　310
　H 心筋梗塞の応急処置について　310
　I 心筋梗塞の再発を抑制するために用いる
　　抗血小板薬　312
　　1. プリン受容体阻害薬　312
　　2. アスピリンによる心筋梗塞の再発の
　　　　抑制　312
　　3. ホスホジエステラーゼ阻害薬　314
　J 心筋梗塞治療における予後の改善を期待して
　　用いられる薬　314
　　1. β遮断薬　314
　　2. アンジオテンシン変換酵素阻害薬と
　　　　アンジオテンシンⅡ受容体拮抗薬　314
　　3. スタチン　314

5 心不全と治療薬　317
　A 心不全の病態生理　317
　　1. 急性心不全　317
　　2. 慢性心不全　317
　B 心不全時に代償的に起こる反応　318

        1. 心拍出量とその決定因子　319
　C　心機能の低下から心不全への移行　319
　D　心不全のリモデリング　320
　E　慢性心不全の重症度の分類法　320
　F　心不全治療薬　321
        1. 利尿薬　321
        2. アンジオテンシン変換酵素阻害薬　325
        3. アンジオテンシンⅡ受容体拮抗薬　327
        4. レニン阻害薬　327
        5. β遮断薬　329
        6. アルドステロン受容体拮抗薬　330
　G　心筋の収縮・弛緩のサイクル　330
　H　強心薬　330
        1. ジギタリス　331
        2. 強心薬としてのカテコールアミン　333
        3. ホスホジエステラーゼⅢ阻害薬　335
        4. ピモベンダン　335
        5. 末梢血管拡張薬　335
        6. 心不全に使われるナトリウム利尿ペプチド　336

6 血圧と高血圧治療薬　339
　A　血圧変動のしくみ　339
        1. 血圧の決定因子　339
        2. 血圧の神経液性因子による調節　339
        3. 血管平滑筋　342
        4. 筋肉の種類による収縮機構の違い　343
        5. 血管平滑筋の収縮メカニズム　344
        6. 血管内皮による血管平滑筋収縮の調節　346
        7. 自律神経系による血管平滑筋収縮の制御　347
        8. ホルモンによる血管平滑筋収縮の制御　347
　B　高血圧の病態生理　347
        1. 血圧変動に対する調節機構　348
　C　高血圧の治療方針と治療薬　350
        1. 治療方針　350
        2. 治療薬　351

7 低血圧の病態生理と薬物治療　366
　A　昇圧薬　367
　B　ステロイド　368

4章　呼吸器系の薬理

1 呼吸器系の構造・機能と疾患　370
　A　肺呼吸と呼吸運動　370
        1. 肺呼吸　370
        2. 呼吸運動　371
　B　閉塞性肺疾患と拘束性肺疾患　375

2 呼吸抑制と呼吸刺激薬（呼吸興奮薬）　376
　A　呼吸抑制の原因とメカニズム　376
　B　二酸化炭素（炭酸ガス）　377
　C　中枢性・末梢性呼吸刺激（興奮）薬　377
        1. 中枢性呼吸刺激薬　377
        2. 末梢性呼吸刺激薬　378
　D　麻薬拮抗性呼吸刺激（興奮）薬　378
　E　その他　379

3 鎮咳薬　380
　A　咳の種類とメカニズム　380
　B　鎮咳薬の分類・種類　380
　C　中枢性鎮咳薬　381
        1. 中枢性麻薬性鎮咳薬　381
        2. 中枢性非麻薬性鎮咳薬　381
　D　末梢性鎮咳薬　382

4 去痰薬 ……383
- A 去痰障害の原因とメカニズム ……383
- B 去痰薬の分類・種類 ……384
- C 気道粘液溶解薬（粘液溶解型去痰薬）……384
- D 気道粘液修復薬 ……385
- E 気道分泌（細胞）正常化薬 ……385
- F 気道潤滑薬 ……386
- G 刺激性去痰薬（分泌促進型去痰薬）……386

5 気管支喘息と治療薬 ……387
- A 気管支喘息の病態生理と薬物治療 ……387
- B 気管支喘息治療薬の分類・種類 ……388
- C 気管支拡張薬 ……388
  1. $β_2$受容体刺激薬 388
  2. テオフィリン薬（キサンチン誘導体）389
  3. 抗コリン薬（副交感神経遮断薬）390
- D 抗アレルギー薬 ……390
  1. ケミカルメディエーター遊離抑制薬 391
  2. 第二世代抗ヒスタミン薬 391
  3. トロンボキサン A_2 合成阻害薬 393
  4. トロンボキサン A_2 受容体遮断薬 393
  5. ロイコトリエン受容体遮断薬 393
  6. Th2サイトカイン阻害薬 394
  7. 抗IgE抗体 394
- E 吸入ステロイド薬 ……395

5章 内分泌系の薬理

1 内分泌系とホルモン ……398
- A 内分泌器官と産生ホルモン ……398
- B ホルモンの分類と種類 ……399
- C ホルモンの合成と分泌 ……400
  1. アミノ酸誘導体ホルモン 400
  2. ペプチドホルモン 400
  3. ステロイドホルモン 400
- D ホルモンの作用機構 ……401
  1. 細胞膜受容体へ作用するホルモン 402
  2. 細胞内受容体へ作用するホルモン 402
- E ホルモン分泌（血中濃度）の調節 ……403
  1. 生体リズムによる調節 404
  2. 物質の血中濃度による調節 404
  3. 神経系による調節 404
  4. 視床下部-下垂体前葉系による調節 404

2 視床下部ホルモン・下垂体ホルモン ……406
- A 視床下部と下垂体との関係 ……406
- B 視床下部ホルモン・下垂体ホルモンの標的臓器への作用 ……406
- C 視床下部ホルモン ……408
  1. 甲状腺刺激ホルモン放出ホルモン 408
  2. 副腎皮質刺激ホルモン放出ホルモン 409
  3. 性腺刺激ホルモン（ゴナドトロピン）放出ホルモン 409
  4. 成長ホルモン放出ホルモン 410
  5. 成長ホルモン放出抑制ホルモン（ソマトスタチン）410
  6. プロラクチン放出抑制ホルモン 412
- D 下垂体前葉ホルモン ……412
  1. 甲状腺刺激ホルモン 412
  2. 副腎皮質刺激ホルモン 412
  3. 性腺刺激ホルモン 414
  4. 成長ホルモン 415
  5. プロラクチン 416
- E 下垂体後葉ホルモン ……416
  1. バソプレシン 417
  2. オキシトシン 418

3 甲状腺ホルモン ……419
- A 甲状腺機能とホルモン産生 ……419
  1. 甲状腺ホルモンの合成 419

2. 甲状腺ホルモンの分泌　422
B 甲状腺ホルモンの作用と作用機序　422
　1. 甲状腺ホルモンの作用　422
　2. 甲状腺ホルモンの作用機序　424
C 甲状腺ホルモン薬　424
D 抗甲状腺薬　424
E その他の甲状腺機能亢進治療薬　425

4 副腎皮質ホルモン　426
A 副腎の機能と副腎皮質ホルモンの合成　426
　1. 副腎の機能形態　426
　2. 副腎皮質ホルモンの合成　426
B 糖質コルチコイド（グルココルチコイド）　427
　1. 糖質コルチコイドの合成と分泌　427
　2. 糖質コルチコイドの作用　429
　3. 糖質コルチコイドの作用機序　432
　4. 天然（内在性）糖質コルチコイド　432
　5. 合成糖質コルチコイド　434
　6. 糖質コルチコイド合成阻害薬　436
C 鉱質コルチコイド（ミネラルコルチコイド）　436
　1. 鉱質コルチコイドの合成と分泌　436
　2. 鉱質コルチコイドの作用　437
　3. 鉱質コルチコイドの作用機序　437
　4. 合成鉱質コルチコイド　438
　5. 鉱質コルチコイド拮抗薬　438
D 副腎男性ホルモン　438

5 女性ホルモン　440
A 女性ホルモンの合成・分泌と月経のしくみ　440
　1. 女性ホルモンの合成と分泌　440
　2. 月経のしくみ　442
B 卵胞ホルモン（エストロゲン）　442
　1. 生理作用　442
　2. 副作用　443
C 黄体ホルモン（ゲスタゲン）　444
　1. 生理作用　444

D 女性ホルモンが関連する主な疾患と治療に用いられる薬物　444
E 女性ホルモン薬　445
F エストロゲン受容体遮断薬・作動薬およびアロマターゼ阻害薬　447
　1. エストロゲン受容体遮断薬　447
　2. エストロゲン受容体作動薬　448
　3. アロマターゼ阻害薬　448
G 卵胞・男性ホルモンの混合薬　449

6 男性ホルモン　450
A 男性ホルモンの合成と分泌　450
B 男性ホルモンの作用　450
C 合成アンドロゲン　451
D タンパク同化ステロイド　452
E 抗アンドロゲン薬　452
　1. アンドロゲン受容体遮断薬　452
　2. 5α還元酵素Ⅱ型阻害薬　452

7 副甲状腺ホルモン　454
A 副甲状腺ホルモンの合成と分泌　454
B 副甲状腺ホルモンの作用　454
　1. 骨に対する作用　454
　2. 腎臓と腸管に対する作用　455
C 副甲状腺ホルモン薬　456
D 活性型ビタミンD_3　458

8 カルシトニン　459
A カルシトニンの合成と分泌　459
B カルシトニンの作用　459
C カルシトニン薬　459

6章 代謝系の薬理

1 糖代謝と糖尿病治療薬 ……………… 462
- A インスリンの作用 ……………… 462
- B グルコース誘発インスリン分泌 ……………… 463
- C インスリンの作用機序 ……………… 464
- D メタボリックシンドロームと2型糖尿病 ……………… 464
- E 糖尿病の病態生理と薬物治療 ……………… 468
- F 糖尿病治療薬の分類・種類 ……………… 469
  - 1. インスリン製剤　469
  - 2. インスリン分泌促進薬　472
  - 3. インスリン非分泌系薬　476
  - 4. 糖尿病合併症治療薬　480

2 脂質代謝と脂質異常症治療薬 ……………… 482
- A 生体内での脂質の輸送 ……………… 482
- B 脂質代謝 ……………… 484
  - 1. 外因性経路　484
  - 2. 内因性経路　484
  - 3. コレステロール逆転送系　486
- C 脂質代謝と動脈硬化 ……………… 486
- D 脂質異常症の病態生理と薬物療法 ……………… 487
- E 脂質異常症治療薬の分類・種類 ……………… 489
  - 1. LDLコレステロール低下薬　489
  - 2. トリグリセリド低下薬　494
  - 3. その他の脂質異常症治療薬　496

3 核酸代謝と高尿酸血症・痛風治療薬 ……………… 498
- A プリン代謝のメカニズムとその異常 ……………… 498
- B 高尿酸血症・痛風の病態生理と薬物療法 ……………… 498
- C 高尿酸血症・痛風治療薬の分類・種類 ……………… 500
  - 1. 痛風発作治療薬　500
  - 2. 尿酸生成抑制薬　501
  - 3. 尿酸排泄促進薬　502
  - 4. 尿酸分解酵素薬　502
  - 5. 尿アルカリ化薬　503

4 骨・カルシウム代謝と薬 ……………… 504
- A カルシウム代謝 ……………… 504
- B 骨のリモデリング ……………… 505
- C 骨粗鬆症の病態生理と薬物治療 ……………… 506
- D 骨粗鬆症治療薬の分類・種類 ……………… 506
  - 1. 骨質改善薬　506
  - 2. 骨吸収抑制薬　508
  - 3. 骨形成促進薬　512

7章 消化器系の薬理

1 消化管の構造と機能 ……………… 514

2 消化性潰瘍と治療薬 ……………… 516
- A 消化性潰瘍の病態生理と薬物治療 ……………… 516
- B 消化性潰瘍治療薬の分類・種類 ……………… 520
  - 1. 制酸薬　520
  - 2. 胃酸分泌抑制薬　521
  - 3. プロスタグランジン製剤　522
  - 4. 粘膜保護薬　524
  - 5. ヘリコバクター・ピロリ除菌薬　524
  - 6. その他の消化性潰瘍治療薬　526

3 食欲不振・消化不良と治療薬 ……………… 527
- A 消化管運動機能の調節 ……………… 527
- B 食欲・消化作用薬の分類・種類 ……………… 528
  - 1. 健胃消化薬　528
  - 2. 消化管運動機能改善薬　529

4 下痢・便秘と治療薬 ……………… 532
- A 下痢・便秘のメカニズム ……………… 532

- B 下痢・便秘治療薬の分類・種類 ……… 532
  - 1. 下剤（瀉下薬） 532
  - 2. 止瀉薬 534

5 炎症性腸疾患と治療薬 ……… 535
- A 炎症性腸疾患の病態生理と薬物治療 …… 535
- B 潰瘍性大腸炎治療薬 ……… 535
- C クローン病治療薬 ……… 536

6 過敏性腸症候群と治療薬 ……… 538
- A 過敏性腸症候群の病態生理と薬物治療 … 538
- B 過敏性腸症候群治療薬 ……… 538

7 嘔吐と治療薬 ……… 540
- A 嘔吐のメカニズムと薬物治療 ……… 540
- B 制吐薬，催吐薬 ……… 540
  - 1. 制吐薬 540
  - 2. 催吐薬 543

8 ウイルス性肝炎と治療薬 ……… 544
- A 肝臓の構造と機能 ……… 544
- B ウイルス性肝炎の病態生理と薬物治療 … 544
- C ウイルス性肝炎治療薬の分類・種類 …… 545
  - 1. インターフェロン 545
  - 2. 抗ウイルス薬 546
  - 3. 肝庇護薬 548
  - 4. その他の治療薬 548

9 胆嚢・胆道疾患と治療薬 ……… 549
- A 胆嚢・胆道の構造と機能 ……… 549
- B 胆嚢・胆道疾患の病態生理と薬物治療 … 549
  - 1. 催胆薬 550
  - 2. 排胆薬 550
  - 3. その他の治療薬 550

10 膵炎と治療薬 ……… 552
- A 膵臓の構造と機能 ……… 552
- B 膵炎の病態生理と薬物治療 ……… 552
  - 1. 急性膵炎治療薬 553
  - 2. 慢性膵炎治療薬 554

8章 腎・泌尿器系の薬理

1 体液・電解質バランスと腎臓 ……… 556
- A 体液の調節と腎臓の機能 ……… 556
- B 尿の生成メカニズム ……… 558
- C ネフロンの構造と機能 ……… 558
  - 1. 尿の生成 558
  - 2. 尿細管での再吸収 559
  - 3. 尿細管での分泌 560
- D 腎臓の内分泌機能 ……… 560

2 利尿薬 ……… 561
- A 利尿薬の分類・種類と効果 ……… 561
- B 浸透圧性利尿薬 ……… 561
- C 炭酸脱水酵素阻害薬 ……… 562
- D ループ利尿薬 ……… 562
- E チアジド（サイアザイド）系利尿薬 …… 564
- F カリウム保持性利尿薬 ……… 566
  - 1. 抗アルドステロン薬 566
  - 2. 上皮性ナトリウムチャネル阻害薬 568
- G バソプレシン V_2 受容体拮抗薬 ……… 568

3 電解質平衡異常治療薬 ……… 570
- A 高カリウム血症治療薬 ……… 570
- B 低カリウム血症治療薬 ……… 572
- C 高カルシウム血症治療薬 ……… 574
- D 低カルシウム血症治療薬 ……… 574
- E 高リン血症治療薬 ……… 574

4 神経因性膀胱と治療薬 — 576
- A 蓄尿と排尿のメカニズム — 576
- B 神経因性膀胱の病態生理と薬物治療 — 578
- C 蓄尿障害治療薬 — 578
    1. 抗コリン薬 578
    2. β_2刺激薬 578
    3. 平滑筋弛緩薬 579
- D 排尿障害治療薬 — 579
    1. ムスカリン受容体刺激薬 579
    2. コリンエステラーゼ阻害薬 579
    3. α_1受容体遮断薬 580

5 前立腺肥大症と治療薬 — 581
- A 前立腺肥大症の病態生理と薬物治療 — 581
- B 前立腺肥大症治療薬の分類・種類 — 582
- C α_1遮断薬 — 583
- D ホルモン製剤 — 584
    1. 抗アンドロゲン薬 584
    2. 5α還元酵素阻害薬 584
- E 植物エキス製剤 — 586
- F アミノ酸製剤 — 586

6 その他の泌尿器系疾患治療薬 — 587
- A 尿路結石治療薬 — 587
    1. 尿路結石の特徴，結石による分類 587
    2. 尿路結石治療法 588
- B 勃起不全治療薬 — 589
- C その他 — 590

9章 皮膚・眼・耳鼻咽喉科系の薬理

1 皮膚疾患治療薬 — 594
- A 皮膚の構造と機能 — 594
    1. 構造 594
    2. 機能 596
- B 皮膚疾患 — 596
    1. 病変と症状 596
    2. 皮膚疾患と治療薬 598

2 眼疾患治療薬 — 605
- A 眼の構造と機能 — 605
    1. 眼房水（房水） 606
    2. 瞳孔調節 606
    3. 遠近調節 606
- B 点眼薬 — 607
    1. 点眼薬の吸収経路 607
- C 緑内障治療薬 — 608
    1. 緑内障の病態と分類 608
    2. 緑内障治療薬 608
    3. 緑内障を悪化させる薬物 610
- D 白内障治療薬 — 612
    1. 白内障の病態と分類 612
    2. 白内障治療薬 613
- E その他の眼科用薬 — 614
    1. 散瞳薬 614
    2. 縮瞳薬 614
    3. その他 614

3 めまい（眩暈）治療薬 — 616
- A 耳の構造と機能 — 616
    1. 外耳 616
    2. 中耳 616
    3. 内耳 617
- B めまいの病態 — 617
- C めまい治療薬 — 618
    1. 内耳や脳の血液循環改善 618
    2. 内耳のむくみ除去 620
    3. めまいに伴う嘔吐の抑制 620

4 耳鼻咽喉科用薬 — 621

10章 血液・造血器系の薬理

1 血液成分と造血薬 624
A 血液成分の種類と役割 624
1. 赤血球 626
2. 白血球 626
3. 血小板 627

B 貧血の種類と原因 627
1. 腎性貧血 627
2. 巨赤芽球性貧血 628
3. 悪性貧血 630
4. 鉄欠乏性貧血 630
5. 鉄芽球性貧血 631
6. 再生不良性貧血 631
7. 溶血性貧血 631

C 貧血の治療薬 632
1. 鉄 剤 632
2. ビタミンB_{12}・葉酸 632
3. ビタミンB_6 633
4. エリスロポエチン 634
5. その他の貧血治療薬 634
6. 骨髄系成長因子 634

2 血液凝固・線溶と止血薬・抗血栓薬 636
A 血管内皮の機能と病態 636
1. 血管内皮下組織の役割－止血と創傷治癒 636
2. 血管内皮細胞の役割－抗血栓作用 637
3. 病態時の血管内皮細胞－病的血栓の形成 638

B 血小板の役割と活性化機構 639
C 血液凝固機構 643
D 血液凝固制御機構 645
E 線溶機構 647
F 出血性疾患と出血性素因 648
1. 血管の異常 649
2. 血小板の異常 649
3. 血液凝固・線溶系の異常 651

G 血栓性疾患と血栓性素因 654
1. 先天性血栓性素因 655
2. 後天性血栓性素因 655

H 止血薬の分類・種類・作用機序 658
1. 血管強化薬（血管補強薬） 658
2. 止血促進薬，凝固促進薬，線溶抑制薬 658

I 抗血栓薬の分類・種類・作用機序 663
1. 抗血小板薬 663
2. 抗凝固薬 670

11章 免疫・アレルギー系の薬理

1 免疫のしくみと異常 686
A 自然免疫と獲得免疫 686
1. 自然免疫と獲得免疫の違い 686
2. 自然免疫系で働くいろいろなバリアー 687
3. 自然免疫系で働く主な細胞や分子 688
4. 獲得免疫系で働く主な細胞 688
5. 獲得免疫系で働く主な分子 690

B サイトカイン 690
1. サイトカインとは 690
2. さまざまなサイトカイン 691
3. サイトカインによる相互作用 691

C アレルギー反応 693
1. アレルギーとは 693
2. アレルギーの分類 694
3. Ⅰ型アレルギーの即発相と遅発相 694

D オータコイド 696
E 自己免疫疾患 697

F 免疫不全症 ……………………… 698
　　　　E Th2 サイトカイン阻害薬 ……… 704

② **抗アレルギー薬** ……………………… 700
　　A 抗アレルギー薬の作用点 ………… 700
　　B メディエーター遊離抑制薬 ……… 700
　　C ヒスタミン H_1 受容体拮抗薬 …… 702
　　D トロンボキサン A_2 阻害薬 ……… 702

③ **免疫抑制薬** ……………………………… 705
　　A 細胞増殖阻害薬 …………………… 705
　　B リンパ球機能阻害薬 ……………… 706
　　C 生物学的製剤 ……………………… 708

12章 炎症系の薬理

① **炎症反応** ………………………………… 710
　　A 炎症反応の原因・分類と臨床症状 … 710
　　B 炎症反応の経過 …………………… 711
　　　1. 炎症反応のきっかけと白血球の遊走 711
　　　2. 炎症反応でのオータコイドの働き 712
　　　3. 炎症反応でのサイトカインなどの働き 712
　　　4. 炎症反応の進行 714

② **抗炎症薬** ………………………………… 715
　　A 抗炎症薬の分類・種類と適応 …… 715
　　B 副腎皮質ステロイド薬 …………… 715
　　　1. 副腎皮質ステロイド薬の作用機序 716
　　　2. 副腎皮質ステロイド薬の種類 716
　　　3. 副腎皮質ステロイド薬の適用 717
　　C 非ステロイド性抗炎症薬 ………… 718
　　　1. NSAIDs の作用機構 718
　　　2. NSAIDs の種類と特徴 720

③ **関節リウマチと抗リウマチ薬** ……… 721
　　A 関節リウマチの病態 ……………… 721
　　B 抗リウマチ薬の分類と薬理 ……… 722
　　C 疾患修飾性抗リウマチ薬 ………… 722
　　D 免疫調節薬 ………………………… 723
　　E 免疫抑制薬 ………………………… 724
　　F 生物学的製剤 ……………………… 724

13章 抗感染症薬の薬理

① **感染症と抗菌薬** ………………………… 728
　　A 感染症の分類と主な原因菌 ……… 728
　　B 抗菌薬の分類と抗菌スペクトル … 734
　　C 抗菌作用のメカニズム …………… 736
　　　1. 細胞壁合成阻害 737
　　　2. タンパク質合成阻害 740
　　　3. 核酸合成阻害 740
　　　4. 葉酸合成阻害 742
　　　5. 細胞膜合成阻害 742
　　D 耐性菌と耐性機構 ………………… 742
　　　1. 抗菌薬の不活化 744
　　　2. 抗菌薬の作用点の変化 746
　　　3. 抗菌薬の細胞内濃度の低下 748
　　　4. 多剤耐性菌 750
　　E 抗菌薬の作用と PK/PD パラメータ … 751
　　　1. MIC，MBC およびブレイクポイント MIC 751
　　　2. 抗菌作用，sub-MIC 効果および PAE 752
　　　3. PK/PD パラメータによる抗菌薬投与法 754

2 β-ラクタム系抗菌薬 756
- A ペニシリン系抗菌薬 756
  1. 天然ペニシリン 757
  2. ペニシリナーゼ耐性ペニシリン 758
  3. 広域性ペニシリン 758
  4. 抗緑膿菌用ペニシリン 759
- B セフェム系抗菌薬 760
  1. 第一世代セフェム系抗菌薬 760
  2. 第二世代セフェム系抗菌薬 760
  3. 第三世代セフェム系抗菌薬 761
  4. 第四世代セフェム系抗菌薬 764
- C カルバペネム系・ペネム系抗菌薬 765
  1. カルバペネム系抗菌薬 765
  2. ペネム系抗菌薬 767
- D モノバクタム系抗菌薬 767
- E β-ラクタマーゼ阻害薬 768

3 アミノグリコシド系抗菌薬 769
- A 緑膿菌を含むグラム陰性菌に有効なアミノグリコシド系抗菌薬 770
- B 緑膿菌以外のグラム陰性菌に有効なアミノグリコシド系抗菌薬 770
- C MRSAに有効なアミノグリコシド系抗菌薬 770
- D 淋菌に有効なアミノグリコシド系抗菌薬 770
- E 結核に有効なアミノグリコシド系抗菌薬 772

4 キノロン系抗菌薬 773

5 マクロライド系抗菌薬・リンコマイシン系抗菌薬 777
- A マクロライド系抗菌薬 777
  1. 14員環マクロライド系抗菌薬 779
  2. 15員環マクロライド系抗菌薬 779
  3. 16員環マクロライド系抗菌薬 780
  4. 18員環マクロライド系抗菌薬 780
- B リンコマイシン系抗菌薬 780

6 テトラサイクリン系抗菌薬 781

7 抗MRSA薬 783
- A 抗MRSA薬 783
- B グリコペプチド系抗菌薬 783
- C オキサゾリジノン系抗菌薬 784
- D リポペプチド系抗菌薬 784

8 その他の抗菌薬 786
- A ホスホマイシン系抗菌薬 786
- B サルファ剤（ST合剤を含む） 786
- C クロラムフェニコール 788
- D ニトロイミダゾール系抗菌薬 788
- E ストレプトグラミン系抗菌薬 789
- F ポリペプチド系抗菌薬 789

9 抗結核薬 790
  1. リファンピシン 791
  2. リファブチン 792
  3. イソニアジド 792
  4. ピラジナミド 792
  5. エタンブトール 792
  6. エチオナミド 794
  7. パラアミノサリチル酸 794
  8. サイクロセリン 794
  9. デラマニド 794
  10. ベダキリン 794

10 抗真菌薬 795
- A アゾール系抗真菌薬 796
  1. イミダゾール系抗真菌薬 796
  2. トリアゾール系抗真菌薬 798
- B ポリエンマクロライド系抗真菌薬 798
- C キャンディン系抗真菌薬 800
- D フルオロピリミジン系抗真菌薬 800
- E その他の抗真菌薬 802

1. アリルアミン系抗真菌薬　802
　　2. ベンジルアミン系抗真菌薬　802
　　3. モルホミン系抗真菌薬　802
　　4. チオカルバミン系抗真菌薬　802

11 抗ウイルス薬 ……… 803
　A 抗ヘルペスウイルス薬 ……… 804
　B 抗サイトメガロウイルス薬 ……… 806
　C 抗インフルエンザウイルス薬 ……… 808

14章 抗がん薬の薬理

1 抗がん薬による薬物治療 ……… 812
　A がんの種類 ……… 812
　B 抗がん薬の分類と作用点 ……… 812
　　1. 殺細胞性抗がん薬　814
　　2. ホルモン剤　814
　　3. 分子標的薬　814
　C がん細胞動態と薬物治療 ……… 816

2 アルキル化薬 ……… 818

3 代謝拮抗薬 ……… 820
　A 葉酸代謝拮抗薬 ……… 820
　B ピリミジン代謝拮抗薬 ……… 820
　C プリン代謝拮抗薬 ……… 822
　D その他の代謝拮抗薬 ……… 822

4 植物アルカロイド ……… 823
　A 微小管阻害薬 ……… 823
　B トポイソメラーゼ阻害薬 ……… 824
　　1. トポイソメラーゼⅠ阻害薬　825
　　2. トポイソメラーゼⅡ阻害薬　825

5 抗がん性抗生物質 ……… 826

6 プラチナ（白金）製剤 ……… 828

7 ホルモン剤 ……… 829
　A 抗アンドロゲン薬 ……… 829
　　1. アンドロゲン受容体拮抗薬　830
　　2. エストロゲン薬　830
　B 抗エストロゲン薬 ……… 830
　　1. エストロゲン受容体拮抗薬　830
　　2. アロマターゼ阻害薬　830
　　3. プロゲステロン薬　832
　C LHRH アゴニスト ……… 832

8 分子標的薬 ……… 833
　A EGFR 阻害薬 ……… 833
　B HER2 阻害薬 ……… 835
　C 血管新生阻害薬 ……… 836
　D 抗 CD20 抗体薬 ……… 836
　E その他の分子標的薬 ……… 837

9 その他の抗がん薬 ……… 838

15章 薬理学の臨床への応用

1 薬理学研究の現状と意義 ……… 840
　A 薬理学研究の現状 ……… 840
　B トランスレーショナルリサーチとしての薬理学研究の意義 ……… 841

2 臨床現場における薬理学の重要性 ……… 844

事項索引 ……… 847
薬名索引 ……… 864

※本文中，一般名と併記した商品名は一例である．

1章

薬理学の基礎

1 薬が効くしくみ

A 薬理学とは

　薬理学とは，生体内外の物質と生体の相互作用によって起こる現象について研究する科学である．薬理学が目指すのは，① 物質の生体に対する作用の機序を明らかとし，薬として有用であるか研究をし，臨床への適用に繋げ，新しい医薬品を開発，創製する，② 薬物療法において，適切な医薬品を選択し，適正な用法，用量を決めるために必要な情報をそろえるなど，医薬品を適正に使用するための基盤を確立することである（図 1-1）．

　上記2つの目的を達成するために，物質（薬）と生体の相互作用について，個体，臓器，組織，細胞，分子または遺伝子に対して，物質（薬）がどのような作用を及ぼすかを研究する．そのために行動学，生理学，心理学，解剖学，生化学，分子生物学および遺伝学などの基礎医学の知識が必要となる．

　また，上記目的を達成するために薬理学では薬力学的および薬物動態学的に薬の作用について研究する．**薬力学**では薬が生体に作用して起こる現象，例えば行動，血圧，呼吸や血糖値の変化などがどのような機序によって起こるのかを明らかにする．**薬物動態学**では薬が生体へ取り込まれてから，どのように吸収され，分布し，代謝され，排泄されるのかを明らかとする（図 1-2）．

　実験薬理学では，物質と実験動物個体，臓器，組織，細胞，分子または遺伝子との相互作用を調べる．その結果，物質によって生体に好ましい現象が起きる場合には医薬品の開発に繋がる．臨床薬理学は実験薬理学で得られた結果を臨床での応用に繋げる．薬物治療学は臨床での医薬品の適正な使用を可能とする．物質によって生体に有害な事象が起きる場合には毒物として，毒性学や毒物学の対象となる．薬理学の研究において，どの基礎医学の知識，方法に基づいて研究を進めるかによって，神経精神薬理学，行動薬理学，生理学的薬理学，生化学的薬理学，分子薬理学，免疫薬理学，遺伝薬理学，時間薬理学などの分野がある．また薬のターゲットとなる臓器別に薬との相互作用を研究する中枢薬理学，末梢薬理学，循環器薬理学，呼吸器薬理学，歯科薬理学，腫瘍薬理学などの分野もある（図 1-3）．

1 薬が効くしくみ

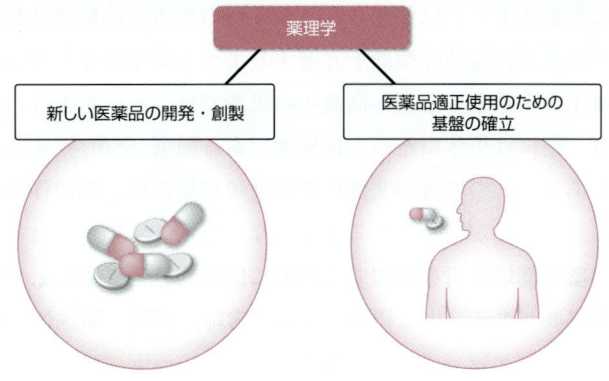

図 1-1 薬理学とは

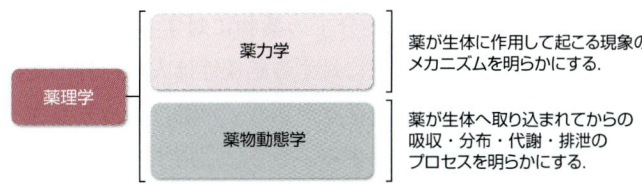

図 1-2 薬理学の主な分野

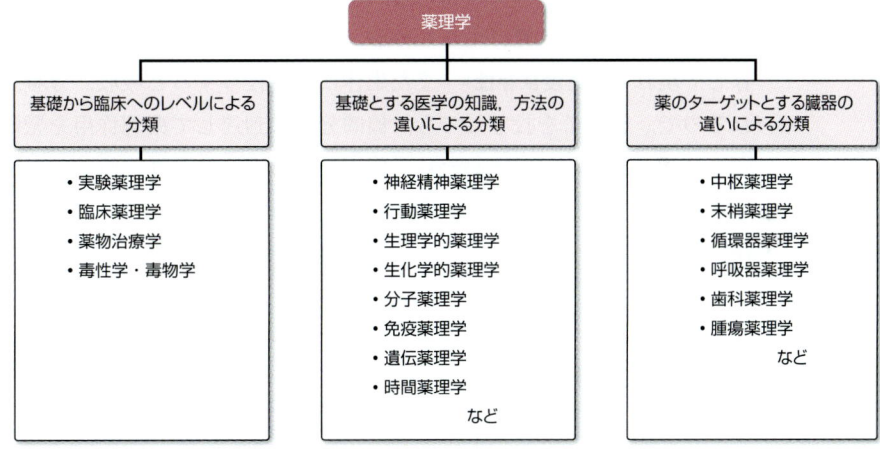

図 1-3 薬理学の分類

B 薬理作用とは

　薬が生体に及ぼす有効な作用を薬理作用という．薬は生体が備えている生理機能を亢進または抑制する（図1-4）．正常な生理機能が閾値を超えて低下すると，あるいは逆に異常に亢進すると病気となる．薬は異常になった生理機能を正常なレベル

3

に調整するために使用される．うつの患者では精神活動性が低下している．このような患者には精神機能を亢進するような薬を投与してうつ症状を緩解する．また，血圧が正常よりも高い高血圧の患者では，血圧を下げるような薬が適用となる．一方，薬には生体にとっては異物である腫瘍，細菌，ウイルスなどの増殖を抑えるものもある．この場合の薬理作用は増殖抑制作用，殺菌作用や抗ウイルス作用である．これらの薬が宿主である生体に作用を及ぼす場合には有害事象や副作用が起きる．

薬が薬理作用を発現するためには標的分子（作用点，作用部位）に特異的に結合する必要がある．主な標的分子は**受容体**，**酵素**，**輸送体（担体）**，**イオンチャネル**などのタンパク質である．大部分の薬はこの原則に従う．しかし薬の中には，浸透圧性利尿薬，浸透圧性下剤，制酸剤，重金属キレート化合物などのように，どの組織成分とも結合しないで物理学的または化学的な機序で薬理作用を示すものもある．

薬理作用の強さは標的分子の**薬物に対する感受性**と標的分子での**薬物の濃度**によって規定される．薬物に対する感受性は人種，日本人の間でも個人個人で違い，遺伝的要因が関係する．性差があり，年齢によっても違う場合がある．また，病的状態や心理的要因も関係する．さらに服用する時間や栄養状態など環境要因によっても変わる．同じ薬を長く飲んでいると変わることもある（**過感受性**，**耐性**）．

薬物の濃度が薬理作用を起こす濃度に達していないと，効果が現れない（**無効量**）．有効量を投与すると望ましい薬物効果が出る．過剰な量を投与すると，副作用が出たり（**中毒量**），死に至らしめる（**致死量**）．このように薬理作用は薬の濃度に依存して現れる（**濃度依存性**）．また生体に薬を投与すると吸収，分布，代謝，排泄されるので，有効量を投与しても，標的分子に到達して薬理作用を発揮するまでに一定の時間がかかる（**時間依存性**）．個々の薬で濃度依存性，時間依存性が違うので，臨床薬理学研究では適正な薬物療法を行うために有効量，投与時間を設定する（図 1-5）．

C　薬理作用の分類

薬理作用は，その発現の様式，作用部位，作用発現時間，有用性の違いによって分類される（図1-6）．

1．作用発現様式

作用が発現する様式の違いによって，次のように分類する．

1）興奮作用と抑制作用

薬が臓器，組織，細胞，遺伝子などの生理機能を亢進させる場合を**興奮作用**，抑制する場合を**抑制作用**という．例えば，心不全のときに使うドブタミンは心筋収縮力と心拍数を増加させる（**興奮作用**）．非ステロイド性抗炎症薬アスピリンはシクロ

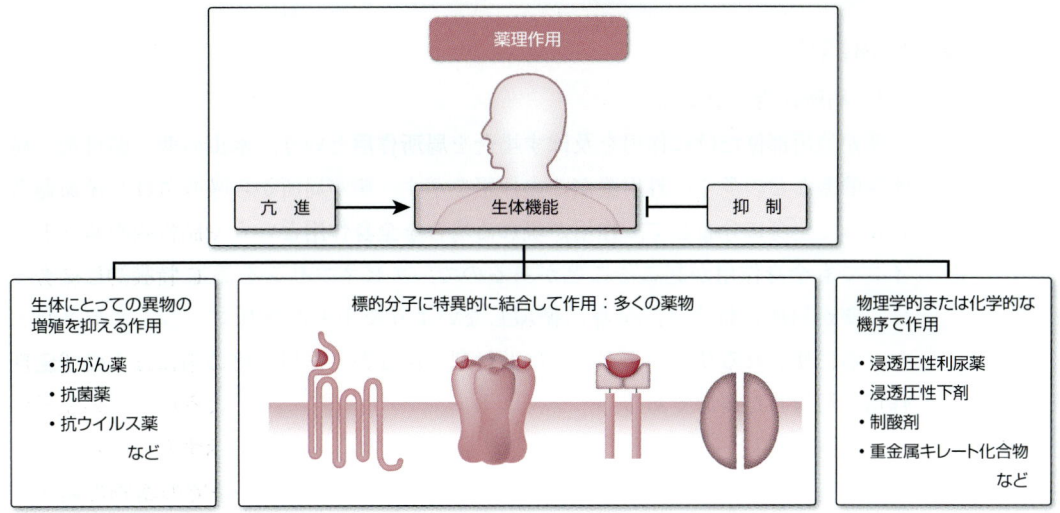

図 1-4 薬理作用とは

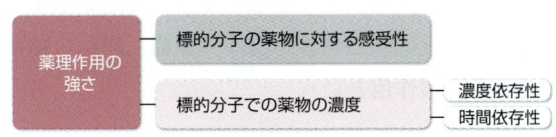

図 1-5 薬理作用の強さを規定するもの

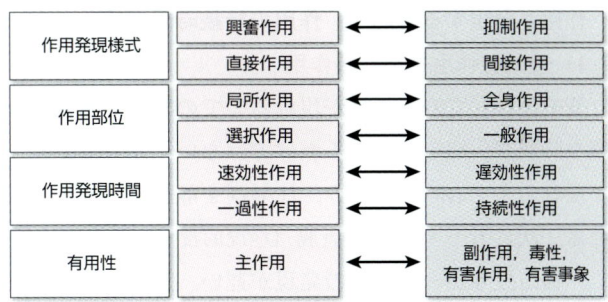

図 1-6 薬理作用の分類

オキシゲナーゼを阻害して，痛みを起こすプロスタグランジンの生成を抑える（**抑制作用**）．アルツハイマー病に使われるガランタミンはアセチルコリンエステラーゼの作用を抑え（**抑制作用**），アセチルコリンの量を増加し，認知機能を改善する．

2) 直接作用と間接作用

薬が標的分子に直接働き薬理作用を現す場合に，その作用を**直接作用**という．直接作用の結果，二次的作用として現れる作用を**間接作用**という．ジギタリスに含まれるジゴキシンは心臓の標的分子に直接働き強心作用を示す（**直接作用**）．その結果，循環機能が改善されて，利尿作用が現れる（**間接作用**）．上記のガランタミンの認知機能改善作用も**間接作用**といえる．

2. 作用部位

1）局所作用と全身作用

　薬が適用部位だけに作用を及ぼす場合を**局所作用**という．水虫の薬，貼付剤，局所麻酔薬などの多くの外用薬がこの作用を示す．薬が局所から吸収され，循環器系によって全身に分布して，作用が現れる場合を**全身作用**という．局所麻酔薬リドカインでも全身作用が起こることがあるので，エピネフリンを添加することによって，薬が局所に留まり，全身に循環しないような工夫がされている．アルツハイマー病に使われるリバスチグミンは貼付剤であるが，作用部位は脳であるので**全身作用**を期待した剤形である．

2）選択作用と一般作用

　薬が特定の臓器，組織，腫瘍細胞，細菌に選択的に作用する場合を**選択作用**という．**ターゲット（ミサイル）療法**に使われる抗体医薬リツキシマブは腫瘍細胞だけに輸送され，腫瘍細胞だけを攻撃する選択作用を示すため正常細胞に影響が少なく，**分子標的薬**と呼ばれている．臓器，組織，細胞の種類を問わず身体全体に作用が現れる場合を**一般作用**という．

3. 作用発現時間

　作用が発現する時間や，作用の持続時間の違いによって分類する．

1）速効性作用と遅効性作用

　薬を投与してから効果が現れるまでの時間が速い場合を**速効性作用**というが，明確な時間が決められているわけではない．同じ薬でも，投与経路によって薬理作用が現れるまでの時間が違う．注射剤を静脈内へ投与する場合が，一番早く効果が現れる．次に舌下＝吸入＝直腸（経皮的投与）＞筋肉注射＞皮下注射＞経口投与の順で，経口投与が一番効果の発現が遅い．薬を投与後，数時間から数日経って効果が現れる場合を**遅効性作用**という．喘息発作のときに使う吸入薬プロカテロールは気管支平滑筋に直接作用して気管支をすぐに拡張する（**速効性作用**）．遅効性リウマチ薬では効果が現れるのに2～3ヵ月かかる．抗うつ薬も効果が現れるのに2～6週間かかる（**遅効性作用**）．

2）一過性作用と持続性作用

　作用持続時間が短い場合（数分～数十分）にその作用を**一過性作用**という．狭心症の発作に使われるニトログリセリン舌下錠は，発作時に舌下へ入れると，粘膜から吸収され，1～5分で冠動脈を拡張し，発作を抑えるが，作用持続時間は30分程度である（**一過性作用**）．作用持続時間が比較的長い場合（1/2～数日間）にその作用を**持続性作用**という．長時間作用型の睡眠薬フルラゼパム，クアゼパム，フェノバルビタールは就眠時に服用すると翌朝まで睡眠が持続する（**持続性作用**）．近年の製剤技術の進歩によって，一度だけ薬を投与しただけで，一定量の薬を生体内に持続

に留めることが可能になった．第二世代抗精神病薬リスペリドンの持続性注射薬リスパダール コンスタ®を一度筋注すると，その効果は2週間持続する．モルヒネの徐放性製剤カディアン®は1日1回の服用で鎮痛効果が持続する．

4. 有用性

治療の目的に合うかどうかで分類する．

治療の目的に合う作用を**主作用**といい，それ以外の作用や治療上不必要または有害な作用を**副作用**という．有害性の程度が高く，持続し，危険な作用の場合には**毒性**という．薬用量を用いたときに現れる好ましくない作用を**有害作用（有害反応）**という．薬と因果関係が分からなくても，医薬品を使用したことによって起きた好ましくない，または予期しない出来事を**有害事象**という．

D 薬物の副作用・有害事象と医療事故・薬害

世界保健機関（WHO）は**副作用**について「**疾病の予防，診断，治療または身体の生理機能を正常にするために，人に通常用いる薬用量で現れる有害で，予想していない作用**」と定義している．副作用は**有害反応**ともいわれ，この定義では，薬と因果関係がある作用と考えられている．ロドデノール含有化粧品で起きた顔や皮膚の白斑様症状は，最初に化粧品が疑わしいと地方学会（2012年）で症例報告がされてから10ヵ月以上も対策がとられず，15,000人以上が被害を受けている．ほかの病院や診療所でも白斑様症状が見られていたと思われるが，臨床の現場で最初に副作用が疑われる事象が出ても，続けて同じ副作用が現れないと，副作用と判断するのを迷う．また，副作用であることを証明するためには「薬の投与を止めたら症状が軽減し，治った」，「投与を再開したら，再び症状が現れた」などの情報が必要である．副作用を確認している間にも，副作用を起こしている薬が放置され続けることとなる．重大な副作用から患者を守るためには，薬と関連があるかどうか分からない小さな副作用でも，情報を集める必要がある．そこで薬と関連がある，なしを問わず，薬を服用している患者に起きたすべての好ましくない作用を**有害事象**として記録し，報告するようになった．同じ有害事象が全国から報告されれば，副作用が疑われることに繋がり，患者を守ることになる．

1. 副作用の発現機序

副作用の発現機序については薬理作用の研究のようには進んでいないが，いくつかの原因で副作用は起きる（表1-1）．

1）薬理作用に基づくもの

薬の標的分子が同じであっても，**目的とする臓器や部位以外に存在する標的分子**

に作用した場合には副作用となる．例えば，パーキンソン病治療薬ビペリデンは抗コリン作用によって，パーキンソン病の症状を緩解するが，口渇，消化管運動の抑制，認知障害なども引き起こす（**副作用**）．コリンエステラーゼ阻害薬ドネペジル，ガランタミン，リバスチグミンはアルツハイマー病の治療薬として使われている．しかし投与初期には，嘔気，嘔吐など消化器症状を示す（**副作用**）．同じコリンエステラーゼ阻害作用を示す有機リン剤のサリンは，この酵素に非可逆的に結合するため，神経伝達を遮断し，呼吸を停止する（**毒性**）．これらすべての薬は酵素阻害作用によってアセチルコリン含量を増やし，薬理作用，副作用や毒性を現す．抗精神病薬のハロペリドールは，中脳辺縁系神経路では統合失調症の幻覚・妄想などの症状を抑えるが，黒質線条体系神経路では錐体外路症状，漏斗下垂体神経路ではプロラクチン値を増加する（**副作用**）．これらすべての作用は脳内のドパミン D_2 受容体を遮断することによって起こる．

2）薬の標的分子に対する選択性が低いことに基づくもの

薬の標的分子に対する選択性に問題があり，**複数の標的分子に作用を示す場合が**ある．例えば，第二世代抗精神病薬リスペリドンは低用量であると，ドパミン D_2 受容体とセロトニン $5\text{-}HT_{2A}$ 受容体を遮断して，統合失調症の陽性症状と陰性症状を抑えるが，用量を増すと，アドレナリン α_1 受容体を遮断し，起立性低血圧や射精障害を発現する（**副作用**）．またヒスタミン H_1 受容体を遮断して鎮静や体重増加を引き起こす（**副作用**）．抗がん薬では正常な細胞と腫瘍細胞への選択性が悪く，しばしば副作用が発現する．

3）薬物動態に基づくもの

薬に対する感受性や薬物動態には個体差があり，同じ用量を用いた場合でも，副作用を示す個体もあれば示さない個体もある．また，肝臓や腎臓に障害がある場合に副作用が現れる場合もある．

①**薬の分布，代謝，排泄の違いに基づくもの**：薬が開発される場合には，開発の最終段階で患者において薬効評価が行われるが，試験対象の多くは成人男性である．市販後は幼児，高齢者，妊婦などにも投与される．幼児，高齢者では**薬の代謝能力や排泄能力が低い**ために，同じ用量を投与しても，**過量投与**となりやすい．高齢者は主たる疾患以外にも合併症として種々の疾患を抱えている．特に**肝臓や腎臓に疾患を合併している患者**では，**肝臓で代謝される薬，腎臓で排泄される薬**の体内での濃度が高くなりやすいので，副作用が出やすい．また，妊婦への投与では，**血液胎盤関門を通る薬**は胎児に影響を与える．妊娠中に喫煙していた母親から生まれた子どもは低体重や注意欠陥多動性障害（ADHD）になりやすい．また，妊婦が服用した睡眠薬サリドマイドは子どもの遺伝子に影響を与えて，アザラシ様の四肢欠損（先天性四肢欠損症）をもった子どもが生まれた悲惨な薬害の歴史がある．

②**薬物相互作用に基づくもの**：複数の薬を投与されることが多い高齢者では，重篤な副作用が起こる場合がある．**薬物相互作用**による副作用は薬物動態（吸収，分

表 1-1 副作用の発現機序

1) 薬理作用に基づくもの
2) 薬の標的分子に対する選択性が低いことに基づくもの
3) 薬物動態に基づくもの
   3-1) 分布，代謝，排泄の違いに基づくもの
   3-2) 薬物相互作用に基づくもの
4) 患者の反応性の違いに基づくもの
   4-1) 患者の遺伝的要因に基づくもの
   4-2) 患者の特異体質に基づくもの

布，代謝，排泄）や薬力学が関係するが，前者の例が多い．バルビツール酸系睡眠薬は代謝酵素を誘導して，誘導された酵素で代謝される他の併用薬の薬理作用を減弱する．逆に抗ウイルス薬ソリブジンの代謝産物ブロモビニルウラシルが，併用された抗がん薬フルオロウラシル（5-FU）の代謝酵素を阻害し，5-FU の血中濃度が上がり，5-FU は白血球減少，血小板減少などの血液障害や重篤な消化管障害を引き起こし，死者まで出た．

4) 患者の反応性の違いに基づくもの

①**患者の遺伝的要因に基づくもの**：薬物代謝酵素が遺伝的に変異や欠損し，その活性が低下している患者では通常の薬用量を投与しても，過量投与した結果となり，副作用が発現しやすい．例えば，CYP2C9 に遺伝変異を有する患者では抗血液凝固薬ワルファリンの代謝能力が野生型を有する患者より大幅に低下しており，抗凝固作用が強く出るために，出血が起きる．

②**患者の特異体質に基づくもの**：患者によっては，薬の投与によって**抗体が産生**され，薬を再投与したときに，**抗原抗体反応**が起こり，種々のアレルギー症状が起こることがある．例えば，抗菌薬ペニシリンや抗蛇毒素はアナフィラキシーショック，抗不整脈薬キニジンは血小板減少性紫斑病，ピリン系解熱鎮痛薬はショック，発疹を起こすことがある．

2. 医療事故

厚生労働省による定義では，「医療事故とは，医療に関わる場所で，医療の全過程において発生するすべての人身事故で，医療従事者の過誤，過失の有無を問わない．① 死亡，生命の危険，病状の悪化などの身体的被害および苦痛，不安などの精神的被害が生じた場合，② 患者が廊下で転倒し，負傷した事例のように，医療行為とは直接関係しない場合，③ 患者についてだけでなく，注射針の誤刺のように，医療従事者に被害が生じた場合を医療事故という．」となっている．

米国科学アカデミー医学研究所 Institute of Medicine of the National Academy of Sciences の医療の質に関する委員会 Committee on Quality of Health Care in America）は，"To Err is Human（人は誰でも間違える）：Building a Safer Health System" と題した，1999 年の報告で，米国の医療事故死亡者の推計値（44,000～98,000 人）が，自動車事故（43,458 人），乳癌（42,297 人）やエイズ（42,227 人）などの

死亡者より多いこと，与薬ミスによる死亡者数も年間およそ7,000人に上るとしている．この推計値は，米国において有害事象の発生頻度をもとに推計されている．

3. 薬　害

不適切な医療行政のために，医薬品の使用による有害事象が社会問題となるまでに大きくなったものを薬害という．日本で薬害として問題となったものは，睡眠薬サリドマイドによる先天性奇形，整腸薬キノホルムによるスモン，ピリン系解熱鎮痛薬によるショック死，非加熱血液凝固因子製剤によるエイズ，ソリブジンと5-FU併用による骨髄抑制や死亡，小柴胡湯による間質性肺炎，最近では子宮頸がんワクチンによる四肢の痛み，しびれによる歩行障害など多々起きている．

E　薬物の投与量（濃度）と薬理反応の関係

1. 用量-反応曲線

薬物は，生体に働きかけ何らかの作用を引き起こす．しかし，与える量（投与量，用量）が十分でなければ，生体は何の反応も示さない．ある一定以上の用量になると，治療に有効な薬理作用が発現して，用量の増加に伴い，その効果は増強される．治療効果はある用量以上では頭打ちとなる．

薬物の用量の対数値を横軸にとり，指標となる生体の反応を縦軸にとると，図1-7に示したようなS字状の曲線（シグモイド曲線）となる．これが**用量-反応曲線 dose-response curve** である．

2. 有効量，中毒量，致死量

何らかの効果が発現し始める最低の用量を**最小有効量**といい，効果が最大となり，頭打ちになる用量のことを**最大有効量**という．また，最大効果の1/2の効果を示す量を，**50%有効量** 50% Effective Dose（略して**ED$_{50}$**）という．臨床で用いられる用量を治療量と呼ぶが，これは50%有効量に近いものである．*in vitro* の研究において，薬物の用量を濃度で現す場合には，**50％有効濃度** 50％ Effective Concentration（略して**EC$_{50}$**）が用いられる．薬物や抗体などが最大反応の50%を示す濃度や，血中における50%効果濃度を指す．

最大有効量を超えてさらに高い用量を投与すると，何らかの中毒作用，すなわち好ましくない有害作用が出現する．有効量の場合と同様に最小中毒量と**50%中毒量** 50% Toxic Dose（略して**TD$_{50}$**）がある．中毒量を超えてさらに用量を増やすと死をもたらす．この場合の用量を**致死量**というが，その反応も同様にS字状の曲線になる．この場合も，最小致死量および**50%致死量** 50% Lethal Dose（略して**LD$_{50}$**）が定義されている．

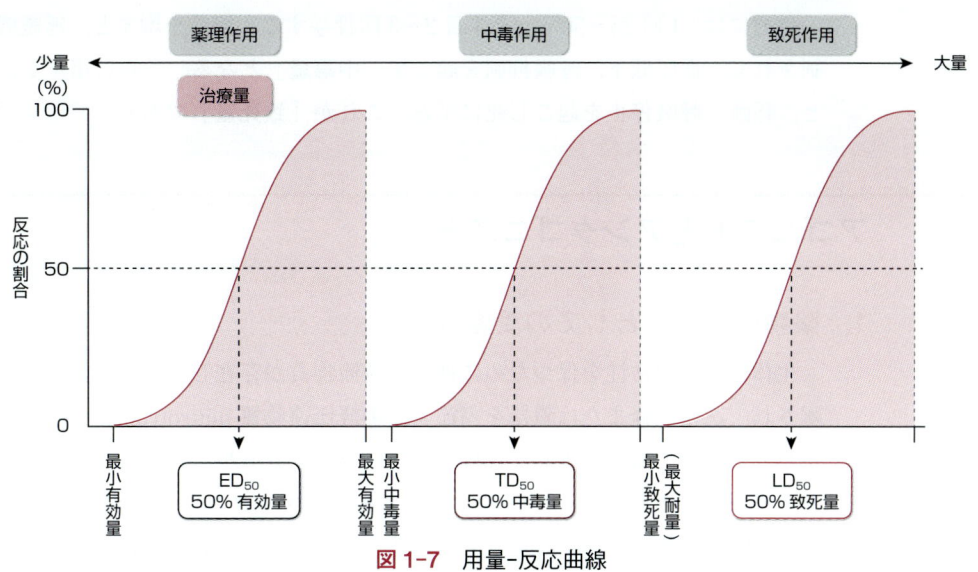

図1-7 用量-反応曲線

ED$_{50}$やLD$_{50}$の算出法としては，**プロビット法** probit methodや，簡略化した**Litchfield Wilcoxon 法**が広く用いられている．また，少数の限られた動物でも算出可能なものとして，**up and down 法**がある．

3. 治療係数

有効量，中毒量，致死量の関係は薬物によって異なる．有害作用の発現のしやすさから考えると，50％有効量と50％致死量の差が大きければ，その薬物は有害作用が出にくく，安全性が高いといえる．そのため，LD$_{50}$/ED$_{50}$で表される値を**治療係数 therapeutic index（安全域 safety margin）**と呼び，薬物の「安全性を表す指標」として用いられる．最近では，動物愛護の観点から致死量を求めないことも多く，致死量（LD$_{50}$）の代わりに中毒量（TD$_{50}$）を用いることも多くなってきている（TD$_{50}$/ED$_{50}$）．

治療係数の小さい薬物は，有効量と中毒量・致死量が接近しており，使用が難しい薬物といえる．そのためジギタリス製剤などは血中濃度を測定しながら，適切な治療量を決めていく必要がある．そのために，薬物血中濃度測定 therapeutic drug minitoring（TDM）が行われている．

4. 用量-反応関係の実例

用量-反応関係を実例によって考えてみよう．**ペントバルビタールカルシウム** pentobarbital calciumは，短時間型のバルビツール酸系睡眠薬に分類され，不眠症，麻酔前投薬，不安・緊張状態の鎮静，持続睡眠療法における睡眠調節に適応がある．それぞれの目的によって有効量が異なり，催眠を目的とする場合は，1回50〜100 mgを就寝前に，麻酔前投薬の目的では，手術前に100〜200 mg，また，鎮静

の目的には，1回25〜50 mgを1日2〜3回投与する．用量を増すと，延髄機能が抑制されて，血圧低下，呼吸抑制を起こす「**中毒量**」となる．さらに用量が高くなると，昏睡，呼吸停止を起こし死に至る．これが「**致死量**」である．

F　アゴニストとアンタゴニスト

1. 薬物の作用点としての受容体

　生体には，恒常性を保つために種々の調節物質が存在している．神経終末から遊離され，次の神経または臓器を調節する**神経伝達物質** neurotransmitter，内分泌腺から分泌されて血流に乗り，離れた臓器を調節する**ホルモン** hormone，さらに局所で合成・分泌され，その周囲の臓器を調節する**オータコイド** autacoid（局所ホルモン）や**サイトカイン** cytokine などである．生体がある変化を受けると，これら調節物質が恒常性を維持するように働いている（**図 1-8**）．

　オータコイドは，自己分泌やパラ分泌によって放出されるセロトニンやヒスタミンなどのアミン類，ブラジキニンやアンジオテンシン II などのペプチド類，プロスタグランジン prostaglandin（PG），ロイコトリエン leukotriene（LT）やトロンボキサン thromboxane（TX）などのエイコサノイド（炭素数20の不飽和脂肪酸より生成）のように，比較的低分子量の物質の総称である．遊離される量はきわめて少ないが強い薬理活性をもち，その作用する範囲は限定的で，神経伝達物質とホルモンの中間的な存在である．セカンドメッセンジャーを介し細胞間の情報伝達に関わる働きを担っている．一方，サイトカインは，細胞が産生する抗体以外の高分子量をもつタンパク質性の物質の総称である．炎症・アレルギー反応にはこれらオータコイドやサイトカインが重要な役割を果たしている．

　これらの神経伝達物質，ホルモン，オータコイドやサイトカインは，それぞれの場所で生体の特定のタンパク質と特異的に結合する．この作用点としてのタンパク質を**受容体**（レセプター） receptor といい，結合する物質を，薬物も含めて**リガンド** ligand という．

　病気は，生体の恒常性が崩れた状態と考えられるので，多くの薬物は，これら受容体に作用して，細胞や生体機能を正常化させる作用をもっている．したがって，薬物の作用機序を理解するためには，受容体とそれに続き変化する細胞内情報伝達系，さらに細胞反応の生理的機序を理解しておくことが重要である．

2. 受容体における促進作用

　種々のリガンドが細胞の受容体に結合すると，さまざまな生理的反応が起こる．ある薬物が受容体と結合したときに，生体内のリガンドと同じような作用を示すことがある．このとき，薬物は，受容体を刺激して作用を示していることから，**アゴ

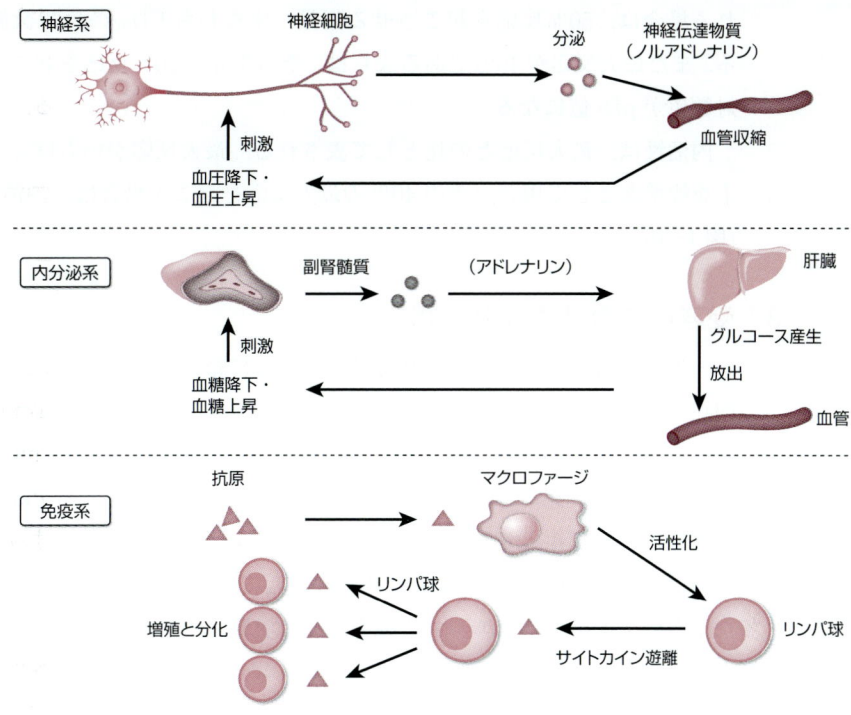

図1-8 身体の機能を調節するための情報伝達システム

ニスト agonist と呼ばれる．アゴニストは，**作動薬**，**活性薬**，**作用薬**，**刺激薬**などと呼ばれることもある．アゴニストのうち，受容体と結合して100%の作用を示す薬物を，**フルアゴニスト（完全作動薬）** full agonist と呼び，それよりも作用が弱くしか現れない場合は，その薬物を**パーシャルアゴニスト（部分作動薬）** partial agonist と呼ぶ．通常，パーシャルアゴニストは，その受容体に対する活性作用と他のアゴニストの作用に対する拮抗作用の相反する2つの作用をもっている（図1-9）．一般的に受容体は不活性型で存在し，アゴニストと結合することにより活性型に変化して機能を発現する．しかし，一部の受容体では不活性型と活性型が平衡状態で共存し，内在性のリガンドが結合しなくても細胞内情報伝達系を恒常的に活性化しているものがある．この場合，ある化学物質の親和性が，活性型よりも不活性型受容体の方に高いと，化学物質が結合することによって恒常的活性化が阻害される．このような物質を，**インバースアゴニスト（逆作動薬）** inverse agonist と呼び，内活性は負の値となる．最近，アンタゴニストとして作用すると考えられていた薬物のなかにも，インバースアゴニストとして作用しているものがあることが分かってきた．

アゴニストの効力の違いを比較するには，pD_2 値と内活性 intrinsic activity を用いる．pD_2 値は，各アゴニストによる最大反応の半分の反応を起こさせるのに必要な各アゴニストのモル濃度の負対数値である（$-\log ED_{50}$）．100%の最大反応が得ら

れる場合は，50％反応を起こさせる用量，すなわち ED_{50} の負対数値が pD_2 値になる．また最大反応が40％であるならば，その半分の20％反応を起こさせる用量の負対数値が pD_2 値になる．

内活性は，最大反応との比として表される．最大反応がいちばん大きなアゴニストを標準薬として用い，その40％の最大反応を起こす場合は，内活性は0.4となる（図1-10）．

3. 受容体における抑制作用

一方，薬物によっては，それ自身が受容体に結合しても何の作用も示さないが，内在性のリガンドの作用を遮断する作用を示すものがある．受容体に親和性を示すが，活性のある内在性のリガンドが働いていない場合には，生体反応は起こらない．これを**アンタゴニスト** antagonist，**拮抗薬**，**遮断薬**または**ブロッカー**と呼ぶ．

実例によって考えてみよう．アセチルコリンは，副交感神経系の伝達物質で，心臓では，主にムスカリン M_2 受容体に作用して心拍数を減少させる．図1-11に示したように，摘出したカエルの心臓を用いた実験系では，神経支配はなく受容体のみが存在する標本なので，還流液にムスカリン受容体のアンタゴニストであるアトロピン（硫酸塩）atropine (sulfate) を加えても拍動数に影響はない．しかし，麻酔下のラットにアトロピンを静脈注射すると，心拍数を抑制する副交感神経系の働きが遮断され，相対的に交感神経の働きが強くなるため，心拍数は増加する．つまり，アンタゴニストを投与しても，生体反応が生じることになる．一方，通常，オピオイド受容体は，リガンド（生体内の活性物質）に占有されていないため，オピオイド受容体のアンタゴニストであるナロキソン（塩酸塩）naloxone (hydrochloride) を投与しただけでは，生体反応は起こらない．しかし，モルヒネ（塩酸塩水和物）morphine (hydrochloride hydrate) などのアゴニストによるオピオイド受容体の活性化で誘発された呼吸抑制などの有害作用を緩和することができる．このように，アンタゴニストでも，単独投与では薬理作用を示さない薬物から，本体生体がもっている生理作用やアゴニスト刺激による作用を遮断する薬物がある．

4. アゴニストとアンタゴニストの相互作用

薬物の作用部位あるいは受容体における相互作用で作用が増強される場合（協力作用）と減弱される場合（拮抗作用）がある．これらの作用は，同一作用部位で起こる場合と，異なる作用部位に作用する場合があるが，結果的には薬理作用を変化させる．

1）協力作用 ― 作用がお互いに強められる場合

①**相加作用** addition：薬物を併用した場合の効力が，単独に投与した場合の効力の算術和として現れる場合で，モルヒネとコデイン（リン酸塩水和物）codeine (phosphate hydrate) を併用した場合の鎮痛作用や，クロロホルムとエーテルを併用した場合の麻酔作用などがこれにあたる．

1 薬が効くしくみ

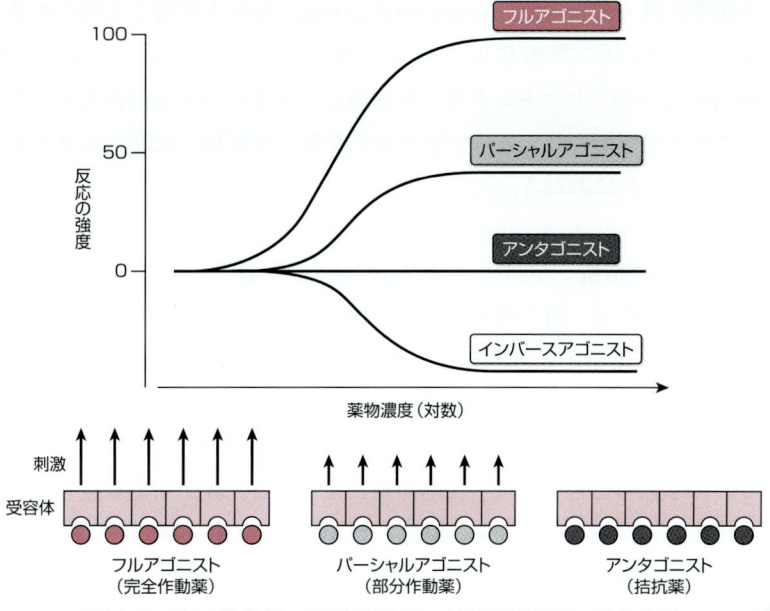

図 1-9 完全作動薬，部分作動薬，拮抗薬の用量-反応曲線

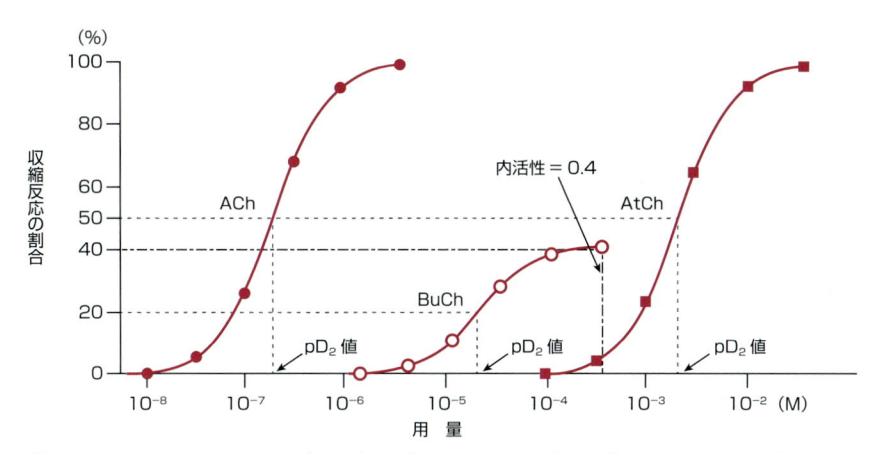

図 1-10 アセチルコリン（ACh），ブチルコリン（BuCh），アセチルチオコリン（AtCh）の種々の濃度により得られた用量-反応曲線の比較

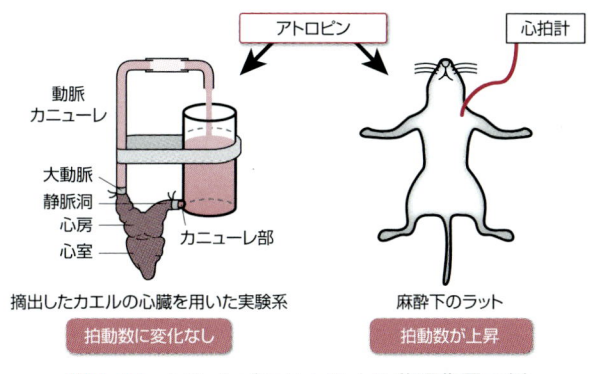

図 1-11 アンタゴニストによる薬理作用の例

②**相乗作用** potentiation, synergetic action：薬物を併用した場合の効力が，単独に投与した場合の算術和よりも強く現れる場合で，コカイン（塩酸塩）cocaine (hydrochloride) とアドレナリンを併用したときの局所麻酔作用や，アセチルコリンエステラーゼ阻害薬であるフィゾスチグミンを併用したときのアセチルコリンの作用などがこれにあたる．

2）拮抗作用 antagonism ― 作用が弱められる場合

①**競合的拮抗**：アゴニスト agonist A と競合的アンタゴニスト competitive antagonist B は，同じ受容体に対し競い合いをする．例えば，競合的アンタゴニスト B を一定量与えておいて，アゴニスト A の用量 – 反応曲線を求めた場合，A の用量が少ない場合は，受容体は B に占められており作用が現れないが，用量を増すにつれ受容体に結合している B との間に競合反応が起こり，次第に反応が大きくなる．A 単独のときの用量 – 反応曲線と比べると，B が一定量存在するときは，より多くの A が必要となるため，用量 – 反応曲線は高用量側に平行移動する（図 1-12）．いったん拮抗作用が現れても，アゴニストの量を増やせば反応は回復する．つまり，反応の大きさは，アゴニストとアンタゴニストの濃度の比によって決まり，最大反応は影響を受けない．典型的な例として，アセチルコリンとアトロピンの拮抗がある（図 1-13）．

競合的アンタゴニストの効力を示す指標として，pA_2 値が用いられることがある．pA_2 値とは，競合的アンタゴニスト B の共存によって，アゴニスト A の用量 – 反応曲線をちょうど 2 倍だけ高用量側に移動させるのに必要な B の濃度の負対数値（– log 値）である．競合的アンタゴニストの解離定数の負対数値を示していることになる．

②**非競合的拮抗**：アゴニスト A の受容体と異なる部位（アロステリック部位または受容体以降の応答に至るまでの経路のどこか）に作用して，A による反応を抑制する薬物を非競合的アンタゴニスト noncompetitive antagonist という．非競合的アンタゴニスト C と生体との結合は，アゴニスト A の用量を増してもまったく影響を受けない．したがって，C の一定量存在下で，A の用量 – 反応曲線を求めると，A による最大反応をはじめ，すべての反応が同じ割合で抑制される（図 1-12, 1-13）．典型的な例として，アセチルコリンによる摘出小腸の反応に対するパパベリン（塩酸塩）papaverine (hydrochloride) の拮抗がある．

また，アゴニストと同じ受容体に結合し，非可逆的拮抗を示すアンタゴニストは，共有結合ができるまではアゴニストと競合するが，結合してしまうと，アゴニストを受容体から追い出せなくなり，アンタゴニストの濃度に応じて最大反応が低下する．例えば，アドレナリン α 受容体におけるアドレナリンとフェノキシベンザミンの拮抗がある．

非競合的アンタゴニストの効力を示す指標として，pD_2' 値が用いられることがある．これは，アゴニストによる最大反応を 50％に抑制するのに必要な非競合的アン

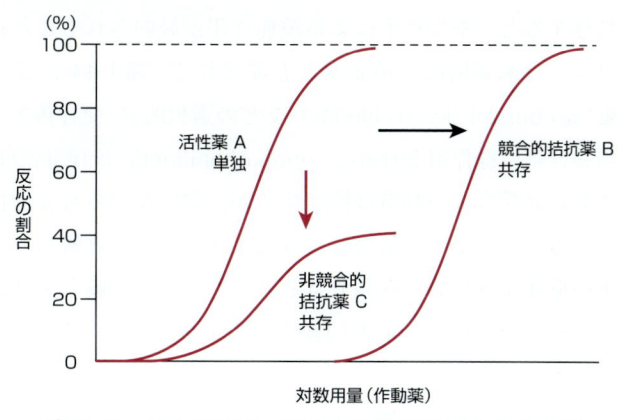

図 1-12 競合的拮抗，非競合的拮抗の用量-反応曲線

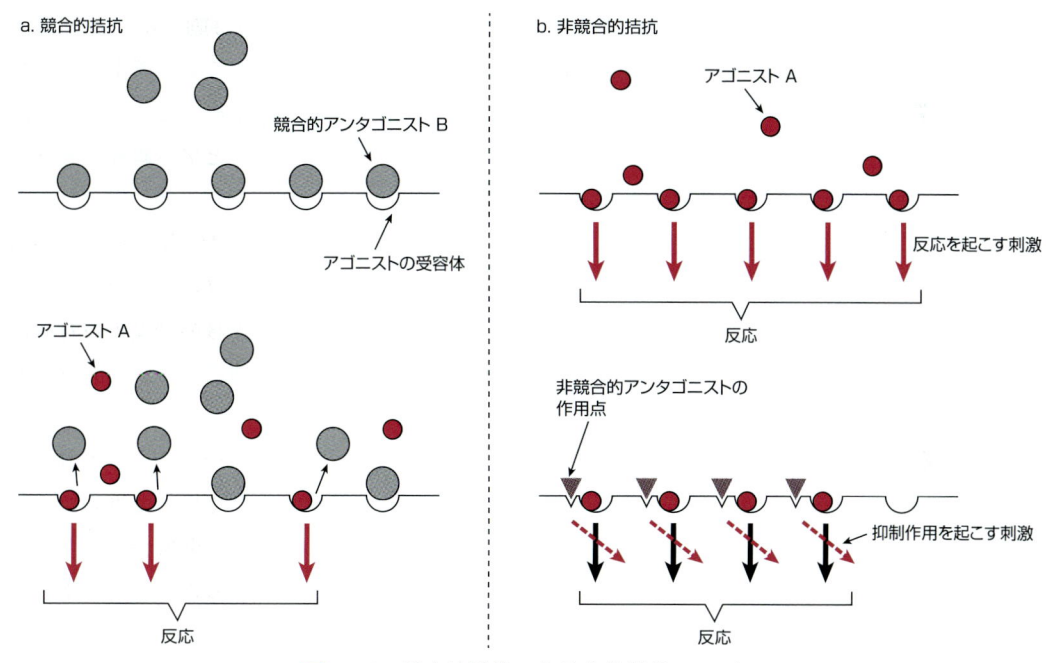

図 1-13 競合的拮抗，非競合的拮抗のモデル

タゴニストのモル濃度の – log 値である．

③ **部分アゴニストによる拮抗**：部分アゴニストが，同一受容体を刺激する完全アゴニストと共存する場合，完全アゴニストの作用が拮抗される．部分アゴニストは，不完全なアンタゴニストともいえる．一方，アンタゴニストと同時に部分活性をもつ薬物は，過剰な抑制作用が出にくくなるメリットがある．鎮痛薬のペンタゾシンは，オピオイド κ 受容体に対してはアゴニスト作用を示すが，μ 受容体に対しては部分アゴニスト作用を示す．そのため，完全アゴニストであるモルヒネと併用

投与すると，モルヒネによる鎮痛作用が減弱されることがある．そのため，ペンタゾシンは麻薬拮抗性鎮痛薬とも呼ばれる（図1-14）．また，アセブトロール（塩酸塩）acebutolol（hydrochloride）などの選択的 β_1 受容体アンタゴニストは，内因性交感神経刺激様作用 intrinsic sympathomimetic activity（ISA（＋））を有するため，過剰な β 受容体の刺激は抑制するが，弱いながらも β 受容体を刺激する作用を有している．このような薬物は，β 受容体を完全に遮断してしまうことによる心機能低下の危険を部分的に緩和できる可能性がある．統合失調症の治療薬であるアリピプラゾール aripiprazole も同様の作用をもち，ドパミン D_2 受容体の部分アゴニストとして作用する．

④**生理的拮抗**：心臓において，交感神経を刺激したり，交感神経の伝達物質であるノルアドレナリンを与えると心臓の機能が亢進し，一方，副交感神経を刺激したり，副交感神経の伝達物質であるアセチルコリンを与えると，心臓の機能が抑制される（自律神経系の相反的二重支配）．また，瞳孔に対し，ノルアドレナリンは瞳孔散瞳筋の α 受容体を収縮させ散瞳を引き起こすが，フィゾスチグミンはアセチルコリンエステラーゼを阻害することによりアセチルコリン濃度を上昇させるので，ムスカリン受容体が刺激され，瞳孔括約筋が収縮し，縮瞳を引き起こす．両神経を同時に刺激したり，ノルアドレナリンとアセチルコリンを同時に与えると作用は打ち消される．このように生理的に相反する作用による拮抗を，生理的拮抗 physiological antagonism または，機能的拮抗 functional antagonism という．

⑤**化学的拮抗**：SH 基をもった化合物は，水銀（Hg）やヒ素（As）などと特異的に結合する．このように化学的性質を利用し，化学物質など活性をもつ化合物を他の物質と化学反応を起こさせて不活性化させることができる．例えば，水銀中毒やヒ素中毒に対しては，SH 化合物であるジメルカプロール dimercaprol を解毒薬として用いる．また，シアン化ナトリウムに対してチオ硫酸ナトリウム，酸性ムコ多糖であるヘパリンに対して塩基性タンパク質であるプロタミン硫酸塩が解毒薬となる．このように，ある物質を他の物質で化学的に変化させることによって作用が減弱することを，化学的拮抗 chemical antagonism という．

G　薬物標的タンパク質と薬理作用

薬物は，受容体に結合してアゴニストやアンタゴニストとして働き，薬理作用を示すことが多いが，生理活性物質の分解や合成に関わる種々の酵素，イオンチャネル，神経伝達物質のシナプス小胞への貯蔵や再取り込みに関わるトランスポーター（輸送体）などのタンパク質も，薬物の作用点として重要である（図1-15）．

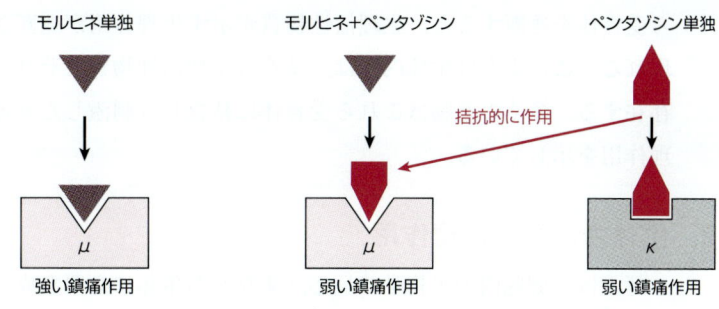

図 1-14　ペンタゾシンによるモルヒネ拮抗作用

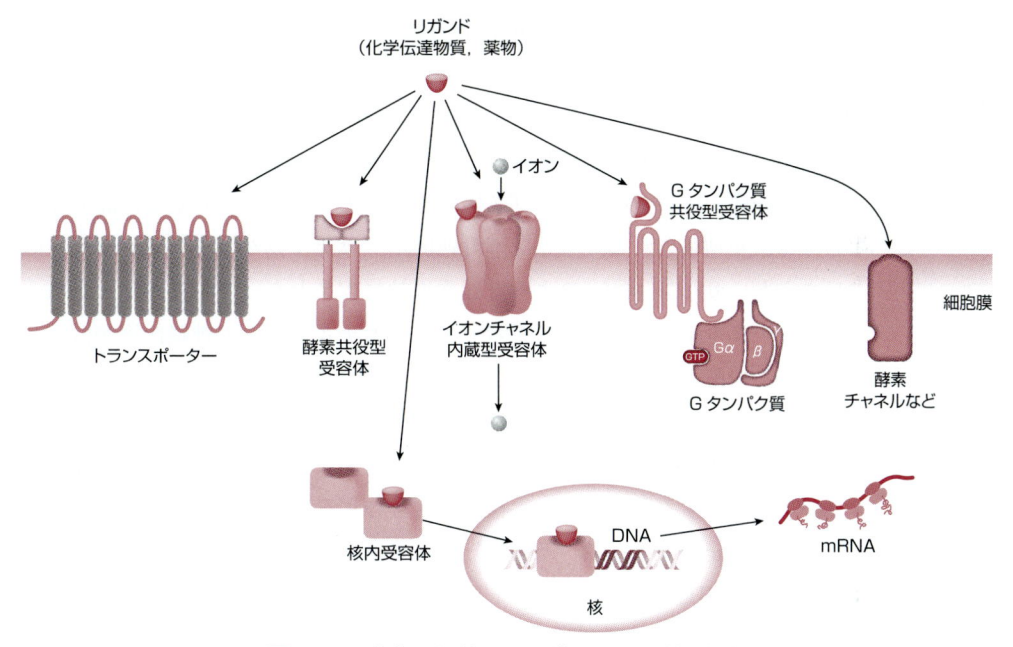

図 1-15　薬物の標的となる膜タンパク質の種類

1. 受容体と薬理作用

　神経伝達物質，ホルモンやオータコイドなどの生理活性物質が細胞膜や細胞内の特定の受容体に特異的に結合することにより，細胞内に二次的なシグナルが発生し，最終応答（細胞機能の発現）を生じさせる．ノルアドレナリンのような神経伝達物質やペプチドホルモンなどが特異的に結合する受容体は細胞膜上に存在し，コルチゾールやアルドステロンなどのステロイドホルモンや活性型ビタミン D_3 が結合する受容体は細胞質内に，プロゲステロンやエストラジオールなどのステロイドホルモンや甲状腺ホルモンの受容体は，リガンドが結合していない状態で核内に存在している．これら受容体をアゴニスト（作動薬）で刺激すると，神経伝達物質，ホルモンやオータコイド様の薬理作用が現れ，逆にアンタゴニスト（拮抗薬）でこれ

ら受容体を遮断すると，生理活性物質が示す生理作用が遮断され，薬理作用として現れる．このように生体内には，多くの生理活性物質とそれらが結合する受容体が存在する．多くの薬物はこれら受容体に結合し，刺激したり遮断することにより薬理作用を示している．

2. 生体内酵素と薬理作用

　酵素は，細胞内の生化学的反応，すなわち生体に必要な成分の合成や分解反応を触媒することにより，その機能調節に重要な働きをしているタンパク質である．したがって，薬理作用が現れる薬物の作用点として，酵素に作用する薬物も重要である．神経伝達を効率よく効果的に行うために，神経から遊離された神経伝達物質は，通常，速やかに分解されるか，シナプスやグリア細胞に再取り込みされる．例えば，アセチルコリンエステラーゼは，神経終末から遊離されたアセチルコリンを速やかにコリンと酢酸に分解する．この酵素を阻害すると，遊離されたアセチルコリンの分解が阻害され，シナプス間隙でのアセチルコリンの濃度が高くなるため，その作用が増強される．もし，不可逆的にアセチルコリンエステラーゼを阻害してしまうと，**サリン** sarin のような猛毒の神経ガスとなってしまう．しかし，アルツハイマー病や重症筋無力症の患者では，アセチルコリンの神経伝達が低下しているので，この酵素を可逆的に阻害し，アセチルコリンの働きを増強させる薬物が用いられている．

　生体内で生理活性分子が作られる際にも，さまざまな酵素が関与している．これら酵素を阻害する薬物もまた，種々の薬理作用を示す．アスピリンや**インドメタシン** indometacin などの非ステロイド性抗炎症薬 non-steroidal anti-inflammatory drugs（NSAIDs）は，シクロオキシゲナーゼ cyclooxygenase（COX）を阻害して，炎症時に遊離される種々のプロスタグランジン（PG）類の合成を抑制する．しかし，同時に恒常的に活性型として発現している構成型の COX-1 も阻害してしまうため，COX-1 によって作られる細胞保護的（例えば，胃粘膜の血流の維持や粘液産生の増加）に働いている PG 類の合成も抑制してしまうため，胃腸障害や腎障害といった有害作用が現れてしまう．エナラプリル（マレイン酸塩）enalapril (maleate) は，アンジオテンシンⅠからアンジオテンシンⅡに変換するアンジオテンシン変換酵素（ACE）を阻害し，強い血管収縮作用をもつアンジオテンシンⅡの生成を抑制するため，高血圧の治療に用いられる．また，**プラバスタチン（ナトリウム）** pravastatin (sodium) は，コレステロールの生合成に関わる HMG-CoA 還元酵素を阻害するので，脂質異常症の治療薬として用いられている．このように，酵素活性を阻害する薬物の中には，治療上重要なものが多い．

3. イオンチャネルと薬理作用

　イオンチャネル内蔵型受容体ばかりでなく，**イオンチャネル**（イオンを通過させる

タンパク質分子：電位依存性イオンチャネル）そのものに薬物が作用することがある．細胞の内外はリン脂質の二重層をなす細胞膜で分離されており，イオンは自由に透過できない．このため，細胞内外の電位差が維持されている．Ca^{2+}，K^+，Na^+などの陽イオンや，Cl^-などの陰イオンを通過させることによって細胞の興奮の程度や生理機能を調節しているが，この透過性を変えることによって薬理作用を示す．例えば，カルシウム拮抗薬であるアムロジピン（ベシル酸塩）amlodipine（besilate）は，主に血管平滑筋へのCa^{2+}流入を抑制し，血管の収縮を抑制することによって血管平滑筋を弛緩させる．そのため，高血圧や狭心症の治療に用いられる．

4. トランスポーターと薬理作用

　細胞には，その生理的恒常性を維持するため，さまざまな物質を細胞外から細胞内へ取り込んだり，逆に細胞内から細胞外へ排出させる**トランスポーター**（能動輸送系，共輸送系，交換輸送系）が存在し，これらタンパク質に直接作用し薬理作用を示す薬物がある．ATP加水分解のエネルギーを利用する能動輸送系〔ATP-Binding Cassette（ABC）トランスポーター〕，陽イオン，陰イオンを同時に輸送するコトランスポーター（共輸送系，シンポーター），異なった陽イオンあるいは陰イオン同士を輸送する交換輸送系が存在する．コトランスポーターや交換輸送系では，イオン濃度勾配エネルギーを利用して輸送している．胃の壁細胞には，プロトン（水素イオン）を排出する **H^+/K^+-ATPase**（プロトンポンプ proton pump）が存在し，胃酸を分泌している．プロトンポンプ阻害薬は，このトランスポーターを阻害することにより胃酸分泌を低下させるので，消化性潰瘍の治療に用いられる．腎臓の尿細管には多くの種類のイオントランスポーターが存在し，水分調節やイオンの調節を行っている．

　イオンばかりでなく，低分子のアミンやアミノ酸は，神経内で合成された後，シナプス小胞に貯蔵され，エキソサイトーシスによって遊離される．アセチルコリン，モノアミンであるドパミン，ノルアドレナリンやセロトニン，アミノ酸であるGABAやグリシンのシナプス小胞への貯蔵は，トランスポーターによって行われている．また，遊離された神経伝達物質のシナプスへの再取り込みもトランスポーターによって行われている．このようなトランスポーター〔Solute Carrier（SLC）トランスポーター〕は，膜を12回貫通する1本鎖のタンパク質で，これらトランスポーターを阻害すると薬理作用が現れる．例えば，ある種の抗うつ薬は，ノルアドレナリンやセロトニンの再取り込みに関与するトランスポーターを繰り返し長期間阻害することにより，その薬理作用を現す．

H 薬物受容体の分類

　受容体とは，神経伝達物質，ホルモン，細胞増殖因子などと結合し，さまざまな生理反応を引き起こすタンパク分子である．多くの薬物はこれらの受容体と結合して薬理作用を引き起こし，生体機能が恒常性を回復することに寄与する．薬物受容体とはこのような受容体であり，細胞膜に存在するイオンチャネル内蔵型受容体，Gタンパク質共役型受容体および酵素共役型受容体などの細胞膜受容体，ならびに細胞質または核内に存在する細胞内（核内）受容体など，さまざまな種類がある．

1. 細胞膜受容体

　細胞膜の脂質二重層に存在する受容体は細胞膜受容体と称され，多くの神経伝達物質やホルモンの代表的な受容体である．これにはイオンチャネル内蔵型受容体，Gタンパク質共役型受容体および酵素共役型受容体が含まれる．そのほかに，機能がまだ不明なタンパク質が報告されており，オーファン受容体（孤児受容体）と呼ばれ，あらたな創薬ターゲットとなる可能性がある．

1）イオンチャネル内蔵型受容体

　タンパク分子が数個集合して1つのチャネル（イオンを通す穴）を形成するような受容体をイオンチャネル内蔵型受容体（図1-16）といい，次の種類がある．詳細はp.26，「I-1」に述べる．

① 生理活性アミン受容体
② 神経性アミノ酸受容体
③ 生理活性ヌクレオチド受容体（プリン受容体）

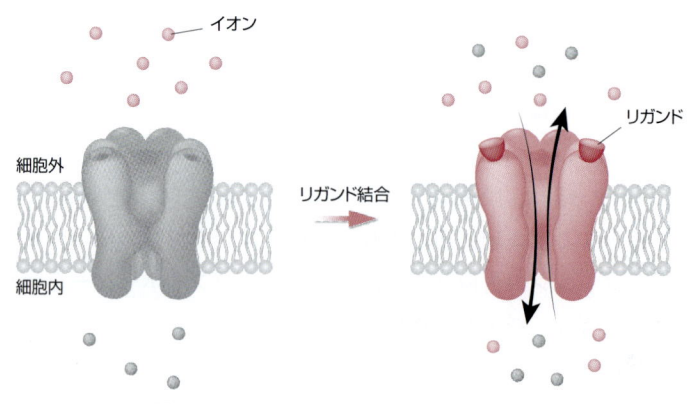

図1-16　イオンチャネル内蔵型受容体
無刺激の状態ではイオンチャネルは閉じているが，そこにリガンドが結合すると開いて，濃度差あるいは電気勾配により，各種イオンが出入りする．

2）Gタンパク質共役型受容体

現在の多くの医薬品はGタンパク質共役型受容体 G-protein-coupled receptor (GPCR) をターゲットにしている．GPCR は，分子内に細胞膜貫通ドメインである α ヘリックス構造を 7 部位もつという構造的特徴を有しているので，7回膜貫通型 (7TM) 受容体とも呼ばれる（**図1-17**）．N 末端が細胞外に，C 末端が細胞内にあり，細胞外の神経伝達物質やホルモンを受容して，共役する 3 量体 G タンパク質を介して細胞内に情報（シグナル）を伝達する．アゴニストが GPCR を刺激すると，3 量体 G タンパク質の Gα サブユニットは GDP を離し GTP と結合する．その結果，Gα と Gβγ 複合体が分離し，多種類のエフェクタータンパク質を活性化する．以下に G タンパク質共役型受容体の種類を列記する．それぞれの情報伝達メカニズムについては p.30,「Ⅰ-2」に述べる．

① 生理活性アミン受容体
② 神経性アミノ酸受容体
③ 生理活性ヌクレオチド・ヌクレオシド受容体（プリン受容体）
④ 生理活性ペプチド受容体
⑤ 内分泌ホルモン受容体
⑥ 脂質メディエーター受容体
⑦ ケモカイン受容体
⑧ 感覚器受容体
⑨ その他の受容体

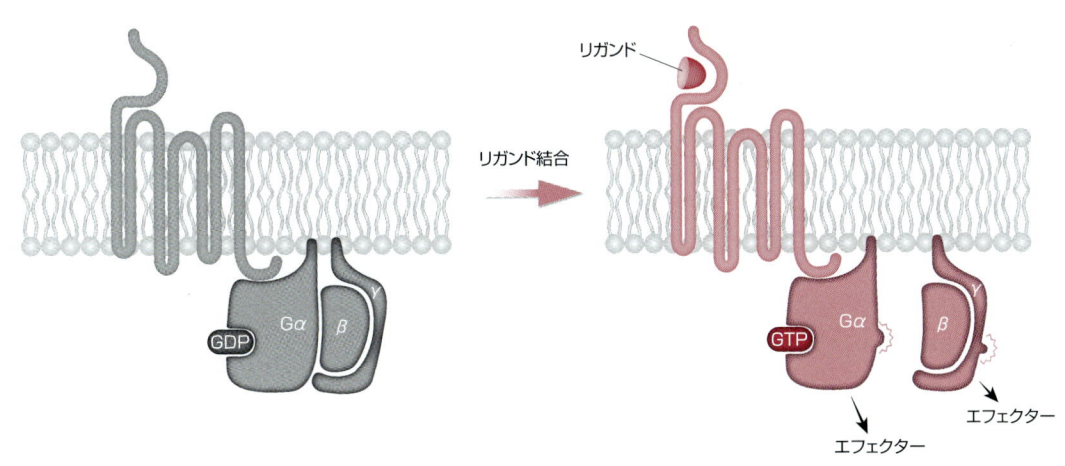

図1-17　Gタンパク質共役型受容体（GPCR）
GDP：guanosine diphosphate，GTP：guanosine triphosphate

3）酵素共役型受容体

酵素共役型受容体は1回膜貫通型のタンパクで，リガンド結合ドメインが細胞膜の外側表面にあり，自身がタンパク質リン酸化酵素活性をもつか，または酵素活性をもつタンパク質と会合している（**図1-18**）．主に6種類のグループがある．それぞれの情報伝達メカニズムについては p.35，「Ⅰ-3」に述べる．

① チロシンキナーゼ型受容体
② チロシンキナーゼ会合型受容体
③ セリン・スレオニンキナーゼ型受容体
④ ヒスチジンキナーゼ会合型受容体
⑤ 膜結合型グアニル酸シクラーゼ型受容体
⑥ チロシンホスファターゼ型受容体

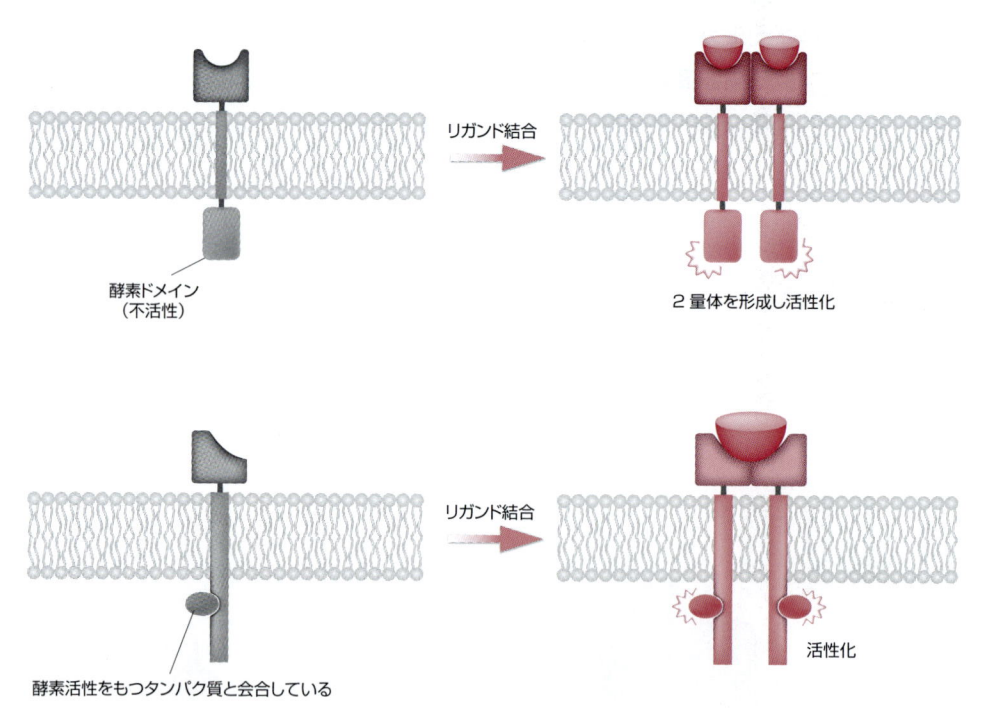

図 1-18　酵素共役型受容体
上段：リガンド結合ドメインが細胞膜の外側表面にあり，自身がタンパク質リン酸化酵素活性をもつもので，リガンド結合により2量体となり，酵素活性が発現する．
下段：リガンド結合ドメインが細胞膜の外側表面にあり，自身がタンパク質リン酸化酵素活性をもたないが，酵素活性をもつタンパク質と会合しているもの．これもリガンド結合により2量体となり，その情報により会合している酵素が活性化される．

2. 細胞内（核内）受容体

1）核内受容体スーパーファミリー

　核内受容体 nuclear receptor はリガンド活性化型転写因子であり，熱ショックタンパク質のようなシャペロンタンパク質群と複合体を形成して不活性の状態で細胞質に存在し，ホルモンなどのリガンドが結合することで2量体となり核内に移行するものと，もともと核内に存在して核内に届いたリガンドにより活性化され2量体を形成するものとがある．両者ともに，DNA の特異的応答配列に結合して，RNA ポリメラーゼⅡや転写因子群で構成される転写マシンに対して，転写共役因子とともに転写開始を指示する（図 1-19）．発生，恒常性維持，代謝など，生命維持の根幹に関わる遺伝子転写に関与する．ヒトの核内受容体を相同性に基づきサブファミリーに分類し，それに属する受容体名（略号，内因性リガンド）を以下に示す．

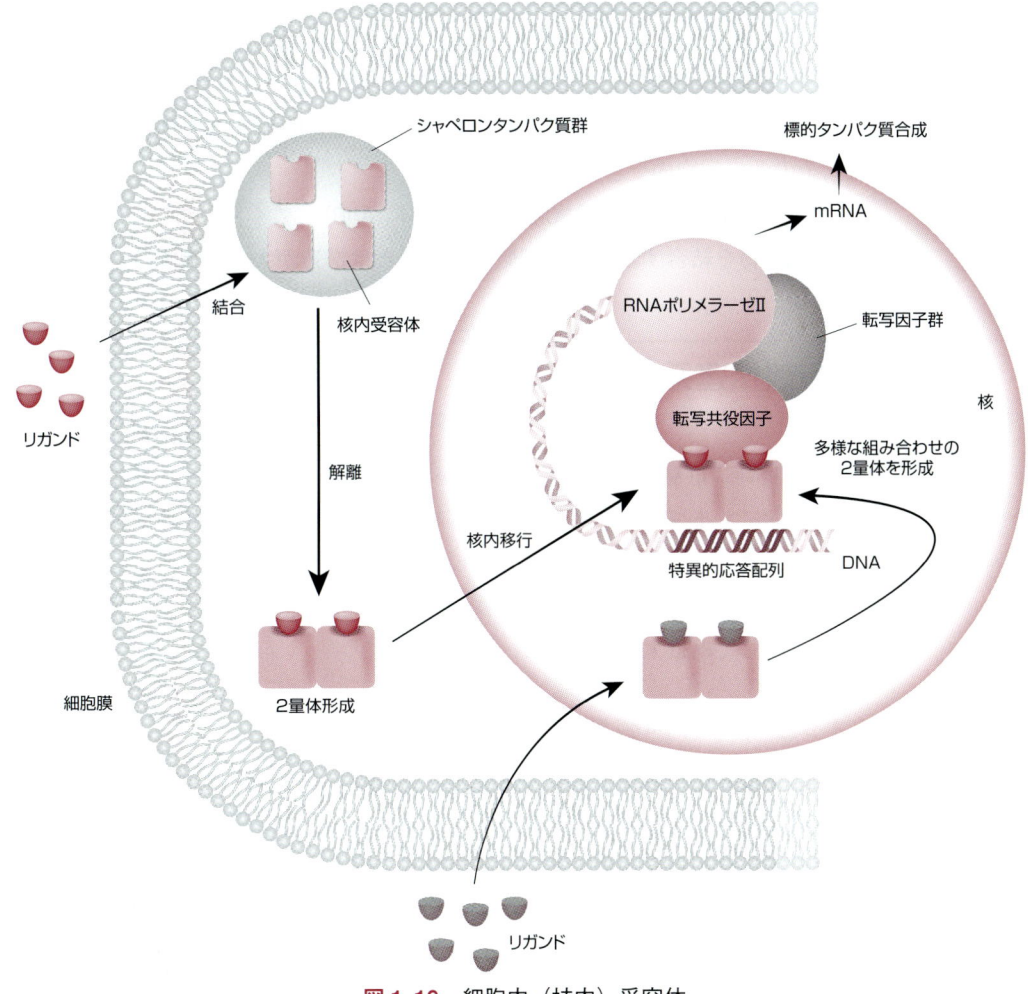

図 1-19　細胞内（核内）受容体

①甲状腺ホルモン受容体型ファミリー：甲状腺ホルモン受容体αおよびβ（TRαおよびTRβ，甲状腺ホルモン），レチノイド受容体retinoic acid receptor（RAR）α，βおよびγ（RARα，RARβおよびRARγ，ビタミンAなどのレチノイド），ペルオキシソーム増殖剤応答性受容体α，δおよびγ（PPARα，PPARδおよびPPARγ，脂肪酸やプロスタグランジン），RAR-related orphan receptor α，βおよびγ（RORα，RORβおよびRORγ，コレステロールやATRA），肝X受容体型αおよびβ（LXRαおよびLXRβ，オキシステロール），ビタミンD受容体型（VDR，活性型ビタミンD_3）などがある．

②レチノイドX受容体型ファミリー：レチノイドX受容体α，βおよびγ（RXRα，RXRβおよびRXRγ，レチノイド），肝細胞核因子4-αおよび4-γ（HNF4αおよびHNF4γ，脂肪酸）などがある．

③エストロゲン受容体型ファミリー：エストロゲン受容体αおよびβ（ERαおよびERβ，エストロゲン）estrogen related receptor α，βおよびγ（ERRα，ERRβおよびERRγ，エストロゲン応答エレメント），糖質コルチコイド受容体（GR，コルチゾール），鉱質コルチコイド受容体（MR，アルドステロン），プロゲステロン受容体（PR，プロゲステロン），アンドロゲン受容体（AR，テストステロン）などがある．

ほかに，神経成長因子IB型，ステロイド産生因子型，GCNF型などがある．

2）その他の細胞内受容体

ダイオキシン受容体（芳香族炭化水素受容体，AhR）：ダイオキシンのほか，多くの芳香族化合物を結合する．他の細胞内受容体とは構造が大きく異なる．

細胞内情報伝達系と受容体

細胞膜脂質二重層に存在する受容体が神経伝達物質やホルモンの刺激を受けた後，細胞内にさまざまな生理作用を引き起こす一連の流れを「細胞内情報伝達系」と呼ぶ．イオンチャネルを内蔵するものや，Gタンパク質と共役するもの，酵素活性を有するものなど，前項「H 薬物受容体の分類」で紹介したさまざまな受容体により，そのしくみは大きく異なる．

1. イオンチャネル内蔵型受容体

タンパク質分子が数個集合してチャネルを形成するイオンチャネル内蔵型受容体は，神経伝達物質などの刺激によりそのチャネルを開き各種イオンを透過させ，ミリセカンドレベルのきわめて速い反応を担う．陽イオン，陰イオンの中からどのイオンを透過させるかはイオンチャネル内蔵型受容体の重要な特性であり，次のように受容体の種類によって異なる．

1) 生理活性アミン受容体

① ニコチン性アセチルコリン受容体：神経伝達物質アセチルコリン acetylcholine (ACh) の受容体の一種で，N末端およびC末端を細胞外にもつ4回膜貫通型サブユニット（10種のα，4種のβ，γ，δ，εの計17種類）が，ホモあるいはヘテロに5量体を形成し，チャネルを構成する（図1-20）．筋肉型（NM）と神経型（NN）の2つに分けられ，神経筋接合部に発現するNMは2分子α1とβ1，γおよびδで構成される5量体，自律神経節や中枢神経系に発現するNNは2分子α4と3分子β2によるヘテロ5量体が多い．内因性アゴニストのアセチルコリンや薬物ニコチン刺激によりチャネルが開き，通常の膜電位ではNa^+を細胞外から細胞内に流入させる．その結果チャネル付近で脱分極を引き起こす．またこのチャネルはK^+も通し，細胞内から細胞外へ出すことにより膜電位は過分極を生じさせる．ある程度Ca^{2+}も通し，細胞内への流入を引き起こす．

② セロトニン5-HT_3受容体：セロトニン受容体の多くのサブタイプのうち，唯一のイオンチャネル内蔵型受容体であり，Na^+およびK^+を通す．抗がん薬により誘発される悪心，嘔吐に深く関与し，その治療には5-HT_3受容体拮抗薬が有効である．

2) 神経性アミノ酸受容体

① イオンチャネル型グルタミン酸受容体：興奮性神経伝達物質のグルタミン酸を内因性アゴニストとする．AMPA受容体，カイニン酸受容体およびNMDA受容体にさらに細分化される．AMPA受容体（GluA1～4），カイニン酸受容体（GluK1～5）はNa^+およびK^+を通し，速い興奮性シナプス伝達を担う．AMPA受容体はGluA1 (GluR1)～GluA4 (GluR4) の4つのサブユニット（3回膜貫通型）がさまざまな組み合わせで作る4量体である（図1-21）．それぞれのサブユニットには1つずつリガンド結合部位があり，2つ以上のサブユニットにリガンドが結合するとチャネルが開

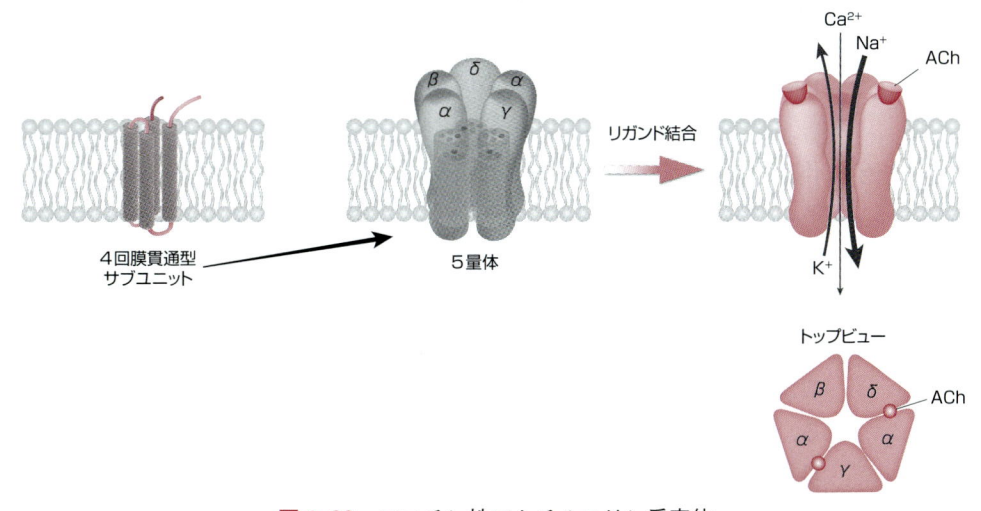

図1-20 ニコチン性アセチルコリン受容体

く．なおCa^{2+}も通すチャネルも存在するが，GluA2を含む受容体チャネルはCa^{2+}非透過性になり，かつ整流性を失う．

NMDA受容体は，中枢神経系を中心に生体内に広く分布し，アゴニストの結合により非選択的陽イオンチャネルを開き，Na^+およびK^+に加え，Ca^{2+}を非常によく通す（図1-21）．サブユニットには，グリシン結合部位があるGluN1（NR1）とグルタミン酸結合部位があるGluN2（NR2）（これはさらにGluN2A～2Dの4種類に細分）の2種類があり，これらがヘテロ4量体を形成する．NMDA受容体の活性化には，NR1サブユニットへのグリシンの結合とともに，チャネル活性を阻害しているMg^{2+}を膜電位の脱分極によりはずす必要があり，その後にアゴニストで刺激すればチャネルが開く．

② $GABA_A$受容体：広く脳全体に分布し，抑制性神経伝達物質のGABAを内因性アゴニストとし，開いたチャネルはCl^-を特異的に通す（図1-22）．その結果，神経細胞では抑制性シナプス後電位（IPSP）が発生し，膜電位が下がり，神経伝達に対して抑制作用を示す．$GABA_A$受容体は4回膜貫通型サブユニット分子（α1～6，β1～4，γ1～4，σ，ε，P，ρ1～4）のヘテロ5量体構造からなり，脳内では2分子α，2分子β，1分子γの5量体（2α+2β+γ）が多い．抗不安薬ベンゾジアゼピン類は視床下部および大脳辺縁系，特に扁桃核のGABAの作用を増強するが，その結合部位はαサブユニットにあり，効果発現にはγサブユニットが必須である．βサブユニットの孔側にはpicrotoxinが結合し，bicuculline はβサブユニットのGABA結合部位に結合し，GABAの作用を阻害する．

③ グリシン受容体：脊椎動物の中枢神経に広く存在し，抑制性神経伝達物質グリシンを内因性アゴニストとし，開いたチャネルはCl^-を通す．Cl^-が細胞内に流れ込み抑制性シナプス後電位（IPSP）を発生させる．グリシン受容体に対する特異的な阻害薬であるストリキニンは痙攣を誘発する．グリシン受容体を構成する分子にはαサブユニット（48kD）とβサブユニット（58kD）があり，シナプス伝達に関わる受容体は2分子αと3分子βからなる5量体である．

3）生理活性ヌクレオチド受容体（プリン受容体）

① **P2X受容体ファミリー**：ATPをアゴニストとするイオンチャネル内蔵型受容体で，2回膜貫通型タンパク分子が3量体を形成して一個の非選択的カチオンチャネル（Na^+，K^+，Ca^{2+}を通す）を形成する（図1-23）．その構成分子（サブユニット）としてP2X1からP2X7までの7種類が報告されている．すべてのサブユニット分子はホモマー受容体を形成することが可能で，その受容体もサブユニット名で呼ぶ．例えば，P2X1分子のホモマー3量体受容体チャネルはP2X1受容体である．一般に，P2X受容体ファミリーには7つのサブタイプがあるというのはこの意味である．加えて，一部の分子は特定の他の分子とヘテロマーを形成することができる．現在までP2X1とP2X5，P2X2とP2X3，P2X2とP2X6，P2X4とP2X6，そしてP2X4とP2X7の組み合わせが報告されている．なかでも1分子P2X2と2分子P2X3

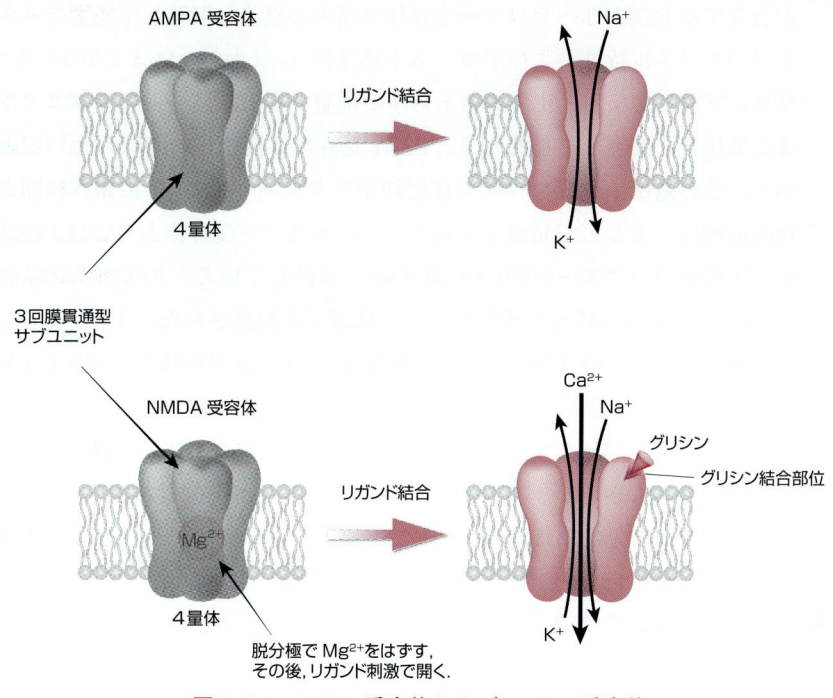

図 1-21 AMPA 受容体および NMDA 受容体

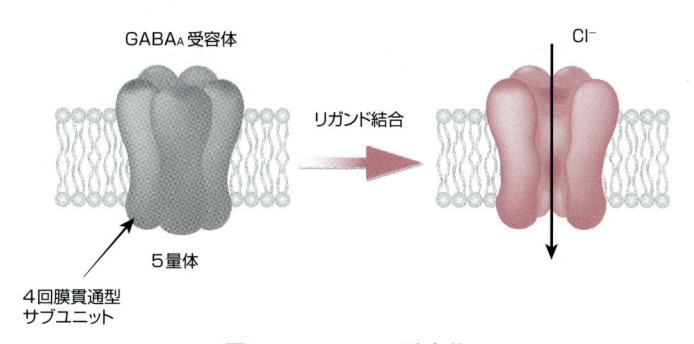

図 1-22 GABA_A 受容体

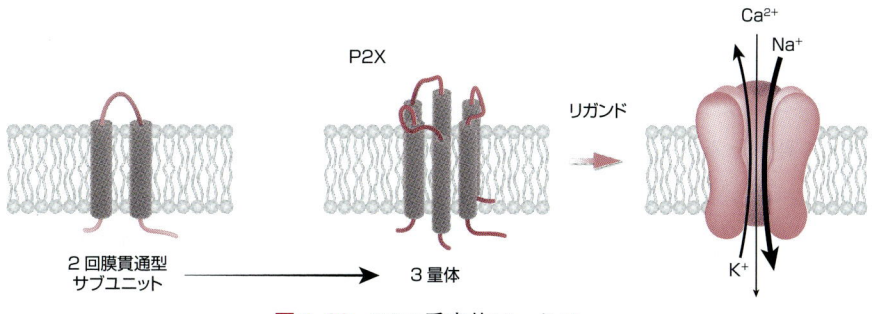

図 1-23 P2X 受容体ファミリー

が会合するP2X2+3ヘテロマー受容体は痛みの機能と関連して重要である．サブタイプのチャネル特性およびアゴニスト感受性（nMからmMまで100万倍の差）はサブタイプ間で異なる．生体内のあらゆる細胞・組織に何らかのサブタイプがさまざまに発現して重要な機能を担う．P2X1受容体は輸精管の潜時の短い収縮を担っており，その遺伝子欠損マウスでは射精ができない．P2X3は後根神経節および三叉神経節神経に主として発現しており，そのホモマー受容体あるいはP2X2とのヘテロマー受容体（P2X2+3受容体）は疼痛と関係している．P2X2+3受容体は味神経gustatory nervesにも発現しており，味蕾から放出されたATPを受容し，活動電位を発生させるという形で，味覚に関与する．P2X4受容体はNMDA受容体と同程度にCa^{2+}透過性が高く，海馬では記憶機能向上に寄与し，脊髄ミクログリアでは神経障害性疼痛と関係している．また，持続的なアゴニストの刺激により，P2X7受容体と同様に大きなチャネルポアを形成することが特徴である．P2X7受容体は中枢および末梢の免疫系細胞に主として発現し，サイトカインなどの放出を担うとともに，その細胞自らのアポトーシスをも引き起こす．なお，P2X7受容体の真のアゴニストはATP^{4-}である．

2．Gタンパク質共役型受容体

1）3量体Gタンパク質の種類と機能

3量体Gタンパク質はα（Gα，39〜52kDa），β（約35kDa）およびγ（約7〜8kDa）の3つのサブユニットから構成されているが，βとγは常に強固に結合してGβγ複合体となっている．GαにはGTP/GDP結合部位があるが，GDPが結合している場合にはGαはGβγ複合体と不活性型の3量体構造を形成し，GPCRと結合している．アゴニストのGPCR刺激により，共役するGタンパク質はGαサブユニットからGDPを離しGTPと結合する（GDP-GTP交換）．その結果，GαとGβγが分離し，各々が酵素やイオンチャネルなど多種類のエフェクタータンパク質を活性化する．その後，Gαサブユニットに結合したGTPが，GαサブユニットのGTPase活性により分解されてGDPとなれば，再びGβγ複合体と結合することができ，不活性型の3量体となる．Gタンパク質シグナル調節タンパク質（RGS）は，Gαサブユニット特異的にこのGTPase活性を促進し，上述の一連の反応を阻止する．

3量体Gタンパク質はαサブユニット（16種類）の機能および遺伝子の相違から，G_s，$G_{i/o}$，$G_{q/11}$，$G_{12/13}$，G_t，G_{olf}などのサブファミリーに分類されている．βとγサブユニットも多種の遺伝子があるが機能は類似しており，Gβγ複合体は機能的に1種類とみなせる．G_sとG_iは，それぞれアデニル酸シクラーゼを促進あるいは抑制してcAMP合成を増加あるいは減少させる．G_oはG_iファミリーに属し，神経組織に多く発現している．G_qあるいはG_{11}はホスホリパーゼC_βを活性化し，$G_{12/13}$ファミリーは細胞増殖・極性形成・遊走から，個体の発生・血管新生・アポトーシス・免疫応答・神経応答など，さまざまな生理機能を担っている．G_{13}が活性化されαサ

ブユニット（Gα_{13}）がGTP結合型になると，Gα_{13}はそのエフェクターであるp115RhoGEF（guanine nucleotide exchange factore for Rho）を介してRhoAの活性化を促進する．Rho活性化は発がん，がんの転移や浸潤，あるいは血管新生に重要である．G$_t$（トランスデューシン）は網膜のロドプシンと結合して視覚シグナルを伝達する．G$_{olf}$は嗅覚受容体と結合し，臭細胞のシグナル伝達系に重要な役割を果たしている．

2）3量体Gタンパク質のエフェクター1：アデニル酸シクラーゼ

アゴニストがG$_s$と共役したGPCRを刺激すると，Gα_sサブユニットはGDPを離しGTPと結合する．その結果，Gα_sとG$\beta\gamma$が解離し，Gα_sがアデニル酸シクラーゼ adenylate cyclase（AC）を活性化する．活性化したACはATPからcAMPを合成し，cAMPはcAMP依存性Aキナーゼ protein kinase A（PKA）のCサブユニットを活性化する．活性化されたPKAのCサブユニットは核内に移行し，セリン・スレオニンキナーゼとして働き，標的タンパク質をリン酸化する．その1つが，CRE結合タンパク質 cAMP response element binding protein（CREBタンパク質）であり，活性化PKAによりリン酸化されるとCBP（CREB-binding protein）という転写共役活性化因子と結合して標的遺伝子の転写を促進する（図1-24）．Gα_sはACを活

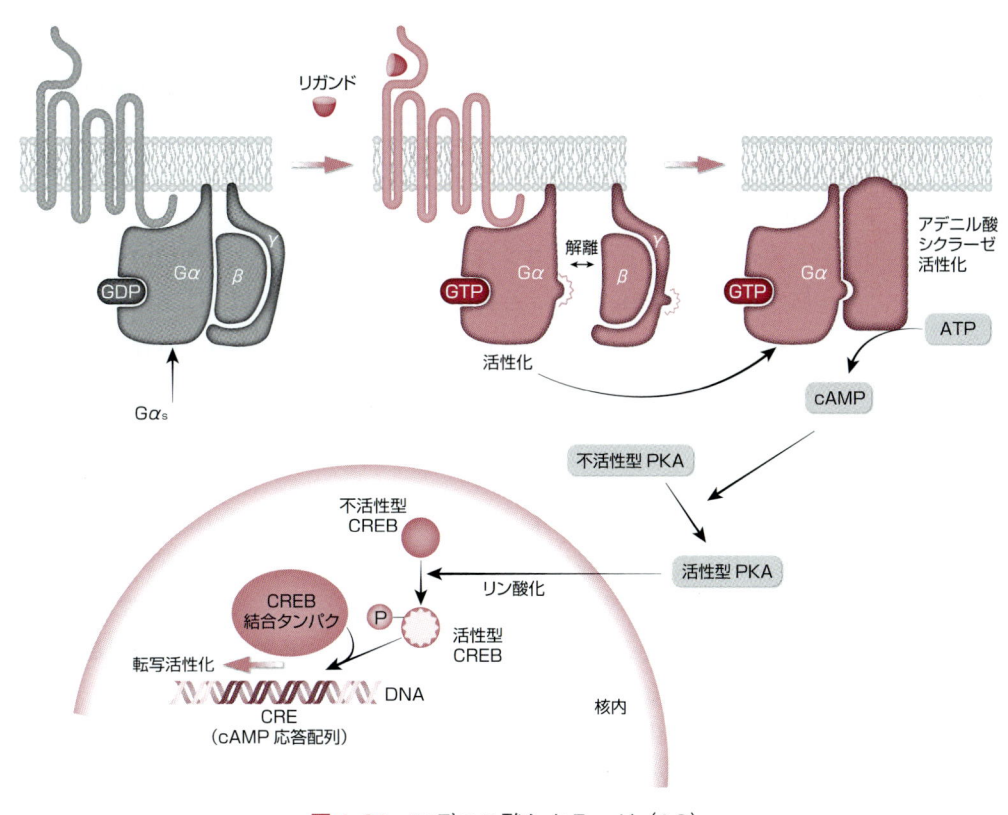

図1-24 アデニル酸シクラーゼ（AC）

性化し，cAMP 産生を高める．$G\alpha_i$ は逆に AC 活性を抑制する．コレラ毒素は，GTP と結合して活性化している $G\alpha_s$ タンパク質に ADP リボシル基を転移し（リボシル化），GTPase による不活性化を回避させてしまう．その結果，AC は活性化状態を病的に持続させてしまい，cAMP の濃度が上昇してさまざまな作用が起こる．一方，百日咳毒素は GDP と結合している不活性型の $G\alpha_i$ をリボシル化し，活性型への復帰を妨げる．その結果，$G\alpha_i$ による AC の抑制が効かなくなり，AC は活性化し続けて大量に生成された cAMP の濃度が高まる．高濃度の cAMP は cAMP ホスホジエステラーゼ（PDE）により代謝分解され低濃度となる．

3）3量体Gタンパク質のエフェクター2：ホスホリパーゼC_β

ホスホリパーゼ C_β phospholipase C_β（PLC_β）は3量体Gタンパク質の $G\alpha_{q/11}$ あるいは $G\beta\gamma$ により活性化される酵素で，PI4,5 ビスリン酸から IP_3 とジアシルグリセロール（DAG）を生合成する．産生された IP_3 は，セカンドメッセンジャーとして，小胞体に貯蔵されている Ca^{2+} の細胞質への動員を促進する．その結果，Ca^{2+}/カルモジュリン依存性プロテインキナーゼ（CaMK）が活性化され，CREB タンパク質などの標的タンパクのセリン・スレオニンをリン酸化する．DAG は細胞膜のプロテインキナーゼC protein kinase C（PKC）を活性化する（図1-25）．PKC も Ca^{2+} 依存性セリン・スレオニンリン酸化酵素であり，さまざまなタンパク質をリン酸化し，多様な生理反応を引き起こす．

4）GPCRと共役する3量体Gタンパク質

下記の GPCR は共役する3量体Gタンパク質の種類に基づき**表1-2**のように分類できる．それぞれの受容体の機能は共役する3量体Gタンパク質が担うが，各臓器・細胞で発現する GPCR サブタイプは異なり，多様な機能を生み出している．

① 生理活性アミン受容体

- ムスカリン性アセチルコリン受容体：M_1 から M_5 まで5種類が知られている．M_1，M_3 および M_5 は $G_{q/11}$ と共役し，M_2 および M_4 は $G_{i/o}$ と共役する．自律神経系副交感神経支配の効果器官に対する作用が主であり，血管拡張，心臓機能低下（陰性変時作用，陰性変力作用），血圧下降，気管支収縮，瞳孔括約筋の収縮による縮瞳，腺分泌促進，消化管収縮，消化管運動促進，尿量増加，頻尿などが生じる．

- アドレナリン受容体：$\alpha_{1(A,B,D)}$ は $G_{q/11}$ と共役し，$\alpha_{2(A\sim D)}$ は $G_{i/o}$ と共役し，$\beta_{1\sim3}$ は G_s と共役する．自律神経系交感神経支配の効果器官に対する作用が主たる作用であり，その刺激により血管収縮，心臓機能亢進（陽性変時作用，陽性変力作用），気管支拡張，瞳孔散大筋の収縮による散瞳，腺分泌促進，消化管弛緩などが生じる．

- ドパミン受容体：D_1 から D_5 まで5種類．D_1 および D_5 は G_s と共役し，$D_{2\sim4}$ は $G_{i/o}$ と共役している．

- セロトニン受容体（5-HT_3 型を除く）：5-$HT_{1(A,B,D\sim F)}$ および 5-$HT_{5(A,B)}$ は $G_{i/o}$

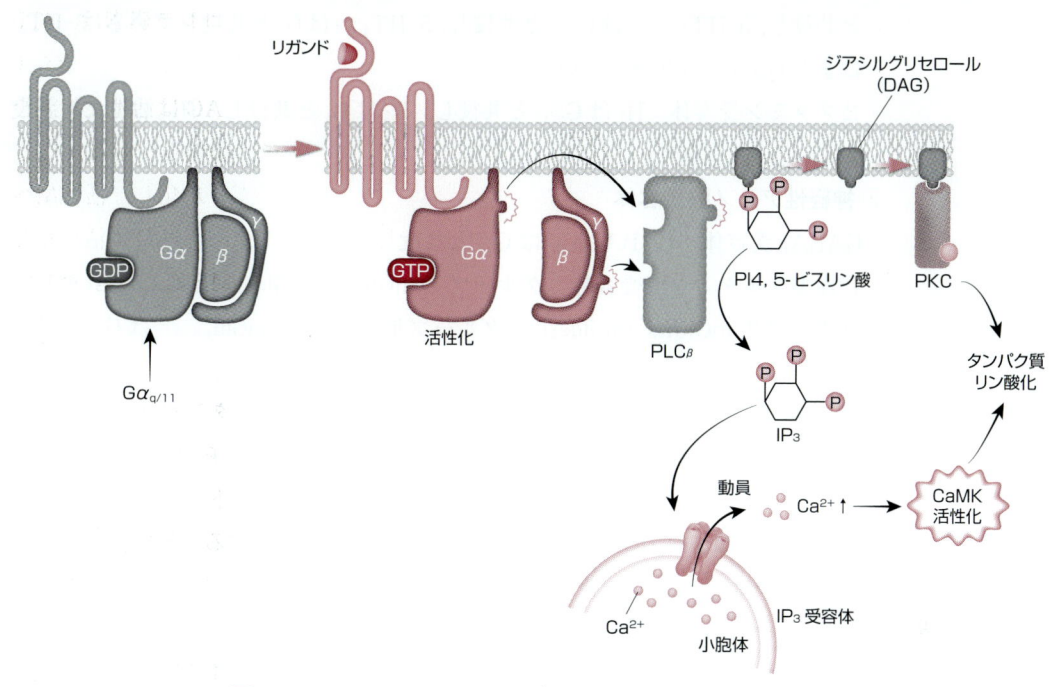

図 1-25　ホスホリパーゼ C$_\beta$（phospholipase C$_\beta$，PLC$_\beta$）

表 1-2　3量体 G タンパク質に共役する GPCR の分類

3量体 G タンパク質	受容体		
G$_s$	●アデノシン A$_{2\,(A,\,B)}$ ●アドレナリン β$_{1〜3}$ ●アドレノメデュリン ADM ●カルシトニン ●嗅覚受容体 ●グルカゴン	●CGRP ●セロトニン 5-HT$_{4,6,7}$ ●ドパミン D$_{1,5}$ ●バソプレシン ●ヒスタミン H$_2$ ●VIP	●プリン P2Y$_{11}$ ●プロスタグランジン DP，EP$_{2,4}$，IP ●PACAP（PAC$_{1〜3}$）
G$_{i/o}$	●アドレナリン α$_{2\,(A〜D)}$ ●アデノシン A$_{1,3}$ ●アンジオテンシン AT$_2$ ●オピオイド MOP（μ$_{1,2}$）/DOP 　（δ$_{1,2}$）/KOP（κ$_{1,2}$）/σ$_{1,2}$ ●ガラニン ●カンナビノール CB$_{1,2}$ ●GABA$_{B\,(1,2)}$ ●グルタミン酸 mGlu$_{2,3,4,6〜8}$	●ケモカイン ●スフィンゴシン 1-リン酸 ●セロトニン 5-HT1 (A, B, D-F)/ 　5-HT$_{5\,(A,B)}$ ●走化性因子 fMLP/C3a/C5a ●ソマトスタチン sst$_{1〜5}$ ●ドパミン D$_{2〜4}$ ●ニューロテンシン ●ニューロペプチド Y（Y$_{1〜6}$）	●血小板活性化因子 PAF ●プリン P2Y$_{12〜14}$ ●ヒスタミン H$_{3,4}$ ●プロスタグランジン EP$_3$ ●ムスカリン M$_{2,4}$ ●メラトニン ●リゾフォスファチジン酸
G$_{q/11}$	●アドレナリン α$_{1\,(A,B,D)}$ ●アンジオテンシン AT$_1$ ●エンドセリン ET$_{A,B}$ ●オキシトシン ●グルタミン酸 mGlu$_{1,5}$ ●コレシストキニン ●スフィンゴシン 1-リン酸 ●セロトニン 5-HT$_{2\,(A〜C)}$	●タキキニン ●トロンボキサン A$_2$ ●ニューロテンシン ●PAF ●PAR-1〜4 ●バソプレシン ●ヒスタミン H$_1$ ●ブラジキニン B$_{1,2}$	●プリン P2Y$_{1,2,4,6,11}$ ●プロスタグランジン EP$_1$，FP ●ボンベシン ●味覚受容体 T1R1〜3 ●ムスカリン M$_{1,3,5}$ ●ロイコトリエン
G$_{12/13}$	●エンドセリン ET$_A$ ●セロトニン 5-HT$_{2C}$ ●PAR-1	●バソプレシン ●ブラジキニン B$_2$ ●プリン P2Y$_{2,6}$	●リゾフォスファチジン酸

と共役し，5-HT$_{2(A\sim C)}$ は G$_{q/11}$ と共役し，5-HT$_{4,6,7}$ は G$_s$ と共役している．5-HT$_{2C}$ はまた G$_{12/13}$ とも共役している．
- ヒスタミン受容体：H$_1$ は G$_{q/11}$ と共役し，H$_2$ は G$_s$ と共役し，H$_{3,4}$ は G$_{i/o}$ と共役している．

② 神経性アミノ酸受容体
- GABA$_B$ 受容体：GABA$_{B(1,2)}$ は G$_{i/o}$ と共役している．
- 代謝型グルタミン酸受容体：グループ I mGluRs（mGlu$_{1,5}$）は G$_{q/11}$ と共役し，グループ II mGluRs（mGlu$_{2,3}$）とグループ III mGluRs（mGlu$_{4,6\sim 8}$）は G$_{i/o}$ と共役している．

③ 生理活性ヌクレオチド・ヌクレオシド受容体（プリン受容体）
- アデノシン受容体：A$_1$ および A$_3$ は G$_{i/o}$ と共役し，A$_{2(A,B)}$ は G$_s$ と共役している．
- P2Y 受容体ファミリー：P2Y$_{1,2,4,6,11}$ は G$_{q/11}$ と共役し，P2Y$_{11}$ はまた G$_s$ とも共役し，P2Y$_{12\sim 14}$ は G$_{i/o}$ と共役している．P2Y$_{2,6}$ は G$_{12/13}$ とも共役していることが報告されている．

④ 生理活性ペプチド受容体
- オピオイド受容体：μ 受容体（$\mu_{1,2}$）（MOP ともいう），δ 受容体（$\delta_{1,2}$）（DOP ともいう），κ 受容体（$\kappa_{1,2}$）（KOP ともいう），σ 受容体（$\sigma_{1,2}$）はいずれも G$_{i/o}$ と共役している．
- PACAP 受容体：VPAC$_1$（別称 PAC$_2$/VIP$_1$）と VPAC$_2$（別称 PAC$_3$/VIP$_2$）は PACAP と VIP に対してほぼ同程度の親和性を示す．PAC$_1$ は PACAP 特異的受容体である．いずれも G$_s$ と共役している．
- ニューロペプチド Y 受容体：Y$_{1\sim 6}$ はいずれも G$_{i/o}$ と共役している．
- アドレノメデュリン受容体：ADM は G$_s$ と共役している．
- アンジオテンシン II 受容体：AT$_1$ は G$_{q/11}$ と共役し，AT$_2$ は G$_{i/o}$ と共役している．
- エンドセリン受容体：ET$_A$ と ET$_B$ は G$_{q/11}$ と共役し，ET$_A$ はまた G$_{12/13}$ とも共役する．
- ブラジキニン受容体：B$_1$，B$_2$ は G$_{q/11}$ と共役している．また，B$_2$ は G$_{12/13}$ とも共役する．

⑤ 内分泌ホルモン受容体
- グルカゴン受容体：G$_s$ と共役している．
- ソマトスタチン受容体：sst$_1$～sst$_5$ はいずれも G$_{i/o}$ と共役している．

⑥ 脂質メディエーター受容体
- プロスタノイド受容体：DP，EP$_{2,4}$ および IP は G$_s$ と共役し，EP$_3$ は G$_{i/o}$ と共役し，EP$_1$ および FP は G$_{q/11}$ と共役している．
- ロイコトリエン受容体：G$_{q/11}$ と共役している．

- 血小板活性化因子（PAF）受容体：$G_{q/11}$と共役している．
- リゾフォスファチジン酸（LPA）受容体：LPA1，LPA2，およびLPA3（別称EDG2，EDG4，およびEDG7）があり，さらにオーファン受容体からもLPA4（P2Y9/GPR23），LPA5（GPR92）そしてLPA6（P2Y5）やGPR87が見い出された．$G_{i/o}$や$G_{12/13}$と共役している．
- スフィンゴシン1-リン酸受容体：$G_{i/o}$や$G_{q/11}$と共役している．

⑦ ケモカイン受容体

- ケモカイン受容体（約19種類4つのファミリー，CXCR，CCR，CX3CR1およびXCR1）：$G_{i/o}$と共役している．

⑧ 感覚器受容体

- 嗅覚受容体（嗅覚受容神経に発現し，哺乳類で約1,000種類，ヒトでは396種類）：ほとんどがG_sと共役している．
- 味覚受容体：味物質を認識する受容体で，T1Rファミリーと呼ばれる3種類のタンパク質分子（T1R1，T1R2，T1R3）のうち2種でヘテロマー受容体を形成し，T1R1とT1R3の組み合わせでは旨味物質を，T1R2とT1R3の組み合わせは甘味物質を感知する．いずれも$G_{q/11}$と共役すると考えられている．

⑨ その他の受容体

- カンナビノイド受容体：CB_1，CB_2は$G_{i/o}$と共役している．オーファン受容体GPR55をCB_3と呼ぶこともある．
- プロテアーゼ活性化受容体（PAR）：PAR-1〜4の4種が知られている．トロンビンやトリプシンを代表とするセリンプロテアーゼが，PAR分子の細胞外N末端側ペプチド鎖を特定部位で切断することによって露出したN末端ペプチド鎖が，受容体の細胞外第2ループに結合し，$G_{q/11}$を介して，PLCを活性化する．

3. 酵素共役型受容体

酵素共役型受容体の一部について代表的な情報伝達メカニズムについて述べる．

1）チロシンキナーゼ型受容体

上皮増殖因子（EGF）受容体，血小板由来増殖因子（PDGF）受容体，神経成長因子（NGF）受容体，ニューロトロフィン（神経栄養因子）受容体のTrk（tropomyosin receptor kinase）A，TrkBおよびTrkC，インスリン受容体およびインスリン様増殖因子 insulin-like growth factor（IGF1）受容体，血管内皮細胞増殖因子（VEGF）受容体，幹細胞因子 stem cell factor（scf）受容体などの細胞外ドメインにそれぞれ特異的な因子が結合すると，細胞質領域のチロシンキナーゼが活性化され，細胞の分裂，分化，形態形成に重要なさまざまな生理反応を引き起こす．チロシンキナーゼ型受容体の典型例であるEGF受容体を例に情報伝達メカニズムを解説する（図1-26）．

EGF受容体では，上皮成長因子（EGF），TGF-α（transforming growth factor-α），ヘパリン結合EGF様増殖因子などのリガンドが結合すると，単体であった受容体が活性化して細胞膜上を移動し，他の受容体（EGF受容体同士や他のErbBファミリー受容体）と結合して2量体を形成する．この2量体は，細胞内領域にあるチロシンキナーゼを活性化し，2量体内の多くのチロシン残基をリン酸化する．それらのリン酸化部位を認識して，細胞内から種々のシグナル分子が次々と結合してくる．これら集合してくる細胞内シグナル分子の一部には，リン酸化チロシン残基を含む特定の部位を認識するドメイン，すなわちSH2ドメインSrc homology domain 2やPTBドメインphosphotyrosine-binding domainが内在し，そのドメインが水先案内となり結合部位を正しく認識して結合してくる．シグナル分子が引き起こすEGFRの情報伝達経路として次が重要である．

① **PI3K**（phosphoinositide-3 kinase）/**Akt**（protein kinase B）**経路**：PI3K/Akt経路では，シグナル分子PI3Kが自身のSH2ドメインを介して結合すると活性化され，細胞膜のPI(4,5)P$_2$からPI(3,4,5)P$_3$の合成を促進する（図1-26）．生成されたPI(3,4,5)P$_3$に結合したAktが，PDK1（phosphoinositide-dependent kinase 1）やmTOR（mammalian target of rapamycin）によりリン酸化され，活性化し，細胞増殖や抗アポトーシス作用，浸潤，遊走などの生理反応を引き起こす．

② **Ras/Raf/MAPK**（**分裂促進因子活性化タンパク質キナーゼ** mitogen-activated protein kinase）**経路**：EGF受容体にリガンドが結合すると，受容体は2量体となり，細胞内領域にあるチロシンキナーゼを活性化し，多くのチロシン残基を自己リン酸化する．EGFRの2量体リン酸化部位にGrb2（growth factor receptor-bound protein 2）などのSH2ドメインを含むアダプタータンパク質が結合すると，Grb2はSH3ドメインを介してグアニンヌクレオチド交換因子Sos（son of sevenless）タンパク質と結合することができる．これにより活性化されたSosは単量体Gタンパク質Ras（rat sarcoma由来原がん遺伝子の一種）のGDPをGTPに交換してRasを活性化させる．その後，RasはMAPキナーゼキナーゼキナーゼ（MAPKKK）であるRafを活性化し，RafはMAPキナーゼキナーゼであるMAPK/ERK kinase（MEK）をリン酸化・活性化し，この活性化MEKによりERKのリン酸化・活性化が引き起こされる（図1-27）．

ERK1/2は通常細胞質に存在するが，リン酸化されたERKは核内へ移行して標的遺伝子の転写を制御して，主に細胞増殖と生存に関与する．なお，MAPKとはセリン・スレオニンキナーゼの1つで，狭義には細胞外シグナル調節キナーゼextracellular signal-regulated kinase（ERK）1/2のみを指すが，広義にはこれにc-Jun N末端キナーゼc-jun N-terminal kinase（JNK），p38 MAPK，ERK5およびERK7などの分子を加え，MAPKファミリーという．ERK1（44kDa）およびERK2（42kDa）は古典的MAPKとも称され，MAPKファミリーの中でも最初に同定されたものである．

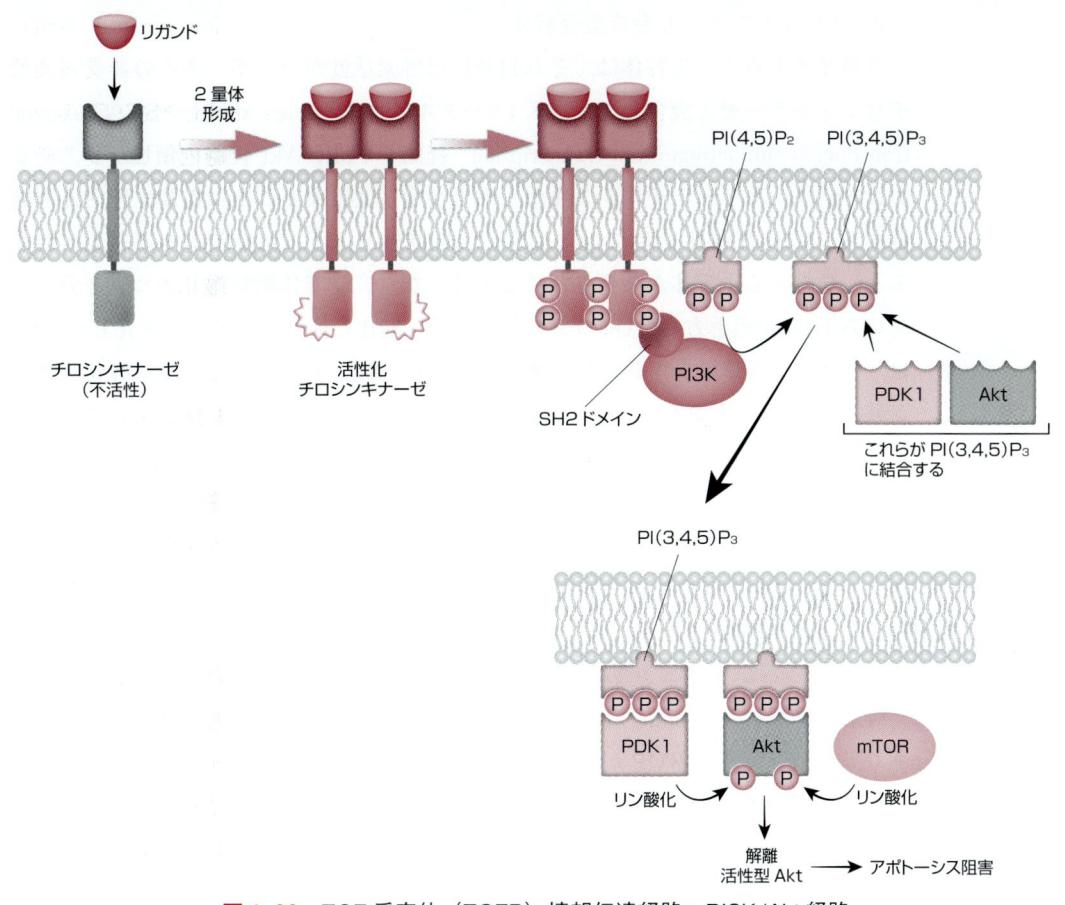

図 1-26 EGF 受容体（EGFR）情報伝達経路：PI3K/Akt 経路

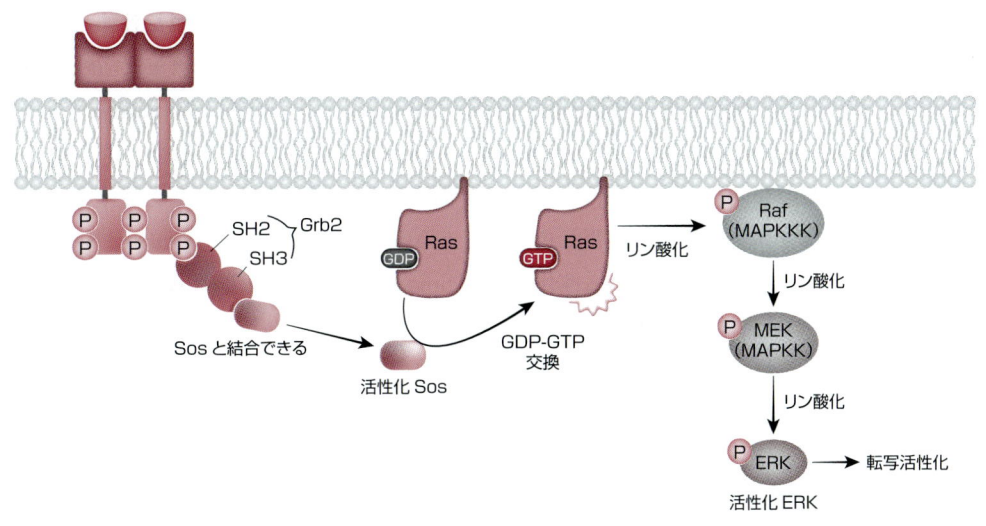

図 1-27 EGF 受容体（EGFR）情報伝達経路：Ras/Raf/MAPK 経路

2）チロシンキナーゼ会合型受容体

　各種サイトカイン受容体は，それ自身には酵素活性がないが，多くの非受容体型チロシンキナーゼと会合して，JAK（ヤーヌスキナーゼ Janus kinase）/STAT（signal transducers and activators of transcription）経路や PI3K/Akt 経路を介したり，あるいは Src ファミリーのチロシンキナーゼと会合・共役することにより生理活性を発揮する．JAK/STAT 経路では，受容体の細胞外ドメインにサイトカインが結合すると，隣接する受容体が架橋されて 2 量体となり，受容体細胞内ドメインと会合している JAK が相手方の JAK のチロシンをリン酸化し活性化する．活性化した JAK は，自身の受容体のチロシンリン酸化（自己リン酸化）を行い，このリン酸化チロシン残基が STAT タンパク分子（転写因子）の SH2 ドメイン Src homology domain2 との結合部位となる．会合した STAT は JAK によりカルボキシル基側のチロシン基がリン酸化され，解離して，SH2 ドメインを介した 2 量体を形成する．この 2 量体 STAT は輸送体タンパク質インポーチンにより核内へ移動し，他の遺伝子調節因子とともに DNA 上のプロモーター領域に結合し，標的遺伝子の転写活性化を引き起こす（図 1-28）．

3）セリン・スレオニンキナーゼ型受容体

　骨形成タンパク質 bone morphogenetic protein（BMP）受容体にはⅠ型とⅡ型があり，Ⅱ型受容体に BMP が結合すると，Ⅰ型受容体がリン酸化されて活性化状態になる．活性化されたⅠ型受容体は，Smad ファミリー〔Sma タンパク質と Mad（mothers gainst decapentaplegic）はアミノ酸配列が似ており，TGF-β シグナル伝達に関与するので，合わせて Smad と呼ぶようになった〕と呼ばれる転写因子群をリン酸化し，活性化された Smad が遺伝子の転写調節をする．

　トランスフォーミング増殖因子 β（TGF-β）受容体スーパーファミリーの受容体には，1 型と 2 型がある．TGF-β と結合した 2 型受容体は，1 型受容体と複合体を形成する．2 型受容体の細胞内領域にはセリン・スレオニンキナーゼ活性があり，結合した 1 型受容体の細胞内 GS 領域（グリシンとセリン残基に富んだ領域）をリン酸化する．GS 領域がリン酸化されると，1 型受容体のセリン・スレオニンキナーゼが活性型となり，細胞の中にシグナルを伝えることができる．1 型受容体キナーゼが活性化されると細胞内情報伝達分子である R-Smad（receptor-regulated Smad）のセリン残基をリン酸化し，活性化された Smad が遺伝子の転写調節をする．

4）ヒスチジンキナーゼ会合型受容体

　細菌の酵素連結型表面受容体タンパク質の一群で，自己のヒスチジン残基をリン酸化した後，そのリン酸基を別のタンパク質に転移する．

5）膜結合型グアニル酸シクラーゼ型受容体

　心房性 Na 利尿ペプチドファミリー（ANP，BNP，CNP）の受容体は 4 種あるが，そのうち NPR-A（ANP と BNP がリガンド）および NPR-B（CNP のみがリガンド）が膜を 1 回貫通する膜結合性グアニル酸シクラーゼであり，cGMP をセカンドメッ

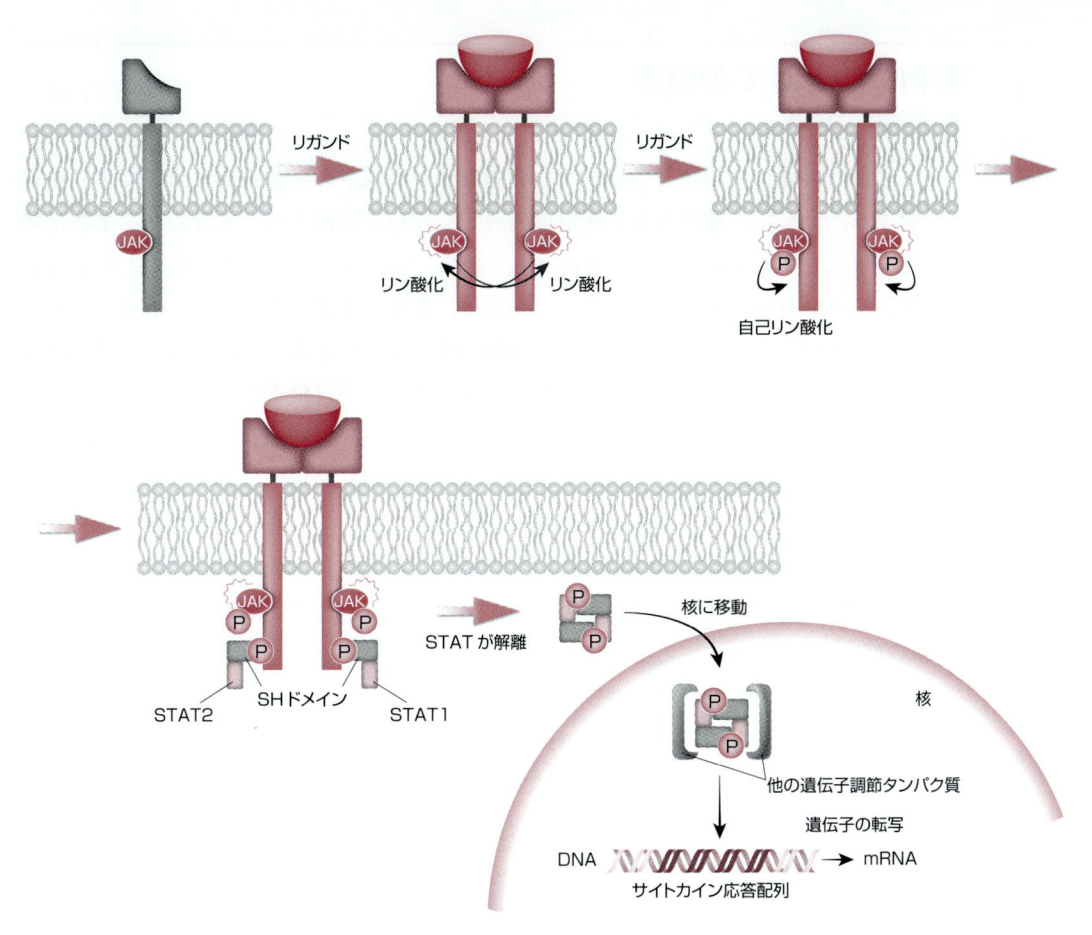

図 1-28 サイトカイン受容体の JAK/STAT 経路

センジャーとして，利尿作用，血管拡張作用などの生理活性を発現する．NPR-C および NCR-D にはこの活性がない．

6）チロシンホスファターゼ型受容体

タンパク質の脱リン酸化反応を担うプロテインチロシンホスファターゼ protein tyrosine phosphatases（PTPs）の受容体型 PTP（receptor-likePTPs：RPTPs）ファミリーであり，19 サブタイプが報告されている．細胞外領域にリガンドが結合すると，その情報を細胞内側のチロシンホスファターゼ活性に変換し，脳神経，免疫，がん，糖尿病などの領域で重要な機能を担う．

J　薬物標的としての酵素

　大部分の薬物は消化管の粘膜から有効成分が吸収され，血液内に入って体内を移動する．そして，標的となる細胞に到着し，作用を発揮する．すなわち，薬物は細胞を構成している生体分子を標的としている．なかでも，タンパク質などの高分子物質を標的分子にすることが多い．受容体，酵素，イオンチャネル，トランスポーターなどが代表的な薬物標的である（図1-29）．薬物の標的分子として最も頻度の高いものは受容体であるが，それに次いで多い標的分子は酵素である．

　生体における代謝反応のほとんどは酵素により迅速に行われている．そのため，これら酵素は薬物の標的として重要である．われわれの体内で働いている特定の酵素を阻害することで，生理的な環境が変わる．このしくみを利用して効果を現す薬物がある．

　基質によく似た構造をもつ阻害薬の作用は，一般的に可逆的である．しかし，不可逆的に酵素を阻害する薬物もある．解熱鎮痛薬のアスピリンはプロスタグランジン合成酵素であるシクロオキシゲナーゼをアセチル化し，非可逆的な作用を発揮する．アスピリンは同じ作用機序で，抗血小板薬としても使われるので，手術前には血小板新生に必要な期間に基づいて，服用中止期間を考慮する必要がある．

　ほとんどの薬物は，細胞の内部にあることが多い酵素に作用して効果を示すが，血液凝固因子に代表されるような一部の酵素群は血液中に存在している．つまり，血液中に移行した薬物の効果が直接的に発揮される．抗凝血薬のアルガトロバンは血液凝固の最終段階を担うタンパク質分解酵素（トロンビン）に結合して，血液中でフィブリン（線維素）の形成を阻害する．一方，血栓症治療薬の中でも抗血小板薬は，血液中に存在する血小板を構成している生体分子を標的としている．

　現在までに使われている薬物を分類した統計の1つによると，483種類の薬物のうちで細胞膜受容体をターゲットにしている薬は全体の45％と最も多く，続いて酵素が28％であった[1]．一方で，20世紀の終わりに解析が終了したゲノムプロジェクトによると，ヒトゲノムには薬物作用点となりうるタンパク質は6,650種類あるとされている．そして，その内訳は細胞膜受容体が30％，酵素が53％であり[2]，酵素タンパク質を標的とした創薬は今後，有望といえるかもしれない（図1-30）．しかし，上記のように血液中に存在する一部の酵素を除くと，多くの酵素は細胞内に存在している．つまり，細胞内の酵素に薬物を作用させようとするには，薬物は細胞膜を通過する必要がある．この細胞膜というバリアがあるために，酵素タンパク質を標的にした薬物は酵素の種類に比べて圧倒的に少ないのかもしれない．

　さて，細胞はその機能調節のために細胞内のタンパク質をリン酸化あるいは脱リン酸化する反応を繰り返している．この反応によってタンパク質はその酵素活性や細胞内での局在などを変化させている．一般に，細胞内にある約30％のタンパク質

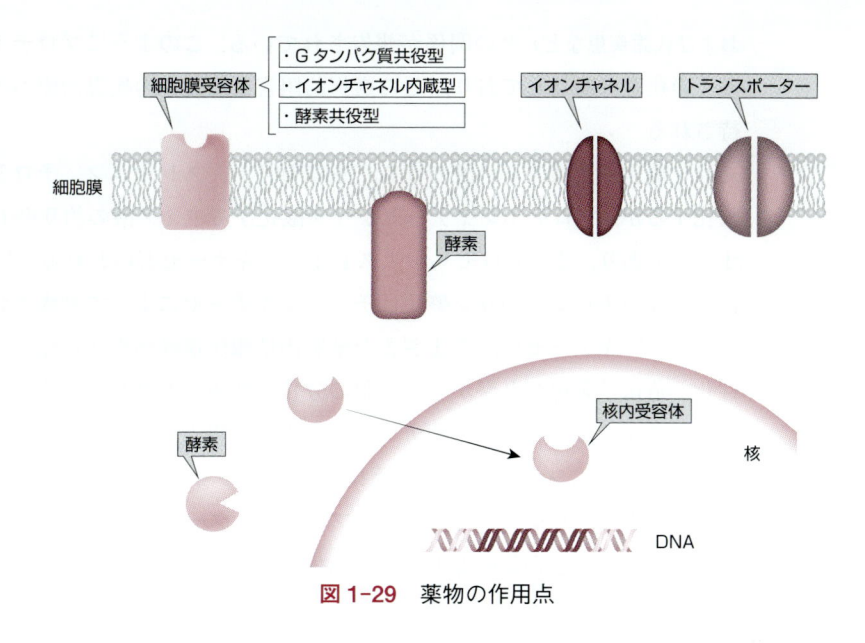

図 1-29　薬物の作用点

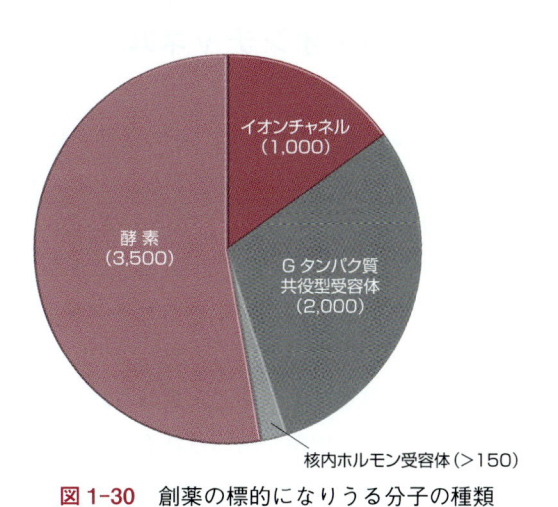

図 1-30　創薬の標的になりうる分子の種類
（Trends Pharmacol Sci, 22：23-26, 2001 より引用）

がリン酸化修飾によって変化し，細胞内におけるさまざまな調節因子として機能している[3]．

　タンパク質リン酸化反応をつかさどるタンパク質リン酸化酵素（プロテインキナーゼ）の遺伝子はゲノムプロジェクトによって 500 種を超えることが分かっており，いわゆるゲノム創薬に適したターゲットの有力候補の 1 つであると考えられている．すでにいくつかのプロテインキナーゼは，主な細胞内情報伝達経路の重要な構成要素として研究が進む一方，さまざまな疾病（がん，炎症，神経疾患，心血管病，

および代謝疾患など）との関係が報告されている．このようにプロテインキナーゼは多くの疾患に関与しており，その選択的阻害薬は種々の疾患治療への臨床応用が期待される．

リン酸化酵素はアミノ酸のうち，主にセリン，スレオニン，チロシン残基をリン酸化するが，プロテインキナーゼがリン酸化するアミノ酸の約99％はセリン，スレオニンであり，それらはセリン・スレオニンキナーゼといわれる．しかし，約0.1％に満たないチロシンのリン酸化はチロシンキナーゼによって触媒され，活性化されたチロシンキナーゼは，さまざまな細胞内情報伝達経路を活性化し，転写因子の活性化，遺伝子発現へと繋がり，細胞の分化，増殖を制御している．

実際にがんに対する選択的チロシンキナーゼ阻害薬が開発されている．一方，セリン・スレオニンキナーゼ阻害薬はRhoキナーゼ阻害薬の脳出血後の脳血管攣縮予防薬のみで，セリン・スレオニンフォスファターゼ（脱リン酸化酵素）阻害薬はカルシニューリン阻害薬の春季カタル治療薬（点眼薬）・免疫抑制薬のみである．

表1-3に，酵素タンパク質を標的とする薬物の例を示す．

K　薬物標的としてのイオンチャネル

イオンチャネルに直接作用して，その活性を制御することにより薬理作用を現す薬物（イオンチャネル作用薬）が存在する．イオンチャネルはその開閉制御の様式により大きく以下の4つのタイプに分類される（図1-31）．

① 生理活性物質が受容体に結合することにより，受容体タンパクに内蔵されているイオンチャネルの開閉が制御されるタイプ（p.26，イオンチャネル内蔵型受容体の項参照）
② 細胞内物質の濃度により開閉が制御されるタイプ
③ 膜電位変化により開閉が制御されるタイプ
④ 温度変化や浸透圧変化など物理的刺激により開閉が制御されるタイプ

それぞれのタイプでの主なイオンチャネルの名称と透過するイオンの種類を図1-31に示す．電位依存性イオンチャネルを開口させる膜電位変化も物理刺激の1つであるが，最も重要な制御機構であることから別の型として示した．

一方，イオンチャネルはイオン透過の選択性を基準に，例えばNa^+チャネルやCl^-チャネルなどと分類することがむしろ一般的である．しかし，イオン選択性の高くない非選択的イオンチャネルも多い（例えば，ニコチン性アセチルコリン受容体はNa^+に加えてK^+も透過させる非選択的陽イオンチャネルである）．また，抗てんかん薬など，中枢神経抑制作用を有する薬物には，電位依存性のNa^+チャネルやCa^{2+}チャネル抑制作用を示すものが多いが，チャネル選択性は低く複数のイオンチャネルに作用する薬物も多い．

表 1-3　酵素タンパク質を標的とする薬物の例

作用点	薬物の標的酵素	適応	薬物例
中枢神経系	コリンエステラーゼ	認知症	ドネペジル塩酸塩
	GABAトランスアミナーゼ	てんかん	バルプロ酸ナトリウム
	トロンボキサン合成酵素	脳出血後の脳血管攣縮	オザグレルナトリウム
	タンパク質リン酸化酵素（Rhoキナーゼ）	脳出血後の脳血管攣縮	ファスジル塩酸塩
	モノアミンオキシダーゼB（MAOB）	パーキンソン病	セレギリン塩酸塩
	モノアミンオキシダーゼA（MAOA）	うつ病	サフラジン塩酸塩 ＊現在使用されていない
自律神経系	コリンエステラーゼ	重症筋無力症	アンベノニウム
循環器系	アンジオテンシン変換酵素（ACE）	高血圧症	エナラプリルマレイン酸塩
	Na^+, K^+-ATPase	心不全, 不整脈	ジゴキシン
	ホスホジエステラーゼ（PDE）	急性心不全	アムリノン
	可溶性グアニル酸シクラーゼ（sGC）	狭心症	ニトログリセリン
呼吸器系	トロンボキサン合成酵素	気管支喘息	オザグレル塩酸塩
	ホスホジエステラーゼ（PDE）・アデノシン受容体	気管支喘息	テオフィリン
消化器系	タンパク質分解酵素（トリプシン）	膵炎	カモスタットメシル酸塩
	H^+, K^+-ATPase	胃潰瘍	オメプラゾール
血液・造血器系	タンパク質分解酵素（プラスミン）	異常出血	トラネキサム酸
	ホスホジエステラーゼ（PDE）	血栓症	シロスタゾール
	タンパク質分解酵素（トロンビン）	血栓症	アルガトロバン
	タンパク質分解酵素阻害酵素（アンチトロンビンIII）	血栓症	ヘパリンナトリウム
代謝系	HMG-CoA還元酵素	脂質異常症	プラバスタチン
	α-グルコシダーゼ	糖尿病	ボグリボース
	アルドースレダクターゼ	糖尿病	エパルレスタット
	キサンチン酸化酵素	痛風	アロプリノール
炎症・アレルギー	シクロオキシゲナーゼ	炎症	アスピリン
	脱リン酸化酵素（カルシニューリン）	春季カタル, 臓器移植時拒絶反応	シクロスポリン
生殖器疾患	ホスホジエステラーゼV（PDEV）	勃起不全	シルデナフィルクエン酸塩
眼疾患	炭酸脱水酵素	緑内障	アセタゾラミド
悪性腫瘍	チミジル酸合成酵素	がん	フルオロウラシル
	ジヒドロ葉酸還元酵素	がん	メトトレキサート
	EGF受容体チロシンキナーゼ	がん	ゲフィチニブ

1. Na⁺チャネル

Na⁺チャネルには電位依存性とアミロライド感受性のものが存在する．

1）電位依存性 Na⁺チャネル

電位依存性 Na⁺チャネルは神経，骨格筋，心筋などに存在し，脱分極によって活性化され，主に活動電位の立ち上がり相を形成する．フグ毒のテトロドトキシンにより抑制される脳・骨格筋タイプ，抑制されにくい心筋タイプなど10種類以上が同定されている．プロカイン，リドカインなどの局所麻酔薬（p.115, 2章②参照），キニジンなどの抗不整脈薬（p.252, 3章②参照），フェノバルビタール，フェニトインなどの抗てんかん薬（p.204, 2章⑧参照）などに電位依存性 Na⁺チャネルを阻害する薬理作用が知られている．

2）アミロライド感受性 Na⁺チャネル

アミロライドにより抑制される非電位依存型の Na⁺チャネルが腎遠位尿細管，気道上皮，大腸上皮など（上皮性）と脳・神経（脳型）に存在し，水輸送・腺分泌・血漿量・浸透圧調整に重要な働きをしている．アミロライドやトリアムテレンは腎遠位尿細管（集合管）の上皮性 Na⁺チャネルを阻害することにより，カリウム保持性利尿薬として作用する（p.339, 3章⑥参照）．

2. Ca²⁺チャネル

細胞内 Ca²⁺濃度は細胞外液に比べ 1,000〜10,000 分の 1 であり，その上昇は筋収縮・神経伝達物質遊離・ホルモン分泌などの重要な生理機能を発揮するのに必須である．細胞内 Ca²⁺濃度上昇は細胞外からの流入と細胞内貯蔵部位からの遊離によっており，Ca²⁺チャネルは細胞外からの Ca²⁺流入経路および細胞内貯蔵部位からの Ca²⁺遊離経路としてきわめて重要である．電位依存性 Ca²⁺チャネル，Ca²⁺放出チャネル，受容体作動性 Ca²⁺チャネル（p.47, TRP チャネルの項参照）などが存在する．

1）電位依存性 Ca²⁺チャネル

脱分極により活性化される電位依存性 Ca²⁺チャネルとして L, N, P/Q, R, T 型などが知られている．このタイプの Ca²⁺チャネルは細胞が脱分極すると活性化される．広汎に使用されている Ca²⁺チャネル作用薬は L 型 Ca²⁺チャネルの拮抗薬である．動脈平滑筋の L 型 Ca²⁺チャネルをブロックし，Ca²⁺流入そして細胞内 Ca²⁺濃度を減少させるため，動脈の弛緩を生じさせる．ニフェジピン，ジルチアゼム，ベラパミルなどが高血圧症や狭心症などの薬物治療に用いられている（p.239, 3章参照）．疼痛治療薬のプレガバリンは知覚神経系の L 型 Ca²⁺チャネルの補充ユニットに結合し，Ca²⁺チャネル抑制により効果を発現していると考えられている．抗てんかん薬のエトスクシミドは視床神経の T 型 Ca²⁺チャネルを抑制することにより，欠神発作を抑制するとされている．

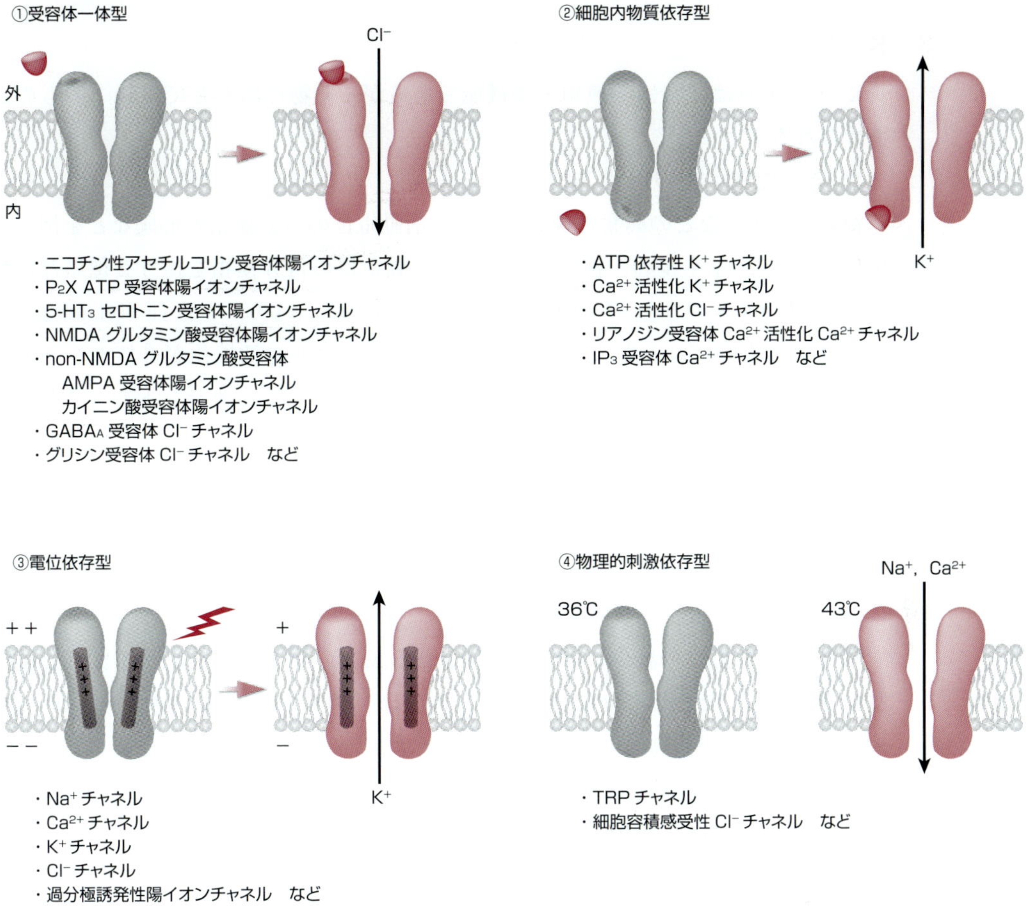

①受容体一体型

- ニコチン性アセチルコリン受容体陽イオンチャネル
- P₂X ATP 受容体陽イオンチャネル
- 5-HT₃ セロトニン受容体陽イオンチャネル
- NMDA グルタミン酸受容体陽イオンチャネル
- non-NMDA グルタミン酸受容体
  AMPA 受容体陽イオンチャネル
  カイニン酸受容体陽イオンチャネル
- GABA_A 受容体 Cl⁻ チャネル
- グリシン受容体 Cl⁻ チャネル　など

②細胞内物質依存型

- ATP 依存性 K⁺ チャネル
- Ca²⁺ 活性化 K⁺ チャネル
- Ca²⁺ 活性化 Cl⁻ チャネル
- リアノジン受容体 Ca²⁺ 活性化 Ca²⁺ チャネル
- IP₃ 受容体 Ca²⁺ チャネル　など

③電位依存型

- Na⁺ チャネル
- Ca²⁺ チャネル
- K⁺ チャネル
- Cl⁻ チャネル
- 過分極誘発性陽イオンチャネル　など

④物理的刺激依存型

- TRP チャネル
- 細胞容積感受性 Cl⁻ チャネル　など

図 1-31　イオンチャネルのタイプ
TRP：transient receptor potential

2）Ca²⁺ 放出チャネル

　細胞内オルガネラである小胞体は Ca²⁺ 貯蔵部位でもあり，小胞体上に存在する Ca²⁺ 放出チャネルの開口により細胞質へ Ca²⁺ を放出し，細胞内 Ca²⁺ 濃度を上昇させる．Ca²⁺ 放出チャネルには二次伝達物質の IP₃ が結合することにより開口する IP₃ 受容体とリアノジン受容体が存在する．

　植物アルカロイドのリアノジンが特異的に結合するためリアノジン受容体 Ca²⁺ 遊離チャネルと呼ばれているチャネルは，細胞質の Ca²⁺ 濃度上昇により開口する．特に筋活動電位発生により Ca²⁺ 遊離を起こす生理機能を有し，興奮収縮連関を担っている．骨格筋小胞体のリアノジン受容体 Ca²⁺ 放出チャネルの遺伝子異常は，全身麻酔時に発生する悪性高熱症の原因となる．ダントロレンがこのチャネルのブロッカーとして治療に用いられる．高濃度のカフェインはリアノジン受容体の Ca²⁺ 感受性を増大させ，Ca²⁺ 放出を促進する．

3．K$^+$チャネル

K$^+$チャネルは非常に多種類・多機能であるが，薬物標的としては以下のものがあげられる．

1）遅延整流性K$^+$チャネル

神経・筋・腺などの興奮性細胞において活動電位の再分極相の形成などを担う電位依存性K$^+$チャネルの一種である．心筋活動電位の再分極相を担う2種の遅延整流性K$^+$チャネルのうち，早い再分極にはhERG (human ether-a-go-go related gene) K$^+$チャネルと呼ばれるタイプの遅延整流性K$^+$チャネルの活性化が寄与する．hERG K$^+$チャネルに対し阻害作用を有するアミオダロン，ニフェカラントやソタロールが，活動電位持続時間延長による不応期延長作用を示し，クラスIIIの抗不整脈薬として用いられている．ただし，hERG K$^+$チャネル阻害を介した活動電位延長は，さまざまな医薬品による重大な副作用としての薬剤性QT延長症候群，さらに重篤な心室性不整脈Torsade de pointesを誘発する恐れがある．

2）ATP感受性K$^+$チャネル

細胞内ATP濃度の減少により活性化されるK$^+$チャネルであり，その活性化は細胞の過分極をもたらし電位依存性Na$^+$およびCa^{2+}チャネル活性を抑制する．そのため活動電位抑制や活動電位持続時間短縮，Ca^{2+}流入の抑制などを引き起こし，膵臓ランゲルハンス島β細胞でのインスリン分泌抑制，心筋収縮抑制，平滑筋弛緩，神経活動電位発生抑制などをもたらす．

臨床的にはATP感受性K$^+$チャネルの遮断薬であるスルホニルウレア化合物のグリベンクラミドなどが，β細胞からのインスリン分泌促進作用を示すため，経口血糖降下薬として汎用されている．逆にチャネルを活性化する開口薬として，ニコランジルが冠血管拡張作用による狭心症治療薬，ジアゾキシドが高インスリン血性低血糖症治療薬として用いられているほか，ミノキシジルが脱毛症治療薬（一般用医薬品）として用いられている．

3）Gタンパク質制御K$^+$チャネル

心筋においてアセチルコリンによりムスカリン（M$_2$）受容体が，あるいはアデノシンによりアデノシン（A$_1$）受容体が活性化されるとGiタンパク質の活性化を介し，βγがGタンパク質制御K$^+$チャネルを活性化させ，心筋に過分極と活動電位持続時間短縮をもたらす．血中でアデノシンとなるATP製剤が上心室性頻脈治療に用いられる．

4）揮発性麻酔薬作用K$^+$チャネル

吸入麻酔薬のうち，ハロタン，エンフルラン，イソフルラン，ジエチルエーテルなどの揮発性麻酔薬（試薬のクロロホルムを含め）により活性化されるチャネルポア連結型（two pore）K$^+$チャネルである．中枢神経での本K$^+$チャネルの活性により麻酔作用がもたらされると推測されている．

4. Cl⁻チャネル

　Cl⁻チャネルには，電位依存性〔ClC（chloride channel）チャネル〕，ヌクレオチド結合性〔CFTR（cystic fibrosis transmembrane conductance regulator）チャネル〕，細胞容積感受性〔VRAC（volume-regulated anion channel）〕，細胞内Ca^{2+}感受性〔CLCA（Ca^{2+}-activated Cl⁻ channel）〕などの性質を有する各種Cl⁻チャネルがあり，静止膜電位維持，活動電位再分極相形成，細胞容積制御，Cl⁻輸送，腺分泌などの機能を有する．さらに臨床的に用いられる薬物の標的としては神経細胞でのCl⁻チャネル内蔵型の$GABA_A$受容体（p.106，2章参照）やグリシン受容体（p.106，2章参照）などがあげられる．

5. 非選択性陽イオンチャネル

1）受容体一体型イオンチャネルの一部

　ニコチン性アセチルコリン受容体，$5-HT_3$受容体，イオンチャネル型グルタミン酸受容体，P_2X受容体など受容体一体型イオンチャネルには非選択的な陽イオン透過性を有するものが多く，後者の2つはNa^+とK^+だけでなくCa^{2+}透過性も高い．

2）過分極誘発性陽イオンチャネル

　膜電位が過分極することおよび，細胞内のcAMP濃度が上昇することにより活性化され，Na^+およびK^+の透過性を有する非選択的陽イオンチャネルである．心臓洞房結節のペースメーカー細胞をはじめ，自発活動電位を発生する細胞で見られることの多いイオンチャネルで，緩徐な脱分極によるペースメーカー電位の発生に寄与していると推測されている．本チャネル阻害薬のイバブラジンが欧州で一部の狭心症，慢性心不全の薬物治療に使用されている．

3）TRPチャネル

　TRP（transient receptor potential）チャネルはGTP結合タンパク質共役型受容体刺激，化学物質刺激，温度変化，圧変化，pH変化，張力変化，浸透圧変化などの各種刺激に対する生体センサー素子として，感覚・知覚神経終末を中心とする神経に広く分布するとともに，ほかの多くの細胞種にも存在する．唐辛子の辛味成分であるカプサイシンの（バニロイド）受容体として同定されたTRPV1チャネルは温度感受性もあり，43℃以上の温度で活性される．その他，調剤成分として用いられるメントールや低温刺激で活性化されるTRPM8など，多くの種類が発見されている．一般にTRPチャネルはNa^+，K^+，Ca^{2+}を透過する非選択的陽イオンチャネルであるが，Ca^{2+}透過性の高いTRPチャネルもあり，Ca^{2+}チャネルとして分類されることも多い．また，一部のTRPチャネルは受容体作動性Ca^{2+}チャネルとして働く．

L 薬物標的となるイオントランスポーター

　細胞膜を介して物質が輸送されることを"膜輸送"という．脂溶性の高い物質は細胞膜の脂質二重膜に溶け込んで単純拡散で移動することができるが，イオンや水溶性物質の多くは容易に細胞膜を通過できないため，それらの膜輸送は特定のチャネルやトランスポーターが担っている．膜輸送は，移動するイオンや物質の細胞内外の濃度勾配に従った輸送と，その濃度勾配に逆らった輸送とに分類される．前者は受動輸送，後者は能動輸送と呼ばれる．

　前項目で解説されたイオンチャネルを介するイオンの輸送は基本的に受動輸送であるが，イオントランスポーターによるイオンの輸送は受動輸送と能動輸送に分けられる．ATPの加水分解エネルギーを利用する濃度勾配に逆らった能動輸送は一次能動輸送と呼ばれる．これにはイオンポンプやABC（ATP-binding cassette）トランスポーターが含まれる（図1-32）．一方，一次能動輸送により形成されたイオン濃度勾配を利用した能動輸送は二次能動輸送と呼ばれる．細胞膜Na^+ポンプによって生ずるNa^+濃度勾配を駆動力として，Ca^{2+}を細胞外へ排出するNa^+/Ca^{2+}交換輸送体〔SLC（solute carrier）8〕はその代表的なものである．

1. イオントランスポーターの分類

1）イオントランスポーター

　イオントランスポーターは複数の膜貫通領域（αヘリックス構造）で構成される膜タンパク質であり，SLCトランスポーターとABCトランスポーターに大別される（図1-33）．SLCトランスポーターはATP結合部位をもたず，二次能動輸送や促進拡散により機能するタイプである．これには，多くのイオントランスポーターが属しており，アミノ酸，糖，核酸，ビタミンなどのトランスポーターも含まれる．現在，SLC1〜SLC65まで65種のSLCファミリーが同定されている．一方，ABCトランスポーターは，ATP結合部位を細胞内領域に有し，ATPを加水分解することにより能動輸送を行うタイプである．これには，コレステロール，リン脂質，脂肪酸，薬物などのトランスポーターが主に属するが，イオン輸送に関わる特殊なトランスポーター（機能的にはイオンチャネルに分類されるもの）も含まれる．ヒト染色体には約50種のABCファミリー遺伝子が存在するといわれている．

2）イオンポンプ

　イオンポンプはイオントランスポーターの一種に分類される場合もあるが，一般に，ATP加水分解酵素（ATPase）活性を有する一次能動輸送系として別分類される場合が多い．これには，Na^+ポンプ（Na^+, K^+-ATPase），Ca^{2+}ポンプ（Ca^{2+}-ATPase），H^+ポンプ（H^+, K^+-ATPase）などが含まれる．これらのイオンポンプは輸送過程においてATPのリン酸基がポンプタンパク質に転移した高エネル

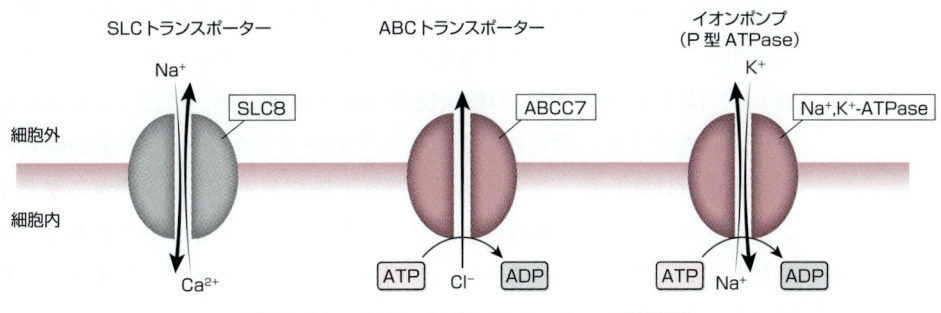

図 1-32 イオントランスポーターの膜輸送

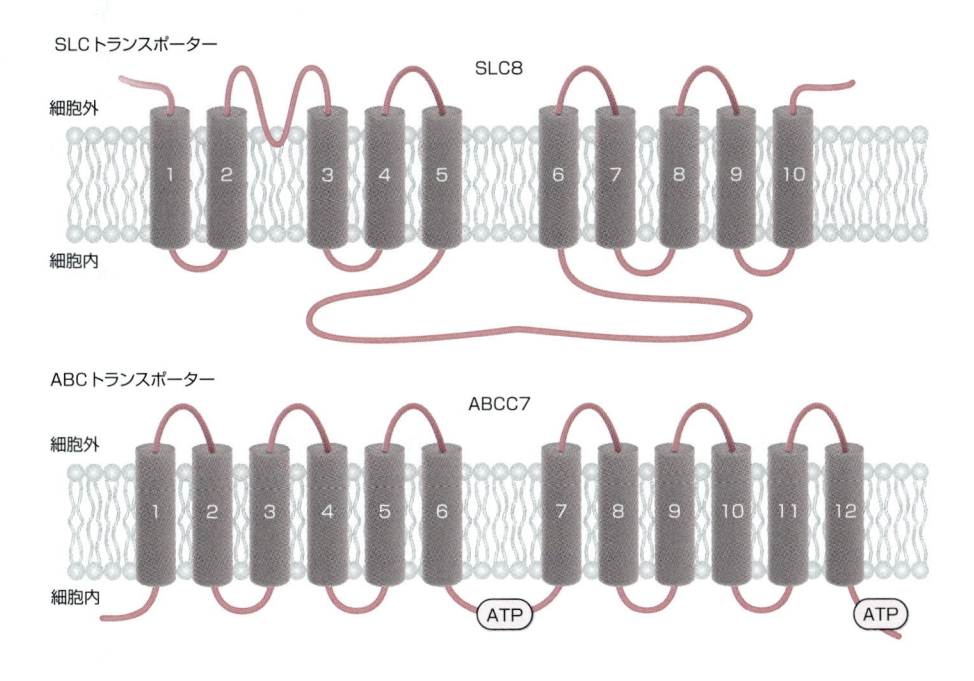

図 1-33 イオントランスポーターの二次元構造モデル

ギーリン酸化中間体を形成することから P 型 ATPase と呼ばれる．その他，イオンポンプにはミトコンドリア内膜に存在する F 型 ATPase（F_0F_1-ATPase 活性を有する H^+ ポンプなど）および液胞や細胞内小胞に存在する V 型 ATPase がある．

2. イオン輸送のしくみ

イオンチャネルは"イオンの通路"を備えた膜タンパク質であり，その通路部分の構造変化（ゲーティング）により，イオンを透過させる．一方，イオントランスポーターは"イオン結合部位"を分子内部に備えた膜タンパク質であり（図1-34），そのイオン結合部位を細胞外側へ向けたコンフォメーションと細胞内側へ向けたコンフォメーションを交互に入れ替える大きな構造変化により（交互アクセスモデル），

イオンを輸送する（図1-35）．イオントランスポーターはイオン輸送に際して大きな活性化エネルギーを必要とするため，イオントランスポーターの輸送速度（10^2〜10^4個/秒）はイオンチャネルの輸送速度（10^6〜10^8個/秒）に比べて非常に遅い．そのため，起電性イオン輸送の場合でも通常のパッチクランプ法（inside-out mode）での電流解析は難しく，ジャイアントパッチ法などの特殊な手法が必要となる．イオントランスポーターの輸送は輸送タンパク質の数に依存することから，基質濃度が増加していくとミカエリス-メンテン Michaelis-Menten 型の飽和がみられ，また類似基質により輸送は競合的に阻害される．

1種類のイオンを輸送するイオントランスポーターは単輸送体 uniporter と呼ばれるが，イオントランスポーターによっては2種以上のイオン輸送を担うものがある．複数のイオンを同じ方向に輸送するものを共輸送体 cotransporter, symporter，また，逆方向に輸送するものを交換輸送体 exchanger, antiporter と呼ぶ．図1-35に，Na^+/Ca^{2+}交換輸送体（SLC8）の輸送様式を示す．

3. イオントランスポーターの生理機能と病態

1) 主な生理機能

イオントランスポーターは細胞膜のイオン輸送を担う膜タンパク質であり，細胞内のイオン環境を維持する重要な役割を担っている．例えば，心筋細胞の興奮-収縮連関では，活動電位によりL型電位依存性Ca^{2+}チャネルが活性化され，そのとき，細胞外から流入したCa^{2+}が筋小胞体のCa^{2+}遊離チャネル（リアノジン受容体）を刺激して，心筋細胞内においてCa^{2+}濃度の上昇が引き起こされるが，心筋細胞膜のNa^+/Ca^{2+}交換輸送体やCa^{2+}ポンプおよび筋小胞体のCa^{2+}ポンプは心筋細胞内におけるCa^{2+}濃度を再び静止レベルに下げる役割をもっている．このように，心筋Ca^{2+}トランスポーターは他のCa^{2+}チャネルと巧みに機能共役して，生理的なCa^{2+}シグナルの形成や維持に寄与している．

また，腎尿細管や小腸などの上皮細胞において，イオントランスポーターは管腔側と基底膜側に異なるタイプが発現することにより，方向性をもったイオン輸送（上皮膜輸送）を可能にし，生体内のイオン組成・量，酸塩基平衡，浸透圧などを恒常的に調節している．例えば，遠位尿細管上皮細胞では，管腔側にNa^+/Cl^-共輸送体 Na^+/Cl^- cotransporter（SLC12A3, NCC）が特異的に発現し，基底膜側にNa^+ポンプが存在し，これら両者の機能共役により尿中Na^+の再吸収を行っている（図1-36）．また，ヘンレループの太い上行脚では，管腔側に$Na^+/K^+/2Cl^-$共輸送体 $Na^+/K^+/2Cl^-$ cotransporter（SLC12A1, NKCC2），基底膜側にNa^+ポンプが発現し，同部位のNa^+再吸収経路として機能している．

2) 病態との関係

イオントランスポーターは細胞内のイオン環境や生体内のイオンバランスを恒常的に調節しているため，その機能異常によりさまざまな病態が引き起こされる．イ

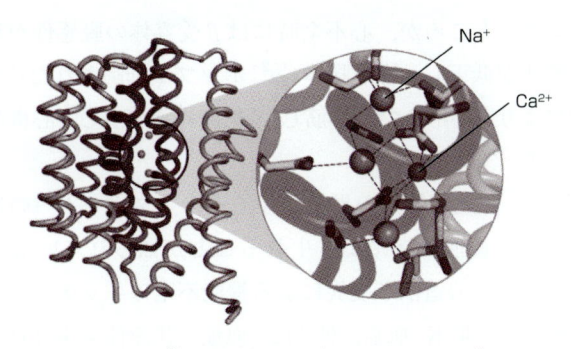

図1-34 細菌由来 Na$^+$/Ca^{2+} 交換輸送体（SLC8ホモログ）のイオン結合部位

（Adapted from Liao J, et al : Structual insight into the ion-exchange mechanism of the sodium/calcium exchanger. Science, 335 : 669-670, 2012. Reprinted with permission from AAAS.）

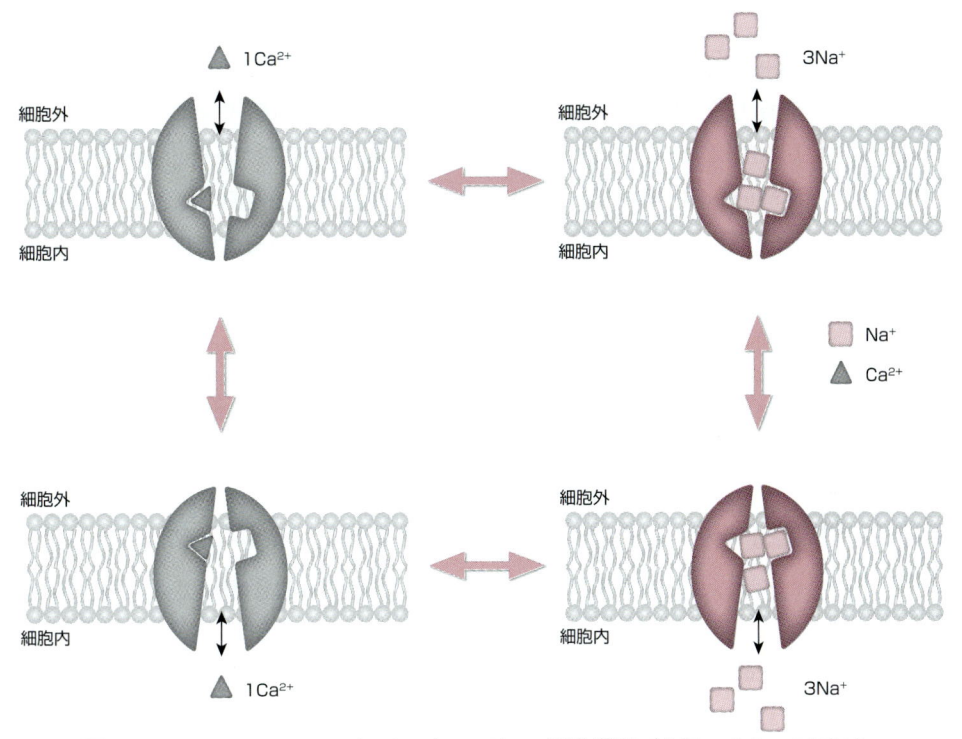

図1-35 イオントランスポーター（SLC8）の輸送機構（交互アクセスモデル）

オントランスポーターと病態の関係は，ヒト遺伝性疾患や遺伝子改変マウスの解析により研究が進められている．

　上述したように，心筋細胞の興奮-収縮連関は Ca^{2+} チャネルと Ca^{2+} トランスポーターとの機能共役により巧みに制御されている．重症心不全では，筋小胞体 Ca^{2+} ポンプの発現が減少し，筋小胞体への Ca^{2+} 汲み上げ機能が低下していることが報告されている．また，ホスホランバンは筋小胞体 Ca^{2+} ポンプの抑制タンパクであるが，通常，β受容体刺激によりリン酸化されてこの抑制機構は機能できない状態になっ

ている．ところが，心不全時にはβ受容体の脱感作が起こり，ホスホランバンのリン酸化が低下し，筋小胞体 Ca^{2+} ポンプが抑制された状態に陥っている．これらの要因により，心不全では心筋 Ca^{2+} 制御異常が生じ，心機能が低下していると想定されている．

また，上皮膜輸送の異常はSLCトランスポーターの遺伝子変異およびその調節タンパクの機能異常により生じることが知られている．例えば，Na^+/Cl^- 共輸送体（SLC12A3）の遺伝子変異による機能不全はギッテルマン症候群 Gitelman syndrome と呼ばれ，低 K^+ 血症，低 Mg^{2+} 血症，代謝性アルカローシスがみられ，筋力低下，脱力発作，多飲，多尿などが症状として現れる．一方，Na^+/Cl^- 共輸送体の管腔側への過剰発現（原因：調節タンパクWNK4の遺伝子異常など）はゴードン症候群 Gordon syndrome と呼ばれ，高 K^+ 血症，高 Cl^- 血症，代謝性アシドーシスを特徴とし，高血圧を呈する．また，$Na^+/K^+/2Cl^-$ 共輸送体（SLC12A1）の機能不全はバーター症候群 Bartter syndrome と呼ばれ，低 K^+ 血症による筋力低下，四肢麻痺，尿濃縮力低下による多尿などをきたし，増悪により腎不全に至る．

ABCトランスポーターに分類されるCFTR（cystic fibrosis transmembrane conductance regulator）（ABCC7）は，白人種に多くみられる囊胞性線維症の原因遺伝子であることが報告されている．CFTRは，肺胞上皮細胞や膵外分泌腺導管上皮細胞などの管腔側に発現しており，これら輸送上皮における陰イオン輸送経路として重要な役割を果たしている．また，イオン輸送体ではないが，コレステロールを輸送するABCA1の遺伝的欠損はタンジール病 Tangir disease と呼ばれ，HDLを欠損し，細網内皮系に多量のコレステロールエステルの沈着が認められ，扁桃肥大，脾腫，末梢神経障害などをきたす．

4. イオントランスポーターを標的とした薬物

イオントランスポーターを標的とした薬物には，利尿薬，心不全治療薬，消化性潰瘍治療薬など，すでに臨床で使用されている薬物がいくつかある．ほとんどの薬物は膜輸送の抑制を目的としたトランスポーター阻害薬である．

1）利尿薬

クロロチアジドやトリクロルメチアジドなどのチアジド系利尿薬は，遠位尿細管に発現する Na^+/Cl^- 共輸送体（SLC12A3）を阻害することにより，Na^+ や Cl^- の再吸収を抑制し，尿排泄を増加させる（p.564，8章②E参照）．また，フロセミドやトラセミドなどのループ利尿薬は，ヘンレループの太い上行脚の $Na^+/K^+/2Cl^-$ 共輸送体（SLC12A1）を阻害して強力な利尿効果を示す（図1-36）（p.562，8章②D参照）．これら利尿薬は長期使用により低 Na^+ 血症，低 K^+ 血症，高尿酸血症などの副作用を引き起こす．この高尿酸血症の機序として，チアジド系利尿薬はOAT4（有機酸トランスポーター organic anion transporter）を介した尿酸の再吸収を促進することが指摘されている．

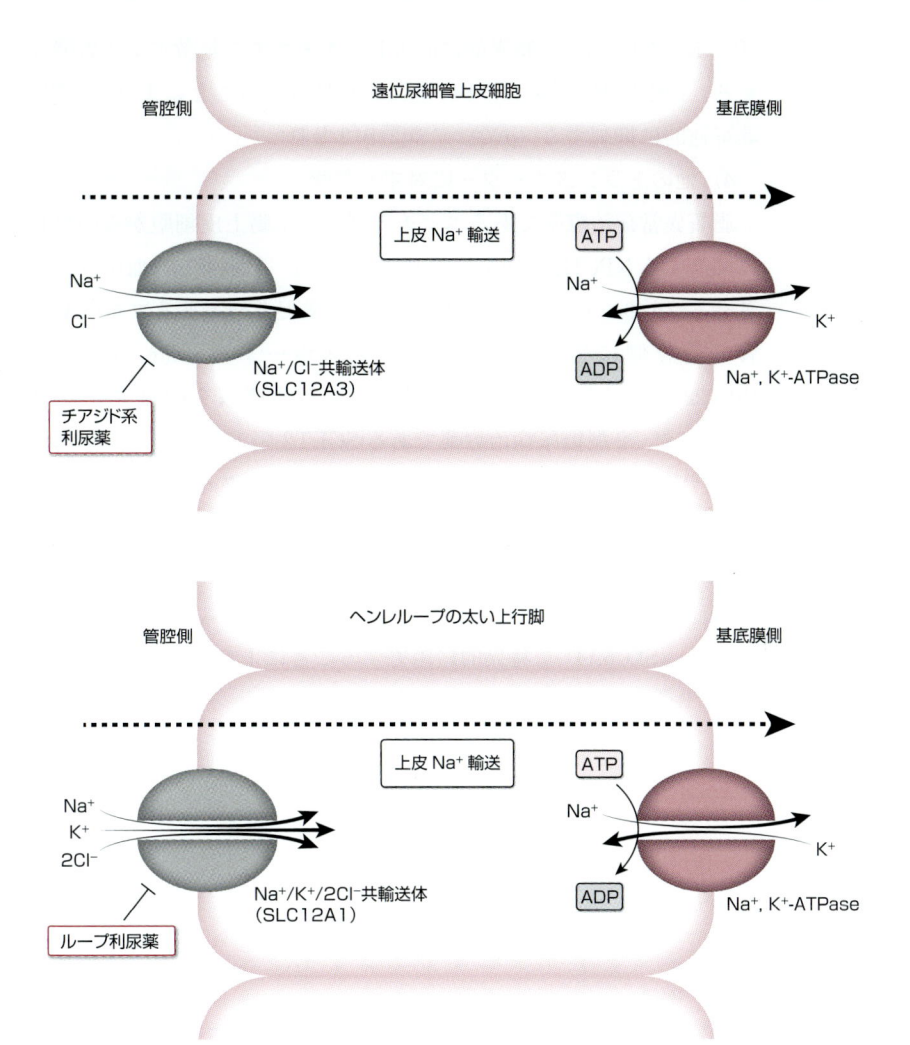

図1-36　腎尿細管の上皮Na^+を担うトランスポーター

2）ジギタリス製剤

ジギトキシンやジゴキシンなどのジギタリス製剤は，心筋細胞におけるNa^+ポンプ（Na^+, K^+-ATPase）のαサブユニットに結合し，その機能を抑制する．その結果，心筋細胞内Na^+濃度が増加し，Na^+/Ca^{2+}交換輸送体を介したCa^{2+}排出が抑制され（または逆輸送が起こり，Ca^{2+}が流入することもある），心筋細胞内Ca^{2+}濃度が増加する．そして，最終的に筋小胞体のCa^{2+}貯蔵量が増して，心筋興奮-収縮連関のCa^{2+}シグナルが増大することにより，強心作用が現れる（p.331, 3章 5 H-1 参照）．

3）消化性潰瘍治療薬

オメプラゾールやランソプラゾールなどのプロトンポンプ阻害薬 proton pump inhibitor（PPI）は，胃壁細胞の胃酸分泌の最終段階に関わるH^+ポンプ

(H^+, K^+-ATPase) を特異的に阻害し，さまざまな刺激による胃酸分泌を強力に抑制する．PPI は H^+ ポンプの SH 基に共有結合することにより，ATP 加水分解活性を非可逆的に阻害する（p.521，7章②B-2 参照）．

4）他のトランスポーターに対する薬物

　脂質異常症治療薬であるエゼチミブは，小腸上皮細胞からのコレステロール吸収に関与する NPC1L1（Niemann-Pic C1-like 1）を阻害し，血中コレステロールを低下させる（p.492，6章②E-1 参照）．尿酸排泄促進薬であるプロベネシドは，近位尿細管の管腔側に発現する尿酸トランスポーター urate transporter 1（URAT1）（SLC22A12）を阻害することにより，尿酸再吸収を抑制する（p.502，6章③C-3 参照）．また，2型糖尿病治療薬である SGLT2 阻害薬は，近位尿細管に特異的に発現するナトリウム・グルコーストランスポーター sodium glucose transporter（SGLT2）（SLC5A2）を阻害することにより，糖の再吸収を抑制し，血糖を低下させる（p.478，6章①F-3 参照）．選択的セロトニン再取り込み阻害薬 selective serotonin reuptake inhibitor（SSRI）は，セロトニントランスポーター serotonin transporter（SERT）（SLC6A4）を特異的に阻害することにより，抗うつ効果を発揮する（p.197，2章⑦B-3 参照）．

2 薬の体内動態

　薬物が投与されてから体外に排出されるまでの体内における薬物の動きを薬物動態と呼んでいる（図1-37）．薬物動態は吸収，分布，代謝，排泄の4つの過程からなる．経口投与された薬物は，小腸から吸収され体循環に入り，体循環に入った薬物は血流に乗って作用部位を含む種々の臓器や組織に移行し薬理効果を発揮する．この過程を分布と呼んでいる．一度体内に入った薬物は主に肝臓に存在する薬物代謝酵素によって代謝を受け，多くの場合極性を増して尿中から排泄される．薬物の主要な排泄経路は腎臓から尿中へ排泄される経路と肝臓から胆汁中に排泄される経路である．薬物が投与されてから薬効を示し体内から消失していくまでの過程を理解することは，薬物を適正に使用するために不可欠である．

A　薬物の投与経路と剤形

　薬物の投与経路には，経口投与，口腔内投与，直腸内投与，静脈内投与，筋肉内投与，皮下投与，吸入投与，鼻腔内投与などがあり，それぞれの投与経路に応じた剤形がある．薬物の投与経路は，どのような病態に対して使用するかと，薬物のも

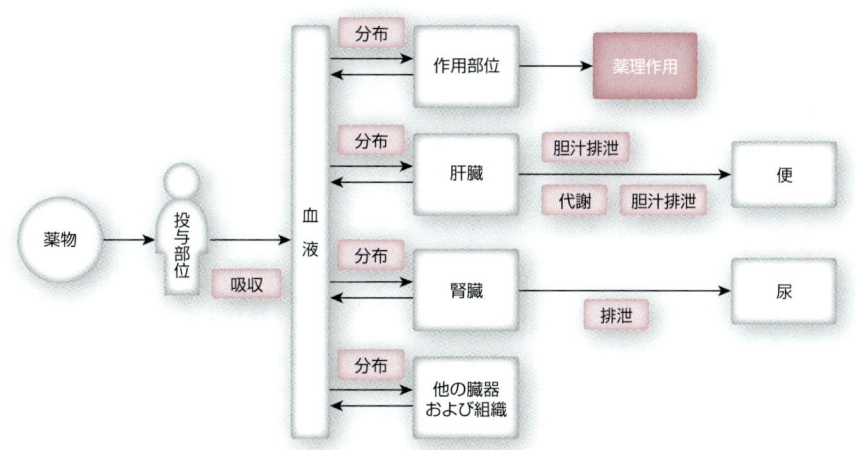

図1-37　薬物の体内動態の模式図

投与された薬物は投与部位から吸収され血液中に入り，作用部位を含む種々の臓器および組織に移行する．この過程を分布と呼ぶ．肝臓に移行した薬物は未変化体のまま，あるいは代謝を受け胆汁中に排泄される．水溶性の薬物は未変化体のまま，また胆汁中に排泄されなかった代謝物は，腎臓から尿中に排泄される．

つ物理化学的な性質によって決まる．

1）経口投与

経口投与は，自己投与が容易であり侵襲性が少ないなどの利点のため，最も一般的に使用されている投与経路である．しかし，胃酸による分解や腸管と肝臓を通過する際に一部が代謝を受ける（初回通過効果）などの欠点も有している．使用される剤形には錠剤，カプセル剤，散剤，顆粒剤，内用液剤などがある．

2）口腔内投与

口腔内の主な薬物投与部位は舌下（舌下錠，スプレー剤），頬と歯茎の間（バッカル剤），口腔粘膜（口腔付着剤），口腔全体（ガム剤）などである．口腔内投与された薬物は口腔内毛細血管から直接体循環に移行するため，消化管内における分解や腸管と肝臓による初回通過代謝を回避することができる．口腔からの吸収は速やかで，速い薬効発現が期待できるため，狭心症発作の治療（硝酸イソソルビドの舌下錠やスプレー剤など）に用いられている．また，禁煙補助の目的でニコチンがガム剤として使用されている．

3）直腸内投与

直腸の血液の50％以上は門脈から肝臓に至る経路を経ないで体循環に入るため初回通過効果が軽減され，さらに消化管内における分解を回避できるという利点がある．しかし，直腸を刺激することにより薬剤が排出されたり，吸収が不完全なことがある．経口投与が困難な乳幼児，高齢者，術後患者，吐き気で服薬が困難な患者，胃腸障害を避けたい患者などに坐剤として使用される．

4）静脈内投与

非経口投与では最も一般的な投与経路である．消化管で分解されたり吸収されない薬物や速効性が求められる状況で使用される経路である．正確な量の薬物が体内に入るという利点がある．その反面，溶血や感染を引き起こすことがあり，さらには血漿中や組織濃度が急激に高まる危険性から自己投与ができないという欠点を有する．使用される剤形は注射剤である．

5）筋肉内投与

静脈内投与と比較すると筋肉内投与時の血漿中薬物濃度の上昇は緩やかに起こるため，静脈内投与時にみられる急激な血漿中濃度上昇に伴うリスクをある程度避けることができる．筋肉内投与された薬物は，低分子の場合は毛細血管から，高分子の場合はリンパ管に移行してから体循環に移行する．使用される剤形は注射剤であるが，長期間にわたって一定量の薬物を持続的に放出する製剤（デカン酸ハロペリドールなど）も使用される．

6）吸入投与

吸入された薬物は気道粘膜と表面積の大きい肺上皮から吸収されるため，静脈内投与と変わらない速度で血液や組織に移行し，効果の発現も速い．この経路で投与される薬物にはガス性の麻酔薬や喘息治療薬などがあり，喘息の治療にはステロイ

ドなどをエアロゾルとして噴霧する吸入剤が使用されている．

7）鼻腔内投与

鼻粘膜に直接作用させたい場合やペプチドの投与経路として使われることがある．バソプレシン誘導体であるデスモプレシンは点鼻薬として尿崩症の治療に用いられている．

8）経皮投与

従来は筋肉痛などの治療に局所的に使用されてきたが，最近は製剤的な工夫により循環血中へ移行して全身作用を発揮し，さらに吸収速度を調節することにより有効濃度を持続的に維持することが可能となった．更年期障害にエストラジオール，気管支喘息の予防にツロブテロール，狭心症発作の予防に硝酸イソソルビド，禁煙補助剤としてニコチンが貼付剤として使用されている．

B 吸　収

薬物はさまざまな部位から投与される．薬物が投与部位から体内に移行する過程を吸収と呼んでいる．投与部位からの薬物の吸収速度は薬効発現の速さと関係しており，吸収量は薬効の強さに関係する．薬物の吸収は吸収部位の生理学的，組織学的な特性に加えて薬物のもつ物理化学的な特性によっても影響を受ける．

1. 経口投与時の薬物吸収過程

経口投与された薬物は，錠剤の形で投与された場合，基材の崩壊，分散の過程を経て薬物の放出と溶解が起こる．この過程は主に胃で起こるが，ランソプラゾールのように胃酸により分解されやすい薬物は，腸溶性製剤化されており，製剤の崩壊，分散と薬物の放出および溶解は小腸で起きる．胃粘膜は絨毛構造がみられないため総表面積は成人でも $1m^2$ に満たないが，小腸粘膜には絨毛が無数に存在し，さらに絨毛の表面にある小腸粘膜上皮細胞の表面は微絨毛で覆われているため，小腸の表面積は $200m^2$ に達する（図1-38）．このように小腸は吸収に適した構造を有しているため，経口投与された薬物は主に小腸で吸収される．

小腸粘膜上皮細胞からの薬物の吸収は主に単純拡散，促進拡散，能動輸送などの機構によって行われる．単純拡散は濃度勾配に従った移行であり，小腸における薬物の主要な吸収機構である．その過程には小腸粘膜上皮細胞を通過する経路と小腸粘膜上皮細胞間隙を通過する細胞間経路がある（図1-38）．しかし，小腸における細胞間隙の占める面積は少なく，この過程を通した薬物の吸収はわずかである．

薬物は主に小腸粘膜上皮細胞の細胞膜を通過して体内に吸収される．多くの薬物は弱電解質であり，溶液状態では非イオン形とイオン形で存在する．脂質二重層で構成される細胞膜を通過できるのは非イオン形の分子である．そのため，薬物の膜

透過はpH分配仮説に従って行われ，イオン形分率が大きい薬物の単位面積当たりの膜透過性は低い．しかし，実際は吸収に有効な小腸の表面積が大きいため，イオン形分率が比較的大きい薬物であっても吸収速度が臨床的に大きな問題になることはない．

一部の薬物はトランスポーターにより小腸で吸収される．薬物の吸収に関与する代表的なトランスポーターにはPEPT（peptide transporter）1などのペプチドトランスポーターとMCT1などのモノカルボン酸トランスポーターがある．PEPT1はタンパク質の消化により生じるジペプチドやトリペプチドを吸収するために存在するが，類似の構造をもつβ-ラクタム系抗菌薬やアンジオテンシン変換酵素阻害薬の輸送も行う．MCT1は低分子の有機酸の吸収を担っているトランスポーターであるが，サリチル酸やベンジルペニシリンなどの輸送も行うことが知られている．これらのトランスポーター以外にもアミノ酸トランスポーター，葉酸トランスポーターがそれぞれレボドパ，メトトレキサートの吸収に関与している．

小腸のトランスポーターは薬物の吸収に関わっているだけでなく，小腸粘膜上皮細胞に移行した薬物を管腔側に分泌し排泄する役割も担っている．P糖タンパク質，MRP（multidrug resistance-associated protein）2，BCRP（breast cancer resistance protein）などのトランスポーターが小腸粘膜上皮細胞に発現しており，管腔側への薬物の排泄に関わっている．特にP糖タンパク質が認識する薬物は，薬物代謝酵素であるCYP3A4により代謝される薬物と共通のものが多い．そのためP糖タンパク質とCYP3A4が協調して働き，腸管における薬物の吸収を低下させることにより，生体防御的な役割を果たしていると推定されている．P糖タンパク質は基質認識性が低く，化学構造の異なる多数の薬物の輸送を行うことが知られている．代表的な基質にはベラパミル，キニジンなどがある．

2. 経口投与時の薬物吸収速度に影響を与える因子

先にも述べたように消化管における薬物の吸収は主に小腸で行われるため，胃から小腸へ薬物が移行する過程は吸収速度を決める重要な要因となる．通常，食事は胃内容排出速度を低下させ，薬物の最高血漿中濃度到達時間の延長と最高血漿中濃度の低下を引き起こす．一方，抗コリン薬は消化管を弛緩させることにより，また，麻薬性鎮痛薬は消化管の蠕動運動を抑えることにより，胃内容排出速度を低下させ，薬物の吸収速度を低下させる．逆に，メトクロプラミドは消化管の運動を亢進させ胃内容排出速度を増加させるため，薬物の吸収速度は増加する．消化管からの薬物の吸収速度に影響を与える因子には，胃内容排出速度以外に，薬物のもつ物理化学的性質，製剤学的要因，吸収部位のpHなどがある．

3. 初回通過効果（図1-39）

投与された薬物がどれだけ全身循環血中に到達し作用するかの指標をバイオアベ

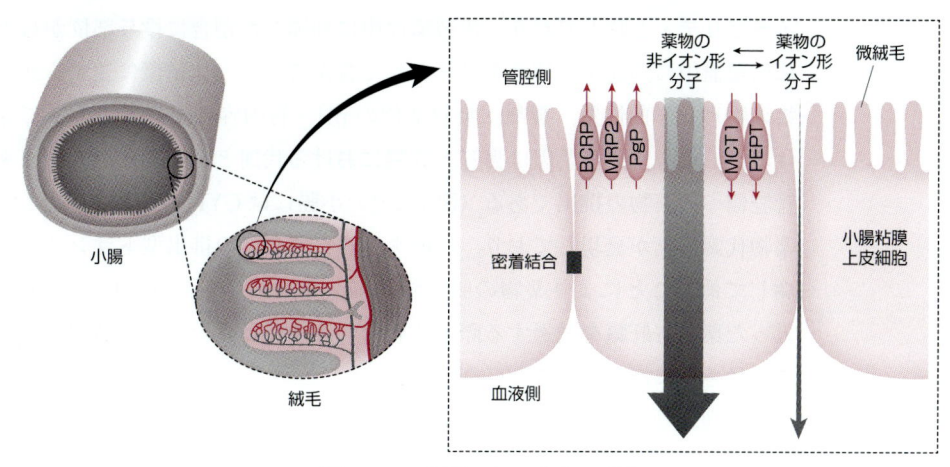

図 1-38　小腸からの薬物の吸収

　小腸粘膜には絨毛が存在し，さらに絨毛の表面に存在する小腸粘膜上皮細胞の表面は微絨毛で覆われており，薬物の吸収に適した構造となっている．小腸粘膜上皮からの薬物の吸収は主に単純拡散（太い矢印）によって小腸粘膜上皮細胞を通過する経路によって行われ，小腸粘膜上皮細胞間隙を通過する細胞間経路（細い矢印）の寄与は小さい．一部の薬物はトランスポーターにより小腸で吸収される．薬物の吸収に関与する代表的なトランスポーターにはPEPT1などのペプチドトランスポーターとMCT1などのモノカルボン酸トランスポーターがある．一方，P糖タンパク質（PgP），MRP2，BCRPなどのトランスポーターは小腸粘膜上皮細胞に移行した薬物を管腔側に分泌し排泄する役割も担っており，特にP糖タンパク質は図1-39に示したように，小腸に存在するCYP3A4と協調して働くことにより，腸管における薬物の代謝排泄を効率的に行っていると考えられている．
BCRP：breast cancer resistance protein，MRP2：multidrug resistance-associated protein 2，PgP：P-glycoprotein，MCT1：monocarboxylate transporter 1，PEPT：peptide transporter

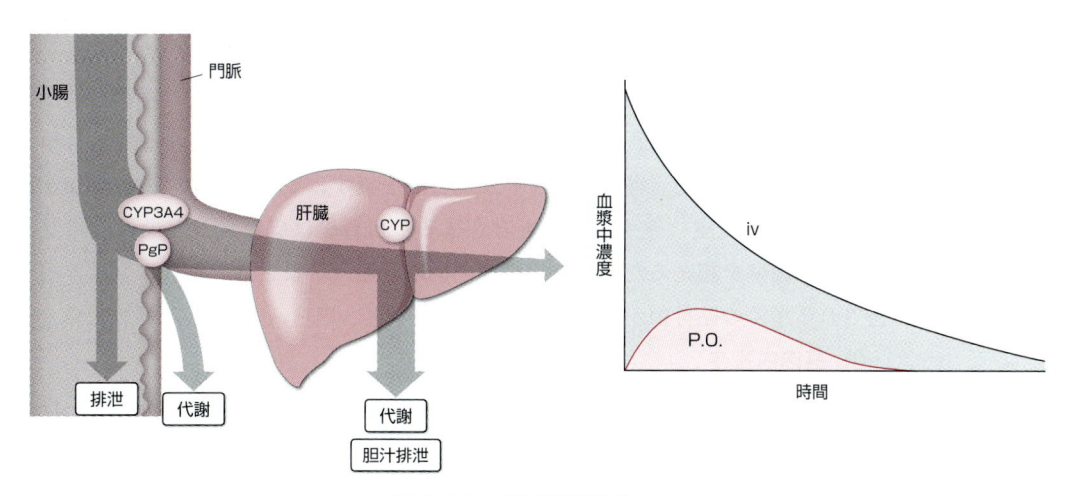

図 1-39　初回通過効果

　腸管と肝臓における代謝と小腸トランスポーターによる管腔側への薬物の排出により，経口投与された薬物が体循環に達しないことがある．これを初回通過効果と呼んでいる．初回通過効果の大きい薬物では，経口投与（P.O.）された際の血漿中濃度−時間曲線下面積（AUC）は静脈内投与（iv）された際のAUCと比較して低値を示す．
CYP：cytochrom P450，PgP：P-glycoprotein

イラビリティと呼んでおり，体循環血中に到達した割合に投与部位から吸収されて体循環血中に到達する速度を概念として含んでいる．体循環に達する薬物の量は薬物の物理化学的性質，製剤，吸収部位のpH，胃内容排出速度によっても影響を受けるが，最も重要な要因は腸管と肝臓における代謝と小腸トランスポーターによる管腔側への薬物の排出である（図1-39）．小腸にはCYP3A4をはじめとする多くの薬物代謝酵素が発現しており，P糖タンパク質などの排出型トランスポーターと協調して働くことにより薬物の吸収量を減少させている．さらに，小腸から門脈に入った薬物も肝臓を通過する際に広範な代謝を受けるため，体循環に到達する薬物の量はさらに減少することになる．

初回通過効果の程度は薬物によって異なり，モルヒネ，プロプラノロールのように70％以上が体循環に入る前に代謝されてしまうものから，アンチピリンのように初回通過効果をほとんど受けないものまである．初回通過効果の大きさは主に小腸と肝臓における代謝の受けやすさに依存している．

4. 非経口投与時における薬物の吸収

1）直腸内投与

直腸内投与された薬物は主に単純拡散により血液中に移行する．直腸の静脈の一部は門脈を経由して肝臓に入り体循環に到達するが，他の静脈は下大静脈を経由して直接体循環に入るため初回通過効果を受けない．そのためモルヒネなど初回通過効果が大きい薬物のバイオアベイラビリティは坐剤として投与することで改善する．

2）経皮投与

経皮投与された薬物が体内に入るには，角質層から表皮，真皮，毛細血管へと移行する必要がある．角質層の通過経路には細胞間隙を通る経路と細胞実質部分を通る経路がある．また，寄与は小さいが角質層を経ずに毛嚢，皮脂腺，汗腺などを経て直接表皮や真皮に達する経路も存在する．角質層は皮膚吸収の最大の障壁であり，この障壁を超えるため種々の製剤学的取り組みがなされており，全身作用が期待される多くの貼付剤が開発されている．

3）筋肉内投与

筋肉内に投与された薬物は組織の毛細血管またはリンパ管から体循環に移行する．多くの薬物は低分子であり，単純拡散や毛細血管壁の孔から血流に入るが，分子量が5,000を超える薬物はより孔の大きいリンパ管を経由して血流に移行する．毛細血管を経てから体循環への移行は比較的速やかに進行するが，最高血漿中濃度に達するまでに一定の時間を要するため静脈注射に比較すると効果の発現は遅い．

4）その他の投与経路

口腔内に投与された薬物は口腔内毛細血管から直接体循環に移行するため効果の発現は比較的速い．同様に，鼻腔内に投与された薬物も鼻粘膜の毛細血管から直接体循環に入るため，効果の発現は比較的速い．鼻粘膜上皮細胞のバリアー能は低

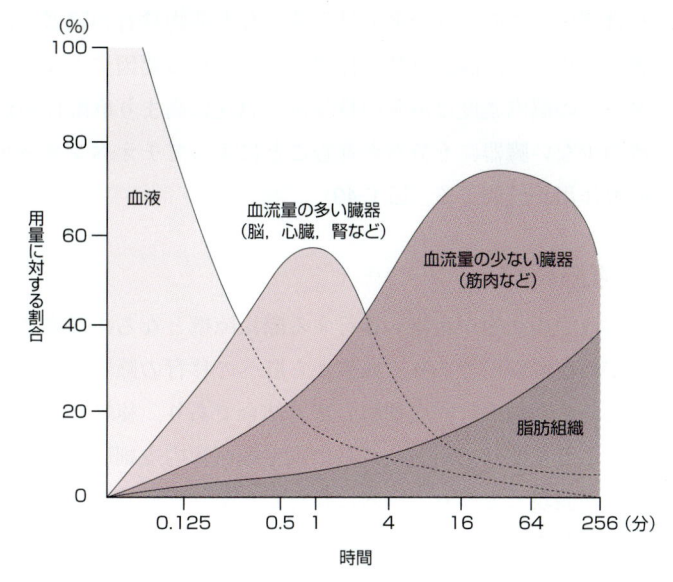

図1-40 静脈内投与後の血液中，脳および内臓中，筋肉中および脂肪組織中チオペンタール濃度の経時的変化

チオペンタールの脳内濃度は比較的早く上昇するのに対し，筋肉や脂肪組織など血流量が少ない組織の薬物濃度の上昇には時間がかかる．チオペンタールの脳内濃度の初期の低下は主に脳から筋肉や脂肪組織などに再分布することによる部分が大きい．

(Price, HL：Anesthesiology, 21：40-45, 1960より引用)

く，分子量が1,000を超えるような薬物でも比較的良好に吸収される．また，吸入により投与された薬物は速やかに肺に吸収され，その吸収速度は脂溶性の高い薬物の場合，静脈内投与に匹敵するほど速い．肺では比較的極性の高い薬物についても良好な吸収を示すことが知られている．

C 分布

体循環に入った薬物は作用部位を含む各組織に移行する．作用部位における薬物濃度は薬効を規定する主たる要因となる．体循環から組織への薬物の移行は単純拡散によることが多いが，一部の薬物の移行はトランスポーターによって制御されている．

1. 血流量と薬物の組織移行

心拍出量の75%は脳，腎臓，肝臓などに分配され，骨格筋や皮膚には18%，脂肪組織には5%，血流の少ない骨，腱，軟骨などには2%しか分配されない．薬物の体循環から組織への移行は臓器の血流量に依存しており，血流の豊富な脳，腎臓，肝臓などへの薬物の移行は速やかである．一方，血流の少ない筋肉や脂肪組織への移

行は遅い．このような血流量に依存した薬物移行の臓器差は脂溶性の高い薬物で顕著に認められ，静脈麻酔の作用時間を決める要因にもなっている．例えばチオペンタールの脳内濃度は静脈内投与後，急速に高まり麻酔作用が発現するが，徐々に血流の少ない臓器にも分布が進むことによってチオペンタールの脳内濃度は減少し，麻酔作用が減弱する（図1-40）．

2. 血液脳関門

　血液中の薬物が組織へ移行する際に障壁となる組織構造が存在する．代表的なものが血液脳関門であり，血液から脳への移行の障壁となっている．血液脳関門の実体は脳の毛細血管内皮細胞の密着結合であり，極性の高い物質が血液から脳へ移行することを妨げている．さらに脳毛細血管内皮細胞には種々の排泄型トランスポーターが発現しており，脳内に移行した薬物を血管側に汲み出すことにより障壁として機能している．一方，脳毛細血管内皮細胞には生体内成分や栄養物を脳内に取り込むためのトランスポーターも発現しており，これらのトランスポーターによって輸送される薬物は極性にかかわらず脳内に取り込まれる．通常脳への薬物の移行性は脂溶性に依存しているが，ビンクリスチン，ビンブラスチンなどの薬物は脂溶性が高い割に脳内移行性が低い（図1-41）．これらの薬物はP糖タンパク質の基質となる薬物であり，単純拡散により血液中から脳内に移行する過程で，脳の毛細血管内皮細胞に発現しているP糖タンパク質により血液中に排出される．脳毛細血管内皮細胞にはP糖タンパク質のほかに，MRP，BCRPなどの排出型トランスポーターが発現しており薬物が脳内へ移行する障壁となっている．

　D-グルコースやリジンは極性が高い物質であるが，脳内への移行性は良好である（図1-41）．これは，これらの物質が脳毛細血管内皮細胞に発現しているグルコーストランスポーターやアミノ酸トランスポーターによって能動的に取り込まれるためである．脳毛細血管内皮細胞にはこれらのトランスポーター以外に，モノカルボン酸トランスポーター，塩基性薬物トランスポーター，ペプチドトランスポーター，ヌクレオシドトランスポーターなどが発現しており，栄養物のみならず一部の薬物の能動的な脳内輸送にも関わっている．

　血液中の薬物が組織へ移行する際の障壁となる組織構造には，血液脳関門以外に，血液脳脊髄液関門，血液胎盤関門などがある．

3. 薬物のタンパク結合

　薬物は血液中でアルブミンやα_1酸性糖タンパク質などの血漿タンパク質に結合する．アルブミンには主に酸性薬物が，α_1酸性糖タンパク質には塩基性薬物が結合する．この結合は可逆的で，血液中において薬物は非結合型と結合型で存在し，両者は平衡関係にある．血液中の非結合型薬物は作用部位細胞内の非結合型薬物とも平衡関係にあるため，血液中の非結合型薬物濃度は薬効や副作用の間接的な指標となる．

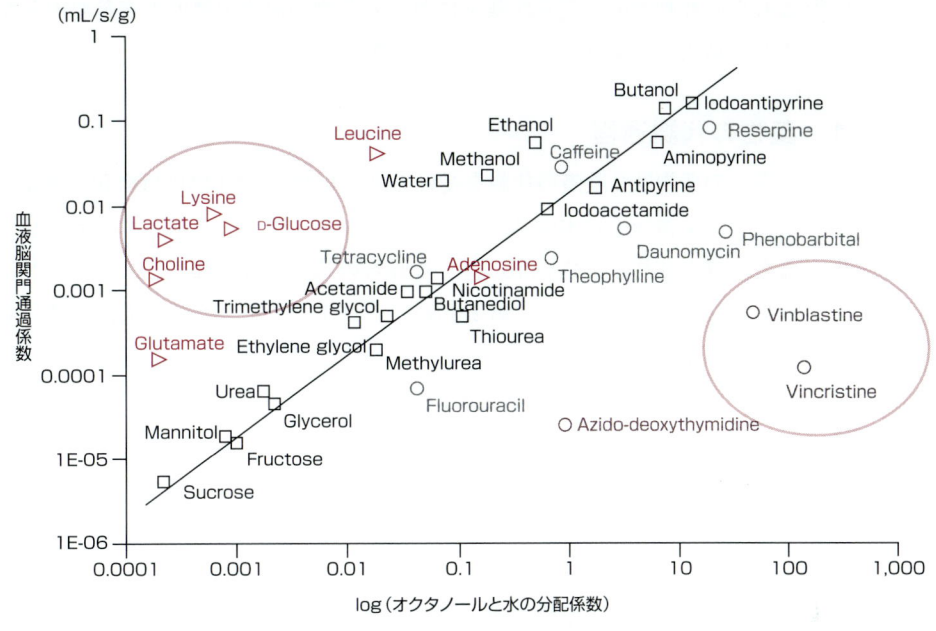

図 1-41 薬物の脳内移行と脂溶性の関係

薬物の脳内移行速度は脂溶性に依存しているが，図中右に赤線で囲んだビンクリスチンやビンブラスチンなどの薬物はその脂溶性から予測されるよりも脳内移行性が極端に悪い．その理由は脳毛細血管内皮細胞に存在するP糖タンパク質により，これらの薬物が能動的に血管側に汲み出されているためと考えられている．一方，図中左に赤線で囲んだD-グルコースやリジンは極性が高い物質であるが脳内への移行性は良好である．これらの物質はグルコーストランスポーターやアミノ酸トランスポーターによって能動的に脳内に取り込まれている．

(Abbott, NJ：Drug Discov Today, 1：407-416, 2004 より引用)

アルブミンは肝硬変，ネフローゼ症候群などの疾患で減少するため，これらの疾患では薬物のタンパク結合率は低下する．タンパク結合率の低下は，血液から組織中への薬物移行を促し，薬物の総血漿中濃度の低下を引き起こすが，タンパク結合率の低下により非結合型の薬物の割合が増加するため血液中の非結合型薬物濃度は変化しない．総血漿中薬物濃度の低下はタンパク結合率の高い薬物でより顕著に認められる．同様の現象はタンパク結合率の高い薬物を併用したときにも認められる．

α_1酸性糖タンパク質は関節リウマチや心筋梗塞などの疾患で増加することが知られており，これらの疾患では塩基性薬物のタンパク結合率が上昇し，それに伴って総血漿中薬物濃度も上昇する．

D 代 謝

体循環から肝臓に移行した薬物は，そこで代謝を受け体外に排出される．この過程は，体内に入った薬物を体外に排出するための重要な経路の1つである．薬物代謝は遺伝，年齢，性別，病態，薬物相互作用など多くの要因による影響を受けるが，

これらの変動要因は定常状態下における薬物の血漿中濃度の変動要因となることにより，結果的に薬効や副作用発現の変動要因となっている．

1. 薬物の代謝過程

多くの薬物は2段階の代謝を受ける（図1-42）．第1段階は酸化，還元，加水分解などで，薬物分子に水酸基，カルボキシル基，チオール基，エーテル基，アミノ基などが導入される（第1相反応）．これらの基が導入されると，そこにグルクロン酸や硫酸などが付加される（第2相反応）．第1相と第2相の反応は連続して起こることが多いが，第1相の反応や第2相の反応が単独で起こることも珍しくない．

多くの場合，代謝による化学構造の変化によって受容体に対する親和性は低下し，薬物のもつ作用は消失または低下する．また，第2相反応でグルクロン酸や硫酸が付加された抱合体は，極性が非常に高く腎臓で再吸収されにくいため尿中に排泄されやすい．また，グルクロン酸などの糖類は分子量が大きいため，胆汁排泄も促進される．

これらの点から，薬物代謝は解毒・排泄促進の過程と考えることができる．しかし，代謝物が親化合物と同程度の薬理作用をもつこともまれではなく，タモキシフェンの代謝物であるエンドキシフェンのように代謝物が親化合物よりも強い薬効を示すこともある．また，プロドラッグであるエナラプリルのように，親化合物には活性がなく代謝物に活性がある薬物もある．さらに，代謝物が親化合物にない毒性をもつ場合や，アセチル化やメチル化のように代謝による構造変化により脂溶性が増加する場合もある．

したがって，薬物代謝は原則的に解毒と極性化の過程であるが，例外もあることを認識しておく必要がある．

2. 薬物代謝酵素

薬物の代謝は主に小腸や肝臓に存在する種々の酵素によって行われている．第1相反応ではシトクロムP450（CYP）やカルボキシルエステラーゼ（carboxylesterase, CES）などが，第2相反応ではグルクロン酸転位酵素（uridine diphosphate glucuronosyltransferase, UGT）や硫酸転位酵素（sulfotransferase, SULT）が主要な役割を果たしている．

CYPは主に肝臓と小腸に存在し，腎臓，脳，肺，中枢神経系などにも微量存在する．CYPは多数の分子種からなるスーパーファミリーを形成しており，ヒトでは50種以上の分子種が存在する．そのうち，医薬品の代謝に関与しているものはCYP1A2, CYP1A6, CYP2B6, CYP2C8, CYP2C9, CYP2C19, CYP2D6, CYP2E1, CYP3A4などの分子種である（表1-4）．これらの分子種は，いずれも基質特異性が低く，1つの分子種で多数の薬物を代謝することができるため，CYPは薬物の第1相反応において主要な役割を果たしている．なかでもCYP3A4は現在使用されてい

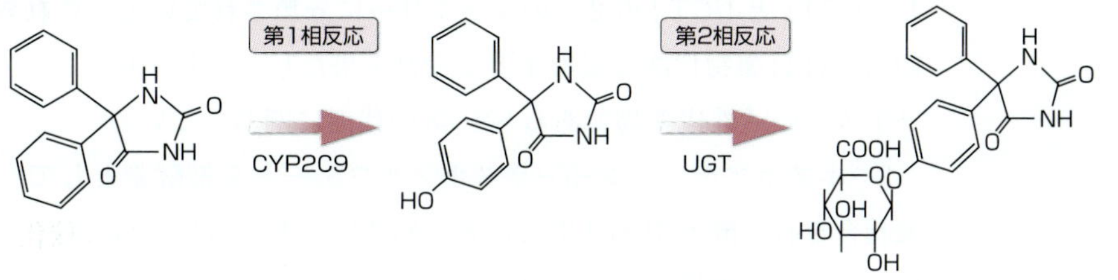

図 1-42　フェニトインの代謝過程
第1相反応ではCYP2C9により4位の水酸化を受け，第2相反応ではグルクロン酸転移酵素（UGT）により導入された水酸基にグルクロン酸が付加される．

表 1-4　主要なCYP分子種と基質となる薬物および特徴

ファミリー	分子種	薬物名	特　徴
CYP1	CYP1A2	テオフィリン，カフェイン	喫煙により誘導を受ける．
CYP2	CYP2A6	テガフール，ニコチン	遺伝子多型を示し，日本人ではpoor metabolizerが比較的高い頻度で存在する．
	CYP2B6	シクロホスファミド，ケタミン	フェノバルビタールにより誘導を受ける．
	CYP2C8	タキソール，パクリタキセル，セリバスタチン	ゲムフィブロジルによりmechanism-based inhibitionを受ける
	CYP2C9	トルブタミド，ワルファリン，フェニトイン，ロサルタン	比較的多くの薬物の代謝に関わっている．遺伝子多型を示し，低頻度であるがpoor metabolizerが存在する．酵素誘導を受ける．
	CYP2C19	オメプラゾール，ランソプラゾール，クロミプラミン	遺伝子多型を示し，日本人ではpoor metabolizerが高い頻度で存在する
	CYP2D6	イミプラミン，フルボキサミン，チオリダジン，ハロペリドール，メトプロロール，デキストロメトルファン，コデイン，タモキシフェン	中枢神経系や心血管系に作用する多くの薬物の代謝に関わっている．遺伝子多型を示すことが最初に明らかにされたCYP分子種．誘導，加齢などの影響を受けにくい．
	CYP2E1	クロルゾキサゾン，アセトアミノフェン	エタノールにより誘導を受ける．
CYP3	CYP3A4	ミダゾラム，トリアゾラム，カルバマゼピン，エリスロマイシン，ジルチアゼム，ニフェジピン，シクロスポリン，タクロリムス	化学構造の異なる多くの薬物の代謝に関わっている．マクロライド系抗菌薬やリトナビルにより特異的に不活化される．抗てんかん薬などにより酵素誘導を受ける．

る医薬品の代謝の半数以上に関わっているとされ，最も重要な薬物代謝酵素と考えられている．

　CESはエステルやアミド構造をもつ化合物を加水分解する酵素である．エナラプリルなどのプロドラッグにはこの構造をもつものが多く，CESはプロドラッグの薬効発現に主要な役割を果たしている．CESには複数のファミリーが存在するが，ヒトの場合は主に肝臓と小腸に発現しているCES1と小腸に主に発現しているCES2が重要な役割を果たしている．

　第2相の反応をつかさどる酵素の中でも最も重要な酵素の1つがUGTである．アルコール性水酸基，フェノール性水酸基，カルボキシル基，スルフリル基，カルボニル基，アミノ基などにグルクロン酸を付加する機能をもつ．この反応にはUDP-グルクロン酸が補酵素として用いられる．ヒトUGTには19の分子種が存在

し，UGT1とUGT2の2つのファミリーに分類されている．これらの分子種のうちUGT1A1は薬物代謝で最も重要な役割を果たしており，トラニラストの代謝やイリノテカンの活性代謝物であるSN-38の代謝に関わっている．

3'-ホスホアデノシン-5'-ホスホスルフェートを補酵素として，種々の薬物の硫酸抱合を行う酵素がSULTである．SULTの基質特異性はUGTに近く，同じ基質がグルクロン酸抱合と硫酸抱合の両方を受けることも珍しくない．SULTには基質特異性の異なる多数の分子種が存在し，SULT1～6の6つのファミリーに分類されている．薬物代謝で最も主要な役割を果たしているのはSULT1A1であり，肝臓，小腸，大腸，肺などの臓器の細胞質に発現している．SULT1A1はアセトアミノフェンをはじめ，さまざまな薬物や代謝物の硫酸抱合に関与している．

上記以外の薬物代謝酵素で毒性学的に重要な薬物代謝酵素がグルタチオンS-転位酵素（glutathione S-transferase, GST）である．化学物質が代謝される過程でエポキシドやキノンなどの不安定な求電子化合物が生成することがあるが，GSTはこのような化合物にグルタチオンを結合させ，生体高分子が反応性の高い求電子化合物と結合することを防いでいる．ヒトの場合，20種を超えるGST分子種が存在し，α，μ，π，θ，ζ，ω，δの7つのクラスに分類されている．各分子種間での基質特異性は重複していることが多い．

3. 薬物代謝酵素に影響を与える要因

1）遺伝要因

薬物代謝酵素には遺伝子多型を示すものが多い．第1相反応に関わる酵素では，CYP2C19，CYP2C9，CYP2D6など，第2相反応に関わる酵素では2型のN-アセチル転位酵素（N-acetyltransferases 2, NAT2），UGT1A1などがよく知られている．遺伝的に代謝能が著しく低い個体はpoor metabolizer（PM）やslow acetylator（SA）と呼ばれており，薬物の血漿中濃度が高くなるため主作用または副作用が増強する（図1-43）．例えば，CYP2D6のPMではハロペリドールによる過度の鎮静やパーキンソン病様症状，三環系抗うつ薬による口渇や不整脈，メトプロロールによる徐脈などの副作用が発現しやすいことが知られている．ただし，親化合物が代謝されて薬理作用を示すプロドラッグである場合，PMでは薬効が得られない．日本人におけるPMの頻度はCYP2D6が0.7％，CYP2C9は0.04％，CYP2C19は20％，SAの頻度は10％である．

2）薬物代謝酵素の誘導

薬物代謝酵素の発現量は薬物投与により増加することがある．この現象は酵素誘導と呼ばれており，主に転写の活性化により酵素タンパク質の合成が促進されることによって起こる．酵素誘導を受ける代表的な薬物代謝酵素にはCYP1A1/2，CYP2B6，CYP2C9，CYP2C19，CYP2E1，CYP3A4/5，UGT1A1などがある．

これらの薬物代謝酵素の転写にはAhR，PXR，CARなどの転写因子と核内受容

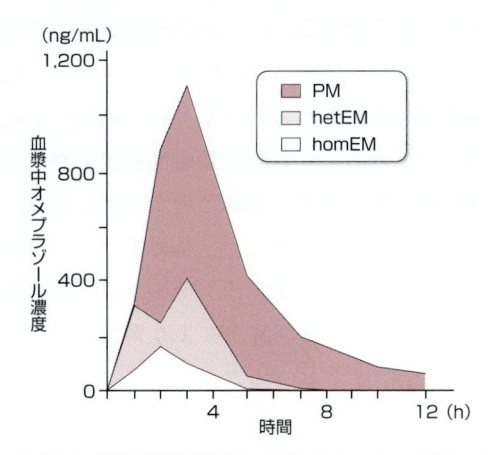

図1-43 CYP2C19のPM，野生型遺伝子をホモでもつhomEM，およびPMとEMの遺伝子をヘテロでもつ個体（hetEM）を対象にオメプラゾール（20mg）を経口投与した際の血漿中濃度の推移

PMにおけるオメプラゾールの血漿中濃度-時間曲線下面積は成人被験者はhomEMの12倍になる．オメプラゾールは安全域が広い薬物であり，この血漿中濃度の高さが急性の副作用となって現れることはなく，むしろピロリ菌の除菌効率が高くなることが知られている．

(Furuta et al.：Clin Pharmacol Ther, 65：552-61, 1999より引用)

体が関係している．薬物代謝酵素の誘導は脂溶性物質の排泄を促進するための生体機構と考えられるが，腸管や肝臓の薬物代謝活性が亢進すると初回通過効果が増大し，薬物の血中からの消失が促進されるため，血中の薬物濃度が減少し薬効の減弱を引き起こす．ただし，代謝物が薬効や副作用をもつ場合，逆に効果や副作用の増強に繋がる．

3）薬物代謝酵素の阻害

薬物代謝は脂溶性薬物の分解・排泄の律速になっているため，代謝が阻害されると血中濃度の上昇を引き起こし，作用の増強や副作用の原因となることがある．阻害の機構として一般的なものは，同じ代謝酵素で代謝される薬物を併用することによる競合阻害であり，パロキセチンとチオリダジンの併用時に起こるチオリダジンの血漿中濃度の上昇，プロパフェノンとメトプロロール併用時のメトプロロールの血漿中濃度の上昇などがあげられる（いずれもCYP2D6を介した競合阻害）．競合阻害以外の機構では，シメチジン，イトラコナゾールなどイミダゾール骨格をもつ薬物がCYPのヘム部分に配位することによりCYP3A4やCYP2D6の活性を阻害するものや，エリスロマイシンをはじめとするマクロライド系抗菌薬の代謝物がCYP3A4のヘム部分に配位して安定な複合体を形成することでCYP3A4を不活化する機構などが知られている．

4）発達と加齢

薬物代謝能は発達と加齢によって大きな影響を受ける．例えば，新生児期におけるUGTの活性はきわめて低く，ビリルビンの抱合能は成人の1/100程度である．しかし，UGTの活性は生後徐々に増加し，生後3ヵ月の乳児ではほぼ成人と同程度

の活性をもつようになる．CYP の活性も新生児期には低いが，3〜6ヵ月の乳児では
ほぼ成人のレベルに達する（図1-44）．一方，新生児期とは異なり，幼児・小児期の
薬物代謝能は成人を上回ることが多い．幼児・小児期の薬物代謝能が成人と比較し
て高いのは，体重あたりの肝重量や肝血流量が成人よりも大きく，単位肝重量あた
りの薬物代謝活性も大きいためと考えられている．

一方，70歳以上の高齢者では，体重あたりの肝臓の容積が青年期の 2/3 程度に減
少し，肝血流量も低下している．そのため，高齢者では多くの薬物で代謝速度が低
下するが，その程度は代謝酵素により異なる．CYP2C19，CYP3A4 により代謝を受
ける薬物の高齢者におけるクリアランスの低下は比較的大きいが，CYP2D6，
UGT1A1，NAT2 によって代謝される薬物のクリアランスは加齢により顕著な低下を
示さない．

E 排　泄

体循環に入った薬物は最終的に未変化体のままあるいは代謝物として体外へ排泄
される．薬物の体外への主要な排泄経路は腎臓から尿中への排泄と肝臓から胆汁中
への排泄である．

1. 腎臓から尿中への排泄

腎臓から尿中への排泄は糸球体濾過，尿細管分泌，尿細管再吸収の3つの過程を
経て行われる（図1-45）．糸球体濾過は基本的に限外濾過であり，血液中に存在する
非結合型の薬物のみが濾過されて尿中に移行する．尿細管分泌は血液から尿細管上
皮細胞への取り込みと尿中への分泌の2つの過程により成り立っており，いずれの
過程にもトランスポーターが関わっている．

非ステロイド性抗炎症薬やメトトレキサートのような酸性薬物の取り込みは
OAT（organic anion transporter）1 や OAT3 などの有機カチオントランスポーター
によって行われ，シメチジン，プロカインアミドなどの塩基性薬物の取り込みは
OCT2 をはじめとする有機アニオントランスポーターによって行われている．尿細
管上皮細胞から尿中への分泌にはP糖タンパク質やMATE（multidrug and toxin
extrusion）が関わっている．P糖タンパク質はキニジン，ジゴキシンの尿細管分泌
に関わっており，両者を併用した際に血漿中のジゴキシン濃度が高まるのは，この
過程を競合するためとされている．一方，MATE はシメチジンなどカチオン性薬物
の尿細管分泌を担っている．

尿細管における薬物の再吸収は pH 分配仮説に従った単純拡散によって行われ
る．そのため，フェノバルビタールのような弱酸性薬物の尿中排泄率は尿のpH が
アルカリ側に傾くと増加し，逆にトラゾリンのような塩基性薬物の尿中排泄率は尿

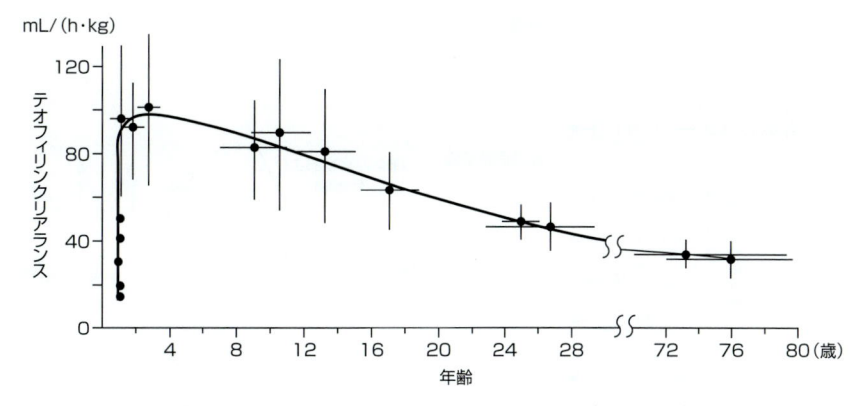

図 1-44　テオフィリンのクリアランスと年齢の関係

新生児におけるテオフィリンのクリアランスは成人の 1/2 程度であるが，1～3ヵ月で成人の域に，1歳児では成人の 2 倍に達する．この値はその後徐々に低下し，成人では 1～3 歳児の 1/2，70 歳以上の高齢者では 1/3 に低下する．テオフィリンは主に CYP1A2 で代謝される薬物であることから，この変化は主に CYP1A2 の発達と加齢による影響を示していると考えられる．

（千葉　寛：日本小児科学会誌，95：1738, 1991 より引用）

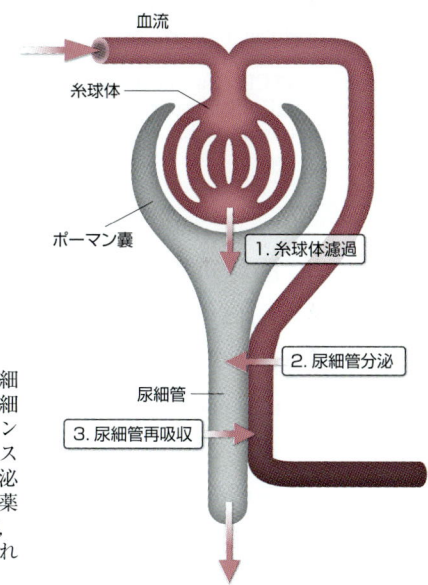

図 1-45　薬物の腎臓から尿中への排泄経路

腎臓から尿中への排泄は，①糸球体濾過，②尿細管分泌，③尿細管再吸収の 3 つの過程を経て行われる．尿細管分泌の血液から尿細管上皮細胞への取り込みには，OAT1 や OAT3 などの有機カチオントランスポーターや OCT2 をはじめとする有機アニオントランスポーターが関わっている．一方，尿細管上皮細胞から尿中への分泌には P 糖タンパク質や MATE が関わっている．尿細管における薬物の再吸収は pH 分配仮説に従った単純拡散によって行われるが，一部の薬物は PEPT1/2 などのトランスポーターにより再吸収される．

の pH が酸性側に傾くと増加する．

　一方，β-ラクタム系抗菌薬やアンジオテンシン変換酵素阻害薬などは尿細管の刷子縁膜に存在するペプチドトランスポーターである PEPT1/2 により再吸収されることが知られている．

　腎臓からの薬物の尿中排泄は，腎機能障害などの病態時や加齢により低下する．尿中排泄率が 40％を超える薬物の投与量や投与間隔は腎機能が低下している患者では補正する必要があり，補正には Giusti-Hayton の方法などが用いられている．

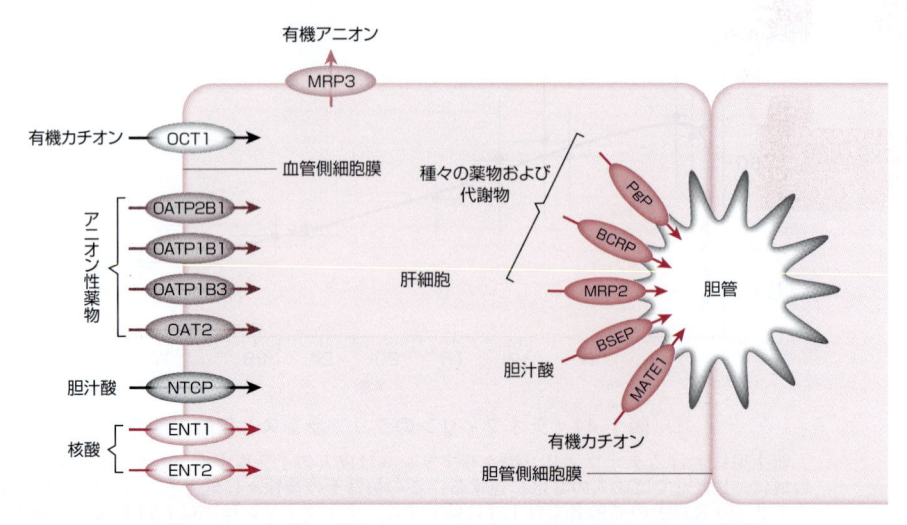

図 1-46 肝臓に発現しているトランスポーターとその役割

薬物の胆汁排泄は多くのトランスポーターによって行われている．肝臓の血管側細胞膜にはOATP1B1，OATP1B3，OATP2B1，OCT1，OAT2などのトランスポーターが発現し，血液から肝臓への薬物取り込みに関わっている．NTCPは胆汁酸，ENTは核酸の取り込みトランスポーターである．逆にMRP3は有機アニオンを肝臓から血液中へ排出する役割を担っている．一方，胆管側細胞膜にはP糖タンパク質（PgP），MRP2，BCRPなどの排泄型トランスポーターやBSEP，MATE1が発現しており，肝細胞から薬物，胆汁酸，有機カチオンを胆汁中に排泄する役割を担っている．

OCT：organic cation transporter, OATP：organic anion-transporting polypeptide, OAT：organic anion transporter, NTCP：Na$^+$-dependent taurocholate co-transporting peptide, ENT：equilibrative nucleoside transporter, PgP：P-glycoprotein, BCRP：breast cancer resistance protein, MRP2：multidrug resistance-associated protein 2, BSEP：bile salt export pump, MATE：multidrug and toxin extrusion

2．胆汁排泄

　肝臓には多数のトランスポーターが存在し薬物の取り込みと胆汁中への排泄を行っている．肝細胞の血管側にはOATP1B1，OATP1B3，OCT（organic cation transporter）1などのトランスポーターが発現しており血液から肝臓への薬物の取り込みに関わっている（図1-46）．特にOATP1B1はプラバスタチンなどのHMGCoA還元酵素阻害薬，オルメサルタンなどのアンジオテンシン受容体拮抗薬など一連の有機アニオン類の肝臓への取り込みを担う重要なトランスポーターである．

　一方，胆汁側にはP糖タンパク質，MRP2，BCRPなどのトランスポーターが発現しており，肝細胞内の薬物を胆汁中に排泄する役割を担っている．P糖タンパク質はイリノテカンなどの抗がん薬，フェキソフェナジンなどのH$_1$受容体拮抗薬など，MRP2はプラバスタチンなどのHMG-CoA還元酵素阻害薬，薬物のグルタチオン抱合体，グルクロン酸抱合体など，BCRPはイリノテカンなどの抗がん薬やステロイドの硫酸抱合体の胆汁排泄を行っている．

　胆汁中に排泄された薬物やその代謝物は胆汁とともに十二指腸に入り，そこで腸内細菌による脱抱合を受け腸管で再度吸収される．これを腸肝循環と呼んでいる．

3 薬効の個人差と薬理作用に影響を与える因子

　同じ投与量であっても薬の効果は同じように得られるものではない．同じ薬用量を与えたときに薬効に影響を与える主要な要因には，① 年齢・性別，② 遺伝的形質の差といった個人差に加えて，薬物代謝過程において重要な役割をする組織の機能低下，つまり，③ 腎臓機能低下や ④ 肝臓機能低下などの病態による個人差がある．

A　薬効の個人差

　薬効の発現には薬物の投与量，作用部位の薬物濃度，生体反応が関係している．作用部位の薬物濃度は，薬が投与されてから，体内での吸収・分布・代謝・排泄の各過程の能力によって血中濃度や薬物の標的部位での濃度が決定される薬物動態学的な要因（薬物動態学的過程）により規定される．一方，生体反応は薬物の標的に薬物が結合し，その下流のシグナル伝達・転写因子が機能する薬力学的な要因（薬力学的過程）により規定される．薬効の個人差はこれらの過程のいずれかに個人差が存在することによって引き起こされる．現在までに，薬物代謝酵素や薬物トランスポーターなどの遺伝的な相違による薬物動態学的過程の個人差に加え，薬物の作用部位での薬力学的な個人差の原因として薬物受容体の遺伝子多型も，その分子実態

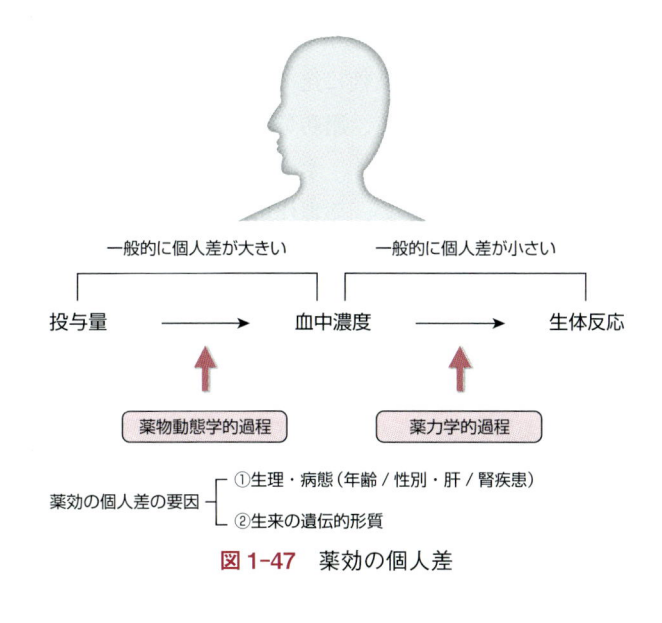

図 1-47　薬効の個人差

が明らかとなってきている．一般的に，薬物動態学的な原因によって引き起こされる個人差の方が薬力学的な個人差より大きい（図 1-47）．

B 年齢・性別

　小児の生理機能ならびに薬物動態は成人とは大きく異なる．したがって，加齢による生理機能の違いに応じた薬物治療が必要になる．小児の特徴は体の水分量が成人より大きいことである．生後12ヵ月以降は，細胞外液量に相関している体表面積を指標に薬物投与量を決定する．新生児では上記の特徴に加え，① 薬物を結合する血漿タンパク質濃度が低いため，薬効と直接関係する遊離型薬物の割合が多くなる，② 薬物代謝酵素の活性が低い，③ 腎臓の糸球体濾過率が低い（生後12ヵ月頃に成人の値に到達する），④ 皮膚の防御機能が低いため，皮膚からの薬物吸収が高い，などを考慮しなければならない．しかし，小児における薬物治療でその用量や用法，安全性などが確立されている薬物は3割ほどしかない[4,5]．

　一方，高齢者では若年年代と比較して生理機能の低下程度にきわめて個人差が大きいために，患者の状態をみながら用量を決めなければならない．生理機能低下による薬物動態学的な要因，特に生体の薬物除去能（クリアランス）低下に注意する．肝臓の重量と肝血流量の低下は加齢に伴って起こるため，薬物の肝初回通過効果が低下して，薬効の増大や有害作用を起こしやすい．腎臓は，加齢に伴ってネフロンの数が減少し，腎血流量は50歳以上になると年々1％ずつ減少する．糸球体濾過率は加齢に伴い直線的に低下し，クレアチニンクリアランス値も低下する．したがって，特に水溶性の薬物の排泄が遅れる[4,5]．

　また，薬効や副作用に男女差がしばしば現れる[6]．この理由の1つに薬物の体内動態や薬理作用に性差が存在することがあげられる．性差発現を薬物動態からみた場合，一般的に男性は女性に比べて肺活量が大きく，体重が重く，体内水分量，循環血液量や筋肉量が多く，脂肪量が少ない．したがって，吸入薬は肺胞面積の大きい男性に取り込まれやすく，水溶性薬物の分布容積は男性が大きく，脂溶性薬物の分布容積は女性が大きい．薬理作用の性差は，薬物の臨床効果や副作用発現に影響を与える．例えば，ピオグリタゾン塩酸塩，ジアゼパムや選択的セロトニン再取り込み阻害薬 selective serotonin reuptake inhibiter（SSRI）の効果は男性に比べて女性で強く現れる．また，心電図 QT 間隔延長や ACE 阻害薬による空咳は女性に多く発現する．さらに，薬剤性肝障害やアレルギー性皮膚炎も女性に多い（表 1-5）．しかし，薬物動態と薬理作用における性差発現機構には分子レベルでの解明を含め，不明な部分も多い．

表 1-5　薬効・副作用に性差の報告がある薬物の例

	薬物名	作用	性差
効果	ピオグリタゾン塩酸塩 カッパーオピオイド作動薬 アスピリン ジルチアゼム SSRI ジアゼパム	インスリン抵抗性改善作用 鎮痛作用 脳梗塞の発症予防 降圧作用 抗うつ作用 抗不安作用	女性＞男性 女性＞男性 女性＞男性 女性＞男性 女性＞男性 女性＞男性
副作用	アセトアミノフェン ピオグリタゾン塩酸塩 ACE 阻害薬 ソタロール キニジン NSAIDs	肝障害の発現頻度 浮腫の発現 空咳の発生 QT 延長・TdP の出現 QT 延長・TdP の出現 アレルギー性副作用	女性＞男性 女性＞男性 女性＞男性 女性＞男性 女性＞男性 女性＞男性

（循環器領域における性差医療に関するガイドライン（2008-2009 年度合同研究班報告）http://www.j-circ.or.jp/guideline/pdf/JCS2010tei.h.pdf（2015 年 3 月閲覧）より引用）

表 1-6　シトクロム P450 の薬物代謝能の人種差

CYP のタイプ	代謝を受ける主要薬物	代謝活性の低いヒトの割合
CYP2C9	イブプロフェン トルブタミド フェニトイン ロサルタン ワルファリン	日本人　0.04% 白人　　0.5%
CYP2C19	オメプラゾール ランソプラゾール イミプラミン ジアゼパム クロミプラミン	日本人　約 20% 白人　　約 3%
CYP2D6	イミプラミン プロプラノロール クロルプロマジン ハロペリドール コデイン	日本人　1% 弱 白人　　約 7%

C　遺伝子[4,5,7)]

　薬効に個人差を生じさせるさまざまな要因の中には，遺伝的形質によるものがある．薬物代謝酵素の中心をなすシトクロム P450（CYP）には，多くのアイソザイムが存在するが，その中に遺伝的に酵素活性（代謝活性）の低いヒト（poor metabolizer：PM）がいる．ある種の酵素活性が低い PM は，その酵素による薬物代謝が遅れ，これらの薬物作用が強く現れることになる．このように，遺伝子変異によって酵素活性が正常群に比べ著しく低いか，ほとんど欠損している個体群が存在すること，つまり PM が存在することを遺伝子多型という．CYP アイソザイムの中でも CYP2C9，CYP2C19，CYP2D6 については多くの知見がある．例えば，CYP2C19 は，胃酸分泌抑制薬のオメプラゾールや抗不安薬のジアゼパム，抗うつ薬のイミプ

ラミンの代謝酵素として働くが，白人の約3%に比べ，日本人では約20%にPMがいることが知られている（表1-6）．

CYP以外にも薬物のアセチル化を担うN-アセチルトランスフェラーゼなどに遺伝子多型が存在することが知られ，薬効や副作用発現の個人差と関係している．薬物のアセチル化によってその薬物は活性を失うので，欧米人に約50%，日本人に約10%いるといわれるアセチル化遅延型のヒトは，副作用が発現しやすい．結核治療薬のイソニアジドや抗不整脈薬のプロカインアミドの不活性化にこの酵素が関係している．

遺伝子多型は，P糖タンパク質をはじめとする輸送体（トランスポーター），イオンチャネル，アドレナリンβ_2受容体にもみられる．これらの知見は薬物治療の現場に応用されつつある．

D　肝機能 [4, 5, 7]

脂溶性の高い薬物（降圧薬のプロプラノロールなど）はそのまま腎臓からは排泄できない（糸球体で濾過されてもその脂溶性のために尿細管で再吸収される）．そのため肝臓で，より水に溶けやすい代謝物となってはじめて腎臓から排泄される．つまり，脂溶性薬物は肝臓で代謝されることにより，その薬効は消失する．このような肝代謝型の薬物は，肝機能障害者に対して投与量の減量が必要である．注意しなければならない薬物は，①肝臓の薬物代謝酵素によって薬物動態が変化する薬物（肝代謝律速型薬物）と，②肝血流量の減少の影響を受ける薬物（肝血流律速型薬物）である．①では薬物代謝酵素量の低下による血中薬物濃度の上昇ばかりでなく，低アルブミン症（アルブミンは肝細胞由来のタンパク質）によって，血液中で薬効と直接関係する非結合型薬物の割合が増えて，有害反応を起こしやすい．②には肝初回通過効果が大きいプロプラノロールなどの薬物があるが，肝硬変症などでは門脈圧亢進によって肝外シャント（これにより食道静脈瘤などが発現する）が形成され，門脈血が肝臓を経ずに体循環に入る．このような病態では，肝初回通過効果が著明に低下するために，静脈注射投与によってもその薬物の半減期が延長する．そのため投与量の減量，あるいは投与間隔の延長が必要になる．

さらに肝疾患では，薬物に対する感受性が健常人よりも増大しているために，薬効が増大する可能性がある．例えば，モルヒネ，クロルプロマジン，ジアゼパムなどの中枢神経作用薬では，常用量でも薬効が増大することがある．

E 腎機能 [4, 5, 7, 8]

　　水溶性の高い薬物（降圧薬のアテノロールなど）は，肝臓で代謝を受けなくても水溶性が高いために腎臓から容易に排泄される．つまり，腎臓からの排泄により，その薬効は消失する．このような腎排泄型の薬物は，腎障害者に対して投与量の減量が必要である．腎機能障害のある患者で特に注意を要するのは肝臓での代謝酵素による代謝を受けず，腎臓から尿中にそのまま排泄される薬物（尿中未変化体），つまり，腎排泄率の高い薬物である．腎機能に障害があると，これらの薬物は体内にとどまり，その半減期が著しく延長して薬効が持続する．それどころか，繰り返し投与によって血中濃度が治療域を超えてしまう可能性もある．腎不全患者に特有な抗菌薬のイミペネムによる痙攣・意識障害，抗ウイルス薬のアシクロビルによる意識障害，フィブラート系脂質異常症治療薬による横紋筋融解症などは，各薬物の腎排泄率が高いため，薬物あるいはその代謝物が蓄積して発現する．

　　また，腎障害により尿毒症になると肝臓での薬物代謝が阻害され，薬物は肝初回通過効果を受けずに生物学的利用能（バイオアベイラビリティ）が増加する．さらに，腎疾患時には，多くの酸性薬物でタンパク結合率の低下があるため，総血中薬物濃度が治療域内にあっても，薬効と直接関係する非結合型薬物の割合が増えて，有害反応を起こしやすい．

　　腎機能障害をもった患者に薬物投与を行う際の指標として，クレアチニンクリアランスが使われる．血中のクレアチニンは筋肉のクレアチンから産生され，腎糸球体で濾過されてから，尿細管で再吸収されることなく尿中に排泄される．したがって，クレアチニンクリアランス値は，血清中のクレアチニン濃度に相関していると考えられるので，血清中のクレアチニン濃度から推定クレアチニンクリアランス値を求め，正常腎クレアチニンクリアランス値と併せて，薬物投与量を補正することが可能である．

　　さらに，腎不全から血液透析に移行した患者では，透析膜の特性を考慮した薬物投与が必要になる．分子量が大きい薬物（バンコマイシンなど）やタンパク結合率の高い薬物（プロプラノロール，ワルファリン）は透析で除去できないので，特別な注意が必要である．一方，アテノロールはタンパク結合率が低く，水溶性薬物であるため，透析でよく除去される．そのため，透析直後に服用することが望ましい．

4 薬の連用・併用による薬理作用の変化

　薬物が有効であるためには，薬物の濃度が治療有効濃度を維持し，かつ中毒濃度を避けなければならない．薬物の中には，1回投与で薬理作用を示すものもあるが，大半の薬物は，一定量を一定間隔で反復投与 repeated administration することで，望ましい有効濃度にまで達し，常に持続的な同じ薬理作用を現すものが多い．また，臨床においては，複数の薬物を併用することが多い．本項では，薬物の反復投与で生じる蓄積，耐性，薬物依存，薬物アレルギー，あるいは薬物の併用によって生じる薬物相互作用について述べる．

A　薬物の蓄積

　薬物には，長期間にわたって反復投与されると，その薬物が体内に入ってくる量と出ていく量が等しくなり，その結果，その薬物の血中濃度が一定の幅を維持するようになる「**定常状態 steady-state がある薬物**」と，初回投与から効果を現す「**定常状態がない薬物**」とがある（図 1-48）．この蓄積が何らかの原因で過度に生じた場合，副作用や毒性の発現に繋がりやすい．

　投薬が規則正しい間隔で続くと，この濃度範囲で血中濃度は上昇と下降を続ける．そこで，定常状態の有無は，投与間隔（τ）と血中濃度半減期（$t_{1/2}$）の比によって決まる．一般にその比（$\tau/t_{1/2}$）が4未満であれば，定常状態がある薬物と判断できる．薬物を反復投与して薬物の効果が現れてくる定常状態到達時間も，投与を中止した後，薬物が体内から消失する時間も，血中濃度半減期の約4倍の時間が必要になる（図 1-48 b）．つまり，薬物がいつ効果を現すか，あるいは薬物の副作用が現れたとき，その症状がなくなるにはどのくらいの時間が必要であるかの目安になる．

　生物学的半減期の長い薬物，例えば，強心配糖体のジゴキシン（半減期は約30時間）を反復投与すると，体内に蓄積して，患者の状態によっては同じ用量を用いても，作用が強く現れ，ジゴキシン中毒を生じることがある．そのため，患者の年齢，性別，体重，腎臓の状態（ジゴキシンが腎排泄型の薬物のため）などに応じて，投与量または投与間隔を考慮する必要がある．

　このように，患者の状態によって薬物の腎性排泄が変化したり，肝臓の薬物代謝酵素誘導・抑制により薬物除去に変化をきたしたりすることがある．その結果，そ

a. 定常状態がない薬物

図中の記載:
- T_max のとき効目が最高になる
- 投与中止
- $t_{1/2}$ の4倍の時間をかけて消失する
- $t_{1/2} \times 4$
- 50%, 25%, 12.5%, 6.25%
- 中毒域／治療域／無効域
- 投与開始, T_max, 時間

b. 定常状態がある薬物

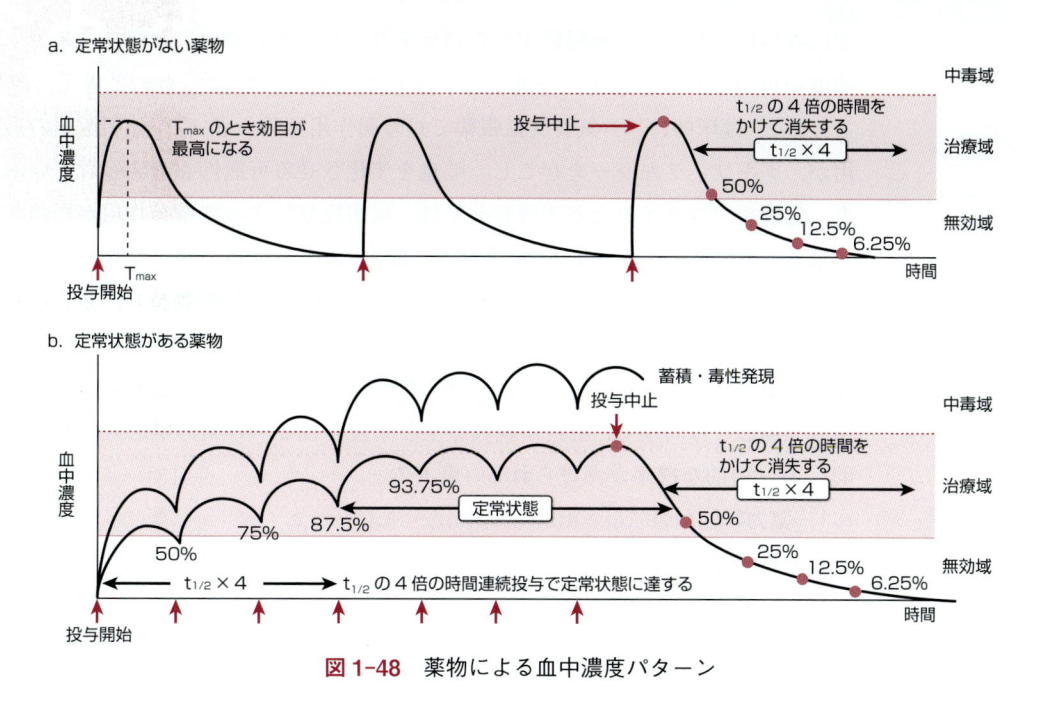

図中の記載:
- 蓄積・毒性発現
- 投与中止
- $t_{1/2}$ の4倍の時間をかけて消失する
- $t_{1/2} \times 4$
- 50%, 75%, 87.5%, 93.75%, 定常状態, 50%, 25%, 12.5%, 6.25%
- $t_{1/2} \times 4$
- $t_{1/2}$ の4倍の時間連続投与で定常状態に達する
- 中毒域／治療域／無効域
- 投与開始, 時間

図 1-48　薬物による血中濃度パターン

の薬物の薬理作用が減弱する場合もあるし，逆に血中濃度が上昇し，中毒濃度に達することもある．

選択的セロトニン再取り込み阻害薬のフルボキサミンマレイン酸塩（デプロメール®錠）は「75 mgを1日1回反復経口投与したときの血清中濃度は投与3日目でほぼ定常状態に達した」と添付文書には記載されている．しかし，フルボキサミンマレイン酸塩が抗うつ効果を示すには2週間程度かかることが知られている．このように，定常状態に達していても薬効発現と直接結びつかないこともある．

B　薬物の耐性

薬物を反復投与するうちに，最初に得られた薬理作用が徐々に減弱していくことがある．そのため，最初と同じ薬理作用を得るために用量を増やさなければならない．この現象を**耐性** tolerance と呼ぶ．図 1-49 に示すように，薬物の用量が増すにつれて，その効果も増大するが，薬物を反復して使用すると，曲線は右側に移動する（耐性が生じる）．耐性が生じやすい薬物として，がん疼痛治療薬の麻薬性鎮痛薬（オピオイド類），催眠薬のバルビツール酸誘導体，狭心症治療薬の有機硝酸塩類，糖尿病治療薬のインスリン，パーキンソン病治療薬のL-DOPA，アルコールなどがあげられる．また，特に短時間の間隔で反復投与した場合，急速に生じる耐性を**タキフィラキシー** tachyphylaxis という．エフェドリン，アンフェタミン，チラミンな

どにみられるもので，神経終末からのカテコールアミンの放出速度に，産生，貯蔵速度が追いつかず，カテコールアミンが枯渇することによるものと考えられている．また，臨床的には，気管支拡張薬で短時間作用型吸入 β_2 受容体刺激薬の過剰使用が，タキフィラキシーを起こし，喘息を悪化させる可能性が考えられている．一方，覚醒剤やコカインなどの興奮薬では，反復投与によって精神作用が増強される現象を逆耐性 reverse tolerance と呼ぶ（図 1-49）．耐性は，類似構造や同じ作用機序を有する薬物間で生じることが多く，この現象を**交叉耐性** cross tolerance と呼ぶ．

耐性が現れるかどうかは，その薬物の種類によってほとんど決まり，その耐性機序も薬物ごとに異なる．耐性が現れる主な原因として，①薬力学的，②薬物動態学的，③学習的な機序があげられる（表 1-7）．

1）薬力学的耐性 pharmacodynamics tolerance

最も重要な耐性機序で，薬物受容体相互作用の変化から生じる．代表的な機序として，①細胞膜受容体数の減少（ダウンレギュレーション downregulation），②細胞膜受容体結合後の細胞内情報伝達系の活性低下（脱共役 uncoupling），③細胞膜受容体の結合親和性の減少，④内因性拮抗物質の増加などがあげられる．特に①〜③のように受容体レベルで薬物の反応性が減弱する現象を総称して**脱感受性**（脱感作）desensitization と呼ぶ．さらに，同じ作用機序で起きる脱感受性を同種脱感受性 homologous desensitization，作用機序の異なる薬物で起きる脱感受性を異種脱感受性 heterologous desensitization とそれぞれ呼んでいる．

①**細胞膜受容体数の減少**：細胞膜受容体が薬物によって刺激されると，細胞質に存在する G タンパク質共役型受容体キナーゼにより，細胞膜受容体がリン酸化され，受容体が細胞内へ取り込まれ（internalization），受容体数が減少する（図 1-50）．

②**細胞膜受容体結合後の細胞内情報伝達系の活性低下**：上述したリン酸化された

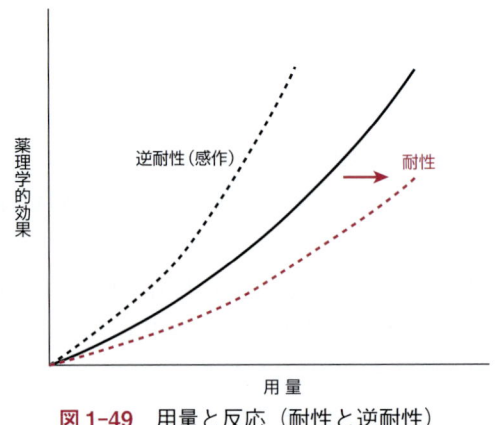

図 1-49 用量と反応（耐性と逆耐性）

表 1-7 耐性の種類

先天性耐性	—
後天性耐性	薬力学的耐性
	薬物動態学的耐性
	学習的耐性

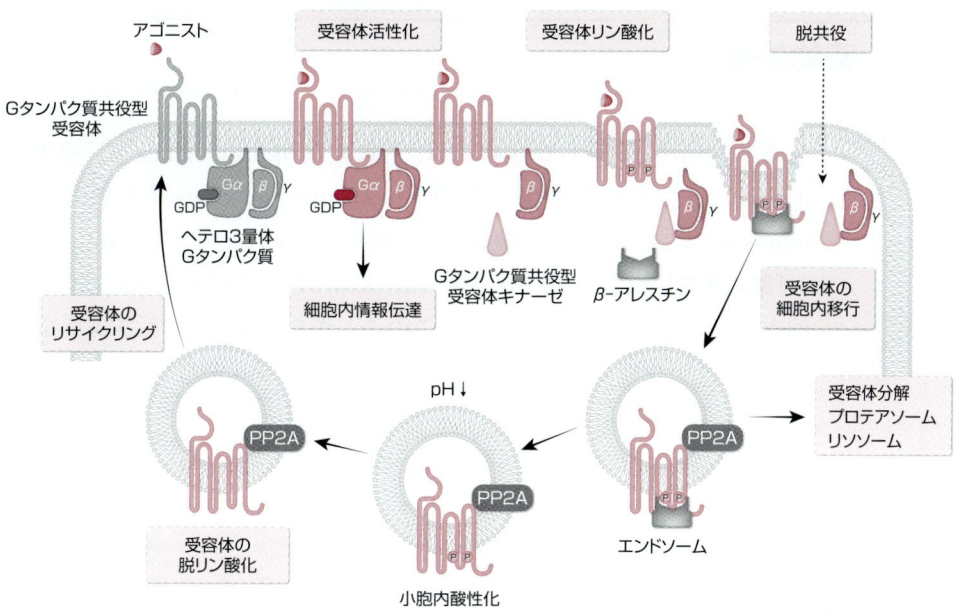

図 1-50　薬力学的耐性機序
GDP：guanosine diphosphate，PP2A：protein phosphatase 2A

細胞膜受容体は β-アレスチンと結合し，受容体と G タンパク質との脱共役を引き起こす．

　ダウンレギュレーションの機序をうまく応用した治療薬として，乳癌，前立腺癌，子宮内膜症治療薬で性腺刺激ホルモン放出ホルモン誘導体のリュープロレリンやゴセレリンがある．

2） 薬物動態学的耐性 pharmacokinetic tolerance

薬物の長期使用によって薬物代謝酵素が誘導され，薬物を代謝または排出する能力が増加し，薬物の作用が減弱する．

3） 学習的耐性 lerned tolerance

学習的耐性の最も一般的な機序は，行動耐性であり，薬物による身体変化を隠すためにその行動を変えることを学習することである．例えば，アルコールの繰り返し摂取による酩酊は，不明瞭な言語，判断力の低下，運動障害などの中毒症状を生じる．飲酒者は，そのアルコールによる作用に慣れ，結果的には酔っていないようにみせることを学習する．これが飲酒運転の原因といわれている．

　感染症やがん疾患に対して，それぞれ抗菌薬や抗がん薬を投与しているうちにそれらの効果が減弱していくことがあるが，その場合は上に述べた耐性とは異なり，薬剤耐性（薬剤抵抗性，薬物耐性）drug resistance と呼ばれている．薬剤耐性を獲得するのは，抗菌薬の場合は病原微生物側で，抗がん薬の場合はがん細胞側である．抗菌薬を多用する医療現場では，いくつもの抗菌薬に対して薬剤耐性を獲得した病原微生物を多剤耐性菌と呼び，院内感染の問題になっている．

C 薬物依存

薬物依存を理解するためには，「薬物乱用 drug abuse」，「薬物依存 drug dependence」，「薬物中毒：急性中毒 acute intoxication と慢性中毒 chronic intoxication」という3つの概念とその関係を学ぶことが重要である（**図1-51**）．

「**薬物乱用**」とは，薬物を医学的常識，法規則あるいは社会的許容から逸脱した目的や方法で使用することを指す．このことから，**表1-8**に示すような依存性薬物を，たとえ一度でも興味本位に用いることは，乱用にあたる．また，用量も含め，その薬物の使用目的以外の使用も薬物乱用である．例えば，睡眠薬の一度の多量な服用や利尿薬を瘦身のために常習的に使用するなどの行為は薬物乱用である．

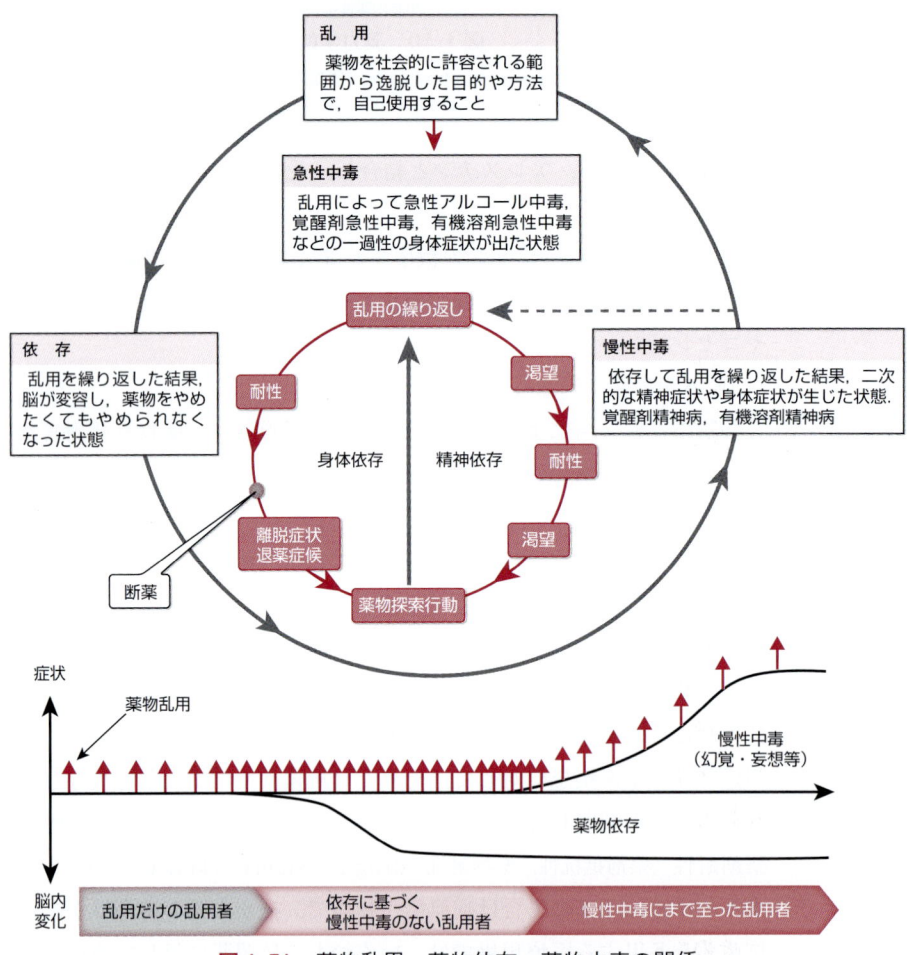

図1-51 薬物乱用・薬物依存・薬物中毒の関係

（和田清：依存性薬物と乱用・依存・中毒．p.2-15, 星和書店, 2000 より改変）

表1-8 依存性薬物の特徴

	薬物のタイプ	精神依存	身体依存	耐性	催幻覚	主な症状	分類
中枢抑制薬	あへん類（ヘロイン，モルヒネなど）	+++	+++	+++	—	乱用時：鎮痛，縮瞳，便秘，呼吸抑制，血圧低下，傾眠 離脱時：瞳孔散大，流涙，鼻漏，嘔吐，腹痛，下痢，焦燥，苦悶	麻薬及び向精神薬取締法
	バルビツール類	++	++	++	—	乱用時：鎮静，催眠，麻酔，運動失調，尿失禁 離脱時：不眠，振戦，痙攣発作，せん妄	麻薬及び向精神薬取締法
	アルコール	++	++	++	—	乱用時：酩酊，脱抑制，運動失調，尿失禁 離脱時：発汗，不眠，抑うつ，振戦，吐気，嘔吐，痙攣発作，せん妄	未成年者飲酒禁止法
	ベンゾジアゼピン類（トリアゾラムなど）	+	+	+	—	乱用時：鎮静，催眠，運動失調 離脱時：不安，不眠，振戦，痙攣発作，せん妄	麻薬及び向精神薬取締法
	有機溶剤（トルエン，シンナー，接着剤など）	+	±〜+	+	+	乱用時：酩酊，脱抑制，運動失調 離脱時：不安，焦燥，不眠，振戦	毒物劇物取締法
	大麻（マリファナ，ハシッシなど）	+	±	+	++	乱用時：眼球充血，感覚変容，情動の変化 離脱時：不安，焦燥，不眠，振戦	大麻取締法
中枢興奮薬	コカイン	+++	—	—	—	乱用時：瞳孔散大，血圧上昇，興奮，けいれん発作，不眠，食欲低下 離脱時：*1：脱力，抑うつ，焦燥，過眠，食欲亢進	麻薬及び向精神薬取締法
	アンフェタミン類（メタンフェタミン，MDMAなど）	+++	—	+	—*2	乱用時：瞳孔散大，血圧上昇，興奮，不眠，食欲低下 離脱時：*1：脱力，抑うつ，焦燥，過眠，食欲亢進	覚せい剤取締法，麻薬及び向精神薬取締法*3
	LSD	+	—	+	+++	乱用時：瞳孔散大，感覚変容 離脱時：不詳	麻薬及び向精神薬取締法
	ニコチン（たばこ）	++	±	++*4	—	鎮静あるいは発揚　食欲低下 離脱時：不安，焦燥，集中困難，食欲亢進	未成年者喫煙禁止法

*1：離脱症状とはいわず，反跳現象という　*2：MDMAでは催幻覚+　*3：MDMAは法律上は麻薬
*4：主として急性耐性（MDMA：3, 4-methyledioxymethamphetamine）
+−：有無および相対的な強さを表す．ただし，各薬物の有害性は，上記の+−のみで評価されるわけではなく，結果として個人の社会生活および社会全体に及ぼす影響の大きさも含めて，総合的に評価される．

（和田清：依存性薬物と乱用・依存・中毒．p.2-15，星和書店，2000より改変）

「**薬物依存**」とは，薬物乱用という行為を繰り返した結果，脳に異常をきたし，自己コントロールできなくなり，薬物をやめられなくなった状態をいう．さらに，乱用の頻度が増すと，覚せい剤などの多くの薬物は，最終的に精神病状態の「慢性中毒」を引き起こす．この慢性中毒と急性中毒をまとめて「**薬物中毒**」と呼ぶ．急性中毒は，依存の存在に関係なく，薬物を乱用すれば誰でも陥る可能性がある．例えば，アルコールの一気飲みによる乱用が典型例で，その行為は急性アルコール中毒を招く．一方，慢性中毒は，薬物依存の存在のもとでその薬物を繰り返し使用することによって生じる慢性的な異常状態である．幻覚妄想状態を主症状とする覚せい剤精神病や無動機症候群を特徴とする有機溶剤精神病も慢性中毒である．

そのため薬物依存の問題は，「薬物乱用」→「薬物依存」→「慢性中毒」の一連の依存形成過程を全体的に理解することが重要である．薬物依存は慢性疾患であり，

薬物依存症（ICD-10では薬物依存症候群）という病名がつけられ，医療モデルとしての対応が求められている．

薬物依存には，① **身体依存** physical dependence と② **精神依存** psychological dependence の2つの概念が含まれている（図1-51，表1-8）．身体依存とは，薬物の長期使用によって身体が薬物に適応した状態であり，その薬物が体内に存在しているときは，重大な問題は生じない．しかし，薬物が切れてくると，不安，睡眠障害，吐き気，発汗，下痢，振戦，痙攣などの **退薬症候（離脱症状，禁断症状）** withdrawal symptom が現れる．断酒による手の震え，振戦，せん妄がその典型例である．身体依存に陥ると，退薬時の苦痛を避けるために薬物を手に入れようとする **薬物探索行動** が現れる．

一方，精神依存とは，その薬効が切れても，離脱症状は出ない．しかし，精神的に薬物に頼っているため，薬効が切れるとその薬物を再度使用したいという薬物に対する強迫的欲求を示す．この欲求を **渇望** craving と呼び，その渇望をコントロールできずに薬物探索行動を示し，再度その薬物を使用してしまう．いずれの依存も薬物探索行動という形で必ず表面化するが，薬物依存の本態は，精神依存であり，身体依存は必須ではない（表1-8）．また，多くの依存性薬物では，繰り返し使用することで，同じ効果を得るために薬物の用量を増すことがある．これを耐性と呼ぶ（p.77「B 薬物の耐性」参照）．

薬物依存症の最も大きな問題点は，薬物による幻覚や妄想などの症状が，使用をやめた後も **自然再燃** することがある．これを **フラッシュバック（自然再燃）現象** と呼ぶ．モルヒネやメタンフェタミンをマウスに投与すると自発運動が亢進する．この作用は，繰り返し投与することで増強されることから，逆耐性 reverse tolerance (sensitization) と呼ばれている．これらの現象が，薬物乱用者の再犯率が高いことに関与しているのかもしれない．

薬物依存に関係している脳部位は，中脳に存在する腹側被蓋野から側坐核に投射している **中脳辺縁ドパミン神経系** mesolimbic dopaminergic system であり，この神経系が活性化されると陶酔感や気分の高揚感が引き起こされる（図1-52）．この経路は **脳内報酬系** intracranial reward system とも呼ばれている．依存性薬物は，いずれも共通してこの脳内報酬系のドパミン神経に作用すると考えられている．つまり，上述したように精神依存が薬物依存の本態であることから，精神依存の発現にはこの脳内報酬系が重要である．しかも，この脳内報酬系がいったん異常になると半永久的に元に戻らない可能性が指摘されている．

代表的な依存性薬物とその特徴を **表1-8** に示した．依存性薬物には，麻薬や覚せい剤，有機溶剤などさまざまなものがある．それらは作用の違いによって，中枢興奮系（アッパー系）と中枢抑制系（ダウナー系）の2つに分類される．しかしながら，いずれの依存性薬物も共通して精神依存を示し，身体依存や耐性は必須ではない（表1-8）．臨床で使用されている薬物の中で依存性を示す代表的な薬物は，モルヒ

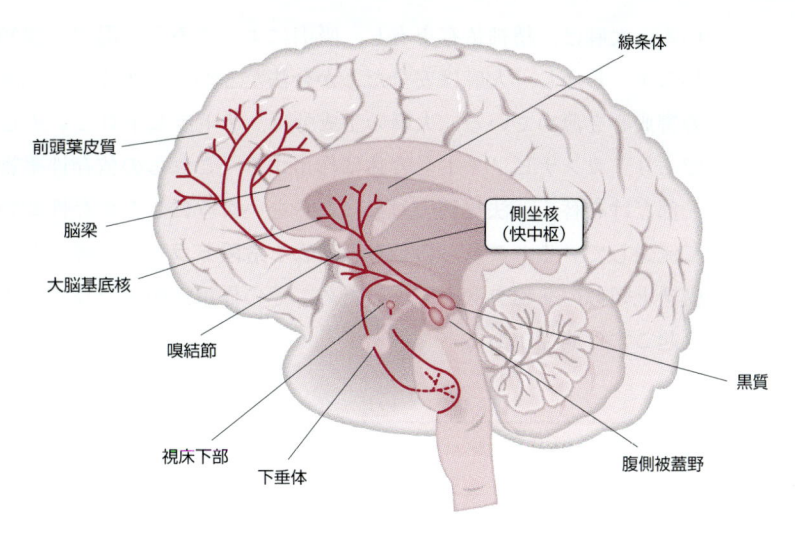

図 1-52　脳内報酬系の神経回路

脳内報酬系の神経回路の中心はドパミン神経と考えられており，覚せい剤などの刺激薬では腹側被蓋野（A10）領域から側坐核，嗅結節，尾状核－被蓋（大脳基底核）の腹側線条体部へ投射している経路が重要視されている．

ネをはじめとするオピオイド類で，がん性疼痛の目的で使用されている．わが国ではオピオイド類の依存性が過度に強調されたため，がん性疼痛に使用されるモルヒネの量が欧米に比べて著しく低いことが，患者の QOL の点で問題になっている．しかし，疼痛抑制の目的で使用された場合，身体依存が形成される可能性は非常に低いとされている．

　オピオイド類以外に臨床で使用されている薬物の中で依存性を示す薬物に，ベンゾジアゼピン誘導体の睡眠薬があげられる．ベンゾジアゼピン誘導体は，耐性が生じにくく依存性も弱く，安全であることなどから非常に多く使用されている．そのため，安易に常用量を長期間服用することで身体依存が形成され，離脱症状が出現する．このことを**常用量依存**と呼ぶ．離脱症状として出現する不安，不眠はもともと患者の症状であるため，減量，中止によるこれらの症状は再燃として認識されやすく，離脱症状とは気づかれにくくなっている．ベンゾジアゼピン誘導体による常用量依存は，高齢者ほど出現頻度が高く，また半減期の短い薬物ほど高率に発現する．

　メタンフェタミンなどの覚せい剤は，国内で最も乱用されている依存性薬物である．覚せい剤は，興奮作用と幻覚作用を有し，オピオイド類に比べて身体依存と耐性は弱いが，精神依存は同等である．メタンフェタミンと類似構造をもつ依存性薬物として，合成麻薬の 3,4-メチレンジオキシメタンフェタミン 3,4-methylene-dioxymethamphetamine（MDMA）があげられる．錠剤であるため，安易に摂取できることから若者の間で広まっている．また，国内での乱用は少ないが，コカインは強い精神依存性をもつ薬物であり，米国でのコカイン汚染は社会的問題となって

いる．大麻は，精神依存を有し，吸引によって不安，渇望，認知機能の障害を引き起こす．しかし，大麻は安全だとか合法だとかいう間違った認識が広がり，大麻への警戒心を薄めている．大麻の主成分は，テトラヒドロカンナビノール（Δ^9-THC）であり，カンナビノイド受容体に作用する．これらの依存性薬物の成分の構造式の一部だけを替え，法規制の対象にならないようにした依存性薬物が合法とうたわれて流通している．これらの依存性薬物を**危険ドラッグ**と呼ぶが，規制されると別の構造上類似の薬物を次々に作るため，その作用が明確でなく，重篤な健康被害を引き起こす可能性がある．

D　薬物アレルギー

　薬物アレルギー drug allergy（薬剤アレルギー，薬物過敏症）とは，薬の適正な使用にもかかわらず，薬によって生じたアレルギー機序に基づいた反応の総称である．その発症は，投与量に関係なく，薬本来の薬理作用とも関係なく，その薬の拮抗薬で症状は緩和されない．薬物の多くは分子量が小さいことから，一般的にはアレルギーは起こりにくいと考えられている．それでも，抗菌薬，特にペニシリン系やセフェム系の薬を使用した場合に，何らかのアレルギー反応がみられることが多い．また，鎮痛薬や非ステロイド性抗炎症薬，ホルモン剤，酵素製剤，造影剤などもアレルギーを起こしやすいといわれている．薬物の副作用のうち5～10％がアレルギーによると考えられる．とりわけ，近年みられる多くの新薬開発や，分子量の大きい造影剤など，診断薬に依存した医療技術の適応拡大とともに，薬物アレルギーは今後ますます増えてくる可能性が考えられる．

　薬物アレルギーによって出現する症状は多彩で，発熱などの全身症状，広範囲に赤くなる発疹などの皮膚症状，目のかゆみや肝障害がある（図1-53）．最も頻度が高いのは皮膚症状で，薬疹（アレルギー性薬疹）と呼ばれ，全体の約80％を占める．その中で，中毒性表皮壊死症，Stevens-Johnson症候群，薬剤性過敏症症候群などが最も重篤な薬疹としてあげられ，命に関わることもある．また，薬物アレルギーの最も重篤な全身症状として，気管支喘息やアナフィラキシーショックがある．アナフィラキシーショックとは，全身に起こる急性アレルギー反応で，急激に血圧が下がり，呼吸困難に陥って意識を失うこともある．このように，アナフィラキシーショックは命に関わるケースが多いため，病歴や服薬歴を聴取するなどの問診や，回避のための的確な判断と処置が要求される．

　発症期間は，服薬開始後数日（0～3日）で発症する場合もあるし，服薬後5日～3週間あるいは4週間以上で発症する場合もある．この原因は感作期間に関係している．薬を以前服用し，その薬に感作されている状態（それぞれの薬物に対してアレルギー発症の準備ができている状態）であれば，服薬開始後数日（0～3日）以内で発症

図 1-53 薬物アレルギーの症状

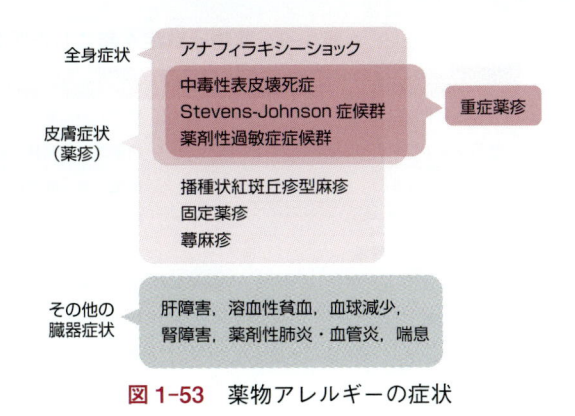

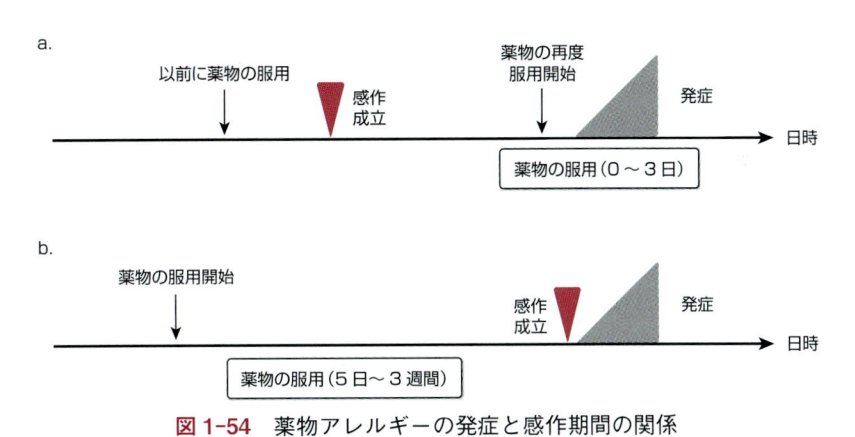

図 1-54 薬物アレルギーの発症と感作期間の関係

する（図 1-54 a）．一方，初めての薬を服用した場合は感作まで時間がかかるので，服用後 5 日〜3 週間目に突然発症する（図 1-54 b）．

　どのような薬でも薬物アレルギーを引き起こすが，タンパク質および大きなポリペプチドの薬物（インスリン，抗体製剤，血清製剤）は，それ自体が完全抗原となり免疫反応を刺激できる（表 1-9）．しかし，一般の医薬品は低分子のものが多いため，それ自体が抗原とはならない．その代謝過程で活性化され，不完全抗原（ハプテン）として，生体内のタンパク質などの高分子と共有結合することにより，抗原性を有するアレルゲンとなる．その活性化には薬物代謝酵素（シトクロム P450）による酸化還元反応やアセチル化が関与している．例えば，抗菌薬のペニシリン G は，その代謝分解産物のペニシロ酸がタンパク質と共有結合し，抗原になると考えられている．

　薬物アレルギーは，Coombs & Gell の分類に従って I 〜 IV 型に分類されるが，実際にはいくつかのアレルギー型の機序が関わっているものが多く，I 〜 IV 型に分類することは困難であり，機序不明のものも多い（表 1-10）．また，ごく限られたヒト

表 1-9　薬物過敏症を起こした医薬品名

医薬品名	分類
カルバマゼピン	抗てんかん薬（イミノスチルベン系薬）
サラゾスルファピリジン	抗菌薬（持続性サルファ剤）
アロプリノール	痛風・高尿酸血症治療薬（尿酸生成抑制薬）
フェノバルビタール	抗てんかん薬（バルビツール酸系薬）
メキシレチン塩酸塩	抗不整脈薬（Naチャネル遮断薬，クラスIb群）
ゾニサミド	抗てんかん薬（ベンズイソキサゾール系薬）
バルプロ酸ナトリウム	抗てんかん薬（分枝脂肪酸系薬）
ヒトインスリン（遺伝子組み換え）	糖尿病治療薬
フェニトイン	抗てんかん薬（ヒダントイン系薬）
ロキソプロフェンナトリウム	非ステロイド抗炎症薬（プロピオン酸系）
フェニトインナトリウム	抗てんかん薬（ヒダントイン系薬）
スルファメトキサゾール・トリメトプリム	抗菌薬（サルファ剤の配合剤）

重篤副作用疾患別対応マニュアル：薬剤性過敏症症候群．厚生労働省，2007．
薬物過敏症の副作用報告件数から報告の多い推定原因医薬品中で上位12を列記している．

表 1-10　薬物アレルギーの分類と主な症状

分類	免疫反応	抗体	主な症状
Ⅰ型	即時型過敏反応（アナフィラキシー型反応）	IgE	抗菌薬によるアナフィラキシー反応 蕁麻疹，血管浮腫
Ⅱ型	細胞障害型反応	IgG，IgM	ペニシリンによる溶血性貧血
Ⅲ型	免疫複合型反応	IgG，IgM	高用量ペニシリンによる血清病，ヒドララジンによる薬剤性ループスなど
Ⅳ型	細胞性免疫型反応（遅延型反応）	感作リンパ球（T細胞）	接触性皮膚炎

にのみアレルギー性障害が起こることについてもその機序は不明である．

E　薬物相互作用

　薬物相互作用 drug interaction とは，複数の薬を併用した場合に，薬の標的部位や体内動態に関わる部位で相互に影響し合うことによって薬の作用が減弱あるいは増強し，それぞれの薬効に影響を与えることをいう．薬物相互作用で問題になるのは，薬効に変化を与えることで有害作用の発生に繋がる不利益な相互作用である．
　複数の薬を併用すると，薬効の**相加作用** additive effect，**相乗作用** synergism，**拮抗作用** antagonism が現れることがある．相加作用とは，同じ作用機序の薬の間にみられ，用量を増加させても両薬物の作用の和以上の反応は得られないことをいう．相乗作用とは，異なる作用機序の薬の間にみられ，用量を増やしていくと両薬物の作用の和以上の高い作用が得られることをいう．拮抗作用は両薬物の作用を打ち消すことをいう．

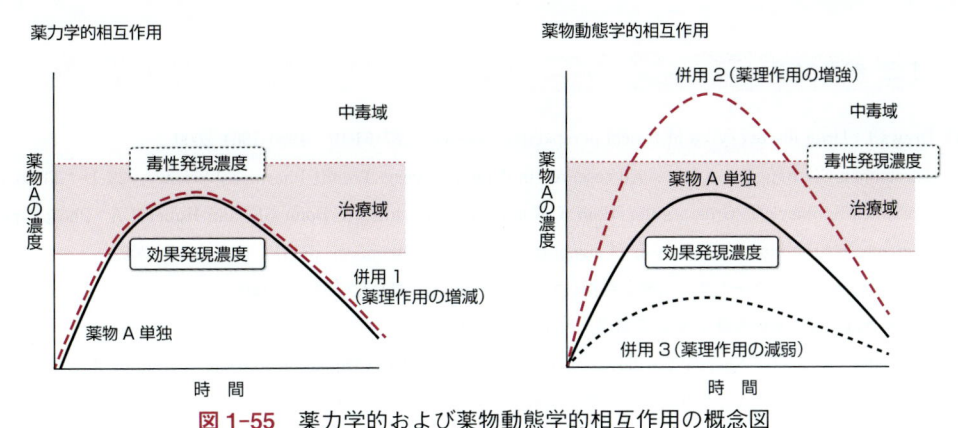

図 1-55　薬力学的および薬物動態学的相互作用の概念図
（伊賀立二：添付文書の読み方．薬の正しい使い方　第 1 版（本間光夫ほか編），p.26-35，日本医師会，1996 より改変）

　薬物相互作用は，薬力学的相互作用と薬物動態学的相互作用に分類される．薬力学的相互作用は，併用することで対照となる薬の血中濃度には変化がみられないが，その薬理作用が増強したり減弱したりする．このため薬力学的相互作用を予測することは難しく，臨床現場での注意深い観察が必要となる．一方，薬物動態学的相互作用は，併用により対照となる薬の血中濃度が増減することで，その薬理作用に影響を与えるため，薬の血中濃度をモニターすることで予測できる（図 1-55）．

1）薬力学的相互作用

　多くの薬物が受容体レベルで薬力学的相互作用を現す．それ以外に薬力学的相互作用を現す機序として，酵素レベル，体液組成の変化などが考えられる．

2）薬物動態学的相互作用

　薬物動態学的相互作用は，吸収，分布，代謝，排泄部位における相互作用に大きく分類することができる．その中でも，ソリブジン薬害事件のように代謝過程における相互作用が臨床的に重要である．これらの 4 つの過程には，薬の臓器への取り込みや尿・胆汁への排泄に関わる多くの薬物トランスポーターがみつかり，薬物動態学的相互作用に重要な役割を果たしていることが明らかにされつつある．

1章 参考文献

1) Drews J：Drug discovery：a historical perspective. Science, 287(5460)：1960-1964, 2000.
2) Terstappen GC, Reggiani A：In silico research in drug discovery. Trends Pharmacol Science, 22(1)：23-26, 2001.
3) Morandell S, Stasyk T, Grosstessner-Hain K, Roitinger E, Mechtler K, Bonn GK, and Huber LA：Phosphoproteomics strategies for the functional analysis of signal transduction. Proteomics, 6(14)：4047-4056, 2006.
4) 日本薬学会編：テーラード薬物治療を目指して．薬と疾病Ⅲ，東京化学同人，2005.
5) 大鹿英世ほか編：系統看護学講座 薬理学，医学書院，2008.
6) Guidelines for Gender-Specific Cardiovascular Disease (JCS2010), Circulation Journal, 74(Suppl. Ⅱ)：1092, 2010
7) 日本薬学会編：薬の作用と生体内運命．薬と疾病Ⅰ，東京化学同人，2005.
8) 平田純生ほか編著：透析患者への投薬ガイドブック 改訂2版，じほう，2010.
9) 和田清：依存性薬物と乱用・依存・中毒，p.2-15，星和書店，2000.
10) 伊賀立二：添付文書の読み方，薬の正しい使い方 第1版（本間光夫ほか編），p.26-35，日本医師会，1996.

```
1章 ①A〜D……………………鍋島俊隆
    ①E〜G………………………平松正行
    ①H〜I………………………井上和秀
    ①J……………………………渡邊泰男
    ①K……………………………今泉祐治
    ①L……………………………岩本隆宏
    ②………………………………千葉　寛
    ③………………………………渡邊泰男
    ④……………………三島健一／高野行夫
```

2章

精神・神経系の薬理

1 神経系の解剖・生理と薬

A 中枢神経系と末梢神経系の構成

　神経系は中枢神経系と末梢神経系に分類される（図2-1）．中枢神経は脳と脊髄からなり，一方，末梢神経は体性神経と自律神経に分けられる．中枢神経は主に情報の処理を，末梢神経は情報の移動を行う．

1. 中枢神経系

　脳内と脊髄内の神経を併せた形で中枢神経系と呼ばれ，末梢との間において情報の受容，統合，処理，伝達を担う．個別の自律した機能系としては運動・感覚・記憶・学習・認知・思考・情動などがあり，脳内の領域間で多数の接続を行っている．
　脳は終脳（大脳），間脳，小脳，脳幹に大別され，脳幹はさらに中脳，橋，延髄に分けられる（図2-2）．脳表面は，多数の脳溝と脳回で構成されている（図2-3）．脳溝は，不規則な形をした溝で，特に深いものを裂といい，脳回は，脳溝と脳溝の間にある隆起部分である．脳は，溝や裂によってその領域を分け，異なる領域ごとに制御する機能も異なっている．これを脳の機能局在という．

1）終　脳

　終脳は，大脳縦裂によって左右の大脳半球に分けられ，小脳横裂によって終脳と小脳に分けられる．終脳の表層は，6層の灰白質（大脳皮質）からなり，前頭葉・頭頂葉・側頭葉・後頭葉に分けられ（図2-3），内側面の辺縁部を大脳辺縁系という．皮質下には神経線維（髄質）が集合しており，髄質の深部には灰白質塊（大脳基底核）が存在する．

　①**前頭葉**：中心溝より前方で外側溝の前上方を前頭葉という．他の領域から受け取った情報を総合的に判断し，計画の実行や新しい物事の創造を行うとともに感情の制御もつかさどる前頭連合野が前頭葉の前側の領域にある．中心溝の前方の脳回（中心前回）に全身の随意筋の運動を支配する運動野がある．側頭溝上部には，言語の発話に関与する運動性言語野（ブローカ野）がある．

　②**頭頂葉**：中心溝から頭頂後頭溝までの間および外側溝上部分を頭頂葉という．感覚野や視覚野から受け取った情報を統合・判断して，場所や空間の認識をつかさどる頭頂連合野が感覚野と後頭葉の間にある．中心溝の後方の脳回（中心後回）に全身の皮膚感覚と深部感覚をつかさどる感覚野がある．外側溝の奥には島皮質と

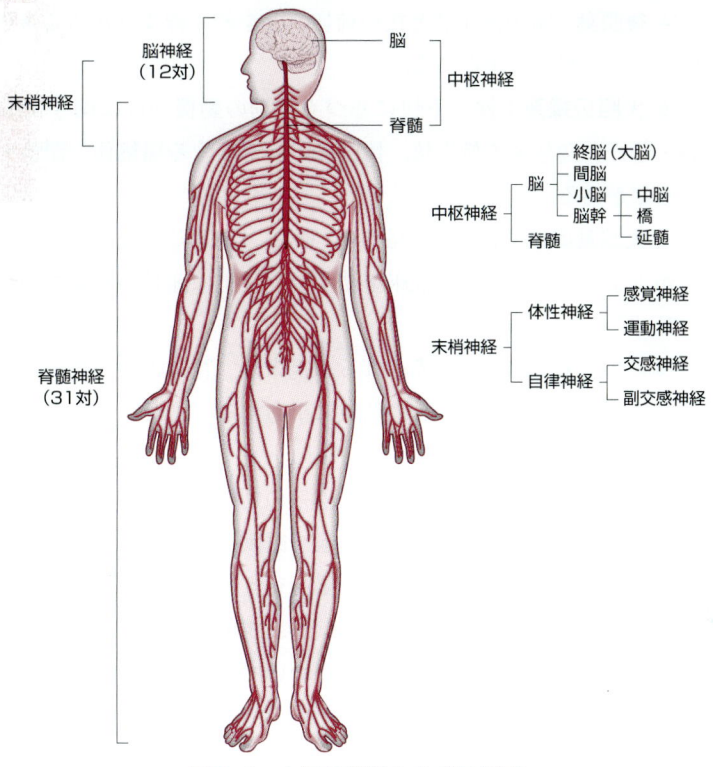

図 2-1　中枢神経系と末梢神経系

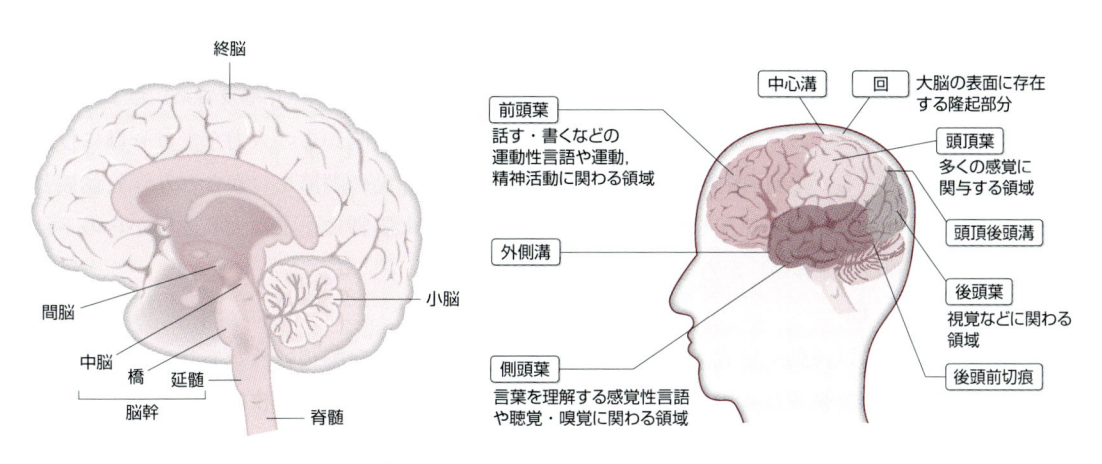

図 2-2　脳の区分（正中断面図）

図 2-3　大脳皮質の解剖学的区分

呼ばれる領域があり，そこには味覚野がある．

　③**側頭葉**：外側溝下方で後頭前切痕より前方を側頭葉という．側頭葉背側部の横側頭回に聴覚野があり，一方，その後方に言葉の意味の理解に関与する感覚性言語野（ウェルニッケ野）が，内側部に嗅覚野がある．腹側部には，聴覚野や視覚野から受け取った情報を統合，判断して，音や色，形の認識をつかさどる側頭連合野がある．

④ **後頭葉**：頭頂後頭溝と後頭前切痕とを結ぶ線より後方を後頭葉という．後頭葉の大半は，視覚野が占める．

⑤ **大脳辺縁系**：快・不快に基づく行動の動機づけに関与する帯状回，報酬・快感・嗜好に関与する側坐核，情動反応に寄与する扁桃体，記憶・学習に関与する海馬などがある．

⑥ **大脳基底核**：線条体（尾状核，被殻），淡蒼球，視床下核，マイネルト基底核などからなり，大脳皮質と視床を結びつけ，主に運動の制御をつかさどっている．

2）間 脳

視床と視床下部から構成される．視床は，特定の神経核から感覚性と運動性の情報を受け，特定の大脳皮質の領域に出力する．また広範な領域からの入力を受け，情報の統合に従事する．

視床下部は，自律神経系や内分泌系の制御を通して生命機能の維持に関わる．具体的には，血圧・体温・消化・排泄・睡眠・性行動・摂食・飲水・日内リズムなど多岐にわたる．一方，ホルモン分泌を行う内分泌器官である下垂体前葉の上位中枢として働き，ホルモン調節を行う．また視床下部は，辺縁系と密接な線維連絡をもち，情動や本能行動などと深く結びついている．

3）中 脳

中脳を貫く中脳水道の背側を中脳蓋といい，そこには視覚性反射の中枢（上丘）および聴覚の中継核（下丘）がある．中脳水道の腹側は，背腹の2つに分けられ，それぞれ背側部を中脳被蓋，腹側部を大脳脚という．中脳被蓋には，黒質，腹側被蓋野，赤核などの神経核が存在する．黒質および腹側被蓋野はドパミン作動性神経の起始核があり，黒質は線条体と，腹側被蓋野は前頭前野（中脳皮質系）および側坐核（中脳辺縁系）などと連絡しており，赤核は主に小脳からの入力を受け脊髄に投射している．黒質-線条体路および赤核-脊髄路は運動の調節をつかさどり，腹側被蓋野は主に情動と快楽をつかさどっている．また大脳脚は，主に大脳皮質からの下行性線維（錐体路）からなり，運動の発現に関与している．

4）橋

橋には運動や感覚，自律神経を支配するさまざまな脳神経核があり，また，背側には脚橋被蓋核，腹側には青斑核と縫線核がある．脚橋被蓋核は，アセチルコリンやサブスタンスPなどの神経ペプチドをもつ神経細胞が混在し，睡眠・覚醒・学習・報酬などに関与している．青斑核や縫線核は，それぞれノルアドレナリン作動性神経，セロトニン作動性神経の起始核があり，両者とも脳の広範囲に投射している．青斑核は，ノルアドレナリンを介して覚醒・ストレス・不安・注意・記憶・学習などに関与しており，縫線核は，セロトニンを介して体温・摂食・睡眠・性行動・痛覚・情動・学習・記憶などに関与している．

5）延 髄

延髄には呼吸中枢や心臓中枢など生命維持に重要な中枢および咳・嘔吐・分泌な

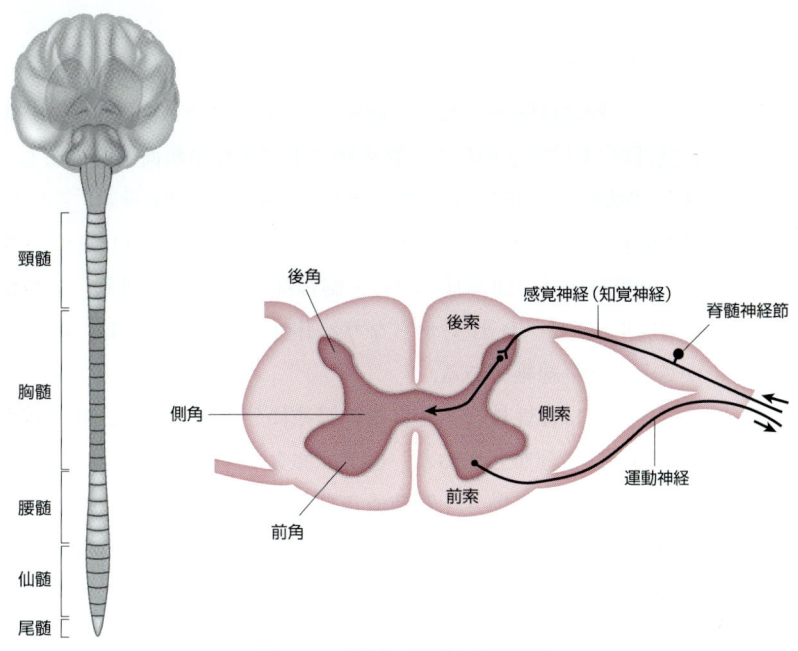

図 2-4　脊髄の区分と断面図

どの反射中枢がある．腹側には運動性伝導路の神経線維の束によってできた膨らみ（錐体）があり，その線維は延髄で交叉（錐体交叉）して反対側へ向かう（後出**図 2-6**参照）．背側には感覚性の中継核〔後索核（薄束核，楔状束核），副楔状束核〕がある．

6）小　脳

小脳は，小脳皮質（分子層・プルキンエ細胞層・顆粒層），小脳髄質，小脳核，小脳脚からなり，眼球運動・体の平衡・姿勢制御・運動制御・運動のプラン・運動のタイミングなど巧緻運動の調節に関与する．最近では多機能性があると考えられるようになってきた．

7）脊　髄

脊髄は，上方から，頸髄・胸髄・腰髄・仙髄・尾髄の5部に区分され（**図 2-4**），末梢と脳とを連絡しており，触覚・圧覚・痛覚・温度感覚・深部感覚などの体性感覚および運動の制御に関与している．脊髄の断面はH字形の灰白質（前角・側角・後角）からなり，その周りを白質（前索・側索・後索）が取り囲む（**図 2-4**）．前角には，骨格筋を支配する大型の運動神経細胞があり，側角には，主に自律神経系の節前神経細胞があり，後角には，体性感覚をつかさどる感覚神経細胞がある．一方，危険から身をまもらなければならないときなど，脊髄後角で受けた感覚情報が，脊髄内の反射回路を経て，前角の運動神経細胞に伝えられ，同側の筋を瞬時に動かすこともできる．これを脊髄反射という．

2. 末梢神経系

解剖学的には脳神経12対（厳密に言えば嗅神経と視神経は中枢神経の突起である）と脊髄神経31対に分かれる．脳神経は主に頭部や顔面部に分布し，体性運動，体性感覚，内臓運動，内臓感覚，鰓弓運動（三叉神経・顔面神経・舌咽神経・迷走神経・副神経の由来），特殊感覚（視覚・嗅覚・聴覚・平衡覚・味覚）をつかさどる神経線維である．脊髄神経は，頸神経（8対）・胸神経（12対）・腰神経（5対）・仙骨神経（5対）・尾骨神経（1対）の31対からなり，体性運動，体性感覚，内臓運動，内臓感覚をつかさどる神経線維である．

機能的には体性神経系と自律神経系に分かれる（図2-5）．体性神経は，主に骨格筋，感覚器に分布しており，感覚（知覚）神経と運動神経の2つに大別される．感覚神経は求心性に働き，脊髄後角を経て大脳の感覚野に投射される．受け取った情報は大脳の運動野を通り，遠心性である運動神経によって末梢の筋肉へと伝達される．自律神経系は交感神経と副交感神経からなる神経であり（後出図2-7参照），無意識下で働く神経（不随意神経）である．

1）感覚（知覚）神経

感覚は体性感覚，特殊感覚，内臓感覚に分類される．体性感覚は表在感覚（皮膚や粘膜などの触覚・圧覚・痛覚・温度感覚）と深部感覚（筋・腱・骨膜・関節）に分けられる．また，特殊感覚は視覚・嗅覚・聴覚・平衡覚・味覚の5つがあり，それぞれの情報を感知するために，特有の神経構造をもつ．

体性感覚の伝導路は，原則的に受容器から大脳皮質体性感覚野に達するまでに，3個の神経細胞の連鎖によって形成される．例えば，脊髄神経節に位置する一次神経細胞の末梢性突起が，臓器などの末梢で入力を受け，その中枢性突起が脊髄の後角に入り，そこで二次神経細胞に連絡する．二次神経細胞の軸索は，反対側の脊髄白質を上行し視床の三次神経細胞に情報を送る．次いで，三次神経細胞の軸索が，大脳皮質体性感覚野に投射する．

2）運動神経

運動神経は骨格筋を支配する遠心性神経で脳神経運動神経細胞（脳神経支配）と脊髄神経運動神経細胞（脊髄神経支配）に分けられる．機能的には，錐体路と錐体外路の2経路に分けられる．錐体路は皮質脊髄（延髄）路ともいい，大脳皮質から延髄錐体を経由し，脊髄前角の運動神経細胞に直接接続するもので，大脳からの運動指令を迅速に全身の筋肉に伝達する（図2-6）．大部分の皮質脊髄路は錐体で交叉して反対側に移り，下行するが（外側皮質脊髄路），それ以外の非交叉性の線維は，同側を下行する（内側皮質脊髄路）．しかしながら，内側皮質脊髄路は，結局，脊髄レベルの白交連で交叉し，反対側の前角運動神経細胞に接続する．運動を遂行するとき，外側皮質脊髄路は主に四肢をつかさどる筋を制御し，内側皮質脊髄路は体幹の運動制御を行う．

図 2-5　末梢神経系の構成

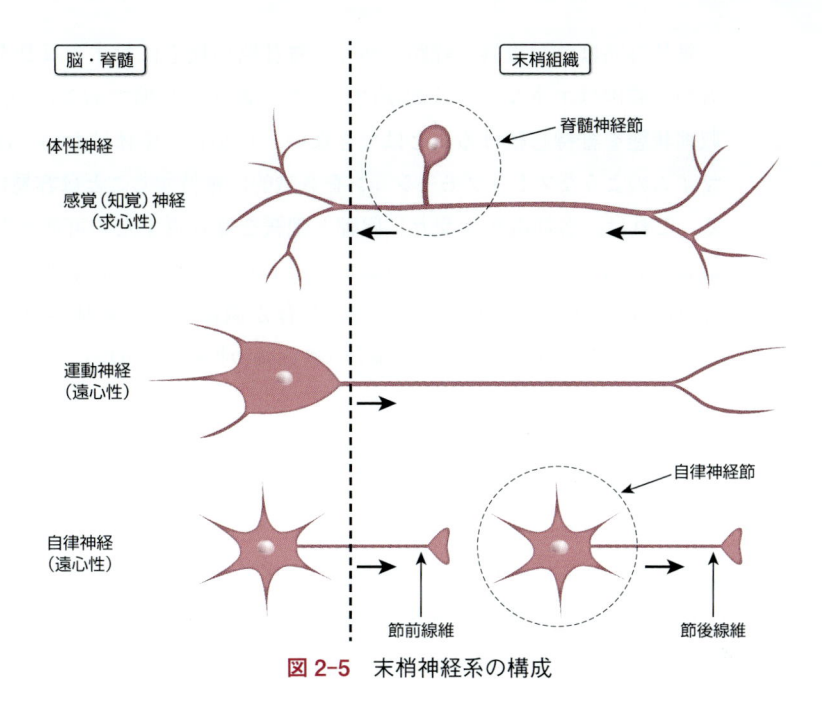

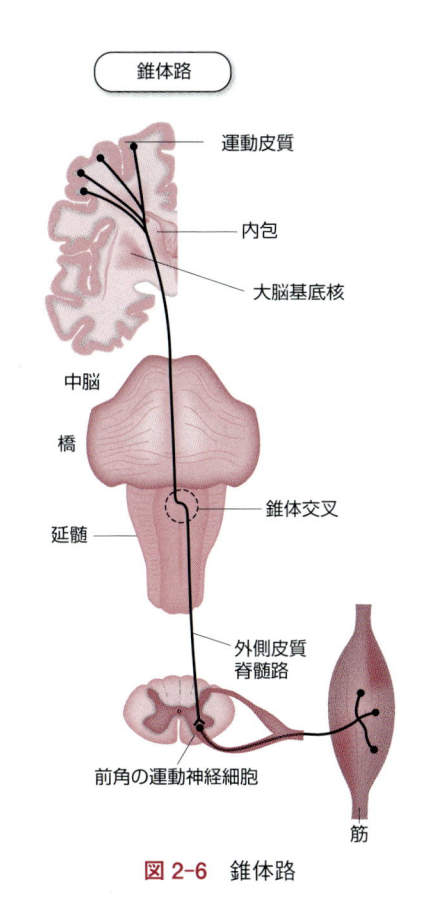

図 2-6　錐体路

錐体外路は前記以外の経路であり，錐体路の反応に対する反動を調節する役割をもつ．筋肉はエネルギー代謝が関与した一過性の収縮であるため，1つの筋線維が収縮状態を維持し続けることはできない．しかし，生体においては，例えばパントマイムのようなストップモーションを意識的に維持することは容易にできる動作である．これは，各筋線維が交互に収縮と弛緩を繰り返すため可能となる．このとき，最初の収縮と維持については意識的に行われるため錐体路が関与する．一方，各筋線維の交互の収縮・弛緩は無意識に生体が調節をする錐体外路が関与する．したがって，錐体外路が障害された場合，無意識の振戦などのパーキンソン症状が発症する．

3）自律神経

自律神経系とは末梢神経系の中で，自己の意志により調節不可能な神経のことである．自律神経に調節されているものは，例えば脈管，内臓平滑筋，分泌腺，心拍，代謝などがある．自律神経におけるシナプスは自律神経節で形成されている．解剖学的には自律神経節より中枢に位置する神経を節前神経（節前線維），末梢に位置する神経を節後神経（節後線維）という（図2-7）．一般的に節前線維は有髄神経であり，節後線維は無髄神経である．ほとんどはこのような神経経路を通り効果器に接続する．一方，生理・薬理学的には交感神経と副交感神経の2つに分けられ，交感神経と副交感神経はほぼ相反する作用をもつ（表2-1）．末梢にあたる臓器はこの2種類の神経の両方から支配を受けることも多く（二重支配），それぞれ拮抗的に働き（相反支配），外的ストレスに応じてバランスをとることで生体活動を正常に保つ（図2-8）．

自律神経系に作用する2つの主要な神経伝達物質としてノルアドレナリンとアセチルコリンがあるが，自律神経系におけるノルアドレナリンは交感神経でのみ働く．交感神経はシナプスを脊柱両側の椎骨神経節で形成し，そこから各組織に分布する（胸腰系）．例外はあるものの，ほとんどは節前線維がアセチルコリン作動性神経であり，節後線維はノルアドレナリン作動性神経である．交感神経系は闘争時，すなわちエネルギーを消費するときに働く神経であり，緊張・集中時に反応が現れる．したがって交感神経優位時には心拍数増加，血圧上昇，瞳孔散大，消化抑制などがみられる．交感神経における神経経路の例外としては，汗腺と副腎髄質がある．汗腺は節前・節後線維ともにアセチルコリン作動性神経であり，副腎髄質は神経節をもたない．副交感神経は主に脳神経と脊髄神経（仙髄）中に混在している（頭仙系）．交感神経と異なり副交感神経は節前線維と節後線維ともにアセチルコリン作動性神経である．この神経系は安静時，すなわちエネルギーを蓄積するときに働く神経であり，休息・食事に関連した反応が現れる．したがって副交感神経優位時には心拍数低下，血圧下降，瞳孔縮小，消化促進などがみられる．

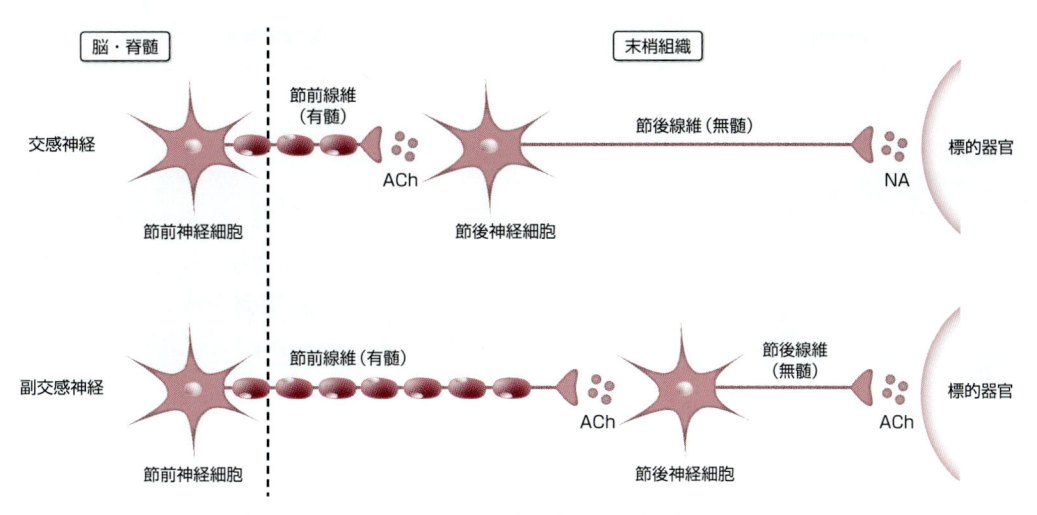

図 2-7 自律神経系の構成

ACh：アセチルコリン，NA：ノルアドレナリン

表 2-1 交感神経と副交感神経の作用

効果器		交感神経興奮 受容体	反応	副交感神経興奮 受容体	反応
眼	瞳孔拡大筋	$α_1$	収縮（→散瞳）		——＊
	瞳孔括約筋		——＊	M_3	収縮（→縮瞳）
	毛様体筋	$β_2$	弛緩	M_3	収縮
肺	気管平滑筋	$β_2$	弛緩	M_3	収縮
	気道分泌	$α_1$，$β_2$	抑制，促進	M_3	促進
心臓	洞房結節	$β_1$	心拍数増加	M_2	心拍数減少
	房室結節	$β_1$	電動速度増加	M_2	伝導速度減少
	心房筋	$β_1$	収縮力増加	M_2	収縮力低下
	心室筋	$β_1$	収縮力増加	M_2	収縮力低下
血管	皮膚・粘膜	$α_1$，$α_2$	収縮		拡張
	腹部内臓	$α_1 > β_2$	収縮		——＊
	冠状血管	$β_2 > α_1$	拡張		——＊
	骨格筋	$β_2 > α_1$	拡張		——＊
肝臓	グリコーゲン分解	$α_1$，$β_2$	促進		
胃腸	平滑筋	$α$，$β$	弛緩	M_3	収縮
	括約筋	$α_1$	収縮	M_3	弛緩
膀胱	排尿筋	$β_2$	弛緩	M_3	収縮
	括約筋	$α_1$	収縮	M_3	弛緩
生殖器	陰茎	$α_1$	射精		
子宮	妊娠	$α_1$	収縮	M_3	収縮
	非妊娠	$β_2$	弛緩	M_3	収縮
腺分泌	唾液腺	$α$	粘稠液少量	M_3	希薄液多量
		$β$	アミラーゼ分泌		
	汗腺	M	促進		——＊
脂肪組織		$β_1$，$β_3$＊	脂肪分解促進		——＊

——：反応起こらない　＊：神経支配がないか，あっても弱い　M：ムスカリン
※：$β_1$；白色脂肪組織，$β_3$；褐色脂肪組織

2章 精神・神経系の薬理

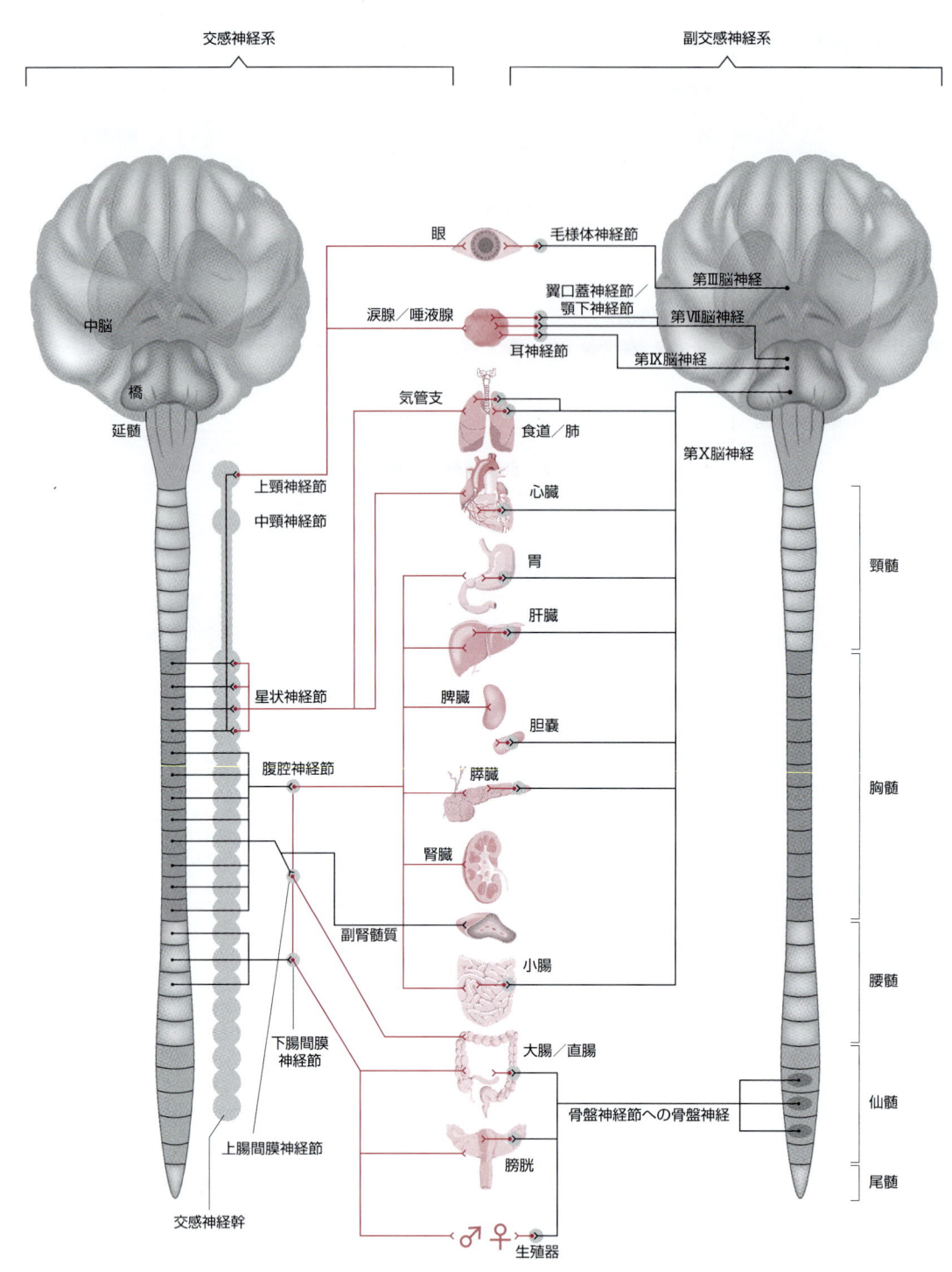

図 2-8 自律神経系の交感神経系と副交感神経系

B 神経による情報伝達のしくみ

　神経細胞は細胞体と樹状突起，軸索から構成されている．神経細胞内部での情報伝達は，活動電位が軸索を通って終末部へ伝播することで実現される．活動電位は細胞内外でのイオンの移動によって発生する．通常，細胞外には，大量のナトリウムイオンがあるため，細胞内は負の電位となっている．神経に興奮が起こると，細胞内にナトリウムイオンが流入するため，膜電位が脱分極する．膜電位が閾値に達すると，一時的に細胞内が正の電位となるが，すぐに再分極し，負の電位に戻る．この一連の膜電位の変化が活動電位である（図2-9）．

1. 軸索伝達

　軸索起始部で発生した活動電位が軸索を通り神経終末に伝わる反応を軸索伝達という（図2-10）．神経には，軸索が脂質からなる髄鞘（ミエリン鞘）と呼ばれる絶縁体で包まれているものがあり，この神経を有髄神経といい，囲まれていないものを

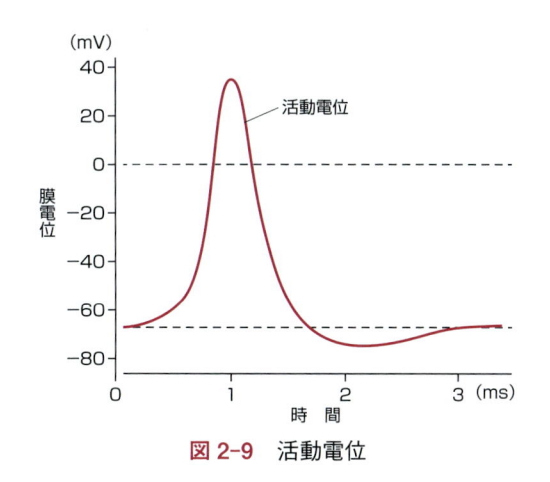

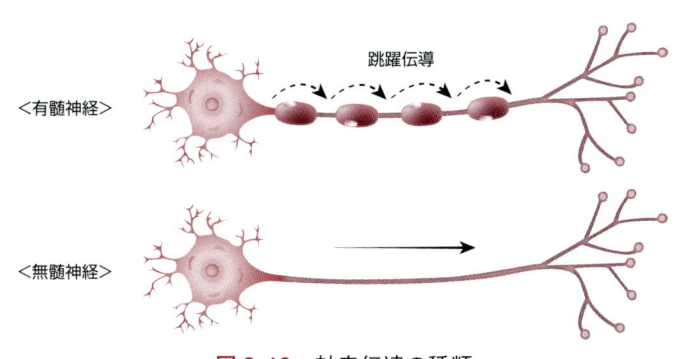

図2-9　活動電位

図2-10　軸索伝達の種類

表 2-2 末梢神経分類

分類		種類	直径 (μm)	伝達速度 (m/sec)	機能
A	α	有髄	12〜20	70〜120	求心性（筋・腱紡錘）遠心性（骨格筋）
	β	有髄	5〜12	30〜70	求心性（皮膚触・圧覚）
	γ	有髄	3〜8	15〜40	遠心性（筋紡錘）
	δ	有髄	1〜4	10〜30	求心性（皮膚温度・痛覚）
B		有髄	1〜3	3〜15	自律性（交感神経節前線維）
C	s.C	無髄	<1	0.5〜2	自律性（交感神経節後線維）
	dr.C	無髄	<1	0.5〜2	求心性（皮膚痛覚）

s.c：somatic C，dr.C：dosal root C

無髄神経という．有髄神経は，軸索全体が髄鞘で囲まれているのではなく，0.1〜1mm間隔で覆われているため，一部軸索が露出している構造（ランビエ絞輪）になっている．そのため，活動電位はランビエ絞輪だけで生じる．その結果，0.1〜1mmごとに局所回路が形成され神経伝達（跳躍伝導）が行われるため伝達速度が速く，逆に無髄神経では，活動電位が軸索に沿って連続的に伝導するため，伝達速度が遅い（図2-10）．また伝達速度は，神経線維の直径にも依存し，太いものほど速い．このように，髄鞘の有無や神経線維の太さによって神経伝達速度が異なるので，神経の種類によって支配する感覚や運動も異なる（表2-2）．触・圧覚はAβ線維が，鋭痛覚と温度感覚にはAδが，鈍痛覚にはC線維が関与している．C線維以外はすべて髄鞘に囲まれた有髄神経だが，C線維は髄鞘がない無髄神経であるため最も伝達速度が遅い．運動神経に関与する神経線維は有髄神経であるAαが骨格筋に，Aγが筋紡錘にそれぞれ投射している．骨格筋の運動神経線維は最も太く，髄鞘があることで跳躍伝導により伝達されるため，最も伝達速度が速い．

2. シナプス間伝達

神経終末から別の神経の樹状突起への接続部分をシナプスといい，その間（シナプス間隙）で生じる情報伝達をシナプス間伝達という（図2-11）．軸索を伝わってきた活動電位によって，神経伝達物質を含んだシナプス小胞が神経終末（前シナプス側）の膜に融合し，シナプス間隙に神経伝達物質が遊離される．遊離された神経伝達物質は，相手側（後シナプス側）の樹状突起上に局在する受容体に結合し，膜電位の変化を誘導することで新たな活動電位を発生させる．シナプスの形成は1対多数または多数対1の関係で成り立っていることが多く，シナプスで情報の収束が生じる．

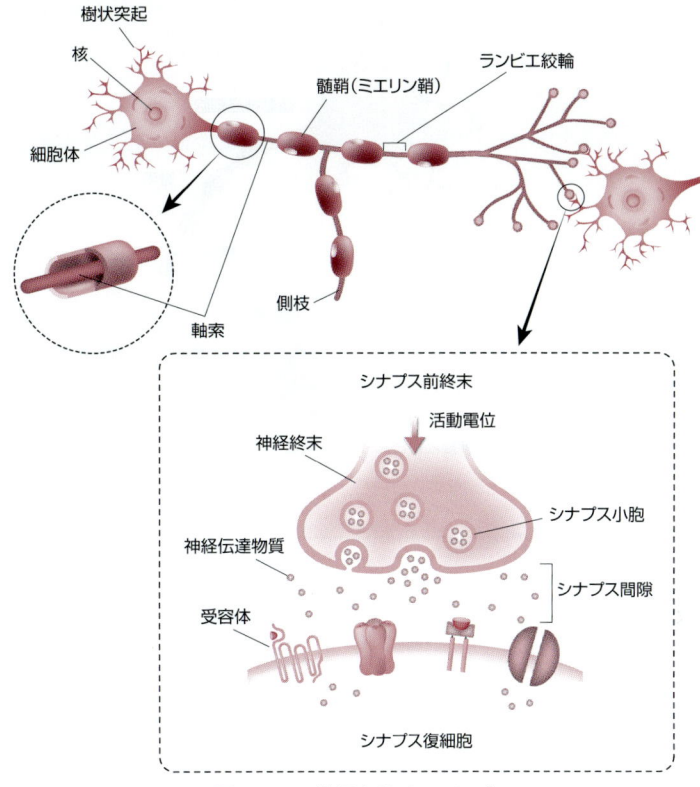

図2-11 神経細胞とシナプス

3. 神経筋接合部における伝達

運動神経終末と筋肉組織との連結部を神経筋接合部という（図2-12）．神経筋接合部では，運動神経から遊離されたアセチルコリンが運動神経終板上に発現しているニコチン性アセチルコリン受容体に結合することで，Na^+の流入が生じ，それにより脱分極した結果，終板電位が発生し骨格筋を収縮させる．

C 神経機能に対する薬の代表的作用様式

神経は，受動的にイオンを透過させる膜タンパク質であるイオンチャネルの働きによって，静止膜電位を維持し，また電気シグナルを発生させる．前シナプス側に局在するイオンチャネルから，Ca^{2+}が流入すると神経伝達物質の遊離が誘導される．遊離された伝達物質は，細胞膜に局在する受容体に結合し，細胞内シグナルを駆動する．このようにイオンチャネルや受容体は，さまざまな細胞応答を開始するため，薬物の標的となる（図2-13）．

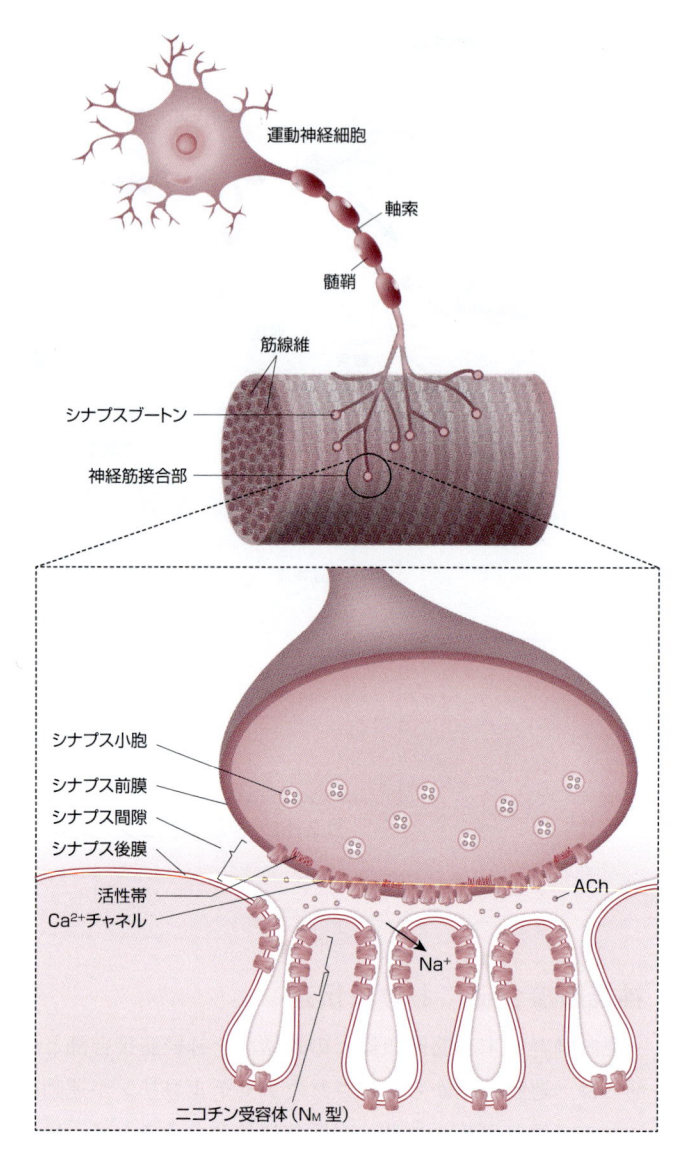

図 2-12　神経筋接合部における伝達
ACh：アセチルコリン

1. 受容体

1）Gタンパク質共役型受容体　guanine nucleotide-binding protein-coupled receptor（GPCR）

細胞膜を7回貫通する7回膜貫通型受容体であり，生体内で最も多い薬物受容体である．細胞外のN末端部位に，リガンド（アゴニスト）が結合することで，活性化し，細胞内のC末端部位に共役している3量体Gタンパク質（α，β，γ）にシ

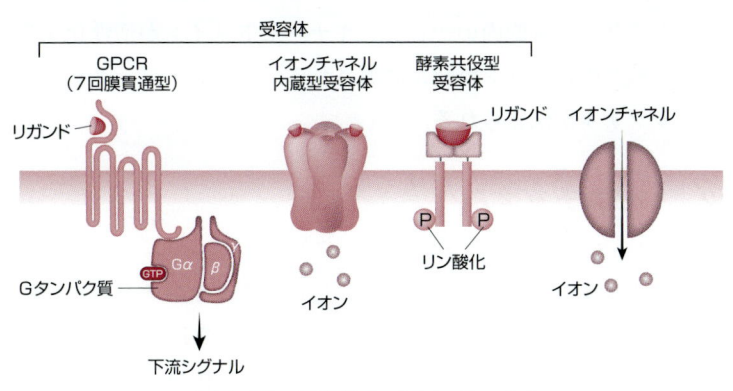

図 2-13 受容体とイオンチャネル

グナルを伝える（図2-13）．このGタンパク質サブユニットは，多数存在し，それぞれ別個のエフェクター分子に作用するため，GPCRと共役しているGタンパク質の種類によって細胞内に伝わるシグナルが異なる．代表的なGPCRとして，ドパミン受容体やアドレナリン受容体のほかに，アセチルコリン受容体，セロトニン受容体，ヒスタミン受容体，アデノシン受容体，オピオイド受容体，代謝型グルタミン酸受容体，$GABA_B$受容体などがある．例えば，ドパミンD_1受容体が，ドパミンの結合によって活性化するとGタンパク質の$G_{\alpha s}$と共役し，それによって細胞が興奮状態に向かうが，ドパミンD_2受容体は，活性化すると$G_{\alpha i}$と共役し，神経細胞の発火を抑制するシグナルを駆動するというように，同じリガンドが結合しても受容体の種類によってまったく逆の作用を示す．

2）イオンチャネル内蔵型受容体

複数（多くは5個）のサブユニットが円を作り，それぞれのユニットは複数（2・4・6）回膜を貫通する一本鎖ペプチドで構成されている．ペプチドのN末端は細胞外に位置し，いずれかのユニットにリガンド（アゴニスト）が結合することで，円の中心が開き（チャネル開口）イオンが流入する受容体である．興奮性伝達物質のアセチルコリンやグルタミン酸が，それぞれの受容体（例えば，アセチルコリン受容体やAMPA受容体など）を刺激すると，Na^+が流入し，脱分極を引き起こす．逆に，抑制性伝達物質のγ-アミノ酪酸（GABA）やグリシンは，$GABA_A$受容体やグリシン受容体を刺激し，Cl^-を流入させ，過分極を引き起こす．抗不安薬などの$GABA_A$受容体刺激作用はこれにあたる．

3）酵素共役型受容体

細胞膜を1回貫通する受容体で，受容体自身に酵素活性を有する群または酵素活性を有するタンパク質と複合体を形成する群に分類される．それゆえ，細胞質内に酵素活性触媒部位か酵素結合部位をもつ．例えば，神経成長因子（NGF）が結合するチロシンキナーゼ（チロシンリン酸化酵素）型受容体は，自身に酵素活性触媒部位を有している．細胞外ドメインにNGFが結合すると，二量体を形成し，また立体構造

が変化し，細胞内のチロシンキナーゼドメインが活性化する．それによってチロシン残基の自己リン酸化が誘導される．これをエフェクター分子が認識し，細胞内にシグナルが伝えられる．

2. イオンチャネル

1) カルシウムチャネル（Ca^{2+} チャネル）

カルシウムイオンを選択的に透過するイオンチャネルである．いくつかのチャネルタイプがあり（L・P/Q・N・R・T型），それぞれ閾値や開閉時間，発現部位などが異なる．主に神経系に発現しているN，P/Q，R型 Ca^{2+} チャネルは，神経伝達物質の遊離をはじめとする神経機能を制御する．L型の Ca^{2+} チャネルは，骨格筋，心筋，血管，脳など，多くの興奮性細胞に局在しており，現在市販されているカルシウム拮抗薬の主な標的である．Ca^{2+} の流入が阻害されると，平滑筋の収縮が抑制され，血管が弛緩する．それによって降圧作用が得られる．またカルシウム拮抗薬は，心臓での刺激伝導系を抑制するため，抗不整脈として用いられることもある．

2) ナトリウムチャネル（Na^+ チャネル）

電位依存性 Na^+ チャネルとアミロライド感受性 Na^+ チャネルの2種類があるが，ほとんどが電位依存性のものである．電位依存性 Na^+ チャネルはイオン孔をもつ α サブユニットの周りに β サブユニットがある3つのサブユニット構造を形成している．Na^+ の流入により脱分極が生じ，活動電位が生じる．ふぐ毒であるテトロドトキシンや局所麻酔薬などが Na^+ チャネルの遮断作用をもつ．

3) カリウムチャネル（K^+ チャネル）

静止膜電位の形成や活動電位の再分極に関与している．ほとんどの K^+ チャネルは，α サブユニットが4量体を形成し，中央部にイオン孔をもつ．K^+ チャネルが開くと，過分極が引き起こされ，細胞の興奮が抑えられるのに対し，K^+ チャネルが閉じると興奮が生じる．このように，K^+ チャネルは活動電位の持続時間と活動電位の発火の時間的な変化のパターンの調節に重要な役割を果たしている．K^+ チャネル拮抗薬は，不応期を延長させるため，活動電位の持続時間が延長し，不整脈を抑制する．

D 中枢神経系における神経伝達物質と薬

主に神経終末から遊離され，受容体などに結合することで情報伝達を担う物質を神経伝達物質といい，主に，アミノ酸，モノアミン，ペプチド，アセチルコリンからなる（図2-14）．アミノ酸系神経伝達物質としては，興奮性伝達物質のグルタミン酸と抑制性伝達物質のGABAやグリシンなどがある．モノアミン系には，ドパミン，ノルアドレナリン，アドレナリン，セロトニン，ヒスタミンなどがあり，前者3つは，カテコール基をもつためカテコールアミンと呼ばれる．カテコールアミン

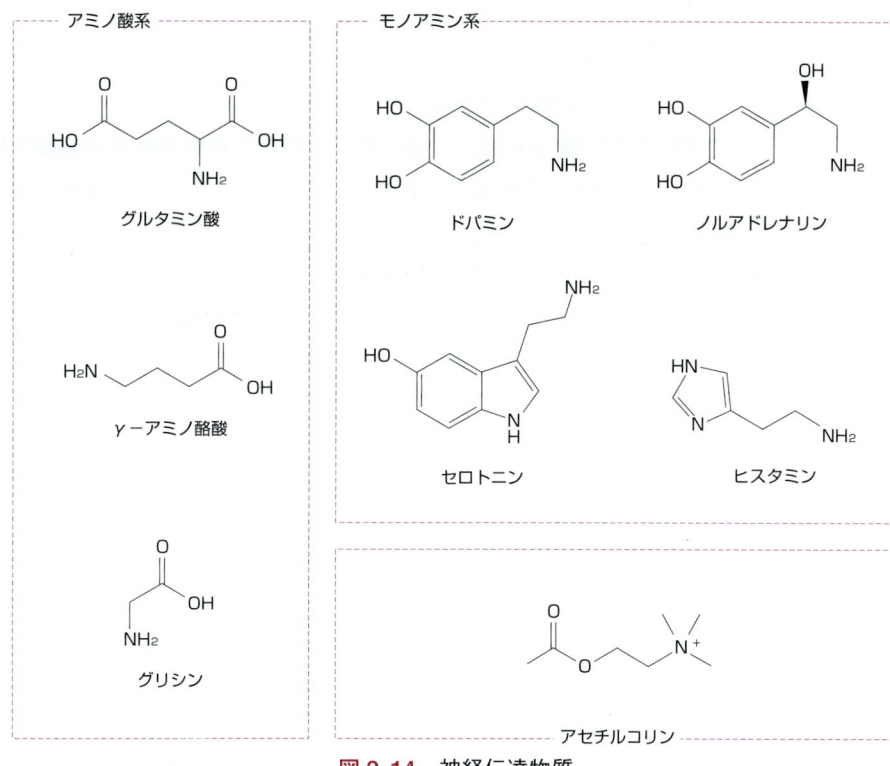

図 2-14　神経伝達物質

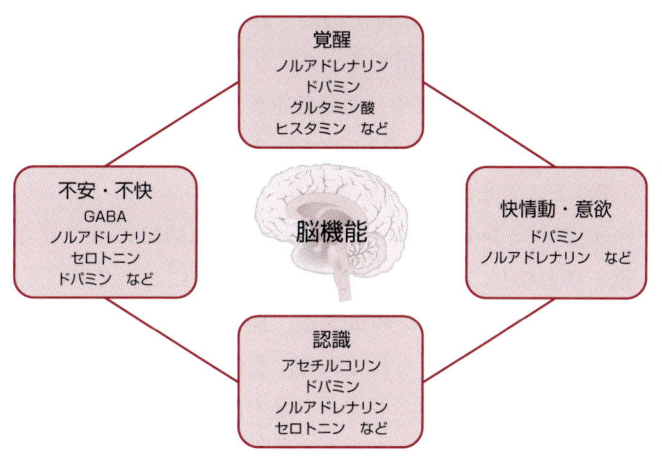

図 2-15　脳機能と神経伝達物質

はすべて，チロシンから誘導され，チロシン水酸化酵素によりドーパが生合成され，その後，ドパミン→ノルアドレナリン→アドレナリンへと変換されていく．神経伝達物質は，それぞれ相補的作用をすることで，状況に合わせた生理作用または神経機能を示す．そのため，これらのバランスが崩れると，精神疾患発症へと繋がると考えられている（図 2-15）．

1. 神経伝達物質

1) アミノ酸系神経伝達物質

① **グルタミン酸** glutamic acid：最も一般的な中枢神経系の興奮性伝達物質である．イオンチャネル内蔵型受容体（NMDA 受容体，AMPA 受容体，カイニン酸受容体など）と G タンパク質共役型の代謝型グルタミン酸受容体に結合し，速いシナプス伝達やシナプス伝達の修飾を担い，記憶や学習，認知などの脳高次機能に関与する．統合失調症の病態として，グルタミン酸作動性神経機能の低下が関与していると考えられている．また，過剰量のグルタミン酸は，神経毒として作用し，神経細胞死を引き起こす．

② **GABA**（γ-アミノ酪酸 γ-aminobutanic acid）：中枢神経系の最も一般的な抑制性伝達物質である．イオンチャネル型の GABA$_A$ 受容体に作用し Cl$^-$ チャネルを開口することで細胞を速やかに過分極させ神経を鎮める．また，GABA が代謝型の GABA$_B$ 受容体に作用すると，Ca^{2+} チャネルを抑制し，神経伝達物質の遊離が抑制される．GABA 作動性神経系機能が低下すると，てんかんや不安障害を誘発し，一方，薬物により GABA 受容体を刺激することで，鎮静，抗痙攣，抗不安作用をもたらす．

③ **グリシン** glycine：グリシンは，GABA に次ぐ抑制性伝達物質である．グリシンがグリシン受容体に結合すると，Cl$^-$ が細胞内に流入し，抑制性シナプス後電位を発生して，シナプス伝達が抑制される．一方で，グリシンは，NMDA 受容体の共アゴニストとしても作用する．グリシンが，NMDA 受容体のグリシン結合部位に作用すると，NMDA 電流や長期増強を促進する．グリシン受容体の異常に起因する疾患として，過剰驚愕症が知られている．

2) モノアミン系神経伝達物質

① **ドパミン** dopamine：作用する脳領域によって異なるが，運動・快情動・意欲・学習などに関与する．黒質-線条体路においてドパミンは，主に運動制御に関与し，ここでのドパミンの欠乏が，振戦・無動などの病態を呈するパーキンソン病の発症に繋がると考えられている．腹側被蓋野から前頭前葉や前帯状回，側坐核への投射経路においては，ドパミンは主に報酬に関与し，快情動や意欲などに重要な役割を果たしている．ここでのドパミン作動性神経機能障害が，統合失調症のいくつかの症状と関係していると考えられている．また，先に述べたように，ドパミンは受容体の種類によってその作用が異なり，ドパミンが D$_1$ 受容体に結合すると，細胞は興奮状態に向かうが，D$_2$ 受容体に作用すると，抑制状態に向かう．

② **ノルアドレナリン** noradrenalin：中枢神経系では，青斑核にあるノルアドレナリン作動性神経細胞から多くの脳領域に，ノルアドレナリンが遊離される．覚醒反応（集中力・判断力の向上など）や，ストレス，注意，記憶，学習などに影響を与え，闘争と逃避時に必要な身体・精神状態をつくり上げる．アドレナリン受容体である

αおよびβ受容体などに結合し作用する．抗うつ薬には，ノルアドレナリンを標的としたものがある．

③ **セロトニン** serotonin：セロトニンは，トリプトファンから生合成されるモノアミンである．脳内では，主に，縫線核にあるセロトニン作動性神経細胞から脳の広範囲に分布し，生体リズム，睡眠，体温調節，情動などに関与する．セロトニン受容体は，5-HT$_3$のみがイオンチャネル共役型受容体で，それ以外は，すべて7回膜貫通型のGPCRである．5-HT$_1$受容体は抑制性Gタンパク質（G$_i$）と共役し，アデニル酸シクラーゼ活性を抑制することにより過分極を引き起こす．一方，5-HT$_2$受容体はG$_q$と共役し，ホスホリパーゼCを活性化させるが，5-HT$_{4-7}$受容体はG$_s$と共役し，アデニル酸シクラーゼを活性化させる．さらに，5-HT$_3$受容体はイオンチャネル共役型受容体で，刺激により，Na$^+$を流入させる．セロトニンに関わる薬物には，セロトニンの再取り込みを阻害するものがあり，これによってセロトニン量が増大し，抑うつ症状などが改善されると考えられている．

④ **ヒスタミン** histamine：ヒスタミンは，ヒスチジンから生合成されるモノアミンである．中枢においては，興奮・覚醒に関与し概日パターンの形成を担っている．そのほかに，摂食や平衡感覚にも関与するとされているが，詳しい作用機序はまだ明確ではない．ヒスタミン受容体として，ヒスタミンH$_{1-4}$受容体が同定されている．アレルギーなどに使われる抗ヒスタミン薬による催眠作用は中枢における覚醒の遮断によって生じる．

3) アセチルコリン acetylcholine

アセチルコリンは，生体のさまざまな部位に存在し，中枢においては学習・記憶のほか，運動や睡眠，意識形成にも関わる．アセチルコリンは，ムスカリン性アセチルコリン受容体とニコチン性アセチルコリン受容体に結合し，作用を発現する．アセチルコリンは，コリンとアセチル補酵素Aから作られ，アセチルコリンエステラーゼによって速やかに分解される．アルツハイマー病の患者では，脳内アセチルコリン量が低下しており，コリンエステラーゼ阻害薬が治療薬として用いられる．

2. 中枢性作用薬（表2-3）

1) 全身麻酔薬

覚醒状態には大脳皮質神経活動を高めることが必要であり，上行性網様体賦活系の働きが重要である．全身麻酔薬は，この上行性網様体賦活系を強く抑制する．全身麻酔薬は中枢神経において，大脳皮質→間脳（視床髄板内核群）→中脳（巨大細胞網様核）→脊髄→延髄の順に抑制する．この抑制機構は不規則性下行性麻痺と呼ばれ，全身麻酔薬は，延髄よりも先に脊髄を抑制し，呼吸などの延髄機能を保持した状態で筋弛緩・反射消失などをもたらす．全身麻酔薬は吸入麻酔薬と静脈麻酔薬に大別されるが，主な薬理作用としては，GABA$_A$受容体機能の亢進，NMDA受容体の遮断などが挙げられ，細胞膜の過分極によるシナプス後細胞の抑制ならびにCa^{2+}

流入阻害による興奮性神経伝達物質の遊離の抑制に関与する．

2）中枢作用性鎮痛薬，鎮痛補助薬

痛みは本来，生体の警告系としての役割を担っているが，過剰で持続的な痛みは取り除かなければならない．一方，鎮痛薬は意識喪失を起こさず，触覚などの他の諸感覚に影響を与えない用量で臨床上問題となる痛みを抑制する薬である．鎮痛薬は主として中枢に作用点を持ち，強力な鎮痛作用を示す麻薬性鎮痛薬をはじめとした薬物群（表2-3）と，主に末梢に作用し，抗炎症作用を併せ持つ非ステロイド性抗炎症薬（NSAIDs 表2-4）とに分類される．

3）睡眠薬

睡眠薬は睡眠に類似した中枢神経抑制状態を起こす．睡眠薬はその化学構造および薬理作用の違いで分類すると，ベンゾジアゼピン（BZ）系，非BZ系，バルビツール酸系，その他に分けられる．BZ系あるいは非BZ系睡眠薬の作用時間の分類により，超短時間作用型，短時間作用型，中間作用型ならびに長時間作用型に分けられる．睡眠薬は主に$GABA_A$受容体の機能を亢進させる役割を持ち，作用時間や作用点の違いにより，入眠障害，熟眠障害ならびに早期覚醒のいずれかを改善する．その他の睡眠薬として，メラトニン受容体作動薬やオレキシン受容体拮抗薬などが挙げられる．

4）抗不安薬

不安や緊張を選択的に除去あるいは軽減することを目的とする薬を抗不安薬という．抗不安薬にはベンゾジアゼピン（BZ）系やセロトニン5-HT_{1A}受容体作動薬などがある．BZ受容体作動薬は広い臨床適用を持ち，抗不安作用，筋弛緩作用，抗けいれん作用ならびに催眠鎮静作用を用量依存的に発現する．一般に，BZ受容体作動薬のうち，中間作用型あるいは長時間作用型が主に抗不安薬として使用される．

5）抗てんかん薬

てんかんは脳内の神経細胞の過剰な興奮による反復性の発作を示す慢性的な脳疾患である．臨床症状としては，痙攣，脱力，異常感覚あるいは記憶障害などが発作的に現れ，多くの場合は意識障害を伴う．てんかんの発作は，部分発作，全般発作に大別され，さらに部分発作は単純部分発作や複雑部分発作などに，全般発作は欠神発作（小発作）や強直・間代発作（大発作）などに分類される．てんかん発作の分類により薬物の選択が必要である．抗てんかん薬は，第一世代の抗てんかん薬（バルプロ酸やカルバマゼピンなど）と第二世代の抗てんかん薬（ガバペンチンやトピラマートなど）に大別される．抗てんかん薬の主な作用機序としてはGABA神経の機能促進，電位依存性Na^+チャネル阻害，電位依存性Ca^{2+}チャネル阻害などが挙げられる．

6）抗うつ薬

うつ病は抑うつ症状や不眠症状などを特徴とする精神疾患である．うつ病の発症

表 2-3　主な中枢性作用薬

全身麻酔薬	吸入麻酔薬	ガス麻酔薬：亜酸化窒素（笑気）
		揮発性麻酔薬：イソフルラン，セボフルラン，デスフルラン　など
	静脈麻酔薬：チオペンタール，チアミラール，ケタミン，プロポフォール，ミダゾラム	
中枢作用性鎮痛薬鎮痛補助薬	麻薬性鎮痛薬：モルヒネ，コデイン，オキシコドン，フェンタニル，レミフェンタニル，タペンタドール，ヒドロモルフォン，メサドン	
	非麻薬性鎮痛薬：ペンタゾシン，ブプレノルフィン，ブトルファノール，トラマドール　など	
	解熱鎮痛薬：アセトアミノフェン，イソプロピルアンチピリン	
	抗てんかん薬：ガバペンチン，バルプロ酸	
	その他鎮痛補助薬：プレガバリン，アミトリプチリン，ベンラファキシン，デュロキセチン　など	
睡眠薬	ベンゾジアゼピン系：フルラゼパム，ニトラゼパム，ブロチゾラム（チエノジアゼピン誘導体）　など	
	非ベンゾジアゼピン系：ゾルピデム，ゾピクロン，エスゾピクロン	
	バルビツール酸系：チオペンタール，ペントバルビタール，フェノバルビタール　など	
	メラトニン受容体作動薬：ラメルテオン	
	オレキシン受容体拮抗薬：スボレキサント	
抗不安薬	ベンゾジアゼピン系：エチゾラム，ロラゼパム，ジアゼパム　など	
	非ベンゾジアゼピン系：タンドスピロン（5-HT1A受容体刺激），ゾピクロン	
抗てんかん薬	第一世代抗てんかん薬：バルプロ酸，カルマバゼピン，フェニトイン，バルビツール酸系（フェノバルビタール），ベンゾジアゼピン系（ジアゼパム，クロナゼパムなど），エトクスシミド，トリメタジオン	
	第二世代抗てんかん薬：ガバペンチン，トピラマート，レベチラセタム，スチリペントール，ラモトリギン，ペランパネル	
抗うつ薬	三環系抗うつ薬：アミトリプチリン，イミプラミン　など	
	四環系抗うつ薬：マプロチリン，ミアンセリン　など	
	セロトニン受容体遮断再取り込み阻害薬（SARI）：トラゾドン	
	選択的セロトニン再取り込み阻害薬（SSRI）：フルボキサミン，パロキセチン，エスシタロプラム　など	
	セロトニン・ノルアドレナリン再取り込み阻害薬（SNRI）：ミルナシプラン，デュロキセチン　など	
	ノルアドレナリン作動性・特異的セロトニン作動性抗うつ薬（NaSSA）：ミルタザピン	
抗精神病薬（統合失調症治療薬）	第一世代抗精神病薬（ドパミンD_2受容体拮抗薬）	フェノチアジン系：クロルプロマジン，プロクロルペラジン　など
		ブチロフェノン系：ハロペリドール　など
		ベンズアミド系：スルピリド　など
	第二世代抗精神病薬	セロトニン・ドパミン拮抗薬（SDA）：リスペリドン，ペロスピロン，ブロナンセリン，パリペリドン　など
		多元受容体作用抗精神病薬（MARTA）：オランザピン，クロザピン，クエチアピンなど
		ドパミン部分作動薬（DSS）：アリピプラゾール　など
パーキンソン病治療薬	ドパミン作動薬：レボドパ・カルビドパ配合	
	ドパミン受容体作動薬：ブロモクリプチン，プラミペキソール，ロピニロール　など	
	モノアミンオキシダーゼB（MAO-B）阻害薬：セレギリン，ゾニサミド	
	カテコール-O-メチルトランスフェラーゼ（COMT）阻害薬：エンタカポン	
	アデノシンA2a受容体阻害薬：イストラデフィリン	
	ドパミン放出促進薬：アマンタジン	
	抗コリン薬：トリヘキシフェニジル，ビペリデン　など	
	ノルアドレナリン前駆体：ドロキシドパ	
認知症治療薬（アルツハイマー病治療薬）	コリンエステラーゼ阻害薬：ドネペジル，ガランタミン臭化水素酸塩，リバスチグミン	
	NMDA受容体拮抗作用：メマンチン	

SARI：serotonin antagonist and reuptake inhibitor, SSRI：selective serotonin reuptake inhibitor, SNRI：serotonin noradrenalin reuptake inhibitor, NaSSA：noradrenergic specific serotonergic antidepressant, SDA：serotonin dopamine antagonist, MARTA：multi acting receptor targeted antipsychotics, DSS：dopamine system stabilizer, MAO-B：monoamine oxidase B, COMT：catechol-O-methyltransferase, NMDA：N-methyl-D-aspartate

機序としては，脳内モノアミン作動性神経の機能低下により引き起こされているという「モノアミン仮説」が提唱されており，うつ状態では脳内のノルアドレナリンやセロトニンが減少していることが明らかとなっている．そのため，うつ状態の改善には，モノアミンの再取り込み阻害を標的とした薬物が主に使用されている．代表的な抗うつ薬として，三環系抗うつ薬，四環系抗うつ薬，セロトニン2アンタゴニスト再取り込み阻害薬（SARI），選択的セロトニン再取り込み阻害薬（SSRI），セロトニン・ノルアドレナリン再取り込み阻害薬（SNRI）ならびにノルアドレナリン作動性・特異的セロトニン作動性抗うつ薬（NaSSA）が挙げられる．

7）抗精神病薬（統合失調症治療薬）

統合失調症は陽性症状と陰性症状に分類され，陽性症状には腹側被蓋野から側坐核あるいは前頭前野に投射するドパミン神経の機能亢進が関与する．一方，陰性症状には前頭前野のグルタミン酸作動性神経の機能低下や，縫線核を起始核とするセロトニン神経の活性化が関与している可能性が考えられている．抗精神病薬は定型抗精神病薬と非定型抗精神病薬に分類され，定型抗精神病薬はドパミンD_2受容体の拮抗薬で，統合失調症の陽性症状に有効であるのに対して，非定型抗精神病薬は陽性症状のみならず陰性症状にも有効である．非定型抗精神病薬は，セロトニン・ドパミン拮抗薬（Serotonin Dopamine Antagonist: SDA）や多受容体作用抗精神病薬（Multi Acting Receptor Targeted Antipsychotics: MARTA）がある．ドパミン受容体，セロトニン受容体，ノルアドレナリン受容体ならびにヒスタミン受容体といった様々な受容体に対し阻害作用を持つ．最近では，副作用の少ないドパミン部分作動薬（Dopamine System Stabilizer: DSS）なども頻用されている．

8）パーキンソン病治療薬

パーキンソン病は特に錐体外路系運動を司る中脳黒質-線条体ドパミン神経の変性脱落により，アセチルコリン神経を始めとした他の神経系とのバランスが崩れ，振戦，無動，筋固縮ならびに姿勢反射障害を特徴とした運動障害を呈する疾患である．パーキンソン病治療薬として，ドパミン神経の活性化あるいはアセチルコリン神経の抑制を主作用とした薬物が主軸となる．また，パーキンソン病に伴うすくみ足や立ちくらみにはノルアドレナリン神経が関与している．

9）認知症治療薬（アルツハイマー病治療薬）

認知症で最も多いアルツハイマー病においては，老人斑，神経原線維変化に伴うアセチルコリン神経の脱落により，海馬や大脳皮質における萎縮が引き起こされる．脳内の神経細胞が直接的に障害されるため，現在のところ有効な治療薬はなく，アセチルコリンを標的にした薬物による対症療法が中心となる．

表 2-4　感覚（知覚）神経系に作用する薬

局所麻酔薬	エステル型	コカイン，プロカイン，テトラカイン，ベンゾカイン　など
	アミド型	リドカイン，メピバカイン，ブピバカイン，レボブピカイン，ロピバカイン，プリロカイン，ジブカイン　など
消炎鎮痛薬	酸性非ステロイド性抗炎症薬 （酸性 NSAIDs）	アスピリン，ジクロフェナク，インドメタシン，フェルビナク，イブプロフェン，ロキソプロフェンナトリウム，エトドラク，ピロキシカム，セレコキシブ，フルルビプロフェンアキセチル　など
	塩基性非ステロイド性抗炎症薬 （塩基性 NSAIDs）	エピリゾール，エモルファゾン，チアラミド塩酸塩，チノリジン塩酸塩　など

表 2-5　筋弛緩薬（神経筋接合部遮断薬）の分類と種類

非脱分極性筋弛緩薬 （競合的 N_M 受容体拮抗薬）	ツボクラリン，パンクロニウム，ベクロニウム，ロクロニウム　など
脱分極性筋弛緩薬	スキサメトニウム　など
骨格筋直接弛緩薬	ダントロレンナトリウム
その他末梢性筋弛緩薬	A 型ボツリヌス毒素

E　末梢神経系における薬

1. 感覚（知覚）神経系に作用する薬

　局所麻酔薬とは知覚神経の興奮伝導を可逆的に遮断することにより，意識反射機能を損なわず，目的とする部分の知覚を遮断する薬物である．主に知覚神経の Na^+ チャネルを可逆的に阻害して興奮（脱分極）を抑制することにより神経伝導を遮断する薬物である（表 2-4）．一方，消炎鎮痛薬（NSAIDs）は，細胞障害時の炎症組織や神経細胞おいて，アラキドン酸からプロスタグランジン類を産生する律速酵素であるシクロオキシゲナーゼ（COX）（非炎症細胞に恒常的に発現しているのは COX1，炎症時に発現誘導されるのは COX-2）を阻害することにより，抗炎症作用や鎮痛作用を発揮する（表 2-4）．

2. 神経筋接合部に作用する薬

　骨格筋収縮は，神経筋接合部に放出されたアセチルコリンが筋細胞膜上に局在するニコチン性アセチルコリン受容体（N_M 型受容体）に結合することによって起こる．末梢性の筋弛緩薬は，神経筋接合部を遮断したり，骨格筋に直接作用して収縮を抑制することにより，骨格筋を弛緩させる．筋弛緩薬は，非脱分極性筋弛緩薬（競合的 N_M 受容体拮抗薬），脱分極性筋弛緩薬，骨格筋直接弛緩薬，その他に分類される（表 2-5）．

3. 自律神経系に作用する薬

1） 交感神経系に作用する薬

　交感神経系に作用する薬は，交感神経節後線維終末のアドレナリン受容体に結合して作用を発現する．アドレナリン（ノルアドレナリン）受容体にはα受容体とβ受容体の2種類がある（表2-6）．α受容体のサブタイプは2つあり，$α_1$，$α_2$受容体がある．β受容体のサブタイプは3種類あり，$β_1$，$β_2$ならびに$β_3$がある．交感神経系に作用する薬はアドレナリン作動薬と抗アドレナリン薬に大別される．アドレナリン作動薬は，カテコールアミン系の他，直接型，間接型ならびに混合型に分類され，抗アドレナリン薬は直接型ならびに間接型に分けられる（表2-7）．直接型は受容体の選択性により，様々な薬理作用を発揮する．

2） 副交感神経系作動薬

　副交感神経系に作用する薬は，副交感神経節後線維終末のアセチルコリン受容体に結合して作用を発現する．アセチルコリン受容体はムスカリン性アセチルコリン受容体とニコチン性アセチルコリン受容体の2種類がある．ムスカリン受容体はM_1〜M_3のサブタイプがある．M_1受容体は主に神経と胃，M_2受容体は心臓と神経シナプス前終末，M_3受容体は腺組織と平滑筋に局在する．ニコチン受容体は骨格筋，自律神経節，中枢神経の3つの領域に局在する．副交感神経系に作用する薬はコリン作動薬と抗コリン薬に大別される．コリン作動薬は，ムスカリン受容体作動薬ならびに間接型コリン作動薬に分類される（表2-8）．

3） 神経節と神経節作動薬

　自律神経節は節前線維と節後線維でシナプスを形成し，神経線維の電気的伝達から神経伝達物質を介した化学的伝達へと変換する部位である．自律神経節に作用する薬は，シナプス後膜のアセチルコリン受容体（ニコチン受容体）に結合して作用を発現する．例えば，体性神経においては骨格筋のニコチン受容体（N_M型）が主な作用部位である．自律神経節への作動薬は交感神経と副交感神経の両方作用するため，臨床的意味合いよりも研究遂行のための学術的意味をもつものがほとんどである（表2-9）．

表 2-6 アドレナリン（ノルアドレナリン）受容体の種類とサブタイプ

α受容体	$α_1$受容体	血管収縮，瞳孔散瞳，唾液の分泌　など
	$α_2$受容体	神経伝達物質遊離抑制，消化液分泌抑制　など
β受容体	$β_1$受容体	心拍数，心収縮力の増大，レニン分泌促進
	$β_2$受容体	血管拡張，気管支拡張，骨格筋収縮（振戦）　など
	$β_3$受容体	膀胱排尿筋弛緩，脂肪分解

表 2-7 主な交感神経系作動薬の分類と種類

アドレナリン作動薬（交感神経興奮薬）	カテコールアミン系：ノルアドレナリン，アドレナリン，イソプレナリン　など	
	非カテコールアミン系	直接型アドレナリン作動薬
		選択的$α_1$受容体作動薬：フェニレフリン，メトキサミン，ミドドリン　など
		選択的$α_2$受容体作動薬：クロニジン，デクスメデトミジン，チザニジン　など
		非選択的β受容体作動薬：メトキシフェナミン，イソクスプリン　など
		選択的$β_1$受容体作動薬：ドブタミン，デノパミン
		選択的$β_2$受容体作動薬：サルブタモール，ツロブテロール，リトドリン　など
		間接型アドレナリン作動薬：チラミン，アンフェタミン，メタンフェタミン　など
		混合型アドレナリン作動薬：エフェドリン
抗アドレナリン薬（交感神経遮断薬）	非選択的α受容体拮抗薬：フェントラミン，フェノキシベンザミン，麦角アルカロイド　など	
	選択的$α_1$受容体拮抗薬：プラゾシン，ブナゾシン，テラゾシン　など	
	選択的$α_2$受容体拮抗薬：ヨヒンビン，イダゾキサン　など	
	非選択的β受容体拮抗薬：プロプラノロール，ニプラジロール，チモロール　など	
	選択的$β_1$受容体拮抗薬：アテノロール，メトプロロール　など	
	αβ受容体拮抗薬：ラベタロール，アロチノロール	
	ノルアドレナリン枯渇薬：レセルピン	

表 2-8 主な副交感神経に作用する薬の分類と種類

コリン作動薬（副交感神経興奮薬）		
ムスカリン（M）受容体作動薬	コリンエステル類：アセチルコリン，メサコリン，カルバコール，ベタネコール	
	ムスカリン受容体刺激薬：ピロカルピン，セビメリン　など	
間接型コリン作動薬	可逆性コリンエステラーゼ阻害薬	
	第三級アミンコリンエステラーゼ阻害薬：フィゾスチグミン	
	第四級アミンコリンエステラーゼ阻害薬：ネオスチグミン，エドロホニウム　など	
	非可逆性コリンエステラーゼ阻害薬：サリン，パラチオン　など	
抗コリン薬（副交感神経遮断薬）		
ムスカリン受容体拮抗薬	ベラドンナアルカロイド：アトロピン，スコポラミン　など	
合成ムスカリン受容体拮抗薬	プロパンテリン，トロピカミド　など	

表 2-9 神経節作動薬の分類と種類

神経節刺激薬（物質）	ニコチン，ロベリン　など
神経節遮断薬（物質）	ヘキサメトニウム　など

2 意識と麻酔薬

　「麻酔」が導入される以前の外科的治療は，耐え難い痛みやショックのため困難を極め，例えば激しい創傷の治療や，四肢の切断を必要とするときなど，非常に緊急性の高い場合に限られていた．当時から，氷冷による低体温法，止血帯による圧迫虚血，アルコール，さらには催眠術など，痛みを和らげるための方法はいくつか知られていたが，最終的には，患者が痛みで暴れないように数人がかりで拘束するしかなく，外科的治療の進歩などあろうはずもなかった．古くは，中国・三国時代（名医・華佗が麻沸散を使用）やインカ帝国（コカの葉を使用）で麻酔手術が行われていたとする伝承もあるが，記録が残るものとしては，1804年，わが国において，華岡青洲が蔓陀羅華（チョウセンアサガオ：アトロピンやスコポラミンが含まれる），草烏頭（トリカブト），川芎，当帰，白芍などの生薬を含む「通仙散（別名 麻沸散）」を用いて初の全身麻酔下での乳癌手術を行ったものが最初である．一方，近代麻酔学の先駆けとして，1846年，米国ボストンの歯科医 William T. G. Morton がマサチューセッツ総合病院にて有名なジエチルエーテル麻酔の公開実験を行い（その手術室は「エーテルドーム」として現在も残されている），全世界の医療に革命をもたらした（図2-16）．その後，19世紀後半〜20世紀半頃にかけてクロロホルム，亜酸化窒素，シクロプロパン，ハロタンなどの吸入麻酔薬が次々と開発され，19世紀後半には局所麻酔薬としてコカの葉から精製したコカイン，20世紀半頃にはチオペンタールなどの静脈麻酔薬も登場し，現代麻酔学の基礎が築かれていった．

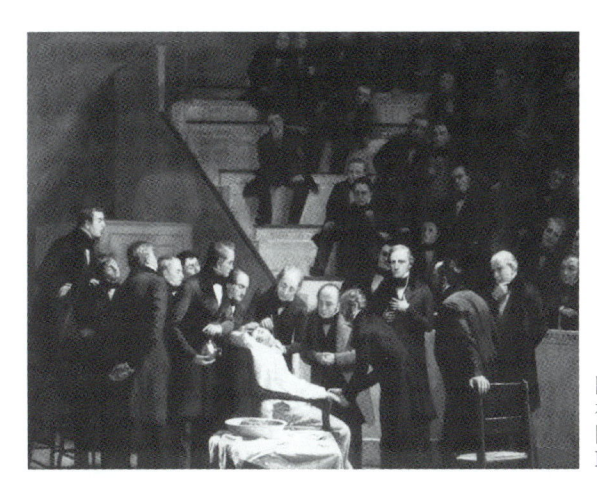

図2-16　エーテル麻酔の公開実験

1846年，米国ボストン，マサチューセッツ総合病院にて，歯科医 William T. G. Morton により，世界初のエーテル麻酔の公開実験が行われた．絵は，「First Operation Under Ether」（Boston Medical Library 収蔵）．

A　麻酔薬の作用点による分類

　麻酔薬とは，侵襲的な外的刺激に対する知覚，認知を遮断する薬物であり，意識消失，健忘，不動化，自律神経反応の抑制，そして鎮痛といった外科的手術を施す際に必要となる麻酔状態に導く薬物である．麻酔薬は，使用目的により，主に中枢神経系に作用することで麻酔作用を発揮する全身麻酔薬と，主に末梢神経系の局所に作用することで知覚を遮断する局所麻酔薬に大別される（図 2-17）．

1. 全身麻酔薬

　全身麻酔薬は，全身麻酔という共通した心身状態をもたらす薬物であり，吸入あるいは静脈内注射により全身性に適用される．すべての臓器，組織に分布し，脂肪組織において最も高濃度となるが，全身麻酔をもたらす作用点は中枢神経系（脳・脊髄）であり，広範および非特異的に中枢神経系を抑制する．全身麻酔薬は，上位中枢（脳）に作用することで，意識の消失，健忘を引き起こし，全身のあらゆる感覚に対する認知を消失させる．また，脳および脊髄の運動経路の抑制により，侵害刺激に対する不動化が生じる．

2. 局所麻酔薬

　局所麻酔とは，意識消失を伴わず知覚を遮断することである．局所麻酔薬は，局所に適切な濃度で投与すると，末梢神経系や脊髄に作用し，神経細胞膜に存在する電位依存性 Na^+ チャネルを阻害することで神経伝導をつかさどる活動電位の発生を可逆的に遮断し，特定部位の感覚の消失と運動の抑制を引き起こす薬物である．局所麻酔薬は，すべての神経線維に作用しうるが，主に知覚神経の伝導を遮断し，鎮痛を生じさせることを目的に使用され，意識が保たれるという点で全身麻酔薬と大きく異なる．

B　理想的な全身麻酔薬・局所麻酔薬の条件

　理想的な麻酔状態とは，① 意識消失（全身のあらゆる感覚に対する認知が消失），② 健忘（手術侵襲など嫌な記憶が残らない），③ 不動化（侵害刺激に対して患者が動かない）といった条件を満たす状態のことであり，さらに ④ 鎮痛，⑤ 自律神経反応の抑制（外的刺激に対する血圧や心拍数の反射的変動が起こらない），⑥ 筋弛緩，⑦ 鎮静などの要素が含まれていることが望ましい．さらに，外科手術を安全かつ患者にストレスがかからないように行えるよう，麻酔薬にはさまざまな条件が求められる．

2 意識と麻酔薬

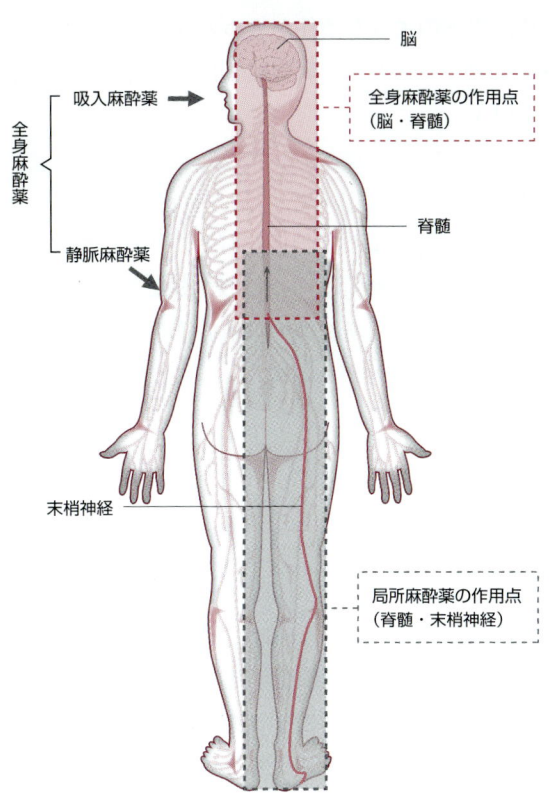

図 2-17　全身麻酔薬と局所麻酔薬の作用点
全身麻酔薬（吸入麻酔薬，静脈麻酔薬）は中枢神経系（脳および脊髄）に，局所麻酔薬は脊髄および末梢神経系に作用することにより，麻酔作用を発揮する．

1. 理想的な全身麻酔薬の条件

　理想的な全身麻酔薬は，上記の麻酔状態の要素を含むだけでなく，麻酔状態をスムーズかつ急速にもたらし，投与の中止後すぐに回復することができ，また，幅広い安全性をもち，副作用がないことが求められる．すなわち，
　① 麻酔への導入・麻酔からの覚醒が速いこと．吸入麻酔薬では血液／ガス分配係数（後述，p.126 参照）が小さいものがあてはまる．
　② 麻酔効果が強力で低濃度，低用量での使用が可能であること．
　③ 麻酔深度の調節が容易であること．
　④ 副作用がないこと．鎮痛，不動，健忘などの要素が得られれば，循環器系，呼吸器系，腎臓や肝臓などの臓器には影響が少ないほどよい．
　⑤ 引火性や爆発性がないこと．
などがあげられる．このほかの理想的な条件として，生体内代謝率が少ないこと，エピネフリンと併用できること，気道刺激性がないこと，などがあげられる．

2. 理想的な局所麻酔薬の条件

　局所麻酔薬は，その使用目的から，意識には影響を与えずに，限定した部位における感覚，特に痛覚の遮断作用が求められる．また意識存在下で，局所麻酔薬単独

で外科的手術を行うことも多いため，以下のような条件が求められる．
① 局所麻酔への導入，回復が速いこと．ただし，疼痛管理を目的に使用するときは，麻酔作用は持続したほうがよい．
② 意識消失を起こさないこと．
③ 全身に及ぼす影響が少ないこと．
④ 刺激頻度依存性の抑制があり，知覚神経により選択性があること．ただし，外科的手術の際には，侵襲的刺激に対する不動もあったほうが望ましい．
⑤ 副作用がないこと．現在の局所麻酔薬は，局所組織，末梢血管系，心臓，中枢神経系に対して多くの毒性をもたらす可能性がある．

C 全身麻酔薬の作用機序

　これまで多数の研究がなされてきたにもかかわらず，全身麻酔薬（特に吸入麻酔薬）の作用機序は，いまだ多くの謎に包まれている．以前は，すべての麻酔薬は，あらゆる細胞の細胞膜（脂質二重膜）に作用し，生物物理化学的特性を変化させることで二重膜構造を乱し，神経細胞の膜機能を障害することで麻酔作用が生じるとする非特異説（リポイド説，臨界体積説，余剰体積説，膜流動説など）が有力であった．これらの仮説は，吸入麻酔薬の麻酔作用強度（**最小肺胞濃度：MAC**）と脂質溶解度（**オイル／ガス分配係数**）などの物理化学的特性との間に強い相関がみられることなどから（Meyer-Overtonの法則：図2-18），全身麻酔薬が受容体などの特定部位に作用するのではなく，物理化学的に説明可能な全身麻酔薬に共通の機構が関わっているのだろうという考えから成り立っている．しかし，この法則に従わない麻酔薬や，作用に立体特異性がある麻酔薬も存在し，脂質溶解度以外の特性も麻酔作用に関係することが明らかとなってきた．

　最近では，麻酔薬にも，やはり特定の作用部位が存在するのではないかとする説が有力である．中枢神経に対する作用部位は，神経軸索ではなく，シナプス部位であると想定されている．多くの吸入麻酔薬および静脈麻酔薬は，抑制性シナプスの活動を促進し，興奮性シナプスの活動を抑制するが，活動電位の発生や伝達にはほとんど影響を及ぼさない．その分子レベルでの作用点はいくつか存在すると想定されており，重要なものとして，リガンド依存性イオンチャネルがある（表2-10）．全身麻酔薬の効果は，リガンド依存性イオンチャネルの種類によって大きく異なり，最も注目されている候補として，抑制性神経伝達物質受容体である$GABA_A$受容体-Cl^-チャネル複合体があげられる．揮発性麻酔薬や多くの静脈麻酔薬（バルビツール酸誘導体，プロポフォール，ベンゾジアゼピンなど）は，臨床使用濃度で，GABAに対する$GABA_A$受容体の感受性を高め，Cl^-流入を増大することで，抑制性神経伝達を促進し，神経活動を抑制する．また，GABA類似物質により意識消失が生じる

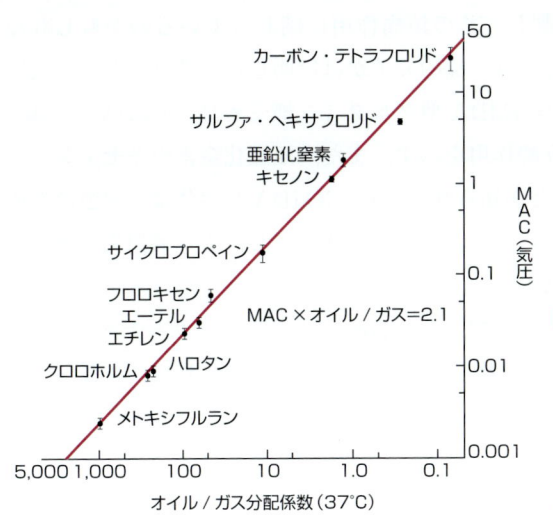

図 2-18 吸入麻酔薬の最小肺胞濃度（MAC）とオイル／ガス分配係数との相関関係

麻酔作用強度（最小肺胞濃度）と脂質溶解度（オイル／ガス分配係数）はよく相関し，オイル／ガス分配係数が大きいほど，最小肺胞濃度（MAC）は小さくなり，麻酔力価は強くなる．
(Eger EI II, et al.: Anesthesiology, 30：127-134, 1969 より改変)

表 2-10 全身麻酔薬のリガンド依存性イオンチャネルに対する作用

麻酔薬	GABA_A 受容体活性化	神経型ニコチン受容体抑制	NMDA グルタミン酸受容体抑制
ハロタン	＋＋＋	＋＋＋	±〜＋
セボフルラン	＋＋＋	＋＋＋	±〜＋
イソフルラン	＋＋＋	＋＋＋	±〜＋
デスフルラン	＋＋＋	＋＋＋	±〜＋
エーテル	＋＋＋	＋＋＋	±〜＋
亜酸化窒素	－	＋＋	＋＋
キセノン	－	＋＋	＋＋
バルビツール酸誘導体	＋＋＋	±〜＋	±〜＋
ベンゾジアゼピン系抗不安薬	＋＋＋	？	－
プロポフォール	＋＋＋	＋＋	±
ケタミン	－	±〜＋	＋＋
エタノール	＋	－	＋〜＋＋

ことなどから，全身麻酔薬の意識消失という麻酔状態の要素には，このGABA_A受容体-Cl⁻チャネル複合体の賦活化による中枢神経系の抑制が関与していると考えられている．ほかの抑制性イオンチャネルとして，Cl⁻チャネル内蔵型のグリシン受容体も，臨床濃度の揮発性麻酔薬や多くの静脈麻酔薬により，活性が亢進されることが知られており，全身麻酔薬の鎮痛作用に関わっているのかもしれない．ただし，ガス性麻酔薬の亜酸化窒素，静脈麻酔薬のケタミンは，GABA_A受容体およびグリシン受容体にはほとんど作用しない．

一方，揮発性麻酔薬やプロポフォールは，臨床濃度あるいはそれ以下の濃度で，興奮性神経伝達物質受容体である神経型ニコチン性アセチルコリン受容体（ニコチン受容体）を抑制する．これらの麻酔薬は，前シナプスのニコチン受容体を抑制し，

興奮性神経伝達物質の遊離を抑制し，その鎮痛作用に関わっているのかもしれない．静脈麻酔薬のケタミンに関しては，標的分子がほぼ明らかにされており，代表的な興奮性神経伝達物質受容体のNMDA型グルタミン酸受容体（NMDA受容体）に結合し，その拮抗作用により麻酔作用を示す．また，亜酸化窒素やキセノンも，NMDA受容体を強く抑制することが知られている．NMDA受容体は，記憶の形成や痛覚伝達にも関連することが知られており，麻酔状態における意識消失，健忘や鎮痛作用に関わっている（**図 2-19**）．

全身麻酔薬のその他の作用分子として，two-pore domain カリウムチャネル（神経の静止膜電位の調節）や神経伝達物質の遊離機構（SNAREタンパク質 soluble N-ethylmaleimide-sensitive factor attachment protein），プロテインキナーゼCなどが考えられている．

D　麻酔深度と麻酔補助薬

1．麻酔深度

全身麻酔薬は，中枢神経系を非特異的に抑制するが，脳領域によって感受性が異なり，大脳皮質（意識・感覚消失）→間脳（意識低下，健忘）→中脳（自律神経反応低下）→脊髄（不動化）→延髄（血管運動，呼吸中枢麻痺）の順に抑制され，麻酔の深度が深まっていく．上位脳から下位脳に順に抑制されるが，中脳の次に脊髄が抑制され，最後に延髄が抑制される（不規則性下行性麻痺）．この特性は外科手術時の麻酔において大きな利点となる．麻酔の深度は，従来，古典的吸入麻酔薬であるエーテルによる麻酔下でみられる臨床徴候をもとにして，下記のように，第1～4期に分けて説明されてきた（**表 2-11**）．

1）第1期（無痛期）

まず知覚領域が抑制され，意識消失なしに無痛となる．呼吸や各種反射は正常だが，意識低下，ときに健忘が生じる．

2）第2期（興奮期）

上位脳における抑制系が解除され（脱抑制），見かけ上の興奮症状が現れる．各種反射の亢進，不規則な呼吸，散瞳，頻脈，血圧上昇を伴い，記憶は消失する．嘔気・嘔吐などの合併症が集中し，患者にとっては苦痛となるので，この段階をいかにスムーズに通過するかが大切である．

3）第3期（手術期）

大脳皮質，間脳，中脳，そして脊髄が抑制され，生体の生理機能および反応が抑制され，意識は消失し，外科手術が可能となる．主に，呼吸，瞳孔の徴候により，さらに4相に分けられる．

第1相：規則的な呼吸となり興奮状態は消失．交感神経系が抑制され，副交感神

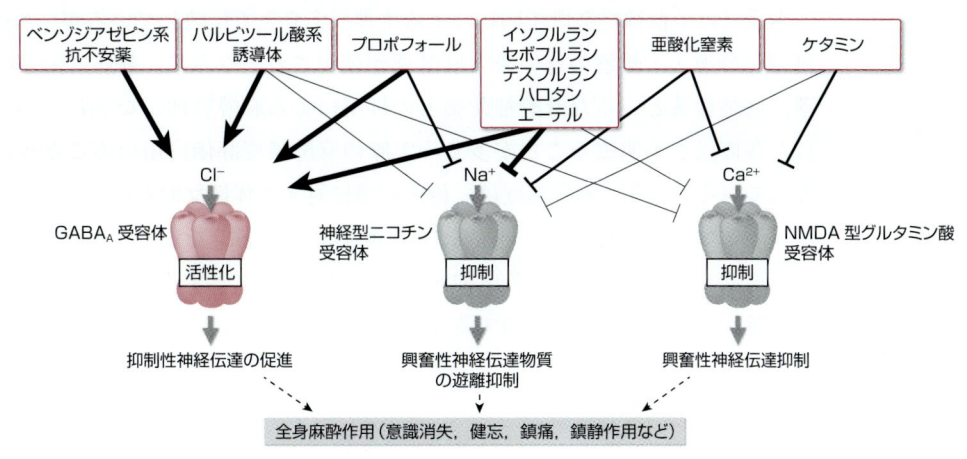

図 2-19 全身麻酔薬の GABA_A 受容体，神経型ニコチン受容体および NMDA 型グルタミン酸受容体に対する作用と麻酔作用

表 2-11 全身麻酔の深度別臨床徴候（Guedel の表より）

麻酔深度による分類		臨床徴候								
		呼吸運動		瞳孔	眼球運動	目の反射		嚥下反射	筋緊張	脈拍・血圧
		肋間筋	横隔膜			結膜反射	対光反射			
第1期（無痛期）				●	+	+	+	+	++++	→
第2期（興奮期）				●	+++	+	+	+	++++++	↑↑
第3期（手術期）	第1相			•	+	−	+	−	+++	→
	第2相			○	−	−	+	−	++	→
	第3相			●	−	−	−	−	+	→↓
	第4相			●	−	−	−	−	−	↓
第4期（延髄麻痺期）				●	−	−	−	−	−	↓↓

（熊澤光生監：標準麻酔科学 第5版，p.141，医学書院，2006より転載）

経が優位となる．

第2相：中等度の腹筋弛緩．眼球運動停止するが，瞳孔の対光反射は残る．

第3相：強度の腹筋弛緩，肋間筋麻痺し始めるが横隔膜運動は活発なので，奇異呼吸がみられる．

第4相：横隔膜も麻痺し始め，呼吸減弱，血圧低下．

4）第4期（延髄麻痺期）

延髄の血管運動中枢および呼吸中枢抑制で，呼吸停止，徐脈，血圧低下，瞳孔散大し，最終的には心停止に至る．直ちに麻酔薬吸入を停止し，人工呼吸と循環維持を施す．

各段階は中枢神経系機能抑制による生理反応をよく反映しているが，エーテル以外の麻酔導入・緩解の速い吸入麻酔薬が使用され，さらに，静脈麻酔薬や，鎮痛薬，筋弛緩薬といった麻酔補助薬との併用による麻酔管理がなされている今日では，各段階が不明瞭なことが多く，実際の麻酔深度評価に用いることはほぼなくなっている．現在，麻酔深度は，侵害刺激に対する体性反射の消失，呼吸運動や血圧・心拍数など循環器系の安定性（自律神経反射の消失）を参考にして判断されている．最近では，麻酔深度を科学的かつ客観的にモニターするため，脳波を特殊な方法で解析し，数値化して評価する方法も行われている．

2. 麻酔補助薬

麻酔補助薬は，全身麻酔では必ずしも必要でないものの，麻酔の導入補助，筋弛緩，有害反射（自律神経反射，嘔吐反射，咳嗽反射など）の消失，鎮痛，鎮静など外科手術の際に望ましい付加的な要素をもたらす薬物である（表2-12）．必ずしも麻酔深度に影響を与えるわけではない．

1）ベンゾジアゼピン系抗不安薬 (p.166, 2章 5 D-1 参照)

ミダゾラム midazolam（中時間作用型），**ジアゼパム** diazepam（長時間作用型），**フルニトラゼパム** flunitrazepam（中時間作用型）といったベンゾジアゼピン系抗不安薬は，鎮静作用，抗不安作用や順行性健忘作用をもつ．また，バルビツール酸系薬物と比べて呼吸および循環器系抑制の頻度や程度が弱く，比較的大量に用いても安全であることから，催眠鎮静薬として麻酔前投薬，全身麻酔の導入および維持でよく用いられる．

2）オピオイド系鎮痛薬 (p.148, 2章 3 E 参照)

開胸術など侵襲の大きな手術では，吸入麻酔薬や静脈麻酔薬のみでは鎮痛作用が弱く，たとえ意識消失下であっても，痛みによる反射，反応が内在し，痛みによる有害反応が遷延することが知られている．現在では，予後を改善するためにも，全身麻酔時においてもいかに鎮痛を施すかが重視されている．オピオイド系鎮痛薬は，主に中枢神経系内のμオピオイド受容体に作用することで，強力な鎮痛作用を発揮し，全身麻酔時に併用することにより，吸入麻酔薬や静脈麻酔薬の鎮痛作用を補い，また，それらの使用量を減らすこともできる．**レミフェンタニル** remifentanil は，作用発現が非常に早く，かつ，非特異的エステラーゼにより速やかに代謝される超短時間作用型のオピオイドである．長時間投与後の蓄積性がなく持続静注が可能であり，必要に応じて投与量を素早く調節できる．ただし，硬膜外・くも膜下投与は不可である．**フェンタニル** fentanyl は短時間作用型であり，手術侵襲に対する循環器系への影響を防止するために，大量注射が行われることがある（大量フェンタニル麻酔）．**モルヒネ** morphine は，硬膜外・くも膜下投与により中長時間の鎮痛作用を発揮し，術後鎮痛の目的で使用されることが多い．レミフェンタニル覚醒後の術後疼痛対策のために，フェンタニル持続静注やモルヒネ静注が行われる．

表 2-12　全身麻酔薬と麻酔補助薬の特性

薬物の種類	薬物名	鎮静(意識消失)	鎮痛	筋弛緩	有害反射除去
吸入麻酔薬	ハロタン	＋	±	±	＋(深麻酔時)
	セボフルラン	＋	±	±	＋(深麻酔時)
	イソフルラン	＋	±	±	＋(深麻酔時)
	デスフルラン	＋	±	±	＋(深麻酔時)
	亜酸化窒素	±〜＋	＋	－	－
静脈麻酔薬	チアミラール	＋	－	－	＋(嘔吐・自律神経反射)
	チオペンタール	＋	－	－	＋(嘔吐・自律神経反射)
	プロポフォール	＋	－	－	＋(嘔吐・自律神経反射)
	ケタミン	＋	±〜＋	－	±〜＋(嘔吐・自律神経反射)
ベンゾジアゼピン系抗不安薬	ミダゾラム	＋	－	－	＋(嘔吐・自律神経反射)
	ジアゼパム	＋	－	－	＋(嘔吐・自律神経反射)
	フルニトラゼパム	＋	－	－	＋(嘔吐・自律神経反射)
ブチロフェノン系神経遮断薬	ドロペリドール	±	－	－	±(嘔吐・自律神経反射)
オピオイド系鎮痛薬	フェンタニル	－〜＋(大量)	＋	－	－
	レミフェンタニル	－〜±	＋	－	－
	モルヒネ	－〜±	＋	－	－
筋弛緩薬	スキサメトニウム	－	－	＋	＋(嘔吐・咳嗽反射)
	ベクロニウム	－	－	＋	＋(嘔吐・咳嗽反射)
	ロクロニウム	－	－	＋	＋(嘔吐・咳嗽反射)
中枢性α_2アドレナリン受容体作動薬	デクスメデトミジン	±	±	－	±

(「浦部晶夫,島田和幸,川合眞一編:麻酔薬,今日の治療薬2015年版,p.964,2015,南江堂」より許諾を得て改変し転載)

3) ブチロフェノン系神経遮断薬

ドロペリドール droperidol は強力な制吐作用と,同じくブチロフェノン系抗精神病薬であるハロペリドールの約15倍の鎮静作用を有する.作用時間は6〜10時間と長く,αアドレナリン受容体遮断作用による血圧低下作用も併せもつ.単独投与による麻酔前投薬のほか,鎮痛薬フェンタニルと神経遮断薬ドロペリドールの併用による全身麻酔法として用いられる(ニューロレプト無痛法).

4) 筋弛緩薬

筋弛緩薬は,全身麻酔の導入および維持に際し,気管挿管と体動防止のために広く用いられている.骨格筋の神経筋接合部遮断薬としてのニコチン性アセチルコリン受容体遮断薬は,競合性遮断薬(**ベクロニウム** vecuronium, **ロクロニウム** rocuronium)と脱分極性遮断薬〔**スキサメトニウム** suxamethonium(別名サクシニルコリン)〕に分類される.スキサメトニウムは,ニコチン性アセチルコリン受容体の持続的な脱分極を惹起し,初めは筋収縮を起こすが,続いて筋弛緩を引き起こす.その作用は速効性で1分以内に最大効果が得られる.

5) 中枢性α_2アドレナリン受容体作動薬

デクスメデトミジン dexmedetomidine はα_2アドレナリン受容体選択性が高く,呼びかけに応答する自然な睡眠に近い安定した鎮静作用と鎮痛作用を併せもち,呼

吸抑制作用も少ない．集中治療室での気管挿管下での人工呼吸中および離脱後の鎮静に用いられる．

3. バランス麻酔

　全身麻酔に必要な要素すべてを，副作用なしに，単独で満たす麻酔薬は存在せず，通常，個々の薬物の有益な特性を利用し，有害作用を最小限に抑えるため，さまざまなタイプの麻酔薬や麻酔補助薬の組み合わせで使用されている．この各種薬物の組み合わせによる麻酔法をバランス麻酔と呼ぶ．また，麻酔薬の同時投与は相加的な効果を示し，副作用を軽減できるだけでなく，速やかな麻酔導入，麻酔深度の調節，覚醒をもたらすことができる．

　全身麻酔に必要な条件には，①意識消失，②鎮痛，③筋弛緩，④反射抑制がある．意識消失には，吸入麻酔薬や静脈麻酔薬，鎮痛にはオピオイド系鎮痛薬や局所麻酔薬，筋弛緩には筋弛緩薬や局所麻酔薬が用いられ，これらのバランスを考慮した組み合わせが実施されている（図2-20）．バランス麻酔の種類としては，神経遮断薬ドロペリドールと鎮痛薬フェンタニルを組み合わせたニューロレプト無痛法 neurolept analgesia（NLA）原法，ドロペリドールの代わりにベンゾジアゼピン系抗不安薬（ジアゼパム，ミダゾラムなど）と麻薬指定されているため扱いが煩雑なフェンタニルの代わりに麻薬拮抗性鎮痛薬（ペンタゾシン，ブプレノルフィン，ブトルファノール）を組み合わせたNLA変法，吸入麻酔薬を用いずに静脈から投与する薬物のみによって麻酔を行う全静脈麻酔，オピオイド系鎮痛薬や局所麻酔薬による硬膜外麻酔を併用する硬膜外麻酔併用バランス麻酔などがある．全静脈麻酔では，意識消失にプロポフォール，鎮痛にレミフェンタニルやフェンタニル，筋弛緩にベクロニウムやロクロニウムを静注で用いる．これらの薬物はいずれも作用が強力であり，作用発現が速やか，かつ持続時間が短いため，調節性に優れ，長時間の麻酔後も速やかな覚醒を期待することができる．

E　全身麻酔薬の分類・種類

　全身麻酔薬は，投与経路により吸入麻酔薬と静脈麻酔薬に分類される．吸入麻酔薬と静脈麻酔薬は，投与経路および薬物体内動態が異なるだけでなく，作用機序にも違いがある．

1. 吸入麻酔薬

　吸入麻酔薬は，ガス状態で気道を経由して投与され，肺胞を通して血中に取り込まれて各組織に分布し，脳や脊髄に作用することで麻酔状態を引き起こす．中枢神経内での吸入麻酔薬が一定レベルに達すると麻酔状態になるが，麻酔薬の吸入濃度

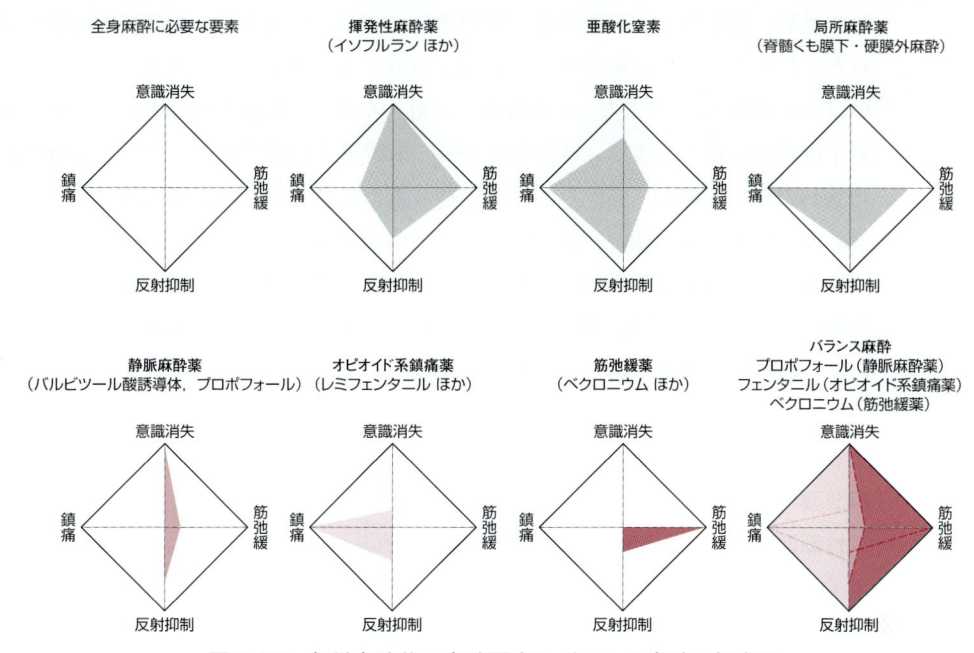

図 2-20　各種麻酔薬の麻酔要素とバランス麻酔の概念図

各種麻酔薬によって満たされる麻酔要素（意識消失，鎮痛，筋弛緩，反射抑制）の程度を示す．プロポフォール（静脈麻酔薬）＋フェンタニル（オピオイド系鎮痛薬）＋ベクロニウム（筋弛緩薬）によるバランス麻酔では，各薬物により各麻酔要素が補われている．なお，図では薬物の相互作用による影響は無視している．

を変化させることにより，麻酔深度や持続時間を容易に調節することが可能である．中枢神経内での吸入麻酔薬のレベルは，中枢神経分圧（P_{CNS}）で表され，動脈血分圧（P_a）を介して肺胞内分圧（P_A）と平衡状態となる．

$$肺胞内分圧（P_A）\rightleftarrows 動脈血分圧（P_a）\rightleftarrows 中枢神経分圧（P_{CNS}）$$

よって，中枢神経分圧（P_{CNS}）は，一般的には肺胞内分圧（P_A）から推定される．生体に侵害刺激（外科的切開など）を加えた際，50％の患者が無動化するような肺胞内濃度（％）を**最小肺胞内濃度** minimum alveolar anesthetic concentration（MAC）と呼ぶ．一般的に薬理学で用いられる用量-反応曲線の ED_{50} 値に相当し，各吸入麻酔薬の力価の相対的な比較ができる．吸入麻酔薬の力価は，オイル／ガス分配係数から予測することが可能であり，オイル（オリーブ油）への溶解性と比例する．すなわち，麻酔薬の種類にかかわらず，1MAC において中枢神経系の脂質二重膜などの疎水性環境に溶解する麻酔薬の濃度は一定であるということになる（**Meyer-Overton の法則**）．ただし，吸入麻酔薬の鎮痛作用は，麻酔作用とは解離しており，例えば，亜酸化窒素は鎮痛作用が強いが，ハロタンは鎮痛作用が弱い．

一方，吸入麻酔薬が中枢神経内で麻酔濃度に達する速度，および排泄速度は，麻酔の導入および覚醒時間に影響を与える．その速度は，肺胞内分圧（P_A）と中枢神経分圧（P_{CNS}）が平衡に達するまでの時間に相当するが，各吸入麻酔薬の血液／ガス

分配係数，吸気中の麻酔薬濃度，肺胞換気の容量，脳血流量，動静脈間の分圧勾配などに依存する．特に影響が大きいのが血液/ガス分配係数であり，この値が大きいほど麻酔薬（エーテルなど）は血液に溶解しやすく，肺胞濃度はすぐに低下するため平衡状態に達するまでに時間がかかり，麻酔導入が遅くなる．また，血液中から肺胞への移行も遅く，脳からの排泄が遅れるため麻酔からの覚醒も遅い．逆に，血液/ガス分配係数の低い（血液に低溶解性の）麻酔薬は（亜酸化窒素など），相対的にごくわずかの分子で動脈血での分圧が上昇するため，肺胞内分圧（P_A）が速やかに吸気分圧（P_I）に到達し（図2-21），麻酔導入が速く，体外排泄も速いため覚醒も速い．一般的に，麻酔導入・緩解の速い薬物，すなわち，血液/ガス分配係数が小さい薬物は，オイル/ガス分配係数も小さく，低力価であることが多い．

吸入麻酔薬は，常温では液体で気化器を用いて投与されるハロゲン化物の**揮発性麻酔薬**（ハロタン，セボフルラン，イソフルラン，デスフルラン）と，常温で気体の**ガス性麻酔薬**（亜酸化窒素）との2つに分類される（図2-22）．それぞれのMAC値，オイル/ガス分配係数，血液/ガス分配係数や他の特性などを，**表2-13**に示す．なお，エーテル，メトキシフルラン，エンフルランは現在，揮発性麻酔薬として用いられていない．

▶ ハロタン halothane

最も古くから用いられてきた揮発性麻酔薬で，麻酔作用は最も強く（MAC値が最も小さい），気道刺激性も少ないが，鎮痛作用や筋弛緩作用は弱い．血液/ガス分配

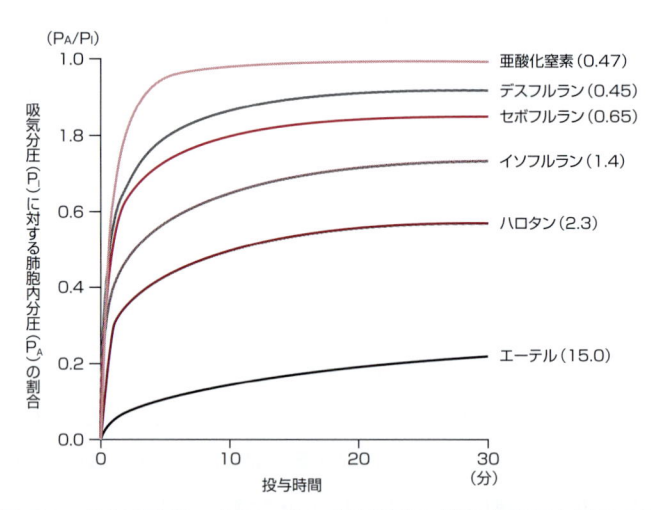

図2-21 吸入麻酔薬の血液/ガス分配係数と肺胞内分圧上昇との関係

括弧内に各吸入麻酔薬の血液/ガス分配係数を示す．吸入麻酔薬の肺胞内分圧（P_A）は，時間とともに吸気分圧（P_I）に近づく．その速度は，例えばエーテルなど，血液/ガス分配係数が高い吸入麻酔薬ほど，血液に溶解しやすく，肺胞内分圧がすぐに低下してしまうので，麻酔導入は遅れる．一方，血液への溶解度が小さい（血液/ガス分配係数の低い）吸入麻酔薬ほど速い．
(Miller RD, ed: Anesthesia, 5th edition. 77, Churchill Livingstone, 2000より改変)

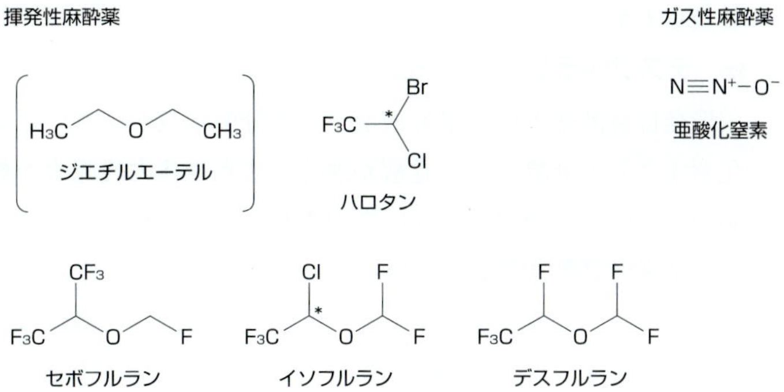

図 2-22　吸入麻酔薬の構造

吸入麻酔薬は揮発性麻酔薬とガス性麻酔薬に分類される．揮発性麻酔薬はハロゲンを含む構造をしており，ハロタンを除くすべての揮発性麻酔薬はエーテル類である．
＊は左右非対称の炭素原子を示しており，光学異性体をもつことになる．

表 2-13　吸入麻酔薬の性質

	ハロタン	セボフルラン	イソフルラン	デスフルラン	エーテル	亜酸化窒素
血液／ガス分配係数	2.3	0.65	1.4	0.45	15	0.47
脳／血液分配係数	1.9	1.7	1.6	1.3	2.0	1.1
脂肪／血液分配係数	51	48	45	27	5	2.3
導入／覚醒	速	速	速	速	遅	速
MAC（v/v%）	0.78	1.71	1.4	6.0	1.9	105.0
麻酔作用	+++	+++	+++	+++	+++	+
鎮痛作用	+	++	++	++	+++	++
筋弛緩作用	+	+++	+++	+++	++++	−
気道刺激性	−	−	+	+	+	−
気管支拡張作用	+	+	+	+	−	−
呼吸抑制作用	+	+	+	+	−	−
心筋カテコールアミン感受性増大	+	−	−	−	−	−
生体内代謝率	20	2	0.2	0.02	5〜10	0
引火性	−	−	−	−	+	−

血液／ガス分配係数，脳／血液分配係数，脂肪／血液分配係数は37℃での値を示している．MAC（minimum alveolar concentration：最小肺胞濃度）は，切開などの侵害刺激を加えても50%のヒト（動物）で屈曲反射などの逃避反応を抑制する吸入麻酔薬の濃度（%）．+は各作用強度を示す．

係数が高いため，麻酔導入・覚醒が遅く，心筋抑制作用，カテコールアミンの不整脈誘発に対する感受性増大（エピネフリンの使用制限），肝障害などの欠点もあり，現在は用いられていない．

▶ **セボフルラン** sevoflurane（セボフレン®）

最もよく使用される揮発性麻酔薬で，麻酔導入・覚醒はきわめて速く，調節性に優れている．また，イソフルランやデスフルランのような気道刺激性が少なく，カテコールアミンに対する心筋感受性も高めない．

▶ **イソフルラン** isoflurane（フォーレン®）

麻酔導入・覚醒は速やかで，生体内代謝率も低い．ただし，気道刺激性があり，

刺激臭も強い．

▶ **デスフルラン** desflurane（スープレン®）

揮発性麻酔薬の中で最も血液／ガス分配係数が小さいため，セボフルランや亜酸化窒素よりも麻酔導入・覚醒が速く，また生体内代謝率も最も低い．ただし，気道刺激性が強く，頻脈や高血圧を引き起こすことがある．

▶ **亜酸化窒素（笑気）** nitrous oxide

血液／ガス分配係数が小さく，生体内への吸収と排泄はきわめて速く，生体内では代謝されない．MAC値が高く，100％の亜酸化窒素を用いても十分な麻酔作用は得られないが，鎮痛作用が強いため，揮発性麻酔薬と併用されることが多い．

2. 静脈麻酔薬

静脈麻酔薬は，静脈内に投与され，血流を通じて全身に分布し，脳・脊髄の中枢神経細胞に作用する．静脈麻酔薬の多くは，麻酔の導入に用いられるが，間欠投与や持続投与によって麻酔維持に用いることもある．静脈麻酔薬の利点として，急速かつ円滑な麻酔導入が可能である，吸入酸素濃度を任意に選択できる，吸入麻酔薬のような気道刺激性や空気汚染がない，心筋のカテコールアミン感受性を上げない，などがある．静脈麻酔薬は，中枢神経活動を抑制する抑制性麻酔薬（バルビツール酸誘導体およびプロポフォール）と興奮させる興奮性麻酔薬（ケタミン）に分類される（図2-23）．抑制性麻酔薬は血管運動中枢も抑制するため血圧を低下させ，興奮性麻酔薬は血圧を維持あるいは上昇させる．静脈麻酔薬による麻酔深度の調節性は，投与後の作用発現時間，作用持続時間，代謝・排泄などによる蓄積性によって決定される．作用発現時間，作用持続時間がきわめて短く，蓄積性の少ないものが扱いやすい．静脈麻酔薬は，非特異的な作用に加え，中枢神経に存在する特異的受容体と結合して作用を発現する．

▶ **バルビツール酸誘導体**（p.180, 2章⑤F-2参照）

バルビツール酸誘導体は，$GABA_A$受容体-Cl^-チャネル複合体と結合し，GABAの作用を増強することで抑制性神経伝達を促進し，中枢神経活動を抑制する．中枢での薬理作用として，鎮静，意識消失，抗痙攣作用を有する．チオバルビツール酸誘導体の**チオペンタール** thiopental（ラボナール®）および**チアミラール** thiamylal（イソゾール®）は，静注により速やかに中枢神経系内に移行する超短時間作用型であり，数十秒以内に意識消失を引き起こすため，麻酔の導入に頻繁に用いられている．投与後の覚醒には，脳以外の末梢組織への再分布が関与している．脳血管収縮作用による脳血流，脳血管内容量，頭蓋内圧減少作用も示すため，大量投与により頭蓋内圧軽減・脳保護に用いられることもある．また，延髄血管運動中枢および呼吸中枢抑制作用により，一過性の血圧低下および呼吸抑制（無呼吸）も引き起こす．

▶ **プロポフォール** propofol（ディプリバン®）

バルビツール酸誘導体と同様，プロポフォールも$GABA_A$受容体-Cl^-チャネル複

バルビツール酸誘導体

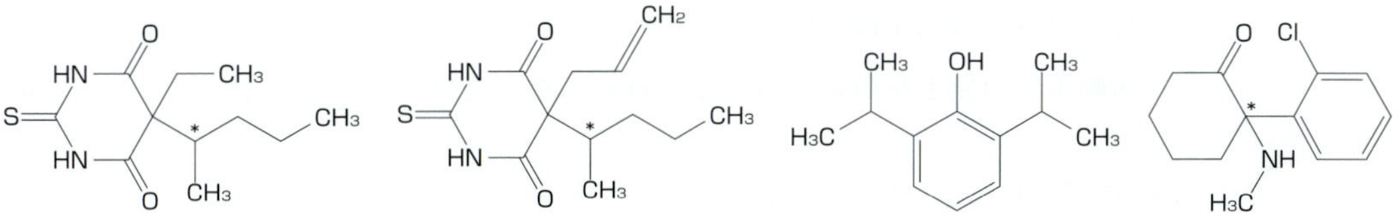

図 2-23　静脈麻酔薬の構造
＊は左右非対称の炭素原子を示しており，光学異性体をもつことになる．

合体と結合し，GABA の作用を増強することで抑制性神経伝達を促進し，中枢神経活動を抑制する．脂質脂溶性の高い静脈麻酔薬で，水には不溶性であるため，製剤としては脂質成分を含む懸濁液として投与する．投与数十秒以内に意識を消失し，投与後数分で覚醒する超短時間作用型であるので，麻酔の導入と，持続点滴静注による麻酔の維持に用いられる．バルビツール酸誘導体と比較して，中枢抑制による血圧低下の頻度が高く，無呼吸時間も長い．覚醒はほかの静脈麻酔薬と比べて速く，覚醒後の嘔気・嘔吐などの残存効果も少ない．急速な覚醒には，脳以外の末梢組織への再分布が関与している．

▶ **ケタミン** ketamine（ケタラール®）

　ケタミンはフェンシクリジン誘導体であり，単独で強力な催眠，鎮痛，健忘作用をもたらす．また，大脳皮質機能を抑制する一方，大脳辺縁系機能を賦活化させるという性質を有しているため解離性麻酔薬とも呼ばれ，独特な意識の解離状態や麻酔中の悪夢を引き起こす．鎮痛作用が強いのが特徴で，麻酔作用の半量で効果が生じるため，現在は麻酔薬というより難治性疼痛に対する鎮痛薬として使用されている．ケタミンは心血管刺激作用を示す唯一の静脈麻酔薬であり，中枢の交感神経刺激作用あるいは交感神経終末でのノルアドレナリン再取り込み阻害作用により血圧は上昇し，心拍数も増加する．ケタミンは，非競合的拮抗薬として NMDA 型グルタミン酸受容体のフェンシクリジン結合部位に結合することで，強力な鎮痛作用および健忘作用を発揮する．NMDA 受容体拮抗作用のほか，神経型ニコチン性アセチルコリン受容体阻害作用，HCN1 チャネル阻害作用，モノアミントランスポーター阻害作用も有しており，これらが複合的な要因となってケタミンの薬理作用に関与しているようである．

F　局所麻酔薬の作用機序

　神経線維に刺激が加わり，脱分極が発生すると，神経細胞膜に存在する電位依存性 Na^+ チャネルは活性化する．開口したチャネルポアから細胞外の Na^+ が細胞内に一過性に流入し，細胞膜はさらに脱分極を引き起こす．この脱分極が一定レベル以

上に達すると活動電位が発生し，神経伝導が生じる．局所麻酔薬はいずれも，電位依存性 Na⁺ チャネルの特異的結合部位に結合して，Na⁺ チャネルの活性化を抑制し，活動電位の発生を阻害することで神経伝導を遮断する．

1. 電位依存性 Na⁺ チャネルに対する作用

多くの局所麻酔薬の解離恒数（pKa）は 7.5～9.0 の間で弱塩基性であり，生理的 pH（7.4）下においては，陽イオン型（酸型）に偏りながらも，陽イオン型と非イオン型（塩基型）が共存した状態にある．

$$RN（非イオン型） + H^+ \rightleftarrows RNH^+（陽イオン型）$$

非イオン型の局所麻酔薬は，神経線維の細胞膜を通過し（陽イオン型は通過できない），細胞内で一部イオン型となり，細胞内側から電位依存性 Na⁺ チャネルの結合部位に結合して作用を示す．細胞外側からは結合部位に到達できない（図 2-24）．なお，炎症組織では，pH が酸性に傾くため，陽イオン型の局所麻酔薬が増加し，神経細胞膜を通過できる非イオン型が減少するために，細胞内の作用部位に到達できなくなり，局所麻酔薬の効果が弱くなる．

電位依存性 Na⁺ チャネルは，一般的に，静止状態，開口状態および不活性状態という立体構造の異なる 3 種の状態で存在する（図 2-25）．細胞膜の脱分極により，静止状態の Na⁺ チャネルは，一過性の閉鎖状態を経てから，開口状態へと移行し，Na⁺ が細胞内に流入する．開口状態となった Na⁺ チャネルは，約 1 ミリ秒後に閉口し，不活性化状態となる．不活性状態の Na⁺ チャネルは，再分極によりゆっくりと静止

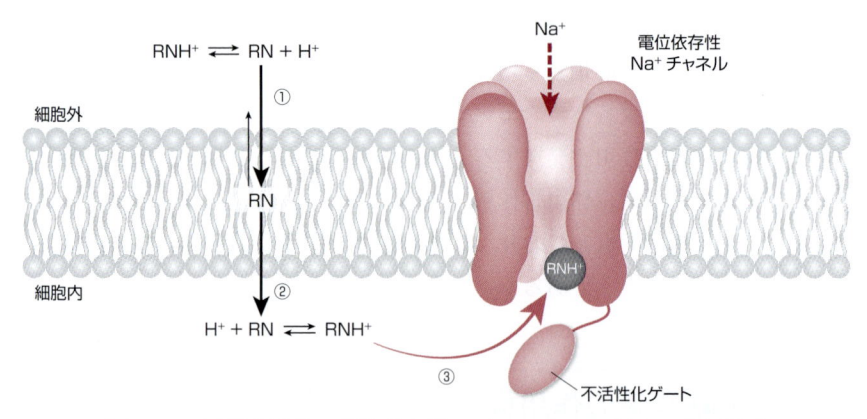

図 2-24　局所麻酔薬の電位依存性 Na⁺ チャネルに対する作用様式

局所麻酔薬は電位依存性 Na チャネルを細胞内側から結合することにより，活性化を抑制する．局所麻酔薬は細胞外では，陽イオン型（RNH⁺）と非イオン型（RN）が平衡状態となり，共存した状態となっているが，①非イオン型の局所麻酔薬（RN）は，神経細胞膜の脂質二重層に溶解する．②電荷をもたない形の局所麻酔薬（RN）が，脂質二重層内を拡散し，細胞質側（細胞内）に透過する．③細胞内で，再び，一部イオン型（RNH⁺）となり，細胞内側から電位依存性 Na⁺ チャネルに結合して作用を示す．

a. 通常時

静止状態　閉鎖状態　開口状態　不活性状態

b. 局所麻酔薬存在下

静止状態　閉鎖状態　開口状態　不活性状態

局所麻酔薬の結合親和性強い　局所麻酔薬の結合親和性強い　局所麻酔薬の結合親和性強い

チャネル開口阻害　チャネルポア阻害　不応期延長

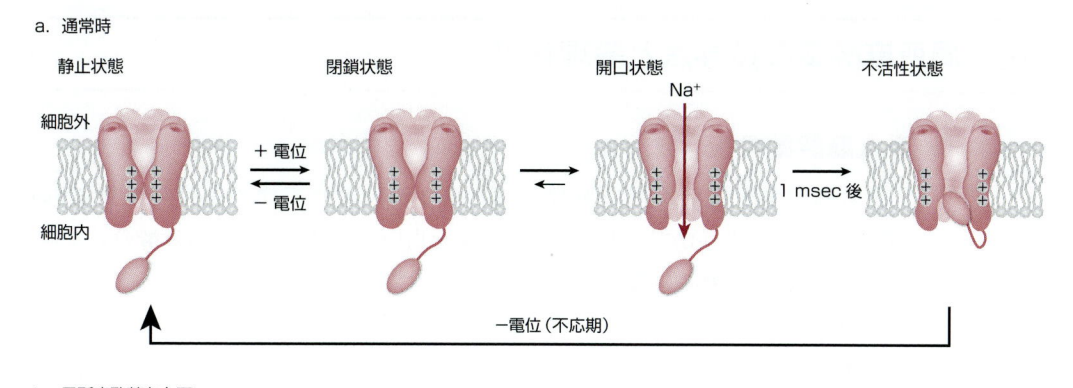

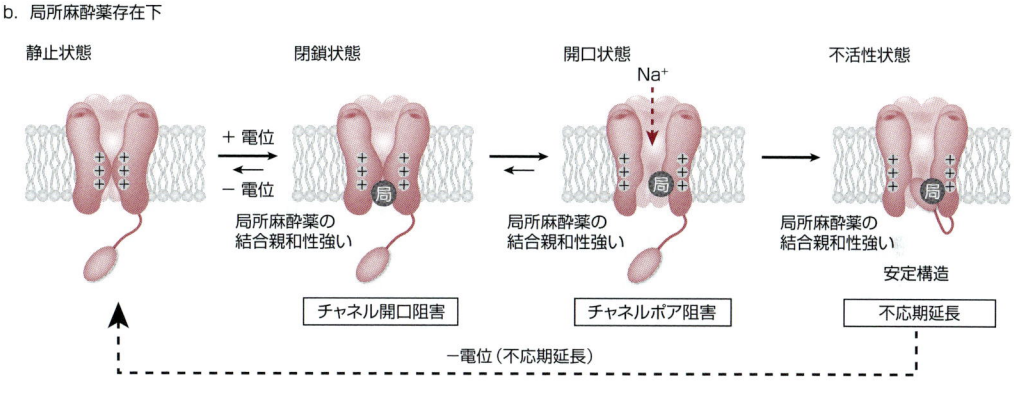

図 2-25 電位依存性 Na$^+$ チャネルの活性化・不活性化と局所麻酔薬の作用機構

　a. 電位依存性 Na$^+$ チャネルの立体構造の変化による状態（静止状態，閉鎖状態，開口状態，不活性状態）を表している．静止状態では，イオンポアは閉鎖している．神経細胞膜が脱分極（＋電位）すると，多くの陽性電荷をもったアミノ酸残基からなる領域が移動し，Na$^+$ チャネルの立体構造が変化することで，一過性の閉鎖状態を経て開口状態となる約 1msec のチャネル開口後，3～4 個のアミノ酸残基からなる連結領域がイオンポアに入り込み，不活性状態となる．不活性状態のチャネルは，細胞膜が再分極すると，連結領域がもとの場所に戻り，休止状態に戻る．不活性状態から静止状態に戻るまでの時間は不応期と呼ばれ，この間新たな脱分極刺激にさらされても，いったん静止状態を経ないと開口することはない．
　b. 局所麻酔薬の電位依存性 Na$^+$ チャネルに対する結合親和性は，閉鎖状態，開口状態，不活性状態の場合は強く，静止状態の Na$^+$ チャネルに対する結合親和性は弱い．局所麻酔薬が結合した Na$^+$ チャネルは，必要な構造変化を起こすことができず，閉鎖状態での開口阻害，開口状態でのチャネルポア阻害，不活性状態から静止状態への変化時の不応期延長により，Na$^+$ 流入が阻害される．

状態に戻る（不応期）．局所麻酔薬の Na$^+$ チャネルに対する結合親和性は，この立体構造の異なる静止状態，閉鎖状態，開口状態および不活性状態で異なり，静止状態よりも，閉鎖状態，開口状態および不活性状態にある Na$^+$ チャネルに対してより強い親和性をもつ．局所麻酔薬が結合した Na$^+$ チャネルは，必要な構造変化を起こすことができず，チャネル開口阻害，不応期延長により，チャネル活性化が阻害されることになる．また，一部，開口状態のチャネルポアの阻害も関連する．この性質は，刺激頻度依存的抑制（use-dependent block）と呼ばれ，開口頻度の高い Na$^+$ チャネルほど，つまり興奮頻度の高い神経線維上の Na$^+$ チャネルほど，局所麻酔薬が効率的に阻害できることを意味している．特に，痛覚の伝達を担う細い知覚神経（無髄 C 線維や Aδ 線維）は，高頻度な発火を示し，比較的長い活動電位持続を示すので，刺激頻度依存的抑制を受けやすく，局所麻酔薬に対する感受性が高い．

G 局所麻酔薬の投与法と薬理作用

1. 吸入麻酔薬の投与法

　局所麻酔薬を用いた局所麻酔法は，投与法によって次のように分類される（図2-26）．どの投与法で，どの局所麻酔薬を用いるかは，その局所麻酔の必要程度に基づいて決定される（表2-14）．

1）表面麻酔

　皮膚や粘膜の表面に局所麻酔薬を貼付，塗布あるいは噴霧することにより行う麻酔で，粘膜表面や創傷面などの知覚神経終末の興奮を遮断する麻酔方法である．局所麻酔薬の溶液を口腔内に含む含漱法，角膜への点眼も表面麻酔に分類される．組織浸透力が強く，作用の強い局所麻酔薬が用いられる．

2）浸潤麻酔

　手術侵襲が加わる部位の皮下，筋肉，漿膜などへ低濃度の溶液を注射，浸潤させることにより，知覚神経終末の神経伝達を遮断する．応用範囲が広くよく用いられる．プロカインやリドカインなどの副作用の低い薬物が用いられる．

3）伝達麻酔（神経ブロック，神経叢ブロック）

　神経幹，神経叢，神経節などの近傍に局所麻酔薬を注射することで，知覚神経の興奮伝導を可逆的に遮断する．少量の局所麻酔薬で，その神経支配下の広い領域の知覚を麻痺させることができる．末梢からの侵害刺激を入力部位で遮断するため，全身麻酔との併用で用いられることも多い．

4）脊髄くも膜下麻酔

　腰椎のくも膜下腔に局所麻酔薬を直接注射して，脊髄へ出入りする脊髄神経根（前根および後根），および脊髄の外層を可逆的に遮断する麻酔方法であり，主に脊髄神経の神経根を麻酔して支配領域の知覚神経および運動神経を麻痺させる．

5）硬膜外麻酔

　腰椎や頸椎の硬膜外腔に局所麻酔薬を注入することで，脊髄神経が硬膜を出たところにある脊髄神経節に作用し，主に脊髄神経線維での伝達を可逆的に遮断する麻酔方法である．硬膜を浸透してくも膜下腔の脊髄神経根や脊髄の外層にも作用する．脊髄くも膜下麻酔と異なり，運動神経遮断作用が軽度である．

2. 局所麻酔薬の薬理作用

　局所麻酔薬は，痛覚を伝達する知覚神経に作用するだけでなく，他の知覚神経，運動神経や自律神経における活動電位の発生を阻害し神経伝導を遮断しうるが，一般的に細い線維ほど局所麻酔薬に対する感受性が高く，髄鞘の有無にも左右される．通常，無髄C線維（痛覚，節後線維）＞有髄Aδ線維（痛覚，温覚）＞有髄Aγ線維（筋紡錘への運動神経）＞有髄Aβ線維（触覚，圧覚）＞有髄Aα線維（固有感覚，体

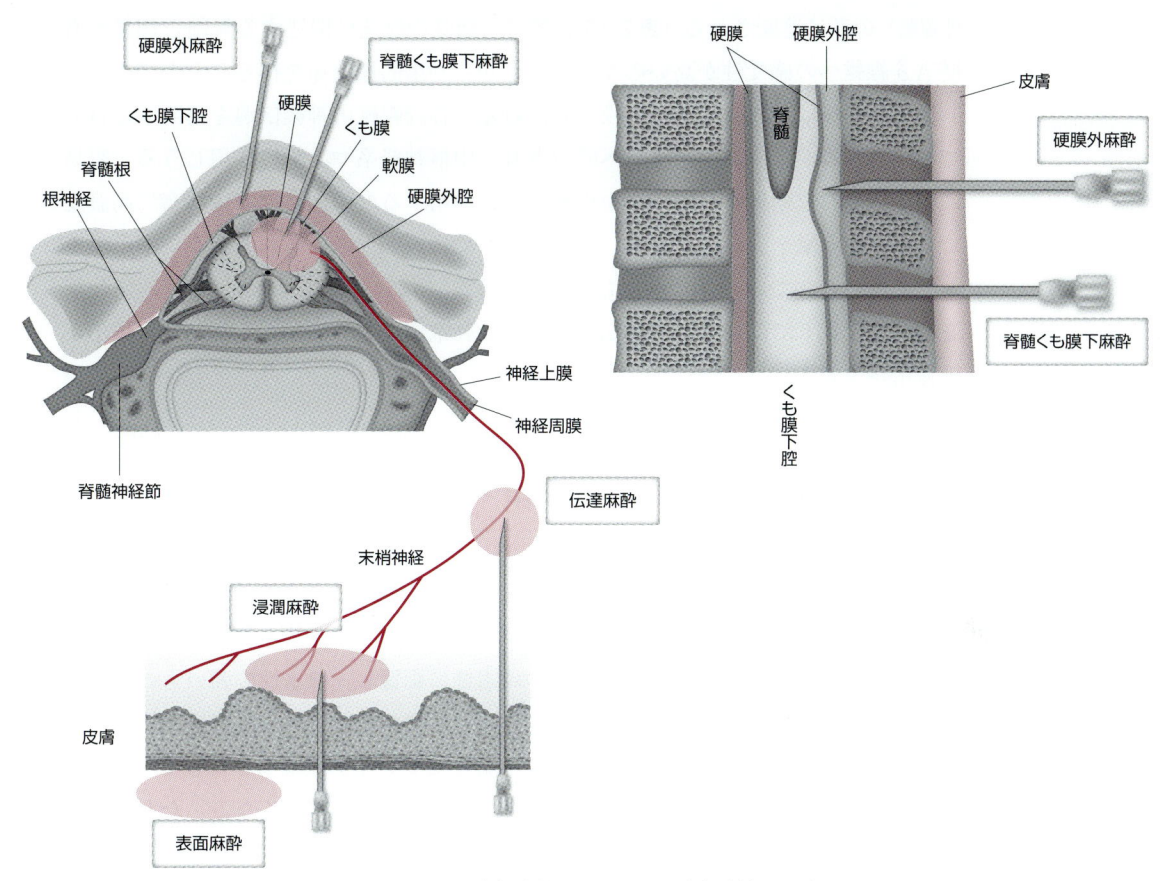

図 2-26　局所麻酔薬を用いた局所麻酔法の分類

表 2-14　局所麻酔薬の種類と適応麻酔

一般名	表面麻酔	浸潤麻酔	伝達麻酔	脊髄くも膜下麻酔	硬膜外麻酔
エステル型					
プロカイン	×	○	○	○（末）	○
テトラカイン	○	○	○	○	○
テーカイン	○	○	○	×	×
コカイン	○	×	×	×	×
アミノ安息香酸エチル（ベンゾカイン）	○	×	×	×	×
アミド型					
リドカイン	○	○	○	×	○
ブピバカイン	×	×	○	○	○
レボブピバカイン	×	×	○	×	○
ロピバカイン	×	×	○	×	○
メピバカイン	×	○	○	×	○

（浦部晶夫他編：今日の治療薬 2019, p.998, 南江堂, 2019 より改変）

性運動）の順に遮断される（表2-15）．特に，痛覚の伝達に関連する無髄C線維や有髄Aδ線維への感受性が高いので，低濃度から効果的な鎮痛を得ることができる．

　局所麻酔薬は，通常，局所に投与し，特定の神経線維の神経伝導を遮断する目的で使用されるが，一部は循環系へ吸収され，中枢神経系や心臓に作用しうる．容易に血液脳関門を通過するので，中枢神経系に作用すると，低濃度では興奮，高濃度では鎮静や痙攣を生じる．また，心臓に対しては，一部の局所麻酔薬が抗不整脈薬として用いられていることからも分かるように（p.252, 3章②参照），神経遮断作用を示す濃度以下で作用し，刺激伝導系での活動電位発生を抑制することで，抗不整脈作用が生じる．

H　局所麻酔薬の化学構造による分類・種類

　大部分の局所麻酔薬は，疎水性の芳香環と親水性のアミノ基が，アルキル鎖によりエステル結合あるいはアミド結合した3つの領域からなる基本骨格を有している（図2-27）．芳香環の構造は局所麻酔薬の疎水性に影響し，疎水性の強いものほど，細胞膜の脂質二重膜を透過しやすいので，細胞内側から電位依存性Na$^+$チャネルへ結合しやすくなる．さらにNa$^+$チャネルの結合部位も疎水性残基を有しており，局所麻酔薬の疎水性が強くなるほど強く結合し，薬物の力価が高くなる．ただし，極端に疎水性の強いものは細胞膜内部に留まってしまうため，作用が弱いこともある．また，多くの局所麻酔薬のアミノ基は，第三級アミン，一部は第二級アミンであり，pKaは7.5〜9.0をとる．このpKaが低いほど，生理的pH（7.4）下での非イオン型の割合が増え，細胞膜を通過しやすくなる．一方，非イオン型が細胞膜を透過してから，細胞内のpHに従い，再び非イオン型とイオン型に解離するが，細胞内側からの電位依存性Na$^+$チャネルに対しては，陽イオン型の方が親和性が高いため，pKaが高いほど阻害作用が強く現れる．すなわち，局所麻酔薬のpKa値は薬物の作用発現時間と力価に影響を与えることになる．なお，ベンゾカインなどの非電離性薬物は電荷をもたず，細胞外pHに依存することなくNa$^+$チャネルを阻害することができるが，その作用は弱い．

　局所麻酔薬の芳香環とアミノ基の結合様式には，エステル結合型またはアミド結合型があり，薬物の作用時間と副作用に影響を与え，それぞれ**エステル型局所麻酔薬**（プロカイン，テトラカイン，コカイン，アミノ安息香酸エチル，ピペリジノアセチルアミノ安息香酸エチル）および**アミド型局所麻酔薬**（リドカイン，ブピバカイン，レボブピバカイン，ロピバカイン，メピバカイン，ジブカイン）と分類されている．一般的に，エステル型局所麻酔薬は，組織あるいは血中エステラーゼ（偽コリンエステラーゼ）によって容易に加水分解されるので，作用持続時間が短い．一方，アミド型局所麻酔薬は，血漿タンパク質との結合率が高く，エステラーゼでは分解されないた

表 2-15 末梢神経線維の種類と局所麻酔薬に対する感受性

神経線維の型		分布	髄鞘の有無	直径（μm）	伝導速度（m/秒）	機能	局所麻酔薬感受性
A	α	筋および関節の求心・遠心性	有	12～20	70～120	体性運動および固有受容	+
	β	線維	有	5～12	30～70	触覚，圧覚	++
	γ	筋紡錘への遠心性線維	有	3～6	15～30	筋緊張	++
	δ	知覚根，求心性末梢神経	有	1～4	5～25	痛覚，温覚，触覚	+++
B		交感神経節前線維	有	<3	3～15	血管運動，内臓運動，発汗，立毛	++++
C	交感神経	交感神経節後線維	なし	0.3～1.3	0.7～1.3	血管運動，内臓運動，発汗，立毛	++++
	脊髄後根	知覚根，求心性末梢神経	なし	0.4～1.2	0.1～2.0	痛覚，温覚，触覚	++++

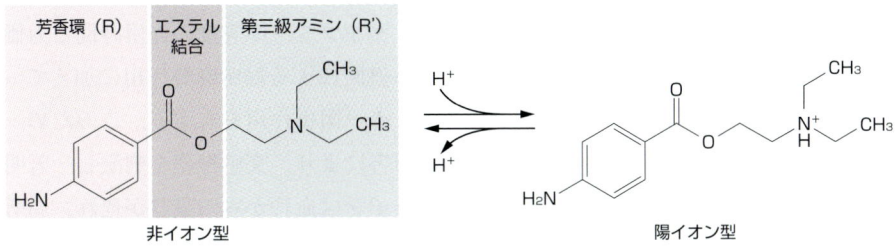

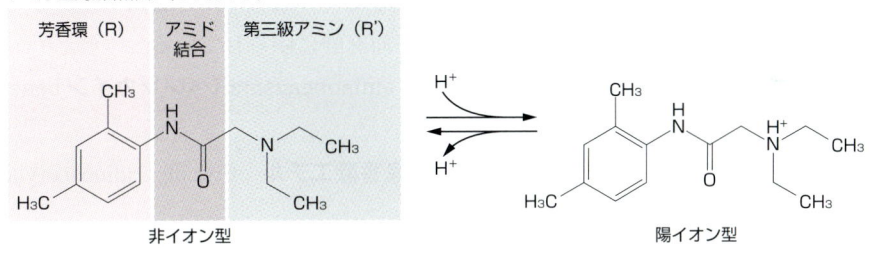

図 2-27 局所麻酔薬の基本型

エステル型局所麻酔薬の基本型であるプロカインとアミド型局所麻酔薬の基本型であるリドカインの構造を示す．局所麻酔薬は共通して，芳香環（疎水性）とアミノ基（親水性）が，エステル結合（-RCOOR'）あるいはアミド結合（-RNHCOR'）によって結合した構造をもつ．高 pH 条件下では，局所麻酔薬の非イオン型（塩基型）と陽イオン型（酸型）の平衡は，非イオン型にシフトしているが，低 pH 条件下では陽イオン型にシフトする．局所麻酔薬の pK_a は約 7.5～9.0 であるので，生理的 pH（7.4）では，陽イオン型に偏りながらも，陽イオン型と非イオン型が共存した状態にある．

め，一般的に作用持続時間が長い（表 2-16）．アミド型局所麻酔薬は，肝臓のシトクロム P450 によって代謝される．

1. エステル型局所麻酔薬

▶ **プロカイン** procaine（プロカニン，ロカイン®）

疎水性が低く，局所から速やかに血中に入り，血中偽コリンエステラーゼにより分解されるので，作用持続時間は短い．また，電位依存性 Na⁺ チャネルからの解離も速いため力価も弱いが，副作用も少ないので大量注射が可能である．粘膜への浸透性が悪いため，表面麻酔作用は弱く，主に浸潤麻酔や歯科麻酔で使用される．プロカインの代謝物の1つであるパラアミノ安息香酸は，アレルゲンとして知られており，アレルギー性接触皮膚炎を起こすことがある．

▶ **テトラカイン** tetracaine（テトカイン®）

芳香環にブチル基がついているため疎水性が高く，血中への移行が遅いため，長時間局所に留まることができ，エステル型でありながら長時間作用型である．また，電位依存性 Na⁺ チャネルとの結合時間も長く，リドカインやプロカインよりも力価が強い．主に，脊髄麻酔に用いられる．

▶ **コカイン** cocaine

エステル型局所麻酔薬のプロトタイプで，中等度の作用時間と力価をもつ．コカインは，電位依存性 Na⁺ チャネル遮断による局所麻酔作用に加えて，モノアミン神経終末のモノアミントランスポーター阻害作用を有する．このため，交感神経終末のカテコールアミン再取り込み阻害により，交感神経を刺激し，著明な血管収縮作用を示す．血管収縮により，コカインは血管からの吸収が遅れ，局所に留まりやすく，麻酔作用も持続的となる．なお，コカインの精神依存性などの精神作用も，このモノアミントランスポーターの中枢での阻害作用に起因する．そのためコカインは麻薬指定されており，適用は表面麻酔に限られている．

▶ **アミノ安息香酸エチル** ethyl aminobenzoate（**ベンゾカイン** benzocaine）（アネステジン）

ピペリジノアセチルアミノ安息香酸エチル ethyl piperidinoacetylaminobenzoate（スルカイン®）

胃炎，胃潰瘍における疼痛・嘔吐に内服で用いられる．

2. アミド型局所麻酔薬

▶ **リドカイン** lidocaine（キシロカイン®，ペンレス®）

代表的なアミド型局所麻酔薬で，作用発現が早く，中等度の作用時間（約1〜2時間）と中等度の力価をもつ．芳香環に2つのメチル基をもつため中等度の疎水性を示し，また，比較的 pKa が低いので生理的 pH においては非イオン型が多く，速やかに細胞膜を透過し，効果を発揮することができる．また，アミド結合であるため，エステラーゼによる分解を受けにくく，中等度の疎水性により局所に長時間留まることができ，かつ，電位依存性 Na⁺ チャネルに対する結合性も高いので，作用

表 2-16 局所麻酔薬の構造と性質

一般名	構造式 芳香環 ― アルキル鎖 ― アミノ基	pKa	固有効力	作用時間
エステル型				
プロカイン		8.9	0.26	短時間
テトラカイン		8.5	9.5	長時間
コカイン		8.7	2.5	中時間
アミノ安息香酸エチル（ベンゾカイン）		2.9	表面麻酔にのみ使用	
アミド型				
リドカイン		7.9	1	中時間
ブピバカイン レボブピバカイン		8.1	4	長時間
ロピバカイン		8.1	4	長時間
メピバカイン		7.6	1	中時間
ジブカイン		8.5	14	長時間

固有効力はリドカインを1としたときの効力比

持続時間が長く，力価も高い．リドカインは，表面麻酔，浸潤麻酔，伝達麻酔，脊髄麻酔などあらゆる局所麻酔法に用いることができる．また，リドカインは，抗不整脈薬Ｉｂ群としても使用される．

▶ **ブピバカイン** bupivacaine（マーカイン®）
　レボブピバカイン levobupivacaine（ポプスカイン®）
　ロピバカイン ropivacaine（アナペイン®）

ブピバカインは長時間作用型のアミド型局所麻酔薬であり，光学異性体〔R（+）体とS（-）体〕のラセミ体である．3級窒素にブチル基をもつため疎水性が高く，力価が高い．低濃度で投与すると運動神経をブロックすることなく鎮痛効果を示すので，分娩時あるいは術後鎮痛などに利用されている．しかし，高濃度で投与すると心毒性（刺激伝導系抑制による房室ブロックやリエントリ経路を介した心室性不整脈など）を示す．この作用はR（+）体のブピバカインによるもので，S（-）体のみのレボブピバカインおよびその構造類似体であるロピバカインは，ブピバカインと同等の作用をもちながら，心毒性が少ない．

▶ **メピバカイン** mepivacaine（カルボカイン®）

メピバカインの薬理学的性質はリドカインに類似しており，pKa7.6と低く，速やかな作用発現，中等度の作用時間（リドカインよりやや長い）と中等度の力価を示す．粘膜からの浸透性が悪いので表面麻酔に無効であり，浸潤麻酔，伝達麻酔，硬膜外麻酔に用いられる．しかし，新生児に強い毒性を示すので，産科麻酔には用いられない．

▶ **ジブカイン** dibucaine（ネオペルカミンS®，ネオビタカイン®）

最も古く，強力なアミド型局所麻酔薬で，他のアミド型はアニリドであるのに対し，ジブカインのみキノリン誘導体である．作用発現は遅く，長時間作用型，力価は非常に高いが，同時に毒性も強い．パラブチルアミノ安息香酸との配合注射液は脊髄麻酔に用いられている．また，サリチル酸ナトリウム，臭化カルシウムとの配合注射液は，症候性神経痛，筋肉痛，腰痛症などに用いられる．

局所麻酔薬の作用時間による分類

前述のように，局所麻酔薬の作用時間は，芳香環の構造による疎水性，アミノ基の性質によるpKa，アミド型かエステル型かの結合様式などにより影響される．各局所麻酔薬を作用時間で分類すると下記のとおりとなる．

① **短時間作用型**：プロカイン
② **中間作用型**　：リドカイン，メピバカイン，コカイン
③ **長時間作用型**：テトラカイン，ブピバカイン，レボブピバカイン，ロピバカイン，ジブカイン

短時間型や中間型の局所麻酔薬では，アドレナリンやフェニレフリンのような血管収縮薬を併用することでその作用時間を延長できる．血管収縮薬は局所麻酔薬の局所から血管への吸収を遅らせ，血中濃度を下げることで，局所麻酔作用の持続化，全身性副作用発現の軽減，防止，手術創の止血などの効果をもたらす．

J 局所麻酔薬の副作用

局所麻酔薬の副作用（麻酔薬の場合，毒性と呼ぶことが多い）には，投与局所での直接的な毒性と，投与部位から循環系へ吸収あるいは血管内への誤投与による中枢神経毒性や心毒性，過敏症などがある．

1）局所での毒性

すべての局所麻酔薬は，脊髄内への過剰投与によりまれに神経障害を引き起こし，痛みやしびれなどを伴う馬尾症候群や一過性神経症状と呼ばれる症状が出現することがある．高濃度の局所麻酔薬が馬尾に蓄積され，神経に対し直接的な細胞毒性が生じることが原因とされる．また，局所麻酔薬の筋肉内投与により，骨格筋の損傷が発生し，局所刺激を引き起こしうる．

2）中枢神経毒性

局所麻酔薬は，親水基と疎水基の両者をもつ小分子であるので，血液脳関門を容易に通過できる．まず，大脳皮質での抑制性神経経路を遮断することで，中枢神経系の興奮が生じ，振戦，震え，筋収縮，軽い頭痛，視覚・聴覚系の異常や焦燥感などの興奮徴候を示す．中枢神経系での濃度が増加すると，強直性間代性痙攣が発生し，さらにはすべての神経経路遮断による中枢神経系の抑制の結果，呼吸不全，死となる．

3）心毒性

局所麻酔薬は，心筋の電位依存性 Na^+ チャネルを遮断し，活動電位の伝導速度を減少させる．このため，リドカインなどは抗不整脈薬Ⅰb群として用いられているが，特に心毒性の強いブピバカインなどは，QT幅延長に伴う治療困難な心室性不整脈を誘発しうる．また，心筋収縮力の抑制および細動脈拡張などにより全身血圧の低下が生じ，中枢神経系の虚脱症状（意識消失や昏睡），急激な血圧下降をきたす心臓血管系の虚脱症状が生じることもある．

4）過敏症

エステル型の局所麻酔薬は，まれにアレルギー症状やアナフィラキシーショックなどの過敏症を引き起こす．プロカインなどのエステル型の加水分解で生成するパラアミノ安息香酸 *p*-aminobenzoic acid（PABA）が原因と考えられており，アミド型局所麻酔薬そのものによる過敏症が認められることは少ない．

3 痛みと鎮痛薬
―疼痛治療薬―

A 痛み（疼痛）とは

"痛み"を連想するとおそらく多くの人はあまりよいイメージをもたないだろう．熱いものを触ったときの痛み，どこかに手足をぶつけたときの痛みなど，一見，われわれにとって有害なものとさえ思えるこのような痛みだが，この感覚を経験し学習することで，痛みを伴う外傷を未然に避ける防御行動を習得することができるのである．一方で，生まれながらにして痛みという感覚が消失している先天性無痛無汗症の患者は，痛みを感じないため防御行動を学習・獲得できず，さまざまな外傷や骨折を繰り返し，さらには骨髄炎などを起こしてしまう場合もある．痛みは，私たちが安全に生きていくために必要な生体警告信号なのである．

一方で外傷や手術により，われわれの生活に支障が出るほどの強い痛みを生ずることがある．また，がんによる痛みのように，耐え難くしかも慢性化した痛みは，患者のQOL（quality of life：生活の質）を極度に低下させ，痛みの原因となる疾患の治療や，精神にも悪影響を及ぼすことから，適切に痛みをコントロールする必要がある．さらに，四肢の切断，帯状疱疹ウイルスやHIVウイルス感染などで神経が障害を受けた場合，外傷や炎症の治癒後にも激烈な痛みだけが慢性的に残ることがある．このような痛みは神経障害性疼痛（次頁参照）と呼ばれる．神経系の構造や機能が病的に変化することが原因と考えられ，生体防御信号としての役割を失っており，慢性化した痛みそのものが病気となってしまう．したがって，痛みは生体警告系という側面と，治療の対象となる病的な側面をもっている．

B 痛みの分類

痛みの種類は，生理学的疼痛，炎症性疼痛，神経障害性疼痛，および心因性疼痛の4つに大別される．

1) 生理学的疼痛
生理学的疼痛は，生体に対する警告信号としての役割を担う．侵害性の熱や機械刺激により誘発される急性の疼痛で，原因となる刺激の除去により痛みは消失する．

2）炎症性疼痛

炎症性疼痛とは，末梢組織の損傷などにより生じる炎症に起因する痛みで，炎症の程度で急性と慢性とに分類できる．炎症による痛みが患部への物理的接触を回避する行動に繋がることから，治癒を早めるという生理的意義もある．

3）神経障害性疼痛

神経障害性疼痛は，神経因性疼痛とも呼ばれる．四肢の切断，がん，糖尿病，ウイルス感染（帯状疱疹ウイルスやヒト免疫不全ウイルスなど），脳梗塞，神経変性疾患，脊髄損傷などにより，末梢あるいは中枢神経系が損傷したり機能異常に陥った場合に発症する病的な慢性疼痛である．痛みの原因となった疾患の治癒後も痛みだけが残ってしまうことがあり，そのような場合の多くは，感覚情報を担う神経回路そのものに病的変化が生じてしまうことが原因とされる．その結果，例えば服が肌に触れるといった，本来痛みを生じない軽い刺激でも激しい痛みが誘発される（アロディニア）．モルヒネのような強い鎮痛薬が効かず難治性となる場合があり，臨床において大きな問題となっている．疼痛の発症維持メカニズムは解明されておらず，著効する治療薬もない．しかし，現在，疼痛基礎研究が盛んに行われており，いくつかの有力なメカニズムが発見され，それに基づいた創薬も進行している．

4）心因性疼痛

心因性疼痛とは，神経系に器質的病変がなく，その発生に心理社会的因子が関与している痛みである．しかし，心だけに原因があるのではなく，心理的要因に加え，生物学的要因などが複雑に関与している可能性がある．

C 痛みを感じるしくみ

1. 痛みの受容——一次求心性感覚神経——

皮膚など末梢組織からの感覚情報は，末梢と脊髄後角を繋ぐ一次求心性感覚神経によって伝達される．一次求心性感覚神経の細胞体は神経節に密集しており，細胞体から伸びた軸索が2方向に分岐し，一方は末梢組織へ，もう一方は脊髄後角へ投射している（偽単極性ニューロン，p.95 図2-5参照）．末梢側では外界からの感覚刺激を受容し（図2-28 Ⓐ，Ⓓ），中枢側ではシナプスを介して次の神経（脊髄後角神経）へ情報を伝達している（図2-28 Ⓐ，Ⓓ）．

一次求心性感覚神経には数種類のタイプがあり，それぞれ受容する感覚情報が異なる．例えば，侵害刺激を受容し伝達する神経には，「Aδ線維」と「C線維」がある．Aδ線維は，特に侵害性機械刺激に反応する．一方，C線維は，ポリモーダル受容器とも呼ばれ，機械・化学・温度（熱と冷）など多様な侵害刺激に反応する．しかし，一般的にこれらの神経線維は触覚などの軽い刺激では活性化されない．一方，触覚刺激に対してはAβ線維が応答し，通常この線維は痛みを伝達しない．

神経が外界からの刺激を"感じる"メカニズムは十分に解明されていないが，さまざまな因子に応答するタンパク質や温度に反応するタンパク質などが発見されている．

組織損傷による炎症部位では，プロスタグランジン E₂ prostaglangin E₂（PGE₂）やブラジキニン bradykinin（BK）などの炎症性メディエーターが放出され，一次求心性感覚神経の末梢側終末（自由終末）のPGE₂受容体やBK受容体を刺激する（図2-28 ⓓ）．その後，細胞内のリン酸化酵素であるプロテインキナーゼA protein kinase A（PKA）やプロテインキナーゼC protein kinase C（PKC）を活性化させ，電位依存性Na⁺チャネル（Na_v1.8や1.9など）やTRPV1（transient receptor potential cation channel subfamily V member 1）チャネルをリン酸化し，チャネル活動を増大させ末梢刺激に対して感覚神経が活動電位を発生しやすくなり，すなわち過敏化が起こる（末梢性感作 peripheral sensitization）．

2. 脊髄後角における伝達，さらに脳へ

脊髄後角は，第Ⅰ～Ⅵ層までの層構造になっており，それぞれの層において入力する線維が異なる．AδやC線維からのインパルスは，主に表層部（第ⅠおよびⅡ層）の脊髄後角神経へ入力する（図2-28 ⓑ）．AδやC線維の興奮によって，シナプス前からグルタミン酸やサブスタンスPといった痛みを誘発する伝達物質が放出される．それらは後角神経のグルタミン酸受容体〔AMPA（α-amino-3-hydroxy-5-methyl-4-isoxazolepropionic acid）受容体，NMDA（N-methyl-D-aspartic acid）受容体，mGlu（metabotropic glutamate）受容体〕とNK1（neurokinin 1）受容体を活性化し，後角神経を興奮させる（図2-28 ⓒ）．その情報は後角神経の軸索を介して，反対側の脊髄を上行して脳へと伝達される．脳への神経経路には，脊髄後角神経から視床の中継核を経て大脳皮質の体性感覚野へ到達する脊髄視床路外側経路と，脳幹網様体，視床下部，視床内側部，大脳辺縁系を経て体性感覚野へ伝達される脊髄視床路内側経路がある．前者は，主に痛みの識別や認識に，後者は痛みに伴う情動や自律機能，内分泌機能，運動機能の反応の誘発に関与している．

D 痛みを抑制する神経回路

生体防御機構として痛みを感じるシステムがある一方，痛みを抑制するシステムも存在する．その中心的な役割を有しているのが，オピオイドペプチドと呼ばれる因子と，それらが作用するオピオイド受容体である．

1. オピオイド受容体

モルヒネをはじめとするオピオイドの歴史は非常に古く，オピオイド受容体の存

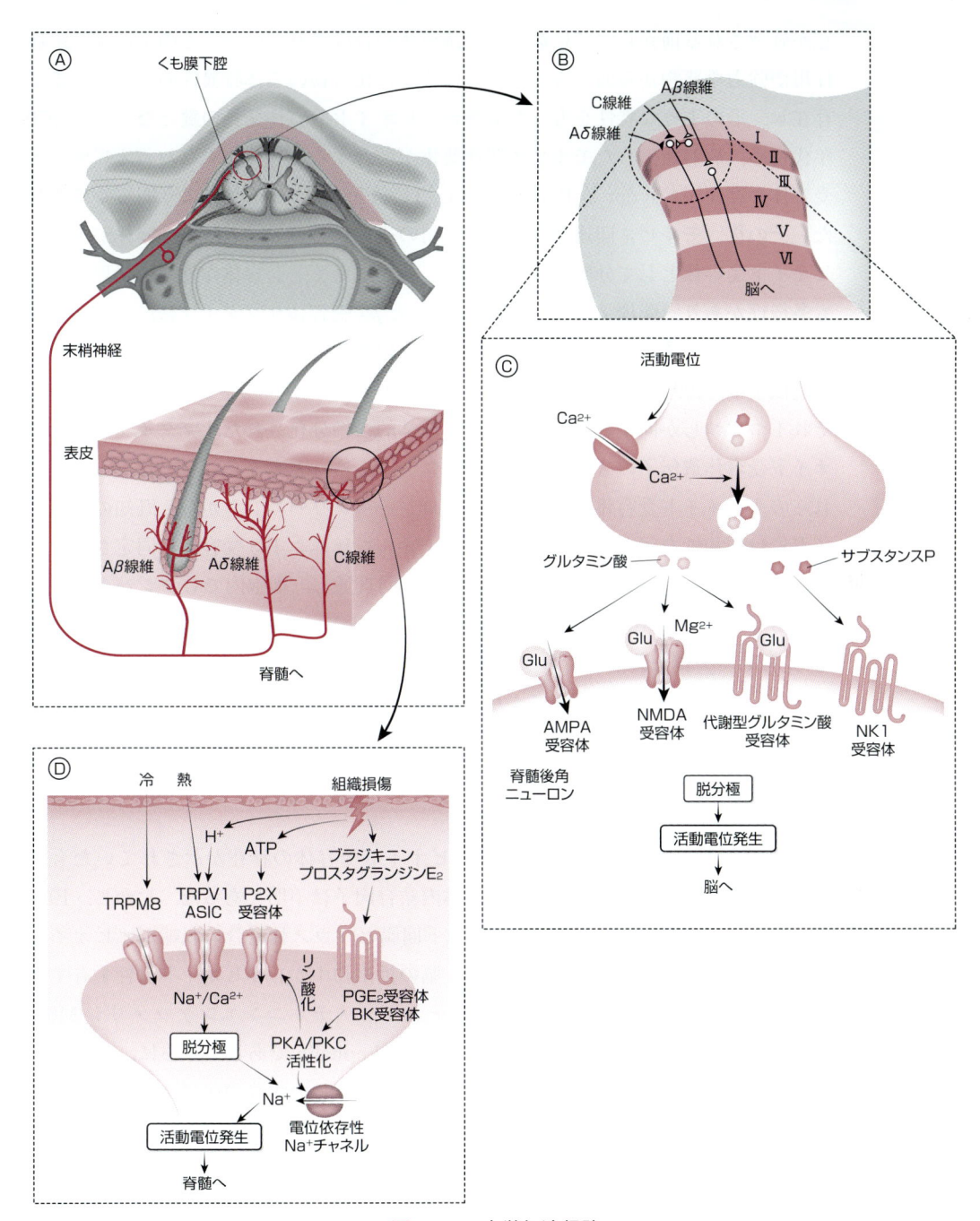

図 2-28 痛覚伝達経路

Glu：glutamic acid, AMPA：α-amino-3-hydroxy-5-methyl-4-isoxazolepropionic acid, NMDA：N-methyl-D-aspartic acid, NK1：neurokinin 1, ATP：adenosine triphosphate, TRPM8：transient receptor potential cation channel subfamily M member 8, TRPV1：transient receptor potential cation channel subfamily V member 1, ASIC：acid-sensing-ion-channel, P2X：イオンチャネル内蔵型ATP受容体, PKA：protein kinase A, PKC：protein kinase C, PGE₂：prostaglandin E₂, BK：bradykinin

在が確認される前からすでに数多くの誘導体が合成されていた．その中には，鎮痛作用が強力な薬物から弱いもの，さらに薬効に化合物の立体特異性のあるものまで存在し，そのような特性をもった薬物がオピオイド受容体発見の鍵となった．1970年代初め，放射標識したモルヒネ関連薬物が結合する受容体，すなわちオピオイド受容体の存在がSnyder & Pert, Simon, Tereniusのグループにより明らかにされた．その後，モルヒネ関連薬物の薬理作用の違いから，μ，δ，κ受容体が主なオピオイド受容体として分類された．また，各オピオイド受容体作動薬の薬理作用にも多様性があり，薬理学的にμ受容体はμ_1とμ_2受容体サブタイプに，δ受容体はδ_1，δ_2に，κ受容体はκ_1，κ_2，κ_3に細分化された．μ，δ，κオピオイド受容体遺伝子は，1990年代初頭にクローニングされた．しかし，各受容体遺伝子はそれぞれ1つずつしか同定されておらず，薬理学的に細分化されたサブタイプは，オピオイド受容体遺伝子のスプライスバリアントであろうと考えられている．一方，それらのオピオイド受容体遺伝子とのホモロジースクリーニングから，既知のオピオイドには親和性を示さないノシセプチン／オルファニンFQ受容体も同定された．オピオイド受容体タンパク質は，細胞膜を7回貫通し，細胞内でGタンパク質と共役するGPCR（G protein-coupled receptor）ファミリーに属する（図2-29）．いずれもG_iタンパク質と共役しており，アデニル酸シクラーゼの抑制，K^+チャネルの開口，Ca^{2+}チャネルの開口抑制により過分極を起こし，神経活動を抑制性に調節する（図2-29）．

2. 内因性オピオイドペプチド

上記のように，1970年代初めにはオピオイド受容体の存在が示されていたものの，依然としてその受容体に対する生体内結合因子は不明であった．しかし，1975年にHughesとKosterlitzは，モルモット回腸とマウス輸精管の収縮がオピオイド関連薬物で抑制される現象を利用して，脳の抽出物中からオピオイド活性を有するペプチドを単離することに成功した．それが，メチオニンエンケファリンMet-enkephalinとロイシンエンケファリンLeu-enkephalinである．さらに，β-エンドルフィンとダイノルフィンも同定された（図2-30）．いずれのペプチドもオピオイドモチーフと呼ばれるTyr-Gly-Gly-Phe-Met/Leuという共通したアミノ酸配列を有している．さらに，1995年に17個のアミノ酸からなるノシセプチン／オルファニンFQが発見された．このペプチドはオピオイドモチーフの一番目のTyrがPheになっており，μ，δ，κ受容体への相互作用が消失している．1997年には，新規内因性オピオイドペプチドとしてエンドモルフィンが発見された．エンドモルフィンは，一番目のTyr以外，オピオイドモチーフとの相同性はないが，μ受容体に選択的に結合し，さらにμ受容体の脳内分布とほぼ一致していることから，μ受容体の内因性リガンドとして考えられている．

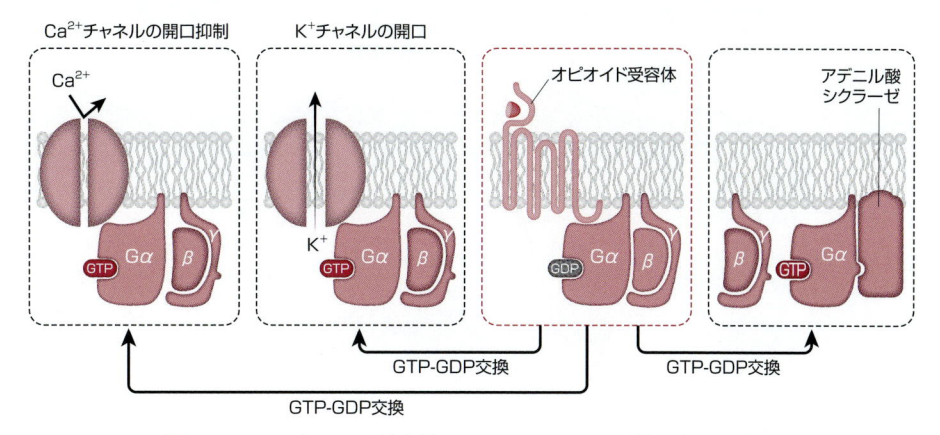

図2-29 オピオイド受容体によるGタンパク質を介した作用
GTP：guanosine triphosphate，GDP：guanosine diphosphate

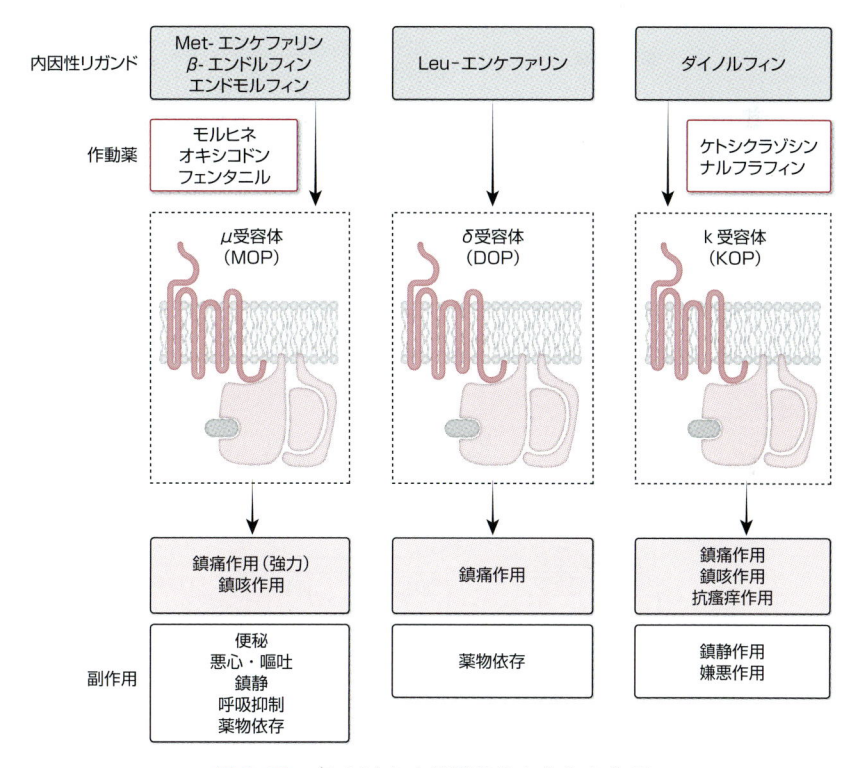

図2-30 各オピオイド受容体を介した作用

3. 痛み抑制神経回路（下行性疼痛抑制経路）

　一次求心性感覚神経により興奮した脊髄後角神経は，そのインパルスを脳へと上行するが，その過程で痛みを抑制する神経回路へ入力する（図2-31）．上行した電気信号は，中脳水道周囲灰白質に存在する神経を興奮させ，エンケファリンを遊離させる．エンケファリンは，GABA作動性神経に発現するμ受容体に結合し，神経活

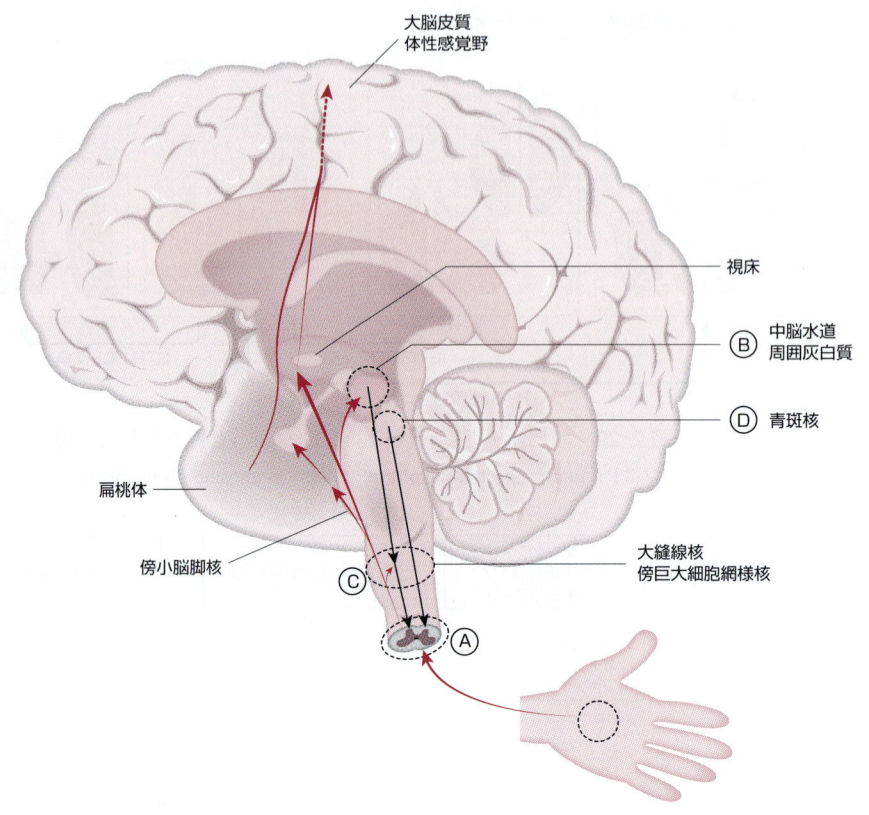

2章 精神・神経系の薬理

大脳皮質
体性感覚野

視床

Ⓑ 中脳水道周囲灰白質

Ⓓ 青斑核

扁桃体

傍小脳脚核

Ⓒ

大縫線核
傍巨大細胞網様核

Ⓐ

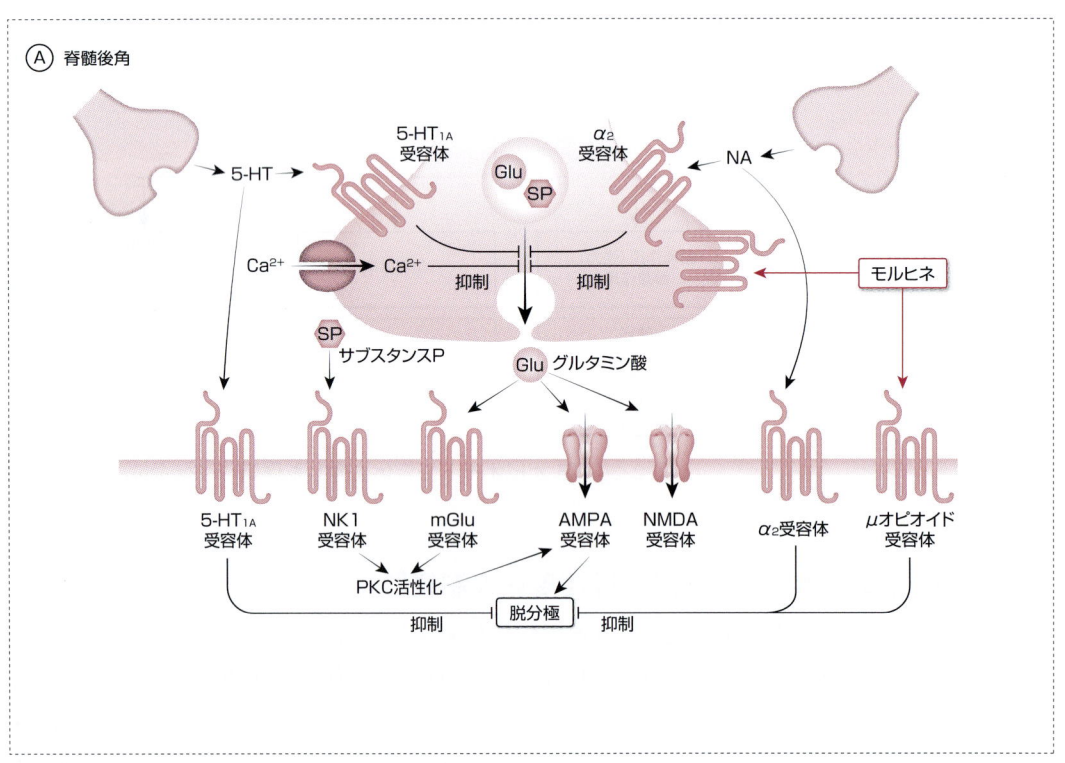

Ⓐ 脊髄後角

5-HT

5-HT$_{1A}$受容体

Glu
SP

α$_2$受容体

NA

Ca^{2+} → Ca^{2+}

抑制　　抑制

モルヒネ

SP サブスタンスP

Glu グルタミン酸

5-HT$_{1A}$受容体 ／ NK1受容体 ／ mGlu受容体 ／ AMPA受容体 ／ NMDA受容体 ／ α$_2$受容体 ／ μオピオイド受容体

PKC活性化

脱分極

抑制　　抑制

146

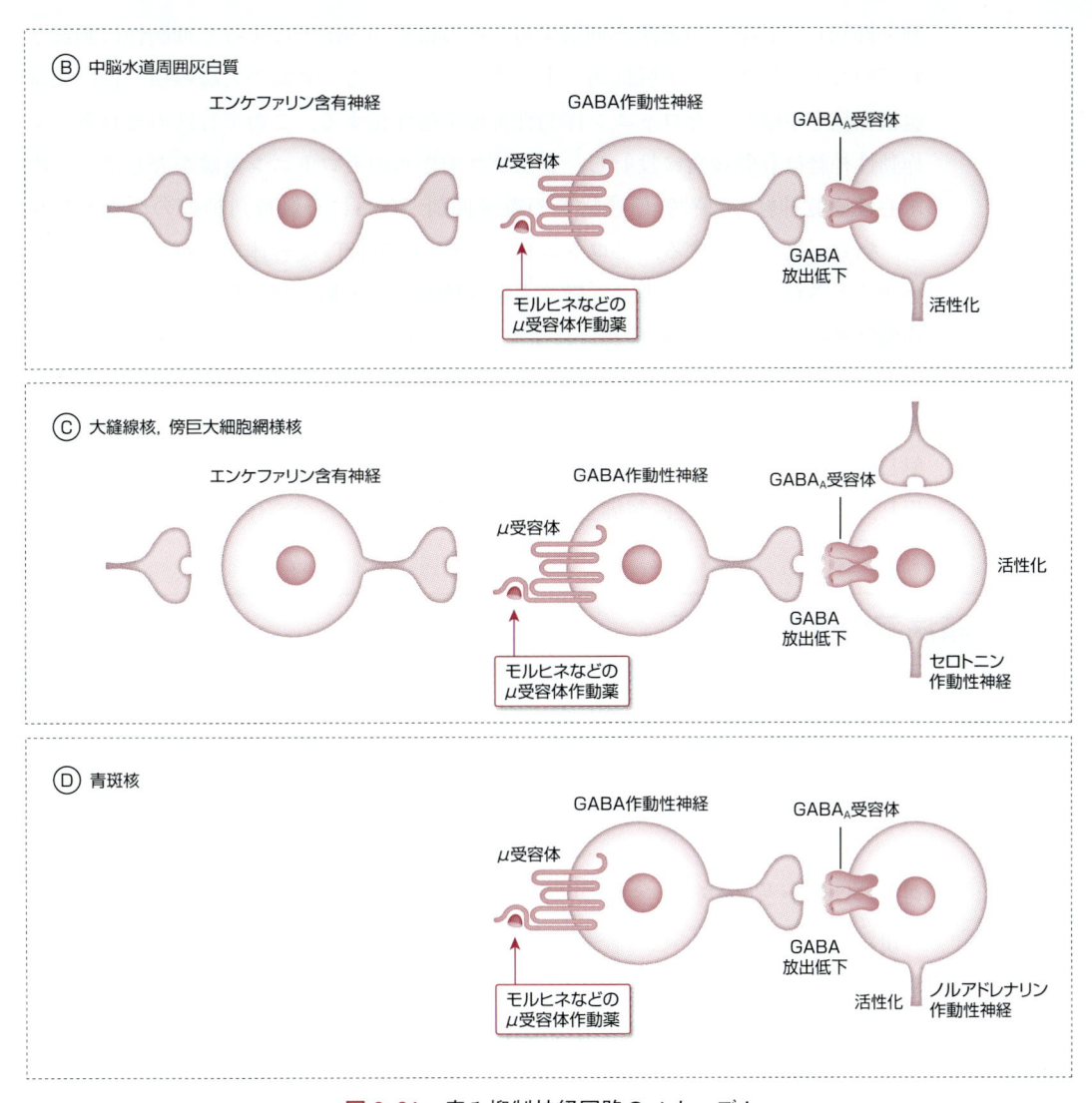

図 2-31 痛み抑制神経回路のメカニズム

5-HT：5-hydroxytryptamine, Glu：glutamic acid, NA：noradrenaline, SP：substance P, NK1：neurokinin 1, mGlu：metabotropic glutamate, AMPA：α-amino-3-hydroxy-5-methyl-4-isoxazolepropionic acid, NMDA：N-methyl-D-aspartic acid, PKC：protein kinase C

動を抑制し，GABAの遊離を抑制する．その結果，GABAによって抑制性に制御されていた下行性の神経が脱抑制により活性化し，さらに延髄の大縫線核や傍巨大細胞網様核を中継し，セロトニン作動性神経を活性化する．この下行性のセロトニン作動性神経は脊髄後角に投射し，シナプス前からのセロトニン遊離を介して，一次求心性感覚神経では神経伝達物質の遊離抑制，さらに脊髄後角神経の活動も抑制し，痛覚伝達を遮断する．セロトニン5-HT$_{1A}$や5-HT$_2$受容体などがこの抑制に関与するとされている．一方，延髄の大縫線核や傍巨大細胞網様核でも，セロトニン作動性神経がGABA作動性神経により制御されているが，このGABA作動性神経にもμ受容体が発現しており，エンケファリンによりGABAの遊離が抑制されることでセロトニン作動性神経が活性化する．さらに，中脳の青斑核から脊髄後角に投射しているノルアドレナリン作動性神経も一次求心性感覚神経と脊髄後角神経に作用し，痛覚伝達を抑制性に制御している．抑制に関与する受容体はα$_2$受容体である．

E 鎮痛薬の分類・種類

鎮痛薬は，意識の消失を起こさない用量で，痛覚伝導路を特異的に抑制する薬物である．鎮痛用量で意識が消失しないこと，痛みに対する高い特異性が麻酔薬とは大きく異なる．

1. オピオイド受容体完全作動薬（図2-32）

現在，鎮痛薬（あるいは疼痛治療薬）として使用されているオピオイド受容体作動薬は非常に多くあるが，その中でもがん性疼痛の除痛にWHOが推奨するWHO三段階除痛ラダー（p.154参照）で強オピオイドとしてあげられるモルヒネ，フェンタニル，オキシコドンは使用頻度が高い（図2-30）．

▶ **モルヒネ** morphine（アンペック®，MSコンチン®）

ケシ（学名 *Papaver somniferum*）の未熟果実（ケシ坊主）の乳液を乾燥して粉末にしたアヘンに含まれるアルカロイドの1つであり，1803年にドイツの薬剤師Serturnerがアヘンからモルヒネを精製した．モルヒネの作用（鎮痛と陶酔感など）から，ギリシャ神話の夢の神「Morpheus（モルペウス）」がその名の由来とされている．μ受容体に対する完全作動薬であり，麻薬性鎮痛薬に分類される．

1）鎮痛作用

モルヒネの特徴的な薬理作用は，強力な鎮痛作用である．モルヒネの鎮痛作用には，大きく分けて3つのメカニズムがある（図2-31）．

①**脳での作用**：中脳水道周囲灰白質，大縫線核や青斑核にあるμ受容体に作用する．μ受容体は，抑制性のGABA作動性神経に存在し，モルヒネがμ受容体を活性化することで，GABA作動性神経は抑制される．その結果，GABAによる抑制が減

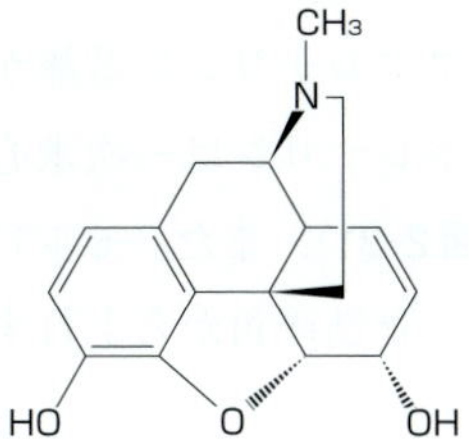

3 痛みと鎮痛薬 ―疼痛治療薬―

モルヒネ 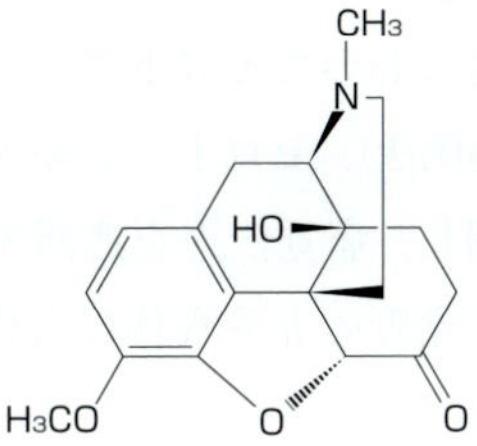　　　　　オキシコドン 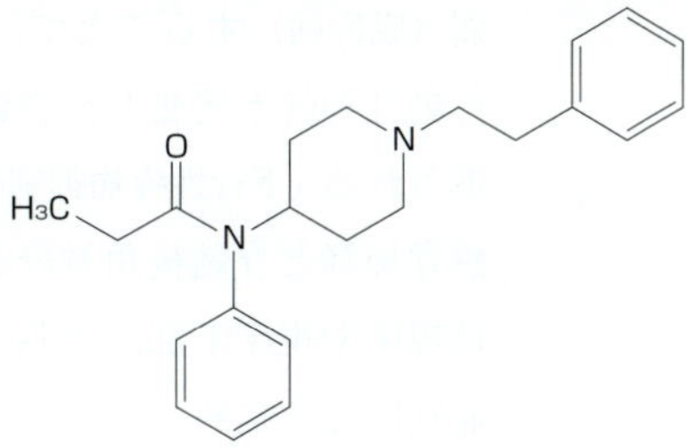　　　　　フェンタニル

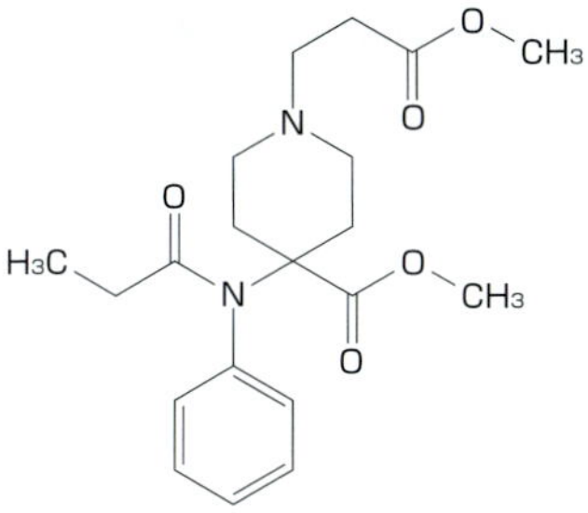

レミフェンタニル 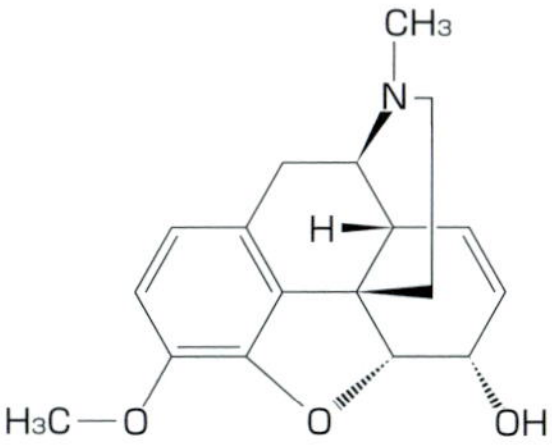　　　コデイン 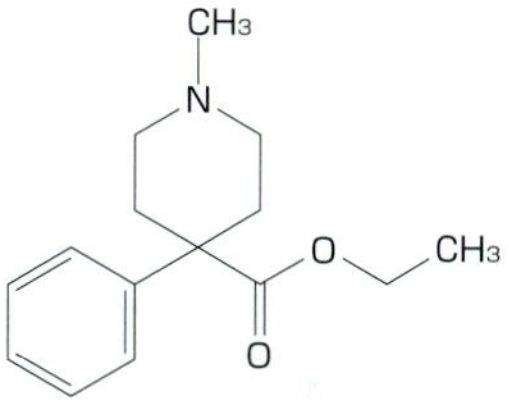　　　　メペリジン（ペチジン）

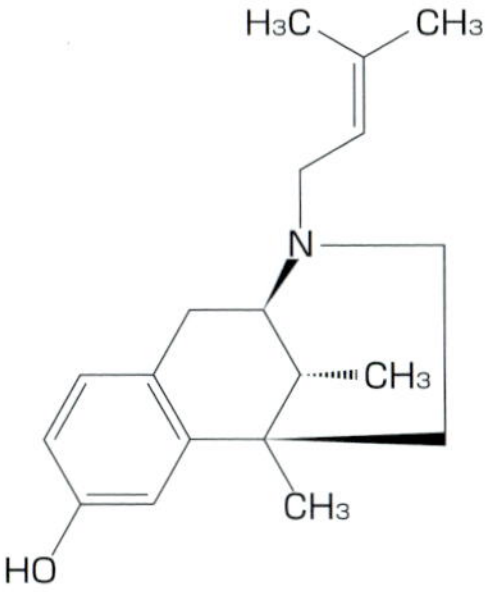

ペンタゾシン 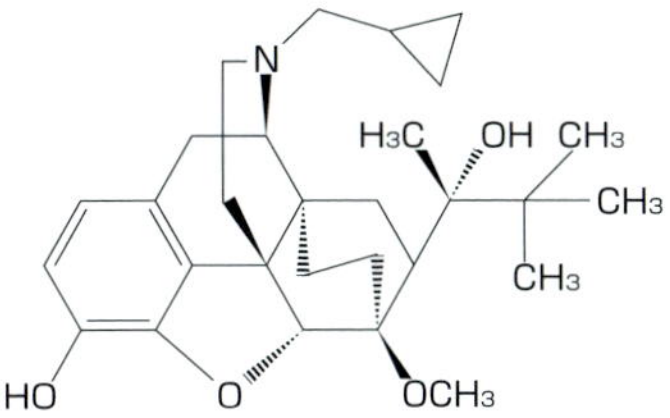　　　ブプレノルフィン 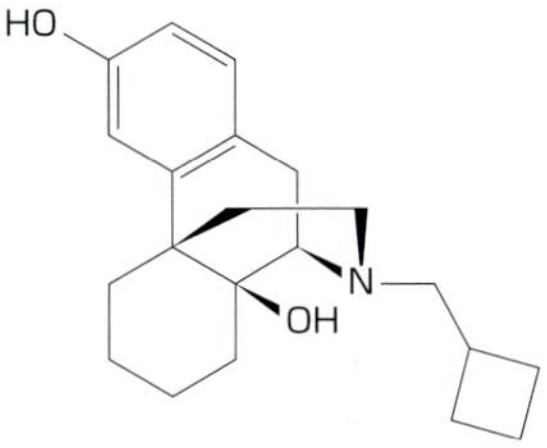　　　ブトルファノール

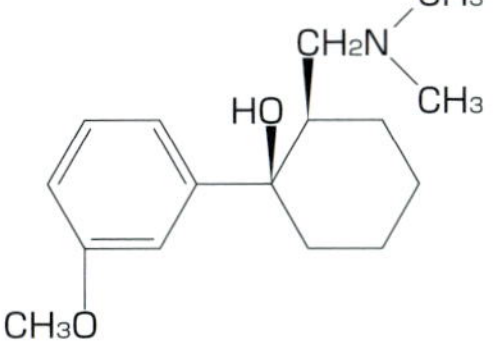

トラマドール 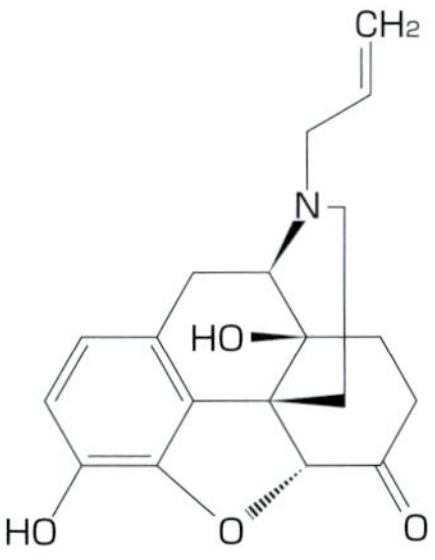　　　　ナロキソン

図 2-32　主な鎮痛薬の構造式

弱（脱抑制）することで，大縫線核や青斑核のセロトニンおよびノルアドレナリン作動性神経が興奮し，脊髄後角においてセロトニンとノルアドレナリンの遊離が促進される（下行性疼痛抑制経路の賦活）．セロトニンやノルアドレナリンは一次求心性感覚神経と脊髄後角神経を抑制し，痛覚伝達を遮断する（図2-31）．また，モルヒネは視床や視床下部，大脳皮質感覚野のμ受容体にも作用し，脊髄後角から上行する痛覚伝達を遮断する．

②**脊髄後角での作用**：脊髄後角において，痛み刺激で興奮した一次求心性感覚神経終末から遊離される疼痛誘発物質（サブスタンスPやグルタミン酸）の放出を抑制する．さらに，脊髄後角神経にも直接作用し，神経活動を抑制する（図2-31）．

③**末梢での作用**：痛み刺激を受容する一次求心性感覚神経（C線維およびAδ線維）末梢端のμ受容体に作用し，痛み刺激の受容による神経興奮を抑制する．

2）鎮咳作用

咳中枢である延髄の孤束核に存在するオピオイド受容体に作用し，気道からの一次求心性神経の興奮入力を抑制することで，咳中枢を抑制する．

3）副作用

モルヒネの代表的な副作用として，便秘，悪心・嘔吐，鎮静作用があげられ，これらはモルヒネの三大副作用といわれている．便秘の出現頻度はほぼ100％である．モルヒネは，腸管に分布するμ受容体を活性化させて，腸管神経叢におけるアセチルコリンの遊離を抑制することによって胃腸管の蠕動運動を低下させる．また，腸管壁からのセロトニンの遊離を促進し，腸管平滑筋を緊張させることで便秘を生じる．耐性は起こらない．悪心・嘔吐の出現頻度は約30～50％である．延髄の第4脳室底に存在する化学受容器引き金帯 chemoreceptor trigger zone（CTZ）への直接作用や，CTZでのモルヒネによるドパミン遊離を介したドパミンD_2受容体の刺激に起因する．対処法としてドパミンD_2受容体拮抗薬などが使用される．耐性が形成されやすい．これらの副作用は，モルヒネの鎮痛用量よりも低用量で出現することが特徴である．

さらに，モルヒネ使用患者の約20％で眠気などの鎮静作用が現れる．また，脳幹の呼吸中枢を直接抑制することによる呼吸抑制作用も出現する．無呼吸相と呼吸亢進相が交互に現れるチェーン・ストークス呼吸を起こす．モルヒネの急性毒性による死亡原因のほとんどは呼吸麻痺によるものである．解毒薬として，オピオイド受容体拮抗薬であるナロキソンが使用される．また，モルヒネは，中脳の動眼神経核を興奮させ，縮瞳を起こす．縮瞳作用には耐性は形成せず，オピオイド乱用者の判別方法の1つとして利用される．鎮痛用量のモルヒネを静脈内注射することで痒みを生じることがある．皮膚のマスト細胞からのヒスタミン遊離が原因とされている．慢性投与による副作用として，薬物依存がある（詳細はp.76，1章4を参照）．しかし，がん性疼痛に対するオピオイドの適正使用では薬物依存が形成されないとされている．

4) 体内動態

血中のモルヒネは，肝臓におけるグルクロン酸抱合により，モルヒネ-3-グルクロニド（M3G）およびモルヒネ-6-グルクロニド（M6G）に代謝される．モルヒネに比べ，これらの代謝物の脳内移行性は低いが，M6Gの鎮痛作用はモルヒネより強い．これらの代謝物は，腎臓より排泄される．したがって，腎機能障害患者においては，これらの代謝物が体内に蓄積し，鎮静などの副作用が出現する可能性がある．

▶ **オキシコドン** oxycodone（オキシコンチン®，オキノーム®）

アヘンに含まれるアルカロイドのテバインから合成される半合成オピオイドで，麻薬性鎮痛薬に分類される．μおよびκ受容体に対する作動薬であるが，鎮痛作用は主にμ受容体を介するとされている．日本では2003年に徐放性製剤として承認された．オキシコドンは約80％が肝臓で代謝され，約20％が腎臓から未変化体として排泄されることから，腎機能障害患者で代謝物の蓄積による副作用の出現はモルヒネほど深刻ではないと考えられている．

▶ **フェンタニル** fentanyl（デュロテップ®，ワンデュロ®，フェントス®）
　　レミフェンタニル remifentanil（アルチバ®）

合成オピオイドで，麻薬性鎮痛薬に分類される．μ受容体完全作動薬で，鎮痛作用はモルヒネの約100倍の力価をもつ．しかし，便秘や悪心・嘔吐はモルヒネより軽度という特徴をもち，オピオイドローテーション（p.156参照）の一角を担う．また，モルヒネよりはるかに脂溶性が高いことから，口腔粘膜投与や経皮投与が可能である．作用持続時間が短いため慢性疼痛患者には，皮下持続注入法，あるいは皮膚貼付薬を使用する．2002年にがん性疼痛，2010年には慢性疼痛にも適応となった．フェンタニルは約90％が肝臓で不活性体に代謝され，約10％が腎臓から未変化体として排泄されることから，腎機能障害患者でも副作用の発現にはほとんど影響しないと考えられている．

レミフェンタニルも合成オピオイド（麻薬性鎮痛薬に分類）でμ受容体完全作動薬であるが，血中や組織中の非特異的なエステラーゼによりすばやく代謝されるため，その作用は超短時間型である．

▶ **コデイン** codeine

コデインはオピオイド受容体に対する親和性が弱く，鎮痛作用はモルヒネと比べて弱い．吸収されたコデインは大部分が肝臓での代謝により不活性体として尿中に排泄されるが，一部はCYP2D6によりO-脱メチル化されモルヒネに変換され，鎮痛作用を示す．一方，コデインは強い鎮咳作用を有するが，それはコデインそのものの作用である．

▶ **メペリジン** meperidine（別名 ペチジン pethidine）

μ受容体作動薬であり，モルヒネとほぼ同等の鎮痛作用を示す．また，鎮静や呼吸抑制などの副作用はモルヒネと同程度であるが，便秘は比較的弱い．メペリジンは振戦や痙攣発作などの副作用を示すが，その原因として代謝物であるノルメペリ

ジンの蓄積が原因とされていることから，メペリジンは慢性疼痛への治療薬には推奨されていない．

2. オピオイド受容体部分作動薬（図2-32）

▶ **ペンタゾシン** pentazocine（ソセゴン®，ペンタジン®）

κ受容体に対して作動薬として，μ受容体に対する部分作動薬として作用する．麻薬に指定されていない非麻薬性鎮痛薬に分類される．モルヒネなどのμ受容体完全作動薬に対する依存患者に投与すると，受容体に競合的に結合するので，退薬症候が誘発されることがある．

▶ **ブプレノルフィン** buprenorphine（レペタン®）

オキシコドンと同様にアヘンアルカロイドのテバインから合成される半合成オピオイドで，μ受容体部分作動薬である．非麻薬性鎮痛薬に分類される．副作用は，μ受容体作動薬と類似しているが弱い．

▶ **ブトルファノール** butorphanol

μ受容体への部分作動薬としての作用に加え，κ受容体の作動薬としての作用を有する．ブプレノルフィンと比べて鎮痛作用はほぼ同等であるが，鎮静作用は強い．非麻薬性鎮痛薬に分類される．

▶ **トラマドール** tramadol（トラマール®）

μ受容体の部分作動薬としての作用に加え，セロトニンとノルアドレナリンの再取り込みを阻害する作用も有し，下行性疼痛抑制経路を賦活することで鎮痛効果を示す．麻薬に指定されていない非麻薬性鎮痛薬である．副作用（呼吸抑制や依存性など）が少なく，さらに鎮痛耐性の形成も弱いとされている．

3. オピオイド受容体拮抗薬（図2-32）

▶ **ナロキソン** naloxone

オピオイド受容体に対する特異的な拮抗薬である．それ自身では鎮痛作用などのモルヒネ様生理活性作用を示さない．オピオイド受容体作動薬による呼吸抑制などの急性中毒に対する解毒薬として使用される．

F がん性疼痛の薬物治療

日本における1981年からの死因のトップはがんであり，現在，死因の約3割を占める．がんと診断されたときから痛みを訴える人は20〜50%であり，その進行とともに約80%近くが痛みを訴える．その程度は非常に強く，また病巣から離れて非常に広い範囲に痛みが伝播する場合もある．慢性的な痛みによる不眠や食欲不振などから体力の低下を招き，結果としてがん治療そのものにも大きな悪影響を及ぼす．

3 痛みと鎮痛薬―疼痛治療薬―

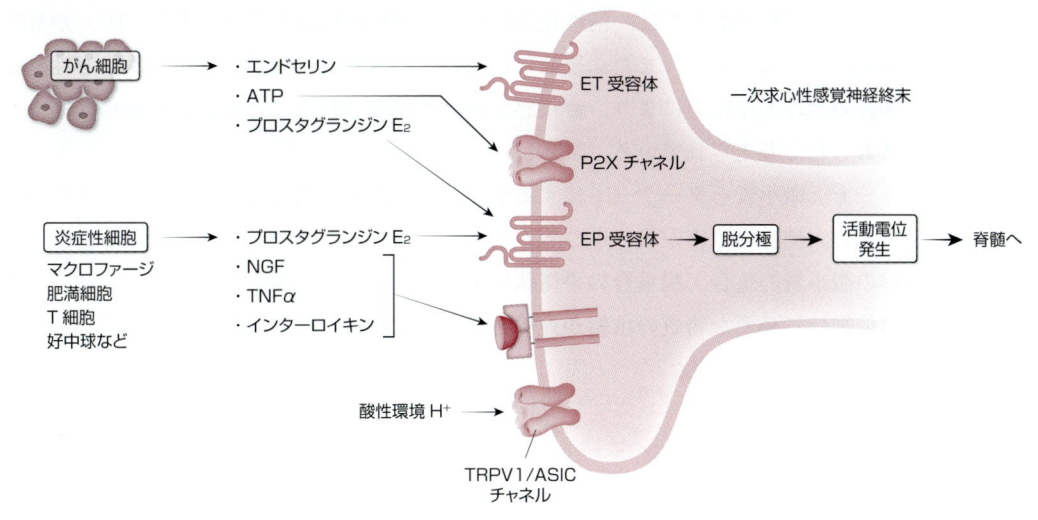

図 2-33 がん組織での痛みの発生メカニズム

ATP: adenosine triphosphate, ET: endothelin, P2X: イオンチャネル内蔵型ATP受容体, NGF: nerve growth factor, TNFα: tumor necrosis factor α, EP: prostaglandin E receptor, TRPV1: transient receptor potential cation channel subfamily V member 1, ASIC: acid-sensing ion channel

人がより人間らしく生きていくこと，すなわちQOLの確保に向けては，身体的な痛み症状を改善することは不可欠である．さらにそれだけでなく，不安やうつ，孤独感といった「精神的な痛み」，仕事や家族の問題に関する「社会的な痛み」，さらに人生の意味への問いなどの「スピリチュアルペイン」を含めた，全人的な痛み（トータルペイン）を制圧することが必要であり，それを実現させるためには専門のチーム（緩和ケアチーム）による医療が重要となる．緩和ケアの重要性は年々高まっており，現在ではそれなしではがん治療は成立しない位置付けとなっている．

1. がんによる痛み

がんによる痛みは，がん化した組織によってそのメカニズムに多様性はあるものの，がん細胞自身あるいは周囲の炎症性細胞が放出する炎症性因子に由来すると考えられている（図2-33）．炎症性因子には，プロスタグランジン類，エンドセリン，神経栄養因子（NGF）やATPなどがあげられ，それらが一次求心性感覚神経に発現している受容体を刺激して痛みを誘発する．それらの炎症性因子は，細胞内のリン酸化酵素であるPKAやPKCを活性化させ，電位依存性Na$^+$チャネルやTRPV1チャネルをリン酸化し，チャネル感受性を増大させ，末梢刺激に対する感覚神経の過敏化を引き起こす（末梢性感作：peripheral sensitization）．また，腫瘍組織内に存在するマクロファージなどの多くの炎症性細胞が産生・放出する腫瘍壊死因子（TNFα）やインターロイキンなどのサイトカインも末梢性感作を引き起こす原因と考えられている．さらに，がん組織ではpH環境が酸性となり，TRPV1やacid-sensing ion channel（ASIC）などの酸感受性チャネルが活性化し，感覚神経を興奮

153

させる．骨転移がんでは，活性化された破骨細胞が放出するプロトン（H^+）が酸性環境に関与している．また，組織に浸潤したがん細胞の増殖に伴う一次求心性感覚神経の物理的な圧迫により，直接感覚神経が刺激されることもがん性疼痛のメカニズムとして考えられている（図 2-33）．

一方，微小管をターゲットにするがん化学療法薬の副作用として，しびれや痛みなどの末梢神経障害が現れることがある．これは，化学療法薬が一次求心性感覚神経の微小管の重合・脱重合の平衡状態を破壊し，神経内軸索輸送が障害され，神経機能維持に必要な物質の供給が途絶えることで，感覚神経がダメージを受けることが原因とされている．

2. WHO 三段階除痛ラダー

WHO 三段階除痛ラダー WHO three-step analgesic ladder とは，1986 年に世界保健機関（WHO）が発表したがん性疼痛緩和の治療指針で，軽度から高度の痛みにより鎮痛薬や鎮痛補助薬の使用が三段階に分けられている（図 2-34）．

第一段階：軽度の痛みに対しては，プロスタグランジン類の生成を抑制するアスピリンやインドメタシンのような非ステロイド性抗炎症薬（NSAIDs）やアセトアミノフェンなどが使用される．

第二段階：軽度から中等度の痛み，および第一段階の薬物が効かなかった場合に第二段階に移行する．NSAIDs やアセトアミノフェンに加え，弱オピオイド（オピオイド受容体部分作動薬：ペンタゾシンやブプレノルフィン，トラマドールなど）やコデイン，あるいは少量の強オピオイド（オピオイド受容体完全作動薬）が使用される．

第三段階：中等度から高度の痛み，および第二段階の薬物が効かなかった場合に第三段階に移行する．NSAIDs やアセトアミノフェンに加え，強オピオイドであるモルヒネ，オキシコドンやフェンタニルが使用される．臨床では，がん疼痛を効果的かつ適切にコントロールするため，オピオイドローテーション，タイトレーション，レスキュードーズなどの方法を用いてこれらの強オピオイドを使用している（後述参照）．

3. 鎮痛補助薬

各段階において必要に応じて鎮痛補助薬を使用する．これらの薬物の主作用に鎮痛作用はないが，オピオイド受容体作動薬と併用することによりその鎮痛効果を高める．また，モルヒネが効きづらい神経障害性疼痛に対して有効な場合があるという特徴ももっている．

1）抗うつ薬

三環系抗うつ薬であるイミプラミン imipramine（トフラニール®）やアミトリプチン amitriptyline（トリプタノール）などが使用される．一般的に，選択的セロトニン再取り込み阻害薬 selective serotonin reuptake inhibitor（SSRI）はあまり効果がな

軽度の痛み	軽度〜中等度の痛み	中等度〜高度の痛み
	弱オピオイド鎮痛薬 ・ペンタゾシン ・ブプレノルフィン ・リン酸コデイン ・トラマドール （あるいは少量の強オピオイド）	強オピオイド鎮痛薬 ・モルヒネ ・フェンタニル ・オキシコドン
NSAIDs（メロキシカム，ナプロキセン，エトドラク），アセトアミノフェン＋鎮痛補助薬		

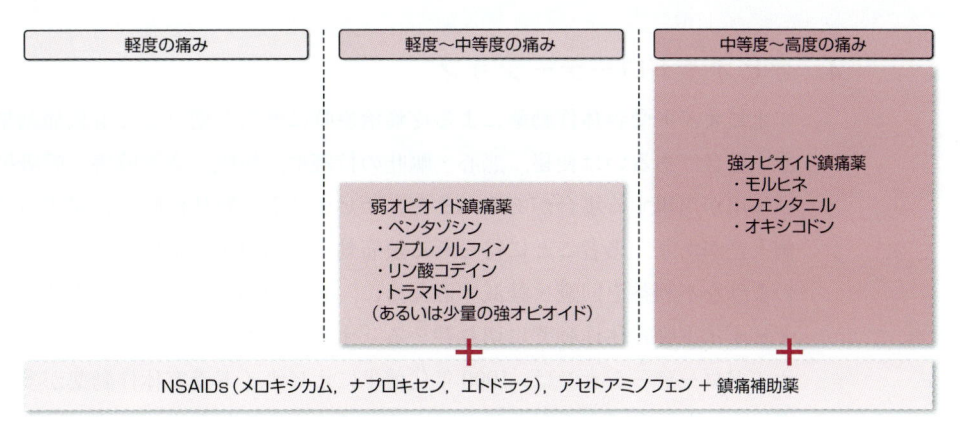

図2-34　WHO三段階除痛ラダー

いとされているが，パロキセチンparoxetine（パキシル®）が有効な症例もある．疼痛の抑制メカニズムは分かっていないが，抗うつ薬には，モノアミントランスポーター以外にも，Na^+チャネルやCa^{2+}チャネルなどへの作用があると考えられている．

2）抗てんかん薬

ガバペンチンgabapentin（ガバペン®），プレガバリンpregabalin（リリカ®）やカルバマゼピンcarbamazepine（テグレトール®）などが使用される．特にガバペンチンやプレガバリンは近年慢性疼痛の緩和に広く使用されるようになり，プレガバリンは2010年に帯状疱疹後神経痛治療薬として日本でも承認され，現在では神経障害性疼痛，線維筋痛症に伴う疼痛に使用されている．ガバペンチンやプレガバリンは，GABAの誘導体として合成されたが，GABA受容体には結合せず，GABAの代謝や取り込みにも影響を及ぼさない．しかし，電位依存性Ca^{2+}チャネルのα2δサブユニットに結合することが判明し，疼痛緩和のメカニズムとして注目されている．カルバマゼピンの効果発現には，Na^+チャネルの遮断が関与しているとされ，三叉神経痛の治療に使用される．

3）抗不整脈薬

メキシレチンmexiletine（メキシチール®）やリドカインlidocaine（キシロカイン®）などが使用される．Na^+チャネルの遮断が効果発現に関与している．

4）NMDA受容体拮抗薬

NMDA受容体は興奮性アミノ酸受容体の1つで脊髄後角における痛み情報伝達に関わっている．麻薬に指定されているケタミンketamine（ケタラール®）はNMDA受容体拮抗作用を有しており，効果的に慢性疼痛を緩和できるが，精神系の副作用が問題である．最近，NMDA受容体を構成しているNR2Bサブユニットに選択的な拮抗薬が神経障害性疼痛モデル動物で有効性を示すことが分かり，新しい創薬ターゲットの1つとして注目されている．

4. オピオイドローテーション

　オピオイド受容体作動薬による疼痛治療時に薬物を増量しても鎮痛効果が十分でない場合，あるいは便秘，悪心・嘔吐の持続や，傾眠，意識障害，呼吸抑制などの副作用が出現する場合がある．また，オピオイド受容体作動薬に対する感受性には個人差があり，患者ごとに得られる鎮痛効果や出現する副作用が異なってくる．このような不利益を回避・軽減するために，服用中のオピオイド受容体作動薬を他のオピオイド受容体作動薬に切り替える「オピオイドローテーション」を行う．オピオイドローテーションは，1990年代前半にオピオイド受容体作動薬が多い欧米諸国で始まった概念であるが，わが国においては，2000年前半ごろまではモルヒネ以外にがん性疼痛に適応する強力なオピオイド受容体作動薬がなかったため，その導入は諸外国に比べて遅れていた．しかし，フェンタニル（2002年）やオキシコドン（2003年）が使用できるようになり，わが国でもようやくオピオイドローテーションによる治療が可能となった．オピオイドローテーションの目的は，鎮痛効果の改善，副作用の軽減，鎮痛耐性の回避，投与経路の変更によるコンプライアンスの向上などである．現在，わが国では，モルヒネ，フェンタニル，オキシコドンがオピオイドローテーションの主軸として使用され，約70％のがん患者の疼痛がコントロール可能となっている．

5. レスキュードーズ

　オピオイド受容体作動薬の徐放性製剤などにより疼痛を安定に管理できている患者において突発する痛み（突出痛 break-through pain）が現れることがある．その痛みを速やかに抑制するためにオピオイド受容体作動薬の速放性製剤を臨時に追加服用する（レスキュードーズという）．また，オピオイド受容体作動薬の徐放性製剤の有効な鎮痛用量を設定するタイトレーション中，徐放性製剤の不足時に発生する痛みを抑制するときにも使用される．通常，レスキュードーズの1回量は徐放性製剤の1日服用量の1/6量とされている．

4 片頭痛と治療薬

　頭痛は，一次性頭痛と二次性頭痛に大きく分けることができる．一次性頭痛は，頭蓋内に明らかな異常がないにもかかわらず起こる頭痛であり，片頭痛，緊張型頭痛，群発頭痛およびその他の三叉神経・自律神経性頭痛，その他の一次性頭痛に分類される．それに対して，二次性頭痛は，くも膜下出血や脳腫瘍など明確な器質的原因によって起こる頭痛である．

　片頭痛は，頭の片側がズキンズキンと脈打つような痛みが起こり，数時間から2～3日間持続する．通常，月に1～2回程度，多発する例では1週間に1～2回程度で出現する．一般的に，片側性に起こることが多いが，両側性に痛みが広がることもある．片頭痛の有病率は15歳以上の日本人で約8％と高く，男性よりも女性のほうが多い．片頭痛は，前兆のない片頭痛と前兆のある片頭痛に大別され，国際頭痛学会により大きく6種類に分類されている（表2-17）．

A 発症機序

　片頭痛の発症機序は十分に解明されていないが，頭蓋内外の血管が過度に拡張し，それが三叉神経の侵害受容器を圧迫刺激することが主な要因であると考えられ

表 2-17 国際頭痛学会による片頭痛の分類[*]

1　前兆のない片頭痛	4　網膜片頭痛
2　前兆のある片頭痛	5　片頭痛の合併症
・典型的前兆に片頭痛を伴うもの	・慢性片頭痛
・典型的前兆に非片頭痛様の頭痛を伴うもの	・片頭痛発作重積
・典型的前兆のみで頭痛を伴わないもの	・遷延性前兆で脳梗塞を伴わないもの
・家族性片麻痺性片頭痛	・片頭痛性脳梗塞
・孤発性片麻痺性片頭痛	・片頭痛により誘発される痙攣
・脳底型片頭痛	6　片頭痛の疑い
3　小児周期性症候群（片頭痛に移行することが多いもの）	・前兆のない片頭痛の疑い
・周期性嘔吐症	・前兆のある片頭痛の疑い
・腹部片頭痛	・慢性片頭痛の疑い
・小児良性発作性めまい	

[*] 国際頭痛分類 第2版（ICHD-Ⅱ）：日本頭痛学会（新国際分類普及委員会）・厚生労働科学研究（慢性頭痛の診療ガイドラインに関する研究班）共訳より抜粋

ている．その原因物質としてセロトニンがあげられる．何らかの刺激でセロトニンが多量に放出されて脳血管の収縮が起こるが，その後，セロトニンが減少することで逆に血管が拡張する．その拡張が三叉神経を刺激して痛みが発生する．さらに，刺激された三叉神経が炎症性神経ペプチドを放出して炎症が起こり，それらの結果として，片頭痛が発症すると考えられている．

B 片頭痛治療薬の分類・種類

1. 急性期治療薬

片頭痛の急性治療薬としてはトリプタン系薬物とエルゴタミン系薬物，そして非選択的治療薬である非ステロイド性抗炎症薬（NSAIDs）や制吐薬に分けられる．現在では，トリプタン系薬物が主流となっている．

2. トリプタン系薬物（図2-35）

スマトリプタン sumatriptan（イミグラン®），**ゾルミトリプタン** zolmitriptan（ゾーミック®），**リザトリプタン** rizatriptan（マクサルト®），**エレトリプタン** eletriptan（レルパックス®），**ナラトリプタン** naratriptan（アマージ®）などのトリプタン系薬物は，$5\text{-}HT_{1B/1D}$受容体に対する選択的作動薬である．片頭痛で拡張した頭蓋内外の血管を収縮させ，さらに炎症性神経ペプチドの遊離を抑制することにより，片頭痛を改善すると考えられている（図2-36）．速効性に優れており，服薬後比較的早く効果が出る．ナラトリプタンは作用時間が長く，予防的投与が可能である．

一般的な副作用としては，胸部不快感，動悸，息切れ，脱力感があり，重篤なものとしてアナフィラキシー様症状，虚血性心疾患様の症状，てんかん発作がある．虚血性心疾患，脳血管障害，末梢血管障害を有する症例，エルゴタミン系薬物を服用中の症例には禁忌となっている．

3. 予防薬

片頭痛が頻回に起こる，また急性期治療薬が無効である場合などでは予防薬を使用する．予防薬としては，カルシウム拮抗薬〔ロメリジン lomerizine（テラナス®，ミグシス®），ベラパミル verapamil（ワソラン®）〕，抗うつ薬〔アミトリプチリン amitriptyline（トリプタノール®）〕，β遮断薬〔プロプラノロール propranolol（インデラル®）〕，抗てんかん薬（バルプロ酸ナトリウム）がある．

4 片頭痛と治療薬

スマトリプタン

ゾルミトリプタン

リザトリプタン

エレトリプタン

ナラトリプタン

図 2-35　トリプタン系薬物の構造式

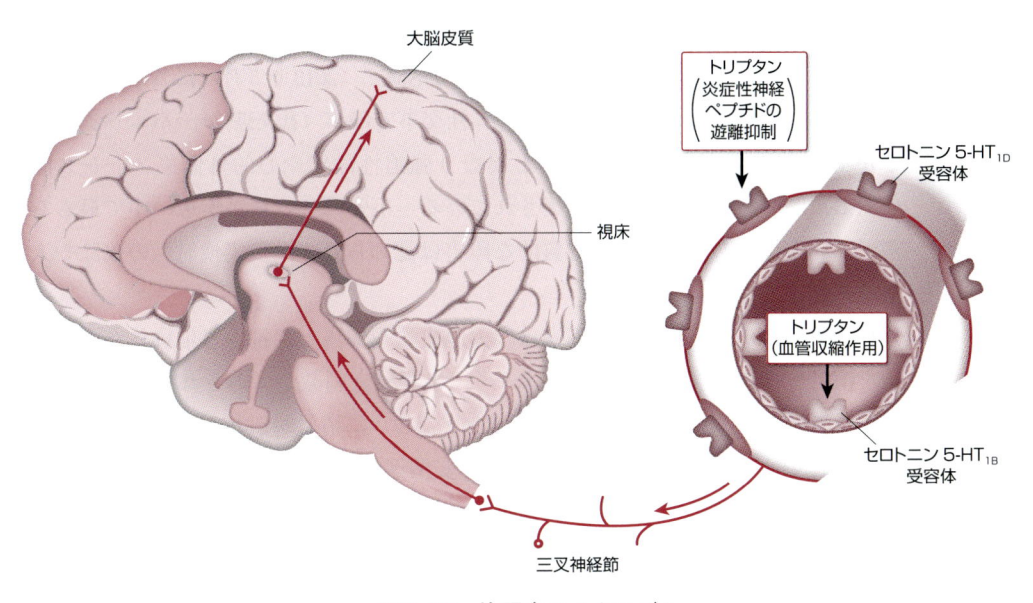

図 2-36　片頭痛のメカニズム

159

5 不安障害・不眠と治療薬

　"不安"は不快な状況ではあるが，外来からのストレスに対する正常な生理反応と考えられている．日常生活が脅かされるほどのものでなければ，不安は治療の対象にはならない．しかし，日常生活に多大な影響を及ぼす病的不安状態では，苦痛の軽減や適応力の増大などを図る精神療法とともに，薬物療法の必要性が生じる．一方，生活様式の急激な変化や諸種多様なストレスを繰り返し受ける環境下では，ヒトは眠りが浅くなったり，また眠りにつくこと自体が困難な状況に陥ることがある．この2つの疾患には，異なる治療薬が準備されているが，それぞれ類似した作用と作用機序をもっている．不安障害・不眠に用いる治療薬の多くは，ベンゾジアゼピン benzodiazepine（BDZ）骨格を有する薬物である．

A　不安障害の病態生理

　不安は，①自律神経症状，②将来に向けての漠然とした不安に満ちた予測をする認知面の症状，および③身体的緊張感（筋肉運動系の緊張）および精神的緊張感（イライラ感など）の3つの症状により構成されている[1]（表2-18）．病的不安の診断に際して，米国精神医学会を中心に，従来の神経症という用語の使用が廃止され，不安に基づくものを不安障害と定義している．DSM-5（2013年5月）における不安障害は，DSM-Ⅳと同様に全般性不安障害，社交不安障害（社交恐怖），パニック障害などがあげられているが，DSM-Ⅳと異なり強迫性障害や心的外傷後ストレス障害（PTSD）は別のカテゴリーに分類されている．不安障害は精神疾患の中で最も有病率が高い疾患であるが，脳の器質的な障害は認められず，現実検討力の欠除や人格崩壊も起こさない．

　動物実験から，恐怖反応，不安は，大脳皮質や海馬と連携する扁桃体が中心的役割を演じ，その興奮により誘発される[1]．まず感覚刺激が入力されると視床から扁桃体（価値判断）と大脳皮質，海馬（認知・記憶）に情報が伝わる．扁桃体が活性化されると中心灰白質が興奮し，恐怖，不安関連の運動症状（すくみ freezing など）が，視床下部が興奮すると内分泌反応〔コルチコトロピン遊離促進因子 corticotropin-releasing factor（CRF），コルチコステロンなど〕が，また青斑核が興奮すると心血管症状が誘発され，一連の恐怖反応，不安が形成される[2]．不安の神経回路を示したものが図2-37である．

表2-18　病的不安の構成要因

1. 自律神経系の症状（自律神経機能亢進）—急性症状
   動悸・心悸亢進，発汗，口渇，胃腸障害・胃酸過多，胸痛，血圧変動，頻尿，下痢，吐気・嘔吐
2. 将来を予期する認知面の症状
   不安に満ちた予期（何か危険なことが起こりそうだという予感・心配）
   心配の対象は漠然としているが，将来どうなるか分からないという心配
   心配な気持ちが強く，緊張して落ち着けない
3. 身体的・精神的緊張感—慢性症状
   イライラ感，集中困難，疲れやすさ，不眠など

（浅井昌弘，壁島彬郎：不安の診断と評価．神経精神薬理，10(9)：569-589, 1988 より引用）

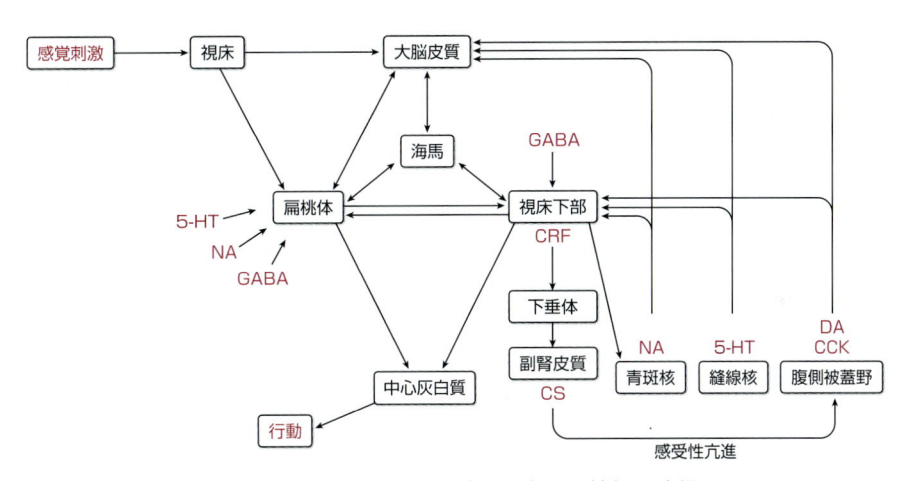

図2-37　不安の制御物質と関連する神経回路網

NA：ノルアドレナリン，5-HT：セロトニン，DA：ドパミン，GABA：γ-アミノ酪酸，CRF：コルチコトロピン遊離促進因子，CS：コルチコステロン（ヒトではコルチゾール），CCK：コレシストキニン
（三国雅彦：不安の制御物質とその神経回路網．脳と精神の医学，5：253-261, 1994 より一部改変し，引用）

　一方，GABA（γ-アミノ酪酸 gamma amino butyric acid）は中枢神経系の20～30％を占める抑制性の伝達物質として知られているが，不安の誘発，解除において重要な役割を演じている．すなわち，脳内GABA量の減弱やGABA受容体の感受性低下は，不安を誘発すると考えられている（図2-38）．さらに，青斑核からのノルアドレナリン作動性神経系ならびに縫線核からのセロトニン作動性神経系は，情動，睡眠の発現に重要な役割を演じていることが知られているが，これらの神経系の興奮により不安，不眠が誘発される．GABA作動性神経系はこのカテコールアミン作動性神経系のシナプス前部に抑制的な神経支配をしている．このことから，GABA作動性神経系の活動低下によりカテコールアミン作動性神経系の活動が亢進され，不安，不眠が誘発されると考えられている（図2-38）．一方，不安を誘発する脳内の生理活性物質としては，エンドゼピン endozepine やβ-カルボリン β-carboline などの神経ペプチド，コルチコトロピン遊離促進ホルモン corticotropin-releasing hormone（CRH），コレシストキニン cholecystokinin，ニューロペプチドY

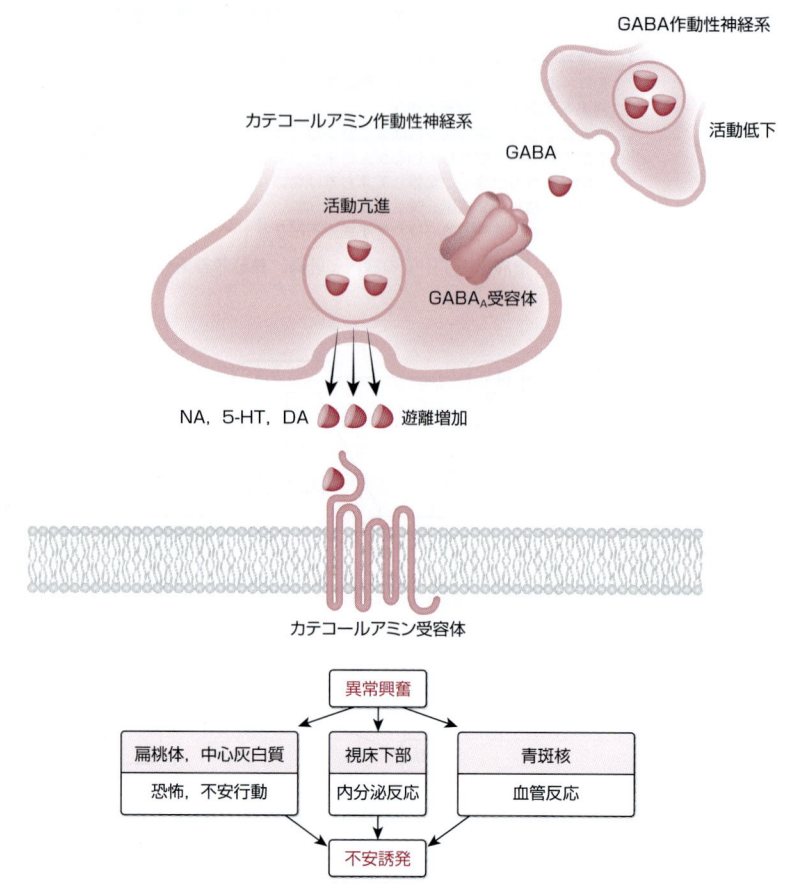

図 2-38 GABA 作動性神経系(活動低下)とカテコールアミン作動性神経系(活動亢進)に基づく不安の誘発

表 2-19 不安／恐怖発作を誘発する薬物

・アドレナリン	・コルチコトロピン放出因子（CRF）
・イソプロテレノール（β刺激薬）	・コレシストキニン-4（CCK_4）
・ヨヒンビン（$α_2$遮断薬）	・エンドゼピン
・フェンフルラミン（5-HT 遊離薬）	・カフェイン
・m-クロロフェニルピペラジン（m-CPP）（5-HT 受容体作用薬）	・CO_2
・乳酸ナトリウム	・ペンタガストリン
・β-カルボリン	

（三国雅彦：不安の制御物質とその神経回路網，脳と精神の医学，5：253-261，1994 より引用）

neuropeputideY などがあげられている（**表2-19**)[2]．なかでも，CRF 作動性神経は視床下部室傍核に存在し，下垂体－副腎系を調節するほか，扁桃体や脳幹諸核に神経線維を投射し，不安の神経回路の要と考えられている（**図2-37**）．しかし，この CRF 拮抗作用に焦点を当てた抗不安薬としての新薬は，未だ開発されていない．

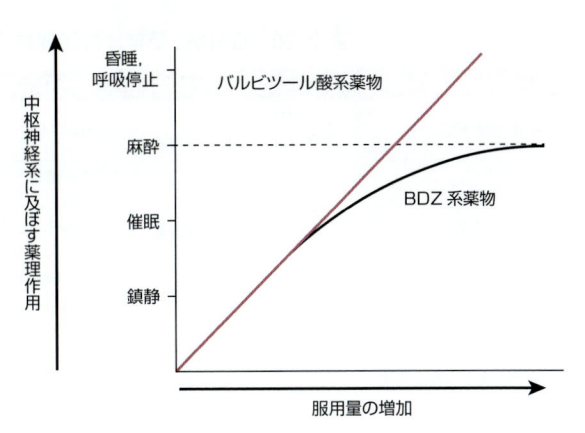

図 2-39 バルビツール酸系/BDZ 系睡眠薬の用量-反応曲線

(Bertram G Katzung：鎮静睡眠薬. カッツング 薬理学 原著10版, 柳澤輝行, 飯野正光, 丸山敬, 三澤美和監訳, 丸善, 2009 より引用)

B 抗不安薬・睡眠薬の共通点・相違点

　抗不安薬や睡眠薬の多くは，BDZ 系薬物である．抗不安薬と睡眠薬はともに作用強度の違いはあるが，①抗不安作用，②睡眠作用，③筋弛緩作用 および ④抗痙攣作用を共通してもっている．抗不安薬または睡眠薬としての適用は，その作用強度の相違に基づいて区分されている．BDZ 系抗不安薬／睡眠薬は，バルビツール酸系・非バルビツール酸系の睡眠薬に比べて，多量服用しても昏睡や呼吸停止に至らず，安全性が高い（図 2-39）[3]．これは，BDZ 系薬物が大脳辺縁系の GABA 作動性神経に選択的に作用するのに対し，バルビツール酸系薬物は脳幹部を含む脳全体における GABA 作動性神経に作用する点に基づく．さらに，BDZ 系薬物はバルビツール酸系薬物と異なり，単独では作用を発現せず GABA との共役で初めて作用を発現する．この点が，大量服用時でも安全である理由である．また，BDZ 系薬物による薬物依存は，バルビツール酸系薬物に比べると弱いが形成され，その常用量での依存が特に問題となっている．

C GABA_A 受容体の分子構成[4,5]

　GABA 作動性神経系の受容体には，$GABA_A$ 受容体と $GABA_B$ 受容体が存在するが，不安誘発，不安軽減に関わるのは $GABA_A$ 受容体である．この $GABA_A$ 受容体は，5つの異なるサブユニットから構成される Cl^- イオンチャネルである．サブユ

表 2-20 　GABA_A 受容体の諸種結合部位

結合部位	存在部位	アゴニスト	アンタゴニスト
GABA 結合部位	αサブユニットとβサブユニットの境界面	GABA，ムシモール	ビククリン
BDZ 結合部位*1	αサブユニットとγサブユニットの境界面	BDZ 系薬物 ゾピクロン，スリクロン β-カルボリン*2 ジアゼパム，結合阻害物質*3 (diazepam-binding inhibitor)	フルマゼニル
バルビツール酸結合部位	βサブユニット	バルビツレート プロポフォール	―
ピクロトキシン結合部位	βサブユニット (Cl⁻チャネル内)	―	ピクロトキシン
アルコール結合部位	γサブユニット	エタノール	

*1 ω_1 受容体：α1サブユニットを含む BDZ 結合部位
*2 インバース（逆）アゴニストとして不安惹起作用を示し，BDZ 系薬物の結合を阻止する．
*3 内在性アゴニストで，BDZ 結合部位に結合して，GABA による Cl⁻ 流入を調節する．インバースアゴニスト様の不安惹起作用がある．

ニットとしては，19種（α1～6，β1～3，γ1～3，δ，ε，θ，πおよびρ1～3）が存在し，GABA_A 受容体は分子多様性を有し異なった組み合わせで構成されている．GABA_A 受容体は，α1β2γ2(60%)，α2β3γ2(15～20%)，α3βnγ2(10～15%)，α4βnγ またはα4βnδ（5%），α5β2γ2（5%以下）およびα6β2/3γ2（5%以下）のサブユニット構成が知られている．GABA_A 受容体に存在する諸種結合部位を表 2-20 に示した．GABA_A 受容体には，2つの GABA 結合部位（αとβサブユニット），1つの BDZ 結合部位（αとγサブユニット）がある（表 2-20）．

GABA は GABA 結合部位に結合し，Cl⁻チャネルの開口，Cl⁻ の流入を介し，過分極を起こす（図 2-40, 2-41）．BDZ 系薬物は BDZ 結合部位に結合し，GABA 結合部位への GABA の結合能を高め，GABA_A 受容体の興奮性を増強させる．バルビツール酸はバルビツール酸結合部に，またアルコールはアルコール結合部位に結合し，いずれも GABA 結合部位，BDZ 結合部位には結合しない．また，BDZ 系薬物やバルビツール酸（少量）は GABA 非存在下では，Cl⁻ の流入に影響を及ぼさないが，GABA 存在下では GABA の作用を増大させ Cl⁻ の流入を増加させる．しかし，多量のバルビツール酸は GABA 結合部位を介さず直接 Cl⁻ の流入を増加させる．

D　抗不安薬の分類・種類

メプロバメートは，睡眠作用を伴わない画期的な抗不安薬として登場したが，依存形成や離脱時の痙攣発作やせん妄の発現があり，発売が中止された．次に GABA_A 受容体を介した強力かつ速効性のある抗不安薬として開発されたのが BDZ 系抗不安薬であり，不安障害の治療薬として中心的役割を果たしてきた．抗不安作用の発現が速く，特に不安の身体症状に有効である．しかし，過鎮静，筋弛緩，記

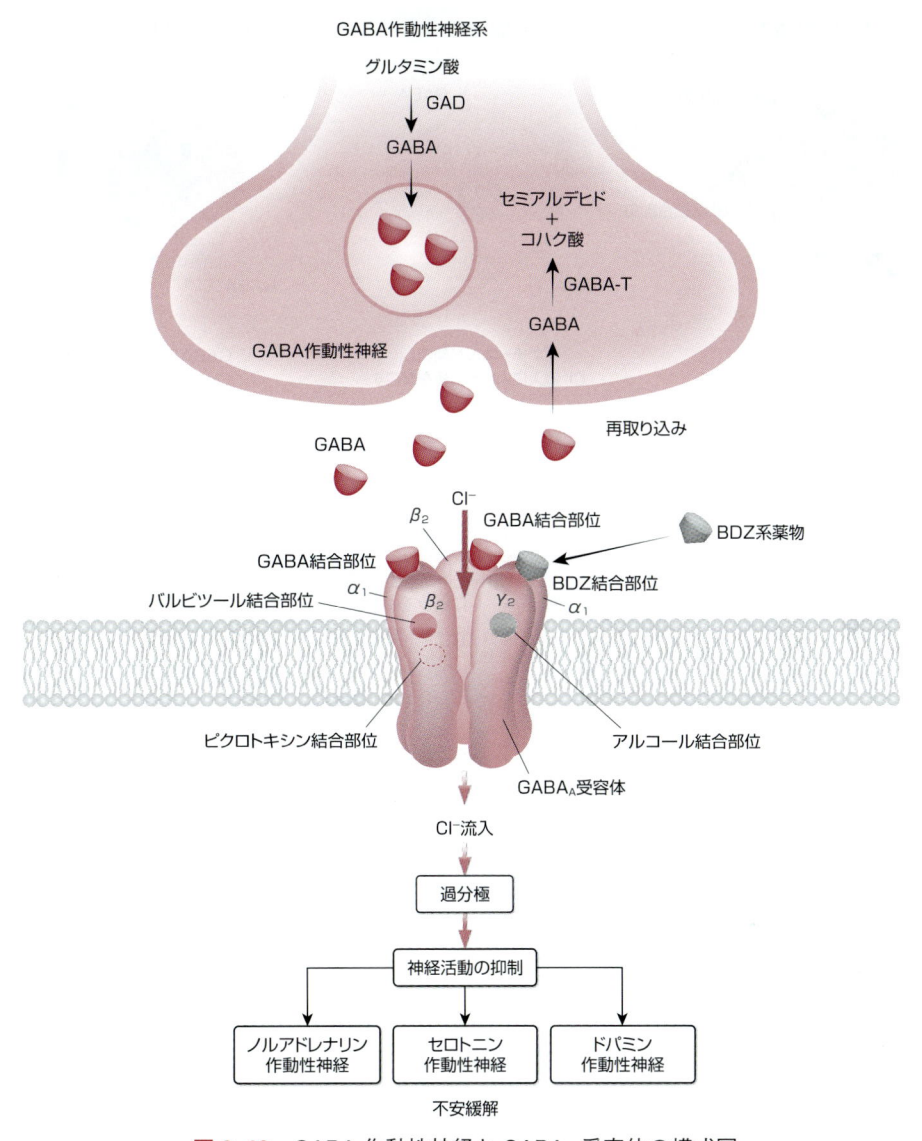

図 2-40 GABA 作動性神経と GABA_A 受容体の模式図

GABA_A 受容体は 2 つの α サブユニット，2 つの β サブユニットおよび 1 つの γ サブユニットの 5 量体によって形成されている．
GABA：γ-アミノ酪酸，GAD：グルタミン酸脱炭酸酵素，GABA-T：γ-アミノ酪酸転移酵素
(Rudolph U, Antkowiak B：Molecular and neuronal substrates for general anaesthetics. Nat Rev Neurosci, 5(9)：709-720, 2004 より引用し，一部加筆変更)

憶障害などの副作用，さらに長期服用に伴う依存性の問題がある．一方，慢性症状の中の精神症状にはセロトニン系抗不安薬（5-HT_1A 受容体アゴニスト）や選択的セロトニン再取り込み阻害薬 selective serotonin reuptake inhibitor（SSRI）などの抗うつ薬が有用である．不安の構成要素を急性症状と慢性症状に大別し，不安の身体症状と精神症状に対する有効な治療薬を**表 2-21** にまとめた[6]．

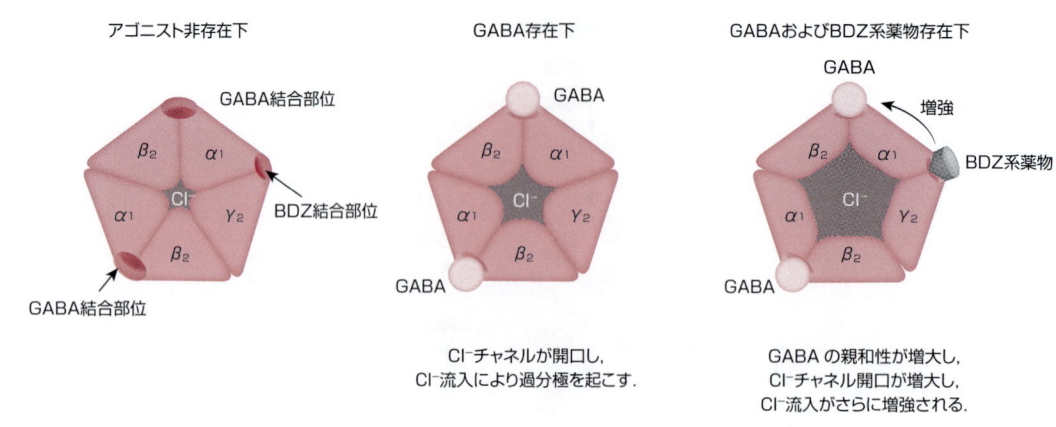

図 2-41　GABA$_A$ 受容体における Cl$^-$ チャネルの開閉様式

表 2-21　不安の構成要素からみた抗不安薬の選択

		不安の構成要素	治療薬物
急性症状	精神症状	浮動性不安	BDZ 系抗不安薬
	身体症状	自律神経機能亢進	BDZ 系抗不安薬
慢性症状	精神症状	不安の予期（憂慮）	三環系抗うつ薬 SSRI セロトニン系抗不安薬
		精神的緊張	BDZ 系抗不安薬
	身体症状	身体的緊張	BDZ 系抗不安薬
		警戒心	BDZ 系抗不安薬

（越野好文：不安の症状による抗不安薬の使い分け．症例と Q&A で学ぶ 抗不安薬の使い方．今月の治療，13(8)：763-769，2005 より引用）

1. ベンゾジアゼピン（BDZ）系抗不安薬

　BDZ 基本骨格（図 2-42）[7] をもつ**クロルジアゼポキシド** chlordiazepoxide は，米国ロシュ社の化学者レオ・スターンバックによって開発された最初の BDZ 系抗不安薬である．BDZ 系薬物は BDZ 結合部位に結合し，GABA 結合部位への GABA の結合能を高め，GABA$_A$ 受容体の興奮性を増強させる（図 2-40）．BDZ 結合部位はアゴニストの存在がなくても，ある程度の活性状態を維持している．β-カルボリン（逆アゴニスト inverse agonist）は BDZ 結合部位に結合し，活性状態を非活性状態に変えるので抗不安作用とは逆の不安作用を誘発する．この BDZ 結合部位／BDZ 受容体には，中枢性の ω_1 受容体（鎮静・睡眠作用に関与）と ω_2 受容体（抗不安・抗痙攣・筋弛緩作用に関与）および末梢性の ω_3 受容体の 3 つのサブタイプが明らかにされている．

　BDZ 系薬物は，速効性があり，不眠の改善と身体症状の軽減に優れているので，不安障害における急性期治療の第 1 選択薬になっている．ほぼ共通する副作用とし

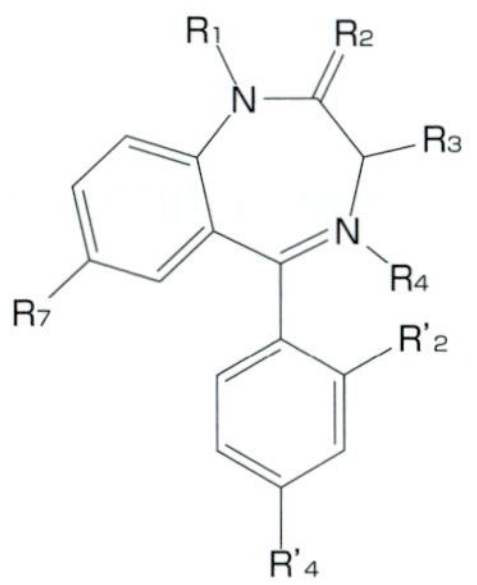

図 2-42 ベンゾジアゼピン基本骨格（1,4-benzodiazepine）とその誘導体の構造-活性相関

部位	作用増強	作用減弱
R_1	CH_3	長い側鎖
R_2	O	
R_3	Cl	置換基の存在
R'_2	Cl < Br < F	
R_7	F < Cl < Br < NO_2	

（上島国利：実地医家が知っておきたい 抗不安薬の知識と使い方 改訂3版. ライフ・サイエンス社, 2000 より引用）

表 2-22 ベンゾジアゼピン系抗不安薬の分類・種類

分類	持続時間	薬剤名
短時間型	6時間以下	エチゾラム, クロチアゼパム, フルタゾラム
中間型	10〜20時間	ロラゼパム, アルプラゾラム, ブロマゼパム
長時間型	30時間以上	ジアゼパム, クロルジアゼポキシド, メダゼパム, フルジアゼパム, メキサゾラム, オキサゾラム
超長時間型	24〜100時間	フルトプラゼパム

ては, 薬物依存, 刺激興奮・錯乱, 呼吸抑制などがあげられる. 急性狭隅角緑内障や重症筋無力症には禁忌である. 治療開始1週間以内で抗不安効果が現れ, 抗不安薬として最も繁用されている.

1）主な BDZ 系抗不安薬の特徴

BDZ 系抗不安薬は効果の持続時間によって**表 2-22** のように分類される. 主な BDZ 系抗不安薬の化学構造式を**図 2-43** に, その特徴を以下に示す.

▶ **エチゾラム** etizolam（デパス®）

チエノジアゼピン系抗不安薬であるエチゾラムは, 強力な抗不安作用を有し, 短期作用型抗不安薬である. 最も使用頻度の高い抗不安薬の1つである. 不安・緊張, 抑うつ, 睡眠障害, 筋緊張に有効であるが, 眠気が強い点が副作用とされている.

▶ **クロチアゼパム** clotiazepam（リーゼ®）

心身症における身体症状ならびに不安・緊張, 心気, 抑うつ, 睡眠障害, 自律神経失調症に伴うめまい, 肩こり, 食欲不振を改善させる.

▶ **フルタゾラム** flutazolam（コレミナール®）

消化器系心身症に対する消化器官機能安定薬として使用する.

▶ **ロラゼパム** lorazepam（ワイパックス®）

抗不安効果は比較的強力で, その作用持続時間は中等度である. 代謝が単純で,

高齢者への投与でもリスクが少ない．

▶ **アルプラゾラム** alprazolam（コンスタン®，ソラナックス®）

不安障害（強迫性障害や解離性障害に有効）に用いるが，心身症（胃・十二指腸潰瘍，過敏性腸症候群など）にも有効である．

▶ **ブロマゼパム** bromazepam（レキソタン®）

強迫性障害や解離性障害に有効である．

▶ **ジアゼパム** diazepam（セルシン®，ホリゾン®）

抗不安効果とともに，てんかん発作に対する抗痙攣薬や精神疾患の過度の興奮状態を鎮める鎮静薬としても用いる．パニック障害にも有効である（静注）．ジアゼパムは代謝され，長時間の半減期をもつ活性代謝産物ノルダゼパムとなる．半減期が長いので，翌日まで作用が続く"残存/持ち越し"効果 hung-over を現すことがある．

▶ **クロルジアゼポキシド** chlordiazepoxide（コントール®，バランス®）

ジアゼパム同様に代謝されて活性代謝産物ノルダゼパムとなる．

▶ **メダゼパム** medazepam（レスミット®）

ジアゼパムの前駆物質である

▶ **フルトプラゼパム** flutoprazepam（レスタス®）

抗不安効果の強度が強く，その持続時間も長い．

2）内視鏡での検査や全身麻酔時での適用

ジアゼパムは内視鏡や気管支鏡を用いての検査や電気的除細動を行う場合，患者の不安や不快感を取り除くために，静脈内投与される．また，**ニトラゼパム** nitrazepam（ベンザリン®，ネルボン®），**オキサゾラム** oxazolam（セレナール®），**ブロマゼパム** bromazepam（レキソタン®）などの BDZ 系抗不安薬は，全身麻酔導入時での患者の精神的苦痛を取り除くことによって，麻酔の導入をスムーズに行うことを目的とした麻酔前投与薬として使用されている．

3）アルコール増強作用

BDZ 系薬物は安全性が高い薬物であるが，エタノールと相互作用を有し，その併用はきわめて危険である．BDZ 系薬物の血中濃度も，エタノールとの併用で上昇し，作用増強が起こる．エタノール自体も $GABA_A$ 受容体の感受性を亢進し，ある程度の抗不安効果をもっている．このことが不安障害とアルコール依存症がしばしば密接な関係にある要因となっている．一方，アルコール依存症の患者では，アルコール離脱時に BDZ 系薬物を使用し，BDZ 系薬物で置換した後，漸次減量してアルコール離脱を図る．

4）依存性と離脱症状の発現

BDZ 系薬物は，長期にわたる大量投与では依存（精神依存および身体依存）と退薬時における離脱症状の出現が知られている．依存形成は，BDZ 系薬物の長時間型よりも短期作用型の方が，また力価が低いよりも高い方が強いとされている．特に

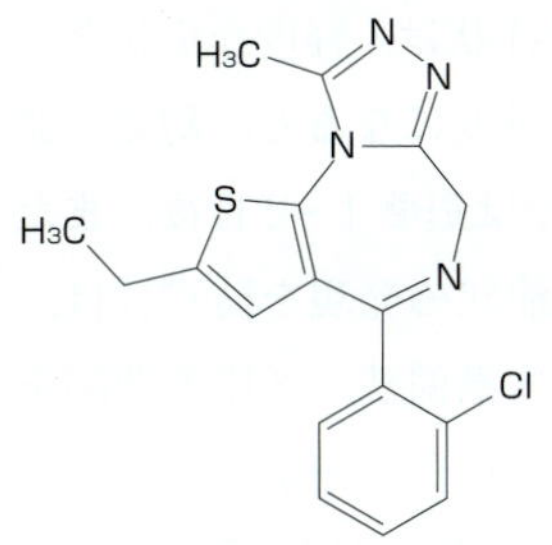

エチゾラム
（チエノジアゼピン系）

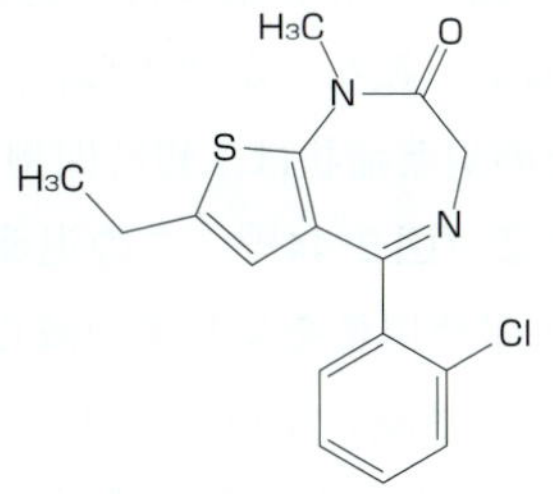

クロチアゼパム
（チエノジアゼピン系）

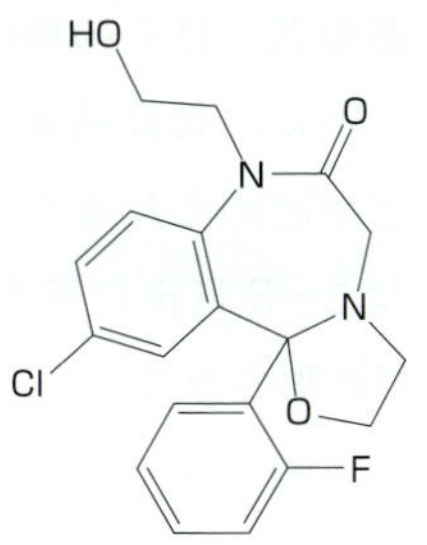

フルタゾラム

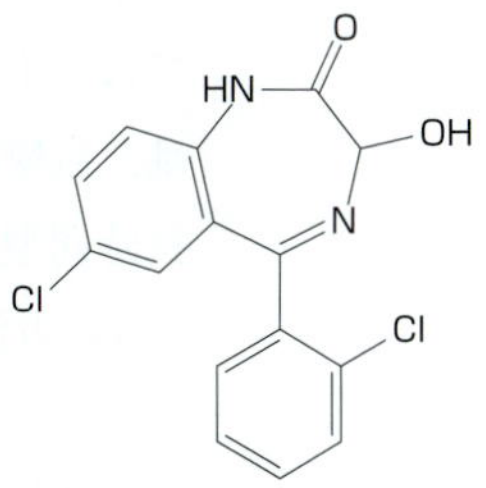

ロラゼパム

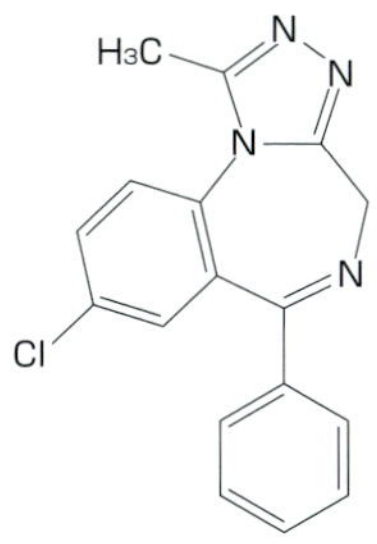

アルプラゾラム

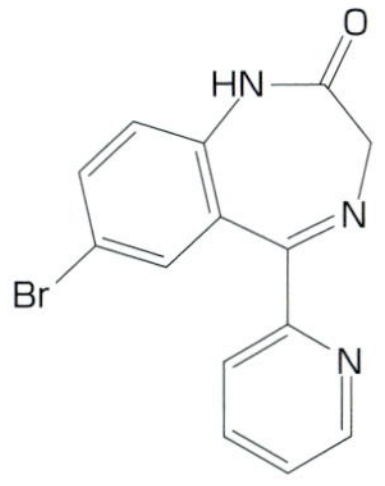

ブロマゼパム

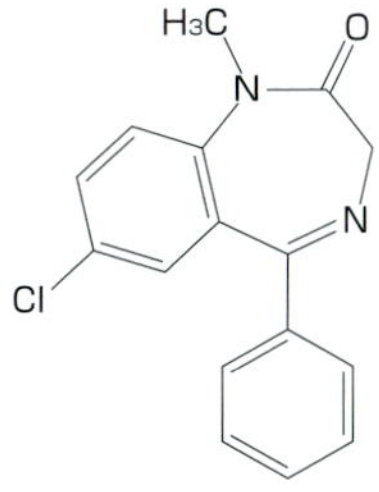

ジアゼパム

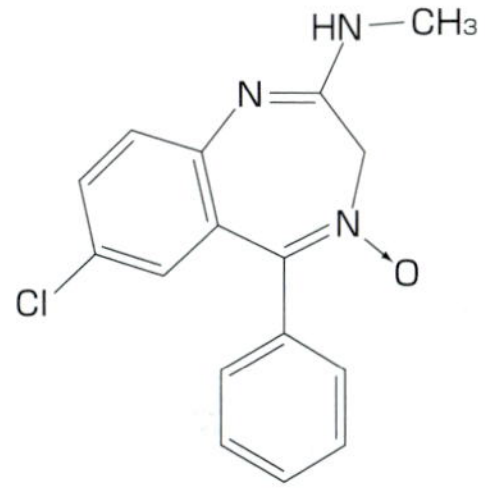

クロルジアゼポキシド

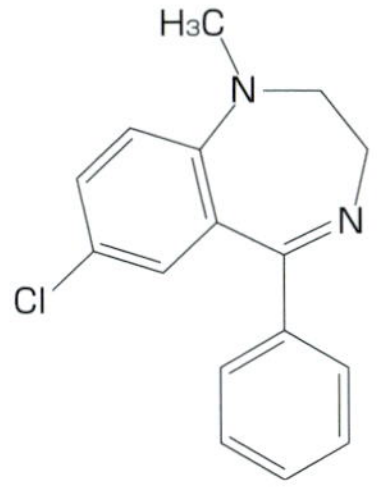

メダゼパム

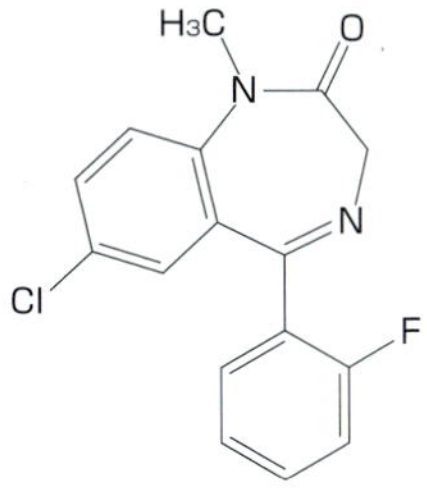

フルジアゼパム

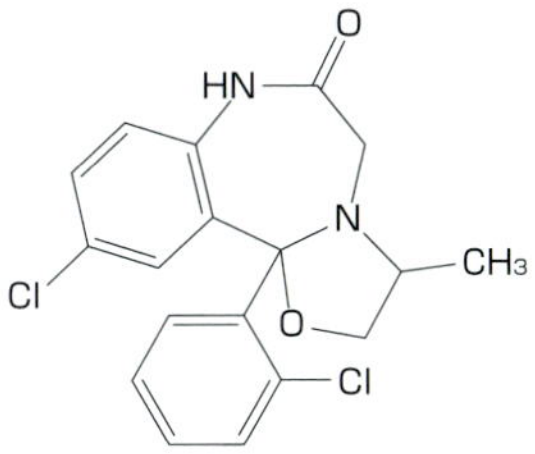

メキサゾラム

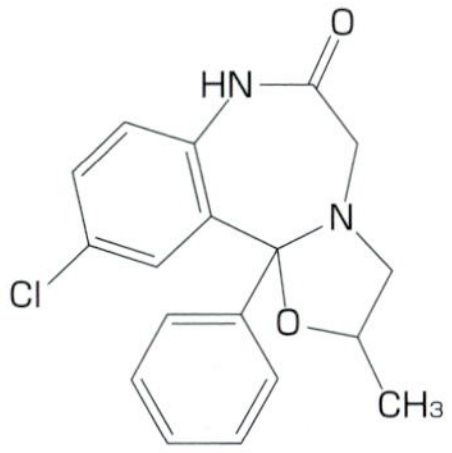

オキサゾラム

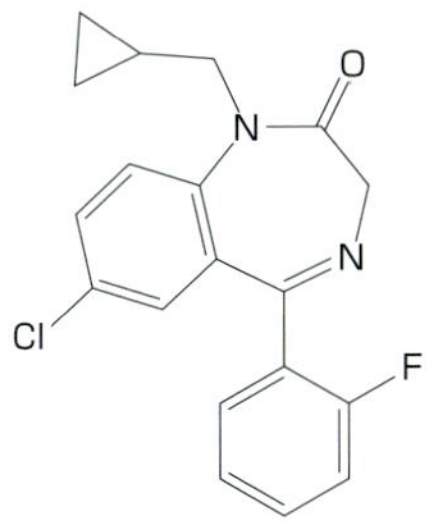

フルトプラゼパム

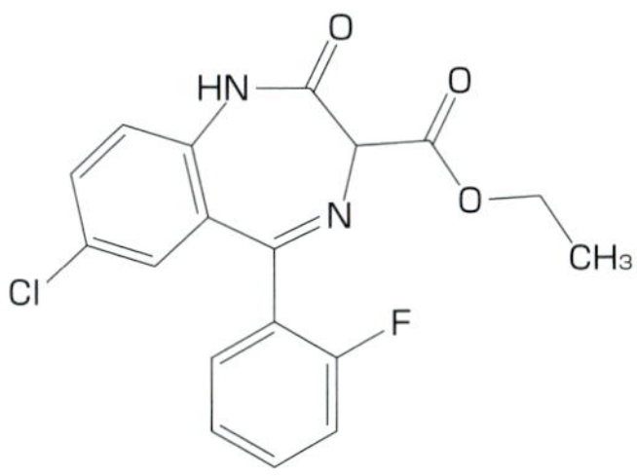

ロフラゼプ酸エチル

図 2-43　ベンゾジアゼピン系抗不安薬の構造式

大量の長期服用者にはその傾向が強い．BDZ系薬物の退薬症状は，軽度な症状としては，不眠，不安，神経過敏，食欲不振などが認められ，重度になると，幻覚，錯乱，痙攣などが認められる[8]．その退薬症状は，短時間型では退薬1〜2日後，また長時間型では2〜5日後に発現する（図2-44）[8]．この退薬症状の発現を防ぐには，3つの方法が提唱されている．①服薬用量を少しずつ減らす漸減法，②服薬間隔を少しずつ延ばす隔日法，そして，③漸減しながら別の薬を一時的に追加する置換法である[9]．置換する薬物は，ジアゼパムのような半減期のより長いBDZ系薬物，パロキセチンなどのSSRI，メラトニン，バルプロ酸があげられている．一方，大量投与ではなくとも，BDZ系薬物の常用量／臨床用量依存，または少量依存 low-dose dependency が形成され治療上の大きな問題点となっている．常用量の反復投与では精神依存が，また常用量の2倍量以上を数ヵ月以上反復投与すると身体依存が形成される．この身体依存は，投与量よりも投与期間に，また血中半減期が長いものより短いものの方が早期に形成されるという特徴がある[10]．BDZ系薬物が処方されている患者の中で，3ヵ月以上の長期処方をされている者は約75％にも上り，高齢者ではこの傾向がより顕著である．BDZ系抗不安薬の使用は短期間に留める．BDZ系抗不安薬の安易な処方も慎み，医原性の薬物依存を極力避けねばならないが，過度に薬物依存を恐れ，強い不安や不眠をなおざりにするのは本末転倒である．

5）高齢者におけるBDZ系薬物の作用

高齢者へのBDZ系の抗不安薬・睡眠薬の長期服用に際し，副作用が出やすい点に留意しなければならない．加齢に伴う ①代謝機能の低下に基づく薬物の血中濃度上昇と ②身体機能の低下で，過鎮静，筋弛緩や睡眠延長などの副作用が出やすい状況下にある．選択的ω_2受容体に作用する抗不安薬はそもそも筋弛緩作用ももっている．ふらつきや筋弛緩をもとに転倒し，骨折で入院の事態になると，高齢者では認知症，健忘の誘発・悪化を招くなど新たな問題を抱え込むことになる．

6）BDZ受容体アンタゴニスト－フルマゼニル

フルマゼニル flumazenil（アネキセート®）（図2-45）は中枢性BDZ受容体の競合的拮抗薬であり，また弱い部分的アゴニストでもある．末梢性BDZ受容体には，拮抗作用を示さない．BDZ系薬物は，用量依存的に抗不安作用，抗痙攣作用，軽度鎮静作用，注意力低下作用，健忘作用，強度鎮静作用，筋弛緩作用，そして睡眠作用を発現し，昏睡に陥る．BDZ系薬物の急性中毒（多くの場合，自殺企図による）に対し，フルマゼニルは上記の逆の順序で拮抗作用を用量依存的に示す．BDZ系薬物による過鎮静，昏睡状態の患者は，フルマゼニル1mg静脈内投与により5分以内に覚醒する．フルマゼニルの半減期はBDZ系薬物に比べ短く1時間であり，BDZ中毒に対して持続的静脈内投与を必要とすることもある[11]．中枢性BDZ受容体を介さないアルコール，バルビツール酸類，ケタミン，麻薬などの中枢作用薬の作用には，拮抗作用を示さない．またフルマゼニルは，BDZ系薬物の抗痙攣作用に拮抗するが，フェノバルビタールなどの抗痙攣作用には拮抗しない．逆にフルマゼニル単

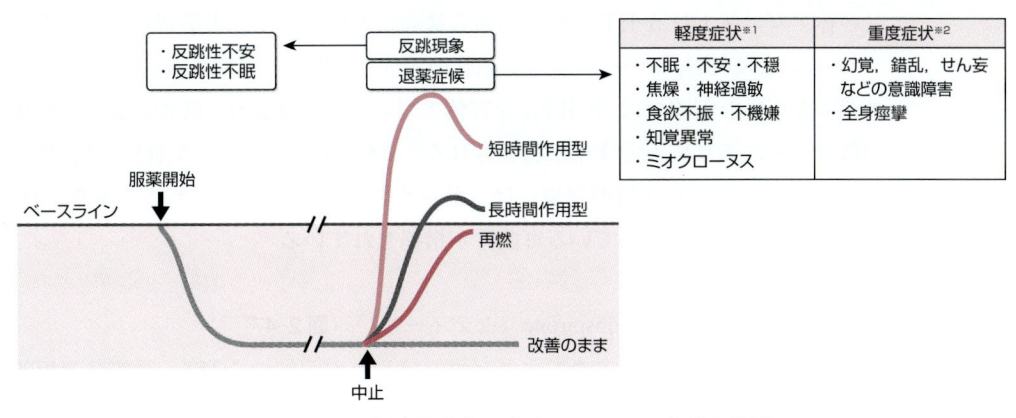

図 2-44　長期連用薬物を中止したときの症状と経過

※1：中用量の服用後に現れる症状
※2：高用量または長期間の服用後に現れる症状
　　（村崎光邦：抗不安薬の臨床用量依存．精神神経学会誌，98(9)：612-621，1996 より図を引用し，一部加筆改変）

図 2-45　フルマゼニルの構造式

独では弱い抗痙攣作用を示すが，呼吸および循環器系作用は認められていない．また，BDZ 系薬物を服用しているてんかん患者や BDZ 系薬物依存者での使用は，てんかん発作や退薬症状を誘発する危険性がある．

2. セロトニン系抗不安薬（5-HT$_{1A}$ 受容体アゴニスト）

　セロトニン（5-HT）は古くから情動行動をつかさどる重要な神経伝達物質の 1 つと考えられ，中脳縫線核には，5-HT 産生細胞 5-HT cell body が高濃度に存在する．5-HT 受容体は，14 のサブタイプが存在し，1 型にはさらに 1A，1B，1D，1E，1F の 5 つの種類があり，いずれも脳内に分布している．5-HT$_3$ 受容体を除いたすべての 5-HT 受容体は，7 回膜貫通型の G タンパク質共役型である（図 2-46）．縫線核の 5-HT 産生細胞上には，5-HT 産生を抑制的に調節する 5-HT$_{1A}$ 自己受容体（抑制性オートレセプター）が存在している．この 5-HT$_{1A}$ 受容体の刺激により，アデニル酸シクラーゼが抑制され cAMP の産生が低下するとともに，K$^+$ チャネルが開口し過分極が起こる（図 2-46）．電気生理学的実験では，5-HT およびその 5-HT$_{1A}$ 自己

受容体アゴニストは5-HT細胞体のある縫線核だけでなく，大脳辺縁系の後シナプス側の海馬，扁桃体でのセロトニン細胞の発火も抑制する（図2-46）．また，不安のモデルを用いた実験では，5-HT$_{1A}$受容体アゴニストの縫線核，海馬および扁桃体への微量注入により抗不安作用が誘発される．これらのことより，5-HT$_{1A}$受容体アゴニストによる抗不安作用の発現には，前シナプス部および後シナプス部の5-HT$_{1A}$受容体がいずれも関与している可能性が指摘されている[12]．

▶ **タンドスピロン**[12] tandospirone（セディール®）（図2-47）

アザピロン系薬物であるタンドスピロンは，わが国初の5-HT$_{1A}$受容体選択的刺激作用をもつ5-HT系抗不安薬である．縫線核（前シナプス部）および大脳辺縁系（後シナプス部）の両5-HT$_{1A}$受容体を選択的に刺激し，5-HT神経系の神経活動が抑制されることによって抗不安作用を発現する（図2-47）．BDZ系抗不安薬は低用量で抗不安作用を発現し，増量すると筋弛緩作用，鎮静作用，睡眠・麻酔増強作用さらには昏睡作用を発現する．しかし，タンドスピロンは抗不安作用の発現用量の10倍以上の用量を投与しても，このような作用が起こらない．またタンドスピロンはアルコール増強作用を示さず，身体的・精神的依存性がないので，退薬症状や反跳症状を起こさない点もBDZ系抗不安薬に比べて優れている．しかし，抗不安効果の発現が遅く2週間以上を必要とし，その作用強度もBDZ系抗不安薬に比べ弱い．副作用としては，まれに悪心・嘔吐を起こすことがある．

▶ **ブスピロン** buspiron

ブスピロンは全般性不安障害に使用される．鎮静作用，筋弛緩作用，催眠作用，抗痙攣作用を示さず，また依存形成，退薬症状や健忘も起こさない点がBDZ系抗不安薬と比べての利点となっている．しかし，抗不安作用の発現まで1〜2週間を要し，作用持続も短い点が難点である．このことから，急性不安障害の薬物治療としては，この薬物は適していない．ブスピロンの副作用としは，肝機能障害，セロトニン症候群（錯乱，興奮，発汗，発熱，振戦），めまい，悪心などがあげられているが，BDZ系抗不安薬と比べて重篤なものはない．

なお，ブスピロンはわが国でも臨床試験が実施されたが，新薬には至らなかった．

3. 選択的セロトニン再取り込み阻害薬（SSRI）

▶ **パロキセチン** paroxetine（パキシル®）

選択的セロトニン再取り込み阻害作用を有する抗うつ薬パロキセチンは，わが国で最も使用頻度の高い薬物であり，BDZ系抗不安薬が効きにくいパニック障害，社交不安障害，強迫性障害，心的外傷後ストレス障害（PTSD）などにも適応されている．臨床効果が現れるまで2週間を要す．一方，パロキセチンの中断により，退薬症状を起こす点が指摘されている．これを受け，従来からの10，20mg錠に加え，2010年に5mg錠が「減量または中止時のみの使用」として追加されている．副作用として

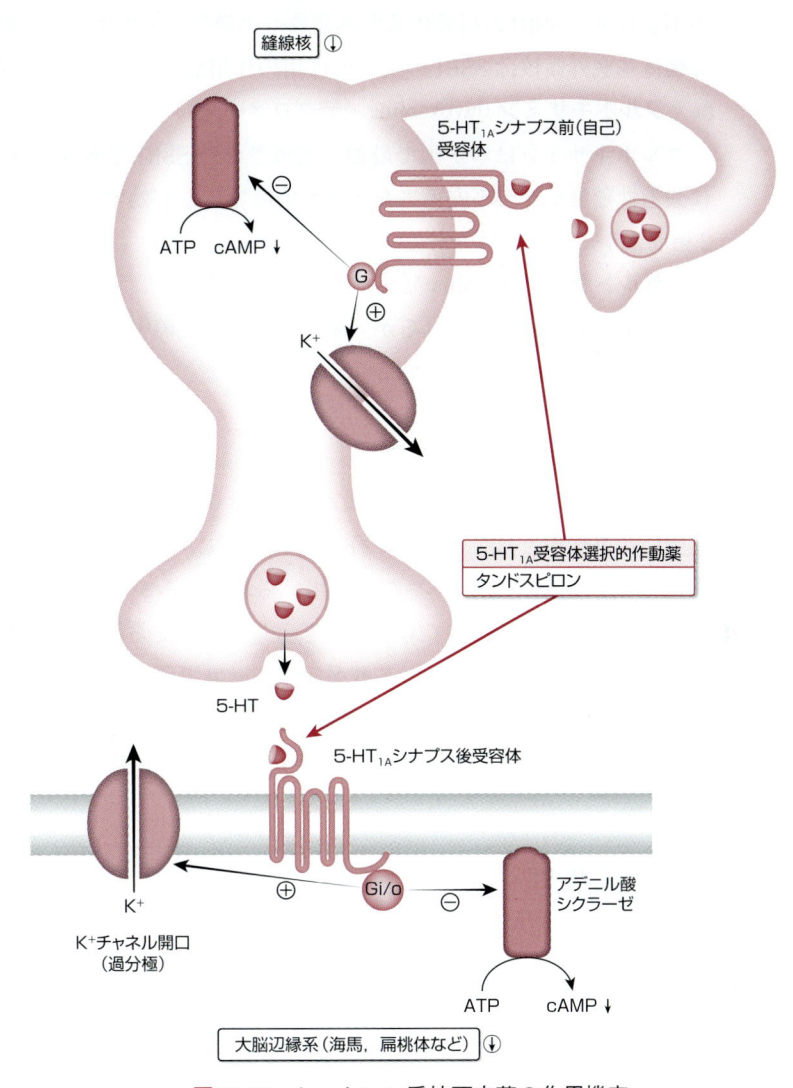

図2-46 セロトニン系抗不安薬の作用機序

縫線核（5-HT$_{1A}$シナプス前受容体／自己受容体）と大脳辺縁系（5-HT$_{1A}$シナプス後受容体）に作用点をもつ．

図2-47 タンドスピロンの構造式

は，嘔気，胃痛，頭痛，性欲の減退，セロトニン症候群（錯乱，発熱，発汗，ふるえ，ミオクローヌス，痙攣）などSSRI特有のものがある．また恐怖条件づけによる動物

の不安行動がSSRIの扁桃体基底外側核への微量注入によって抑制されることから，扁桃体基底外側核はSSRIの抗不安作用の作用部位の1つとして考えられている．

▶ **フルボキサミン** fluvoxamine（デプロメール®）

フルボキサミンはわが国で最初に認可されたSSRIであり，パロキセチンと同様に強迫性障害や社交不安障害などの不安障害にも有効である．臨床効果の発現まで2週間かかる点も同様である．

▶ **セルトラリン** sertraline（ジェイゾロフト®）

パニック障害に適用されるが，米国では強迫性障害，社交不安障害およびPTSDに対する適応も取得されている．

4. その他の抗不安薬

▶ **ヒドロキシジン** hydroxyzine（アタラックス®）（図2-48）

強い鎮静作用と抗アレルギー作用を有するヒスタミンH_1遮断薬で，蕁麻疹や皮膚疾患に伴う瘙痒（かゆみ）などに用いられているが，不安障害における不安・緊張，焦燥，抑うつに対しても有効性を示し，抗不安薬として適用されている．またヒドロキシジンはバルビタール酸系睡眠薬／麻酔薬，麻薬性鎮痛薬などの中枢抑制薬やアルコールとの併用により作用増強が起こるので，両薬物の併用に際しては減量など，慎重な投与が必要である．依存や耐性の形成はない．

E　不眠の病態生理

睡眠は，覚醒時の疲労に対する休息としての睡眠を確保する「睡眠恒常性維持機構（ホメオスタシス）」と，日常的に夜になると眠くなるという「体内時計機構（サーカディアンリズム）」の2つの機構で制御されている．体内時計は24時間のリズムを発振するだけでなく，外来刺激としての明暗周期に合わせる機能も兼ね備えている．睡眠の神経学的基盤としては，脳幹部や視床下部に存在する覚醒系と睡眠系神経核群の相互抑制システムに加えて，体内時計が局在する視交叉上核からの時間情報入力が重要である．覚醒は網様体視床－皮質経路および網様体－前脳基底部経路からなる上行性脳幹網様体賦活系によって制御されている．この脳幹網様体賦活系の抑制により，睡眠が誘発される．さらに青斑核からの上行性ノルアドレナリン作動性神経系と縫線核からのセロトニン作動性神経系の活動性もまた睡眠，覚醒の制御に関与している．睡眠時の脳波パターンは，レム睡眠（逆説睡眠）とノンレム睡眠（徐波睡眠）に大別される（**表2-23，図2-49**）[13,14]．レム睡眠時の脳波上の特徴は，ノンレム睡眠時に比べて，脳の活動性からみると睡眠は浅いが，骨格筋の弛緩状態を呈する．また，夢をみるのもこの時期である．これらの睡眠制御が何らかの原因で崩れると，不眠症に陥る．不眠の症状は，入眠困難，中途覚醒，熟眠障害，早朝覚

図 2-48　ヒドロキシジンの構造式

表 2-23　レム睡眠と徐波睡眠の特徴

	レム睡眠	徐波睡眠
脳波の同期化	脱同期化 （低振幅，速波）	脱同期化 （高振幅，徐波）
筋緊張	消失	通常の緊張維持
眼球運動	急速な眼球運動	ゆっくりした眼球運動 またはなし
夢	出現	なし
生殖器活動	陰茎勃起，膣液分泌	なし

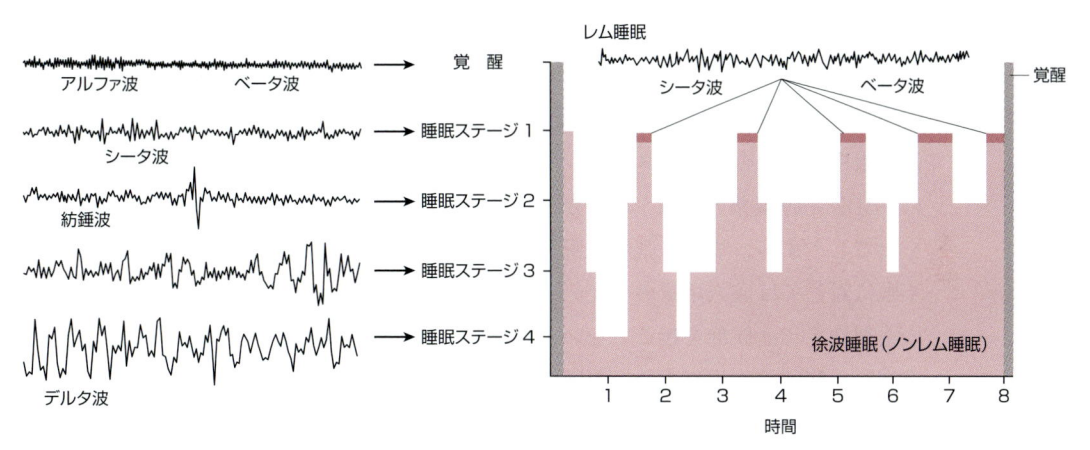

図 2-49　各睡眠ステージにおける脳波パターンと睡眠パターン

レム（REM）睡眠：rapid eye movement sleep　　徐波睡眠：slow wave sleep/ノンレム（non REM）睡眠
（Neil R Carlson：睡眠と生体リズム．カールソン神経科学テキスト－脳と行動 第2版．泰羅雅登, 中村克樹 監訳, 丸善, 2008.
Horne J：Why We Sleep：The Functions of Sleep in Humans and Other Mammals. Oxford University Press, 1988 より引用
し, 一部加筆変更）

醒に分けられる．これらの症状が慢性化すると，うつ病などの精神疾患に罹るリスクが高くなる．こうしたことからも，不眠症は早期に治療する必要があるとされている．

F 睡眠薬の分類・種類

睡眠薬は化学構造上の特徴から，①BDZ系睡眠薬，②非BDZ系睡眠薬，③バルビツール酸系睡眠薬，④非バルビツール酸系睡眠薬（尿素系睡眠薬）に分類されている．また，睡眠薬の血中半減期，持続時間の長さから，①超短時間型睡眠薬，②短時間型睡眠薬，③中間型睡眠薬，④長時間型睡眠薬に分けられることもある．

1. ベンゾジアゼピン（BDZ）受容体に作用する睡眠薬

従来のバルビツール酸系睡眠薬が情動系，覚醒系，皮質のすべて作用し睡眠作用を発現するのに対して，BDZ受容体に作用する薬物は，主に大脳辺縁系（情動系）に作用し，覚醒系への刺激入力を抑制することにより催眠作用を発現する薬物である．

1) BDZ系睡眠薬（図2-50）

BDZ系睡眠薬はバルビツール酸系睡眠薬に比べて軽度であるが，レム睡眠とノンレム睡眠をともに抑制し，睡眠ステージ2を増加させ睡眠の持続を改善する．BDZ系睡眠薬の作用機序はGABA$_A$受容体のBDZ結合部位に特異的に結合し，GABA$_A$受容体の感受性を亢進することによって抑制性GABA作動性神経系を興奮させる．その作用点は，大脳皮質，辺縁系（扁桃体，海馬），間脳であり，視床下部の覚醒中枢へのGABAによる抑制を増強する．

BDZ系睡眠薬はバルビツール酸系睡眠薬に比べて，依存性や呼吸抑制が少なく，過量服用した場合でのリスクも少ないので繁用されている．高齢者の不眠に際しては，BDZ系睡眠薬の吸収・代謝が遅いことから，翌日への持ち越し効果hung-overを起こしやすい．また筋弛緩，脱力感や健忘を誘発することがあるので，高齢者の不眠に対しては成人用量の1/2～1/3での服用が望ましい．転倒，健忘，せん妄などの薬剤性老年症候群を起こさないためには，短時間作用型で，選択的ω$_1$受容体作用を有し，筋弛緩作用が少ないBDZ系睡眠薬が望まれる．

BDZ系睡眠薬の作用時間による分類とその種類を表2-24に示す．

▶ **トリアゾラム** triazolam（ハルシオン®）

睡眠作用と抗不安作用はジアゼパムより強力であり，不眠症に対する睡眠導入薬とともに麻酔前投与薬としても使用される．

▶ **ロルメタゼパム** lormetazepam（エバミール®，ロラメット®）

代謝を受けず，未変化体として代謝される．高齢者の不眠に適用される．

▶ **リルマザホン** rilmazafone（リスミー®）

BDZ骨格の開環体で，プロドラッグである．呼吸器系に対する影響が少ないため，高齢者にも安全性の高い睡眠薬として適用される．

▶ **ブロチゾラム** brotizolam（レンドルミン®）

ふらつきなどが残らないことから，老人性不眠症や神経症に伴う不眠の治療に用

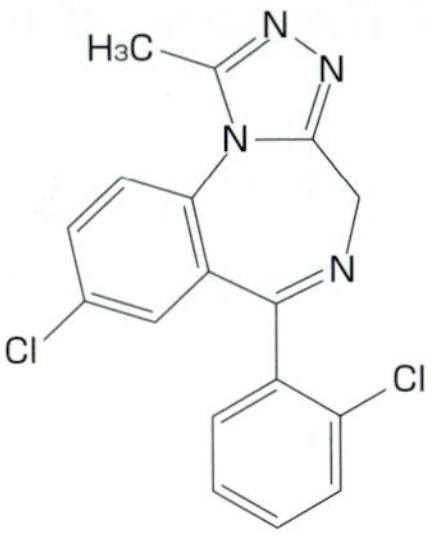

トリアゾラム

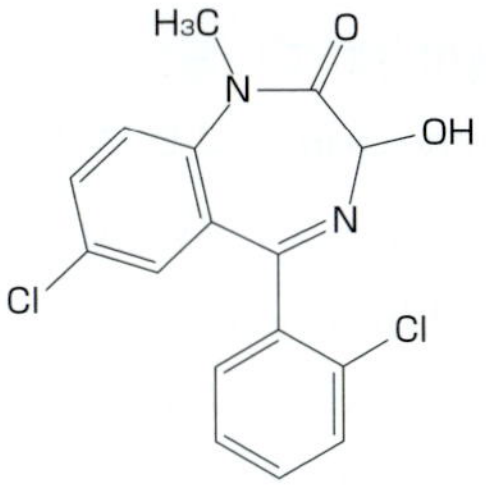

ロルメタゼパム

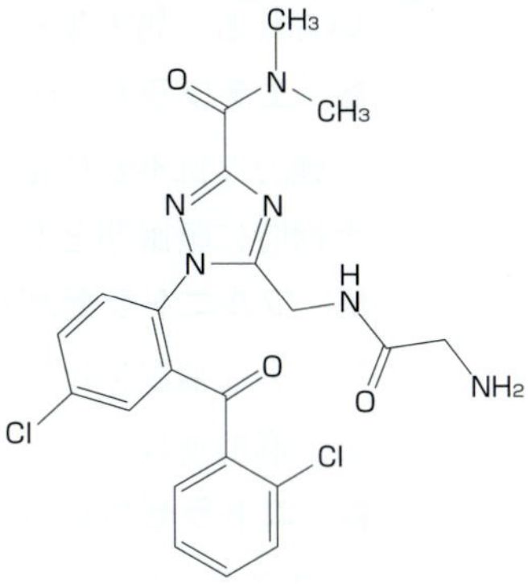

リルマザホン

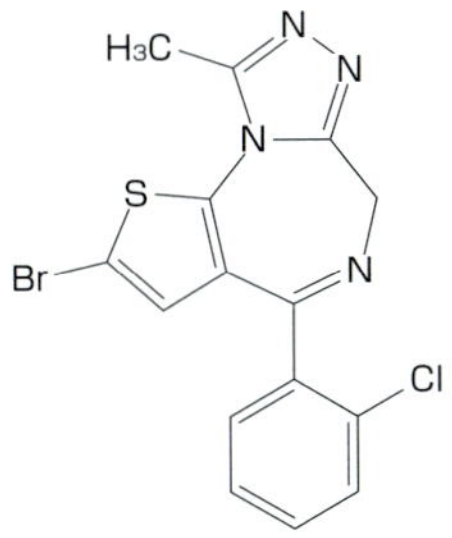

ブロチゾラム
（チエノジアゼピン系）

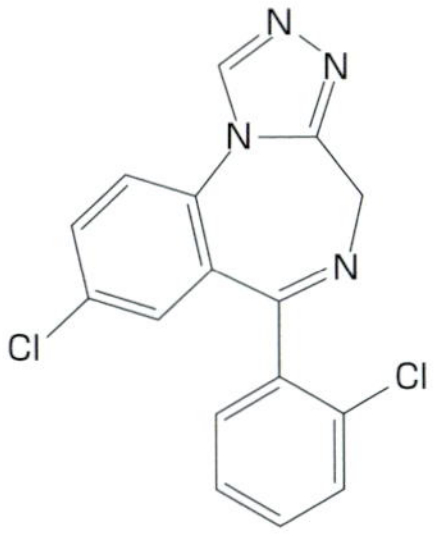

エスタゾラム

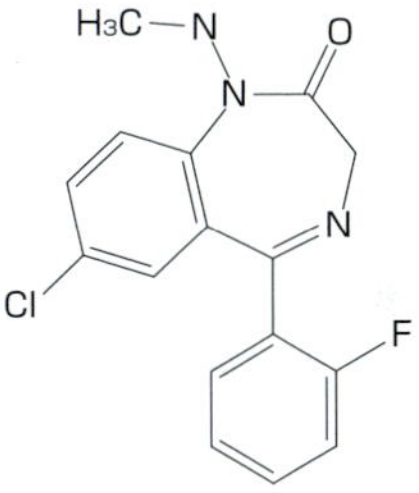

フルニトラゼパム

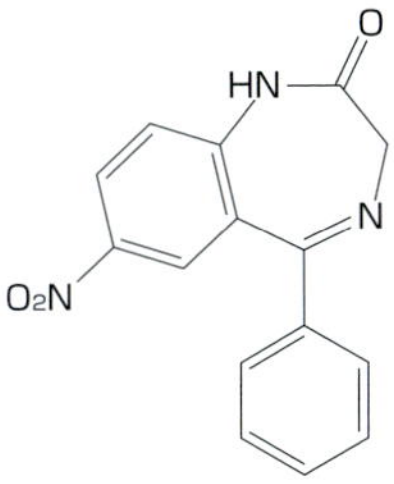

ニトラゼパム

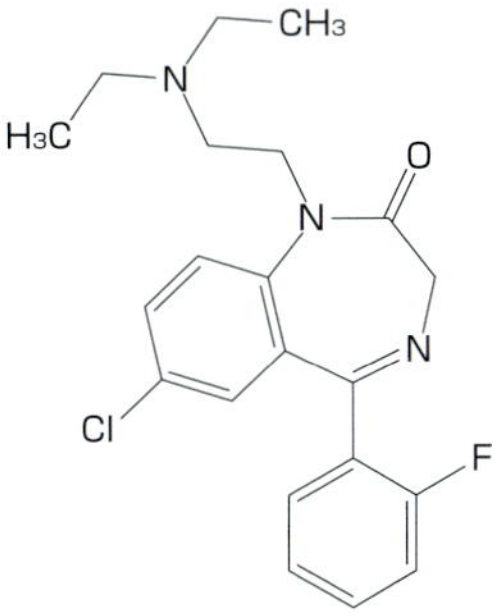

フルラゼパム

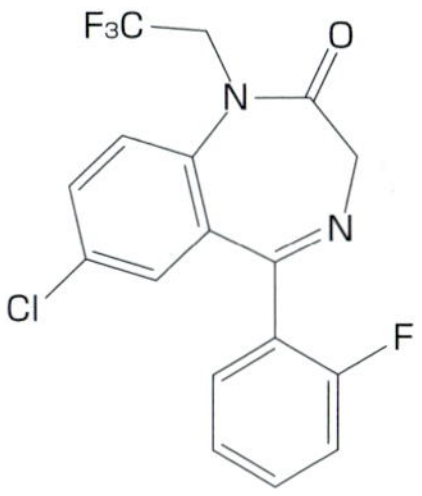

クアゼパム

図 2-50　ベンゾジアゼピン系睡眠薬の構造式

表 2-24　ベンゾジアゼピン系睡眠薬の分類・種類

分　類	持続時間	薬剤名
超短時間型	2～4 時間	トリアゾラム
短時間型	6～10 時間	ロルメタゼパム，リルマザホン，ブロチゾラム，エチゾラム
中間型	10～30 時間	フルニトラゼパム，ニトラゼパム，エスタゾラム
長時間型	30～100 時間	フルラゼパム，クアゼパム

いられる．処方箋ベースで最も頻用されている睡眠薬である．

▶ **エチゾラム** etizolam（デパス®）（図 2-43 参照）

強力な抗不安作用のみならず，統合失調症患者の不眠にも有効であり，抗不安薬と同時に睡眠薬としても適用されている．

▶ **フルニトラゼパム** flunitrazepam（ロヒプノール®，サイレース®）

強力な催眠作用を有し，入眠障害，熟眠障害，早朝覚醒などの不眠症に有効である．麻酔前投与薬としても使用される．

▶ **ニトラゼパム** nitrazepam（ベンザリン®，ネルボン®）

BDZ 系睡眠薬として最初に適用された．

▶ **フルラゼパム** flurazepam（ダルメート®，ベノジール®）

代謝産物である N-デスアルキルフルラゼパムには強い活性がある．

▶ **クアゼパム** quazepam（ドラール®）

不眠症の幅広い症状に有効であり，ふらつき感は少ない．

2）非ベンゾジアゼピン系睡眠薬（図 2-51）

非 BDZ 系睡眠薬は BDZ 系睡眠薬と同様に，$GABA_A$ 受容体の BDZ 結合部位（BDZ 受容体）に結合し，$GABA_A$ 受容体の感受性を亢進することによって抑制性 GABA 神経系を興奮させる．レム睡眠を抑制することなく，睡眠ステージ 3，4 の深睡眠を増加させ，自然睡眠に近い睡眠を誘発する．単極性うつ病に伴う不眠にも使用されている．BDZ 系睡眠薬には筋弛緩作用をはじめ記憶障害，アルコールとの相互作用などの副作用を起こすが，近年，この副作用を軽減した非 BDZ 系睡眠薬が使用されている．しかし，耐性・依存の問題は依然として残っている．

非 BDZ 系睡眠薬の作用時間による分類とその種類を表 2-25 に示す．

▶ **ゾルピデム** zolpidem（マイスリー®）

　ゾルピデム MR zolpidem MR

ゾルピデムはイミダゾピリジン系の超短時間型睡眠薬として，入眠障害に適用されている．α_1 サブユニットを含む BDZ ω_1 受容体に高い選択性をもち，筋弛緩作用や退薬による反跳性不眠を起こさないことから，広く使用されている．急速溶解層と徐放層の 2 層からなるゾルピデム MR（modified release）は血中濃度がより長く持続され，入眠障害だけでなく中途覚醒や早朝覚醒を伴う睡眠障害にも有効な改良型製剤である．

▶ **ゾピクロン** zopiclone（アモバン®）

ゾピクロンは，わが国で広く使用されているサイクロピロロン系超短時間型睡眠薬である．R 体および S 体の 2 つの光学異性体混合体で，非選択的に BDZ ω_1/ω_2 受容体に作用する．不眠症以外に麻酔前投与薬としても使用される．翌朝に苦味が生じることがある．

▶ **エスゾピクロン** eszopiclone（ルネスタ®）

ゾピクロン（R 体および S 体）の光学異性体の中から中枢作用を示す S 体のみを単

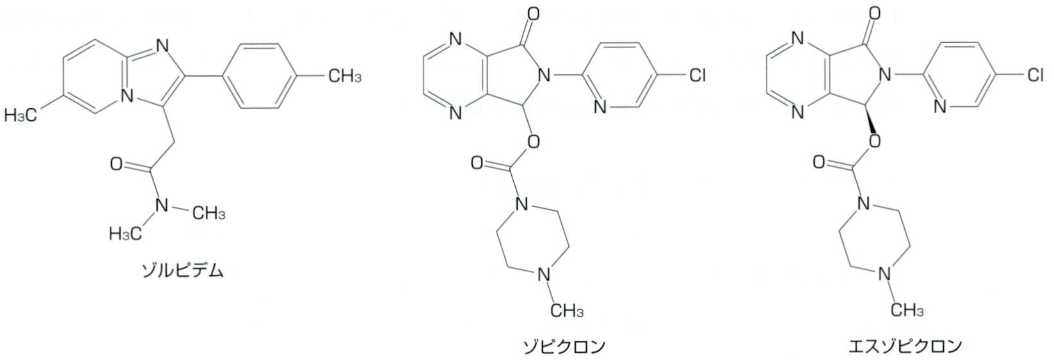

図 2-51　非ベンゾジアゼピン系睡眠薬の構造式

表 2-25　非ベンゾジアゼピン系睡眠薬の分類・種類

分　類	持続時間	薬剤名
超短時間型	6 時間以内	ゾルピデム，ゾルピデム MR，ゾピクロン
短時間型	6〜12 時間	エスゾピクロン

表 2-26　高齢者に対する睡眠薬の選択

症　状	$\omega_{1/2}$受容体選択性	睡眠障害 入眠障害（超短時間型・短時間型）	睡眠障害 中途覚醒・早期覚醒（中間型・長時間型）
・脱力感やふらつきがある ・神経症的傾向が弱い	ω_1受容体 アゴニスト	・ゾルピデム ・ゾピクロン ・ゾルピデム MR ・エスゾピクロン	・クアゼパム
・不安が強い ・筋緊張・肩こりが強い ・神経症的傾向が強い	ω_1/ω_2受容体 アゴニスト	・トリアゾラム ・ブロチゾラム ・エチゾラム	・フルニトラゼパム ・ニトラゼパム ・エスタゾラム
・肝・腎の機能障害がある	代謝産物に活性がない薬剤	・ロルメタゼパム	・ロラゼパム

（千葉茂，他：高齢者不眠に対する薬物療法．睡眠医療，3(2)：233-237，2009．亀山祐美，秋下雅弘：高齢者における睡眠薬の PK/PD．薬局，62(10)：3331-3336，2011 より引用）

離した非 BDZ 系薬物である．2012 年にわが国で発売された最も新しいサイクロピロロン系短時間型睡眠薬である．用量的にはゾピクロンの半分以下で，速やかに吸収され，入眠作用の発現が速い．また比較的長い半減期をもつにもかかわらず，BDZ 系睡眠薬よりも持ち越し効果，健忘および昼間の眠気などの副作用が少なく，長期処方が可能である．鎮静作用を有する．

3）高齢者における BDZ/非 BDZ 系睡眠薬の適用

高齢者への睡眠薬投与は，先にも述べたが慎重にやらなければならない．睡眠障害のタイプ・症状を考慮に入れ，BDZ 系薬物の作用特性を生かした適用が望まれる（表2-26）[15,16]．選択的ω_1受容体に作用する睡眠薬は筋弛緩作用がほとんどないとさ

れているが，小脳機能（姿勢制御など）の低下を起こす可能性や，軽度の認知症や精神疾患などで脳機能低下をきたしている高齢者では，BDZ系薬物による意識障害やせん妄を起こす可能性にも注意を払う必要がある．

2. バルビツール酸系睡眠薬（図2-52）

バルビツール酸系睡眠薬は，GABA$_A$受容体のバルビツール酸結合部位に結合し，GABA機能を亢進させるが，高濃度では直接細胞膜のCl$^-$チャネルを開口させ過分極を起こす（p.165, 図2-40）．中枢神経を全般的に抑制するが，特に大脳皮質，脳幹網様体賦活系，視床への抑制作用が強い．バルビツール酸系睡眠薬は強力な深い睡眠（徐波睡眠の増加）に入るが，①レム睡眠を著しく減少させ自然睡眠とは異なる睡眠パターンをとる点が問題である．さらに②安全域が狭く致命的な呼吸抑制を起こす点，また③連用により精神依存，身体依存や耐性が容易に形成される点，④肝臓のP450ミクロソーム酵素を誘導するため，P450に依存した多くの薬物の代謝が促進され，その作用減弱をきたす点などから，睡眠薬としての使用は今日ほとんどない．現在，バルビツール酸系薬物は，麻酔薬〔**チオペンタール** thiopental（ラボナール®）〕や抗てんかん薬〔**フェノバルビタール** phenobarbital（フェノバール®）〕として用いられている．

表2-27にバルビツール酸系睡眠薬の作用時間による分類と種類を示す．

3. 非バルビツール酸系睡眠薬

▶ **抱水クロラール** chloral hydrate（エスクレ®）

バルビツール酸系睡眠薬と同様の作用機序を示す超短時間型（1時間）睡眠薬である．しかし，胃粘膜への刺激とともに不快臭があり経口投与が困難な上，レム睡眠や徐波睡眠の減少もみられるので，睡眠薬としての使用は現在ほとんどない．抱水クロラールは静注が困難な痙攣重積状態の改善を目的として，直腸内投与として使用される．代謝産物のトリクロルエタノールは活性物質である．

▶ **ジフェンヒドラミン** diphenhydramine（レスタミン®）

鎮静性ヒスタミンH$_1$受容体拮抗薬であるが，睡眠薬としても使用され，特に不眠の小児に用いられることがある．また2003年には，わが国初の一般用医薬品（OTC薬）の睡眠改善薬「ドリエル®」として発売された．

4. メラトニン受容体作動薬

メラトニンは1958年，Lerner ABによって初めて発見された，松果体においてトリプトファンから合成される睡眠物質である．外来からの光刺激は網膜から視床下部の視交叉上核（体内時計）に情報が伝わり，さらに松果体へ中継され，メラトニンの分泌が抑制される．逆に，暗い状況下では，松果体からのメラトニンの分泌は増強され，脈拍，体温，血圧を低下させ，自然な眠りを誘う．この血中メラトニン

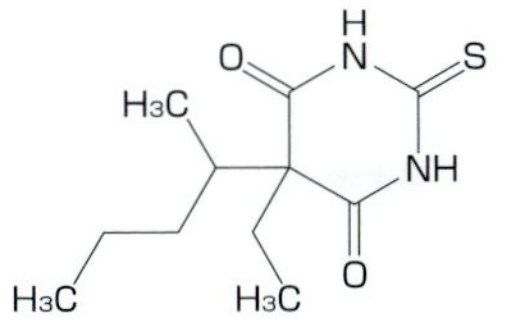
チオペンタール

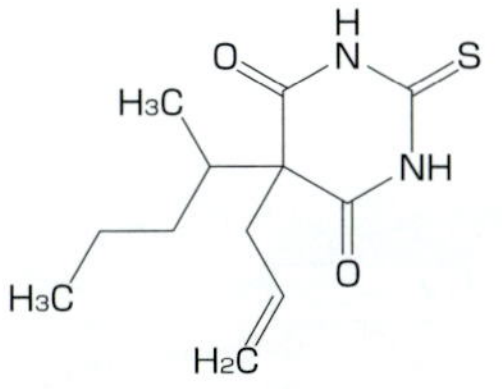
チアミラール

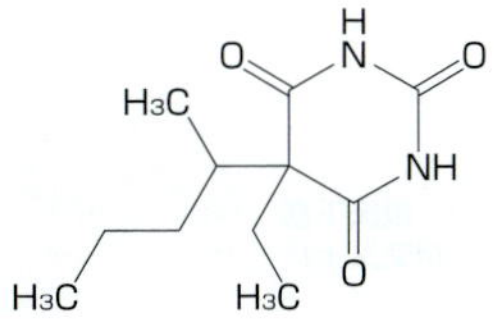
ペントバルビタール

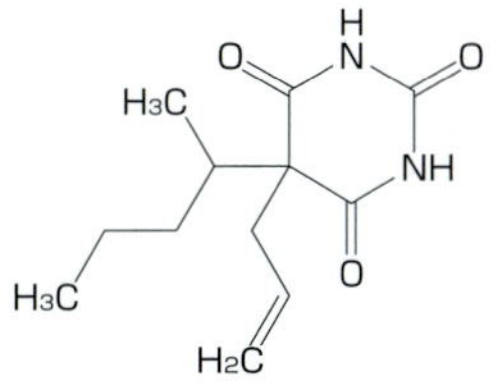
セコバルビタール

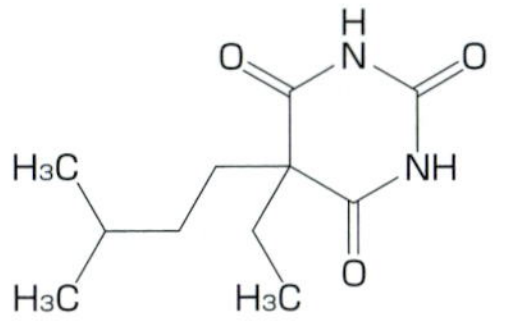
アモバルビタール

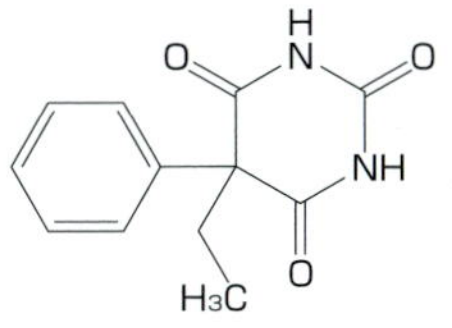
フェノバルビタール

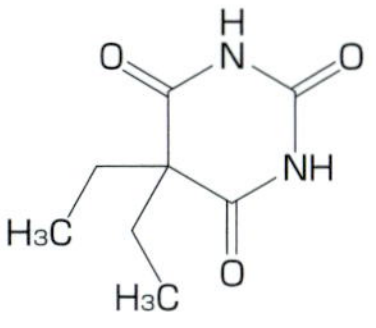
バルビタール

図 2-52　バルビツール酸系睡眠薬の構造式

表 2-27　バルビツール酸系睡眠薬の分類・種類

分　類	持続時間	薬剤名
超短時間型	1 時間	チオペンタール，チアミラール
短時間型	1～3 時間	ペントバルビタール，セコバルビタール
中間型	3～6 時間	アモバルビタール
長時間型	6 時間以上	フェノバルビタール，バルビタール

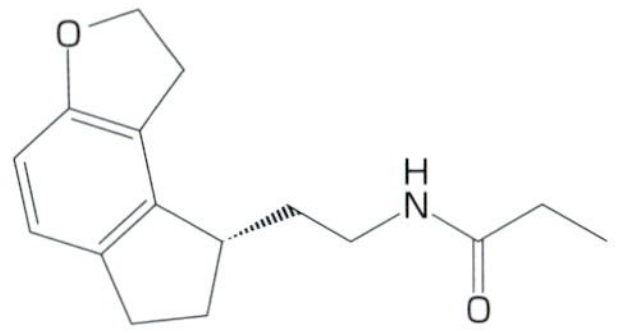

図 2-53　ラメルテオンの構造式

濃度は夜間に高く，日中低いという典型的な日内（明暗）リズムを示している．メラトニン受容体の分布は，脳では視交叉上核，視床下部，海馬，小脳および脳幹部に，また網膜や内臓などの末梢器官にも存在している．現在，メラトニン受容体は中枢性の MT_1 および MT_2 受容体，また末梢性の MT_3 受容体の 3 つのサブタイプに分かれ，睡眠には MT_1/MT_2 受容体が関与していることも明らかにされている．メラトニンは視交叉上核のメラトニン受容体含有ニューロンに作用し，体内時計を明暗環境に同期させる．

▶ **ラメルテオン** ramelteon（ロゼレム®）（図 2-53）

日本で開発された初のメラトニン受容体作動薬で，2005 年，米国で最初に承認され，わが国では2010 年から発売されている．米国では向精神薬として規制されてい

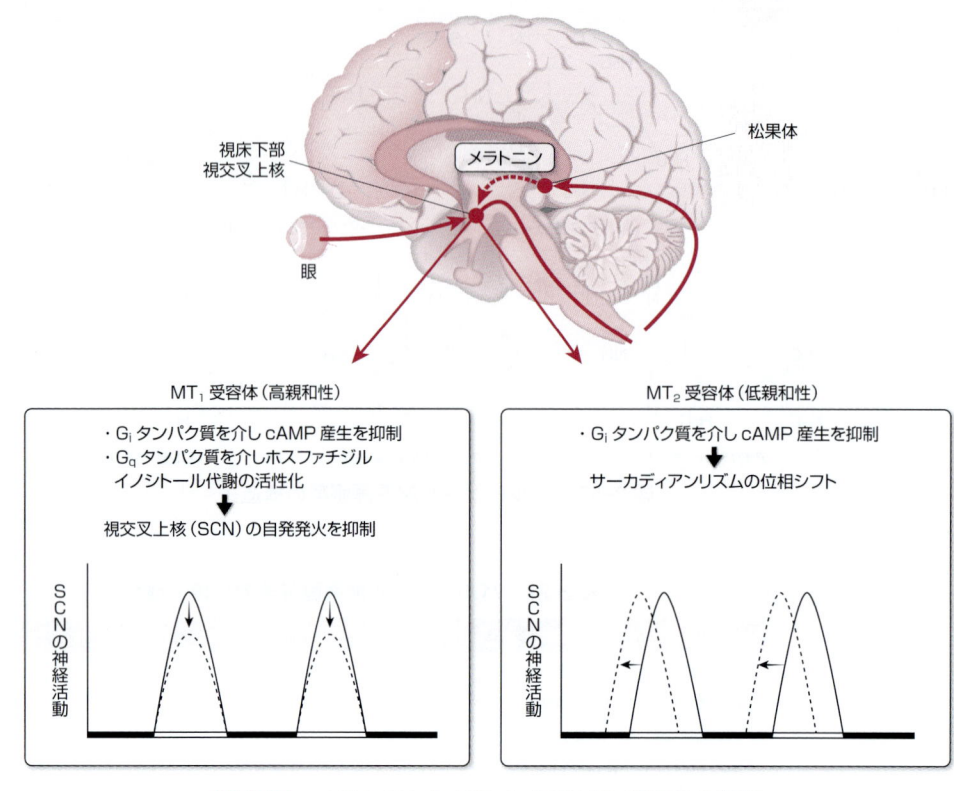

図 2-54　メラトニンとMT₁およびMT₂受容体の機能
(宮本政臣：新規薬剤-ラメルテオン，日本臨床，67(8)：1595-1600，2009より引用し，一部加筆変更)

ない唯一の睡眠導入薬となっている．ラメルテオンは，従来のBDZ系睡眠薬とは異なり，メラトニンMT₁/MT₂受容体に特異的なアゴニストとして作用し，自然に近い生理的睡眠を誘導する．その作用機序は，視交叉上核においてMT₁受容体作動性の神経抑制を起こし睡眠を促し，またMT₂受容体の興奮を介して体内時計の同調（投与時刻に応じ体内時計の針を進ませたり遅らせたりする作用）やサーカディアンリズムの位相を変動させると考えられている（図2-54）[17]．視交叉上核以外の脳部位には作用点をもたない．ラメルテオンの入眠作用の強度は，従来のBDZ系睡眠薬，バルビツール酸系睡眠薬と比べてやや弱い．しかし，従来の睡眠薬と異なり，反跳性不眠や退薬症状，また記憶障害などは起こさない．さらに大脳皮質の抑制作用がないので鎮静作用やふらつき，筋弛緩作用などの副作用もない．これらの安全性の面から，高齢者への適用が期待されている．さらに従来，睡眠薬の処方は短期間処方を原則としているのに対し，ラメルテオンは長期間処方が可能となっている．

　副作用は傾眠，頭痛，倦怠感などがあげられ，また重大な副作用として，蕁麻疹，全身発赤，顔や喉の腫れ，喘鳴などのアナフィラキシー様症状を起こすことがある．

6 統合失調症と治療薬

　Alfred H は，強い精神運動興奮，被害妄想，幻聴により入院していた．クロルプロマジンの投与を始めてから 3 日目，会話に筋が通り，状況を認識し，眠ることができた．Alfred は変貌し，質問に答え，読むこともできるようになった．2 ヵ月後，退院した[18]．これは，1950 年代に抗ヒスタミン薬の誘導体として開発されたクロルプロマジンを，統合失調症の治療に用いた初期の症例報告の一部である．

　統合失調症 schizophrenia（スキゾフレニア）は，内因性あるいは機能性精神病に含まれる代表的な精神疾患の 1 つであり，思考，感情，自我などに障害を伴う症状が現れる．思春期から青年期に発症することが多く，発症危険率が人種によらず約 1% と頻度が高い精神疾患である．かつては"精神分裂病"と称されていたが，誤ったイメージを伴うため，2002 年に統合失調症と病名が変更された．

　統合失調症の発症原因は未だよく分かっていないが，遺伝的な要因による疾患脆弱性（病気の罹りやすさ）に，さまざまな心因（ストレス）が複雑に絡み合って発症に至るとする"脆弱性-ストレスモデル"などが有力視されている．また，ドパミン仮説（中脳辺縁系ドパミン経路の何らかの理由による相対的な機能の過剰亢進）やグルタミン酸仮説（グルタミン酸受容体のサブタイプ NMDA 受容体を介する情報伝達の障害）など，神経化学的な変化が統合失調症の症状に関与しているという仮説がある．

　統合失調症の治療薬としては，抗精神病薬が主として用いられる．抗精神病薬は，統合失調症をはじめとする精神疾患の幻覚・妄想，双極性障害の躁状態や，激しい興奮を伴う状況などの対症療法薬としても用いられる．

A　統合失調症の病態生理と薬物治療

1. 症状と経過

　陽性症状（実際には存在しない声が聴こえる幻聴やその他の幻覚，現実にはあり得ないことや事実とは異なることを強く確信する妄想，精神運動興奮，解体した会話や行動など），陰性症状（意欲の減退や，自らの殻に閉じこもる自閉，感情的な反応が乏しくなる感情鈍麻，快楽の消失など），認知機能障害（知的な機能の全般的な障害や記憶障害，計画的・目的志向的な行動や問題解決などの能力に関わる実行機能の障害）などが認められる．急性期には陽性症状が，慢性期には陰性症状が主な症状となる．

経過は，慢性再発性であることが多い．

2. 治　療

薬物療法を中心とし，心理・社会的アプローチが付加的に行われる．薬物療法においては，おもに抗精神病薬が用いられ，補助的に気分安定薬やベンゾジアゼピン系抗不安薬が併用されることもある．抗精神病薬には，第一世代（定型）抗精神病薬とともに，第二世代（非定型）抗精神病薬が用いられている（詳細は後述）．

3. 病因仮説

1）ドパミン仮説

クロルプロマジンが，統合失調症の治療に有効であることが見出された後，さまざまな抗精神病薬が開発された．これらの薬剤はすべて，ドパミン受容体を遮断する作用をもつ．さらに，亜急性期の統合失調症を治療するために用いられる種々の抗精神病薬の平均臨床用量は，ドパミン D_1 受容体に対する結合阻害作用（50%阻害濃度）とは相関しないが，D_2 受容体に対する結合阻害作用と相関することから（図 2-55），ドパミン D_2 受容体に対する拮抗作用が陽性症状の治療に重要であることが明らかになった．

一方，ドパミンの前駆物質であるレボドパなど，ドパミン作動性神経の機能を高めるパーキンソン病治療薬が，幻覚・妄想などの精神症状を惹起することがある．また，ドパミンの再取り込みを抑制してドパミンの働きを強める覚醒剤（アンフェタミンなど）が，統合失調症に類似した症状を引き起こし，これを抗精神病薬が改善する．したがって，少なくとも陽性症状にはドパミンの過剰活動が関与するのではないかという仮説が，統合失調症のドパミン仮説である．しかし，このようなドパミンの過剰活動が起こるメカニズムは未だ不明であり，例えばその上流（または下流）にある，他の神経伝達物質の何らかの理由による機能変化が統合失調症に関与している可能性も考えられている（次に述べるグルタミン酸仮説は，そのような可能性の1つである）．

2）グルタミン酸仮説

NMDA 型グルタミン酸受容体の拮抗薬である**フェンサイクリジン** phencyclidine（PCP）の乱用者が，統合失調症に類似した陽性症状，陰性症状，認知機能障害をきたすことがある．このことから，NMDA 受容体を介する情報伝達の障害が，統合失調症の多様な症状の発現に関わるとする仮説である．グルタミン酸ニューロンは脳内の広範囲に存在するが，その一部はドパミンニューロンへ直接または間接的に信号を伝えている．グルタミン酸作動性神経系の機能の変調が，一部にはドパミン作動性神経伝達の調節異常にも繋がっている可能性が考えられている．

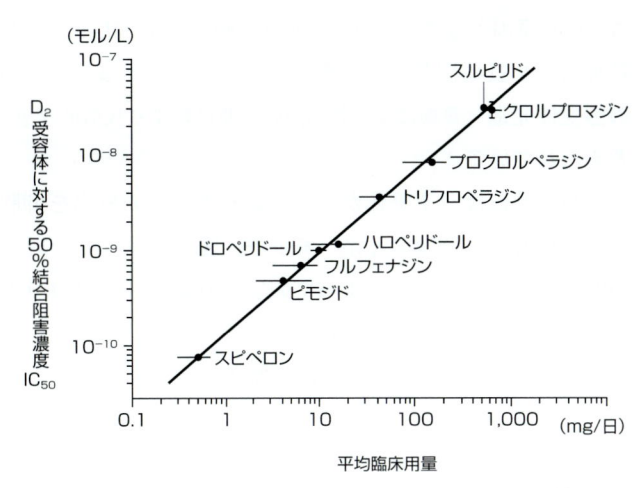

図 2-55 亜急性期の統合失調症に対する種々の抗精神病薬の平均臨床用量とそれらのドパミンD_2受容体に対する50%結合阻害濃度（IC_{50}）の相関

(Seeman P：Brain dopamine receptors. Pharmacol Rev, 32(3)：229-313, 1980. より改変して引用)

4. ドパミン経路と抗精神病薬の作用

　統合失調症の病態生理と，抗精神病薬の治療効果や有害作用に関わる脳内ドパミン作動性神経の経路や部位を表2-28および図2-56に示す．

　ドパミンニューロンの細胞体は主に中脳にあり，そこから側坐核などを含む大脳辺縁系に投射する経路（中脳辺縁系，表2-28，図2-56の①）は，情動などの精神作用に関わるほか，報酬系（快楽や動機づけに関わる回路）としての主要な働きをもつ．中脳辺縁系ドパミン作動性経路の過剰活動は陽性症状に関与しており，抗精神病薬による陽性症状の改善効果は，この経路のD_2受容体の遮断が重要な役割をもつ．しかし，この経路の不必要に過度な遮断は，報酬系の機能も抑制してしまい，喜びがなくなり，動機づけや興味の減退（陰性症状に類似した状態）に繋がる可能性がある．

　前頭前野（前頭葉の前部）は，認知機能などに重要な役割を果たす．中脳から前頭前野などの大脳皮質に投射するドパミン作動性経路（中脳皮質系，表2-28，図2-56の②）の機能低下が陰性症状や認知機能障害に関わる可能性が推定されている．

　線条体は，骨格筋の運動および緊張を無意識に調整する錐体外路と呼ばれる運動に関与する経路の主要な領域である．中脳（特に黒質と呼ばれる神経核）から線条体に投射するドパミン作動性経路（黒質線条体系，表2-28，図2-56の③）の機能が障害されると，筋のこわばりや，無動症，アカシジア（静座不能：身体の不快感・不穏感のためにじっと座っていられない）などを徴候とする錐体外路症状が現れる．抗精神病薬によるこのドパミン作動性経路の阻害は，錐体外路症状（薬剤性パーキンソニ

ズム）の原因となる．一方，慢性の錐体外路症状である遅発性ジスキネジアは，抗精神病薬を長期間投与した際に発現することがあり，線条体のドパミン D_2 受容体の感受性亢進（薬物による長期間の遮断に対する代償的な感受性亢進）による可能性が考えられている．

　ドパミンには，下垂体からのプロラクチンの放出を抑制する作用がある．視床下部から投射する隆起漏斗系（表 2-28，図 2-56 の④）と呼ばれるドパミン作動性経路の働きが，抗精神病薬によって阻害されると，高プロラクチン血症，乳汁分泌，月経異常などの有害作用が現れる．

　延髄の最後野は，化学受容器引金帯 chemoreceptor trigger zone（CTZ，表 2-28，図 2-56 の⑤）として機能する部位であり，ここが刺激されると，嘔吐中枢に興奮が伝えられて嘔吐が起こる．抗精神病薬は CTZ の D_2 受容体などを阻害して，制吐作用を示すことから，制吐薬として用いられるものもある．

5. 抗精神病薬の薬理作用と副作用

　抗精神病薬は他の薬物と比べて，非常に複雑な薬理作用を示す．上述のとおり抗精神病薬の作用機序には，D_2 受容体に対する拮抗作用が重要であり必須ともいえる．加えて，D_2 受容体以外のドパミン受容体や種々の神経伝達物質の受容体（セロトニン受容体，ムスカリン受容体，アドレナリン受容体，ヒスタミン受容体など）にも作用するものがある．これら各受容体を介した薬理作用と副作用を表 2-29 に示す．

　黒質線条体系のドパミン作動性神経はアセチルコリン作動性神経を抑制しているが，抗精神病薬がこの抑制を遮断すると脱抑制が起こり，アセチルコリン作動性神経が過活動になる（パーキンソン病における場合と同様に，アセチルコリン作動性神経が機能亢進する）．したがって，抗精神病薬による薬剤性パーキンソニズムに，抗コリン性の抗パーキンソン病薬が有効である．抗精神病薬の中にはムスカリン受容体の遮断作用（抗コリン作用）をもつものがある．抗コリン作用が強い抗精神病薬は，錐体外路症状を起こしにくいものと考えられる．ただし，抗コリン作用によって，認知機能障害や副交感神経系の有害作用など，抗コリン性副作用が引き起こされる可能性があることにも注意が必要である．

　抗精神病薬を長期間（数ヵ月〜数年）投与して発現することがある，慢性の錐体外路症状である遅発性ジスキネジア（舌や口の筋肉の不随意運動などを伴う）は，線条体のドパミン受容体の感受性亢進によるものと考えられている（上述）．したがって，一般に抗コリン薬によって遅発性ジスキネジアの症状は悪化する．

　悪性症候群は，頻度は低いが重篤な抗精神病薬の有害作用であり，高熱，筋の強直に加え，意識障害，頻脈などの自律神経症状などが現れ，死亡する危険性もある．抗精神病薬の中止や筋弛緩薬であるダントロレンが有効である．

　隆起漏斗系ドパミン作動性経路の D_2 受容体遮断によって，下垂体からのプロラクチン放出が増加し，高プロラクチン血症や，乳汁分泌（乳漏症），月経異常などが

表 2-28 抗精神病薬の治療効果や有害作用に関わる脳内ドパミン作動性神経の経路や部位

	ドパミン作動性経路の名称		機能	統合失調症（未治療）時のドパミン作動性神経活動と症状との関連（仮説）		抗精神病薬の治療効果または有害作用
	起始核	標的部位				
①	中脳辺縁系		情動などの精神作用を支配	過剰	陽性症状の原因	D₂ 受容体を遮断して**抗精神病作用**を示す
	中脳（腹側被蓋野）	大脳辺縁系（側坐核ほか）				
②	中脳皮質系		認知機能や感情の調節など	低下	陰性症状・認知機能障害に関与する可能性	D₂ 受容体遮断による効果は不明 ただし，第二世代抗精神病薬（D₂ 受容体部分刺激，5-HT₂A 受容体遮断，5-HT₁A 受容体刺激などの作用）が改善し得る
	中脳（腹側被蓋野）	前脳皮質				
③	黒質線条体系		錐体外路機能の調節	—		D₂ 受容体遮断によって，**錐体外路症状**が起こる
	中脳（黒質）	線条体				
④	隆起漏斗系		プロラクチン放出の抑制	—		下垂体（プロラクチン分泌細胞）の D₂ 受容体遮断によって，**高プロラクチン血症**が起こる
	視床下部	下垂体				
⑤		最後野（延髄）	最後野は化学受容器引金帯として機能し，嘔吐に関わる	—		化学受容器引金帯の D₂ 受容体を遮断して，**制吐作用**を示す

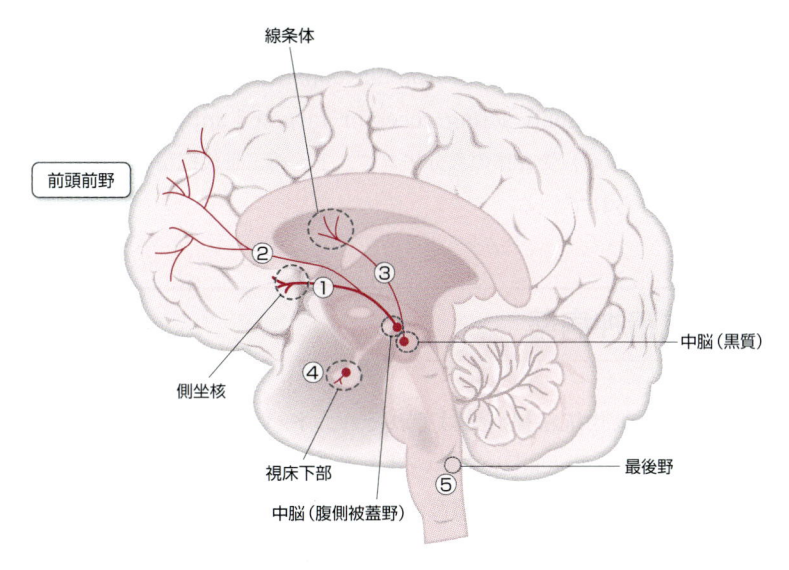

図 2-56 抗精神病薬の薬理作用に関わる脳内ドパミン作動性神経の経路や部位
①中脳辺縁系，②中脳皮質系，③黒質線条体系，④隆起漏斗系，⑤延髄（最後野）

現れることがある．

　ムスカリンM_1受容体，アドレナリンα_1受容体やヒスタミンH_1受容体の遮断作用に伴う鎮静作用は，急性期における精神運動興奮などの陽性症状が強い場合に有益であることもある．しかし，通常不要な鎮静作用は有害である．

　H_1受容体と$5-HT_{2C}$受容体の遮断作用が強い抗精神病薬では，体重増加，血糖上昇，脂質代謝異常が現れるリスクが高い．

　セロトニン受容体を介した抗精神病薬の作用については，「D　第二世代抗精神病薬」の項（p.190）でも述べる．

B　抗精神病薬の分類・種類

　最初に開発された第一世代抗精神病薬（定型抗精神病薬とも呼ばれる）と，その後に開発された第二世代抗精神病薬（非定型抗精神病薬とも呼ばれる）とに大きく分かれる．

　第一世代抗精神病薬は，化学構造上いくつかに分類される．クロルプロマジンが原型であるフェノチアジン系，ハロペリドールに代表されるブチロフェノン系や，ベンザミド系などがある．

　第二世代抗精神病薬の化学構造は比較的多様であり，薬理学的な特徴に基づき，セロトニン・ドパミン遮断薬 serotonin-dopamine antagonist（SDA），多元受容体標的化抗精神病薬 multi-acting-receptor-targeted antipsychotics（MARTA），ドパミン部分作動薬（D_2受容体の部分アゴニスト，第三世代抗精神病薬とも呼ばれる）などの名称がつけられている．

C　第一世代抗精神病薬

　多数の第一世代抗精神病薬はそれぞれ，ドパミンD_2受容体への親和性の違いに基づく力価（効力 potency）に違いはあるが，個々の標準的な臨床用量での"抗精神病作用"（幻覚・妄想，不安，錯乱の改善など，精神症状を軽減する作用）に関する臨床効果は，相互に明確な違いはない．しかしながら，第一世代抗精神病薬の種類によって，D_2受容体以外の受容体に対する親和性が異なるため，副作用（有害作用）のプロファイルは異なる（表2-29）．

　図2-57にフェノチアジン系，ブチロフェノン系，ベンザミド系の主な第一世代抗精神病薬の構造を示す．

表 2-29 抗精神病薬の薬理作用

受容体		薬理作用
ドパミン D_2 受容体遮断		抗精神病作用，制吐作用 錐体外路症状（薬剤性パーキンソニズム，アカシジア，遅発性ジスキネジアなど），悪性症候群 高プロラクチン血症（乳汁分泌，月経異常など）
ムスカリン受容体遮断		D_2 受容体遮断に伴う錐体外路症状の軽減 鎮静作用*1，認知障害，せん妄 口渇，便秘，尿閉，かすみ目（副交感神経系への有害作用）
アドレナリン $α_1$ 受容体遮断		鎮静作用*1，起立性低血圧
ヒスタミン H_1 受容体遮断		鎮静作用*1，体重増加
セロトニン 5-HT 受容体	$5-HT_{1A}$ 受容体刺激	統合失調症の種々の症状の改善，錐体外路症状の軽減ほか
	$5-HT_{2A}$ 受容体遮断	
	$5-HT_{2C}$ 受容体遮断	体重増加，血糖上昇などの代謝性疾患

ドパミン D_2 受容体に関する詳細は，表 2-28 を参照．赤字の薬理作用は有害作用．
*1 急性期の精神運動興奮などの抑制のためには，有益である場合がある．

フェノチアジン系

基本骨格

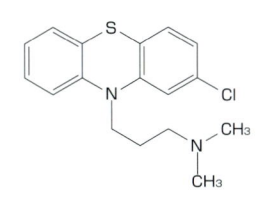

クロルプロマジン

ブチロフェノン系

基本構造（ブチロフェノン）

ハロペリドール

ベンザミド系

基本構造（ベンザミド）

スルピリド

図 2-57 主な第一世代抗精神病薬の構造式

1. フェノチアジン系抗精神病薬

　　フェノチアジン系抗精神病薬は，フェノチアジンからなる基本骨格（2つのベンゼン環がS原子とN原子により連結された三環構造）を共通にもつ抗精神病薬である．フェノチアジン環の2位の電子求引性置換基によって抗精神病作用の効果が高まる．また10位の置換基の変換によっても，薬理活性が異なる多くの抗精神病薬が開発されている．**クロルプロマジン** chlorpromazine（ウィンタミン®，コントミン®）は強いα_1受容体遮断作用をもち，鎮静作用が強い．

2. ブチロフェノン系抗精神病薬

　　ブチロフェノン系抗精神病薬は，ブチロフェノンを構造の一部にもつ抗精神病薬であり，高い力価を示す．**ハロペリドール** haloperidol（セレネース®）は，D_2受容体への選択性が比較的高く，抗幻覚・妄想作用が強い．鎮静作用は弱く，錐体外路症状は現れやすい．

3. ベンザミド系抗精神病薬

　　ベンザミド（ベンズアミドともいう）を構造の一部にもつ抗精神病薬である．**スルピリド** sulpiride（アビリット®，ドグマチール®，ミラドール®）は，低用量では胃・十二指腸潰瘍の治癒促進効果や抗うつ作用を，高用量では抗精神病作用を示すユニークな薬物である．

4. その他の第一世代抗精神病薬

　　イミノジベンジル系の第一世代抗精神病薬である**カルピプラミン** carpipramine（デフェクトン®（販売中止）），**クロカプラミン** clocapramine（クロフェクトン®）などは，三環系抗うつ薬のイミプラミンと類似の構造をもち意欲の減退や感情鈍麻の改善など，統合失調症の陰性症状にも有効である．

D　第二世代抗精神病薬

　　第二世代抗精神病薬は一般に，第一世代抗精神病薬に比べて錐体外路症状の出現が少ないため，服薬アドヒアランスが高まる結果として，あるいは第二世代抗精神病薬自体の薬理学的特性によって，陽性症状に加え，陰性症状や認知機能障害を改善することが期待される．

　　第二世代抗精神病薬は，薬理学的な特徴に基づきセロトニン・ドパミン遮断薬（SDA），多元受容体標的化抗精神病薬（MARTA），ドパミン部分作動薬などの名称がつけられている．**図2-58**に主な第二世代抗精神病薬の構造を示す．

セロトニン・ドパミン遮断薬（SDA）

リスペリドン

ペロスピロン

ブロナンセリン

多元受容体標的化抗精神病薬（MARTA）

オランザピン

クロザピン

クエチアピン

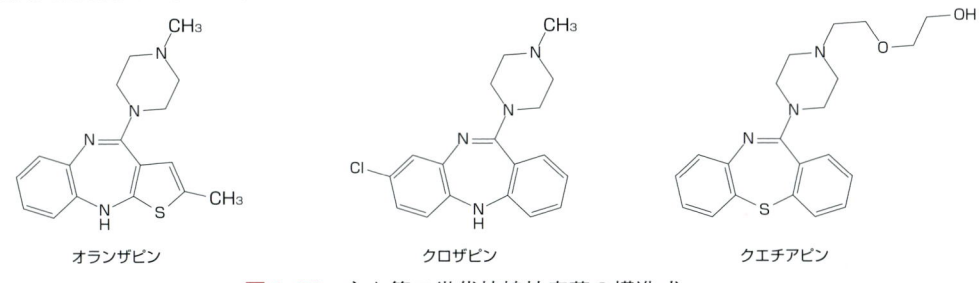

図 2-58 主な第二世代抗精神病薬の構造式

第二世代抗精神病薬の中には，体重増加，血糖上昇，脂質異常症を起こすものがある（とくに MARTA）．高プロラクチン血症が認められることや，高用量では，錐体外路症状が起こる可能性がある．

1. セロトニン・ドパミン遮断薬（SDA）

SDA は，5-HT$_{2A}$ 遮断作用が D$_2$ 遮断作用よりも十分に強いという薬理学的な特徴で説明される第二世代抗精神病薬であり，**リスペリドン** risperidone（リスパダール®），**ペロスピロン** perospirone（ルーラン®）のほか，5-HT$_{2A}$ 受容体への親和性が D$_2$ 受容体のそれよりもやや低いものの，**ブロナンセリン** blonanserin（ロナセン®）も SDA に含める．

上述のとおり，黒質線条体系ドパミン作動性経路の機能が，D$_2$ 遮断薬によって阻害されると錐体外路症状が起こり得る．SDA がもつ 5-HT$_{2A}$ 受容体遮断作用は，こ

のドパミン作動性経路のドパミン遊離を増加させることによって，錐体外路症状を起こしにくくしているものと考えられている．また中脳皮質系ドパミン作動性経路の機能低下が，陰性症状や認知機能障害に関係するものと考えられているが，SDAがもつ5-HT$_{2A}$受容体遮断作用は，この経路のドパミン遊離も増加させて，陰性症状や認知機能障害が改善されるのではないかと考えられている．

2. 多元受容体標的化抗精神病薬（MARTA）

MARTAは，5-HT$_{2A}$とD$_2$受容体以外にも，他のドパミンやセロトニン受容体のサブタイプ，α$_1$，H$_1$受容体など，多くの受容体に作用するためにこの名称がついている．

オランザピン olanzapine（ジプレキサ®），**クロザピン** clozapine（クロザリル®），**クエチアピン** quetiapine（セロクエル®）がMARTAである．

クロザピンは，他の抗精神病薬による治療反応性あるいは忍容性（有害作用に対する許容）が不良である治療抵抗性の統合失調症に有効な場合があるが，無顆粒球症などの重篤な副作用の危険性があるため，指定施設での入院治療による服薬開始が必要である．

E 第三世代抗精神病薬

1. ドパミン部分作動薬（ドパミンシステムスタビライザー dopamine system stabilizer）

アリピプラゾール aripiprazole（エビリファイ®）は，D$_2$受容体に対する高親和性の部分アゴニスト（固有活性は20〜30％）と5-HT$_{1A}$受容体に対しても高親和性の部分アゴニストとしての活性を示す（図2-59）．

統合失調症では中脳辺縁系ドパミン作動性経路の活動が過剰であるが（表2-28），D$_2$受容体の部分アゴニストであるアリピプラゾールは，その固有活性のレベルまで，過剰な活動を抑制する．しかし，黒質線条体系や隆起漏斗系のドパミン作動性経路に対しては，その部分アゴニスト作用によって，錐体外路症状や高プロラクチン血症を起こすほどの強い遮断をしない．このような調節作用は，アンタゴニストによっては不可能であり，部分アゴニストの優れた特性である．

F 抗精神病薬の現状と展望

抗精神病薬の陽性症状の改善効果は，多くの患者において完全ではなく，第二世代抗精神病薬によっても陰性症状や認知機能障害に対する治療効果は限定的である．また治療抵抗性統合失調症が少なからず認められ，それらに対する"切り札"

ドパミン部分作動薬

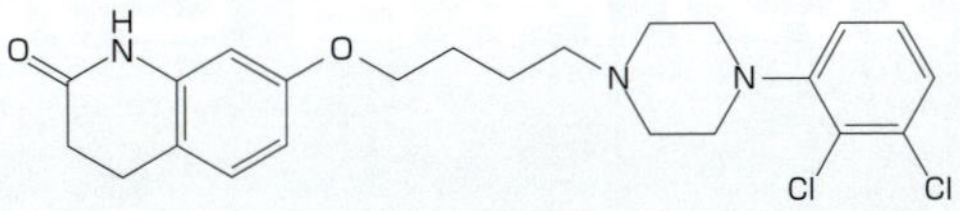

アリピプラゾール

図 2-59 主な第三世代抗精神病薬の構造式

のクロザピンの効果が期待されているが，重篤な副作用の危険性がある．

　第二世代抗精神病薬と第一世代抗精神病薬を，治療効果，有害作用，生活の質 quality of life（QOL）において比較した研究が進められているが，未だ明確な結論が得られていない．抗精神病薬を，"第二世代"や"第一世代"の分類だけによって理解するのではなく，個々の薬物の薬理学的な特性に基づく治療効果と有害作用プロファイルをよく理解することが重要である．

　現在使用されている抗精神病薬は，第一世代，第二世代にかかわらず，必ずドパミン D_2 受容体遮断作用を有している．D_2 受容体遮断作用を残し，新たに有効な薬理作用を"上乗せ"した薬剤，あるいは D_2 受容体遮断作用も必要としない新しい抗精神病薬が開発され，上述の治療上の問題点が克服されることが期待される．

7 気分障害と治療薬

A 気分障害とは

　「うつ病」および「躁うつ病」はいずれも，アメリカ精神医学会の診断基準 DSM-IV-TR では気分障害 mood disorders に分類され，それぞれ，大うつ病性障害 major depressive disorder と双極性障害 bipolar disorder と呼ばれる（注：最新の診断基準 DSM-V では，「うつ病性障害 depressive disorders」と「双極性及び関連障害 bipolar and related disorders」は異なる精神疾患単位として別々の項目で記載されているため，それらを1つにまとめた「気分障害 mood disorder」という項目は削除されている）．「抑うつ気分」と「興味・喜びの喪失」の少なくともいずれか一方と，「焦燥感がある」，「死にたいと思う」，「眠れない」，「食欲がない」，「疲れやすい」などの精神症状・身体症状併せて5つが2週間以上持続している場合に，うつ病と診断される．一方，双極性障害（躁うつ病）は，うつ状態と躁状態という病相（エピソード）を繰り返す精神疾患で，病状のない寛解期をはさみながら繰り返すことが多い．躁状態では，気分の異常な高揚が続き，「自尊心の肥大」や「睡眠の減少」，「多弁」などの症状がある．うつ病の治療には抗うつ薬が用いられるほか，電気痙攣療法 electroconvulsive therapy（ECT）や認知行動療法も有効であるとされる．近年，うつ病治療における経頭蓋磁気刺激法 transcranial magnetic stimulation（TMS）の有効性が注目されている．双極性障害（躁うつ病および躁病）の治療には気分安定薬が主として用いられる．

B うつ病治療薬の分類と作用機序

　うつ病の治療薬としては，三環系抗うつ薬，四環系抗うつ薬，選択的セロトニン再取り込み阻害薬，セロトニン・ノルアドレナリン再取り込み阻害薬，ノルアドレナリン作動性・特異的セロトニン作動性抗うつ薬が用いられている．後述のように，これらの薬物はいずれも，シナプス間隙におけるセロトニンやノルアドレナリン濃度を上昇させる作用を有すること，さらに，これらモノアミン類の代謝酵素であるモノアミンオキシダーゼの阻害薬がうつ病に有効であるなどの知見より，うつ状態は脳内セロトニンおよびノルアドレナリン作動性神経情報伝達の低下によると

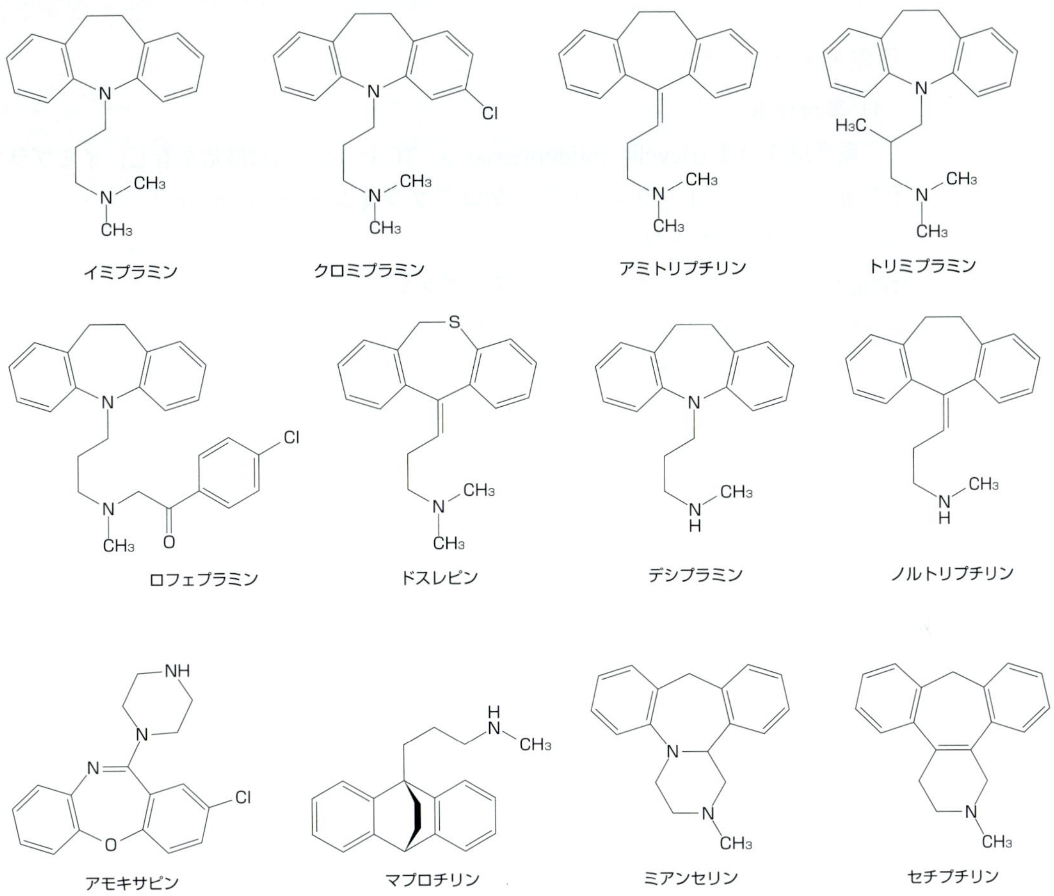

図 2-60　三環系抗うつ薬と四環系抗うつ薬の構造式

するモノアミン仮説が提唱された．しかし，これら薬物によるシナプス間隙のモノアミン濃度上昇は投与後短時間で現れるのに対し，抗うつ効果が現れるまでには早くても投与後1〜2週間を要することから，うつ病治療薬の抗うつ作用はシナプス間隙モノアミン濃度上昇だけでは説明できず，それによる，あるいは他のメカニズムによる脳内神経情報伝達機構の可塑的変化が重要であると考えられている．また，脳内の海馬領域における神経損傷がうつ病の原因ではないかとする説が提唱されている．この説を支持する知見として，近年の画像診断技術の進歩により見出されてきたうつ病患者における海馬低体積や，齧歯類うつ病モデルにおける抗うつ薬投与による海馬神経新生促進などが報告されている．しかしながら，いずれも研究段階の仮説であり，現状では，うつ病の発症機構は明らかではなく，その治療薬である抗うつ薬の作用機序についても，その一次作用点であるトランスポーターや受容体への作用を述べることができるにとどまる．

1. 三環系抗うつ薬

1）薬理作用

三環系抗うつ薬 tricyclic antidepressants（TCA）は，三環構造を有し，**イミプラミン** imipramine（トフラニール®），**クロミプラミン** clomipramine（アナフラニール®），**アミトリプチリン** amitriptyline（トリプタノール®），**トリミプラミン** trimipramine（スルモンチール®），**ロフェプラミン** lofepramine（アンプリット®），**ドスレピン** dosulepin（プロチアデン®）のように側鎖が第三級アミンのものと，**デシプラミン** desipramine（販売中止），**ノルトリプチリン** nortriptyline（ノリトレン®），**アモキサピン** amoxapine（アモキサン®）のように側鎖が第二級アミンのものがある（図2-60）。第三級アミンの三環系抗うつ薬の多くはノルアドレナリンとセロトニンの両方の再取り込みを阻害する。一方，第二級アミンの三環系抗うつ薬はセロトニン再取り込み阻害作用が弱く，主としてノルアドレナリン再取り込みを阻害する（図2-61）。臨床において単回投与では治療効果を示さず，治療効果発現には2〜3週間の投与が必要である。

2）副作用

三環系抗うつ薬の多くは，抗コリン作用による記憶障害，口渇，便秘，排尿障害，眼圧亢進や，抗ヒスタミン H_1 作用による鎮静，ねむけ，抗 α_1 作用による鎮静，血圧降下，頻尿，などの副作用を有している。大量では心臓の刺激伝導系の抑制などの心血管系への副作用，さらに，悪性症候群や脳内セロトニン濃度上昇によるセロトニン症候群（不安，焦燥，発熱，嘔吐，筋肉の痙攣，硬直，振戦，重篤な場合には昏睡や死亡）にも注意を要する。また，抗うつ薬の投与開始早期や投与量変更時の自殺企図リスクにも注意が必要である。

2. 四環系抗うつ薬

1）薬理作用

四環系抗うつ薬 tetracyclic antidepressants には，**マプロチリン** maprotiline（ルジオミール®），**ミアンセリン** mianserin（テトラミド®），**セチプチリン** setiptiline（テシプール）がある（図2-60）。いずれも，セロトニン再取り込み阻害作用は弱く，主としてノルアドレナリン再取り込みを阻害するが，ミアンセリンとセチプチリンはノルアドレナリン再取り込み阻害作用も比較的弱く，むしろ，ノルアドレナリン神経終末に存在する α_2 受容体への拮抗作用によるノルアドレナリン遊離亢進が抗うつ作用に関与していると考えられている。

2）副作用

四環系抗うつ薬，特にミアンセリンとセチプチリンは，三環系抗うつ薬と比較して抗コリン作用による副作用や心血管系への副作用が弱い。投与開始早期や投与量変更時の自殺企図リスクに注意が必要である。

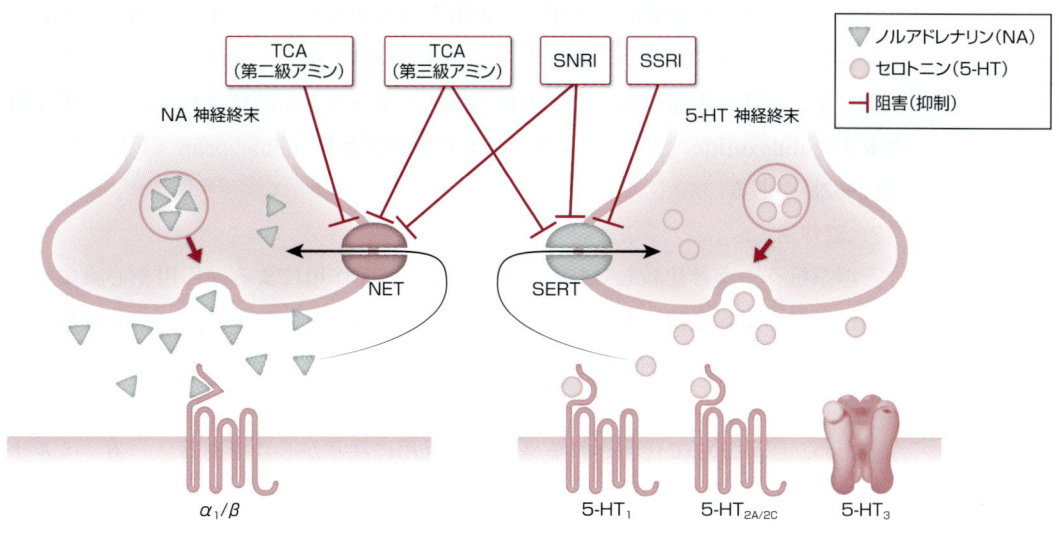

図 2-61 三環系抗うつ薬（TCA），SSRI，SNRI の作用部位

SSRI：selective serotonin reuptake inhibitors, SNRI：serotonin-noradrenaline reuptake inhibitors, TCA：tricyclic antidepressants, NET：noradrenaline（norepinephrine）transporter, SERT：serotonin transporter

3．選択的セロトニン再取り込み阻害薬

1）薬理作用

選択的セロトニン再取り込み阻害薬 selective serotonin reuptake inhibitors（SSRI）は，セロトニン作動性神経終末に存在するセロトニントランスポーターに選択的に作用してセロトニンの再取り込みを阻害し，シナプス間隙セロトニン濃度を上昇させる（図2-61）．**パロキセチン** paroxetine（パキシル®），**セルトラリン** sertraline（ジェイゾロフト®），**フルボキサミン** fluvoxamine（ルボックス®，デプロメール®），**エスシタロプラム** escitalopram（レクサプロ®）（図2-62）がある．

2）副作用

抗コリン作用や抗α_1作用が弱く，これら作用による副作用が少ない．心毒性が低く過量での致死性も低いため比較的安全であることから，うつ病治療の第一選択薬として用いられる．重大な副作用として，セロトニン症候群，悪性症候群，痙攣，抗利尿ホルモン分泌異常症候群 syndrome of inappropriate secretion of ADH（SIADH），肝障害がある．CYP2D6で代謝される薬物との併用に注意が必要である．また，投与開始早期や投与量変更時の自殺企図リスクにも注意が必要である．

4．セロトニン・ノルアドレナリン再取り込み阻害薬

1）薬理作用

セロトニン・ノルアドレナリン再取り込み阻害薬 serotonin-noradrenaline reuptake inhibitors（SNRI）は，セロトニントランスポーターとノルアドレナリン

トランスポーターに特異的に作用して再取り込みを阻害し，シナプス間隙のセロトニンおよびノルアドレナリン濃度を上昇させる（図2-61）．SSRIの効果に加え，意欲向上などの効果が加わり，より広い治療スペクトラムが期待されている．**デュロキセチン** duloxetine（サインバルタ®），**ミルナシプラン** milnacipran（トレドミン®）（図2-62）がある．

2）副作用

三環系抗うつ薬と比較し，抗コリン作用や抗α_1作用による副作用や心臓に対する副作用が少なく比較的安全である．重大な副作用として，セロトニン症候群，悪性症候群，痙攣，SIADH，肝機能障害がある．また，投与開始早期や投与量変更時の自殺企図リスクに注意が必要である．デュロキセチンはCYP2D6を競合的に阻害するため，CYP2D6で代謝される薬物との併用に注意が必要である．一方，ミルナシプランはCYP阻害作用がなく他剤との併用が比較的安心であることが特徴である．

5. ノルアドレナリン作動性・特異的セロトニン作動性抗うつ薬

ノルアドレナリン作動性・特異的セロトニン作動性抗うつ薬 noradrenergic/specific serotonergic antidepressant（NaSSA）である**ミルタザピン** mirtazapine（リフレックス®，レメロン®）（図2-62）は，ノルアドレナリン作動性神経終末およびセロトニン作動性神経終末上に存在するα_2自己受容体およびヘテロ受容体に拮抗作用を示し，ノルアドレナリンおよびセロトニンの遊離を促進することにより，シナプス間隙におけるこれらモノアミンの濃度を上昇させる（図2-63）．5-HT$_{2A}$，5-HT$_{2C}$および5-HT$_3$受容体に対する拮抗作用を有するため，遊離亢進したセロトニンが主に5-HT$_1$受容体を特異的に活性化する．これにより，5-HT$_{2A}$および5-HT$_{2C}$受容体を介した不安惹起，睡眠障害，食欲減退，性機能異常，5-HT$_3$受容体を介した消化器症状などの副作用が軽減される．一方，ねむけや体重増加には注意を要する．投与開始早期や投与量変更時の自殺企図リスクにも注意が必要である．

6. その他の抗うつ薬

トラゾドン trazodone（レスリン®，デジレル®）（図2-62）は，セロトニン再取り込み阻害作用に加え，その活性代謝物が5-HT$_{2A}$受容体遮断作用を有する．強い鎮静作用を特徴とする．抗コリン作用は弱い．重大な副作用として，セロトニン症候群や悪性症候群などがある．投与開始早期や投与量変更時の自殺企図リスクに注意が必要である．

7 気分障害と治療薬

パロキセチン　　セルトラリン　　フルボキサミン

エスシタロプラム　　デュロキセチン　　ミルナシプラン

ミルタザピン　　トラゾドン

図 2-62 SSRI, SNRI, NaSSA, その他の抗うつ薬の構造式

SSRI：selective serotonin reuptake inhibitors, SNRI：serotonin-noradrenaline reuptake inhibitors, NaSSA：noradrenergic/specific serotonergic antidepressant

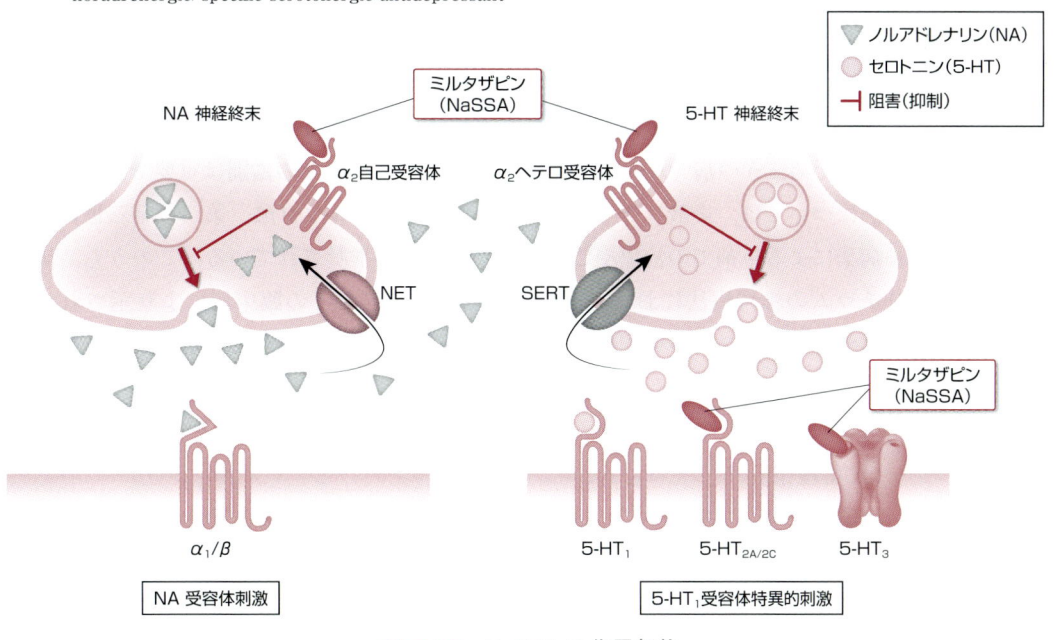

図 2-63 NaSSA の作用部位

199

C 双極性障害の治療と気分安定薬

双極性障害（躁うつ病）は，うつ状態と躁状態を，寛解期をはさみながら繰り返すことが多い．治療には，**炭酸リチウム** lithium carbonate（リーマス®），**バルプロ酸ナトリウム** valproate（デパケン®），**カルバマゼピン** carbamazepine（テグレトール®），**ラモトリギン** lamotrigine（ラミクタール®）などの気分安定薬が用いられる（図 2-64）．最近では第二世代抗精神病薬を用いることもある．最初にうつ状態が続く場合や躁状態が軽度の場合には，誤ってうつ病と診断され気分安定薬でなく抗うつ薬が処方され，病状が遷延することもあり注意を要する．

日本うつ病学会のガイドライン（2017年11月30日改訂）では，双極性障害の躁状態の治療，うつ状態（双極性うつ病）の治療，寛解期における再発予防療法（維持療法）とに分けて，推奨する治療薬が示されている．躁状態では，第一に炭酸リチウム，次にバルプロ酸，カルバマゼピンが推奨されており，躁状態が重度な場合にはこれら薬物と第二・第三世代抗精神病薬であるオランザピン，アリピプラゾール，クエチアピン，リスペリドンの併用が推奨されている（第二・第三世代抗精神病薬については，p.190「6 統合失調症と治療薬」のD項を参照のこと）．最近では，第二・第三世代抗精神病薬の単独投与も有効であるとされている．双極性障害のうつ状態には，気分安定薬である炭酸リチウムやラモトリギン，第二・第三世代抗精神病薬であるオランザピンやクエチアピンが推奨されているが，オランザピンとクエチアピン徐放錠以外は保険適用外である．双極性うつ病での抗うつ薬の使用については，有効であるとの報告はあるものの，躁転（うつ状態から急に躁状態になること）などのリスクがあるため，抗うつ薬，特に三環系抗うつ薬の単独による治療は推奨されない．前述のように，最初にうつ状態が続く場合や躁状態が軽度の場合には，誤ってうつ病と診断され，気分安定薬でなく抗うつ薬が処方されて病状が遷延することもあるため，うつ病（大うつ病性障害）と双極性うつ病との鑑別は重要である．維持療法については，炭酸リチウムやラモトリギン，バルプロ酸，第二・第三世代抗精神病薬による単剤での治療やこれら薬物の併用が推奨されている．このうち，炭酸リチウムの維持療法における有効性はこれまでに多くの臨床例により示されている．ラモトリギンについては維持療法の保険適用が認められている．

1. 炭酸リチウム

1）薬理作用

炭酸リチウム（リーマス®）は気分安定薬で最も歴史が長く，その有効性についてのエビデンスも多く集積されている．双極性障害の躁状態の治療薬として保険が適用されているほか，上述のように，双極性障害のうつ状態および再発予防にも効果がある．また，自殺予防効果があるとの報告もある．躁状態の治療では，400〜

図 2-64　気分安定薬の構造式

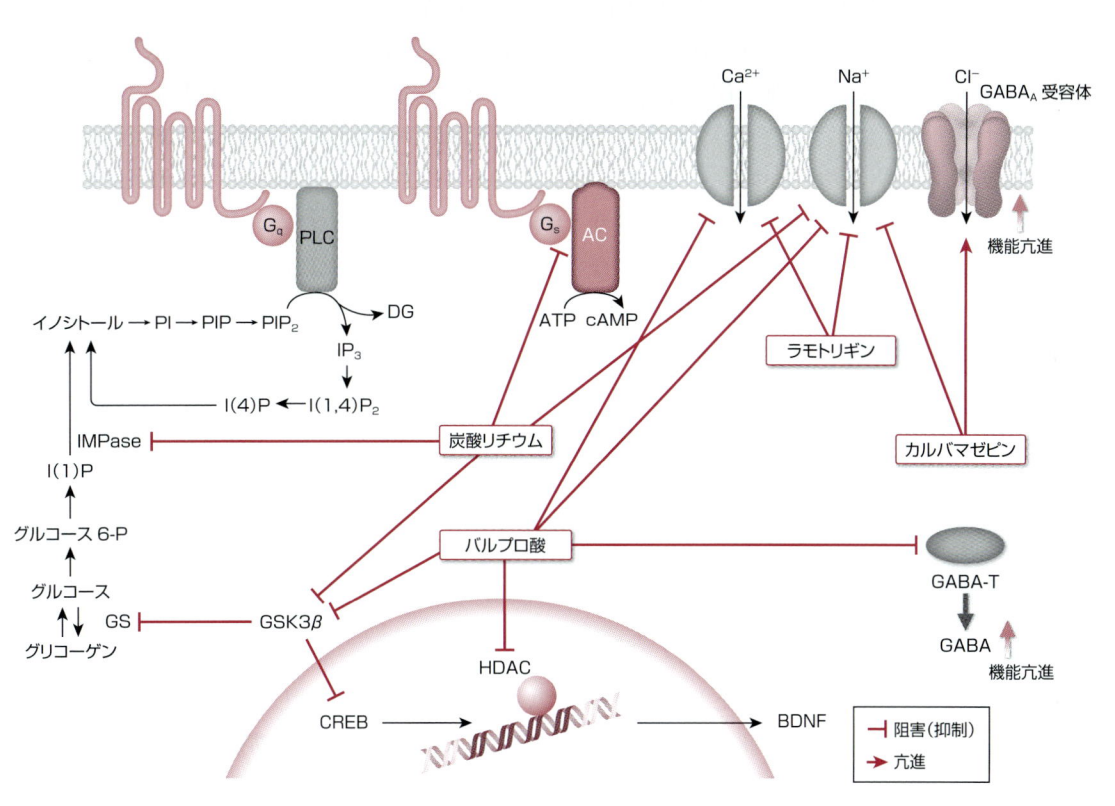

図 2-65　気分安定薬の作用部位

DG：ジアシルグリセロール，IP₃：イノシトール三リン酸，PI：ホスファチジルイノシトール，PIP：ホスファチジルイノシトール一リン酸，PIP₂：ホスファチジルイノシトール二リン酸，PLC：ホスホリパーゼ C，IMPase：イノシトールモノホスファターゼ，AC：アデニル酸シクラーゼ，cAMP：サイクリック AMP，GS：グリコーゲンシンターゼ，GSK3β：グリコーゲンシンターゼキナーゼ3β，CREB：cAMP-response element binding protein，BDNF：脳由来神経成長因子，HDAC：ヒストン脱アセチル化酵素，GABA-T：GABA トランスアミナーゼ

600mg/日で開始し，最大 1,200mg/日まで増減する．効果発現までには時間が必要であり，5〜10日で気分安定作用が現れ，寛解状態までには数週間を要する．維持療法では 200〜800mg/日を用いる．

双極性障害も発症機構は明らかではなく，したがって，その治療薬である気分安定薬の作用機序についても一次作用点である酵素やチャネルなどの情報伝達分子への作用を述べることができるにとどまる．これまでに，①Na⁺チャネル，Na⁺ポン

プ，Na⁺依存性酵素反応に影響を与えることによる神経興奮抑制，②ノルアドレナリンなどの遊離抑制，再取り込み促進，③受容体とGタンパク質の脱共役によるアデニル酸シクラーゼ活性抑制，④イノシトール-1-リン酸ホスファターゼ阻害によるPI代謝回転（phosphatidyl inositol turnover）抑制，⑤グリコーゲンシンターゼキナーゼ3β（GSK3β）阻害作用などが報告されている（図2-65）．同じく気分安定薬であるバルプロ酸ナトリウムもGSK3β阻害作用が報告されていることから，近年，リチウムのGSK3β阻害作用が注目され研究が進んでいる．リチウムの作用として，神経細胞保護作用，CREB（cAMP-response element binding protein）を介した情報伝達亢進，BDNF（brain derived neurotrophic factor）産生亢進などが報告されており，これらいずれにもGSK3β阻害作用が関与している可能性が高い．

2）副作用・中毒

炭酸リチウムは有効血中濃度と中毒濃度の差が小さいため，定期的な血中濃度のモニタリングが必要である．躁状態における治療の有効血中濃度は0.8〜1.2mEq/Lであるが，1.5mEq/Lを超えると中毒症状が現れる場合がある．3.5mEq/Lを超えると致死性の中毒症状をきたすことが報告されている．治療域の血中濃度でも，手指の微細な振戦，多尿，口渇，記憶障害，甲状腺機能低下，消化器症状，浮腫，体重増加などの副作用がある．徐脈，洞結節不全や腎機能障害にも注意が必要である．催奇形性も報告されており妊婦への投与は禁忌である．薬物相互作用にも注意が必要で，利尿薬や非ステロイド性抗炎症薬などはリチウム排泄を減少させ毒性を増強する．

2．バルプロ酸

てんかん治療薬として用いられていたが，気分安定薬としての効果が見出され，双極性障害の躁状態への保険適用が認められている．再発予防効果も報告されている．Ca²⁺チャネルやNa⁺チャネルの抑制，GABA分解酵素であるGABAトランスアミナーゼの阻害などが抗てんかん作用の機序として考えられている．双極性障害治療薬としての作用機序は明らかではないが，リチウムと同じくGSK3β阻害作用が報告されていることは注目に値する．バルプロ酸はヒストン脱アセチル化酵素 histone deacetylase（HDAC）阻害作用も有している．染色体タンパク質であるヒストンのアセチル化・脱アセチル化は遺伝子発現調節に重要な役割を果たしている．バルプロ酸の気分安定薬としての作用に，このHDAC阻害活性が関与しているとの報告がある．一方で，バルプロ酸は催奇形性を有することが知られており，HDAC阻害活性の関与が指摘されている．副作用として，重篤な肝障害や胃不快感がある．催奇形性を有するため妊婦への投与は原則禁忌である（詳しくは，p.204「⑧抗てんかん薬」の項を参照のこと）．

3. カルバマゼピン

　てんかんおよび三叉神経痛の治療薬として用いられていたが，わが国で気分安定薬としての有効性が見出された．双極性障害の躁状態の治療に有効である．$GABA_A$受容体機能亢進やNa^+チャネル抑制により抗てんかん作用を示すとされるが，双極性障害における薬理作用機序については分かっていない．急性毒性としては，複視，めまい，運動失調などがある．慢性毒性では再生不良性貧血，低ナトリウム血症，過敏症としては皮膚粘膜眼症候群（Stevens-Johnson症候群），中毒性表皮壊死融解症，全身エリテマトーデス様症状に注意が必要である（詳しくは，p.204「8 抗てんかん薬」の項を参照のこと）．

4. ラモトリギン

　てんかん治療薬として用いられていたが，近年，双極性障害の再発・再燃抑制への適応が認められた．Na^+チャネルやCa^{2+}チャネルを抑制することにより抗てんかん作用を示すとされるが，双極性障害にける薬理作用機序については分かっていない．重大な副作用として，皮膚粘膜眼症候群や中毒性表皮壊死融解症などの重篤な皮膚障害に注意を要する．少量から徐々に増量していく必要がある．また，本薬物はグルクロン酸転移酵素により代謝されるため，肝におけるグルクロン酸抱合が競合するバルプロ酸との併用時には特に血中濃度が上がりやすく副作用のリスクが上昇する．

8 抗てんかん薬

A てんかんの病態生理と薬物治療

　てんかんは脳内の興奮性神経系と抑制性神経系の調節のバランスが崩れることにより，大脳神経細胞の過剰な放電（活動電位群発など）が発生し（図2-66），それによって発作症状（痙攣発作，意識障害など）が誘発され，かつその発作症状が1回のみでなく，反復性を示す慢性的脳疾患である．

　てんかんの原因はさまざまあり，大きく以下の2つに分けられる．

　特発性てんかん：病因は不明，好発年齢がある．

　症候性てんかん：脳の奇形，腫瘍，血管障害といった器質性病変がある．

　てんかんの発作発現の基本となる機序は，

① ニューロンの細胞膜の電位依存性 Na^+ チャネル，電位依存性 Ca^{2+} チャネルの機能変化による興奮性増大

② 抑制性神経伝達物質である GABA 作動性神経系の機能低下

③ 興奮性神経伝達物質であるグルタミン酸作動性神経系の機能亢進

などが考えられる．

　てんかんは有病率0.5～1％となる神経疾患である．薬物治療の開始は通常2回目以降の発作発現時から考慮される．抗てんかん薬の使用によって約70％の患者が寛解する（発作の抑制とその後の発症予防ができる）．抗てんかん薬による治療は，診断された発作型に従って，その発作に有効な単剤で始める．治療効果の見極めは，副作用などを考慮しつつ十分な投与量で行うことが必要である．効果がなかった場合は，その発作に有効な他の治療薬への変更を行い，いくつか（2～3種類）の薬剤変更によっても治療効果が得られなかった場合には薬剤追加（併用療法）に移行する．抗てんかん薬による治療は診断が確定してから長期間となるので，患者や家族に向けて副作用を含めたさまざまな説明・指導が必要となる．

　なお，抗てんかん薬による治療の完了（終了）は，発作が消失し，脳波にも異常がなく正常化している状態が3年以上続いた場合に考慮され，数ヵ月～1年ごとに，投与量を減量し，脳波検査や発作の状態を確認しながら数年間をかけて行われる．

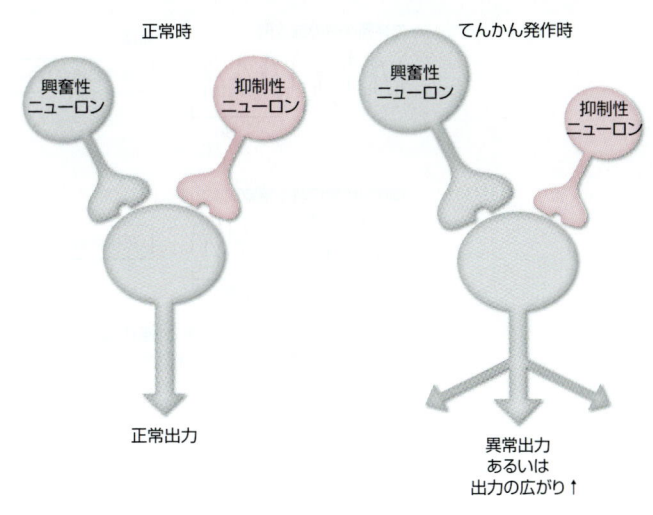

図 2-66　てんかん発症時の脳内ニューロンネットワーク変化

表 2-30　てんかん発作の分類

Ⅰ. 部分（焦点・局所）発作：発作の焦点（原因となるところ）が脳の特定部位に限局
A. 単純部分発作：意識の消失はない（運動性，知覚性，自律神経性，精神性）（旧分類との対応*≒皮質焦点発作）
B. 複雑部分発作：意識障害を伴う（旧分類≒精神運動発作）
C. 二次性全般化発作（部分発作から二次的に全般発作に進展）
Ⅱ. 全般発作：焦点が脳幹を含め多病巣的，両側大脳半球から対称的に広がる．
A. 1. 欠神発作：短時間（数秒間程度）の意識障害が起こる（旧分類≒小発作）
A. 2. 非定型欠神発作
B. ミオクローヌス（ミオクロニー）発作：短時間の筋の攣縮（意識障害なし）
C. 間代発作
D. 強直発作
E. 強直間代発作：意識消失：四肢の硬直（強直性痙攣）→ 間代性痙攣 → 昏睡（旧分類≒大発作）
F. 脱力発作（失立発作）
Ⅲ. その他（上記の分類に含まれないてんかん発作）

*教科書や添付文書などでは旧分類での記述のものがあるので，おおよその対応を表中に示した（以下，旧分類）．

1. てんかんの分類

　てんかんの診断は身体の発作のみでなく，脳波診断なども用いて総合的に行われ，発作の焦点（原因となる脳部位）の違いから部分発作と全般発作に大きく分類される（表2-30）．部分発作は焦点および異常興奮が脳の特定部位に限局し，その焦点の部位によって発作症状が異なり，意識の消失を伴わない単純部分発作と意識障害を伴う複雑部分発作に分けられる．全般発作は焦点が脳幹を含めて多く存在し，異常興奮が脳全体に対称的に広がる．全般発作の主なものには，痙攣が起こらず，短時間の意識障害のみが起こる欠神発作と意識消失に始まり全身（四肢）が強直性痙

図 2-67 欠神発作時と強直間代発作時の脳波波形（模式図）

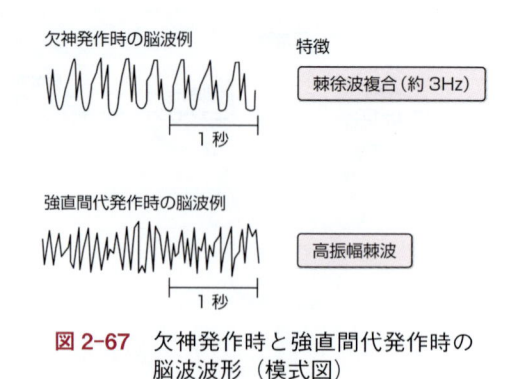

攣・間代性痙攣を引き起こす強直間代発作などがある．強直性痙攣では，四肢では屈筋と伸筋の同時収縮が起こり，全身がこわばったような状態となる．間代性痙攣では，屈筋と伸筋が交互に収縮をし，手足をバタバタさせるような状態となる．ミオクローヌス発作は筋肉に瞬間的な攣縮が起こるもので，通常は意識障害は起こらない．

欠神発作と強直間代発作の発作時の脳波波形の例（模式図）を図 2-67 に示す．

てんかんには，上記の分類の発作を示す病態で，個々に名称がついた症候群がある．例えば，p.213「ラモトリギン」，p.216「全般発作治療薬」の項で提示するレノックス・ガストー症候群 Lennox-Gastaut syndrome は症候性全般てんかんの 1 つであり，発症は 1〜8 歳（1〜4 歳に多い）で，主要な発作は強直発作であるが，他の発作もみられる．

1）てんかん重積症

てんかん重積症は，てんかん発作が連続して出現，あるいは断続的ではあっても 30 分以上にわたり頻繁に出現している状態で，非常に重篤な状態であり，緊急に発作抑制が必要となる．発作が早期に抑制されないと，脳に後遺症が残ることがある．

2）てんかんの病態と遺伝子異常

てんかんのうち，一部の家族性てんかんにおいて発症の原因となる遺伝子変異の一端が明らかになってきている．イオンチャネル関連タンパク質に関係する変異のみの一部を紹介する．常染色体優性夜間前頭葉てんかんではニコチン性アセチルコリン受容体サブユニット（CHRNA4 など）に，常染色体優性若年ミオクロニーてんかんでは $GABA_A$ 受容体サブユニット（GABRA1）に変異があることが報告されている．ほかに，K^+ チャネルタンパク質遺伝子に異常が報告されている良性家族性新生児痙攣や，Na^+ チャネルタンパク質遺伝子に異常が報告されている全般てんかん熱性痙攣プラスなどがある．これらの変異はてんかんの発症にイオンチャネル異常が関与する可能性を支持するものであるが，みつかっている変異はごく一部であり，多くのてんかんの場合は遺伝子変異がないとされる．

表 2-31 てんかんの各発作型に対する選択薬と無効薬

発作型	部分発作			全般発作		
	単純部分発作	複雑部分発作	二次性全般化発作（強直間代）	強直間代発作（大発作）	欠神発作（小発作）	ミオクローヌス発作
第一選択薬	カルバマゼピン			バルプロ酸		
第二選択薬	フェニトイン，バルプロ酸，ゾニサミド			フェノバルビタール，フェニトイン	エトスクシミド	クロナゼパム
無効薬（増悪薬）	エトスクシミド，トリメタジオン			エトスクシミド，トリメタジオン	フェノバルビタール/プリミドン，フェニトイン	カルバマゼピン

赤字の薬物は発作を増悪する場合がある．

B 抗てんかん薬の分類・種類

　てんかん治療薬（抗てんかん薬）は，中枢神経系の異常興奮の発生や広がりを抑制・防止する薬物である．治療の際には，前述したてんかん分類による診断結果に基づいて薬物を選択し，基本的に単剤の治療から始める．現在使用されている抗てんかん薬は次のように分類される．また，薬物によっては発作症状に対して無効であったり，あるいは症状を悪化させるものがあるので注意が必要となる．各発作の治療における選択薬と無効薬を表 2-31 にまとめた．

1. 作用機序による分類

　てんかん治療薬は作用機序の観点から以下のとおり分類される．

1） 興奮性神経の過剰な活動を抑制する薬物（興奮系の抑制）

　① 電位依存性 Na^+ チャネルの抑制：フェニトイン，カルバマゼピン，バルプロ酸ナトリウム，ゾニサミド，トピラマート，ラモトリギン

　② 電位依存性 Ca^{2+} チャネルの抑制：エトスクシミド（T型），バルプロ酸ナトリウム（T型），ゾニサミド（T型），トピラマート（L型），ガバペンチン（N型），レベチラセタム（N型）

　③ 興奮性神経伝達の抑制，グルタミン酸受容体（Non-NMDA型）での拮抗：トピラマート

2） 抑制性神経の働きを亢進する薬物（抑制系の増強）

　① 抑制性神経伝達の増強，（受容体での）GABA の反応の増強：ベンゾジアゼピン系薬物（クロナゼパム，ニトラゼパム，ジアゼパム，クロバザム），バルビツール酸系薬物（フェノバルビタール，プリミドン），**トピラマート**

　② 抑制性神経伝達物質の増加

　（シナプス間隙の）GABA の増量：バルプロ酸ナトリウム（GABA トランスアミナー

脳内のGABAの増量：ガバペンチン

3）その他の作用機序をもつ薬物

①**レベチラセタム**：神経終末のシナプス小胞タンパク2A（SV2A）への作用，細胞内Ca^{2+}遊離抑制作用など

②**スルチアム，アセタゾラミド，トピラマート**：炭酸脱水酵素阻害

各薬物の作用機序（一部推定機序を含む）を，神経回路・シナプス領域の模式図中に示す（図2-68）．

2. 化学構造による分類

各薬物を化学構造の観点から分類し，個々に解説する．

▶ **フェノバルビタール** phenobarbitarl（フェノバール®）
プリミドン primidone

バルビツール酸系薬物に分類される．フェノバルビタールは麻酔作用・催眠作用を現さない用量で，抗てんかん作用を示す作用が強いことから，抗てんかん薬として用いられる．

プリミドンはそれ自身も抗てんかん作用をもつが，生体内で代謝され産生されるフェノバルビタールと**フェニルエチルマロンアミド** phenylethylmalonamide の2つの活性代謝物も作用に関与している（図2-69）．

作用機序はいずれの薬物も，$GABA_A$受容体-Cl^-チャネル複合体のバルビツール酸結合部位に結合することで，GABAの作用を増強し，抑制性神経伝達の働きを亢進することによる．

フェノバルビタール，プリミドンともに部分発作の抑制作用と強直間代発作の抑制作用をもつが，欠神発作には無効である．

▶ **フェニトイン** phenytoin（アレビアチン®，ヒダントール®）
エトトイン ethotoin（アクセノン®）（図2-70）

ヒダントイン系薬物に分類される．電位依存性Na^+チャネルの抑制作用をもち，神経の異常興奮の広がりを抑制することによって抗てんかん作用を示す．

部分発作および強直間代発作には抑制作用をもつが，欠神発作には無効あるいは増悪を引き起こすことがある．

2011年に承認された，フェニトインのプロドラッグである**ホスフェニトイン** fosphenytoin（ホストイン®）は，経口剤のフェニトインの代用あるいはてんかん重積症の治療に用いられる．

フェニトインでは，血中濃度は投与量と直線関係とならず，有効血中濃度付近では，少しの投与量の増減で血中濃度が大きく変動する（強直間代発作の治療域：10〜20μg/mL）．

8 抗てんかん薬

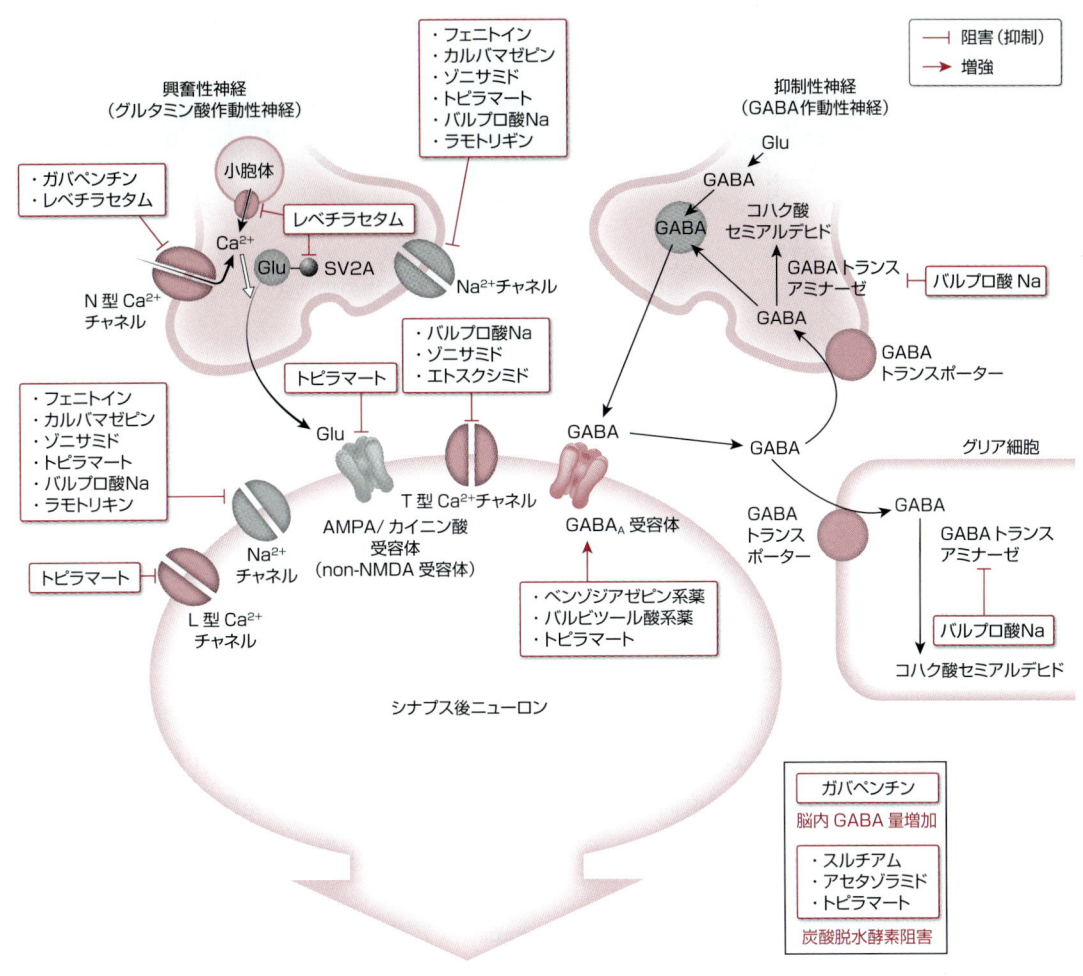

図 2-68 主な抗てんかん薬の作用機序

Glu：glutamic acid，SV2A：Synaptic vesicle protein，GABA：γ-aminobutyric acid，AMPA：α-amino-3-hydroxy-5-methyl-4-isoxazolepropionic acid，non-NMDA：non-*N*-methyl-D-aspartate

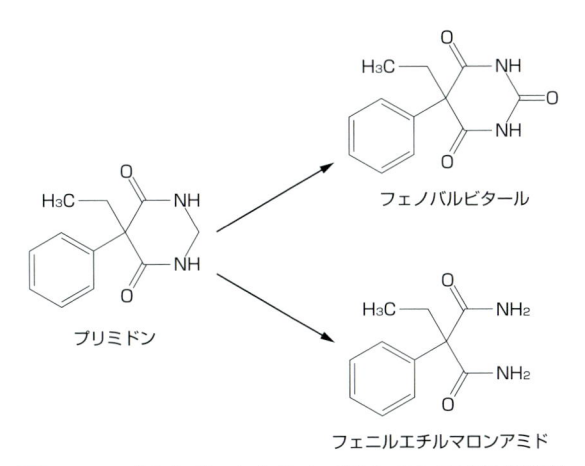

図 2-69 プリミドンと生体内で産生される活性代謝物

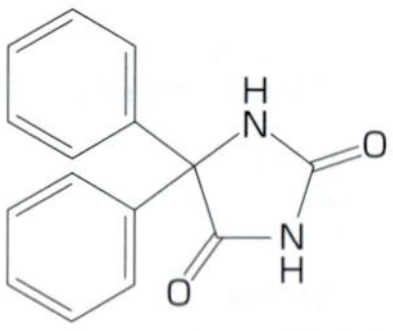
フェニトイン

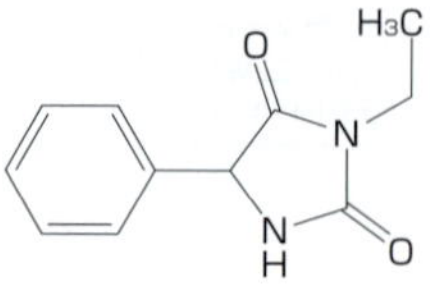
エトトイン

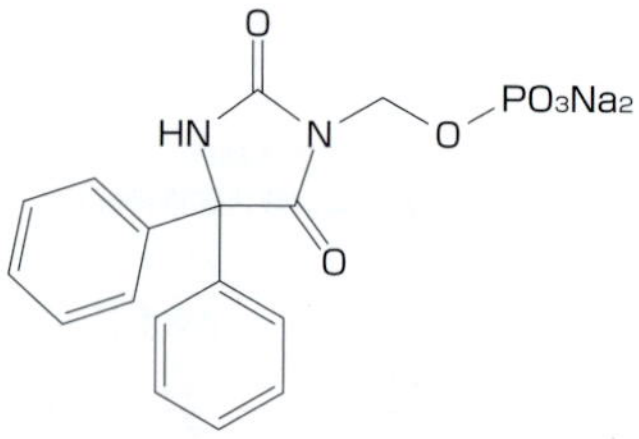
ホスフェニトイン

図 2-70 ヒダントイン系薬物の構造式

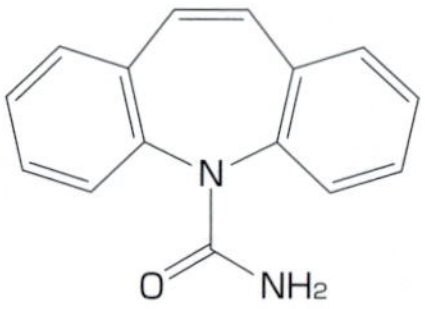
カルバマゼピン

図 2-71 イミノスチルベン系薬物の構造式

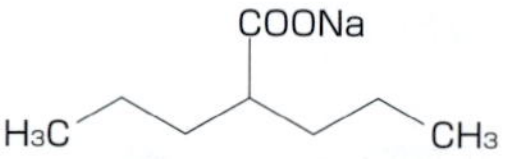
バルプロ酸ナトリウム

図 2-72 分枝脂肪酸系薬物の構造式

▶ **カルバマゼピン** carbamazepine（テグレトール®）（図 2-71）

イミノスチルベン系薬物に分類される．電位依存性 Na^+ チャネル抑制作用をもち，神経の過剰な興奮を抑制することによって抗てんかん作用を示す．

部分発作および強直間代発作には抑制作用をもつが，欠神発作には無効である．

カルバマゼピンはてんかんの治療のほか，躁病の治療，三叉神経痛の治療にも用いられる．

▶ **バルプロ酸ナトリウム** sodium valproate（デパケン®）（図 2-72）

分枝脂肪酸系薬物に分類される．脳内 GABA 濃度上昇作用をもつ．この作用は GABA の分解酵素である GABA トランスアミナーゼの阻害作用によるものと考えられる．その他，電位依存性 Na^+ チャネル抑制作用や電位依存性 Ca^{2+} チャネル抑制作用をもつ．

全般発作や部分発作など，ほとんどのてんかんに効果をもつ．

バルプロ酸ナトリウムはてんかんの治療のほか，躁病の治療にも用いられる．

▶ **ゾニサミド** zonisamide（エクセグラン®）（図 2-73）

ベンズイソキサゾール系薬物に分類される．日本で開発された薬物である．電位依存性 Na^+ チャネル抑制作用や T 型 Ca^{2+} チャネル抑制作用をもつと考えられ，発作活動の伝播過程遮断作用や，てんかん焦点の抑制作用が抗てんかん作用に関与する．

欠神発作やミオクローヌス発作を除く全般発作および部分発作に効果をもつ．

ゾニサミドは抗てんかん薬とは別製剤で，パーキンソン病治療における，レボドパ作用の賦活薬としても用いられるようになった．

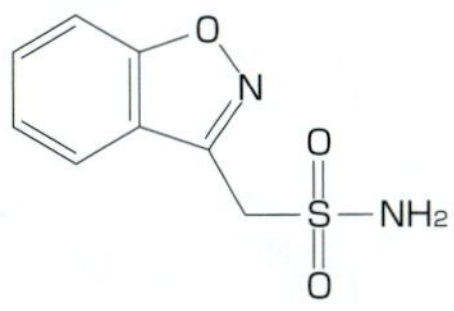

ゾニサミド

図 2-73　ベンズイソキサゾール系薬物の構造式

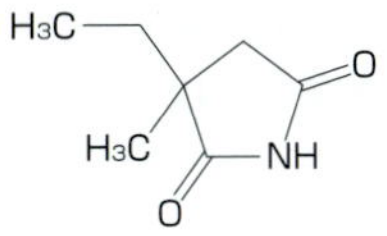

エトスクシミド

図 2-74　サクシミド系薬物の構造式

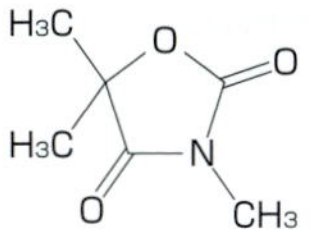

トリメタジオン

図 2-75　オキサゾリジン系薬物の構造式

▶ **エトスクシミド** ethosuximide（ザロンチン®，エピレオプチマル®）（図 2-74）

サクシミド系薬物に分類される．T型 Ca^{2+} チャネル抑制作用をもち，欠神発作に有効であるが，強直間代発作や部分発作には無効である．

▶ **トリメタジオン** trimethadione（ミノアレ®）（図 2-75）

オキサゾリジン系薬物に分類される．エトスクシミドと同様に欠神発作に有効であるが，強直間代発作や部分発作には無効である．正確な薬理作用機序については明らかにされていない．エトスクシミドなどが開発されてからは臨床で用いられることは少なくなった抗てんかん薬の1つである．

▶ **クロナゼパム** clonazepam（リボトリール®，ランドセン®）（図 2-76）
　ニトラゼパム nitrazepam（ネルボン®，ベンザリン®）
　ジアゼパム diazepam（セルシン®，ホリゾン®）
　クロバザム clobazam（マイスタン®）

ベンゾジアゼピン系薬物に分類される．新世代薬物のクロバザムは1,5-ベンゾジアゼピンであり，従来の1,4-ベンゾジアゼピンとは構造が異なるが，作用機序は同様である．$GABA_A$ 受容体-Cl^- チャネル複合体のベンゾジアゼピン受容体に結合し，GABAの作用を増強することにより，抑制性神経活動を増強し，抗てんかん作用を示す．

部分発作および全般発作に対して有効であると考えられるが，クロナゼパムは部分発作に，ニトラゼパムは部分発作と異形小発作に，ジアゼパムは注射薬がてんかん重積症に，坐剤が小児の熱性痙攣およびてんかんの痙攣発作に適応をもつ．新世代薬のクロバザムは他の抗てんかん薬との併用療法薬であり，各種てんかん発作に対する適応をもつ．また，基本構造が異なるクロバザムは，副作用となるふらつきなどの運動失調が通常のベンゾジアゼピン系薬より起こりにくいとされる．

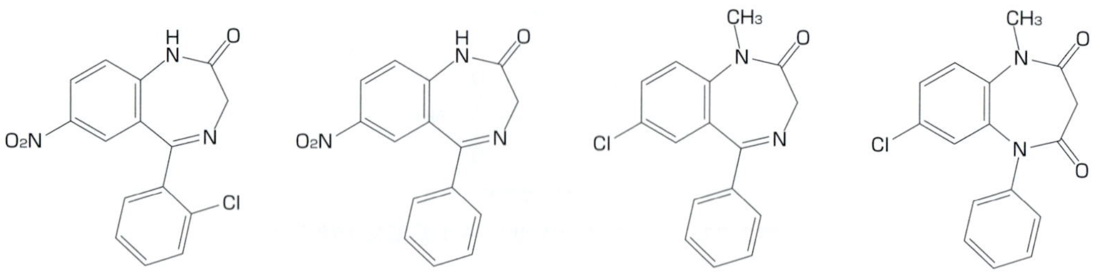

クロナゼパム　　ニトラゼパム　　ジアゼパム　　クロバザム

図 2-76　ベンゾジアゼピン系薬物の構造式

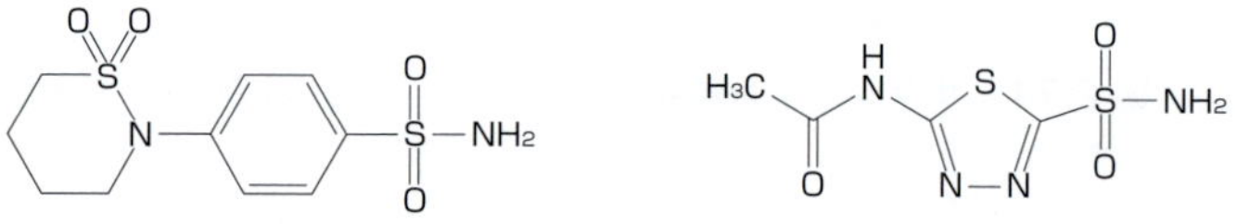

スルチアム　　アセタゾラミド

図 2-77　スルフォンアミド系薬物の構造式

▶ **スルチアム** sultiame（オスポロット®）（図 2-77）
　アセタゾラミド acetazolamide（ダイアモックス®）

スルフォンアミド系薬物に分類され，炭酸脱水酵素阻害作用をもつ．抗てんかん作用と正確な機序は不明であるが，中枢神経系における炭酸脱水酵素阻害によるHCO_3^-代謝の変化（CO_2濃度変化）が関与すると考えられている．いずれの薬物も単独で用いられることは少なく，アセタゾラミドはてんかん全般に，スルチアムは複雑部分発作（精神運動発作）に適応をもつ．アセタゾラミドは本来利尿薬であり，浮腫の治療や緑内障およびメニエール病などにも適応をもつ．

▶ **アセチルフェネトライド** acetylpheneturide（クランポール®）（図 2-78）

アセチル尿素系薬物に分類される．日本で開発された薬物である．部分発作や強直間代発作に有効であるが，特に複雑部分発作（精神運動発作）の治療効果に優れている．作用機序は不明である．

3. 新しい抗てんかん薬（新世代薬）

新世代薬はてんかん治療において，従来からある上記の薬物の効果が不十分なときに併用で用いることのできる薬物となる．

▶ **クロバザム** clobazam（図 2-76）

p.211 を参照．

▶ **ガバペンチン** gabapentine（ガバペン®）（図 2-79）

部分発作（二次性全般化発作を含む）治療における併用療法薬である．抗てんかん作用の作用機序には，従来の抗てんかん薬がもつ$GABA_A$受容体複合体に対する直

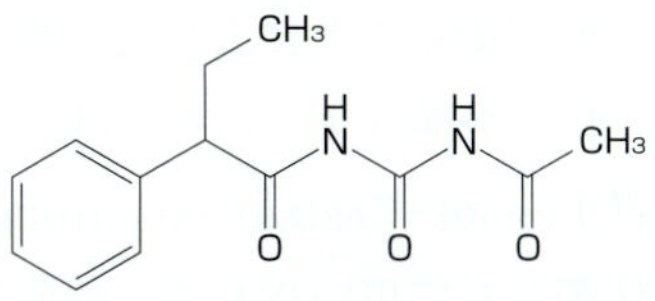

アセチルフェネトライド

図 2-78 アセチル尿素系薬物の構造式

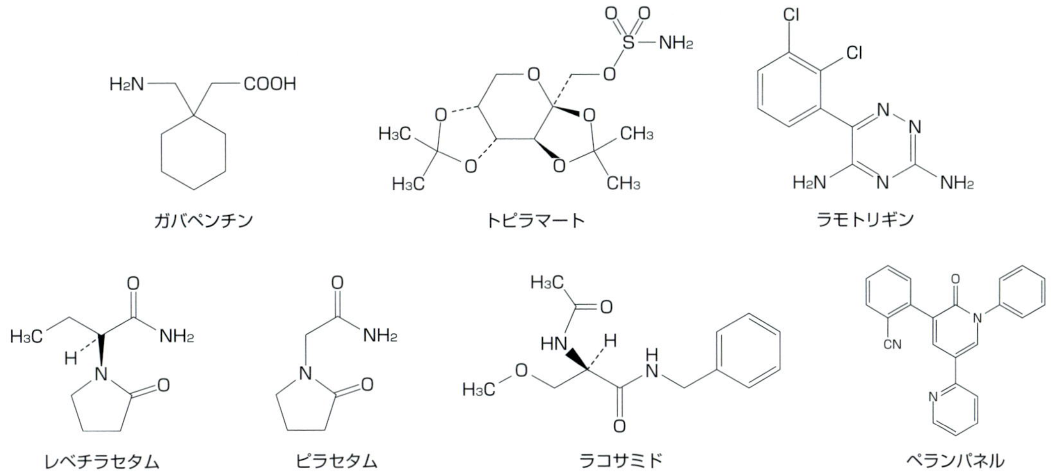

ガバペンチン　　トピラマート　　ラモトリギン

レベチラセタム　　ピラセタム　　ラコサミド　　ペランパネル

図 2-79 新世代薬の構造式

接の作用や電位依存性 Na^+ チャネルに対する阻害作用ではなく，脳内 GABA 量の増加および GABA トランスポーターの活性化および電位依存性 N 型 Ca^{2+} チャネルの，$\alpha2\delta$ サブユニットに対する作用による Ca^{2+} チャネル抑制作用が関与するものと考えられている．

▶ **トピラマート** topiramate（トピナ®）（図 2-79）

フルクトピラノース骨格にスルファメート構造をもつ化合物である．抗てんかん作用の作用機序としては，① 電位依存性 Na^+ チャネル抑制作用，② 電位依存性 L 型 Ca^{2+} チャネル抑制作用，③ non-NMDA（non-N-methyl-D-aspartate）（AMPA/カイニン酸）型グルタミン酸受容体機能抑制作用，④ GABA 存在下における $GABA_A$ 受容体機能増強作用，および ⑤ 炭酸脱水酵素阻害作用をもつ．non-NMDA 型グルタミン酸受容体拮抗作用は他の抗てんかん薬ではほとんど認められない．

トピラマートは部分発作（二次性全般化発作を含む）に対する抗てんかん薬との併用療法薬として用いられる．

▶ **ラモトリギン** lamotorigine（ラミクタール®）（図 2-79）

トリアジン骨格を有する薬物である．電位依存性 Na^+ チャネルを頻度依存的かつ電位依存的に抑制し，神経細胞膜を安定化させ，グルタミン酸などの興奮性神経伝

達物質の遊離を抑制することにより抗痙攣作用を示すと考えられている．

　ラモトリギンは部分発作（二次性全般化発作を含む），強直間代発作，レノックス・ガストー症候群 Lennox-Gastaut syndrome における全般発作に対する抗てんかん薬との併用療法薬として用いられる．部分発作および強直間代発作には単剤療法薬としても用いられる．また，双極性障害における気分エピソードの再発・再燃抑制にも用いられる．

▶ **レベチラセタム** levetiracetam（イーケプラ®）（図 2-79）

　ピラセタムの誘導体構造をもつ薬物である．抗てんかん作用の作用機序には，各種受容体や電位依存性 Na^+ チャネルに対する阻害作用ではなく，神経終末内において神経伝達物質の放出調節に関与すると考えられる，シナプス小胞タンパク質 2A（SV2A）への結合のほか，電位依存性 N 型 Ca^{2+} チャネル阻害作用，細胞内 Ca^{2+} 遊離抑制作用などが関与すると考えられる．

　レベチラセタムは部分発作（二次性全般化発作を含む）に対する単剤療法薬および強直間代発作に対する抗てんかん薬との併用療法薬として用いられる．

▶ **ピラセタム** piracetam（ミオカーム®）（図 2-79）

　環状 GABA 誘導体構造をもつ薬物である．作用機序は不明であるが，皮質性ミオクローヌスに対する抗てんかん薬などとの併用療法薬として用いられる．

▶ **ラコサミド** lacosamide（ビムパット®）（図 2-79）

　Na^+ チャネルに対する抑制作用をもち，その機序は緩徐な不活性化の促進である．ラコサミドは部分発作（二次性全般化発作を含む）の治療薬として用いられる．

▶ **ペランパネル** perampanel（フィコンパ®）（図 2-79）

　AMPA（α-amino-3-hydroxy-5-methyl-4-isoxazolepropionic acid）型グルタミン酸受容体拮抗作用（非競合的拮抗作用）をもつ．ペランパネルは，他の抗てんかん薬で十分な効果が認められないてんかん患者の部分発作（二次性全般化発作を含む），強直間代発作に対する抗てんかん薬との併用療法薬として用いられる．

4. 抗てんかん薬の副作用

　それぞれの薬物の主な副作用については表 2-32 にまとめて示す．神経系に対する副作用の多くは用量依存性であり，めまい，複視，眠気，食欲低下，運動失調などがある．また，薬物治療が長期に及ぶため，長期投与時の副作用には歯肉増殖，多毛・脱毛，体重変化などの外見に変化を及ぼすものや，尿路結石や骨軟化症，小脳萎縮などがみられることがある．催奇形性は抗てんかん薬全般に共通する副作用と考えられる．

5. 異常脳波診断薬

　ベメグリド bemegride は，バルビツール酸誘導体に類似した構造をもつ．静脈内注射で段階的に投与し，異常脳波の賦活に用いられていた．

表 2-32 主な抗てんかん薬の主な副作用

薬物	副作用
カルバマゼピン	めまい，ふらつき，眠気，発疹，複視，運動失調，肝障害，胃腸障害，心臓伝導障害，再生不良性貧血　など
フェニトイン	眼振・複視，運動失調，巨赤芽球性貧血，肝障害　など (長期投与) 多毛，歯肉増殖，小脳萎縮，骨軟化症　など
バルプロ酸ナトリウム	傾眠，ふらつき，倦怠感，胃腸障害（悪心・嘔吐など），汎血球減少，重篤な肝障害，膵炎，高アンモニア血症　など
フェノバルビタール	眠気，運動失調，めまい，精神機能低下，肝障害，血小板減少，発疹　など (長期投与) 骨軟化症　など
エトスクシミド	運動失調，めまい，眠気，頭痛，消化器症状（悪心・嘔吐など），汎血球減少　など
トリメタジオン	眠気，めまい，運動失調，羞明，汎血球減少　など
クロナゼパム	眠気，ふらつき，めまい，発疹，肝障害　など
ゾニサミド	眠気，精神活動緩慢化，頭痛，複視・眼振，発疹，体重減少，発汗減少，白血球減少，腎・尿路結石　など
新世代薬	
クロバザム	傾眠，ふらつき，めまい，複視・眼振，気道分泌過多　など
ガバペンチン	傾眠，浮動性めまい，頭痛，複視　など
トピラマート	傾眠，めまい，代謝性アシドーシス，肝機能異常，腎・尿路結石，体重減少，発汗減少，倦怠感　など
ラモトリギン	発疹，傾眠，めまい，胃腸障害（悪心・嘔吐など），肝機能異常，汎血球減少　など
レベチラセタム	浮動性めまい，頭痛，傾眠，抑うつ，複視，消化器症状（腹痛など）　など
ピラセタム	白内障，眠気，下痢・軟便，肝機能異常，白血球減少　など

催奇形性は抗てんかん薬に共通する副作用（トリメタジオンが最も強い）．

6. 抗てんかん薬のスクリーニング

てんかん抑制効果の検出のため，動物実験系（マウスなどを使用）を用いたスクリーニングを行う．

強直間代発作に有効な薬物のスクリーニングには耳介などに装着した電極を通した電撃処置によって誘発される強直性痙攣が指標とされる（**最大電撃痙攣**）．

欠神発作に有効な薬物のスクリーニングには，**ペンチレンテトラゾール誘発痙攣**が用いられる（ヒトでの欠神発作は痙攣を起こさないが，マウスにおける効果検出は痙攣抑制効果を指標とする）．ペンチレンテトラゾールは $GABA_A$ 受容体 $-Cl^-$ チャネル複合体のベンゾジアゼピン結合部位に作用し，抑制性神経伝達を抑制することによって興奮作用を示し痙攣を引き起こす．

C 部分発作治療薬

部分発作の治療一般（単純および複雑部分発作）においては，カルバマゼピンが第一選択薬として用いられる．第二選択薬はフェニトインやゾニサミドおよびバルプロ酸ナトリウムである．ほかにフェノバルビタール，プリミドン，アセチルフェネトライドも有効である．

追加（併用）投与で用いられる新世代薬物では，ラモトリギン，レベチラセタム，トピラマートなどが優先的に使用される．ほかにクロバザム，ガバペンチンの併用

治療も可能である．

　部分発作のうち，複雑部分発作（精神運動発作）のみに用いられる治療薬にはスルチアムやクロナゼパムがあるが，部分発作一般に有効な前述の治療薬使用がまず行われる．

D　全般発作治療薬

　全般発作の各種てんかん治療に用いることができるバルプロ酸ナトリウムが治療の第一選択薬となるが，2種以上の発作が混合していないてんかんにおいては，その発作治療に適した薬物での治療が可能となる．

　カルバマゼピンやガバペンチンでは，ミオクロニー発作や欠神発作が増悪するため，特発性全般発作の治療には用いられない．また，ベンゾジアゼピン系薬物はレノックス・ガストー症候群における強直発作を増大するといった報告がある．

　強直間代発作治療薬としては第一選択薬のバルプロ酸ナトリウム，第二選択薬のフェノバルビタール，フェニトインが用いられる．新世代薬ではクロバザム，ラモトリギンが用いられる．また，適応をもたないが，トピラマート，レベチラセタムも有効である．

　欠神発作治療薬としては第一選択薬のバルプロ酸ナトリウム，第二選択薬のエトスクシミドが用いられる．適応はもたないが，ラモトリギンも有効である．

　ミオクロニー発作の治療薬としては，第一選択薬のバルプロ酸ナトリウム，第二選択薬のクロナゼパムが用いられる．適応はもたないが，レベチラセタムも有効である．

E　その他の抗てんかん薬

1）従来の薬物に併用で用いられる新世代薬物
　①**部分発作**：クロバザム，ガバペンチン，トピラマート，ラモトリギン，レベチラセタム，ペランパネル
　②**全般発作**：クロバザム，ラモトリギン，ペランパネル

2）その他の治療薬
　1歳未満の乳幼児に発症する症候性全般てんかんであるウエスト症候群 West syndrome（点頭てんかん）では副腎皮質刺激ホルモン（ACTH）が最も有効な治療である．合成ACTH製剤としてはテトラコサクチド酢酸塩がある．他に点頭てんかんに用いられる薬物としてビガバトリン vigabatrin（サブリル®）（図2-80）がある．ビガバトリンは，GABAトランスアミナーゼの擬似基質として不可逆的に結合

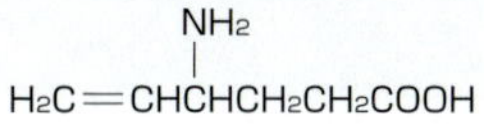

ビガバトリン

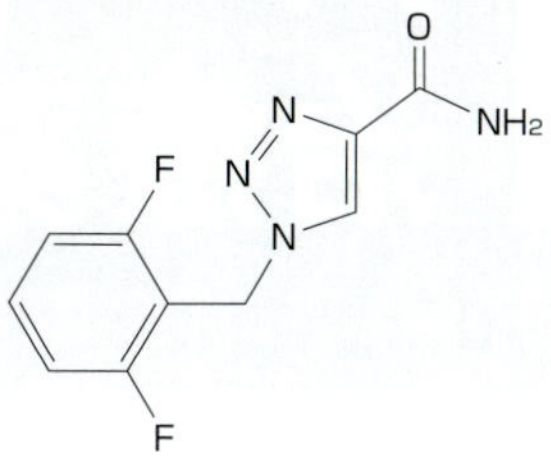

ルフィナミド

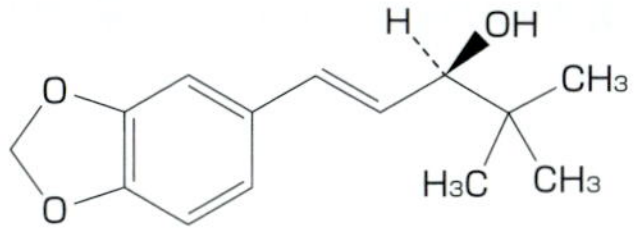

スチリペントール

図 2-80　希少疾病用医薬品に指定されている抗てんかん薬の構造式

し，酵素活性を阻害することによりシナプス間隙の GABA を増量させる作用をもつ．

ルフィナミド rufinamide（イノベロン®）（**図 2-80**）は他の抗てんかん薬で十分な効果が認められないレノックス・ガストー症候群の強直発作および脱力発作に併用療法薬として用いられる．ルフィナミドは Na^+ チャネルの抑制作用をもつ．

スチリペントール stiripentol（ディアコミット®）（**図 2-80**）は，クロバザムおよびバルプロ酸で効果不十分な Dravet（ドラベ）症候群における間代発作または強直間代発作に対するクロバザムおよびバルプロ酸との併用療法薬として用いられる．Dravet 症候群は，従来「乳児重症ミオクロニーてんかん」と呼ばれていたものを含むてんかん症候群である．疾患は，乳児期に発熱時の全身けいれんで発症する．その後，難治性全身けいれん発作に加えて，ミオクロニー発作や非定型欠神発作，部分発作を合併する．スチリペントールは，$GABA_A$ 受容体機能のアロステリック亢進作用および GABA の取り込み阻害や GABA トランスアミナーゼ活性抑制によるシナプス間隙の GABA の増量作用をもつ．

3）てんかん重積症治療薬

てんかん重積症の治療には，ライフラインの確保の後，ジアゼパムの静脈注射が行われる．ジアゼパムによる治療が効果不十分なときにはホスフェニトイン（あるいはフェニトイン）が用いられ，次いでフェノバルビタールでの発作抑制が試みられる．いずれによっても発作が止まらない場合は全身麻酔状態にすることによって発作を抑制する．現在は，全身麻酔の導入などに用いられるミダゾラム（ミダフレッサ®）がてんかん重積状態の治療の第一選択薬となっている．

9 パーキンソン病と治療薬

A　パーキンソン病の病態生理と薬物治療

　高齢者に多い神経変性疾患にパーキンソン病がある．わが国では10万人当たり100〜150人程度の有病率であり，50歳前後より発症し，加齢に伴って増加する．パーキンソン病患者は錐体外路系神経路に関連する運動障害（錐体外路系運動障害）を呈し，代表的な症状には動作緩慢，無動，静止時の振戦，筋固縮（筋強剛），姿勢反射障害などがある（図2-81）．パーキンソン病の症状は徐々に進行し，片側性から両側性へと運動障害が進み，Yahr重症度のステージⅢ以降では日常生活が著しく障害される（図2-81）．

　パーキンソン病においては，中脳の黒質から大脳基底核の線条体へ投射する黒質-線条体系ドパミン作動性神経の変性が起こっており，これが錐体外路系運動障害の原因と考えられている（図2-82）．このため，パーキンソン病では脳内のドパミンが枯渇状態にあり，疾患の進行に伴って，ノルアドレナリンなども欠乏してくる．パーキンソン病の病因は未だ不明であるが，α-シヌクレインやパーキンといったタンパク質の遺伝子異常や，内因性あるいは外因性毒素による神経障害が関与していると考えられている（図2-82）．

　パーキンソン病における脳神経の活動変化を図2-83に示す．大脳基底核に位置する線条体は錐体外路系運動機能を調節する中枢核であり，通常，黒質-線条体系ドパミン作動性神経によって抑制的な制御を受けている．一方，パーキンソン病では，ドパミン作動性神経の変性に伴って抑制制御が減弱し，線条体神経（GABA作動性神経，アセチルコリン作動性神経など）の活動が亢進してパーキンソン症状が惹起される（図2-83）．このため，パーキンソン病患者の線条体では，ドパミン作動性神経活動の低下とアセチルコリン作動性神経活動の上昇が起こっている．パーキンソン病の治療では，これらの病変を改善するために，ドパミン作動性神経活動を促進するドパミン神経促進薬，あるいは過剰に興奮したアセチルコリン作動性神経の活動を抑制する抗アセチルコリン薬が用いられる（図2-83）．また，パーキンソン病の進行例では，脳内のノルアドレナリンの欠乏によるすくみ足や立ちくらみなどの症状が現れる場合があり，これらの症状に対してはノルアドレナリンの補充療法が行われる．

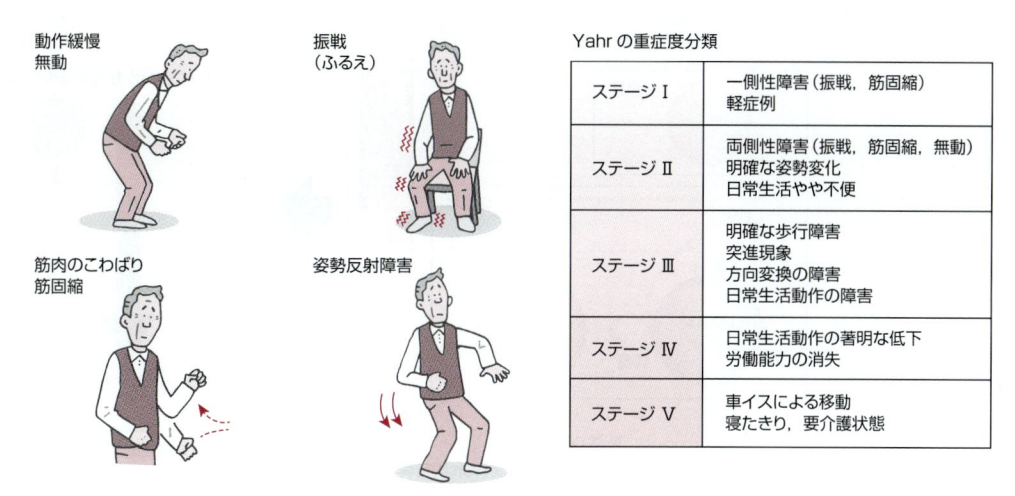

9 パーキンソン病と治療薬

図2-81 パーキンソン病の主な症状とYahrの重症度分類

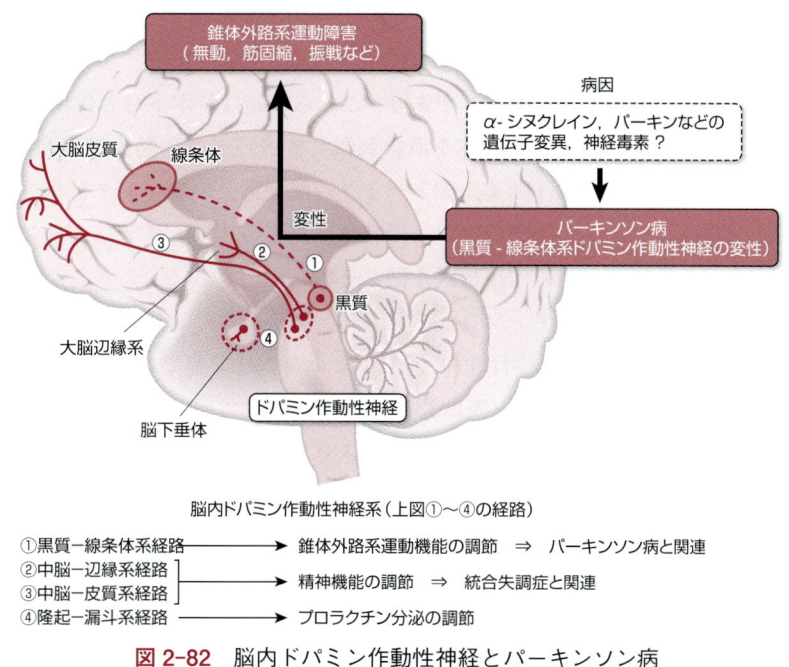

ステージⅠ	一側性障害（振戦，筋固縮） 軽症例
ステージⅡ	両側性障害（振戦，筋固縮，無動） 明確な姿勢変化 日常生活やや不便
ステージⅢ	明確な歩行障害 突進現象 方向変換の障害 日常生活活動作の障害
ステージⅣ	日常生活活動作の著明な低下 労働能力の消失
ステージⅤ	車イスによる移動 寝たきり，要介護状態

脳内ドパミン作動性神経系（上図①〜④の経路）
① 黒質−線条体系経路 ⟶ 錐体外路系運動機能の調節 ⇒ パーキンソン病と関連
② 中脳−辺縁系経路 ⎱
③ 中脳−皮質系経路 ⎰ ⟶ 精神機能の調節 ⇒ 統合失調症と関連
④ 隆起−漏斗系経路 ⟶ プロラクチン分泌の調節

図2-82 脳内ドパミン作動性神経とパーキンソン病

B パーキンソン病治療薬の分類・種類

　ドパミン神経促進薬としては，ドパミンの補充療法を目的に投与される ①ドパミン前駆物質のレボドパが繁用される．また，ドパミンあるいはレボドパの代謝を阻害してドパミン作動性神経活動を促進する ②モノアミン酸化酵素-B（MAO-B）阻害薬のセレギリンおよび ③カテコール-O-メチルトランスフェラーゼ（COMT）

2章 精神・神経系の薬理

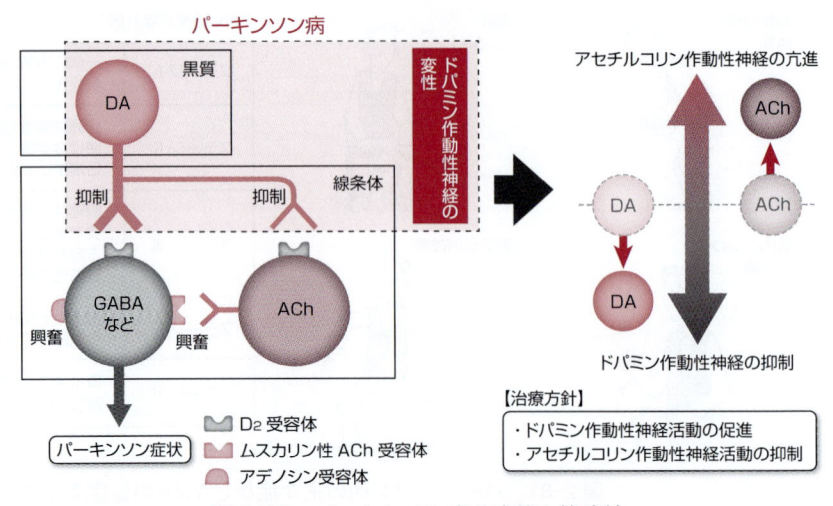

図2-83 パーキンソン病の病態と治療法
ACh：アセチルコリン，DA：ドパミン，GABA：γ-アミノ酪酸

阻害薬のエンタカポンがあり，これら薬物はレボドパと併用される（**表2-33**）．このほか，ドパミン受容体を直接刺激してドパミン作動性神経の活動を促進する④ドパミン受容体作動薬，⑤ドパミン遊離促進薬のアマンタジン，⑥レボドパ賦活薬のゾニサミド，⑦アデノシン受容体拮抗薬のイストラデフィリンがある．主なドパミン神経促進薬の作用様式を**図2-84**に示す．

一方，パーキンソン病の線条体アセチルコリン神経の過剰な活動を抑制する薬物としては，中枢移行性の⑧抗アセチルコリン薬であるトリヘキシフェニジル，ビペリデンなどがある（**表2-33**）．これらの薬物は線条体においてムスカリン性アセチルコリン受容体を遮断することにより，パーキンソン病症状を改善する．このほか，ノルアドレナリンの欠乏症状であるすくみ足や立ちくらみなどに対して，⑨ノルアドレナリン前駆物質のドロキシドパが使用される．

1. レボドパ含有製剤

1) レボドパ

パーキンソン病の基本的な治療法として，ドパミン前駆物質である**レボドパ** levodopa（ドパゾール®）を投与するドパミン補充療法がある．ドパミンを投与しても，それ自身は脳内に到達しない．これに対し，ドパミン前駆物質のレボドパは脳内に移行し，ドパミン作動性神経終末に取り込まれた後，芳香族L-アミノ酸脱炭酸酵素 aromatic L-amino acid decarboxylase（AADC）によってドパミンに変換され，ドパミンの枯渇状態を改善する（**図2-84, 2-85**）．パーキンソン病の全症状に対して有効であるが，特に動作緩慢（寡動），筋固縮などに対する有効性が高い．

レボドパの副作用としては，末梢組織で変換されたドパミンやノルアドレナリン

9 パーキンソン病と治療薬

表 2-33 主な抗パーキンソン病薬

分類	薬物	作用機序
ドパミン前駆物質	レボドパ	芳香族L-アミノ酸脱炭酸酵素により脳内でドパミンに変換され，ドパミンを補充する
MAO-B 阻害薬	セレギリン サギリン	MAO-B を阻害し，ドパミンの代謝分解を抑制
COMT 阻害薬	エンタカポン	COMT を阻害し，レボドパ，ドパミンの代謝分解を抑制
ドパミン受容体作動薬 上段：麦角系薬物 下段：非麦角系薬物	ブロモクリプチン ペルゴリド カベルゴリン タリペキソール プラミペキソール ロピニロール ロチゴチン	ドパミン D_2 受容体を直接刺激し，ドパミン作動性神経活動を促進
ドパミン遊離促進薬	アマンタジン	ドパミン遊離を促進し，ドパミン作動性神経活動を促進
レボドパ賦活薬	ゾニサミド	不明（MAO-B の阻害，チロシン水酸化酵素活性の促進など？）
アデノシン受容体拮抗薬	イストラデフィリン	アデノシン A_{2A} 受容体を拮抗し，線条体神経の活動を抑制する
抗アセチルコリン薬	トリヘキシフェニジル ビペリデン	ムスカリン性アセチルコリン受容体を遮断し，アセチルコリン作動性神経活動を抑制
ノルアドレナリン前駆物質	ドロキシドパ	芳香族L-アミノ酸脱炭酸酵素により脳内で直接ノルアドレナリンに変換され，ノルアドレナリンを補充する

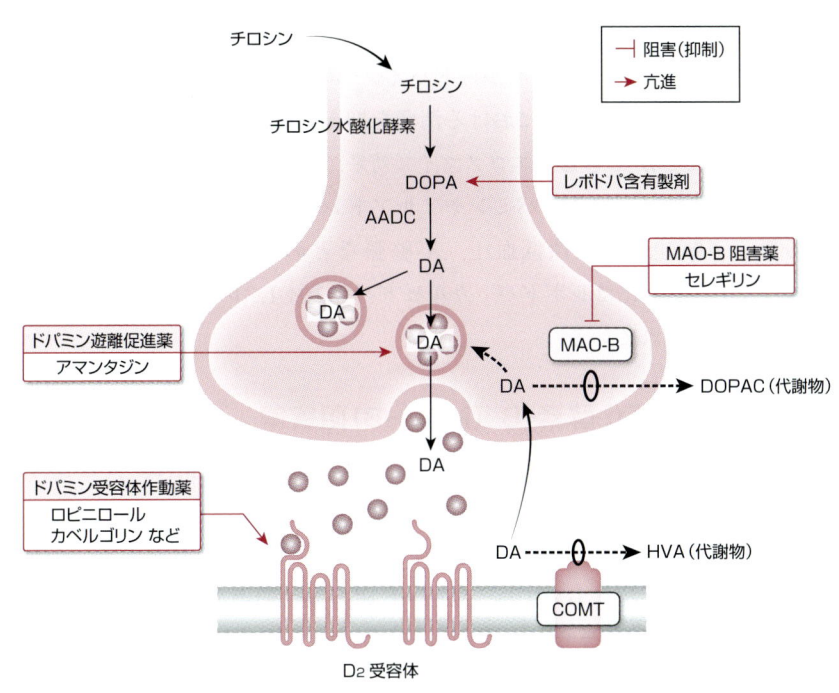

図 2-84 主なドパミン神経促進薬の作用機序

DOPA：3, 4-ジヒドロキシフェニルアラニン，AADC：芳香族アミノ酸脱炭酸酵素，DA：ドパミン，MAO-B：モノアミン酸化酵素-B，COMT：カテコール-O-メチルトランスフェラーゼ，MT：メトキシチラミン，HVA：ホモバニリン酸，DOPAC：3, 4-ジヒドロキシフェニル酢酸

によって起こる心悸亢進や不整脈（頻脈），延髄のCTZ領域（chemoreceptor trigger zone）に分布するドパミンD_2受容体の刺激よって起こる悪心・嘔吐，血管平滑筋のD_1受容体刺激によって起こる起立性低血圧などがあげられる（図2-85）．重大な副作用としては，幻覚，妄想，せん妄などを呈するレボドパ精神症状や，不随意運動障害であるレボドパ誘発ジスキネジアなどがある．また，急な減量や休薬によって悪性症候群が誘発される場合があるので，注意を要する．

さらに，レボドパ療法を長期継続した場合の問題点として，レボドパ効果の日内変動があげられ，Wearing-off現象（薬効の持続時間が短縮する），On/off現象（レボドパの投与時間に関係なく，症状が改善したり，悪化したりと，効果が変動する），No-on/delayed-on現象（No-on：効果が現れない，delayed-on：効果発現が遅い）などが現れる場合がある（図2-85）．これらの薬効発現の変動には，消化管におけるレボドパの吸収障害や，疾患の進行状態などが関与していると考えられている．

2）芳香族L-アミノ酸脱炭酸酵素（AADC）阻害薬

レボドパは通常，末梢性AADC阻害薬である**カルビドパ**carbidopa（メネシット®，ドパコール®，ネオドパストン®）あるいは**ベンセラジド**benserazide（イーシー・ドパール®，ネオドパゾール®，マドパー®）との合剤として使用される．これは，レボドパの脳への移行率が非常に低い（1%以下）ためである．カルビドパあるいはベンセラジドは，それ自身は血液脳関門を通過しないので，末梢組織においてのみAADCを阻害し，レボドパからドパミンへの変換を阻害する（図2-86）．これにより，レボドパの末梢組織における消費を抑え，血中濃度を上げて，脳内への移行を促進することができる（エコノマイズ効果）．もう1つの利点は副作用の軽減であり，末梢組織におけるドパミンやノルアドレナリンへの変換を防ぎ，これに起因する悪心・嘔吐，起立性低血圧，不整脈などの副作用を軽減することができる（図2-86）．配合比はレボドパ：カルビドパ＝10：1，レボドパ：ベンセラジド＝4：1で，製剤化されている．

2. モノアミン酸化酵素-B（MAO-B）阻害薬

モノアミン酸化酵素monoamine oxidase（MAO）にはMAO-AとMAO-Bの2種のアイソザイムがあり，MAO-Aは主としてセロトニンおよびノルアドレナリンを，MAO-Bはドパミンを，酸化的脱アミノ化反応により代謝する．このため，パーキンソン病の治療においては，MAO-B阻害薬が使用される．**セレギリン**selegiline（エフピー®）および**ラサギリン**rasagiline（アジレクト®）はMAO-Bに対する選択的阻害作用をもち，線条体でのドパミン代謝を抑制することによって，ドパミン作動性神経活動を促進する（図2-84，2-87）．臨床的には，レボドパ含有製剤と併用され，レボドパから生成されるドパミンの分解を防いで，レボドパの治療効果を増強，延長する．

副作用としては，悪心・嘔吐，めまい，起立性低血圧のほか，重篤なものとして

9 パーキンソン病と治療薬

レボドパ	通常，カルビドパあるいはベンセラジドとの合剤で使用

- 効 果：筋固縮・無動に著効　振戦も改善
- 副作用：消化器系：嘔吐，食欲不振
  - 循環器系：起立性低血圧，不整脈（頻脈）
  - 精神症状：＜重大＞興奮，不穏，不眠，幻覚，妄想
  - 神経症状：＜重大＞異常不随意運動（ジスキネジア），悪性症候群

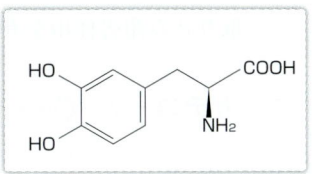

【長期使用時の問題点】
Wearing-off 現象：レボドパの作用持続時間が短縮．投与間隔を短くしなければ，症状が悪化する
On/off 現象：投与時期に関係なく，症状が改善したり，悪化したり変動する
No-on/delayed-on：服用後に効果が見られなかったり，作用発現が遅かったりする

図 2-85　ドパミン前駆物質の特徴

芳香族 L-アミノ酸脱炭酸酵素阻害薬
（AADC 阻害薬）

カルビドパ

ベンセラジド

脳
レボドパ↑ →(AADC)→ ドパミン → 抗パーキンソン病作用

末梢消費の軽減
（エコノマイズ効果）

末梢性副作用の軽減
起立性低血圧
悪心・嘔吐
不整脈

3-O-メチルレボドパ ←(COMT)← レボドパ↑ →(AADC)→ ドパミン

末梢性 COMT 阻害薬
エンタカポン

末梢性 AADC 阻害薬
カルビドパ
ベンセラジド

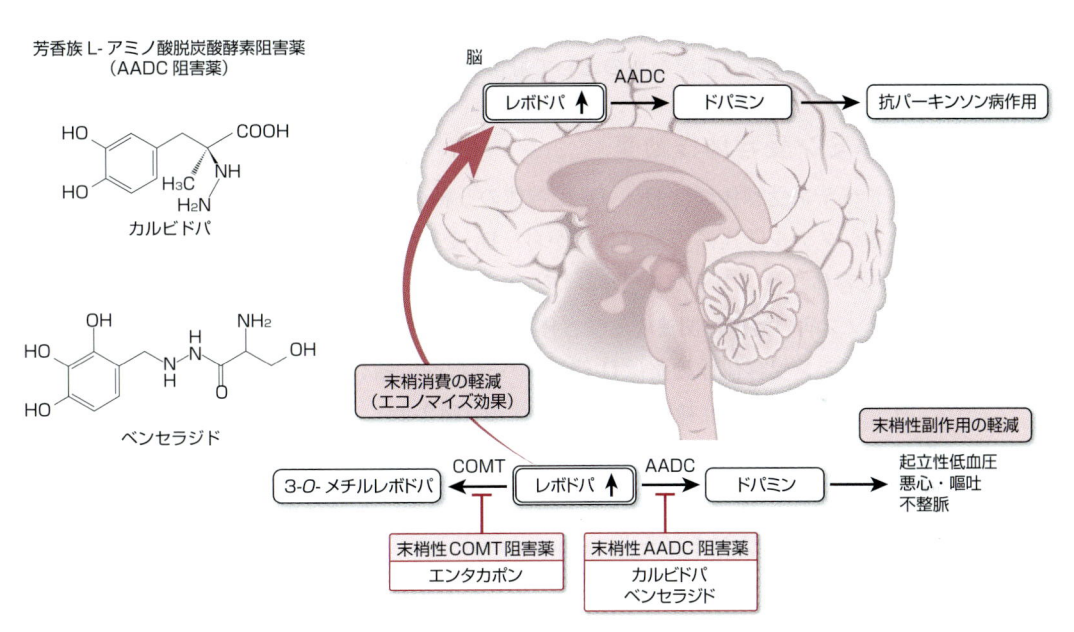

図 2-86　末梢性 AADC 阻害薬および COMT 阻害薬によるレボドパ作用の増強

セレギリン	レボドパ含有製剤と併用

- 効 果：レボドパ治療において，十分な効果が得られないパーキンソン病症状
- 副作用：嘔吐，めまい，起立性低血圧
  - ＜重大＞幻覚・妄想，錯乱，悪性症候群

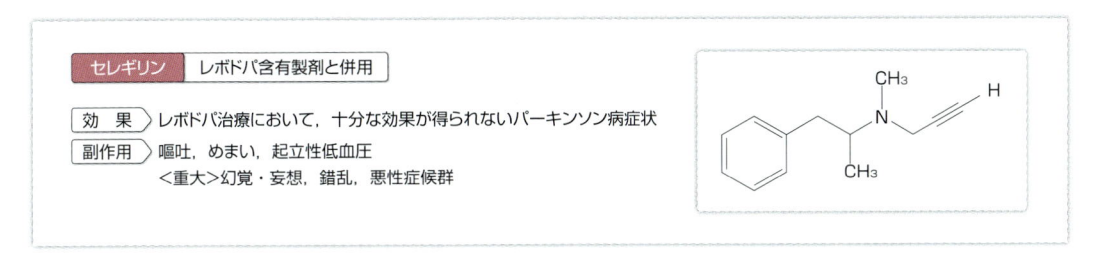

図 2-87　MAO-B 阻害薬の特徴

幻覚，妄想などの精神症状，悪性症候群の発現に注意する必要がある．また，投与量によってはMAO-Aに作用する場合があり，セロトニンやノルアドレナリンの再取り込み阻害作用を有する多くの抗うつ薬とは併用禁忌となっている．

3. カテコール-O-メチルトランスフェラーゼ(COMT)阻害薬

カテコール-O-メチルトランスフェラーゼcatechol-O-methyltransferase (COMT)は，カテコール骨格をもつレボドパ，ドパミン，ノルアドレナリンなどのm-位OH基をO-メチル化して代謝する（図2-84, 2-86）．実際の治療では，末梢性のCOMT阻害薬である**エンタカポン**entacapone（コムタン®）をレボドパ含有製剤と併用する（図2-88）．エンタカポンは，末梢におけるレボドパのCOMTによる代謝（3-O-メチルレボドパへの変換）を抑制して，その血中濃度を高め，脳への移行性を促進する（図2-86）．これによって，レボドパ含有製剤の長期使用にみられるWearing-off現象を改善する（off期の短縮）．副作用としては，悪心・嘔吐，めまい，起立性低血圧，便秘などのほか，重篤なものとして肝障害，精神症状，悪性症候群などがある．

4. ドパミン受容体作動薬

ドパミン受容体にはD_1〜D_5受容体の5種のサブタイプが存在し，各受容体を介するシグナル伝達系の違いなどから，D_1受容体ファミリー（D_1およびD_5受容体）とD_2受容体ファミリー（D_2, D_3およびD_4受容体）に大別される．これらのうち，パーキンソン病の治療に関連する受容体はD_2受容体（一部D_3受容体も関与）である．

ドパミン受容体作動薬はD_2受容体へ選択的に結合し，これを活性化することにより，ドパミン作動性神経活動を促進する（図2-84）．古い薬物としては麦角アルカロイド誘導体の**ブロモクリプチン**bromocriptine（パーロデル®），**ペルゴリド**pergolide（ペルマックス®），**カベルゴリン**cabergoline（カバサール®）があり，その後，非麦角系化合物の**タリペキソール**talipexole（ドミン®），**プラミペキソール**pramipexole（ビ・シフロール®，ミラペックス®），**ロピニロール**ropinirole（レキップ®），**ロチゴチン**（ニュープロパッチ®）が開発された（図2-89）．麦角系化合物は，D_2受容体のほかにノルアドレナリンα受容体や5-HT受容体にも作用し，やや選択性が低い．ドパミン受容体作動薬はパーキンソン病治療の初期から使用され，単独療法でも，レボドパとの併用療法でも有効である．抗パーキンソン病作用はレボドパに比べやや弱いものの，多くの症状に有効性を示す．また，通常の薬物療法で十分な効果が得られないパーキンソン病のオフ（off）症状に対して，**アポモルヒネ**apomorphine（アポカイン®）の皮下注射剤がレスキュー薬として用いられる場合がある．

副作用としては，悪心・嘔吐，めまいのほか，重篤なものに幻覚，妄想などの精神症状，悪性症候群などがある（図2-89）．また，麦角系化合物では麦角製剤過敏症，心臓障害（心臓弁膜症，心膜炎など）に注意する必要があり，非麦角系化合物では突発性睡眠に注意を要する．

9 パーキンソン病と治療薬

エンタカポン	レボドパ含有製剤と併用
効　果	レボドパ含有製剤との併用によるパーキンソン病症状の日内変動（Wearing-off現象）の改善
副作用	嘔吐，めまい，起立性低血圧，便秘，肝障害 <重大>幻覚・妄想，錯乱，悪性症候群

図 2-88　COMT 阻害薬の特徴

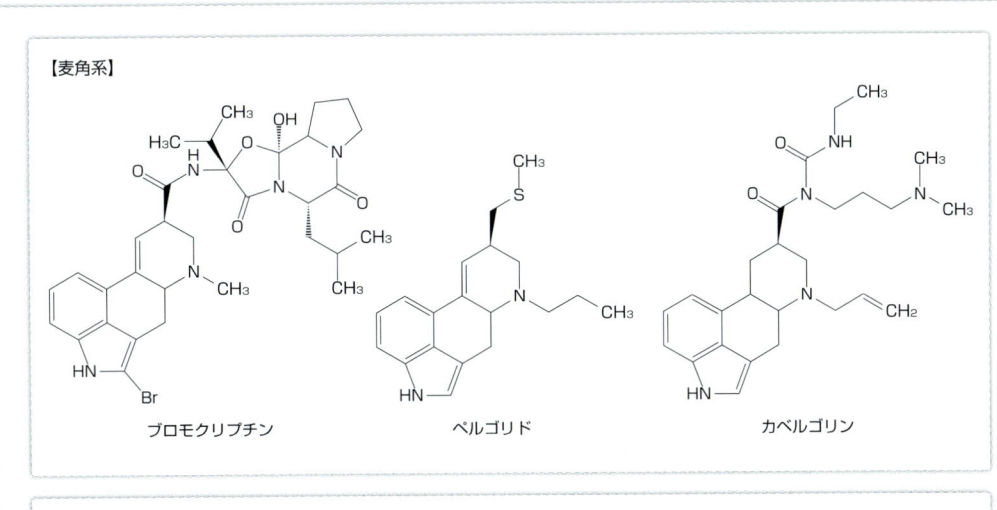

【麦角系】

ブロモクリプチン　　ペルゴリド　　カベルゴリン

【非麦角系】

タリペキソール　　プラミペキソール　　ロピニロール

効　果	パーキンソン病症状
副作用	悪心・嘔吐，めまい，便秘　<重大>幻覚・妄想，錯乱，せん妄，悪性症候群 麦角系化合物－麦角製剤過敏症，心臓弁膜症，心膜炎など 非麦角系化合物－突発性睡眠

図 2-89　ドパミン受容体作動薬の特徴

225

5. ドパミン遊離促進薬

抗ウイルス薬である**アマンタジン** amantadine（シンメトレル®）はドパミン遊離作用をもち，動作緩慢，筋固縮，姿勢反射障害など，多くのパーキンソン病症状に有効である（図2-84, 2-90）．ただし，振戦に対する効果はやや低い．初期のパーキンソン病に対しては単独で用いられるが，進行例ではレボドパ含有製剤と併用される場合が多い．A型インフルエンザや脳梗塞後遺症に伴う自発性低下・抑うつ症状に対しても使用される．副作用としては，口渇，頭痛，めまい，食欲不振，興奮，悪性症候群などがある（図2-90）．

6. レボドパ賦活薬

抗てんかん薬である**ゾニサミド** zonisamide（エクセグラン®）がレボドパの作用を増強することが臨床的に示され，抗パーキンソン病薬として承認された．レボドパ増強効果の詳細なメカニズムは不明であるが，ゾニサミドが軽度のMAO-B阻害作用を有すること，ドパミン合成酵素であるチロシン水酸化酵素の活性を上昇することなどが知られている．臨床では，レボドパ含有製剤と他の抗パーキンソン病薬の併用によっても十分な効果が得られない症例に対して，レボドパ含有製剤と併用して用いられる（図2-91）．副作用としては，眠気，食欲不振，悪心，体重減少などがあり，重篤なものとして悪性症候群，精神症状，スティーブンス・ジョンソン症候群（薬物アレルギー），肝障害，腎障害が現れることがあるので，注意を要する．

7. アデノシン受容体拮抗薬

線条体神経にはアデノシン受容体が多く分布しており，興奮調節を受けている（図2-83）．**イストラデフィリン** istradefylline（ノウリアスト®）は選択的なアデノシンA_{2A}受容体拮抗薬であり，アデノシンA_{2A}受容体を拮抗することにより，線条体神経の興奮を抑制して抗パーキンソン病作用を示す．イストラデフィリンはレボドパ製剤と併用して使用され，パーキンソン病治療時のWearing-off現象を改善する（図2-92）．

副作用としては，便秘，ジスキネジア，悪心などがあり，重篤なものとして精神症状（幻覚，妄想など）がある．

8. 中枢性抗アセチルコリン薬

パーキンソン病においては，線条体におけるドパミンの枯渇に伴って，アセチルコリン作動性神経の活動が亢進している（図2-83）．この過剰なアセチルコリン作動性神経活動を抑制し，パーキンソン病症状を改善する目的で，中枢性抗アセチルコリン薬が用いられる（図2-93）．代表的な薬物としては**トリヘキシフェニジル** trihexyphenidyl（アーテン®）および**ビペリデン** biperiden（アキネトン®，タスモリ

9 パーキンソン病と治療薬

アマンタジン 脳梗塞後遺症，A型インフルエンザにも使用
- 効　果：レボドパ含有製剤との併用によるパーキンソン病症状の日内変動（Wearing-off現象）の改善
- 副作用：口渇，めまい，便秘，食欲不振，興奮
  - ＜重大＞幻覚・妄想，悪性症候群

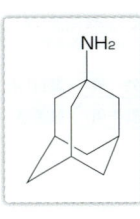

図2-90　ドパミン遊離促進薬の特徴

ゾニサミド レボドパ含有製剤と併用
- 効　果：レボドパ含有製剤に他の抗パーキンソン病薬を使用しても十分な効果が得られないパーキンソン病症状
- 副作用：眠気，脱力感，肝機能障害，嘔吐，排尿障害
  - ＜重大＞幻覚・妄想，錯乱，悪性症候群，スティーブンス・ジョンソン症候群

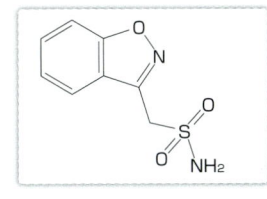

図2-91　レボドパ賦活薬の特徴

イストラデフィリン レボドパ含有製剤と併用
- 効　果：レボドパ含有製剤との併用によるパーキンソン病症状の日内変動（Wearing-off現象）の改善
- 副作用：便秘，悪心，ジスキネジア
  - ＜重大＞幻覚・妄想

図2-92　アデノシン受容体拮抗薬の特徴

トリヘキシフェニジル　　ビペリデン

- 効　果：パーキンソン病症状（特に，振戦，筋固縮），薬物性パーキンソン症候群
- 副作用：口渇，便秘，排尿障害，視力障害，頻脈，認知障害　＜重大＞悪性症候群，せん妄
- 禁　忌：緑内障，重症筋無力症

図2-93　中枢性抗アセチルコリン薬の特徴

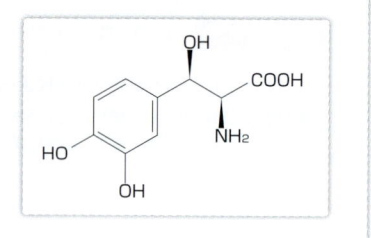

図 2-94 ノルアドレナリン前駆物質の特徴

ドロキシドパ　起立性低血圧にも使用
- 効果：進行したパーキンソン病（Yahr 重症度Ⅲ）におけるすくみ足，立ちくらみ
- 副作用：頭重感，悪心，血圧上昇　＜重大＞悪性症候群

ン®）などがあり，これら薬物は線条体のムスカリン性アセチルコリン受容体を遮断することにより，抗パーキンソン病作用を示す．特に振戦や筋固縮に対する有効性が高い．また，統合失調症の治療で用いられる抗精神病薬の副作用として現れる薬物性パーキンソン症候群に対しては第一選択薬として使用される．しかし，高齢者では認知機能を障害したり，せん妄などの精神症状を誘発することがあるので，慎重に投与する必要がある．

　副作用としては，末梢での副交感神経（アセチルコリン作動性神経）遮断による口渇，便秘，排尿障害，かすみ目，頻脈のほか，中枢性のせん妄，認知障害などがある．また，緑内障および重症筋無力症の患者には禁忌である（図 2-93）．

9. ノルアドレナリン前駆物質

　パーキンソン病の進行例（Yahr 重症度Ⅲ以上）においては，疾患の進行に伴ってノルアドレナリン作動性神経の変性も起こってくる．**ドロキシドパ** droxidopa（ドプス®）は中枢移行性のノルアドレナリン前駆物質であり，AADC による脱炭酸反応を受けて直接ノルアドレナリンに変換される（図2-94）．ドロキシドパは，ノルアドレナリンの欠乏症状であるすくみ足を改善するとともに，パーキンソン病患者や他の神経変性疾患（シャイドレーガー症候群など）の起立性低血圧に対しても有効性を示す．副作用は比較的穏やかであるが，血圧上昇，精神症状（幻覚など），悪性症候群には注意を要する．

10 認知症と治療薬

A 認知症の病態生理と薬物治療

認知症の原因と症状はさまざまであり，原因からアルツハイマー病，脳血管性認知症，その他の認知症（レビー小体型，ピック病，進行性上皮麻痺，ハンチントン病など）に分類される．さらに，慢性硬膜下血腫，正常圧水頭症，脳腫瘍などに伴う認知症があるが，これらは脳外科的治療が可能である．認知症の約50％はアルツハイマー病，20％が脳血管性，レビー小体型が20％である．

アルツハイマー病ではアミロイドβタンパク質，リン酸化τ（タウ）タンパク質という異常なタンパク質が脳内に凝集・蓄積して，それぞれ**老人斑**と**神経原線維変化**というアルツハイマー病に特有の病理的な変化を起こす．アミロイドβタンパク質蓄積による老人斑は認知症が発症する10年以上前から始まり，神経細胞が変性脱落し，脳が萎縮する時期にはリン酸化τタンパク質の蓄積による神経原線維変化が出現することから，アルツハイマー病診断のバイオマーカーとしてアミロイドβタンパク質とリン酸化τタンパク質の有用性が示されている．

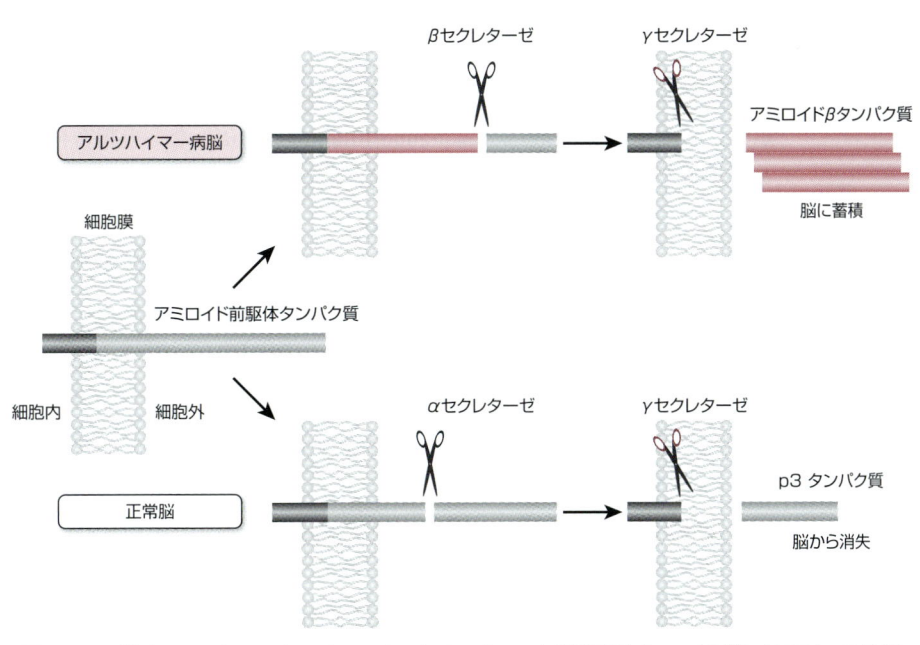

図2-95 脳内におけるセクレターゼによるアミロイド前駆体タンパク質（APP）の分解

アミロイドβタンパク質のアミロイド前駆体タンパク質（APP）の生理機能は，シナプスでの接着分子としての機能以外不明である．正常なヒトの脳では，APPは細胞外でαセクレターゼにより分解され，続いて，膜内でγセクレターゼにより限定分解されて，p3タンパク質が産生される．この分解産物は容易に脳から消失するために，凝集・蓄積することはない（図2-95）．一方，APPの遺伝子（*APP*）やAPPの分解に関与するγセクレターゼ活性を有するプレセニリン1/2の遺伝子（*PSEN1, PSEN2*）に変異があると，早期発症型家族性アルツハイマー病が起こる．これらの変異があると，APPは細胞外でのβセクレターゼによる分解に続いてγセクレターゼにより分解され，凝集性の強いAβ（1-42）とAβ（1-43）が産生される．Aβ（1-42）とAβ（1-43）はオリゴマーを形成して凝集体を作ると強い神経毒性を現す（図2-96）．神経毒性発現には凝集体によるミクログリアの活性化に伴う活性酸素とサイトカインの産生による酸化ストレスおよび炎症反応が関わる．APPやプレセニリン以外に動脈硬化の発症にも関わるアポリポタンパク質E（Apo E）遺伝子多型（ε2, ε3, ε4）のうち，ε4遺伝子型が晩期発症型アルツハイマー病発症と関連している．しかし，ε4遺伝子がコードするApo E4はアルツハイマー病の原因ではなく，アルツハイマー病発症の危険因子の1つである．

　一方，**脳血管性認知症**の原因としては，多発性脳梗塞によるものが大部分（70～80％）である．神経細胞は脳毛細血管から酸素と栄養（グルコース）を得ており，脳虚血により脳血流量や代謝が低下すると神経細胞に酸素と栄養が供給されなくなり，神経細胞死が起こる．脳血管障害により脳の血流量やグルコース代謝量が低下し，その程度と範囲が認知症の程度に相関する．脳血管性認知症では障害された脳部位により，片麻痺，意欲・自発性低下，歩行障害，言語障害，尿失禁，嚥下障害，知的能力低下など多様な症状を示す．また，運動麻痺を示さない無症候性脳梗塞も認知症の発症と関連し，コンピュータ断層撮影 computed tomography（CT）や核磁気共鳴画像法 magnetic resonance imaging（MRI）などの精密検査で脳梗塞が発見されることがある．脳梗塞の急性期治療は，①血栓溶解療法（t-PA：アルテプラーゼなど），②抗血小板薬（オザグレルなど）と抗トロンビン薬（アルガトロバンなど）による側副循環の改善，③神経細胞の保護（エダラボン），④脳浮腫治療（グリセロール）などが行われる．慢性期治療は脳梗塞再発や脳血管性認知症の治療として，脳循環・代謝改善薬が使用される．

　認知症の治療目的は，①記憶，言語，注意，見当識などの認知障害（**中核症状**）の改善，②認知症に伴う行動異常，抑うつ，焦燥（イライラ感）などの精神症状〔**行動・心理症状：BPSD（周辺症状）**〕の改善，③進行阻止，quality of life（QOL）の改善（日常生活の質の向上），④自立生活の維持，である．認知症の中で患者の多いアルツハイマー病の治療薬には「コリン仮説」に基づいたコリンエステラーゼ阻害薬と「グルタミン酸仮説」に基づいたNMDA受容体拮抗薬が使用されている（図2-97）．

10 認知症と治療薬

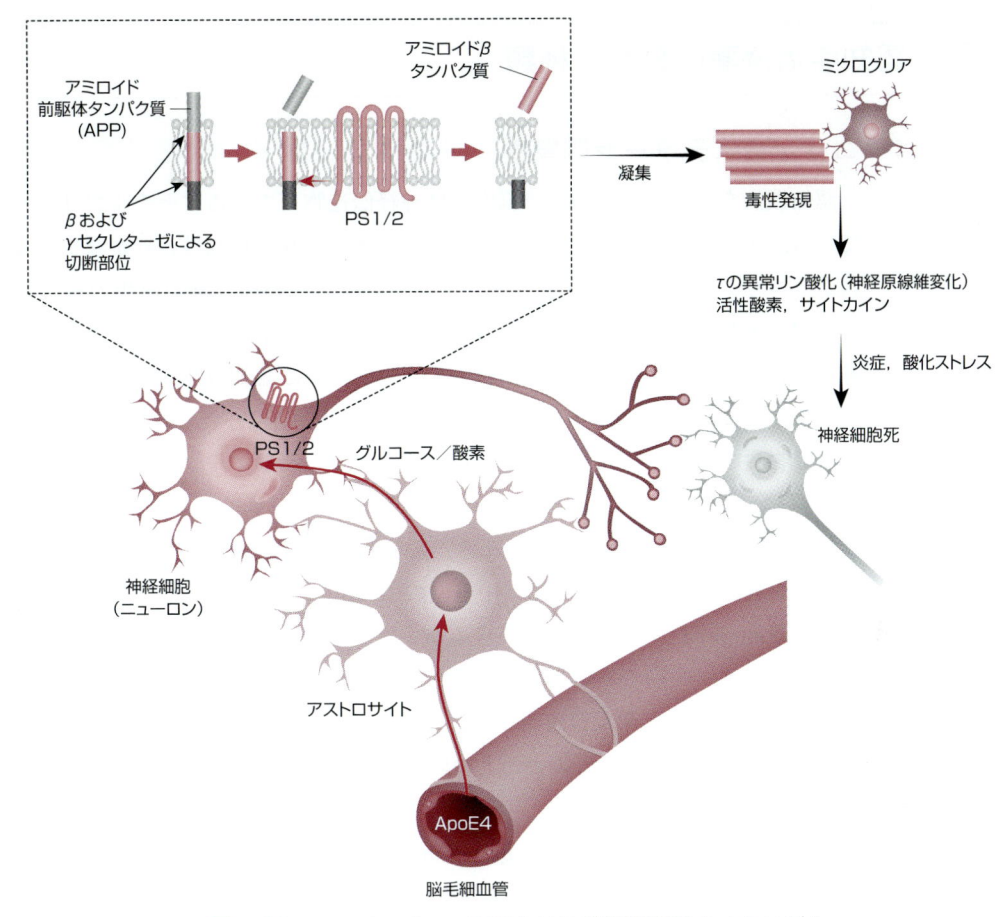

図 2-96　アルツハイマー病における神経細胞死のメカニズム

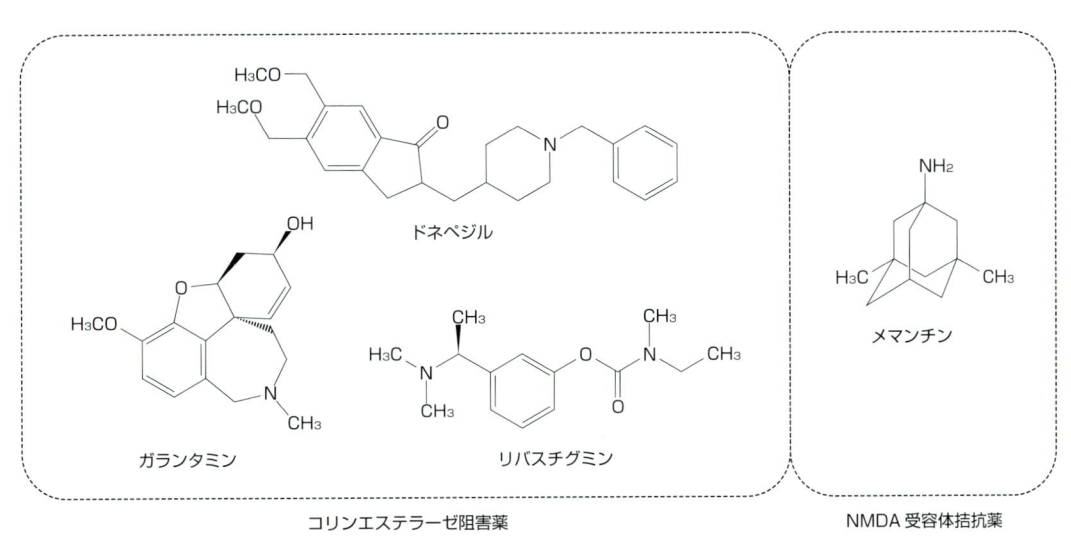

図 2-97　アルツハイマー病の治療薬

231

B 認知症治療薬の分類・種類

1. コリンエステラーゼ阻害薬

　認知機能を維持するために，脳内では神経伝達物質であるアセチルコリンが働いている．アルツハイマー病患者の脳ではアセチルコリン作動性神経が減少する．これが「コリン仮説」である．アセチルコリンは記憶の座である海馬の神経に働いて，記憶を強化すると同時に，脳血管を広げて脳血流量を増加させることによって神経細胞の機能を高める．現在，臨床で使われている認知機能改善薬はアセチルコリン分解酵素（アセチルコリンエステラーゼ：AChE）の阻害薬である．すなわち，神経伝達物質の分解を抑制してアセチルコリンの量を増やす．コリンエステラーゼには中枢神経系に多く存在するAChEと末梢神経系に多いブチリルコリンエステラーゼ（BuChE）が存在する．つまり，AChEに選択性の高い薬剤は末梢神経系の副作用を軽減することができる．中枢型のAChEに選択性の高い薬剤として，**ドネペジル** donepezil（アリセプト®）が日本から誕生した．わが国ではドネペジルが最初のアルツハイマー病治療薬として認可され，現在臨床で広く使用されている．しかし，横紋筋融解症，循環器障害（徐脈，心ブロック，心筋梗塞），消化性潰瘍，肝障害，肝炎，脳出血，脳血管障害などの副作用が発現することがあるので注意深く使用すべきである．

　2011年より**ガランタミン** galantamine（レミニール®），**リバスチグミン** rivastigmine（イクセロン®，リバスタッチ®）が新たに保険適用が認められた．**表2-34**に各薬剤の特徴と副作用を示した．主な特徴としてリバスチグミンは小分子であり，貼り薬として使用される．ガランタミンはコリンエステラーゼ阻害作用以外に，ニコチン性アセチルコリン受容体の感受性を増強する作用があり，アセチルコリン作動性神経伝達を直接促進する作用がある．しかし，コリンエステラーゼ阻害薬はアルツハイマー病の原因を取り除くことはできず，薬を中止すると患者の症状はもとに戻る．

2. NMDA受容体非競合的拮抗薬

　グルタミン酸は脳内の興奮性神経伝達物質である．グルタミン酸の受容体にはAMPA（α-amino-3-hydroxy-5-methyl-4-isoxazolepropionic acid）受容体とNMDA（N-methyl-D-aspartate）受容体があり，通常の興奮性神経伝達にはナトリウムチャネルを形成するAMPA受容体が関与している．海馬に分布するNMDA受容体は記憶・学習に関わっている．NMDA受容体はNR1, NR2A, NR2Bの四量体からなり，NR1およびNR2によって形成されるイオンチャネルポアにはイオン透過性を調節するアスパラギン残基が存在する（**図2-98**）．静止膜電位ではMg^{2+}がチャネルポアに結合して，イオン透過性は阻害されているが，AMPA受容体が強く脱分極

10 認知症と治療薬

表 2-34 アルツハイマー病（AD）の治療薬

	薬物	特徴	注意	副作用
コリンエステラーゼ阻害薬	ドネペジル（アリセプト®）	・軽度から高度の AD 患者 ・1 日 1 回服用 ・横紋筋融解症に注意 ・主に CYP3A4 で一部 CYP2D6 で代謝され，半減期は 70〜90 時間	・洞不全症候群など心疾患のある患者 ・消化性潰瘍の既往歴のある患者，非ステロイド性消炎鎮痛薬投与中の患者 ・気管支喘息の患者 ・他のコリンエステラーゼ阻害薬との併用禁止	・循環器：徐脈，心ブロック ・消化器：胃・十二指腸潰瘍，肝障害・肝炎
	ガランタミン（レミニール®）	・軽度および中等度の AD 患者 ・1 日 2 回服用 ・ACh 受容体活性化作用もある ・CYP2D6, 3A4 で代謝され，半減期は 8〜9.4 時間	・同上	・同上
	リバスチグミン（イクセロン®，リバスタッチ®）	・軽度および中等度の AD 患者 ・1 日 1 回貼布 ・背部，上腕部，胸部のいずれかに貼付	・同上	・同上 ・嘔吐，下痢，食欲不振などの副作用が少ない ・皮膚炎症
NMDA 受容体非競合的拮抗薬	メマンチン（メマリー®）	・中等度および高度の AD 患者 ・1 日 1 回服用 ・半減期は 55〜71 時間	・コリンエステラーゼ阻害薬と併用できる	・めまい，便秘

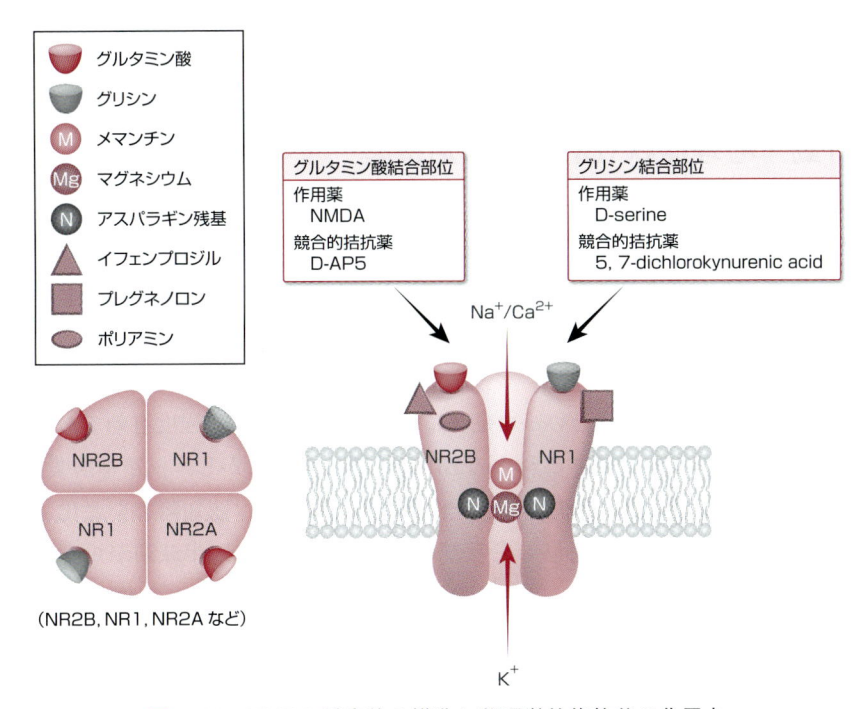

図 2-98 NMDA 受容体の構造と薬理学的修飾薬の作用点

（およそ−20 mV 以上）すると，NMDA 受容体チャネルポアの Mg ブロックがはずれ，Na^+ に加えて，Ca^{2+} が流入する．NMDA 受容体は活性化されにくく，不活性化が遅いことが特徴である（図 2-98）．脳内には NMDA 受容体活性を調節する物質が存在する．グリシンは NMDA 受容体の活性化に必要であり，脳内にも存在する D-セリンはグリシン結合部位にアゴニストとして働く．スペルミン，スペルミジンなどのポリアミンや神経ステロイドであるプレグネノロンも NMDA 受容体を活性化する．

神経変性疾患において細胞外グルタミン酸濃度が上昇すると，NMDA 受容体が持続的に活性化され，神経伝達において神経活動のノイズが高くなる．アルツハイマー病では細胞外グルタミン酸濃度が上昇し，さらに Aβ や酸化ストレス，サイトカインによる NMDA 受容体の活性化もノイズ発生に関与する（図 2-99）．すなわち，アルツハイマー病患者では記憶の形成と想起に必要な神経伝達が高いノイズにより障害される．**メマンチン** memantine（メマリー®）は NMDA 受容体の低親和性の非競合的拮抗薬であり，NMDA 受容体イオンチャネルを閉じることによってノイズを低下させる．しかし，親和性が低いために，記憶の形成と想起に関与する NMDA 受容体が活性化するような強いシグナルは阻害しない．すなわち，シグナル／ノイズ比は改善される．アルツハイマー病では NMDA 受容体も低下していることが考えらえるが，このノイズの低下がメマンチンの認知機能改善にかかわると考えられる．メマンチンは中等度から重度のアルツハイマー病患者に適用がある．

C 行動・心理症状（BPSD）の治療薬

徘徊，抑うつ，不穏，焦燥，不眠といった行動・心理症状（BPSD）は認知症患者の約 70％で生じる．認知症治療薬でも BPSD は部分的に改善する．それに加えて対症療法として下記の薬を使用する場合がある．

1）抗精神病薬

不安，幻覚，焦燥といった症状には抗精神病薬がある程度有効である．抗精神病薬には鎮静作用がありこれらの BPSD を抑える．しかし，抗精神病薬（クロルプロマジン）などは**抗アセチルコリン作用**を有しており，認知障害を悪化させる．また副作用である尿閉，便秘も患者の QOL を悪化させる．半減期が短く，抗コリン効果が少ないハロペリドールを用いるが，**錐体外路系症状**の副作用の頻度も高いので，注意が必要である．

2）抗不安薬

不安，不眠，恐れといった症状を改善する．ベンゾジアゼピン系薬物（ロラゼパム，オキサゼパム），ブスピロンなどが使われる．しかし，認知症に与える影響は不明である．副作用としては，認知機能の低下，鎮静作用，転倒頻度の上昇があげら

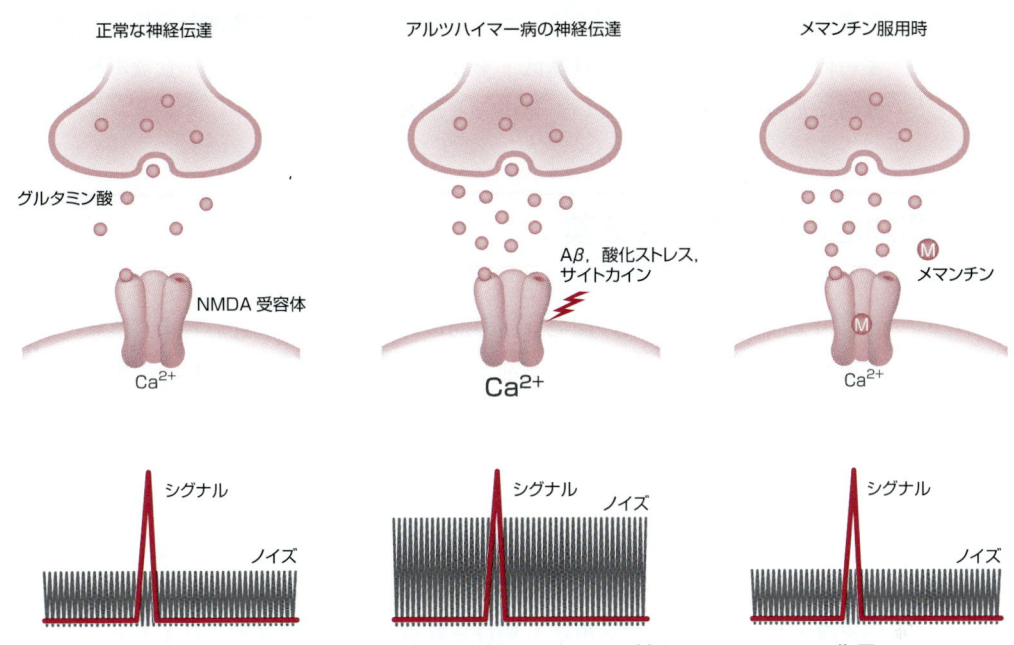

図 2-99　NMDA 受容体を介する神経シグナルに対するメマンチンの作用

れる．また，長期に使用すると**薬物依存**の問題もある．

3）抗うつ薬

認知症患者に抑うつ症状が併発した場合に用いる．抑うつは脳内セロトニン α 神経に異常があるため，選択的セロトニン再取り込み阻害薬（SSRI）シタロプラムが用いられる．抗うつ薬トラゾドンは不穏や不眠のコントロールに使われる．

4）その他の薬剤

抗精神病薬が無効である不穏の強い患者に対して，抗痙攣薬であるカルバマゼピンが使用される．しかし，肝機能障害，皮疹などの副作用に注意する必要がある．

D　脳循環改善薬と脳代謝改善薬

　脳梗塞の後遺症の改善には，脳血流改善を目的に使用される脳循環改善薬と神経伝達物質の調節とエネルギー代謝改善を目的に使用される脳代謝改善薬が用いられる．認知症の場合はこれらの薬剤を用いることにより，意欲の低下やうつ状態，不安やいらだちなどの周辺症状を改善することがある．イフェンプロジルは α 受容体遮断作用があり，脳動脈血流量を増加させる．さらに，NMDA 受容体遮断作用もある（図 2-98）．副作用として口渇，吐き気，めまい，発疹などがある．気管支喘息治療薬であるイブジラストは脳梗塞後遺症に伴う慢性脳循環障害によるめまいや頭痛に用いる．副作用として吐き気，下痢などの胃腸障害，動悸，発疹，血小板減少や

肝機能障害を起こすことがある．ニセルゴリンは神経伝達機能改善作用，脳エネルギー代謝改善作用があり，意欲低下を改善する．副作用として，食欲不振，下痢，便秘などの胃腸障害やめまい，発疹などがある．

E　認知症の進行を抑える薬

　原因を取り除く治療法の開発は精力的に行われており，近い将来，臨床で有効な薬剤が開発される．期待される薬剤としては，アルツハイマー病の原因物質であるアミロイドβタンパク質の産生を抑制する薬剤である．アミロイド前駆体タンパク質を切断する酵素βおよびγセクレターゼ阻害薬は，アミロイドβタンパク質の産生を抑える．しかし，γセクレターゼは発生・分化に関与する1回膜貫通型受容体であるNotch受容体機能にも必要であり，阻害薬の臨床開発は難しい．

　アミロイドβタンパク質の脳内蓄積を防ぐ「**ワクチン療法**」が開発中である．**腸内免疫**を利用したワクチン療法も期待される．この方法はアミロイドβタンパク質をワクチン（免疫源）として患者に投与し，体内でアミロイドβタンパク質に対する抗体を作り，免疫の働きを利用してアミロイドβタンパク質を脳から除去する治療法である．

　またアミロイドβタンパク質の凝集を促進する銅・亜鉛イオンの除去剤（キレーター）も有効な治療薬になる可能性がある．アルツハイマー病の予防医学として，生活習慣と食生活の改善が認知症の予防に有効であることは証明されており，糖尿病，脂質異常症などの生活習慣病の治療は認知症予防にきわめて重要である．

2章 参考文献

1) 浅井昌弘, 壁島彬郎：不安の診断と評価. 神経精神薬理, 10(9)：569-589, 1988.
2) 三国雅彦：不安の制御物質とその神経回路網. 脳と精神の医学, 5：253-261, 1994.
3) Bertram G Katzung：鎮静睡眠薬. カッツング 薬理学 原著10版, 柳澤輝行, 飯野正光, 丸山敬, 三澤美和監訳, 丸善, 2009.
4) Rudolph U, Knoflach F：Beyond classical benzodiazepines：novel therapeutic potential of GABAA receptor subtypes. Nat Rev Drug Discov, 10(9)：685-697, 2011.
5) Rudolph U, Antkowiak B：Molecular and neuronal substrates for general anaesthetics. Nat Rev Neurosci, 5(9)：709-720, 2004.
6) 越野好文：不安の症状による抗不安薬の使い分け. 症例とQ&Aで学ぶ抗不安薬の使い方. 今月の治療, 13(8)：763-769, 2005.
7) 上島国利：実地医家が知っておきたい 抗不安薬の知識と使い方 改訂3版. ライフ・サイエンス社, 2000.
8) 村崎光邦：抗不安薬の臨床用量依存. 精神神経学会誌, 98(9)：612-621, 1996.
9) 内村直尚：睡眠薬の臨床用量依存をどうみる. 臨床精神薬理, 9(10)：2003-2010, 2006.
10) 松丸憲太郎, 上島国利：抗不安薬の薬理と臨床効果. 抗不安薬・睡眠薬・抗うつ薬・気分安定薬の使い方. 上島国利, 久保木富房 監修, 8-15, アルタ出版, 2011.
11) 新宮興, 森健次郎：ベンゾジアゼピン拮抗薬：フルマゼニル. ファルマシア, 26(11)：1133-1136, 1990.
12) 藪内一輝, 中村三孝：セロトニン系抗不安薬の作用機序. 臨床精神薬理, 6(6)：713-721, 2003.
13) Neil R Carlson：睡眠と生体リズム. カールソン神経科学テキスト－脳と行動 第2版. 泰羅雅登, 中村克樹 監訳, 丸善, 2008.
14) Horne J：Why We Sleep：The Functions of Sleep in Humans and Other Mammals. Oxford University Press, 1988.
15) 千葉茂, 他：高齢者不眠に対する薬物療法. 睡眠医療, 3(2)：233-237, 2009.
16) 亀山祐美, 秋下雅弘：高齢者における睡眠薬のPK/PD. 薬局, 62(10)：3331-3336, 2011.
17) 宮本政臣：新規薬剤－ラメルテオン. 日本臨床, 67(8)：1595-1600, 2009.
18) Delay J, Deniker P, Harl JM：Therapeutic method derived from hiberno-therapy in excitation and agitation states. Ann Med Psychol, 110 (2)：267-273, 1952.
19) 浦部晶夫, 島田和幸, 川合眞一 編集：今日の治療薬2012. 南江堂, 2012.
20) Parsons CG, Stöffler A, Danysz W：Memantine：a NMDA receptor antagonist that improves memory by restoration of homeostasis in the glutamatergic system – too little activation is bad, too much is even worse. Neuropharmacology, 53 (6)：699-723, 2007.

2章 [1]……………葛巻直子／西須大徳／田村英紀／成田　年
　　 [2]………………………………………………中川貴之
　　 [3] [4]…………………………………………津田　誠
　　 [5]………………………………………………山本経之
　　 [6]………………………………………………橋本　均
　　 [7]………………………………………………南　雅文
　　 [8]………………………………………………石原熊寿
　　 [9]………………………………………………大野行弘
　　 [10]………………………………………………福永浩司

3章 循環系の薬理

1 循環系の構造と機能

　循環系は，血液や酸素などさまざまなものを運ぶ経路であり，血管系とリンパ管系とに分けられる（図3-1）．血管系は心臓および血管（動脈，静脈，毛細血管）からなっている．細胞の働きに必要な酸素は，肺でヘモグロビンに取り込まれ，末梢の組織に血管を介して運ばれ，逆に末梢の組織で生じた二酸化炭素は血管系によって肺に運ばれ酸素と交換される．消化管から吸収された栄養分を各組織に送るのも循環系の働きである．さらに，ホルモンを介した各組織間の情報のやりとりも血管系を介して行われている．また，血液を介した体温の維持にも働いている．リンパ管は，組織の間質に蓄積された液体を静脈に戻す役割を担っている．また，リンパ管は腸から吸収されたコレステロールや脂肪酸などを血液に渡す経路としても働いている．

1. 血液の流れ

　血液は心臓の左心室と右心室から送り出される．左心室から出た血液は，大動脈を通って全身の毛細血管にたどり着き，そののち静脈に流れ込み，大静脈を通って右心房へと戻ってくる．これが，大循環または体循環である．右心室から送り出された血液は，肺動脈を通って肺で二酸化炭素と酸素の交換がなされた後，右心室へと戻ってくる．これが小循環または肺循環である．心臓は，2つの心房（右心房と左心房）と2つの心室（右心室と左心室）よりなっている．心房は血液を受け取り心室へ血液を送り出し，心室は肺あるいは全身に血液を送り出す．心臓と血管を通る血液の流れは，右心房→右心室→肺→左心房→左心室→大動脈→細動脈→静脈→右心房である（図3-2）．すなわち，血液は心房から心室へ，また右から左へと流れる．心臓の興奮伝導経路は，心室の収縮が心房の収縮に遅れて生じるようになっているため，血液は心房から心室へと移動できる．また，心房と心室の間，心室と動脈の間には弁が存在し，逆流を防ぐようになっている．心室は肺あるいは全身に血液を送り出す働きをもっているため，心房に比べて収縮力が強い．とくに左心室は全身に血液を送り出す必要があるため，筋肉が非常に発達している．

2. 心筋と骨格筋の比較

　心筋は骨格筋と同じ横紋筋に分類される．しかし，心筋の活動電位持続時間および絶対不応期（興奮が来ても応答しない期間）は，骨格筋に比べ長い．また，強縮のため，骨格筋で観察される筋肉の強い収縮が心筋では認められない．さらに，心筋

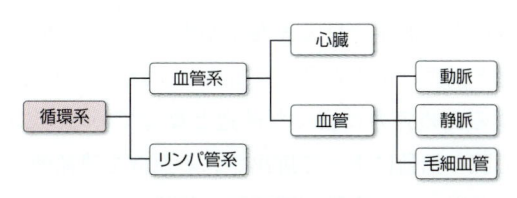

図 3-1 循環系の分類

循環系は血管系とリンパ管系に分かれる．血管系はさらに動脈，静脈および毛細血管に分けられる．

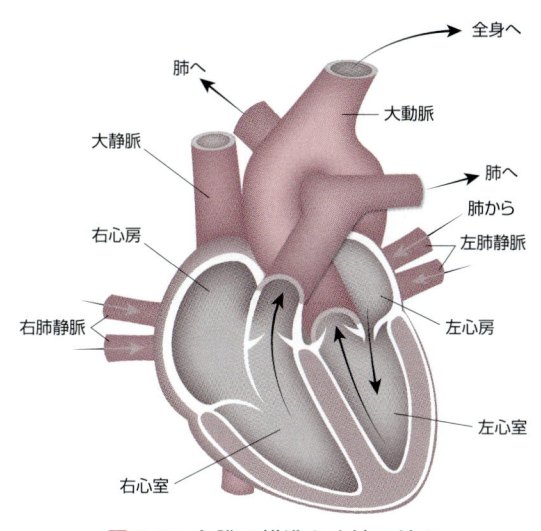

図 3-2 心臓の構造と血液の流れ

心臓は2つの心房と2つの心室からなり，血液は，静脈→右心房→（三尖弁）→右心室→（肺動脈弁）→肺動脈→肺→肺静脈→左心房→（僧帽弁）→左心室→（大動脈弁）→全身へと流れる．肺動脈から左心房の間に弁がないのは，肺へ血液が逆流する可能性がないためである．

には骨格筋にはない細胞同士の機能的な連関がある．これらの特徴は，心筋が同調して収縮し，効率よく血液を送り出すことを可能にしている．

3. 血管の分類

血管は，大動脈，動脈，細動脈，毛細血管，細静脈，静脈，大静脈に分けられており，それぞれで構造と機能が異なっている（図3-3）．血管は内膜，中膜，外膜の3層からなる基本構造をもっている．内膜は，内皮細胞と基底膜から，中膜は平滑筋と弾性線維から，外膜は結合組織からなっている．大動脈および動脈には内膜と中膜の間および中膜と外膜の間に弾性板があるのに対し，細動脈や静脈などにはない．

1）大動脈，動脈

心臓は収縮と弛緩を繰り返すことで血液を末梢へと送り出している．収縮期の血

圧と拡張期の血圧では大きな差が生じている．収縮期の高い血圧に耐えるために，大動脈と動脈は丈夫な構造をもち，また収縮期と拡張期とで大きな差がある血圧に対応するため弾力に富んだ構造となっている．このため大動脈は弾性血管と呼ばれ，心臓の拍動によって排出される血液を連続的な血流に変えることができる．大動脈と動脈では，中膜が厚く弾性線維の量が多い．しかし，平滑筋の量には違いが見られ，動脈は大動脈に比べ多量の平滑筋を含んでいる．これは，血管を収縮させ，動脈圧と組織血流を調節するのに役立っている．

2）細動脈

細動脈は抵抗血管と呼ばれている．神経の興奮やホルモン刺激などによって血管抵抗が変わると，血管を流れる血液の量も変化する．血圧が変化する幅は細動脈で大きく，細動脈の収縮や拡張によりその調節がなされている．これが，細動脈が抵抗血管と呼ばれる理由である．細動脈が収縮すると，細動脈の上流に位置する血管の血圧が上がり，一方，細動脈より下流に位置する血管（毛細血管〜静脈）の血圧は下がる．各臓器に分配される血液の量は細動脈が収縮あるいは拡張することで調節されている．例えば，運動時には骨格筋の動脈は交感神経系の β 作用により拡張するため血流量が増える．一方，内臓の動脈は交感神経系の α 作用により収縮するため血液量は減少する．同時に大静脈も α 作用で収縮するため，動脈中の循環血液量が増える．これにより，運動に必要な組織（骨格筋）への血液量（酸素量）が増加し，必要でない組織（内臓）への血液量は減少する．

3）毛細血管

毛細血管では，物質の交換〔酸素（O_2）と二酸化炭素（CO_2），栄養物と老廃物の交換など〕が行われるため，動脈や静脈のように多層の構造をとっておらず，内皮細胞が単層で並んだ構造をとっている．物質の交換は内皮細胞間のすき間を通して行われる．このため毛細血管は交換血管とも呼ばれる．内径は赤血球より少し小さく，組織の隅々まで入り込んでいる．赤血球は変形することで毛細血管を通ることができる．

4）静　脈

静脈壁は弾力に富んでおり，血液量が少ないときは扁平で切り口は楕円形である．血液量が増加しても内圧が変化せず切り口が楕円形から円形に変わる．さらに血液量が増加すると，静脈壁が伸び，内圧がほとんど上昇することなく血液を貯蔵するようになる．静脈はこのような性質のため，循環している血液の大部分を溜めることができ，容量血管とも呼ばれている．

静脈が収縮すると，静脈中の血液が押し出され，動脈中に存在する循環血液量が増える．一方静脈が弛緩し静脈中の血液量が増えると心室の拡張末期における容積が上昇するため，心臓から駆出される血液量は増大する（p.339，血圧の項を参照）．収縮および弛緩することにより，静脈は動脈中の循環血液量を調節することができる．

1 循環系の構造と機能

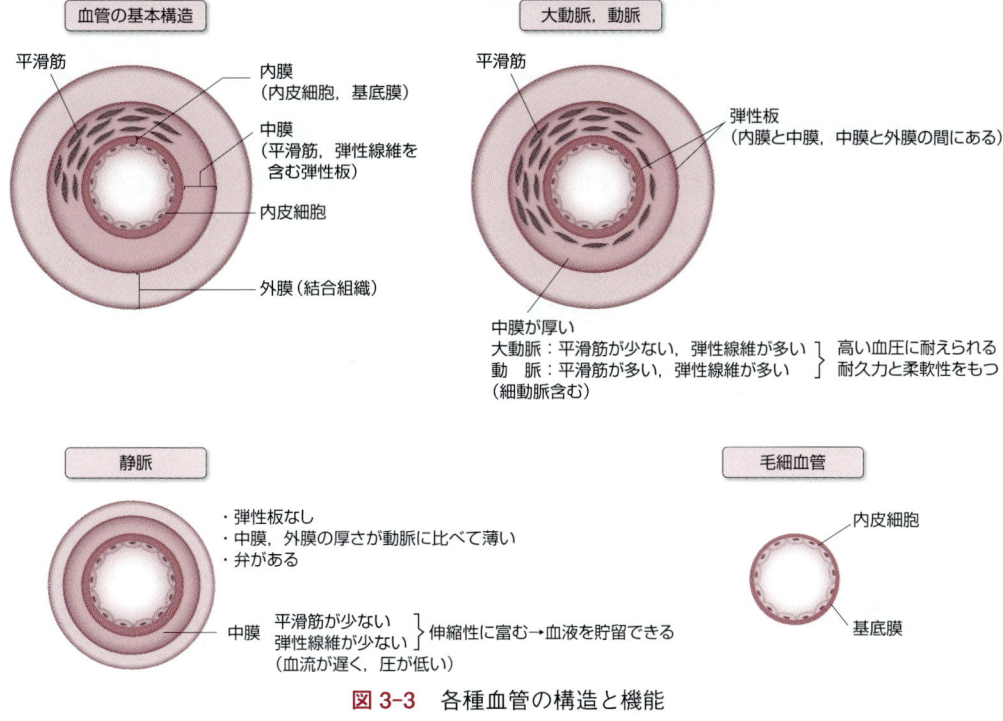

図 3-3　各種血管の構造と機能
大動脈は壁が厚く弾性に富んだ構造を示す．細動脈は平滑筋が多く神経の分布密度も高いことから，神経刺激に応じて血管内径（血管抵抗）が変化する．毛細血管は一層の内皮細胞からなっており，物質の交換が行われている．静脈は壁が薄く，弾性線維や平滑筋の量が動脈に比べ少ない．

5）静脈と動脈の違い

　動脈では中膜の平滑筋と弾性線維が多い．これにより，高い血圧に対する耐久性と柔軟性がそなわる．静脈の厚さは動脈に比べて薄く，中膜に含まれる平滑筋や弾性線維の量が少ない．このため，静脈は容易に拡張でき血液を貯留することができる．ホルモンや神経伝達物質が示す血管への効果は，内皮細胞と平滑筋への作用による．

4. 血液の分布

　血液量は体重の約8％を占めるといわれている．血液の70〜80％は細静脈から大静脈の圧が低い血管に存在している．これに対し，圧の高い血管には血液の約15％が存在しているのみである．

　安静時における心拍出量の血流配分は，脳が約15％であり，肝臓と腎臓がそれぞれ20〜25％と多く，骨格筋が15〜20％と少ない．臓器への血流の配分は，各臓器の細動脈の収縮と弛緩によって調節されている．細動脈の収縮および弛緩は，自律神経，ホルモン，代謝産物，二酸化炭素（CO_2），酸素（O_2）などによって調節されている．

3章 循環系の薬理

A 血管系

1. 血管の働き

　血管は，全身に血液を供給する経路である．血液の働きは，酸素を運搬したり，老廃物を排泄器官に移動させたりするほかに，身体の温度を一定に保つことにも役立っている．血液は，心臓（心室）より出て，毛細血管を通り，静脈を介して心臓（心房）に戻ってくる．心臓に戻ってきた血液中のヘモグロビンの酸素負荷は肺にて行われる．

　血管の構造は，動脈，静脈，毛細血管で異なっている．それぞれの血管は働きに見合った特徴的な構造をもっている．

2. 血管の緊張度（トーヌス）

　血管の緊張度（血管のトーヌスともいう）とは，血管が何ら刺激されていない状況でもある程度の張力を示すことをいう．血管のトーヌスは，内因性物質によって調節されている．また，血管は，局所的に蓄積される代謝産物によって，変化する代謝に見合った酸素の供給を受けることができる．例えば，低酸素状態では，好気的な酸化的リン酸化反応が阻害されるため，アデノシン三リン酸 adenosine triphosphate（ATP）合成が低下する．この結果，ATPの代わりにアデノシン一リン酸 adenosine monophosphate（AMP）とアデノシンが蓄積する．アデノシンは非常に強い血管の拡張作用をもっており，血液量（酸素量）を増加させるように働く．アデノシンのほかにも，乳酸や水素イオンなどにも平滑筋弛緩作用がある．

3. 血管における内皮細胞の役割

　動脈や静脈の機能を維持するなかで特に重要な働きをもっているのは内皮細胞である．内皮細胞は血管の緊張度を調節したり血管内で血栓が形成されるのを阻害したりする働きをもっている．

　内皮細胞より放出され，血管の緊張度を制御する血管作動物質の一つとして一酸化窒素（NO）がある．内皮細胞で産生されたNOが平滑筋に移動し作用することで，平滑筋を弛緩させる．血管内を流れる血液の速度は，中心部では速く，血管壁周辺では血液の粘性のために遅くなっている．したがって，血管周辺では"ずり応力"が血管壁にかかる．血管壁を構成している内皮細胞に発現しているPiezoチャネルはこの力を感知しチャネルを開くことで，細胞外にATPを放出させる．ATPは内皮細胞のGq共役型受容体（P2Y$_{12}$）を活性化し，内皮細胞内のCa^{2+}濃度を上昇させる．上昇したCa^{2+}がCa^{2+}カルモジュリン複合体となり，これがNO合成酵素（NOS）を活性化しNO産生を促進させる．産生したNOが血管平滑筋を弛緩させたり血小板の凝集を抑制させたりする．

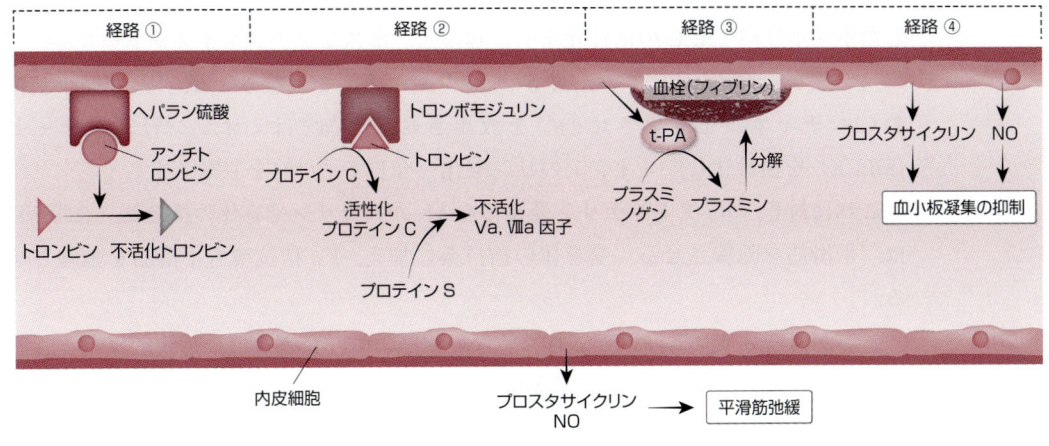

図3-4 血管内皮細胞の働き

内皮細胞は，ヘパラン硫酸・アンチトロンビンによるトロンビンの不活化（経路①），プロテインCの活性化による凝固因子の不活化（経路②），組織プラスミノゲン活性化因子（t-PA）によるプラスミンの産生（経路③），血小板凝集抑制物質の合成（経路④）により血栓形成を抑制する．

　内皮細胞はNOを介した平滑筋細胞を弛緩させる働きに加え，血小板の凝集制御にも大きく関わっている．つまり，内皮細胞は，いくつかのメカニズムを介して血栓形成を抑制している（図3-4）．内皮細胞の表面に存在するヘパラン硫酸が血液中のアンチトロンビンと結合し，トロンビンの不活化を促進させる（図3-4の経路①）．トロンビンはフィブリノゲンをフィブリンに変換させたり，血小板を活性化させたりすることなどで血栓形成に関わっている分子である．内皮細胞はトロンビンと結合するトロンボモジュリンも発現している．トロンボモジュリンとトロンビンの複合体がCタンパク質を活性化し，Cタンパク質を活性化Cタンパク質に変換させる．活性化CタンパクがSタンパク質と結合し凝固因子VaやVIIIaを不活化する（図3-4の経路②）．さらに，内皮細胞は組織プラスミノゲン活性化因子 tissue plasminogen activator（t-PA）を産生し，プラスミノゲンを活性化プラスミンに変える作用を増強する．プラスミンは血栓を構成するフィブリンを分解する．このt-PAは主に内皮細胞で産生される（図3-4の経路③）．これらに加え，内皮細胞はプロスタサイクリン prostacyclin（PGI_2）やNOを産生し，血小板凝集を阻害する（図3-4の経路④）．このように内皮細胞の正常な機能は，血流の維持にきわめて重要である．したがって，内皮細胞が傷害されると，血栓が形成されやすくなる．

4. 血管系の神経支配

　内皮細胞を介した血管平滑筋の弛緩制御に加えて，血管平滑筋に発現している受容体やチャネルにアゴニストが作用することで収縮応答を引き起こされる．血管平滑筋の収縮は，$α_1$アドレナリン受容体，ムスカリン受容体（M_3タイプ）の直接的あ

るいは間接的な刺激によって促進される．これら受容体刺激はGqタンパク質を介したホスホリパーゼCの活性化を引き起こし，ホスファチジルイノシトール-4,5-二リン酸からイノシトール-1,4,5-三リン酸（IP$_3$）を遊離させる．IP$_3$が筋小胞体のCa^{2+}チャネルを開講させCa^{2+}を放出させる．Ca^{2+}はミオシン軽鎖キナーゼ（MLCK）を活性化し，ミオシンのリン酸化を介して平滑筋を収縮させる．

これに対し，α$_1$アドレナリン受容体やM$_3$ムスカリン受容体の拮抗薬（遮断薬）は，平滑筋を弛緩させる．受容体の拮抗薬に加え，Ca拮抗薬も平滑筋を弛緩させる．

生体が何らストレスにさらされていない状態でも，交感神経は持続的にある程度の興奮状態にあるため，血管には緊張が生じている（血管のトーヌスと呼んでいる）．このため，交感神経を切除すると，血管平滑筋への刺激が減弱するため，血管は弛緩する．

5. 血管の液性調節

血管の収縮と弛緩を引き起こす物質には数多くのものがある．血管収縮を起こすものとして，ノルアドレナリン，アドレナリン，セロトニン，バソプレシン，アンジオテンシンⅡ，エンドセリンなどがある．一方，血管拡張を起こすものとして，アセチルコリン，キニン，心房性ナトリウム利尿ペプチドatrial natriuretic peptide（ANP），血管作動性小腸ペプチドvasoactive intestinal peptide（VIP），PGI$_2$，NOなどがある．

血管の収縮作用をもつセロトニンは，血小板の顆粒に含まれており，血小板が活性化されると放出される．血小板より放出されるセロトニンは限られた部位で作用するため，局所的な血管収縮を引き起こす．

エンドセリンは内皮で産生されるポリペプチドで，非常に強い血管収縮作用をもっている．

ブラジキニンに代表されるキニン類は，内皮を介して血管を拡張させる作用をもっている．内皮細胞が刺激されると細胞内Ca^{2+}濃度の上昇およびアラキドン酸遊離が起こり，NOおよびPGI$_2$の産生が上昇する．NOおよびPGI$_2$が平滑筋細胞に作用し，NOはcGMP産生，PGI$_2$は環状アデノシン一リン酸cyclic adenosine monophosphate（cAMP）産生を増加させ血管拡張を引き起こす．キニン類は，キニノゲンからカリクレインの作用により作られ，さらにキニナーゼⅠおよびキニナーゼⅡにより代謝される．キニナーゼⅡはアンジオテンシン変換酵素angiotensin converting enzyne（ACE）と呼ばれる．ブラジキニンは毛細血管の透過性を亢進させる．キニノゲンを分解するカリクレインは，活性型の血液凝固因子Ⅻaがプラスミンの作用を受けて産生されたタンパク質分解産物である．カリクレインはプロレニンをレニンに変換することもできる．

VIPは，消化管や自律神経終末から分泌される．血管拡張や胃酸分泌抑制などの

作用をもっている．

　血管は血流を一定に保つために，局所的な調節機構も利用している．例えば，血管に直接加わる機械的な刺激である．血管が引き延ばされるような刺激（伸展刺激）を受けると，細胞表面に存在するチャネル（Piezoチャネルや電位非依存性の陽イオン選択的TRPCチャネル）やアンジオテンシンⅡ受容体タイプ1が活性化される．これらイオンチャネルや受容体の活性化は，最終的には細胞内Ca^{2+}濃度の上昇をもたらし，平滑筋を収縮させる．これに対し，血流速度が減少すると，組織の代謝産物が局所的に蓄積する．それらの物質は血管を拡張させ血流を増加させるように働く．局所的に働く代謝産物として，O_2分圧の低下，CO_2分圧の上昇，pHの低下，乳酸とアデノシンの上昇などがある．受容体やイオンチャネルに作用する拮抗薬や作動薬，あるいはこれら低分子の物質の濃度を変化させる薬は，血管を拡張または収縮させるように働く．

6. 内皮細胞と血小板との関係

　内皮細胞と血小板との間には相互作用がみられる（図3-5）．内皮細胞は血小板の凝集を抑制する物質（NOとPGI_2）を産生している．一方，血小板が活性化されると血小板よりアデノシン二リン酸 adenosine diphosphate（ADP），セロトニン，トロンボキサンA_2 thromboxaneA_2（TXA_2）が放出される．セロトニンとTXA_2は平滑筋細胞にも作用し，収縮を引き起こす．

7. 血圧の調節

　血圧は，血管の抵抗と血液量を変化させることで調節されている．中枢を介した血圧の調節は延髄にある血管運動中枢によって行われている．血管運動中枢が興奮すると血圧は上昇する．この興奮は，低酸素，炭酸濃度の上昇，情動や疼痛などによって引き起こされる．一方，末梢の圧受容器が興奮すると，血管運動中枢が抑制され血圧を下げるように働く．

　横になっている状態から立った状態に体位を変えると，重力の影響で下肢側に血液が貯留し，右心房への静脈還流量が減少する．しかし，通常では体位を変えたときに下肢の筋肉が収縮するため，筋肉の間を流れる静脈が圧迫されて（静脈には弁があるために逆方向の毛細血管側へは移動できない），下肢に溜まった静脈血が心臓側に押しやられる．これを筋ポンプと呼んでいる．また静脈では，静脈にかかる血圧が低いため，逆流を防ぐための弁が付いているのが特徴である．動脈では血圧の低下を感知して圧反射が生じ，血圧を維持するように働く．

1）急速型の血圧調節

　血圧の調節は，血圧の変化が検出された後，血圧の変化に対応するまでの時間により，大まかに急速型，中間型および長時間型に分けられる（図3-6）．急速型の血圧調節は，数秒から分単位で起こる調節で，主に反射によって行われている．血圧

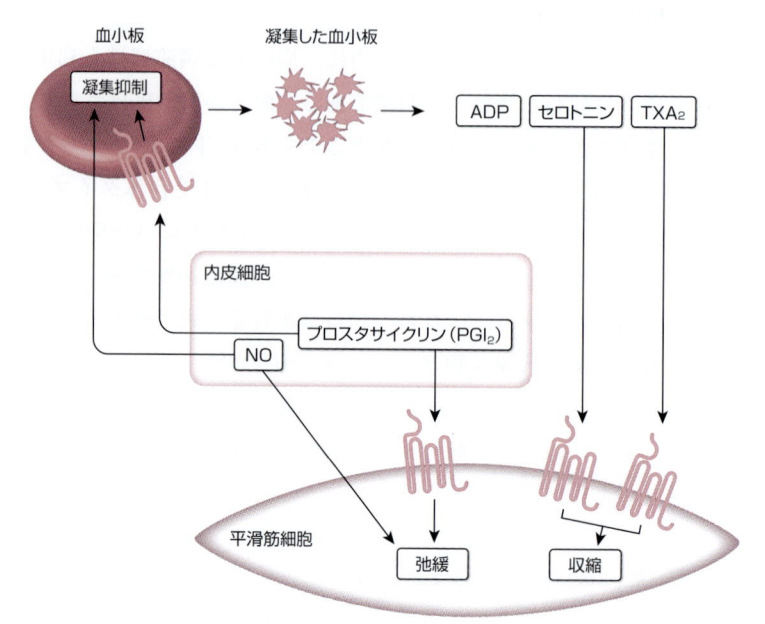

図3-5　内皮細胞と血小板との相互作用

内皮細胞は血小板の凝集を抑制する物質〔一酸化窒素（NO）とプロスタサイクリン（PGI$_2$）〕を産生している．一方，血小板が活性化されるとADP（アデノシン二リン酸），セロトニン，TXA$_2$（トロンボキサンA$_2$）などが放出され血管を収縮させる．通常では，内皮細胞から放出されるNOやPGI$_2$の作用が優勢である．

が上昇すると，洞や大動脈弓に存在する圧受容器がその変化を感知し，圧受容器の興奮の頻度が増加する．この刺激が血管運動中枢に送られ，血管運動中枢の興奮を抑制し血圧は低下する．血管運動中枢は交感神経を常に興奮させており，これにより血管の緊張度（血管のトーン）が生じている．したがって，興奮の抑制は血管の弛緩を引き起こす．また，心臓の迷走神経の興奮も生じるため，心拍数が減少し心拍出量は低下する（心拍数と心拍出量の関係は後述する）．このように交感神経および副交感神経を介したメカニズムによって血圧は低下する．反射による血圧調節は，血圧の変化に素早く対応する強力な方法となっている．

2）中間型の血圧調節

中間型の血圧調節は，数分から数時間の単位で起こる調節である．これには，血管径の変化や血管を収縮させる物質によるものなどが含まれる．レニンにより生成するアンジオテンシンIIによる調節もこれに含まれる．

3）長時間型の血圧調節

長時間型の血圧調節は，数時間から日の単位で行われる調節である．レニン-アンジオテンシン-アルドステロン系による腎臓での循環液量の調節がこれにあたる．腎臓での血流量の低下が感知されると，腎臓の傍糸球体細胞よりレニンが遊離される（図3-7）．遊離したレニンは，アンジオテンシノゲンをアンジオテンシンIに変

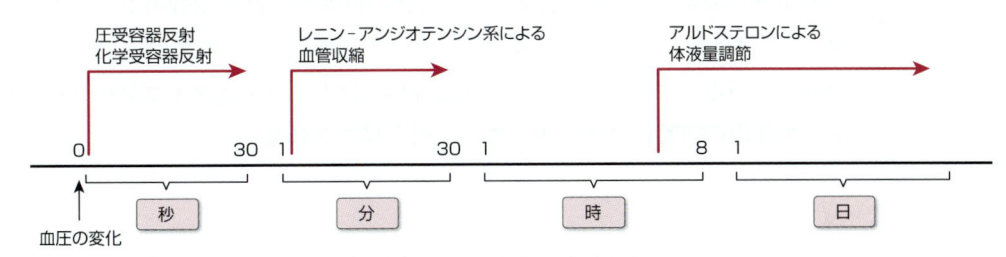

図 3-6　血圧調節の時間依存性

血圧を調節するメカニズムは，応答までの時間が短い順から，圧受容器反射と神経系を介した調節，レニン-アンジオテンシン系による調節，アルドステロンによる調節に分かれる．

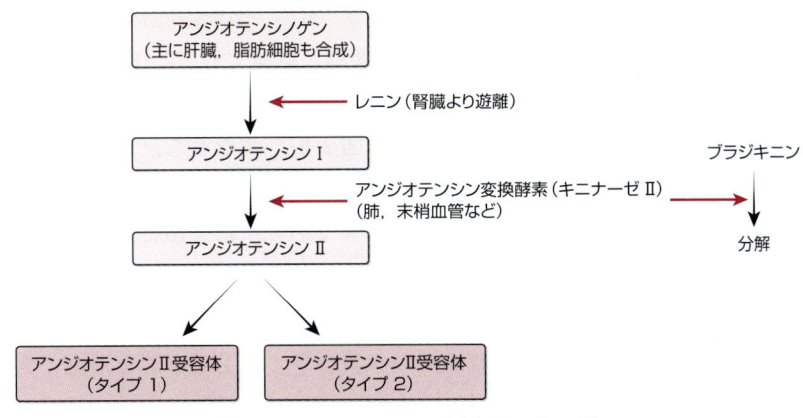

図 3-7　レニン-アンジオテンシン系

アンジオテンシンⅡは，アンジオテンシノゲンよりレニンおよびアンジオテンシン変換酵素の働きにより産生される．レニンは腎臓の傍糸球体装置によって合成および分泌される．アンジオテンシン変換酵素は主に内皮細胞の表面に発現している．

換させる．アンジオテンシンⅠがアンジオテンシン変換酵素（ACE）の働きでアンジオテンシンⅡに変換される．アンジオテンシンⅡは血管に直接働き収縮させることで，血圧を上昇させるように働く．また，アンジオテンシンⅡはアルドステロンの分泌を促進させる．アルドステロンは腎臓に働き，Na^+の再吸収を促進させる働きをもっている．Na^+の再吸収に伴い H_2O が再吸収され，腎臓から排泄される H_2O 量が減少する．この結果，循環血液量が増加し，心拍出量が増大する．心拍出量の増加は血圧の上昇を引き起こす（血圧と心拍出量の関係は後に述べる）．

4）血圧調節におけるアンジオテンシンⅡの役割

アンジオテンシンⅡは循環系で大きな役割を果たしており，血管の収縮やアルドステロン分泌の促進などの働きをもっている．アンジオテンシンⅡのもととなるアンジオテンシノゲンは主に肝臓で合成されており，一部は脂肪細胞でも合成されている．腎臓の傍糸球体細胞によって産生されるレニンは，腎臓に入る動脈圧の低

下や交感神経系のβ₁アドレナリン受容体刺激あるいは尿細管のフィードバック機構（遠位尿細管のNa⁺の上昇を検知）によって分泌が増加する．ACEは内皮の表面に存在している．アンジオテンシンⅡ受容体にはタイプ1とタイプ2の2種類が存在し，生体内の応答はタイプ1によって引き起こされる．

8. リンパ系

　ヒトの体の中には血管とともにリンパ管が全身に広がっている．毛細血管では，末梢組織との間で酸素や栄養成分あるいは不純物などの交換が行われる．毛細血管から組織へと流れる液量は，逆に組織から毛細血管に移動する液量よりも多い．したがって，毛細血管から組織へと流れ込む液量が過剰になり，それが組織の間質（すき間）蓄積していくことになる．もし，組織の間質に存在する過剰な液体が効率的に取り除かれないと，液体が組織に蓄積することになる．これが浮腫である．しかしながら，通常の状態では組織の間質に蓄積される液体は，リンパ管と呼ばれる管を通って静脈に戻っている（図3-8）．すなわち，リンパ管を介した循環の役割は，組織の間質に存在する過剰な液体を循環系に戻すことである．1日に約20Lの液体が血液から組織へと流れ込んでおり，ほとんどは毛細血管に再吸収されている．組織へと流れ込んだ液量の約15％（約3L）がリンパ管を経て血液に戻るといわれている．リンパ管を流れる液体をリンパと呼んでいる．リンパの組成は血漿と似ている．しかし，血漿タンパク質の多くが毛細血管を通過できないほど大きいため，リンパに含まれるタンパク質成分の量は低い．

　リンパ管は静脈と似た構造をもっており弁が多い．しかし，ところどころにリンパ節が存在している点が静脈と異なっている．リンパ節には，B細胞やT細胞が存在しているため，リンパがリンパ節を通ると，リンパ球（B細胞やT細胞）がリンパに流れ込む．

　リンパ管は，過剰に存在する細胞間の過剰な液体を静脈へと戻す循環系としての役割のほかに，食物由来の脂質と脂溶性ビタミンを胃や腸管から血液に輸送する経路としても働いている．例えば，腸から吸収されたコレステロールや脂肪酸は，リンパ管を経て静脈に流れ込んでいる．また，リンパ節があることから分かるように細菌や異物の処理も行っている．

　リンパ節をターゲットとした薬として多発性硬化症再発予防薬のフィンゴリモドfingolimod（イムセラ®，ジレニア®）がある．フィンゴリモドは，スフィンゴシン1-リン酸sphingosine 1-phosphate（S1P）のアゴニストである．リンパ球がリンパ節から出ていくためにはS1Pの刺激が必要である．フィンゴリモドはS1P受容体を刺激することで，細胞表面での発現量を減少させ，刺激が来てもリンパ球が応答できない状況を作る．

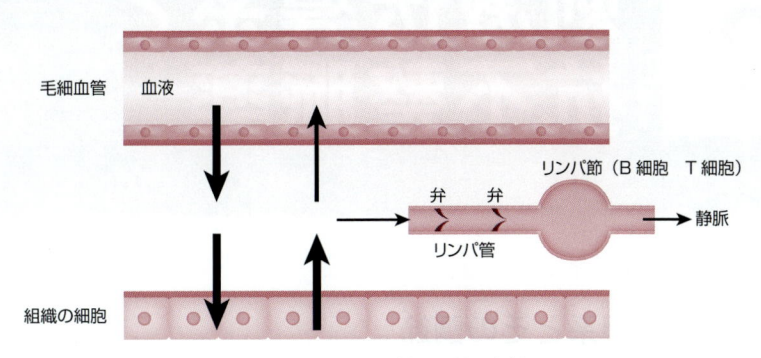

図 3-8 リンパ管と毛細血管

リンパ管は静脈に似た構造をもっている．毛細血管から組織に流れた血漿の 80〜90%は静脈へと再吸収される．残りの血漿はリンパ管に吸収され，静脈系へと戻る．リンパ管系の途中にはリンパ節があり，リンパ球が供給される．

2 刺激伝導系と抗不整脈薬

A 刺激伝導系とその調節

1. 刺激伝導系の機能と心臓の興奮

　心臓が規則正しく収縮と弛緩を繰り返して行うために，心臓には洞結節を開始点とした刺激伝導系が存在している（図3-9）．洞結節で生じた興奮は，洞結節→心房→房室結節→ヒス束→脚（右脚，左脚）→プルキンエ線維→心室筋の順で伝わる．この特殊な刺激伝導経路を心臓の刺激伝導系と呼んでいる．刺激伝導系を構成している細胞の特徴は，それぞれの細胞が固有の頻度で活動電位を生じる能力（自動能）をもっていることである（固有の興奮頻度と心拍数については後に述べる）．刺激伝導経路の細胞群は，線維性の組織により収縮や弛緩を行う心筋細胞とは隔離されているため，刺激伝導系を伝わる興奮が途中で心房筋や心室筋に流れない．

　洞結節は心房の上の右側後方に位置していることから，洞結節の興奮に始まる心房の興奮は，心臓の上→下，右→左，後→前の方向で伝わる（p.260 図3-15を参照）．この方向性が後に述べる心電図の波形に関係してくる．洞結節は交感神経と副交感神経の支配を受けており，交感神経の刺激はβ_1アドレナリン受容体を介して心拍数の増加を引き起こし，副交感神経の刺激はムスカリンM_2受容体を介して心拍数の減少を生じる（図3-10）．

2. 心拍数の自律神経系による調節メカニズム

　カテコールアミンやノルアドレナリン刺激では，細胞内cAMP（cyclic adenosine monophosphate）濃度が上昇し過分極活性化陽イオンチャネルの活性が亢進する．またcAMP濃度の上昇によってプロテインキナーゼAが活性化され，これがCa^{2+}チャネルの活性化を引き起こすため自動能の亢進が生じる．一方，アデノシンやアセチルコリン刺激では細胞内cAMP量が減少するため，cAMPを介した応答は減弱する．また，副交感神経の終末より遊離したアセチルコリンが，ムスカリンM_2受容体に作用し洞結節の細胞に存在するK^+チャネルを活性化する．これにより静止膜電位がより深くなり，洞結節の自立的な脱分極の速度も遅くなる．過分極活性化陽イオンチャネル，Ca^{2+}チャネルおよびK^+チャネルの効果が合わさり，興奮が抑制され，心拍数は減少する．また，洞結節は副交感神経支配が優位になっている細胞群である．

2 刺激伝導系と抗不整脈薬

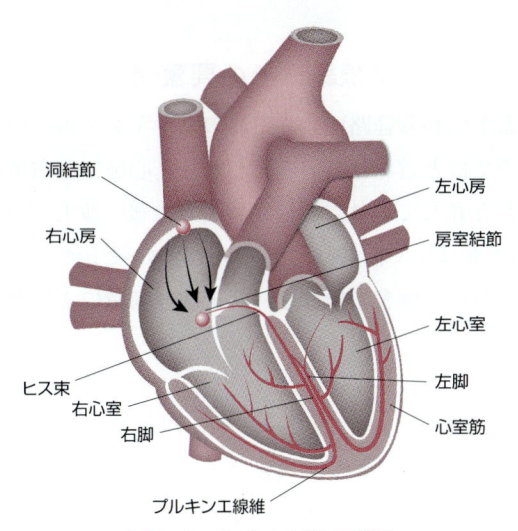

図 3-9　心臓の刺激伝導系

洞結節→（心房→房室結節→ヒス束→脚（右脚，左脚）→プルキンエ線維→心室筋という洞結節の興奮を伝える特殊な経路が存在している．この特殊な刺激伝導経路を心臓の刺激伝導系と呼んでいる．刺激伝導系の細胞は自動能をもっている．

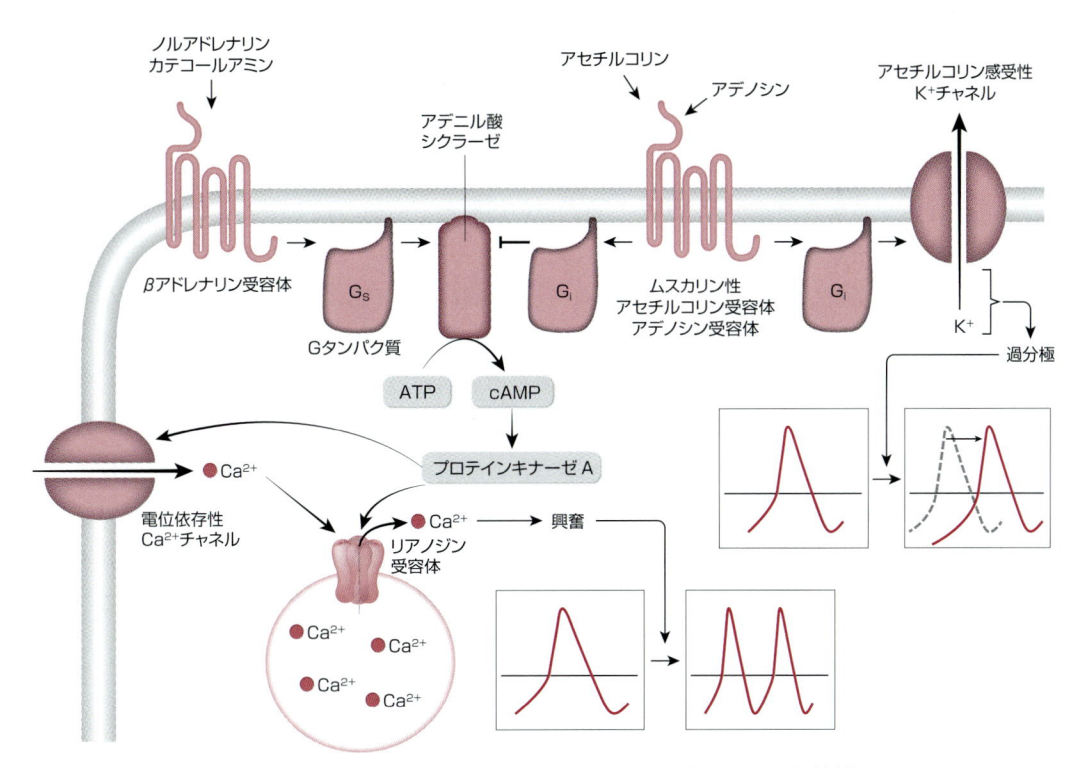

図 3-10　洞結節での G タンパク質を介した拍動数の調節機構

洞結節の自動能は，カテコールアミンやノルアドレナリン刺激により細胞内 cAMP（cyclic adenosine monophosphate）濃度が増加すると亢進する．一方，アデノシンやアセチルコリン刺激では，細胞内 cAMP 量が減少するとともに K^+ チャネルが活性化されるため，自動能は低下する．

253

3. 心房からプルキンエ線維までの興奮伝導

心房で興奮が伝わる経路は，心室筋のプルキンエ線維のような明らかな興奮伝導経路はないのではと言われている．しかし，心房には右房と左房を繋ぐ心房間の特別な伝導路が存在しており，右房が興奮した後，少し遅れて左房が興奮する（房室結節に届いた興奮はヒス束，脚，プルキンエ線維へと伝わる）．

房室結節における興奮の伝導は，迷走神経刺激により抑制され，交感神経刺激により促進される．

4. プルキンエ線維から心室への興奮の伝導

脚を通った興奮はプルキンエ線維により心室筋に伝わる．プルキンエ線維が心室筋全体に行きわたっているため，プルキンエ線維の興奮は速やかに左右の心室に伝わる．心室筋が興奮刺激を受け取ると，心室筋の収縮が開始される．プルキンエ線維を通って興奮が伝導する速度は心室筋全体に興奮が伝わる速度より速いため，心室筋全体がほぼ同時に収縮する．心室を通るプルキンエ線維と心室筋細胞とは電気的に直接繋がっていないため，興奮は途中で漏れずにプルキンエ線維の末端に到達した後，心筋細胞を興奮させる．

5. 興奮伝導の特徴

心臓での興奮は洞結節からプルキンエ線維に一方向に伝達されるようになっており，逆にプルキンエ線維から洞結節の方向へ興奮は伝わらない．これは，洞結節のみならず各細胞がもっている自動能の周期と不応期の長さによって説明できる．心臓のそれぞれの細胞は固有の自動能をもっている．その同期は，洞結節が最も短く，房室結節，プルキンエ線維へと伝導経路の下流に行くにつれて長くなっている．したがって，洞結節より下流に存在している細胞の興奮は，洞結節からの興奮によって決定され，心臓の拍動は興奮の周期が最も短い洞結節の周期によって決定される．ただし，洞結節，房室結節，ヒス束，プルキンエ線維のそれぞれの細胞はペースメーカーとして働くことができる細胞であるのに対し，収縮と弛緩反応を行う心筋細胞は非ペースメーカー細胞である．洞結節からの興奮によって房室結節より下位に位置する細胞の興奮は決定されている．しかし，病的な状態になり上位の細胞からの興奮が伝えられないと，これらの細胞は自動能をもつようになる．

6. 興奮伝導におけるギャップ結合の重要性

細胞間での興奮はギャップ結合チャネルを介して伝わる（図3-11）．ギャップ結合チャネルを形成するのはコネキシンである．コネキシンは単独では機能をもたないものの，隣接する細胞に発現するコネキシンが合わさると，2つの細胞を繋ぐチャネルとなる．結節細胞，収縮や弛緩を行う心筋細胞，プルキンエ線維にはそれぞれ

2 刺激伝導系と抗不整脈薬

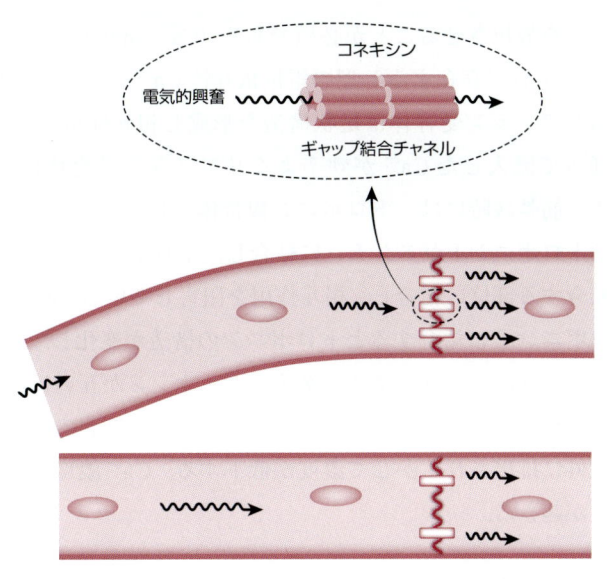

図 3-11　ギャップ結合チャネルを介した興奮伝導
ほぼ長方形の形をした心筋細胞の興奮は四方向にランダムに伝わるのではなく，特定の方向のみに伝わる．方向性をもった興奮の伝導は，コネキシン分子6個よりなる複合体が2つ合わさって形成されるギャップ結合チャネルにより行われる．

電気的特性の異なるコネキシンが発現している．ギャップ結合チャネルは通常の状態では「開」の状態にある．このため，一方の細胞が脱分極して細胞内がプラスになると，まだ脱分極していない隣の細胞に向かって，ギャップ結合チャネルを通してプラスの電荷をもつイオンが移動でき隣の細胞も脱分極する．コネキシンによって形成されるチャネルを通って興奮が伝わることにより，1つの細胞の脱分極刺激が隣の細胞を脱分極させることができる．また，コネキシンは細胞全体に均一に発現しているのではなく，心筋細胞の両側に高発現しているため，興奮は四方に拡散するのではなく一方向にのみ伝わる．

7. 興奮収縮連関

活動電位が心室筋に到達すると心筋の収縮が起こる（図3-12）．興奮の到達から収縮までを興奮収縮連関と呼んでいる．心室筋の収縮は次のように進行する．心室筋に活動電位が到達すると，膜電位が脱分極し細胞外からL型の電位依存性Ca^{2+}チャネルを介してCa^{2+}が流入する．心筋には骨格筋と同様に横行小管（T管）と呼ばれる折れ込み構造が存在しており，これにより細胞外液と接する面積が大きくなっている．この構造により，興奮や弛緩に伴う細胞内外のイオン交換を迅速に行うことができる．

しかし，細胞外から流入する初期のCa^{2+}量は非常に少なく，収縮を引き起こすことはできない．流入したCa^{2+}がリアノジン受容体に結合し細胞内に貯蔵されている

Ca^{2+}を放出させることが必須である（Ca^{2+}-induced Ca^{2+} release：Ca^{2+}誘発性Ca^{2+}遊離）．T管に存在するL型の電位依存性Ca^{2+}チャネルとCa^{2+}貯蔵部位に発現しているリアノジン受容体は足状構造を形成し相互作用しているため，Ca^{2+}チャネルを通って流入したCa^{2+}が効率よくリアノジン受容体に結合できるようになっている．筋弛緩時には，トロポニン複合体（トロポニンC，トロポニンI，トロポニンT）のトロポニンIがアクチンに結合し，トロポミオシンがミオシン頭部がアクチンに結合する部位に結合し，相互作用を阻害している．貯蔵部位より遊離したCa^{2+}がトロポニンCに結合するとトロポニンの構造が変化し，トロポミオシンによる阻害が解除される．これによりアクチンとミオシンが互いに滑走できるようになり，心筋は収縮する．やがて，細胞内のCa^{2+}は，再び細胞内の貯蔵部位に取り込まれるか細胞外に排出されるかして濃度が低下する．Ca^{2+}濃度が低下すると，収縮が停止し弛緩が起きる．

8. カテコラミンによる興奮収縮連関の調節

交感神経の興奮は収縮力を増強させる．交感神経終末より放出されたノルアドレナリンがβ_1アドレナリン受容体に結合するとcAMP量が上昇する．cAMPの増加はL型の電位依存性Ca^{2+}チャネルのリン酸化を亢進させる．チャネルのリン酸化は，Ca^{2+}電流の増加をもたらすため，収縮力は増強される．β_1アドレナリン受容体の刺激は弛緩作用も促進する上昇したcAMPによって活性化されたプロテインキナーゼA（PKA）がホスホランバンをリン酸化し，筋小胞体へのCa^{2+}取り込みを行うSERCAを脱抑制状態にし，小胞体へのCa^{2+}の回収を促進させる．小胞体に貯蔵されているCa^{2+}量が増えると，次の刺激の時に遊離するCa^{2+}量は多くなる．また，ノルアドレナリンが洞結節のβ_1アドレナリン受容体に結合すると，心拍数が増加する．

9. 心拍数の決定

心臓の刺激伝導系は，洞結節，心房，房室結節，ヒス束，脚，プルキンエ線維からなっている．通常の場合では，洞結節の興奮が心房，房室結節，ヒス束，プルキンエ線維と順に伝えられる．洞結節の自動能は自律神経の刺激によって変わる（図3-13）．交感神経終末からはノルアドレナリン（図中のNA），副交感神経終末からはアセチルコリンacetylcholine（ACh）がそれぞれ放出される．ノルアドレナリンはβ_1アドレナリン受容体に，AChはムスカリンM_2受容体にそれぞれ結合し作用を発揮する．交感神経の刺激，すなわちβ_1アドレナリン受容体の活性化は心拍数の上昇（洞結節への作用）および収縮力の増強（心室筋への作用）を引き起こす．また，交感神経は房室結節の伝導速度も上昇させる．これに対し，副交感神経の刺激は洞結節および房室結節での興奮を抑制する．洞結節で興奮が抑制されると心拍数は減少する．一方，房室結節で興奮が抑制されると興奮の伝導速度が減少する．副

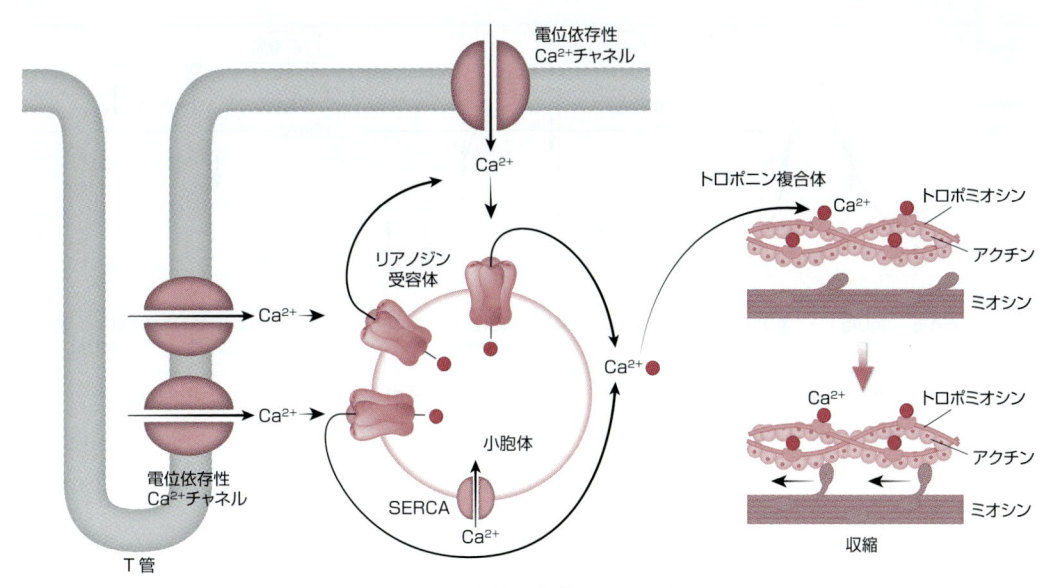

図 3-12 心筋の収縮メカニズム

　心筋の収縮は骨格筋とほぼ同様な機構で起こる．ただし，心筋には骨格筋と異なりT管と呼ばれる折れ込み構造が存在しており，これにより細胞外液と接する表面積は大きくなり，Ca^{2+}チャネルを通って流入したCa^{2+}が効率よくリアノジン受容体に結合できる．

SERCA：saycoendoplasmic reticulum calcium transport ATPase

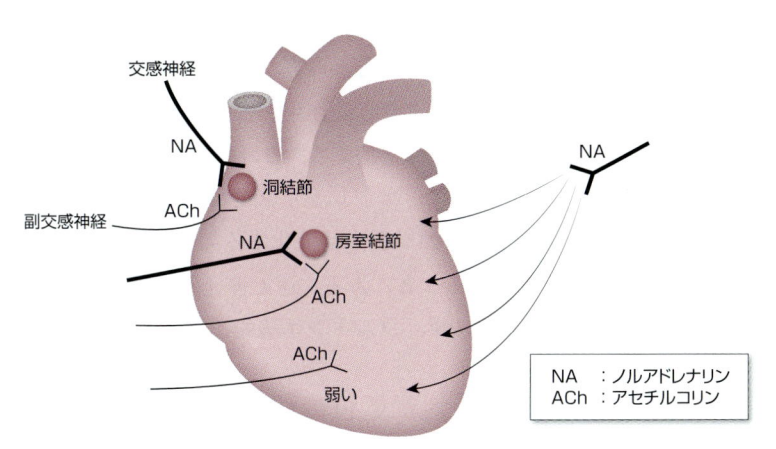

図 3-13 心臓の神経支配

　心臓では，交感神経は洞結節の興奮頻度および房室結節の伝導速度を上昇させ心室の収縮力も増強させる．これに対し，副交感神経は洞結節および房室結節の興奮を抑制する．副交感神経刺激による心室の収縮力低下への寄与は小さい．太線は交感神経，細線は副交感神経を表す．

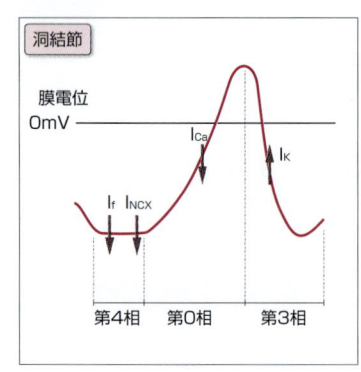

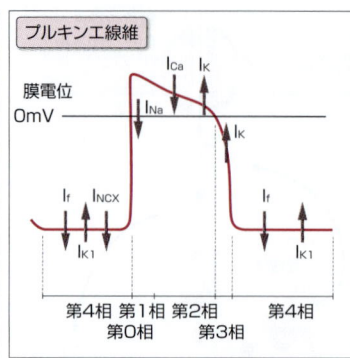

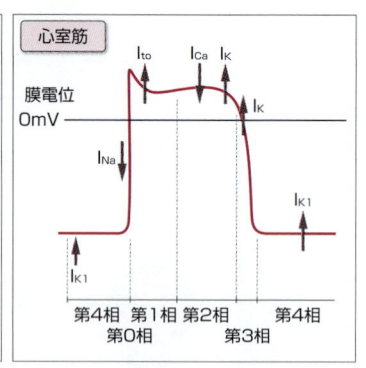

図3-14 洞結節，プルキンエ線維，心室筋の活動電位とイオン電流の関係

活動電位発生時に流れる主なイオン電流を示している．上向きの矢印は外向き電流を，下向きの矢印は内向き電流を表している．
I_f：過分極活性化陽イオンチャネル，I_{NCX}：Na^+/Ca^{2+} 交換体，I_{Ca}：Ca^{2+} チャネル，I_K，I_{K1}：各種の K^+ チャネル，I_{Na}：ナトリウムチャネル，I_{to}：一過性外向き電流

交感神経は心室にも分布している．しかし，副交感神経による収縮力の低下作用は非常に弱い．

交感神経による心拍数増加のメカニズムは次のように進行する．交感神経系の終末より遊離したノルアドレナリンは洞結節の β_1 アドレナリン受容体を刺激し，cAMP 産生を促進させる．cAMP はプロテインキナーゼ A（PKA）を活性化し，PKA は Ca^{2+} チャネルをリン酸化する．リン酸化により Ca^{2+} チャネルを介した Ca^{2+} 流入が増加する．また，cAMP は過分極時に活性化されるイオンチャネルも活性化し，Na^+ の流入を促進させる．これらの作用が合わさり，洞結節の膜電位は脱分極する速さが速くなり，興奮頻度は増加する．これに対し，副交感神経（迷走神経）はムスカリン M_2 受容体を介し，β_1 アドレナリン受容体とは逆の応答を引き起こす．アドレナリン受容体が G_s タンパク質を活性化するのに対し，ムスカリン M_2 受容体は G_i タンパク質を活性化することによる．迷走神経の刺激効果は，洞房結節，心房および房室結節の方が，ヒス束，プルキンエ線維および心室筋よりも強い．

10. 心臓の興奮時における活動電位の形

洞結節，プルキンエ線維，心室筋で活動電位が生じる際に，どのイオンチャネルが関わっているのかを示した（図3-14）．上向きの矢印は外向き電流を，下向きの矢印は内向き電流を表している．各細胞の興奮は，第0相から第4相に分けられる．ただし，洞結節では第1相と第2相がない．

11. 心筋細胞の興奮の各相

心筋細胞は洞結節細胞とは異なり，生理的な状況下では自発的な脱分極を起こさない．したがって，心室筋細胞の静止膜電位（細胞が興奮していない状態における細

胞の内外で形成される電位差）はK⁺の平衡電位付近で安定しており，洞結節細胞からの脱分極シグナルを受けて初めて活動電位が発生する．心筋細胞の活動電位は第0相から第4相までの5つの相に分けられている．はじめに心室筋細胞について述べる．

第0相では，電位依存性Na⁺チャネルを介する内向きのNa⁺電流が一過性に上昇し脱分極が生じる．Na⁺が流入すると心室筋は脱分極する．開口したNa⁺チャネルは速やかに不活化されるため，Na⁺の流入はわずかな時間しか持続しない．Na⁺チャネルが一度活性化されると，再び活性化が可能になるまでには，ある程度の時間（不応期）が必要である．不応期には，次の刺激が来てもまったく活動電位を発生できない絶対（有効）不応期と不完全な活動電位を生じる相対不応期の2種がある．ただし，Ib群の抗不整脈薬で述べるようにすべてのNa⁺チャネルは完全には不活性型となっておらず，きわめて少数ながら活性型と不活性型を行き来しているチャネルが存在し，このNa⁺電流がIb群の示す活動電位持続時間の短縮に関わることに注意する（抗不整脈薬の項 p.279を参照）．

第1相では，一過性の外向きK⁺チャネル（I_{to}）の活性化が起きる．このため，膜電位はNa⁺の平衡電位（+60 mV）まで増加しない．Na⁺チャネルの不活性化とK⁺チャネル（I_{to}）の活性化のため，膜電位は再分極する．このK⁺チャネルは急速に不活化するため，第1相に続く第2相はプラトー相になる．第1相のK⁺チャネルを形成するチャネルの発現は心室筋に均等に発現しているのではなく，心外膜側の心室筋細胞で多く発現しているとされている．このため，心筋の活動電位は心内膜側よりも心外膜側の心室筋でより早く終わることになる．これにより再分極は心外膜側から始まる．

第2相では，Ca²⁺チャネルを介したCa²⁺電流とK⁺チャネルを介したK⁺電流が釣り合っているために，膜電位はプラトーになる．第2相で活性化されるCa²⁺チャネルはL型Ca²⁺チャネルである．第2相で活性化されるL型Ca²⁺チャネルはベンゾチアゼピン系（ジルチアゼムなど）やフェニルアルキルアミン系（ベラパミルなど）のカルシウム拮抗薬により阻害される．Ca²⁺チャネルを通って流入したCa²⁺が，さらに細胞内のCa²⁺貯蔵部位よりCa²⁺を遊離させ，心筋細胞が収縮する．やがて，Ca²⁺チャネルが不活化され，K⁺流出がCa²⁺流入よりも大きくなると第3相が始まる．

第3相は再分極が生じる過程である．再分極は，K⁺チャネル（I_{Kr}, I_{Kr}, I_{Ks}）によって行われている．K⁺の流出により膜電位は静止状態（第4相）へと戻る．第1相から第3相の途中までが，次の刺激が来ても活動電位を発生できない絶対不応期にあたる．

第4相ではK⁺チャネル（I_{K1}）の働きにより膜電位が維持されている．

洞結節の活動電位について述べる．洞結節では心室筋細胞とは異なり第1相と第2相がない．洞結節では静止膜電位の維持に必要なK⁺チャネルを欠いていること，脱分極はNa⁺チャネルではなくL型Ca²⁺チャネルの活性化によること，また再分極

3章 循環系の薬理

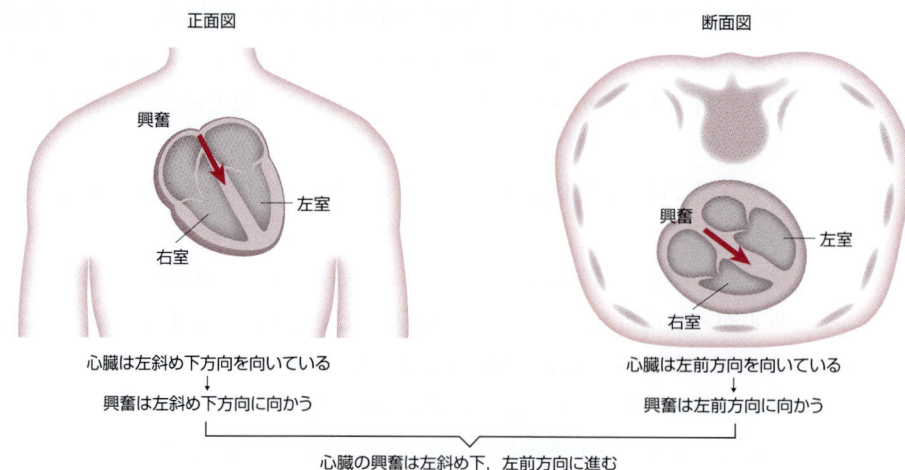

図 3-15　興奮が伝わる方向

洞結節から生じた興奮は，刺激伝導系を通じて心室筋に伝えられ心室筋を収縮させる．興奮が伝わる方向は，正面から見たとき左下に向かって，断面から見たとき左前方向に向いている．この電気的な興奮を体表面から測定したのが心電図である．

後，ゆっくりと脱分極することが特徴である．第0相ではL型 Ca^{2+} チャネルを介した Ca^{2+} 流入が起こる．第3相の再分極では，K^+ チャネルを介した K^+ 流入が起きる．第4相ではゆっくりと脱分極する．これは，過分極時に活性化されるイオンチャネルの働きによる．

12. 心電図

臨床では，1つの心筋細胞の活性化ではなく心臓全体の電気活動を非侵襲的に測定する．この電気活動をグラフの形に記録したものが心電図（ECG または EKG）である．

1）心電図とは

洞結節で発生した興奮（電気刺激）が刺激伝導系を通って心臓全体に伝わり，心臓は拍動している．心電図では，洞結節で始まった興奮が心室に伝わり，興奮した心室が再び再分極するまでの経過を体の表面から測定している．心電図により，拍動のリズムや刺激伝導系の異常，心房や心室の肥大，心筋梗塞の有無などを知ることができる．

2）心電図の基本となる規則

心電図を理解する上で重要な点は，心臓の位置および心臓がどの方向を向いているのかという心臓の立体的な位置に関する情報と，興奮を検出する電極の位置である．心臓の先端は正面から見ると右上から左下に向かって，また断面から見ると右奥より左前に向かっている（図 3-15）．心電図に現れる波形の基本的規則は大きく3つある（図 3-16）．①検出する電極に興奮が近づいてくるときの波形は上向き，遠

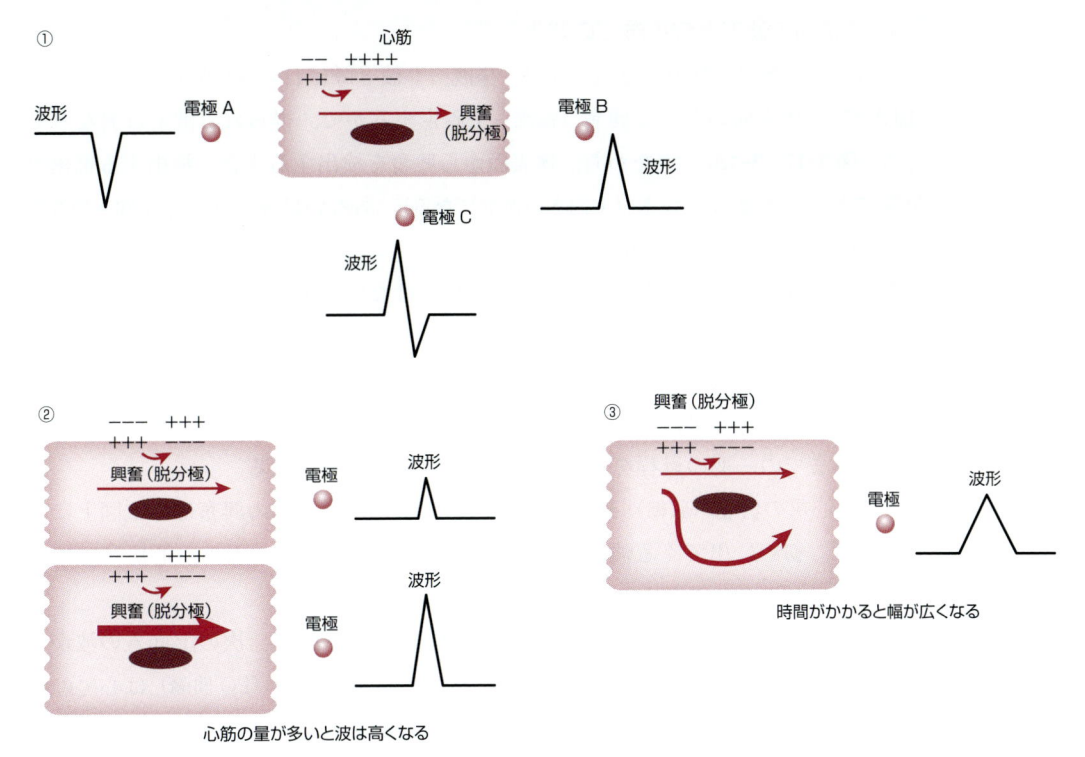

図 3-16 心電図の波形について

心電図上の波形は，興奮（脱分極）が近づいてくるときは上向きに，去っていくときは下向きになる．電極 A，B，C の波形の向きに注意する（①）．波の形は興奮する筋肉量の大小（②）および興奮の伝導時間（③）によっても影響される．

ざかるときの波形は下向きになる（図 3-16 ①）．したがって，得られる波形は測定する位置によって大きく異なる．A の位置で心電図を測定すると（電極 A），興奮は去っていくので波形は下向きになる．B の位置で心電図を測定すると（電極 B），興奮は近づいてくるので波形は上向きになる．C の位置で心電図を測定すると（電極 C），興奮は初め近づきそののち去っていくことから，波形は上向きに続いて下向きとなる．②収縮する心筋の量が多いほど，波は高くなる（遠ざかるときは深くなる）（図 3-16 ②）．心電図では興奮する筋肉の量が多いと，波は高くなる．図の上の筋肉に比べて下の筋肉の量は多いため，波は下の方が高くなる．したがって心臓が肥大し，心筋量が増えると波は高くなる．③収縮が伝わるのに時間がかかれば，波の幅は広くなる（図 3-16 ③）．興奮がスムーズに伝わるとき波の幅は狭い．一方，何らかの原因で興奮の伝導に時間がかかると，幅は広くなる．図では，興奮の伝導が阻害されているために，興奮が伝わる時間も遅くなっているため，2 相性の波形となっている．

3）心電図の波形と疾患時での変化

心電図の波形は，P波，Q波，R波，S波，T波と呼ばれる棘波（きょくは）からなっている（図3-17）．体表面のどこで興奮（電流）を測定するかで，得られる波形は異なってくる（図3-17, 3-18）．すなわち，体表面から興奮を検出する場合，検出する電極の位置によって興奮は近づき（上向きの波形になる），あるいは遠ざかる（下向きの波形になる）ようになる（図3-18）．

なお，心電図上の線は実際の膜電位の変化ではない，すなわちmVという単位はつかない，ことに注意する．

4）心電図上の各波の意味

洞結節の興奮が心房に伝わり，心房の興奮に続いて心室が興奮し，再び心室が再分極するまでの一連の過程を表す正常な波形は図のようになる．

P波は心房の興奮（収縮）を表している（図3-17）．洞結節の興奮は心電図上には現われず，初めに出てくる波は心房の興奮（収縮）を表す波になる．心房は収縮する心筋の量が少ないことから，小さい上向きの波となる．

次に現れるのがQRS波である．初めの下向きの波がQ波，次の上向きの波がR波，再び現れる下向きの波がS波である．P波とQ波の長さ（PQ間隔）は心房の興奮が心室に伝わる時間を表している．PQ間隔の延長は房室ブロックなどの診断に利用される．

QRS波のうち，Q波は心室の右脚と左脚に興奮が伝わったことを表し，R波はプルキンエ線維を伝わった興奮が測定している部位に最も近付いたことを表し，S波はプルキンエ線維の末端まで興奮が伝わったことを表している．したがって，QRS波は心室全体に興奮が伝わる時間を表す．心電図を測定する位置によって，Q波が消えたり，S波が消えたりする．P波に比べてQRS波が大きいのは，心室の方が心房に比べて筋肉の量が多いためである．正常な収縮では興奮の広がりがスムーズなので，時間がかからず結果として幅が狭く鋭い波となる．QRS波の幅が広いときは，興奮が遠回りしたり，どこかで遅くなったりしたりしていることを示しており，異常と考えてよい．心室性の不整脈ではQRS幅が広くなる．

QRS波に続いて現れるのはT波である．T波は心室筋が再分極する過程を表している．QRS波に続いてゆっくりとした上向きの波になる．

S波とT波の長さ（ST間隔）は心室筋が脱分極している時間（心室筋活動電位のプラトー相に相当）を表している．通常，ST間隔は時間の長短ではなく，基線より上あるいは下にあるかの評価に用いる．虚血性心疾患（心筋梗塞や狭心症）ではST間隔は基線からずれる．

Q波とT波の長さ（QT間隔）は心室の興奮から再分極までの時間を表している．QT間隔の延長は重篤な不整脈につながる可能性がある．

なお洞結節，房室結節，プルキンエ線維を伝わる興奮は，刺激伝導系の細胞それ自身が収縮したり強い電力を発生したりするわけではないため，心電図上には現れ

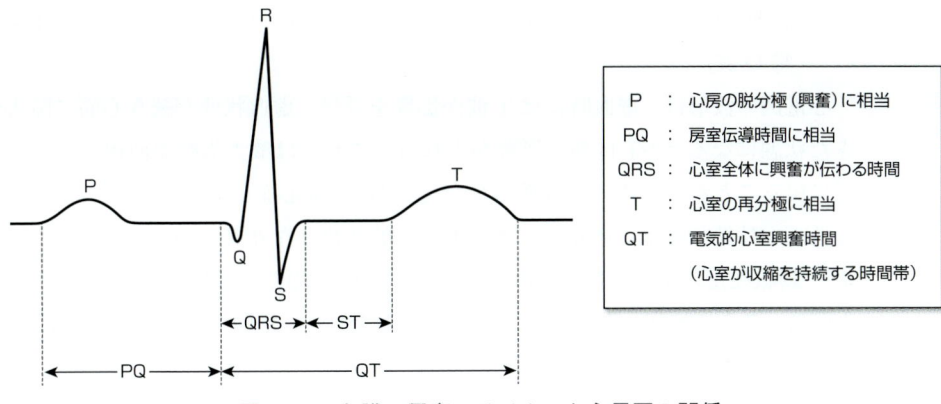

P	: 心房の脱分極（興奮）に相当
PQ	: 房室伝導時間に相当
QRS	: 心室全体に興奮が伝わる時間
T	: 心室の再分極に相当
QT	: 電気的心室興奮時間 （心室が収縮を持続する時間帯）

図 3-17　心臓の興奮のサイクルと心電図の関係

心電図は興奮の伝導を体外から記録したものである．心電図上には，P波，Q波，R波，S波，T波と呼ばれる波が順番に現れる．

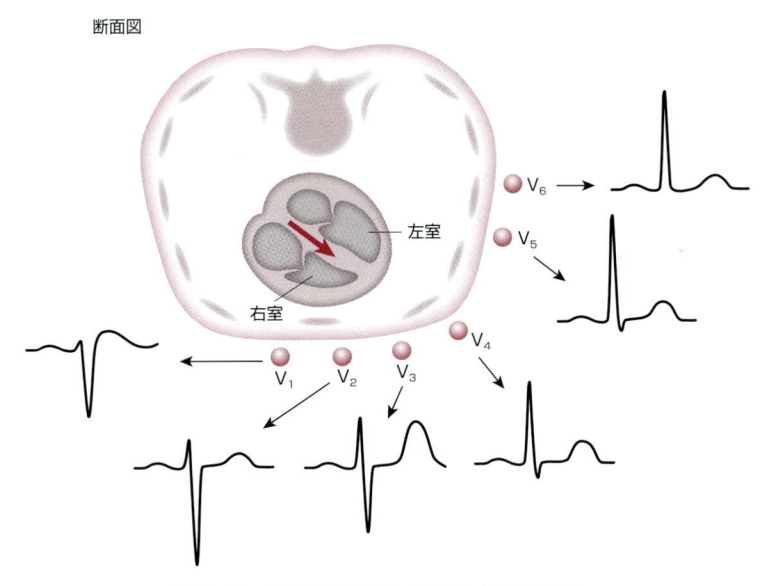

図 3-18　電極の位置と心電図の波形の違い

心臓の興奮をどの位置で検出するかによって，"興奮が近づいてくる" あるいは "興奮が遠ざかる" という関係が異なるため，心電図の波形は測定する位置によりさまざまな形となる．

ない．

5）虚血時に観察される心電図の変化（T 波の変化，ST 低下および ST 上昇，異常 Q 波）

　心電図の波形は，虚血時には T 波が影響を受け，虚血状態が続き心筋に障害が起きた状態になると ST 区間に影響が表れる．これらは酸素供給が回復すると正常状態に戻ることができるので可逆的な変化である（狭心症）．しかし，さらに酸素供給の低下が持続し細胞が壊死すると，不可逆的変化となり異常 Q 波が生じる（心筋梗塞）．動脈硬化の場合，心筋の状態は一気に梗塞の状態になるわけではなく，虚血から障害，さらに梗塞へとゆっくりと進行するため，心電図の波形は T 波，ST 区間，Q 波の順で影響を受ける．

　虚血部位（狭心症）では，細胞外への K^+ の流出が遅くなり，再分極の過程（T 波に反映される過程）が遅くなる．なお，再分極の過程は完全に阻害されていない．一方，梗塞部位では ATP 産生が低下し，イオンポンプ（Na^+/K^+-ATPase）の機能が阻害される．これにより K^+ イオンによって決定される電位差が小さくなり，分極が不十分な状態になる．したがって，心筋梗塞時には，静止状態においても，障害部位と周りの十分に分極している正常な部位との間に電位差が生じ，障害部位から正常な部位に電流が流れるようになる．

　心電図の ST 区間は脱分極中の心筋内膜側と外膜側の細胞間での電位差を表す．この部分が心電図計で測定するときの基線である．心筋が脱分極している状態では，虚血時でも心内膜側と外膜側の細胞間に電位差はない．また，再分極状態でも，心筋内膜側と外膜側の細胞間で電位差は生じていないため，再分極状態の波形は ST 区間の波形と同じ位置に現れる（図 3-19）．これに対し，心筋梗塞時の心電図は障害を受けている部位が心内膜側のみか，あるいは心外膜側まで達しているかで異なった波形を示す．心筋梗塞時でも，脱分極時の心筋内膜側と外膜側の細胞間には電位差は生じない．しかし，再分極状態では障害部位から正常な部位へ電流が流れているため，障害部位が心内膜側のみにある場合には，再分極状態での電流は心電図計に向かって流れるように観測される．このため，再分極状態の波形は，ST 区間の波形より上の位置に現れる．すなわち，ST 区間が低下している波形として観察される．一方，障害部位が心筋外膜側まで達している場合，再分極状態での電流は，心電図計より離れていくように観察されるため，ST 区間の波形より下の位置に現れる．すなわち，ST 区間が上昇している波形として観察される．

　異常 Q 波は，心筋の内膜側から外膜側にわたって壊死した部位が存在すると観察される．急性心筋梗塞の発作ののち，数時間から 1 日以内程度の時間帯で現れる．壊死した部位は，電気的に全く活動しない単なる電流を伝える媒体（導体）としてふるまう．したがって，脱分極が心筋内膜から外膜の細胞を経て伝わるよりも早く，心室内腔で観察された脱分極の電流（内腔から離れていく電流として観察されるため下向きとなる）が壊死した部位（導体）を通って心電図計へと到達し，大きな Q 波

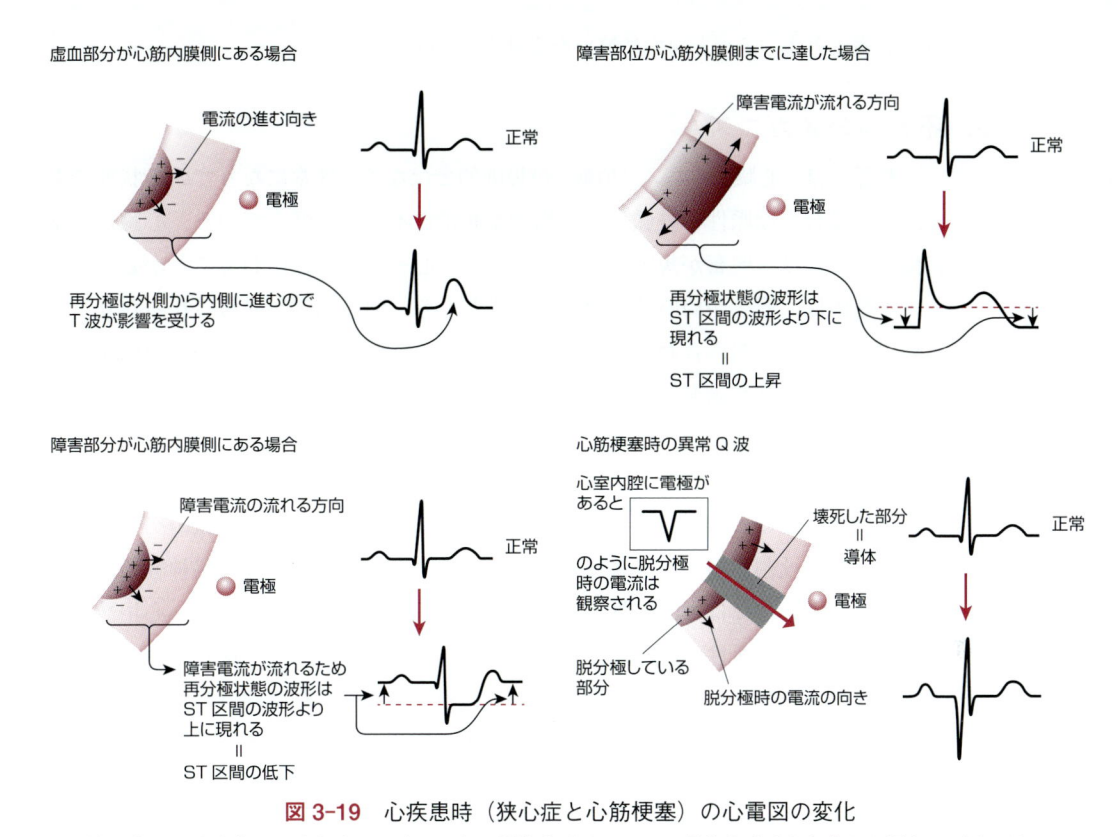

図 3-19 心疾患時（狭心症と心筋梗塞）の心電図の変化

心筋梗塞では壁全体が，狭心症では壁の一部が損傷を受けている．損傷を受けた部位から周りに電流が流れる．心筋梗塞では電極 A から離れる方向に（基線が低下するため ST は上昇する），狭心症では電極 B へ近づく方向に（基線が上昇するため ST は低下する）電流が流れる．

として観察される．これが異常 Q 波である．壊死した部位が心内膜側から外膜側へ貫通していない場合，異常 Q 波は観察されない．また，異常 Q 波は消失しないため，異常 Q 波が観察された場合，過去に心筋梗塞が起きていることを示している．

B 不整脈の病態生理とメカニズム

1. 不整脈の名称

　不整脈では，心臓全体のリズムが異常になるわけではなく，局所的にリズムの異常が起きている．したがって，不整脈は発生した部位とリズムの異常の程度の組み合わせにより分類できる．例えば，心房で出現した粗動は心房粗動と呼ばれ，心室で早期脱分極が起こった場合は心室性期外収縮と呼ばれる．頻拍は拍数が 100～250 回/min，粗動は拍数が 250～350 回/min，細動は拍数が 350/min 以上のものと定義されている．なお，これらの拍数は不整脈が生じている部位での興奮の頻度であり，心臓全体の拍数（すなわち心拍数）ではない．不整脈の発生場所としての上室

は，心室より上（心房と房室結節）を意味している．

2. 不整脈のメカニズム

　不整脈とは，心臓のリズム（拍動）が規則的ではなく，異常になっている状態である．遅い場合を徐脈性不整脈，速い場合を頻拍性不整脈と呼んでいる．心臓が正常に働くためには，興奮が規則正しく洞結節から心室筋細胞に伝わることが必要である．不整脈は，興奮が局所的な経路を形成したり，興奮伝導が異常になったり，あるいはその両方が組み合わさることにより生じる．興奮が異常な経路を形成する場合は自動能の異常や誘発活性（撃発活動）が原因となる．一方，伝導の異常の原因には伝導ブロックがある．

1）自動能の異常

　病的状態になると，洞結節以外の潜在性ペースメーカー細胞が心臓のペースメーカーとしての役割を担うようになる．虚血，電解質異常あるいは交感神経の活動が亢進している条件では，潜在性ペースメーカー細胞が洞結節よりも速い心拍数になる場合があり，異所性の拍動が生じる．また，心筋梗塞後では，壊死した心筋細胞が欠落しコラーゲンがあいた空間を埋めるため（線維化），細胞内外のイオン組成が乱れ適切な膜電位を維持できなくなる．静止膜電位が－60mVよりも浅くなると非ペースメーカー細胞も自動能を示すようになる．また，心筋組織が損傷を受けた部位では，ギャップ結合を介した細胞間の連絡が消失する．ギャップ結合が損傷を受けると，興奮が正しく伝わらなくなり，細胞が勝手に興奮を開始する可能性が強くなる．これも不整脈の原因となる．

2）誘発活性

　誘発活性 triggered activity とは活動電位が通常のリズム以外で脱分極（後脱分極）する現象である．後脱分極とは，活動電位の第0相と次の活動電位の第0相との間に起こる不完全な脱分極である．活動電位が完全に再分極する前に起こるのが早期後脱分極であり，再分極過程が終了した後に起こるのが遅延後脱分極である（図3-20）．

3）早期後脱分極

　チャネルは少なくとも3つの状態（閉鎖状態，開口状態，不活性化状態）をとることができる（p.272 図3-24参照）．活性化されると開口状態になり，不活性化状態を通って閉鎖状態に戻る．この3つの状態の変化は逆向きには起きない．また，不活性化状態で刺激を受けても開口状態になることができない．すなわち，不活性化状態では刺激を受けても活性化されない．この活性化されない期間が不応期である．

　早期後脱分極は活動電位が延長するような条件で起きやすい．繰り返して起こる早期後脱分極は不整脈に繋がる．

　脱分極刺激を受けると少数のチャネルが初めに開くことでNa^+が流入し，静止膜電位がプラスの方に少し近づく．これにより，さらに多くのチャネルが開くように

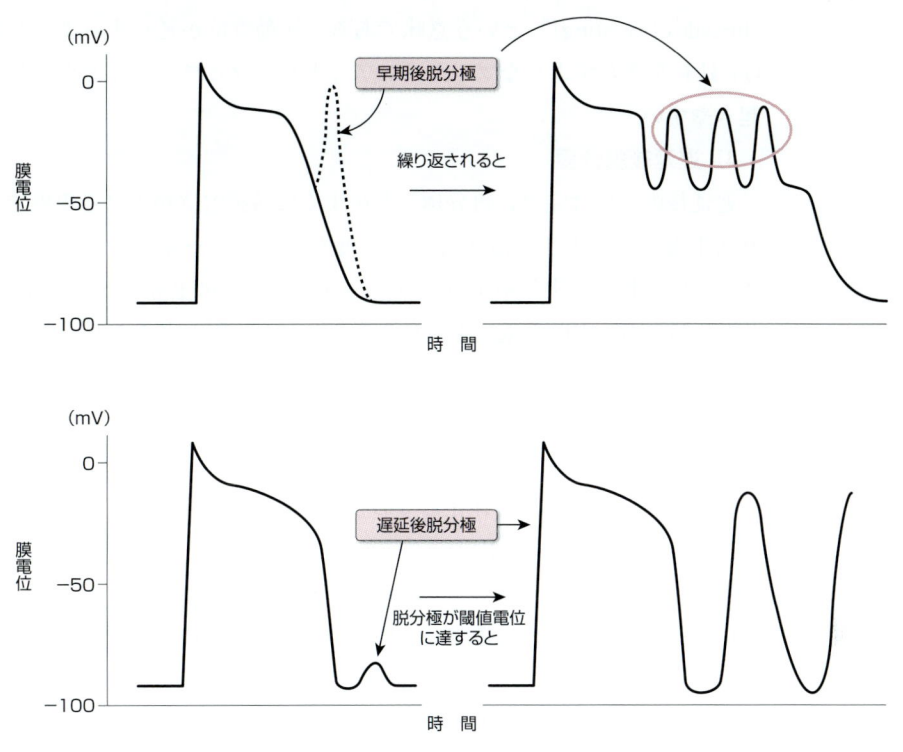

図 3-20 早期後脱分極と遅延後脱分極

後脱分極とは，活動電位の第 0 相と次の活動電位の第 0 相との間に起こる不完全な脱分極である．活動電位が完全に再分極する前に起こるのが早期後脱分極である．これに対し，再分極過程が終了した後に起こるのが遅延後脱分極である．

なり，より大きな Na^+ の流入が起き膜電位はさらにプラス側に変化する．そして膜電位がある閾値を超えるとすべてのイオンチャネルが興奮し，細胞全体の応答である活動電位が発生する．活動電位持続時間が長くなると，不活性化状態から回復している Na^+ チャネルや Ca^{2+} チャネルの割合が増える．一方，再分極に関与する K^+ チャネルは，活動電位持続時間が長くなると細胞内の物質（ポリアミン）によりブロックを受けるようになる．K^+ チャネルの阻害により，K^+ チャネルを通る外向きの電流が小さくなる．これにより再分極の過程が遅くなる，すなわち活動電位持続時間が長くなる．活動電位持続時間が長くなると，不活性化状態から閉鎖状態に移行したイオンチャネルの割合が増え，結果として脱分極が生じやすくなる．

　早期後脱分極は，第 2 相あるいは第 3 相で起きやすい．第 2 相では，Na^+ チャネルは不活性化しているため，Ca^{2+} チャネルを介した内向きの Ca^{2+} 電流が引き金となり，第 3 相では，Na^+ チャネルを介した内向き Na^+ 電流が引き金となる．早期後脱分極が連続して生じることが，多型性心室頻拍である torsades de pointes（トルサード・ド・ポアンツ）と呼ばれる不整脈が始まる原因の 1 つと考えられている．torsades de pointes とはフランス語で，"QRS（pointes：points）が捻じれる

(torsades：twisting)"という意味である．活動電位が延長するような条件，例えばQT延長をきたすようなプロカインアミドやジソピラミドなどが投与されたときに起きやすい．

4) 遅延後脱分極

遅延後脱分極は完全に再分極した後すぐに活動電位が生じる現象である．ジギタリス中毒などで生じる細胞内Ca^{2+}濃度が高い状態やカテコールアミンで強く刺激されている状態で生じやすい．細胞内のCa^{2+}濃度の上昇がNa^+/Ca^{2+}交換体を活性化し，細胞内へ内向き電流が流れることなどが原因と考えられている．Na^+/Ca^{2+}交換体は3つのNa^+と1つのCa^{2+}を逆方向に交換するため，細胞内のCa^{2+}濃度が上昇すると細胞外へCa^{2+}を排出し細胞内へNa^+を取り込むように働く．移動するNa^+とCa^{2+}の電荷の違いから細胞内へ内向き電流が生じる．また，Ca^{2+}によって活性化される内向きチャネルも存在しており，これら内向き電流が合わさって脱分極（遅延後脱分極）を引き起こす．

5) 伝導ブロック

刺激伝導系のどこかに傷害などによって電気的に興奮できない部位があると，その部位は興奮を伝えることができなくなり伝導ブロックが起こる．伝導ブロックは，活動電位が不応期にある場合以外にも，外傷，虚血，線維化などでも生じる．伝導ブロックを生じた個所の心室筋は洞結節からの興奮を受け取ることができないために，正常なリズムで収縮と弛緩を行うことができない．したがって，心筋細胞はその細胞が元々もっている固有のゆっくりしたリズムで拍動することになる．臨床上，伝導ブロックがあると徐脈となる．

6) リエントリー

正常な興奮は洞結節から始まり，房室結節，ヒス束，脚，プルキンエ線維，心室筋と順序よく伝わる．興奮の伝導が阻害されると，多くの場合心拍数は低下し徐脈性不整脈になる．しかし，伝導に障害がある条件下ではリエントリーを起こし，その部位は拍数の増加（頻脈性不整脈）を引き起こすことがある．リエントリーは，興奮伝導の異常により生じる頻脈性不整脈の一般的なメカニズムである．

リエントリーが生じるには，①一方向性のブロックが存在すること，②逆行性の伝導速度が遅いこと，の2点が必要である．興奮がaに到達したとき，2つの伝導路のうちの片方が一方向性ブロックのために興奮を伝えることができないと，興奮は経路1のみで伝わる（図3-21）．興奮が経路1を介してbにやってきたとき，興奮は経路2を逆行性にたどりaに向かって戻ってくる（経路2は一方向性のブロックであるため，逆行性の興奮は伝導できる）．このとき心筋傷害や不応期が一部残っていると，bからaへの伝導速度が遅くなる．興奮がaに達するまでに経路1の細胞が不応期から回復していると，戻ってきた興奮が経路1を通って伝わる．さらにこの興奮がbに伝えられる．すなわち，経路1→経路2（逆行性）→経路1→経路2（逆行性）→というループができる．このようにして，リエントリー性の不整脈が生じ

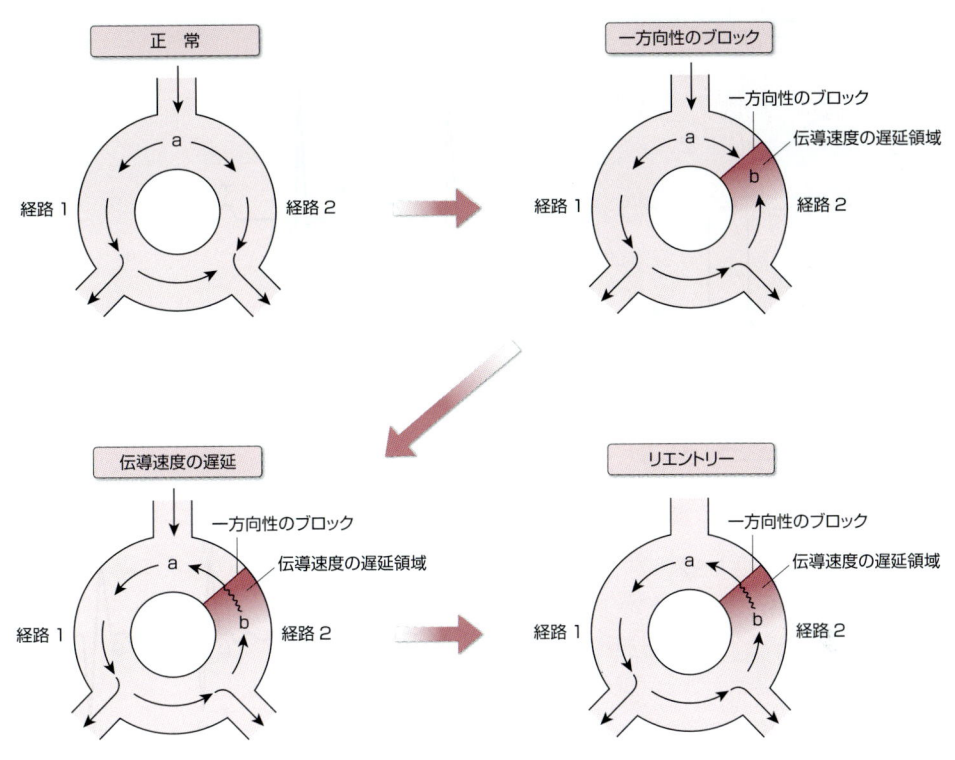

図 3-21　リエントリーのメカニズム

リエントリーが生じるには，一方向性のブロックが存在していることおよび逆行性の伝導速度が減少していることの2点が必要である．これにより，活動電位が逆方向に伝わり，その伝導が再分極した細胞を活性化するループが形成される．

る．この機序は，形成される経路の大きさにかかわらず起こる．不整脈の70～80%はリエントリーによって起こる．

3. 心房細動，心房粗動

　心房細動，心房粗動，上室性期外収縮などの不整脈で観察される心電図の変化と治療薬を記している（図3-22, 3-23, 3-24）．不整脈が現れる部位および種類の違いで，心電図は異なる波形変化を示す．

　心房細動では心房で形成された異常な回路を興奮が回る．このため心房の収縮能が損なわれる．したがって，血栓ができやすくなり，生じた血栓が全身にとび血管を閉塞させるという危険な状況を生じる．心電図上では，P波が消失し，基線がのこぎり状の形になる．心房の興奮は2：1や4：1などで心室に伝導される．すなわち，心室の興奮頻度を表すR波とR波の長さ（R-R間隔）はバラバラで一定しない．

　心房粗動では，心房細動と同様に心房で異常な興奮が起きている．心房内で興奮が回り，何周期かに1回，心室に興奮が伝わる．心室の興奮を表わすR-R間隔は一定になる．心電図では心房の興奮を表すP波の形や大きさが不規則となる．基線が

269

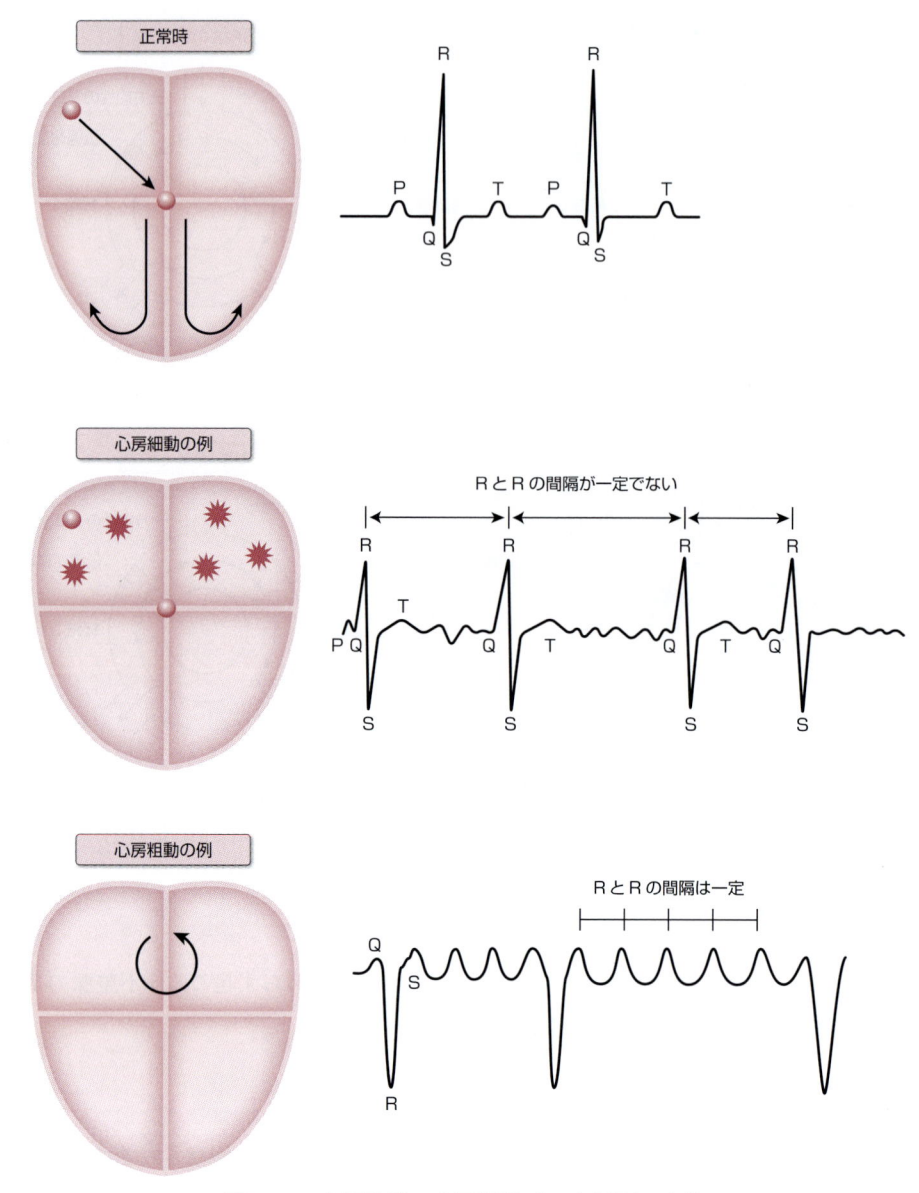

図 3-22 心房細動，心房粗動時の心電図の変化

心房細動では心房筋が規則性を示さずに興奮する．このため，血栓ができやすくなり，生じた血栓が全身にとび血管を閉塞させるというきわめて危険な状況になる．心電図上では，P 波が消失し，QRS 波の間隔もバラバラで一定しない．

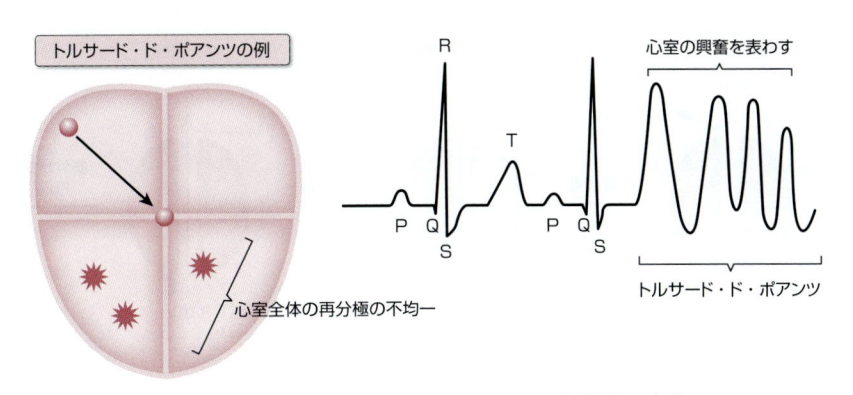

図 3-23　トルサード・ド・ポアンツの心電図の変化
トルサード・ド・ポアンツでは，QRS波が波形を変えながら不規則に出現する．

規則性のない上下に振れた波形を示す．

　心房粗動や心房細動には，心房と心室で形成されるリエントリーと房室結節でのリエントリーの2つのメカニズムがある．心房と心室のリエントリーに対しては，興奮している回路の伝導を抑制するために，Ia群，Ic群，II群，IV群（p.274）の抗不整脈薬やジギタリスが用いられる．房室結節のリエントリーに対しては，IV群の抗不整脈薬やアデノシン三リン酸（ATP）が用いられる．これら各群の抗不整脈薬については後に述べる．

　トルサード・ド・ポアンツは，心電図の波形が多型性を示す心室頻脈の1つである．QRS波が波形を変えながら不規則に出現する．心室全体で再分極の過程が不規則になることが原因と考えられている．QT延長に伴って現れることが多い．QT延長は，先天性の遺伝子変異によって起こるとともに，薬剤によっても引き起こされる場合があるので注意が必要である．

4. 心筋梗塞と不整脈

　心筋梗塞で，正常な細胞が壊死すると，その場所はコラーゲンで置き換えられる．これを線維化という．線維化が起きた部位では，興奮は線維化を起こしている場所を避けて伝わるようになる．このような場合には，伝導時間がかかるようになり，不整脈の原因になる．

5. 抗不整脈薬とイオンチャネルの関係

　イオンチャネルは，開口と閉鎖の状態のほかに不活性化された状態もとることができる．これら3つの状態にあるイオンチャネルの活性は，活性化ゲートと不活性化ゲートによって調節されていると考えられている（図3-24）．活性化ゲートと不活性化ゲートの異なった働きによって，イオンチャネルの3つの状態が説明できる．

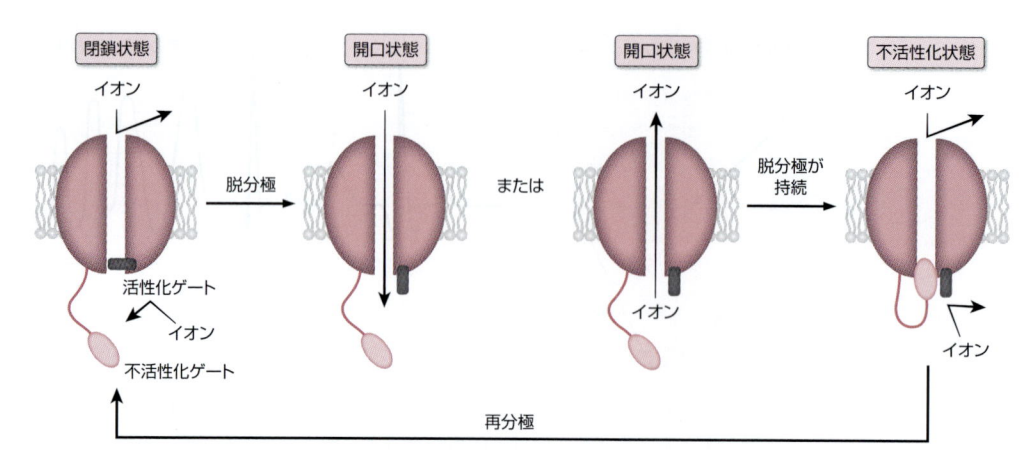

図 3-24　電位依存性チャネルの3つの状態

チャネルは3つの状態（閉鎖状態，開口状態，不活性化状態）をとることができ，活性化ゲートおよび不活性化ゲートの2種によって決定される．閉鎖状態では活性化ゲートと不活性化ゲートが閉じた状態にあり，活性化状態ではどちらも開いた状態にある．不活性化状態では，不活性化ゲートが閉まり活性化ゲートが開いている状態にある．

閉口状態は活性化ゲートが閉じた状態である．一方，活性化状態は活性化ゲートと不活性化ゲートがともに開いた状態である．これに対し，不活性化状態では活性化ゲートは開いているものの不活性化ゲートが閉じている状態である．閉口状態と不活性化状態のチャネルはイオンを通すことができない．再分極すると，不活性化ゲートが開き活性化ゲートが閉じることでチャネルは閉鎖状態に戻る．

チャネルに作用する抗不整脈薬は細胞膜の内側から作用する．また抗不整脈は，イオンチャネルの状態に依存した阻害効果を示す．抗不整脈薬は異なる状態にあるイオンチャネルに対して異なった親和性を示す．異なる状態にあるそれぞれのチャネルへの結合親和性が異なることを，結合が状態依存性を示すという．

6. 抗不整脈薬のイオンチャネルの状態に依存した作用

Na^+チャネルは活動電位が立ち上がるときには開口状態にあり，活動電位のプラトー相では不活性化状態となり，静止膜電位に戻るために再分極するときはまた閉口（静止）状態になる．Na^+チャネルに作用するほとんどの抗不整脈薬は，開口状態あるいは不活性化状態に高い親和性で結合し，閉口状態のチャネルに対しては親和性が低い（すなわち状態依存性を示す）．また，活動電位が発生している間はチャネルに結合してその活性を阻害し，拡張期にチャネルから離れる．心拍数が高くなると心臓は興奮状態にある時間が長くなるため，抗不整脈薬はチャネルに結合している状態で存在する時間も長くなる．このため，抗不整脈薬によるチャネルの抑制作用は強くなる．

抗不整脈薬による抑制効果は，虚血状態にある心筋の方が正常な心筋より強く観

察される．これは次のように説明される．虚血部位の心筋はより長い時間脱分極しているため，活動電位の持続時間が延長している．このため，集団としてみた場合のNa$^+$チャネルは，より長い時間不活性化状態で存在するようになる（Na$^+$チャネルは再分極すると閉鎖状態にもどる）．抗不整脈薬は不活性化状態のチャネルを抑制することができるため，虚血状態の心筋により強く作用する．さらに，活動電位が延長しているため，抗不整脈による阻害からの回復も虚血状態の心筋では遅くなり，抗不整脈薬の作用はより強くなる．このように，Na$^+$チャネルに作用する抗不整脈薬は開口状態あるいは不活性化状態のNa$^+$チャネルに対する親和性が閉鎖状態よりも高いため，虚血状態にある心筋の部位に選択的に作用することができる．

C 不整脈の治療

1. 不整脈治療の変化

　多くの抗不整脈薬は心臓のイオンチャネルに直接作用してその効果を発揮する．しかしながら，近年，不整脈の薬による治療方針は変化しつつある．大規模臨床試験の結果は，不整脈そのものよりも基礎疾患や心不全，その他の合併症の有無およびその治療を優先させる方がより重要なことを示した．これにより，不整脈の原因となる基礎疾患や合併症などに対する治療を優先して行うようになった．さらに，植込み式除細動器や高周波カテーテルアブレーションなどの非薬物的な治療法が，薬物療法を上回る有効性を示すことが報告されたため，不整脈の薬物療法は自覚症状の軽減や非薬物療法を補完する役割が主となっている．

1）カテーテルアブレーション

　カテーテルアブレーションとは次のような手法である．カテーテルを標的部位にもってゆき，その先端と体外の対極板との間に高周波を流す．すると，先端が接触している心筋組織の温度が高温になり（60℃程度に上昇）標的としている心筋が壊死する．これにより不整脈の回路を遮断する．

2. 抗不整脈薬の作用の基本

　抗不整脈薬を用いる目的は頻脈性の不整脈を起こしているメカニズムを抑制することにある．不整脈のメカニズムが自動能の亢進とリエントリーであることから，これらを抑制すればよいことになる．抗不整脈薬の自動能亢進の抑制は，第4相の再分極の際に自発的に上昇するときの勾配を抑え，有効不応期を延長する作用になる．抗不整脈薬はさまざまなメカニズムでリエントリー性の局所的な興奮を抑制する．リエントリー回路は一方向性のブロックと逆行性の伝導速度の低下により生じる．したがって，リエントリー回路を通って興奮が戻ってきたときに心筋細胞がまだ脱分極後の不応期にあれば，その細胞を興奮させることができない．そこで，リ

エントリー性の興奮を抑制するためには，その細胞の不応期を長くすればよいことになる．薬によって不応期が延長されれば，リエントリー経路を通ってきた興奮は不活性化されたNa$^+$チャネルと遭遇することになり，興奮はその細胞を超えて伝導されない．

抗不整脈薬は特定のチャネルに作用しそのチャネルの働きを阻害することでリズムを回復させる．

3. 抗不整脈薬の使い分け

抗不整脈薬は，上室（興奮の伝導経路で心房より上流）に有効な薬と，心室に有効な薬に分けて考えると整理しやすい．例えば，心室に有効な薬のリドカインは，心室性期外収縮，心室性頻拍に用いられる．一方，カルシウム拮抗薬は，上室性の不整脈（上室性頻拍）にのみ使う．また，抗不整脈薬を使い分けるためには，不整脈治療の目的を明確にしておくことも必要である．目的が，突然死を予防するのか，不整脈による症状の改善や生活の質の改善を目指すのかで，使用する抗不整脈は異なってくる．

不整脈の発現頻度は夜間が高い．これは，副交感神経系の活性増強がメカニズムの一部だと考えられている．そこで，抗コリン作用を有するジソピラミド（Ia群に属する），ピルメノール（Ia群），シベンゾリン（Ia群）が用いられている．一方，抗不整脈薬のもつ抗コリン作用により口渇，便秘や排尿障害などを引き起こすことがある．また，抗コリン作用をもつ抗不整脈薬は，前立腺肥大症や緑内障などを有する患者への投与には注意が必要である．

腎障害のある患者に抗不整脈薬を投与するときは，腎排泄率が高い抗不整脈を用いる場合には用量を低くする，あるいは肝代謝型の抗不整脈薬を選択する．腎排泄率が高いピルジカイニド（Ic群），シベンゾリン（Ia群），プロカインアミド（Ia群），ジソピラミド（Ia群），フレカイニド（Ic群）は，腎障害のある患者や高齢者では血中濃度が上昇する可能性があり，注意が必要である．

4. 抗不整脈薬の分類

これまで抗不整脈薬は作用機序に基づいて分類されてきた．I群の抗不整脈薬はNa$^+$チャネル阻害薬，II群はβ遮断薬，III群はK$^+$チャネル阻害薬，IV群はCa^{2+}チャネル阻害薬である．しかし，多くの抗不整脈薬がNa$^+$，K$^+$，あるいはCa^{2+}チャネルのみを特異的に抑制するのではなく，複数のチャネルを阻害する．

抗不整脈薬の分類には，作用機序に基づくVaughan Williams（ボーン・ウイリアムス）の分類が古くから用いられいる（表3-1, 図3-25）．しかしながら，多くの抗不整脈薬が複数の作用をもっており，Vaughan Williamsの分類では限界がみられる．また，Vaughan Williamsの分類はチャネル阻害作用と受容体遮断作用が混在しており整合性に欠けるとの批判もある．さらに，この分類に収まらない薬も存在し

表 3-1 Vaughan Williams の分類

	作用メカニズム		特徴	薬剤	上室性	心室性
Ⅰ群	Na$^+$チャネル抑制	Ⅰa	Na$^+$チャネルの抑制とともにK$^+$チャネルも遮断するので，活動電位持続時間が延長する．また不応期も延長する．	プロカインアミド ジソピラミド キニジン	○	○
		Ⅰb	第2相できわめて小さいながら存在している内向きの持続性Na$^+$電流を阻害するため，活動電位持続時間は短縮する．一方，不応期は延長する．	リドカイン メキシレチン アプリンジン	×	◎
		Ⅰc	非常に強くNa$^+$チャネルを抑制する．しかし，活動電位持続時間には影響しない．不応期は延長する．	フレカイニド プロパフェノン ピルジカイニド	○	○
Ⅱ群	β受容体遮断		βアドレナリン受容体を遮断することで，陰性の変時作用および変力作用を示す．不応期の長さには影響しない．	プロプラノロール メトプロロール アテノロール	○	○
Ⅲ群	K$^+$チャネル遮断		活動電位持続時間と再分極過程を延長させる．不応期は延長する．	アミオダロン ソタロール	○ (他の薬剤が無効のとき)	○ (他の薬剤が無効のとき)
Ⅳ群	Ca^{2+}チャネル遮断		Ca^{2+}チャネル遮断作用により房室伝導を抑制する．また洞房結節の抑制作用も示す．不応期には影響しない．	ベラパミル ジルチアゼム	◎	○

◎きわめて有効，○：有効，×：勧められない

ている．例えば，Ⅲ群に属するアミオダロンはⅠ～Ⅳ群の薬理作用を併せもっているにもかかわらず，活動電位の持続時間を延長させる作用に基づき無理やりⅢ群に分類している．そこで，抗不整脈薬がイオンチャネルや受容体に対して示す作用に基づいた新たな Sicilian Gambit（シシリアン・ガンビット）の分類が提唱された．しかしながら，Vaughan Williams の分類は，その薬理的特徴を簡便に表わしている効果的な分類であることから，臨床では今日でも用いられている．

次に Vaughan Williams による分類に沿って各種の抗不整脈薬を説明する．

1）クラスⅠ群：Na$^+$チャネル阻害薬

クラスⅠ群に属するすべての抗不整脈薬は第0相の Na$^+$チャネルを抑制する．その抑制の程度や速さの違いから Ia，Ib，Ic の3種に分けられている（図 3-26）．これら3種の薬物は心室活動電位持続時間についてもそれぞれ異なる作用を示す．

Ia 群は活動電位の持続時間を延長させ，Ib 群は活動電位の持続時間を短縮させ，Ic 群は活動電位の持続時間には影響しない．活動電位の持続時間に対する作用は，K$^+$チャネルの遮断作用の強さの違いによって説明される．また，Ⅰ群の抗不整脈薬の Na$^+$チャネルに対する作用は，Na$^+$チャネルの状態によって結合の親和性が異なり，活性化状態に高い親和性を示すもの，あるいは不活性化した Na$^+$チャネルに高い親和性を示すものに分けられる．また，Ⅰ群の抗不整脈薬は頻度依存性に Na$^+$チャネルに結合し，静止状態から解離するときの速さが，速いもの，遅いもの，非

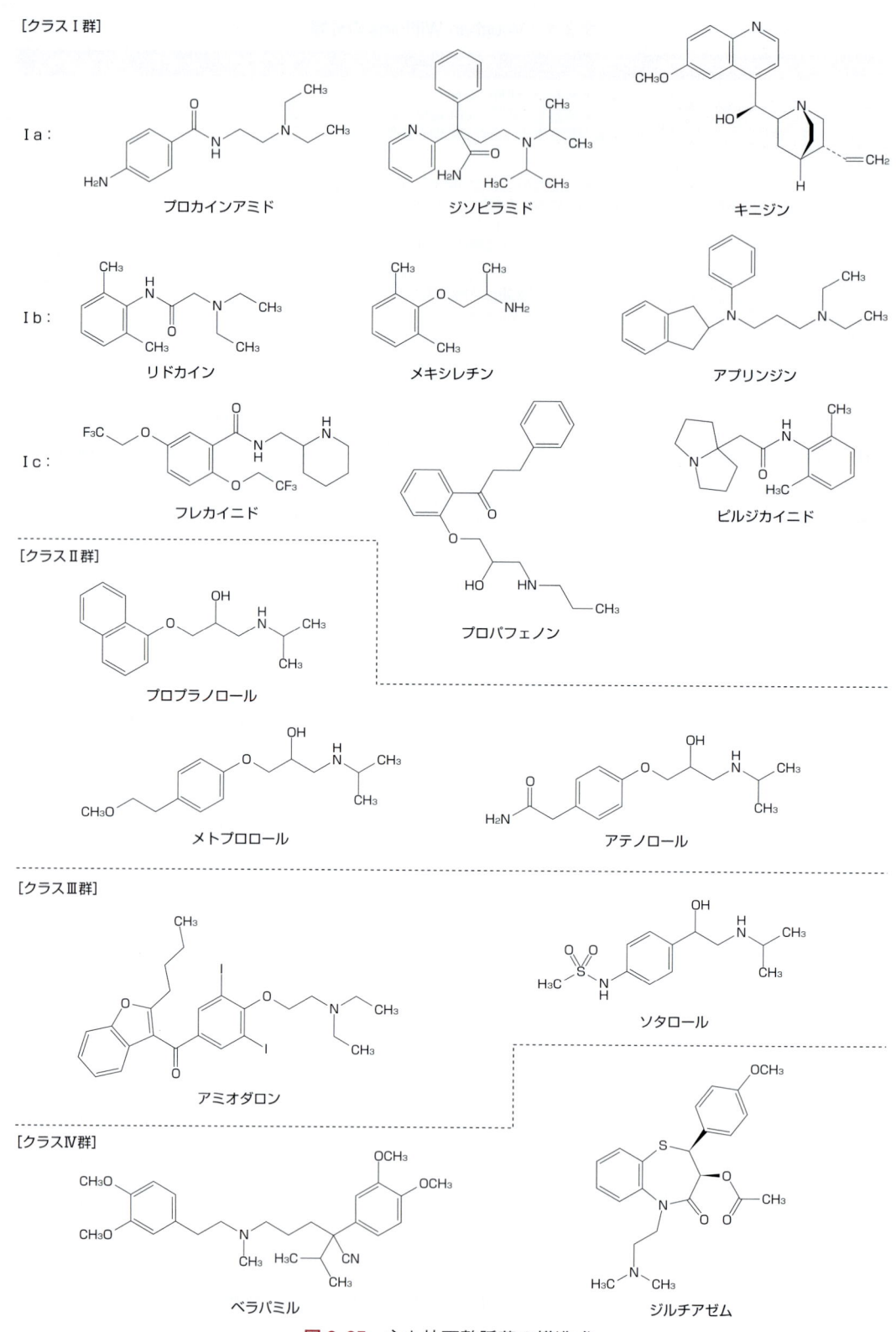

図 3-25 主な抗不整脈薬の構造式

2 刺激伝導系と抗不整脈薬

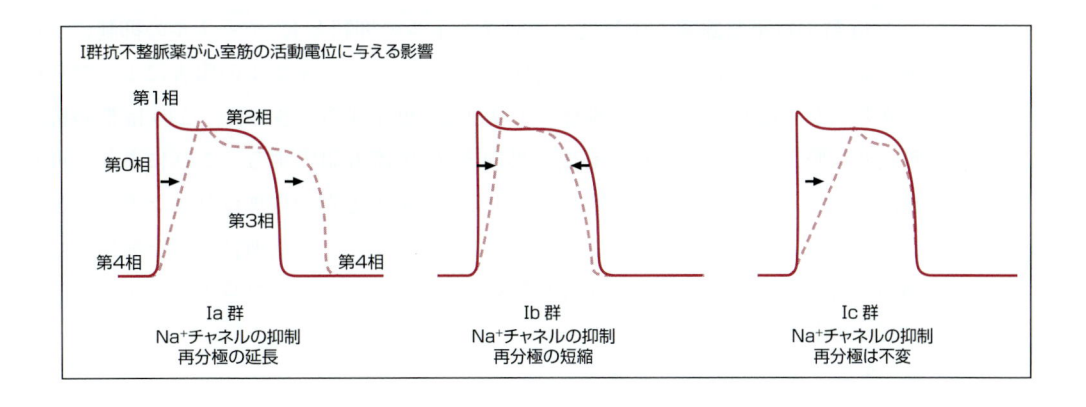

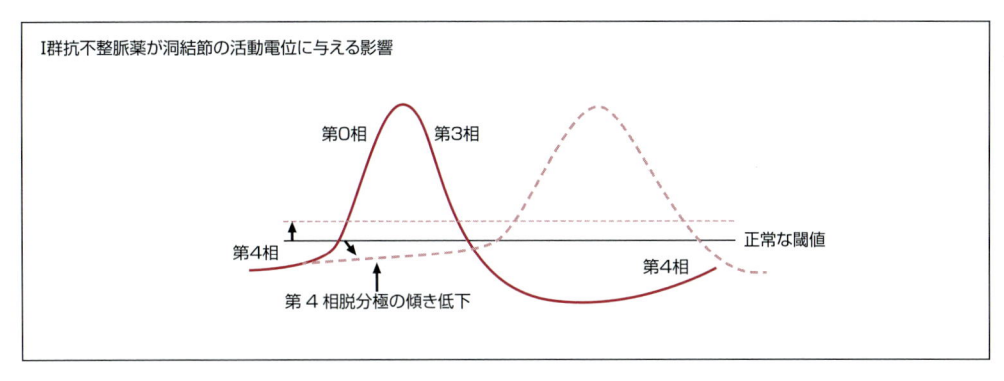

図 3-26　Ⅰ群の抗不整脈薬の作用

　Ⅰ群の抗不整脈薬は，活動電位持続時間に対する作用によって，さらに K⁺ チャネルの遮断作用の強さの違いによって Ia, Ib および Ic の 3 種に細分化されている．活動電位持続時間は Ia 群によって延長，Ib 群によって短縮され，Ic 群によっては影響されない．Ia 群〜Ic 群のいずれも不応期を延長させる．

常に遅いものに分けられる．これらの違いがⅠ群に属する抗不整脈薬それぞれの特徴となっている．

　Ⅰ群の抗不整脈薬は Na⁺ チャネルを阻害するため第 0 相の勾配が減少し伝導速度が低下する．これによりリエントリーを抑制する．ペースメーカー細胞に対しては，K⁺ チャネルの阻害効果により第 4 相の脱分極勾配を減少させ，発火頻度を低下させる．これにより異所性の自動能を低下させる．

　K⁺ チャネルを阻害する抗不整脈薬では，活動電位持続時間が延長する．活動電位持続時間が長くなると Na⁺ チャネルの不活性化状態からの回復が遅くなる．Na⁺ チャネル阻害作用をもつクラスⅠ群の抗不整脈薬は Na⁺ チャネルからの解離速度が遅い薬ほど強く作用する．また，ほとんどのⅠ群抗不整脈薬には陰性変力作用（心臓の収縮機能の抑制）がある．

① Ia群の抗不整脈薬：中程度のNa$^+$チャネルの抑制とK$^+$チャネルの抑制により洞結節および心室筋細胞の再分極を延長させる．Na$^+$チャネルの阻害により第0相の立ち上がり速度が減少し，興奮の伝導速度が低下する．さらに，このIa群の抗不整脈薬は膜が再分極する際に必要な外向きK$^+$電流も阻害する．これにより，再分極が延長するため，有効不応期が延長する．有効不応期の増加はリエントリーを減少させる．Ia群の抗不整脈薬は，リエントリー性あるいは異所性の上室頻拍や心室頻拍に広く用いられている．代表的な薬として，キニジン，プロカインアミド，ジソピラミドがある．

▶ **キニジン** Quinidine（硫酸キニジン）

Ia群に属する抗不整脈薬として古くから用いられてきた．上室性および心室性の各種不整脈に有効である．また，迷走神経からのアセチルコリン放出を阻害するため抗コリン作用も示す．抗コリン作用は房室結節の伝導速度を促進させる．房室結節の伝導速度が上昇するのは，心房粗動の患者にとっては好ましくない．QT間隔は心室筋の活動電位持続時間に相当しており，この活動電位持続時間が延長すると心筋は電気的に不安定になり，心室期外収縮やトルサード・ポアンツと呼ばれる重症な不整脈が出やすくなる．キニジンは肝臓のシトクロムP450で代謝されるため，シトクロムP450で代謝される他の薬物との相互作用で，QT延長が増加し，トルサード・ポアンツが引き起こされる場合がある．キニジンの副作用として，催不整脈作用や心筋収縮力の低下による心不全の誘起や血圧低下があるため，高度の伝導障害や心室細動をもつ患者や重篤なうっ血性心不全の患者には禁忌となっている．また，キニジンの副作用には，全身性エリテマトーデス（SLE）様症状の出現，精神神経系症状（めまいなど），消化器症状（悪心，下痢など），肝障害などがある．多くの副作用や禁忌があるため，他の抗不整脈薬が代わりに用いられるようになってきた．

▶ **プロカインアミド** procainamide（アミサリン®）

上室性あるいは心室性の各種不整脈に有効である．急性の心室頻拍の治療は，プロカインアミドをゆっくり静注することによって行われる．キニジンと違い，抗コリン作用が弱く，またジゴキシン投与時の血漿中ジゴキシン濃度も変化させない．心臓でのイオンチャネルの抑制作用とは別に，交感神経節で神経伝達を抑制することにより末梢血管を拡張させる（末梢血管は交感神経支配が優位な組織であり，交感神経の抑制は弛緩を引き起こす）．副作用として，全身性エリテマトーデス様症状の誘起がある．

▶ **ジソピラミド** disopyramide（ノルペース®，リスモダン®）

キニジンやプロカインアミドと同じメカニズムで作用する．しかし，キニジンで観察される消化管の症状はジソピラミドでは軽い．一方，抗コリン作用はキニジンよりも強い．抗コリン作用を示すため，前立腺肥大（抗コリン薬の排尿障害作用による）や緑内障（抗コリン薬の房水排出を阻害する作用による）の患者には禁忌である．

房室伝導障害をもつ患者や洞結節の機能障害をもつ患者にも禁忌である．未知のメカニズムによる血管収縮作用により血圧が上昇するため，うっ血性心不全（心不全のうち肺や足に水がたまるタイプの心不全）の患者には禁忌である．ほかの薬が使えない心房細動，発作性上室性頻拍，期外収縮に用いる．

②Ib群の抗不整脈薬：Na^+チャネルを抑制する．Ia群が主に開口状態のNa^+チャネルに結合するのに対し，Ib群の薬は開口状態のみならず不活性化状態のNa^+チャネルにも結合する．したがって，Ib群の薬はNa^+チャネルが高頻度で活性化されているとき，Na^+チャネルをより効率的に阻害できる．すなわち，Ib群は相対的に正常な部位への作用は弱く，脱分極の頻度が高い病的な心筋に選択的に作用し阻害することができる．Ib群の薬物は，Na^+チャネルへの結合およびNa^+チャネルからの解離が速いため，Na^+チャネルはIb群の薬物による抑制から速やかに回復することができる．活動電位持続時間が短い心房では，頻拍のときでも拡張期の時間が比較的長く，解離速度の速いIb群は拡張期に完全にチャネルから離れる．このため，次の活動電位が発生するときにチャネルに結合しておらず，そのチャネルを阻害できない．したがって，Ib群は心房性不整脈には効果を示さず，心室性不整脈の治療に用いられる．

Ib群は活動電位持続時間を短縮させる．これはK^+チャネルの活性化ではなく，第2相ではNa^+チャネルが完全に不活性化されているわけではないため，きわめて小さいながらも持続性の内向きNa^+電流が存在しており，Ib群がこのNa^+電流を阻害するためだといわれている．第2相の持続的な小さい内向きNa^+電流が減少するため，活動電位持続時間が短縮する．

虚血状態にある心筋細胞はより高頻度に興奮する傾向があるため，開口あるいは不活性化の状態にあるNa^+チャネルの割合は高くなる．したがって，Ib群はより効果的にNa^+チャネルに結合できる．代表的な薬にリドカインやメキシレチンがある．

▶ **リドカイン** lidocaine（オリベス®）

リドカインは緊急に心室性不整脈を抑制するときに最もよく使用される．肝臓で脱エチル化を受け速やかに代謝されるため，経口投与されたリドカインの血漿中半減期は約20分と短いのが特徴である．このため，静注での投与のみが行われる．リドカインは上室性不整脈には効果がなく，また洞結節に対して抑制作用を示さない．心室筋に対してはほとんど影響を与えず，血圧や心拍出量に大きな変化を起こさない．房室伝導にもほとんど影響しない．最もよくみられる副作用は，中枢神経系に対する作用の結果である．リドカインは中枢神経系のNa^+チャネルも阻害するため，錯乱，めまい，痙攣などが副作用として起こる．副作用が生じたときは投与を中止し，ジアゼパムを静注し回復を待つ．リドカインは局所麻酔薬としても用いられている．

▶ **メキシレチン** mexiletine（メキシチール®）

　リドカインと似た構造をもっている．また，作用するイオンチャネルも同じである．心筋に対する抑制作用をほとんど示さない．しかし，リドカインは経口投与できないのに対し，メキシレチンは経口投与が可能である．経口投与されたメキシレチンのほとんどが肝臓で代謝されるため，肝障害のある患者では投与量を減らす必要がある．副作用として，振戦，ろれつが回らなくなる，悪心，嘔吐などが用量依存性に生じる．

　③ **Ic群の抗不整脈薬**：もっとも強力にNa^+チャネルを阻害する．このため，心房や心室およびプルキンエ線維の活動電位の立ち上がりと伝導速度を強く抑制する．しかし，活動電位や不応期の持続時間にほとんど影響しない．プルキンエ線維，心室細胞の第0相の急速な立ち上がり速度を強く減少させることにより，心室性期外収縮，発作性上室頻拍や発作性心房細動を抑制することができる．Ic群は心機能を強く抑制するため，左室機能の低下している患者では心不全を悪化させる可能性がある．Ic群の薬物は，Na^+チャネルへの結合とNa^+チャネルからの解離速度が遅いため，Na^+チャネルへの抑制作用が心臓の収縮と弛緩のサイクルの間あまり変化しない．したがって，拍動が遅くなってもNa^+チャネルと結合したままの状態を保つため，不整脈を引き起こす可能性が高くなる．しかし，心臓に形態的な異常がない場合の上室性不整脈には有効かつ安全であることが示されている．代表的な薬にフレカイニド，プロパフェノンがある．

▶ **フレカイニド** flecainide（タンボコール®）

　経口投与でよく吸収される．K^+チャネル阻害作用を持ち，心房の活動電位持続時間を延長することにより抗不整脈作用を発揮する．上室性および心室性の不整脈に用いられる．心臓への副作用として，心室性不整脈を悪化させる可能性と左室機能の低下している患者に対して心不全を引き起こす可能性がある．それ以外の副作用として，中枢神経系に作用しめまいや視力障害を引き起こすことがある．

▶ **プロパフェノン** propafenone（プロノン®）

　イオンチャネルへの作用はフレカイニドと同じである．ただし，フレカイニドと異なり，弱いβ遮断作用を示す．肝臓での代謝が個人差を示すため，用量の決定には注意が必要である．

2）クラスⅡ群：β遮断薬

　Ⅱ群の抗不整脈薬はβ遮断薬である（図3-27）．β遮断薬は，交感神経の過剰な活性化が原因と考えられる上室性不整脈あるいは心室性不整脈の治療によく使用される．心臓は自動能をもっており，自律神経による調節がなくても自分自身で拍動できる．しかし，洞結節や房室結節の自動能は交感神経と副交感神経の調節を受けており，βアドレナリン受容体の刺激により洞結節では興奮の頻度が増加し，房室結節では不応期が短縮する．β遮断薬は，βアドレナリン受容体を介した交感神経刺激を阻害することで，洞結節での興奮頻度の低下および房室結節での不応期を延長

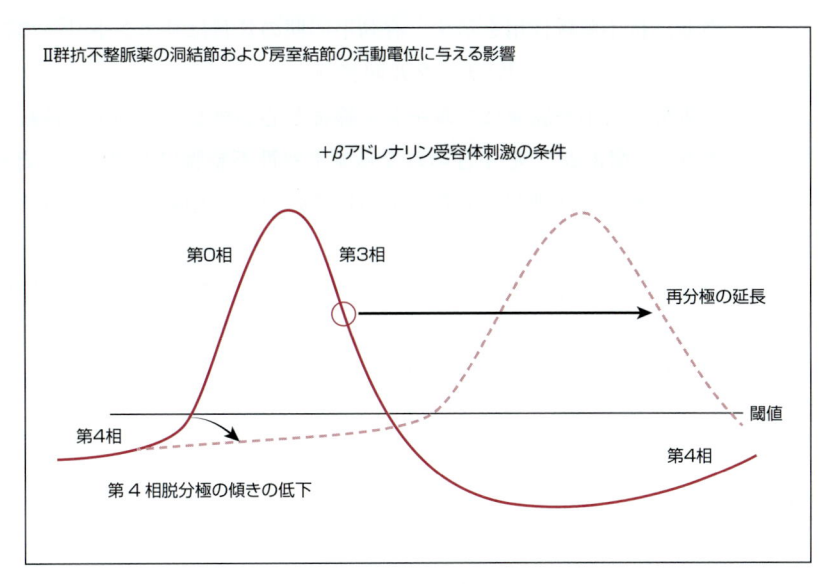

図 3-27　II 群の抗不整脈薬の作用

II 群の抗不整脈薬は β 遮断薬である．心臓の交感神経の活動を抑制することでその作用を発揮する．ペースメーカー細胞の第 4 相の勾配を減少させることで興奮頻度を低下させる．また，房室結節の再分極の延長により不応期を延長させ，これによりリエントリーが抑制される．$β_1$ アドレナリン受容体の阻害による細胞内 cAMP 量を減少させる作用により，作用は説明できる．

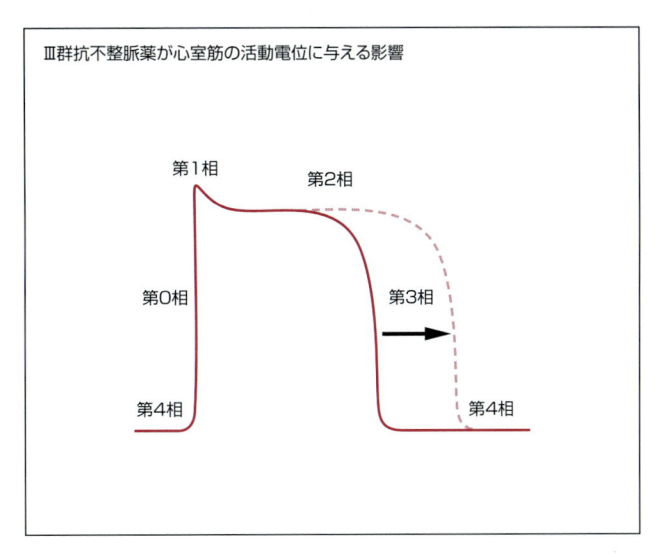

図 3-28　III 群の抗不整脈薬の作用

プルキンエ線維と心筋細胞における活動電位の持続時間と不応期を延長させる．この作用は，第 3 相の再分極に働く外向き K^+ チャネルを抑制することによる．III 群に含まれるアミオダロンは K^+ チャネルの抑制とともに Na^+ チャネルの抑制，β 遮断作用，Ca^{2+} チャネル抑制作用をもっている．

させ，抗不整脈作用を示す．有効不応期の延長はリエントリーの抑制に結びつく．

3）クラスⅢ群：K$^+$チャネル阻害薬

　Ⅲ群の抗不整脈薬はプルキンエ線維と心筋細胞の活動電位持続時間を著しく延長させる（図3-28）．心室性のみならず上室性不整脈にも用いることができる．プルキンエ線維と心筋細胞の活動電位の持続時間は，内向きのCa^{2+}電流と外向きで過分極方向に働くK$^+$電流により決定される．K$^+$チャネルが活性化しK$^+$電流が大きくなればなるほど再分極が速まるためプラトー相は短縮する．これに対し，K$^+$チャネルが阻害されると再分極が延長し有効不応期が長くなる．不応期の延長はリエントリー性不整脈を抑制する．Ⅲ群の抗不整脈薬は，K$^+$チャネルを阻害しK$^+$電流を抑制し，有効不応期を延長させる．これにより，リエントリー性の頻拍に有効性を示す．しかし，有効不応期が異常に長くなると，早期脱分極やトルサード・ド・ポアンツのリスクが高くなるため注意する．Ⅲ群の抗不整脈薬は，抗不整脈作用を示すものの陰性変力作用を示さない．心機能に対し抑制作用を示さないため，心不全患者（後に述べるように心不全の患者では心機能が低下している）にしばしば生じる心房細動の治療に有用である．Ⅲ群の抗不整脈薬は，Ⅰ群の抗不整脈薬とは異なりK$^+$チャネル抑制作用を示すものの，第0相のNa$^+$チャネルや伝導速度には影響しない．

　代表的な薬としてアミオダロン，ソタロールがある．

▶ **アミオダロン** amiodarone（アンカロン®）

　ほかの抗不整脈よりも強力に心室性および上室性不整脈を抑制する．心房筋や心室筋などすべての心筋細胞において，再分極に関わるK$^+$チャネルを阻害し活動電位の持続時間と不応期を延長させる．活動電位持続時間の延長はリエントリー性不整脈の抑制をもたらす．ほかの抗不整脈薬よりも不整脈を引き起こす作用（催不整脈作用）が弱い．しかし，アミオダロンはニフェカラントやソタロールといった外向きK$^+$チャンネルの抑制を主作用とするⅢ群薬とは異なり，K$^+$チャネルの抑制とともにほかの作用ももっているのが特徴である．アミオダロンは，Ⅰ群の抗不整脈薬と同じように，Na$^+$チャネルの阻害作用により第0相の立ち上がりも抑制する．またⅡ群の抗不整脈（β遮断薬）と同様にβ遮断作用ももっている．さらに，これらの作用に加え，弱いながら第Ⅳ群の抗不整脈作用（Ca^{2+}チャネルの阻害作用）も示す．Ca^{2+}チャネル阻害作用の結果として房室結節での伝導ブロックや徐脈が生じることがある．さらに，α遮断薬としての作用ももち，Ca^{2+}チャネル阻害作用と併せ血管の拡張（低血圧）を引き起こす．

　アミオダロンは経口と静注で投与される．アミオダロンは消化管からゆっくりと吸収され，血漿濃度が最大になるのに5～6時間かかる．脂質への親和性が高く，広く組織に分布する．肝臓での代謝速度は非常に遅く，半減期は長い．このように作用発現までの時間が長く，また作用も非常に長期にわたるため，副作用が出現したときの対応が難しい．

　副作用として最も重要なものに肺線維症がある．そのほか，除脈と心室性不整脈

の悪化がある．また，アミオダロンの甲状腺ホルモンに対する効果も知られている．甲状腺ホルモンには，代謝を亢進させるトリヨードサイロニン（T_3）およびサイロキシン（T_4）と血漿Ca^{2+}濃度を低下させるカルシトニンがある．T_3は分子内に3個のヨウ素原子を含み，T_4は4個のヨウ素原子を含んでいる．アミオダロンは，T_4からT_3への変換を抑制するため，投与後2～3週間で甲状腺機能異常（T_4の上昇とT_3の低下）が出現する．アミオダロンは分子中に2個のヨウ素原子を含んでおり，半減期が2カ月と長いため，その間，持続的にヨウ素を供給し続けることになり，甲状腺機能低下症の原因となる．さらに，アミオダロンが甲状腺に直接作用することで甲状腺機能亢進症を発症させる場合もある．消化器への副作用として，食欲不振や肝機能異常などがある．神経系への副作用として，末梢神経の正常な伝導が阻害されるニューロパチー，振戦，睡眠障害などがある．このようにアミオダロンには多くの副作用があるため，長期的に投与するときには定期的にこれら副作用が生じる組織の機能を検査する必要がある．

アミオダロンは肝臓の代謝酵素CYP3A4で代謝されるため，CYP3A4で代謝される薬物との併用で禁忌となっているものがある．また，アミオダロンはCYP2C9も阻害し，甲状腺機能を亢進することによって抗凝固薬の作用を増強させる．したがって，ワルファリンとの併用する時には，ワルファリンの効果は増強される．アミオダロンはジゴキシンの腎クリアランスを低下させたり，消化管からの吸収の増加を引き起こさせたりするため，ジゴキシンと併用する時には，ジゴキシンの投与量を減少させる必要がある．

▶ **ソタロール** sotalol（ソタコール®）

Ⅲ群の抗不整脈作用とともにⅡ群の作用ももっている．すなわち，K^+チャネルを抑制して活動電位を延長するとともに，非特異的に$β$アドレナリン受容体も阻害する．$β$遮断作用をもつことから，心機能が低下している患者では心不全を悪化させる可能性がある．K^+チャネルの抑制により活動電位持続時間が延長するため，心房および心室の不応期は延長する．しかし，第0相の立ち上がり速度には影響しない．上室性および心室性不整脈に対して用いられる．$β$遮断薬として疲労感や徐脈を引き起こすとともに，ほかのⅢ群の薬物と同様にトルサード・ド・ポアンツも起こしうる．ソタロールは腎臓より排泄される割合が高いため，腎不全の患者には投与量を調節する必要がある．

4）クラスⅣ群：カルシウム拮抗薬

カルシウム拮抗薬は，その基本構造の違いからジヒドロピリジン系〔**ニフェジピン** nifedipine（アダラート®），**アムロジピン** amlodipine（アイミクス®）など〕，フェニルアルキルアミン系〔**ベラパミル** verapamil（ワソラン®）など〕，ベンゾチアゼピン系〔**ジルチアゼム** diltiazem（ヘルベッサー®）など〕，の3種類に分けられる（表3-2）．Ⅳ群の抗不整脈薬には，ベラパミルやジルチアゼムなどは含まれるものの，ニフェジピンなどのジヒドロピリジン系カルシウム拮抗薬は含まれない．発現しているCa^{2+}チャネ

表 3-2 カルシウム拮抗薬のまとめ

カルシウム拮抗薬	代表的な薬	特徴
ジヒドロピリジン系	ニフェジピン（ジヒドロピリジン骨格）	血管選択性が高い．動脈の拡張作用が強いため，末梢でのうっ血を生じ，浮腫が起きる可能性が他の2種に比べ高い．
フェニルアルキルアミン系	ベラパミル（フェニルアルキルアミン骨格）	心筋のみならず血管の Ca^{2+} チャネルに対しても抑制作用をもつ．
ベンゾチアゼピン系	ジルチアゼム（ベンゾチアゼピン骨格）	血管拡張，心筋に対する作用は中程度．

電位依存性 L 型 Ca^{2+} チャネルの拮抗薬は，①ジヒドロピリジン系，②フェニルアルキルアミン系，③ベンゾチアゼピン系の3種に分類される．それぞれのグループの代表的な薬の構造式を記している．3種類のカルシウム拮抗薬は異なる薬理作用を示す．抗不整脈薬としては②，③のみが使われている．

ルのサブタイプは，各組織で異なっている．種々のカルシウム拮抗薬はそれぞれのサブタイプに異なった親和性で作用するため，カルシウム拮抗薬の効果は組織ごとで異なる．例えば，ニフェジピンは血管平滑筋の Ca^{2+} チャネルを強く阻害する．一方，ジルチアゼムやベラパミルは心臓の Ca^{2+} チャネルをより選択的に阻害する．したがって，ベラパミルやジルチアゼムは洞結節や房室結節などの Ca^{2+} 電流により活動電位が生じる組織で強い作用を示す．このため，これらのカルシウム拮抗薬は房

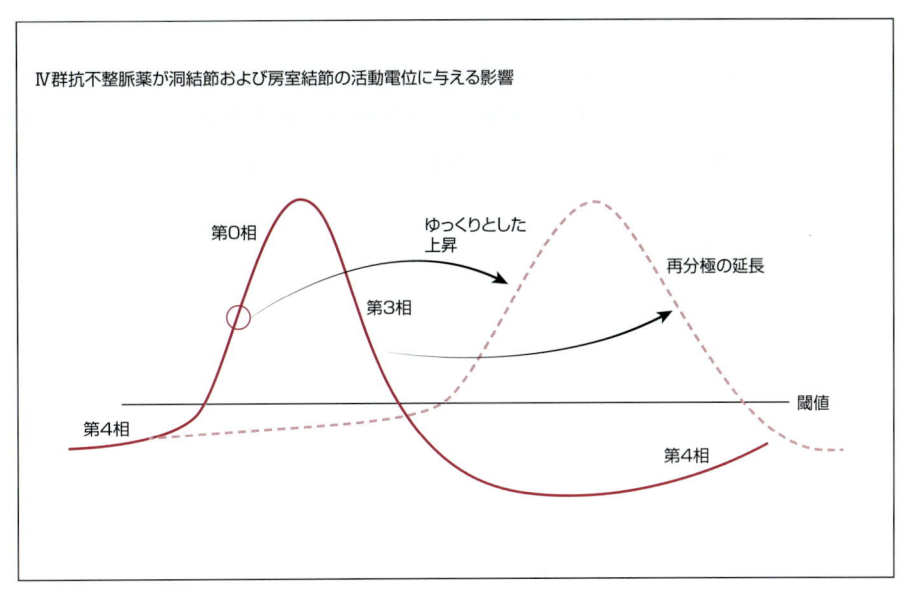

図 3-29　IV群の抗不整脈薬の作用

IV群の抗不整脈はL型Ca^{2+}チャネルを選択的に抑制する．ベラパミルやジルチアゼムなどが含まれ，ニフェジピンなどのジヒドロピリジン系カルシウム拮抗薬は含まれない．洞房結節や房室結節など，Ca^{2+}電流により活動電位が生じる組織で強く働き伝導速度を低下させ不応期を延長させる．

室結節が関与するリエントリー性の不整脈である発作性上室頻拍の治療に用いることができる（図3-29）．ジルチアゼムやベラパミルを投与すると，房室結節では活動電位の抑制により不応期が延長し，洞結節では活動電位の立ち上がりが抑制される．洞結節や房室結節への作用により，心拍数が低下する．また，房室結節での伝導速度が減少するため，例えば心房が3回興奮したときにそのうちの1回が心室に伝えられるなど，心房から心室へ興奮が伝わるときの比率を減少させる．

5) クラスⅠ群からⅣ群に含まれない抗不整脈薬

Ⅰ～Ⅳ群に含まれない抗不整脈薬として**アデノシン** adenosine（ATPとして投与）（アデタイド®）がある．

① **アデノシン**（ATPとして投与）：ATPは投与されると素早くADPを経てアデノシンに代謝される．アデノシンがアデノシン受容体を刺激することで作用を示す．アデノシン受容体には4つのサブタイプ（A1, A2a, A2b, A3）があり，心臓に発現しているのはG_iタンパク質と共役するサブタイプ（A1）である．アデノシン受容体が刺激されると，Gタンパク質共役型K^+チャネルの開口が促進され，K^+が細

胞外へ流出する．これにより，このK$^+$チャネルを発現している洞結節や心房あるいは房室結節は過分極となり，興奮の伝導速度が低下する．また，G$_i$タンパク質と共役しているため，cAMP産生が抑制され細胞内cAMP量が低下する．L型Ca^{2+}チャネルはcAMPの増加により活性化されるため，アデノシン受容体を介してcAMP量が低下すると，L型Ca^{2+}チャネルを介したCa^{2+}流入が抑制される．Ca^{2+}チャネルの抑制により，Ca^{2+}に依存した活動電位の発生が抑制される．房室結節での伝導速度の低下により房室結節が関与するリエントリー性の不整脈は阻害される．アデノシン受容体に共役するK$^+$チャネルが心室筋には発現していないため，心室筋細胞はアデノシンの作用を受けない．アデノシンの血漿中半減期は非常に短い（10秒以下）ため，発作性上室頻拍の第一選択薬として用いられている．約90％の症例に有効である．副作用はほとんど一過性で，頭痛，潮紅，胸痛などがある．カフェインやテオフィリンなどはアデノシン受容体と拮抗する．これに対し，ジピリダモールはアデノシン取り込み阻害作用のほかにホスホジエステラーゼの阻害作用も併せもつため，アデノシンの作用は増強される．

3 血液循環のシステムと狭心症治療薬

A 虚血性心疾患とは

　心臓は絶えず収縮と弛緩を繰り返しているために，多量のエネルギーが必要である．このエネルギーは酸素を利用した好気的リン酸化により産生される．心臓に血液（酸素）を供給している血管は冠動脈である（図3-30）．冠動脈は上行大動脈から枝分かれした左および右の冠動脈で始まる．左冠動脈は，左前下行枝，左回旋枝に分かれる．おおまかには，右冠動脈は心臓の後壁，左前下行枝は前壁，左回旋枝は側壁に血液を供給している．冠動脈の内径が小さくなると酸素の供給が十分ではなくなり，心臓は酸素が不足した虚血状態に陥る．供給（冠動脈からの酸素の供給量）が需要（心筋が必要とする酸素量）に追いつかない状態が虚血である．虚血性心疾患には冠動脈の内径が小さくなっているものの閉塞していない狭心症と血管が閉塞して血流が停止した心筋梗塞がある．狭心症と心筋梗塞では用いる薬が異なるため，両者を正く診断することが重要である．

1. 冠動脈の血流量の低下と内皮細胞の役割

　心臓に対する酸素の供給と需要のバランスが崩れる原因は，冠血流量の低下と血管内皮細胞の機能不全である．冠血流量の低下は，冠動脈の内径が小さくなることにより生じる．冠動脈の内径が減少する主な原因はアテローム性動脈硬化である．冠動脈の内径が減少すること以外に，内皮の異常によっても冠血流量は低下する．内皮が異常を起こすと血管を拡張させる物質の産生が低下し，内皮による血管の拡張作用が阻害される．血管内皮の傷害や機能低下は，高血圧，喫煙，糖尿病あるいは脂質異常症などが冠動脈疾患を引き起こすときの因子として働くことが知られている．したがって，血管内皮の傷害や機能低下は，動脈硬化症とそれによって生じる冠動脈疾患につながるものとして考えられている．

2. 内皮細胞の機能不全と血管機能

　血管内皮細胞の機能不全から始まる血管の炎症は，動脈硬化に重要な役割を果たしているとされている．内皮細胞が傷害を受けると，血管内皮細胞での活性酸素種（スーパーオキシド，過酸化水素，ヒドロキシラジカルなど）の産生が増加する．活性酸素種は，内皮細胞のNO産生を低下させることで，血管の収縮性や細胞接着性を増

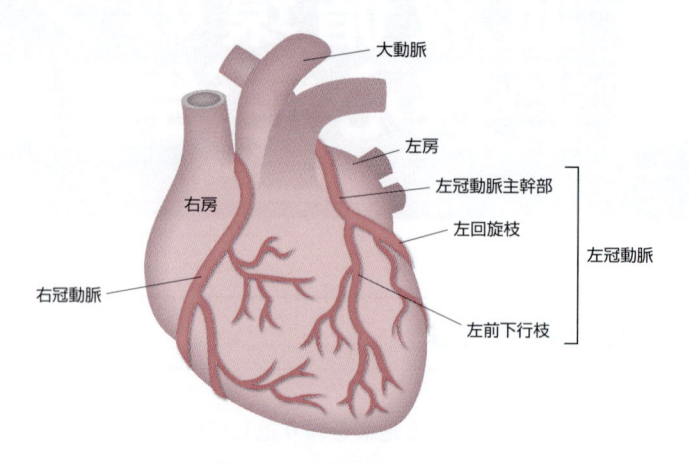

図 3-30　冠動脈の解剖図

冠動脈は心臓に血液（酸素と栄養）を供給する血管である．冠動脈は上行大動脈の枝として左および右の冠動脈で始まる．左冠動脈は，左前下行枝，左回旋枝に分かれる．大まかには，右冠動脈は心臓の後壁，左前下行枝は前壁，左回旋枝は側壁に血液を供給している．

強させるように働く．また，活性酸素種や炎症時に産生されるサイトカインなどによって，内皮の透過性が上昇し，脂質や血漿タンパク質の血管壁への侵入が促進される．内皮細胞が活性化されると，細胞接着分子である E- セレクチンや ICAM-1（intercellular adhesion molecule-1）や VCAM-1（vascular cell adhesion molecule-1）などの発現が増加し，血液中の白血球や単球あるいはリンパ球の血管内皮への接着，さらには血管内膜への侵入を助ける．さらに，活性化された内皮細胞からは，平滑筋細胞の遊走や増殖を促進させる因子も産生される．このように，血管内皮細胞が障害を受けると，血管の恒常性を維持していた内皮細胞の機能を保てなくなる．恒常性の破綻は，内皮細胞や平滑筋細胞と炎症細胞との相互作用を引き起こし，血管での持続的な炎症応答が生じる．活性化された中膜の平滑筋細胞は，内皮細胞や炎症細胞あるいは平滑筋細胞自身が産生するサイトカインによって内皮の下側へと遊走して増殖し，内膜から侵入したマクロファージとともに脂質を取り込んで泡沫化し，血管内で壊死性コアが形成し動脈硬化を生じる．

B　狭心症の病態生理

1.　狭心症の分類

狭心症は，発生機序から分類すると器質性狭心症，冠血栓性狭心症，冠攣縮性狭心症に分けられる（図3-31）．また，狭心症は，発作の発現様式から分類すると労作性狭心症と安静型狭心症に分けられ，臨床経過から分類すると安定狭心症と不安定狭心症に分けられる．

1）安定狭心症

　安定狭心症（労作性狭心症，器質性狭心症とも呼ぶ）では動脈硬化のプラーク形成により血管内腔が狭くなった場所が存在し，内皮の機能異常により血管が収縮したとき，あるいは運動により酸素要求が増大したときに，酸素供給が低下し発作（胸部の不快感）が生じる．アテローム性プラークにより血管の70%（面積で）が狭窄されても，安静時には不快感は生じない．すなわち，70%の領域が閉塞しても安静時の酸素供給は保たれることを示している．運動すると，交感神経系が活性化するため，心拍数，血圧，心臓の収縮機能が増加する．これらは酸素の需要量を増加させる．したがって，血管の内腔が小さくなり交感神経が興奮しているような条件では，酸素の需要が供給を上回るため心臓は虚血状態に陥る．心臓が虚血状態になると狭心症の症状である胸部不快感が生じる．運動を中止し安静にすると症状は改善する．

2）不安定狭心症

　不安定狭心症（冠血栓性狭心症とも呼ぶ）は，安定狭心症でみられた冠動脈のプラークが破綻することにより生じる．プラークの破綻は血小板の凝集を引き起こし，さらに血栓が形成されることで冠動脈の内径が小さくなり，心筋への酸素供給が低下する．血小板が凝集すると血管を収縮させる物質が放出されるため，血管の収縮が引き起こされ，酸素供給はさらに低下し狭心症の発作が生じる．このため，不安定狭心症では，安定狭心症での症状が頻繁に起こるようになったり，持続時間が長くなったり，また安静時においても発作が起こるようになる．不安定狭心症での血管の閉塞の度合いは安定狭心症より大きい．不安定狭心症は心筋梗塞へ移行する危険性が高い狭心症のタイプである．

3）冠攣縮性狭心症

　冠攣縮性狭心症は安静型狭心症に含まれる．冠動脈に攣縮が起き，このため酸素供給が低下して狭心症の発作を生じる．攣縮とは血管が理由もなく突然強く収縮する現象である．冠攣縮性狭心症は，冠動脈が強く収縮するため，血管の閉塞の度合いが安定狭心症より大きく，心筋への十分な血液すなわち酸素の供給が行えなくなる．冠攣縮性狭心症の発作は，安定狭心症とは異なり，運動時ではなく夜間から早朝にかけ安静時に出現することが多い．攣縮する原因は不明であるが，冠動脈の内皮に何らかの障害があり，また日内変動を示す冠動脈の緊張度に関係があるといわれている．発作が慢性化すると心筋梗塞，不整脈，突然死の原因となる．

　冠攣縮性狭心症の中で，発作時に測定した心電図にST上昇がみられるもの（図3-32）を特に異型狭心症と呼んでいる．異型狭心症では，アテローム性プラークは認められないにもかかわらず，血管が強く収縮するため心臓は酸素不足になり，発作が起こる．交感神経の緊張と内皮機能の異常が原因ではないかと考えられている．実際，アセチルコリンやセロトニンなどで刺激したときに内皮依存性の応答に異常がみられる．

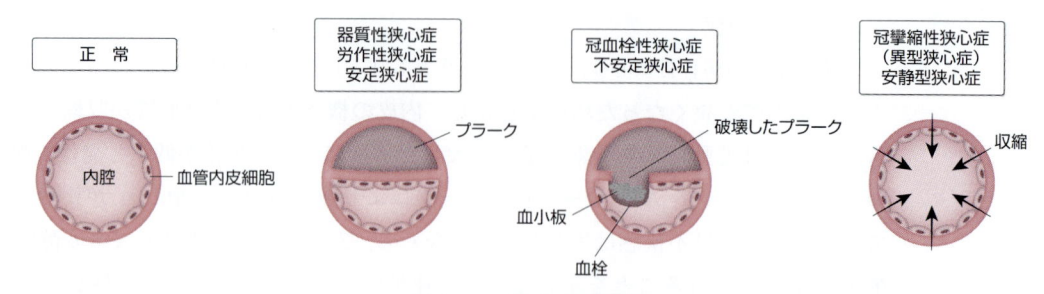

図 3-31　狭心症の種類

　安定狭心症では，動脈硬化のプラーク形成により血管内腔が狭くなり，運動により酸素要求が増大したときに発作が生じる．不安定狭心症では，プラークの破裂により血栓が形成され，さらに血管が収縮することで発作が生じる．冠攣縮性狭心症では，血管が強く収縮し発作が生じる．

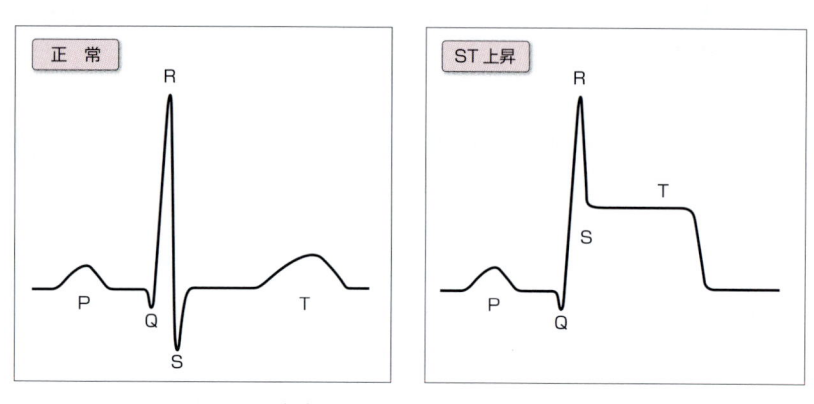

図 3-32　心筋梗塞時に生じる心電図上のST上昇

　心電図は平たんではなく，基線上から変化する個所がいくつか見られる．それを順次P，Q，R，SおよびTと呼んでいる．心筋梗塞では発症後早期から1～2日後まで続いてST上昇と呼ばれる波形の変化が心電図上に現れる．

C　狭心症治療薬の分類・種類

　狭心症の治療は，冠動脈を拡張させ心筋への酸素供給を増加させること，あるいは心機能を低下させて酸素を必要とする仕事量を減少させることを目的として行われる．治療薬は，心筋の仕事量を減少させるもの（β遮断薬），冠動脈の攣縮を抑制するもの（カルシウム拮抗薬，K^+チャネル開口薬），発作時に投与し冠動脈を拡張させるとともに，前負荷および後負荷を軽減し心筋の酸素要求量を抑制するもの（硝酸薬やK^+チャネル開口薬）に大きく分類される（表3-3，図3-33）．硝酸薬，β遮断薬，カルシウム拮抗薬を単独または併用して用いる．冠動脈内の血栓の存在が疑われる場合には，抗血小板薬や抗凝固薬も用いる．

1. 安定狭心症の治療薬

　安定狭心症の症状は安静時に出ることはなく，運動した時に増加する酸素の要求量が満たされなくなったときに発現する．運動をやめて安静にすると症状は治まる．安定狭心症の治療には硝酸薬，β遮断薬，カルシウム拮抗薬を用いる．硝酸薬やカルシウム拮抗薬は血管を拡張させることで酸素の供給量を増加させる．これに対し，β遮断薬は心筋収縮力を低下させたり心拍数を減少させたりすることで，心筋の酸素に対する要求を抑制する．ただし，β遮断薬が禁忌の患者には心拍数の減少を目的として，刺激伝導系の抑制作用をもつカルシウム拮抗薬〔**ジルチアゼム** diltiazem（ヘルベッサー®）〕を用いることもある．カルシウム拮抗薬は心機能の低下とともに血管を拡張させることで心臓の負荷を軽減させる．その他，冠動脈拡張作用をもつ薬として，**アデノシン** adenosine（アデノスキャン®），**トリメタジジン** trimetazidine（バスタレル®），ATP感受性K$^+$チャネルを活性化する**ニコランジル** nicorandil（シグマート®），血小板凝集抑制作用（ホスホジエステラーゼ阻害作用による）とアデノシン取り込み阻害作用をもつ**ジピリダモール** dipyridamole（ペルサンチン®）がある．

2. 不安定狭心症の治療薬

　不安定狭心症の治療は，虚血に陥った部位の酸素供給を早く回復させることと，心筋梗塞の発症を予防することが目的になる．この目的のため，①速効性の硝酸薬を用いて冠動脈を拡張させる，②前負荷および後負荷を軽減させ心臓の仕事量を減少させる（前負荷，後負荷については心不全の章を参照），③抗血小板薬と抗凝固薬を用いて血栓の形成を抑制することが治療の中心になる．狭心症の痛みがある場合，速効性の効果を期待して硝酸薬の舌下投与，口腔内噴霧あるいは静脈内投与を行う．硝酸薬の投与により急激な血圧の低下を生じ失神を引き起こすことがあるので注意する．また，持続的に硝酸薬を静脈内投与すると硝酸薬に対する耐性を生じるため，投与期間を12時間から24時間とする．心臓の仕事量を軽減させ心筋の酸素需要を低下させるためにβ遮断薬を用いることもある．

3. 冠攣縮性狭心症の治療薬

　冠攣縮性狭心症の発作時には速効性の**ニトログリセリン** nitroglycerin（ニトロペン®，ニトロダーム®）を用い，冠動脈を拡張させる．血管が収縮するにはCa^{2+}チャネルを介した細胞内Ca^{2+}濃度の上昇が必要なため，発作を予防するにはカルシウム拮抗薬が有効である．また，K$^+$チャネル開口薬である**ニコランジル**も効果がある．カルシウム拮抗薬のみでは十分な効果が得られないとき，硝酸薬やニコランジルの併用も考慮する．カルシウム拮抗薬は短時間作用型ではなく，長時間作用型を用いる．これは，短時間作用型ではカルシウム拮抗薬の作用で急激に血管が拡張し，作

3章 循環系の薬理

表3-3 狭心症治療薬のまとめ

分類	薬剤
硝酸薬	亜硝酸アミル ニトログリセリン 硝酸イソソルビド 二硝酸イソソルビド
β遮断薬 （p.353 降圧薬の表も参照）	アルプレノロール アテノロール（p.280 図3-29参照） ビソプロロール　など
カルシウム拮抗薬 （p.353 降圧薬の表も参照）	アムロジピン ニフェジピン ジルチアゼム（p.280 図3-29参照） ベラパミル（p.280 図3-29参照）　など
その他の冠拡張薬	ジピリダモール（血小板凝集抑制） アデノシン ニコランジル（ATP感受性K^+チャネル開口作用と亜硝酸薬の作用をもつ） トリメタジジン

狭心症治療薬には，心臓の負担を減らすβ遮断薬，冠動脈を拡張させ酸素供給を増加させる硝酸薬とアデノシンやニコランジル，心機能の低下と血管を拡張させるカルシウム拮抗薬，血小板凝集抑制作用とアデノシン取り込み阻害作用をもつジピリダモールがある．

亜硝酸アミル
〔構造式は亜硝酸イソアミル：
医薬品として用いられているタイプ〕

ニトログリセリン

硝酸イソソルビド
（二硝酸イソソルビド）

一硝酸イソソルビド

アルプレノロール

ビソプロロール

アムロジピン

ニフェジピン

ジピリダモール

アデノシン

ニコランジル

トリメタジジン

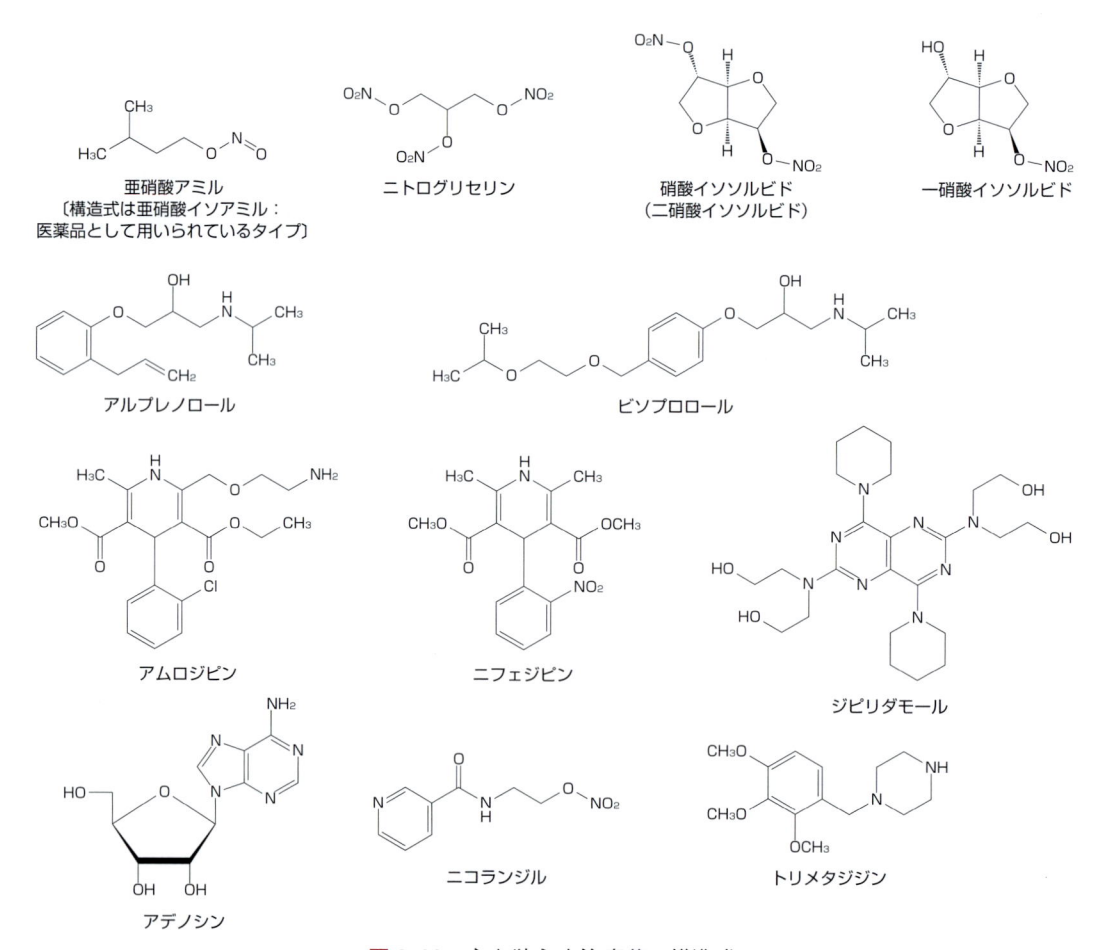

図3-33　主な狭心症治療薬の構造式

用がなくなると代償性機構が働き血管が収縮するため，拡張と収縮が繰り返されるという生体にとって好ましくない状況になるからである．また，β遮断薬は冠動脈の攣縮を増強することがあるため，冠攣縮性の狭心症患者には用いない（β遮断作用によりα作用がより強く発現する）．血管を拡張させる硝酸薬，カルシウム拮抗薬，ニコランジルの副作用として，頭痛，顔面紅潮，めまいおよび頻脈の出現がある．

D 代表的な狭心症治療薬

1. 硝酸薬

硝酸薬は100年以上も前から狭心症の症状を緩和するために使われており，最も古くから用いられている心疾患治療薬の1つである．現在では，安定狭心症のみならず，不安定狭心症，急性心筋梗塞，高血圧症，急性および慢性のうっ血性心不全にも用いられている．

1）硝酸薬の作用機構と還元物質の役割

NOの産生機構は，硝酸薬 nitrate とニトロプルシド nitroprusside（ニトロプール®）では異なる．硝酸薬は NO_2 という構造を化合物内にもち，このニトロ基が特定の酵素あるいは細胞内あるいは細胞外の還元物質（チオールなど）により還元されると，NOが産生される．一方，ニトロプルシドは鉄イオンに一酸化窒素 nitric oxide (NO) が配位した構造である．このため，ニトロプルシドは酵素の関与がなくてもNOが自然発生的に遊離する．生じたNOは平滑筋細胞内のグアニル酸シクラーゼを活性化し細胞内cGMP量を増加させる．cGMPはcGMP依存性タンパク質リン酸化酵素を活性化し，活性化されたリン酸化酵素が各種のタンパク質をリン酸化し平滑筋の弛緩を引き起こす．また，NOが直接タンパク質を修飾することで弛緩反応に寄与する経路も存在する（図3-34）．

2）硝酸薬の動脈と静脈に対する作用とその結果

硝酸薬の場合，NO産生のために必要な酵素および還元物質の発現量によって血管を弛緩させる強さが異なる．動脈は酸素濃度が高い，すなわち還元物質の濃度が静脈に比べて低い．硝酸薬からのNO産生は還元状態でより大きくなるため，硝酸薬は動脈より静脈をより強く弛緩させる．これに対し，ニトロプルシドからは自然発生的にNOが遊離するので，動脈と静脈をともに拡張させる．NOの作用により血管が拡張すると，静脈の血液容量が増加し，右房に流入する血液量は減少する．これにより心臓にかかる負荷が減少し，心筋の酸素需要量は低下する．硝酸薬の血中濃度が高くなると動脈の拡張作用も引き起こす．動脈が拡張した場合，反射性に血圧を維持する機構によって心拍数が増加しなければ，動脈の拡張によって全身血管抵抗は低下するため，心室の収縮力は低下し，心筋の酸素需要量はさらに減少する．硝酸薬は冠動脈も拡張させるため，冠血流量が増大し狭心症の症状は軽減され

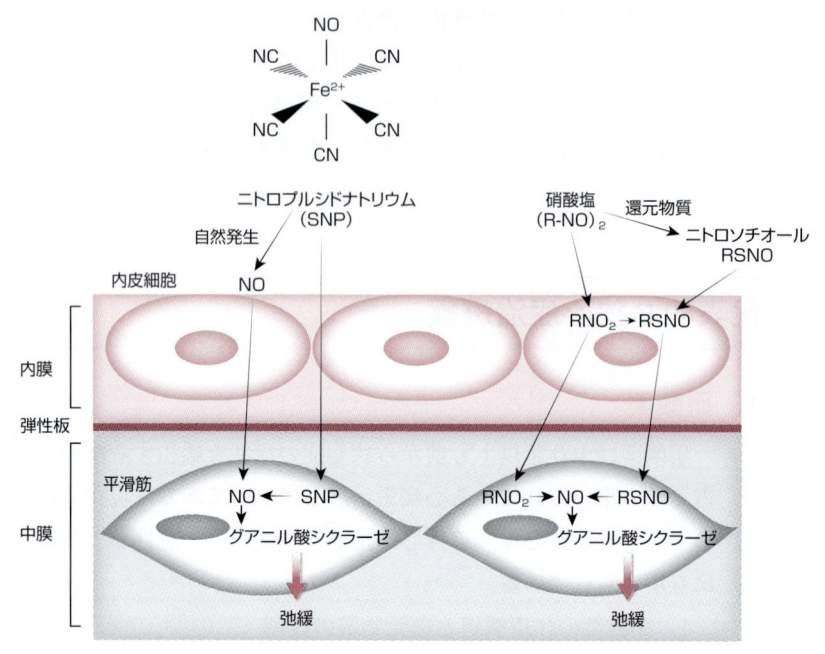

図3-34 硝酸薬とニトロプルシドナトリウムからの一酸化窒素産生メカニズムの違い

硝酸薬から還元物質の働きで一酸化窒素(NO)が産生する．これに対し，ニトロプルシドナトリウムは鉄イオンにNOが配位した構造であり，自然発生的にNOが生じる．

る．また，硝酸薬は血小板凝集の阻害作用ももっているため，狭心症にはきわめて有効な薬である．

3) 硝酸薬の剤形と投与経路による作用の違い

硝酸薬には剤形と吸収経路の違いにより，効果が発現するまでの時間および持続時間が大きく異なる．硝酸薬は肝臓を通過するときに代謝される．その初回通過効果は大きくほぼ100％代謝される．このため，素早い効果を期待するときには舌下錠が適している．舌下錠は，短時間で効果を発揮するため，狭心症の発作を速やかに緩和させたいときに有用である．一方，冠疾患の症状を長期的に管理し狭心症の発作を予防する目的で用いるときには，長時間作用型の硝酸薬を用いる．しかし，長期にわたって使用すると，耐性を生じるので注意が必要である．

4) 硝酸薬に対する耐性

硝酸薬の耐性とは，硝酸薬を長期投与したときにみられる現象で，硝酸薬が存在しているにもかかわらずその効果が減弱する現象である．耐性が生じる機構は，細胞内還元物質（細胞内のチオール基）が枯渇する結果，細胞内でNOを産生できなくなるためと考えられる（図3-35）．これは，次のように説明される．硝酸薬（R'-ONO$_2$）からのNOの遊離は，細胞内の還元物質（R-SH）の助けを必要とする．初めに還元物質の作用によりR'-ONO$_2$よりNO$_2$が遊離する．さらにNO$_2$が還元物質と反応しR-SNOとなる．次にR-SNOからNOが遊離する．このように硝酸薬から

NOが生じるときに還元物質が消費されるため，硝酸薬が長期間存在すると還元物質が枯渇してしまい，硝酸薬からNOが産生されにくくなる．これに対し，耐性の発現をNOの産生に関わる酵素のNO修飾に求める考えもある．ニトログリセリンや硝酸薬からのNO遊離はアルデヒド脱水素酵素2　aldehydedehydrogenase 2（ALDH2）の作用によっている．この酵素はNO修飾を受け不活性化される．したがって，NOが長期にわたって遊離され続けると，不活化されたALDH2が増えNO遊離が低下する．

静脈内注射による持続投与や除放剤では耐性の発現が早く，作用持続時間が短い舌下薬やスプレー剤では耐性が生じにくい．

5）狭心症の発作時における硝酸薬の有用性

安定狭心症の発作時には，素早い効果が期待できる硝酸薬が中心になる．一方，再発予防には，カルシウム拮抗薬やβ遮断薬を用いる．持続型の硝酸薬は，安定狭心症および冠攣縮性狭心症のいずれの発作予防にも有効である．しかし，長期投与の有効性は確認されていない．

硝酸薬は，血管平滑筋だけでなく，食道，気管支，胆管，腸，生殖器などに存在する平滑筋に対しても弛緩作用を示す．しかしながら，これらの組織を弛緩させる作用に臨床上の意味があるのかは明らかではない．

6）冠血管拡張薬としての硝酸薬

冠動脈拡張薬は狭心症，急性心筋梗塞あるいは心不全に有効である．

狭心症の治療は，治療薬が血管平滑筋を弛緩させる作用をもっていることから予想できるように，冠動脈を拡張させて心臓の虚血状態を改善させることが目的である．硝酸薬として**ニトログリセリン**，**一硝酸イソソルビド** isosorbide mononitrate（アイトロール®），**二硝酸イソソルビド** isosorbide dinitrate（ニトロール®，フランドル®）がある．剤形は，舌下錠，スプレー製剤，持続製剤，経皮吸収型，注射薬，口腔粘膜貼付剤など種々のものがある．発作の症状を緩和させるためには，舌下錠やスプレー製剤を使用する．発作を予防する目的では，作用時間の長い持続製剤や貼付薬を用いる．硝酸薬は，安定狭心症，不安定狭心症および冠攣縮性狭心症のいずれにも適用できる．硝酸薬による血管の弛緩は内皮に依存しない．

急性心筋梗塞に対しては，硝酸薬を発症後早期に用いると，梗塞範囲が縮小し，また左室のリモデリング（構造変化や機能低下）が抑制される．

7）硝酸薬の副作用と相互作用

硝酸薬には重大な副作用はほとんどない．観察される頻度の高い副作用として，血管拡張による頭痛，頭が重苦しい感じ（頭重感），めまい，血圧低下，反射性頻脈などがある．これら多くの副作用は投与する量を減少させることで軽くなる．まれに硝酸薬を投与すると，メトヘモグロビン血症（赤血球の2価の鉄イオンが酸化されて3価の鉄イオンとなったもので，酸素との結合能力や酸素の運搬能力が失われた状態）を起こすことがある．大量に摂取した硝酸薬に含まれる窒素が体内で亜硝酸性の窒

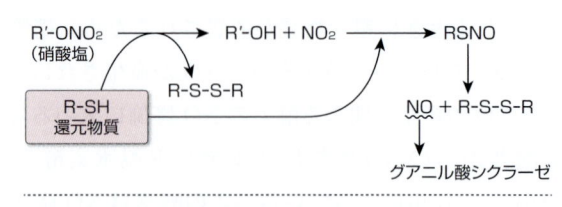

図 3-35 硝酸薬に対する耐性発現のメカニズム

細胞内の還元物質（R-SH）の作用により硝酸薬（R'-ONO$_2$）より二酸化窒素（NO$_2$）が遊離する．NO$_2$がさらに還元物質と反応しR-SNOとなる．R-SNOから一酸化窒素（NO）が遊離する．還元物質が消費されるため，硝酸薬が長期間存在すると還元物質が枯渇してしまい，硝酸薬からNOが産生されにくくなる．

素に還元され，これがヘモグロビンと結合してメトヘモグロビン血症となる．

勃起不全治療薬である**シルデナフィル** sildenafil（バイアグラ®）は硝酸薬との併用が禁忌である．これは，硝酸薬がcGMP産生を促進し，シルデナフィルがcGMPの分解を行うホスホジエステラーゼ5を阻害（タイプ5はcGMPを選択的に分解）するため，NOの効果が増強され，血圧低下やショックを生じる可能性があるためである．また，閉塞隅角緑内障の患者，脳出血のある患者，高度貧血のある患者にも禁忌である．硝酸薬とアルコールとの併用により血圧低下を生じる可能もある．

8) ニトログリセリンと二硝酸イソソルビドの作用

ニトログリセリンと二硝酸イソソルビドが血管を弛緩させる作用機序は同じである．しかし，投与経路や薬物動態が異なるため治療薬としての有用性には違いがみられる．ニトログリセリンは胃腸管での吸収がよい．しかし，また吸収されたニトログリセリンは肝臓でほぼ100％分解される．このため，経口投与では無効である．したがって，舌下錠あるいは口腔粘膜からの吸収を期待した口腔内へのスプレーにより投与する．舌下あるいは口腔粘膜を介して吸収されたニトログリセリンは，静脈を通って心臓に直接作用する，または冠動脈に到達し作用を発揮する．ニトログリセリンによる冠動脈の拡張は血管径が小さい動脈よりも，大きい動脈を選択的に拡張するという特徴がある．

二硝酸イソソルビドはニトログリセリンよりは半減期は長いものの，ニトログリセリンと同じように肝臓での初回通過効果の影響を強く受ける．半減期は約1時間である．2つのNO$_2$基のうち1つが取れた一硝酸イソソルビドは肝臓での初回通過効果の影響を受けにくく，半減期は二硝酸イソソルビドより約2〜4倍長くなる．

9) ニトロプルシドの作用

ニトロプルシドは，血圧の著しい上昇により臓器障害が引き起こされる高血圧性緊急症や心臓の機能が著しく低下している重症心不全の治療に，その強力な作用を期待して静脈内に投与される．作用が速やかに発現することおよび作用が強力であることから，血圧のモニタリングを実施する．ニトロプルシドはNOとともにシア

ン化物を産生する．シアン化物は肝臓でチオシアン酸塩に代謝され腎臓から排泄される．腎疾患の患者へのニトロプルシドの投与では，シアン化物が過度に蓄積し，酸塩基平衡の障害や不整脈が生じ，致死的な結果をもたらすことがある．

2. β遮断薬

　β遮断薬は心臓の収縮力を減弱させるとともに心拍数も減少させる．これらの作用により心臓の仕事量が減少し，心臓の酸素に対する要求量が低下する．β遮断薬の効果はその作用機序から明らかなように，発現までに時間がかかるため，迅速な効果の発現が必要な狭心症の発作に対しては効果を示さない．しかし，安定狭心症の発作を予防するための第一選択薬である．

1）β遮断薬使用の注意点

　$β_2$アドレナリン受容体を阻害すると，気管支の収縮，糖代謝の異常，脂質代謝の異常が生じやすくなるため，狭心症治療薬としては$β_1$サブタイプに選択性をもつβ遮断薬を用いる．また，β遮断薬を選択する際には，固有活性の有無にも注意することが必要である．固有活性とは，薬が受容体に結合したときに応答を引き起こす能力をいい，それぞれの薬で異なる．固有活性をもつβ遮断薬は，交感神経が興奮しているときはβ作用を抑え，興奮していないときはβ作用をわずかに刺激する作用を示す（図3-36）．虚血性心疾患に対するβ遮断薬の効果は，固有活性のないβ遮断薬の方が，固有活性のあるものよりも予後の改善効果が高い．β遮断薬のもつ水溶性と脂溶性の違いでは，脂溶性の方が水溶性のものに比べて高い効果を示した．したがって，狭心症におけるβ遮断薬は，$β_1$選択性をもち固有活性がなく脂溶性のものがよい．ただし，徐脈が問題となりそうな患者では，固有活性のあるβ遮断薬を選択することもある．β遮断薬には，βアドレナリン受容体に拮抗する作用以外の作用をもつものも存在する（これについては後に述べる）．

2）β遮断薬が低血糖症状を見えにくくさせる作用について

　β遮断薬の副作用の1つとして低血糖の症状を見えにくくさせることがあげられる（図3-37）．低血糖になると反射性に交感神経系が亢進する．これにより，カテコールアミンが遊離し肝臓の$β_2$アドレナリン受容体を介したグリコーゲン分解が生じ，血糖値が上昇する．しかし，β遮断薬は$β_2$アドレナリン受容体の活性化によるグリコーゲン分解を阻害する．また，低血糖時に交感神経系が亢進した状態では，$β_1$アドレナリン受容体を介した頻脈や$β_2$アドレナリン受容体を介した振戦や発汗などが生じる．β遮断薬はこれらの応答も阻害する．このような作用によってβ遮断薬は低血糖で生じる応答を抑制する．したがって，血糖降下薬を投与している糖尿病患者にβ遮断薬を使用する際には注意が必要である．

3）β遮断薬の投与に注意を要する糖尿病以外の患者

　β遮断薬は気管支の攣縮（突然の収縮）を誘発するため，気管支喘息の患者には禁忌とされている．慢性閉塞性動脈硬化症などの末梢循環不全の患者，洞不全症候群

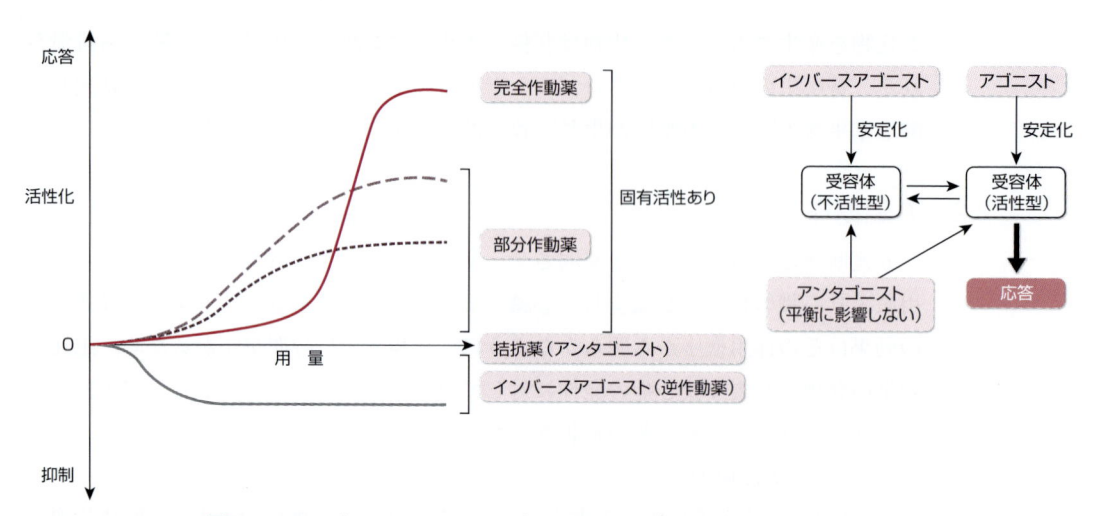

図 3-36 アゴニスト，アンタゴニストおよびインバースアゴニスト

細胞に応答を引き起こすものをアゴニスト（作動薬），アゴニストの作用を阻害するものをアンタゴニスト（拮抗薬，遮断薬，阻害薬）という．また，アゴニストの存在とは関係なく応答を低下させるアンタゴニストをインバースアゴニスト（逆作動薬）という．

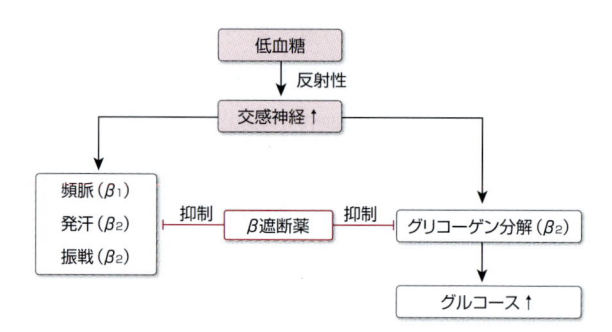

図 3-37 低血糖による交感神経系の活性化と β 遮断薬の作用

低血糖状態になると反射性に交感神経系が活性化され，β_1 受容体を介した頻脈，β_2 受容体を介した発汗，振戦，グリコーゲン分解が生じる．グリコーゲン分解により血中グルコース濃度が増加する．β 遮断薬はこれらの応答を抑制し，低血糖の症状を見えにくくする．

や房室ブロックなどの徐脈性不整脈を有する患者に対して症状を増悪させる危険性がある．脂溶性の β 遮断薬は，水溶性のものに比べ血液脳関門を通過しやすく，うつ症状などの中枢神経症状が現れやすい．

4）β 遮断薬の分類

β 遮断薬は性質の違いによりいくつかの世代に分けられている（**表 3-4**，**図 3-38**）．第一世代の β 遮断薬には**ピンドロール** pindolol（カルビスケン®）が含まれる．ピンドロールは β アドレナリン受容体へのアゴニスト活性（固有活性）をもっているのが特徴である．第一世代の β 遮断薬はサブタイプ選択性をもたず β_1 および

3 血液循環のシステムと狭心症治療薬

表 3-4　β遮断薬のまとめ

分類	固有活性	脂溶性	特徴
非特異的β遮断薬（第一世代）			
ナドロール	−	低	
ピンドロール	+++	低	
プロプラノロール（p.280 図3-29参照）	−	高	β遮断薬の代表的な薬
チモロール	−	低〜中	
ペンブトロール	+	高	
β₁選択的β遮断薬（第二世代）			
アセブトロール	+	高	
アテノロール（p.280 図3-29参照）	−	低	血中での半減期が長く（50〜60時間），作用が長時間持続する
ビソプロロール（p.295 図3-37参照）	−	低	
エスモロール	−	低	血中での半減期が数分と短い（短時間作用型）
メトプロロール（p.280 図3-29参照）	−	中	
付加的な作用をもつ非選択的β遮断薬（第三世代）			
カルテオロール	++	低	
カルベジロール	−	中	α遮断作用（効力比α:β＝1:8），抗酸化作用
ラベタロール	+	低	α遮断作用（効力比α:β＝1:5）
付加的な作用をもつβ₁選択的β遮断薬（第四世代）			
ベタキソロール	−	低	血管拡張作用
セリプロロール	+(β₂)	低	β₂アドレナリン受容体に選択的な固有活性

β遮断薬は開発された経緯から，便宜上，第一世代から第四世代に分類されている．表中の固有活性の＋の数は程度を表すもので，＋＋＋は＋の3倍の活性をもつということではない．−はアゴニストとしての活性が報告されていないことを示している．

$β_2$サブタイプをともに阻害する．**プロプラノロール** propranolol（インデラル®）がこれに相当する．運動やストレスによって生じる頻拍性不整脈に対して広く用いられている．第二世代のβ遮断薬には，**アセブトロール** acebtolol（アセタノール®），$β_1$選択性を示す**アテノロール** atenolol（テノーミン®），**ビソプロロール** bisoprolol（メインテート®），**メトプロロール** metoprolol（セロケン®，ロプレソール®）が含まれる．第三世代のβ遮断薬には，**カルベジロール** carvedilol（アーチスト®）や**ラベタロール** labetalol（トランデート®）が含まれ，$β_1$受容体の遮断作用に加えてプラスαの作用をもっている．カルベジロールやラベタロールは，β遮断作用に加えαアドレナリン受容体の遮断作用をもっているため血管を拡張することができる．α遮断作用とβ遮断作用の比は，カルベジロールで1:8であり，ラベタロールで1:5である．第四世代のβ遮断薬は$β_1$選択性に加えて付加的な価値をもっている．

これら世代による分類とは別に，単にβ遮断薬それぞれがもつ性質によっても分類されている．この分類では，主にβアドレナリン受容体サブタイプ（$β_1$および$β_2$サブタイプ）に対する選択性，βアドレナリン受容体に対しアゴニストとして作用する活性（固有活性），脂溶性，β遮断作用以外の作用を考慮している．

5) β遮断薬の副作用

β遮断薬の副作用は，世代間でその程度に違いがみられる．一般的に3つのメカ

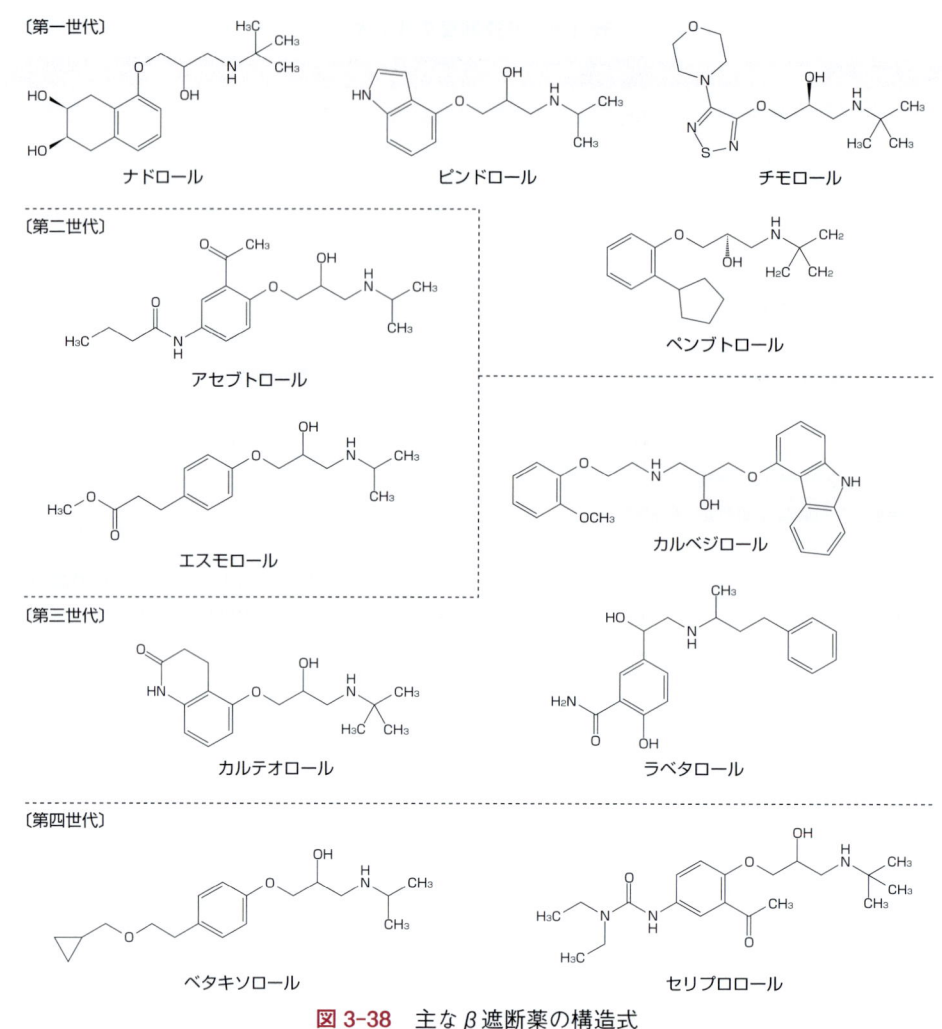

[第一世代] ナドロール　ピンドロール　チモロール
[第二世代] アセブトロール　ペンブトロール　エスモロール　カルベジロール
[第三世代] カルテオロール　ラベタロール
[第四世代] ベタキソロール　セリプロロール

図 3-38　主なβ遮断薬の構造式

ニズムが考えられている．β_2アドレナリン受容体が遮断されるとαアドレナリン受容体を介した作用が優勢となるため，平滑筋は収縮する．これにより気管支の攣縮，手足の冷感（血液が体温の維持にも役立っていることに注意），インポテンツなどが引き起こされる．これらの多くはβアドレナリン受容体に選択性を示さない第一世代のβ遮断薬により引き起こされる．次にβ_1アドレナリン受容体の拮抗作用により，著しい心臓の収縮力の抑制（陰性変力作用）や心臓の刺激伝導系の抑制（心ブロック）および徐脈が引き起こされる．脂溶性に富む場合，中枢神経系に移行することで不眠やうつ状態が引き起こされる．

6）副作用を考慮した投与

β遮断薬によって引き起こされる副作用を考慮し，気管支喘息や閉塞性肺疾患を合併している患者にはβ_1選択性をもつ遮断薬を選択するか，β遮断薬を使用せず他の薬を用いる．心機能が低下している患者あるいは心不全を合併している患者に

対しては，カルベジロール，ビソプロロールあるいはメトプロロールを選択する．これらのβ遮断薬は心不全患者の生存率を上昇させることが臨床試験で示されている．中枢性の副作用や肝臓の疾患が懸念される場合には，中枢への移行や細胞膜透過性が低い，すなわち脂溶性の低いアテノロールや**ナドロール** nadolol（ナディック®）を選択する．また，不整脈が多発する時間帯が限られているのであれば，その時間帯を狙ってプロプラノロールや短時間作用型のメトプロロールを用いる．不整脈が活動期に多発する場合あるいはストレスにより症状の悪化が観察される場合には，交感神経系の活性亢進が考えられるためβ遮断薬の投与が有効である．虚血性心疾患や心不全に伴う上室性および心室性不整脈の発現頻度を減らし，致死性不整脈の予防また突然死を減らす効果を期待して用いられる．

3. カルシウム拮抗薬

カルシウム拮抗薬は電位依存性 L 型 Ca^{2+} チャネルを阻害することで細胞内への Ca^{2+} 流入を阻害する．細胞外からの Ca^{2+} 流入を阻害し細胞内 Ca^{2+} 濃度を低下させることで冠動脈を弛緩させる．その結果，心臓の冠血流量は増加する．また，動脈を拡張させることで血管抵抗を軽減させ，心臓の仕事量を減少させる．これらの作用で狭心症の症状が改善される．

冠攣縮性狭心症は日本人に多く見られる狭心症のタイプである．冠攣縮性狭心症は，局所的に血管平滑筋が強く収縮し血液の供給が低下することにより起こる．平滑筋の収縮は細胞内 Ca^{2+} 濃度の上昇を必要とするため，Ca^{2+} 流入の阻害は平滑筋を弛緩させる．したがってカルシウム拮抗薬は冠攣縮性狭心症の予防に大きな効果を示す．ベンゾチアゼピン系カルシウム拮抗薬の**ジルチアゼム** diltiazem（ヘルベッサー®）とジヒドロピリジン系カルシウム拮抗薬の**ニフェジピン** nifedipine（アダラート®）などが用いられている．ジルチアゼムはニフェジピンに比べ降圧作用が弱いため，血圧の低い狭心症患者に使用しやすい．また，ジルチアゼムは心拍数を低下させる作用ももつ．これらの作用により，ジルチアゼムは冠攣縮性狭心症の患者への第一選択薬となっている．ただし，ジルチアゼムは洞停止や房室ブロックの患者には禁忌である．短時間作用型のジヒドロピリジン系カルシウム拮抗薬を投与すると，反射性に交感神経系の活性が亢進し，心拍数の上昇や心臓の仕事量の増大が起こる．反射性の応答により心血管事故（致死性および非致死性の心筋梗塞の再発，心臓が原因の突然死，心不全による死亡など）が増えると報告されたことから，狭心症患者へカルシウム拮抗薬を投与する場合には長時間作用型を用いる．

1）カルシウム拮抗薬の分類と作用選択性

電位依存性 L 型 Ca^{2+} チャネルの拮抗薬は，①ジヒドロピリジン系，②フェニルアルキルアミン系，③ベンゾチアゼピン系の 3 種類に分類される．3 種類のカルシウム拮抗薬は異なる薬理作用を示す．この理由は，3 種類のカルシウム拮抗薬はカルシウムチャネル複合体の同じサブユニット（$α_1$ サブユニット）上の違う部位に結合

すること，および Ca^{2+} チャネルは3つの状態をとり，カルシウム拮抗薬がこれら3つの状態に対して異なる親和性で結合することによって説明される．例えば，ベラパミルが上室性頻拍に効果を示す理由は次のように考えられている．ベラパミルはチャネルが開いて初めて結合部位に到達できる．一方，閉鎖状態ではチャネルから離れ，チャネルから追い出される．しかし，不活性化状態ではチャネル内に残っている．洞結節では膜電位が浅いためチャネルが閉じきらず，不活性化状態にあるチャネルが多い．このため，いったん結合したベラパミルがチャネル内に残り，チャネルへの抑制作用を持続して示す．

ジヒドロピリジン系カルシウム拮抗薬が心臓より血管に選択性を示す理由の一つは，拮抗薬がもっているチャネルの異なった状態への親和性の違いである．ジヒドロピリジン系カルシウム拮抗薬の $α_1$ サブユニットに対する親和性は，血管の方が心臓よりも高い．また，血管平滑筋の静止膜電位は−60mVであり，心室は−90mVである．したがって，血管平滑筋の方がより早く静止膜電位になるため，不活性化状態の Ca^{2+} チャネルは血管平滑筋の方が多くなる．ジヒドロピリジン系カルシウム拮抗薬は，閉鎖状態よりも不活性化状態に対する親和性が約1,000倍も高いため血管選択的な作用を示す．また，選択性は発現している Ca^{2+} チャネルのサブユニット構造の違いによっても説明される．血管平滑筋細胞に発現している電位依存性 Ca^{2+} チャネルのサブユニットは，心筋細胞に発現している Ca^{2+} チャネルとは異なっており，ジヒドロピリジン系カルシウム拮抗薬は血管平滑筋に発現しているサブユニットに親和性が高い．

2）カルシウム拮抗薬の副作用

ベラパミルやジルチアゼムが示す第一の副作用は低血圧を引き起こすことである．第二の副作用は伝導速度の極度な抑制による房室ブロックである．また，ベラパミルとジルチアゼムはジゴキシンの腎臓からの排泄に拮抗するため，血漿中のジゴキシン濃度を上昇させる．したがって，ジゴキシンを投与されている患者に投与するときは注意する．

4. 冠動脈拡張薬としての K^+ チャネル開口薬（ニコランジル）

血管拡張薬として知られる**ニコランジル** nicorandil（シグマート®）は K^+ チャネル開口薬であり，ATP（アデノシンミリン酸）感受性 K^+ チャネル（図3-39）を開口させることで作用を発揮する．ネルンスト Nernst の式から求められた K^+ の平衡電位は−97mVであり，細胞の静止膜電位（−90mV）より低い．したがって，K^+ チャネルが開くと細胞内より細胞外に K^+ が移動し，膜電位はよりマイナスの方（過分極の方）に移行する．多数の K^+ チャネルが開くと通常の興奮では膜を脱分極させることができなくなるほど，膜電位は過分極側に移行する．脱分極できなければ，電位依存性 Ca^{2+} チャネルは開かず，Ca^{2+} の細胞内への流入が阻害され，平滑筋の収縮が抑制される．

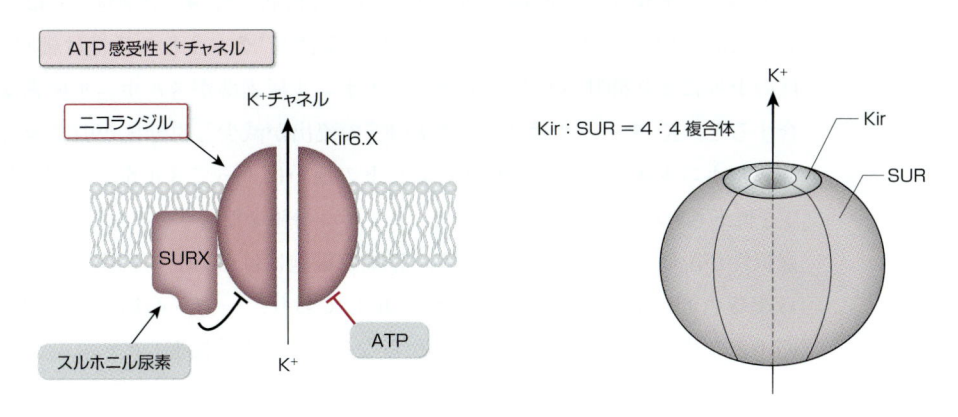

3 血液循環のシステムと狭心症治療薬

	K⁺チャネル	スルホニル尿素受容体 (SUR)	特　徴
心　臓	Kir 6.2	SUR2A	心臓全体に発現
血管平滑筋	Kir 6.1	SUR2B	—
骨格筋	Kir 6.2	SUR2A	—
膵臓β細胞	Kir 6.2	SUR1	血糖降下薬はSUR1に選択性が高い

図 3-39 ATP感受性K⁺チャネル

ATP（アデノシン三リン酸）感受性K⁺チャネルは，カリウムチャネルのサブユニット（Kir）とスルホニル尿素受容体のサブユニット（SUR）とが結合したユニットが4つ集まったヘテロ8量体である．発現している各サブユニットは細胞ごとに異なっている．細胞内ATP濃度の上昇により活性は抑制される．

　ニコランジルはK⁺チャネルの開口作用のほかに，自身に含まれる硝酸エステルから遊離するNOの作用によっても平滑筋を弛緩させる．ニコランジルより遊離したNOは，平滑筋に作用し血管を弛緩させる．

　このようにニコランジルは2つのメカニズムで冠動脈を拡張させ冠血流量の増加をもたらす．安定狭心症，不安定狭心症，冠攣縮性狭心症に用いられる．血管を拡張させるものの血圧を低下させる目的では用いられない．副作用として，血管が拡張することによる頭痛がある．

1）ATP感受性K⁺チャネル

　ATP感受性K⁺チャネルは，チャネルのイオン透過孔（ポア）を形成するK⁺チャネルのサブユニット（Kir）とスルホニル尿素受容体のサブユニット（SUR）とが結合したユニットが4つ集まったヘテロ8量体である．KirにはKir6.1とKir6.2の2種類の，SURにはSUR1，SUR2AおよびSUR2Bの3種類のサブタイプが存在する．これらのサブタイプの組み合わせにより，さまざまなタイプのATP感受性K⁺

チャネルが発現する．心筋，血管平滑筋，骨格筋，膵臓（β細胞）では，発現しているKirとSURが異なっている．ATP感受性K$^+$チャネルの活性は細胞内ATP濃度の上昇により抑制される．また，スルホニル尿素薬がスルホニル尿素受容体に結合すると，K$^+$チャネルは閉じるためK$^+$の流出が減少し脱分極が引き起こされる．

スルホニル尿素受容体のサブユニットの違いによってスルホニル尿素拮抗薬（血圧を低下させるK$^+$チャネル開口薬やインスリン分泌を促進させる糖尿病治療薬）の作用選択性が説明されている．例えば，膵臓β細胞にはSUR1 + Kir6.2の組み合わせからなるATP感受性K$^+$チャネルが発現しており，一方，心筋細胞にはSUR2A + Kir6.2のサブタイプの組み合わせからなるATP感受性K$^+$チャネルが発現している．糖尿病治療薬**グリベンクラミド** glibenclamide（オイグルコン®，ダオニール®）はSUR1に比べてSUR2Aへの親和性が弱いため，心筋への作用を示さない．

4 心筋梗塞と治療薬

A 心筋梗塞の病態生理

　心筋梗塞は虚血性心疾患の1つである．心臓に酸素や栄養を供給する冠動脈が完全に閉塞し血流が止まることで，心筋の一部が虚血状態になり壊死した状態である．通常は急性心筋梗塞のことを示している．なお，狭心症から心筋梗塞までをまとめて急性冠症候群と呼んでいる．

　心筋梗塞は動脈硬化などで狭窄した血管が血栓で閉塞することで生じる．冠動脈が非常に狭くなっているものの壊死していない状態は不安定狭心症である．狭心症と異なり，心筋梗塞は安静にしても痛みが治まらない．また，心電図では，狭心症とは異なり心ST波が上昇する（p.265 図3-19参照）．

B 心筋梗塞の治療方針

　心筋梗塞の致死率は約20％と高く，そのほとんどは急性期に生じる不整脈が原因である．発症後48時間以内に死亡する例が特に多い．心筋梗塞の治療の基本は，心筋が壊死する部位をできる限り小さくすること，および再発を予防することである．

　冠動脈が閉塞すると，その冠動脈から酸素供給を受けていた部位は壊死する．一部の心筋が壊死すると，当然心臓の働きは悪くなる．しかし，閉塞した部位より下流の領域にある細胞群はすぐに壊死するのではなく，完全に壊死の状態に至るまでには時間がかかる．心臓がこのような状態にある間に，冠動脈の血流を回復させるのが再開通（再灌流）療法である．血液の供給を再開させることで，血流が停止したままであれば壊死する心筋を助けることができる．

　心筋梗塞の治療の基本は，血栓により閉塞した個所を早期に再開通させることである．再開通はカテーテルを用いる血行再建術〔経皮的冠動脈インターベンション percutaneous coronary intervention（PCI），経皮的冠動脈形成術 percutaneous transluminal coronary angioplasty（PTCA）〕と薬を用いた血栓溶解療法がある．再開通させた後，血栓により再び血管が閉塞しないように用いるのが再発予防薬であり，抗血小板薬（アスピリン，クロピドグレル）や抗凝固薬がある（図3-40）．また，

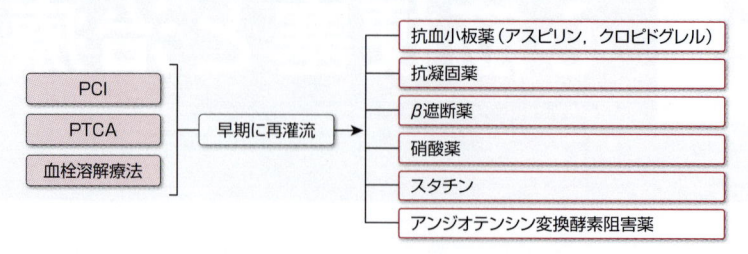

図 3-40　心筋梗塞の治療法のまとめ

心筋梗塞の治療は血栓により閉塞した個所を早期に再開通させることである．機械的に行う手法と薬を用いた血栓溶解療法がある．再開通させた後，抗血小板薬，抗凝固薬，β遮断薬や硝酸薬を主に用いる．スタチンやアンジオテンシン変換酵素阻害薬も用いられる．
PCI：経皮的冠動脈インターベンション，PTCA：経皮的冠動脈形成術

　心筋梗塞で弱った心臓の負荷を軽減するためにβ遮断薬，アンジオテンシン変換酵素阻害薬やスタチンなどを用いる．アンジオテンシン変換酵素阻害薬は心筋梗塞に続いて生じる左室のリモデリング（構造変化と機能低下）も抑制する．スタチンは動脈硬化の進展を阻害する効果を期待して投与される．

C　心筋梗塞の治療における血流再開通の意義

　心筋梗塞の場合，いかに早く血流を再開通できるかが予後に大きく関与する．発症後3時間以内であれば，カテーテルを用いた血行再建術と血栓溶解薬との間で予後には有意な差がない．しかし，発症後3時間を過ぎるとではカテーテルを用いた血行再建術（図3-41，3-42）の方が，より良い予後を与える．閉塞した血管の再開通は発症後6時間以内に行うことが望ましいとされており，再開通するのがあまりにも遅くなると，予後は再開通しても再開通しない場合とあまり変わらなくなる．カテーテルを用いた方が確実かつ成功率も高いため，わが国では血栓溶解法よりもカテーテルを用いた再開通がよく用いられている．

D　血流を再開通させるための血行再建術（PCI と PTCA）

　狭窄あるいは閉塞している血流を，カテーテルを用いて再開通させる外科的方法である（図3-41, 3-42）．カテーテルを大腿動脈から挿入し，冠動脈の狭窄している部位に送り込む．その後，バルーンを膨らませ狭窄部位を拡張する．PCIは金属ステントを装着したバルーンを狭窄部位に送り込み，次にバルーンを膨らませて狭窄部位を拡張する．金属ステントを残し，カテーテルを取り出す．PTCAとの違いは，金属ステントも同時に拡張させ，ステントを体内に残すことである．PTCAは

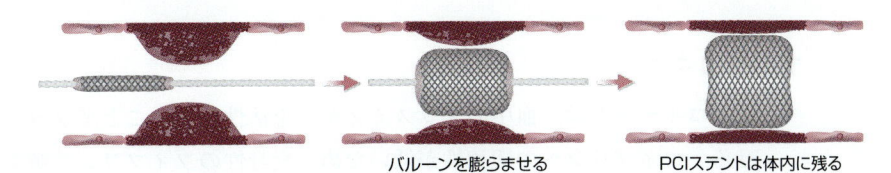

図 3-41　経皮的冠動脈インターベンション（PCI）

狭窄あるいは閉塞している血流を再開通させる方法である．金属ステントを装着したバルーンを狭窄部位に送り込む．次にバルーンを膨らませて，狭窄部位を拡張する．金属ステントを残し，カテーテルを取り出す．PTCA との違いは，ステントが体内に残ることである．

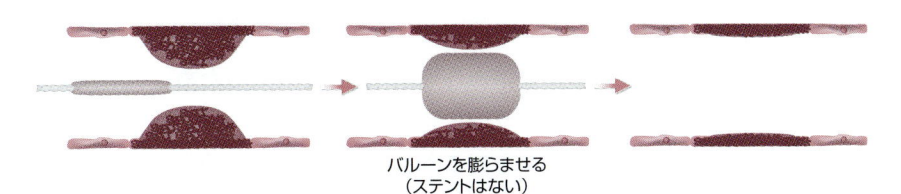

図 3-42　経皮的冠動脈形成術（PTCA）

狭窄あるいは閉塞している血流を再開通させる方法である．カテーテルを大腿動脈から挿入し，冠動脈の狭窄している部位に送り込む．その後，バルーンを膨らませ狭窄部位を拡張する．

半年後の再狭窄率が約 30％と高いことが問題である．

E　血流を再開させるための血栓溶解薬

冠動脈を閉塞している血栓を溶解するのは血栓溶解薬である．**ウロキナーゼ** urokinase（ウロナーゼ），**ストレプトキナーゼ** streptokinase および**組織プラスミノゲン活性化因子** tissue plasminogen activator（t-PA）がある（図3-43）．いずれもプラスミノゲンを活性化しプラスミンを形成させる．プラスミンが血栓を構成するフィブリンを分解し血栓を溶解する．

F　血栓溶解薬の分類

血栓溶解薬には，①ウロキナーゼ，②ストレプトキナーゼ（ただし，ストレプトキナーゼはストレプトキナーゼ・プラスミノゲン複合体として作用する），③組織プラスミノゲン活性化因子の3種に分類される．

1. ウロキナーゼ

ウロキナーゼは，血中のプラスミノゲンを活性化することでプラスミンを産生させる．フィブリンへの親和性が低いため，全身性のフィブリン溶解を引き起こす．このため，治療薬としての使用は限られている．

2. ストレプトキナーゼ

ストレプトキナーゼはβ溶血性連鎖球菌によって生産されたタンパク質である．ストレプトキナーゼそのものは酵素活性をもたずプラスミノゲンと複合体を形成すると，プラスミノゲンに作用しプラスミンを生成させる．連続して投与すると，ストレプトキナーゼがβ溶血性連鎖球菌由来であるため，抗原反応を引き起こす可能性がある．またフィブリンに特異的に結合するわけではない．したがって，全身性のフィブリン溶解が引き起こされる．このため，治療薬としての使用は限られている．

3. 組織プラスミノゲン活性化因子(t-PA)

t-PA は，血栓が形成されている部位でのフィブリンを分解するため，血栓溶解薬として望ましい性質をもっている．t-PA は高い親和性でフィブリンに結合できるため，新しく形成された血栓中でプラスミノゲンを強力に活性化する．t-PA は作用メカニズムから考えると，血栓のみに特異的に結合し血中のフィブリンは分解しないため，副作用として観察される出血は少ないはずである．しかしながら，その選択性はそれほど高くないため，必ずしも血栓を形成しているフィブリンのみを溶解するわけではないことに注意する必要がある．

ヒトの内皮細胞から精製されたセリンプロテアーゼであるため，抗原性はもっていない．現在では，DNA組み換え技術により遺伝子組み換え型t-PAが生産されている．天然型のt-PAには**アルテプラーゼ** alteplase（アクチバシン®，グルトパ®）がある．さらに，フィブリンへの親和性を増強させたt-PAや半減期を延長させたt-PAなどが開発されている．改良されたt-PAを第二世代のt-PAあるいはmutant t-PAと呼んでいる．**モンテプラーゼ** monteplase（クリアクター®）や**パミテプラーゼ** pamiteplase（リソナーゼ®）は第二世代のt-PAであり，半減期が長く静脈内に単回投与で効果を得ることができる．

4. ヘパリン

ヘパリン heparin は，抗血栓薬として閉塞した血管を再開通する前から投与する．これにより，死亡率や心筋梗塞の再発率が減少する．ヘパリンの作用機構は後述する（p.670参照）．

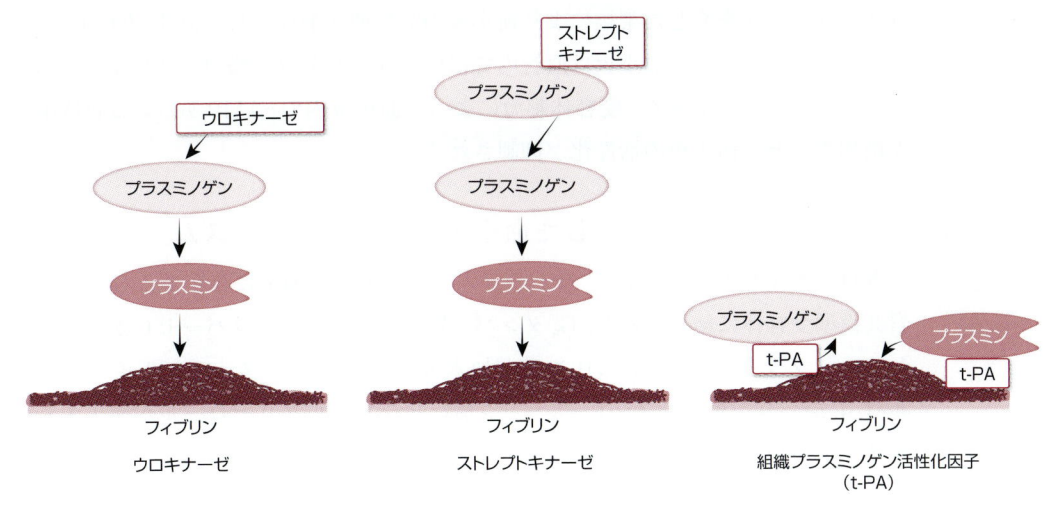

図 3-43 血栓溶解薬の作用メカニズム

血栓溶解薬には，①ウロキナーゼ，②ストレプトキナーゼ（ストレプトキナーゼ・プラスミノゲン複合体として作用する），③組織プラスミノゲン活性化因子（t-PA）の3種がある．フィブリンに結合していないプラスミノゲンに対する t-PA の活性化作用は弱い．

5. 血栓溶解薬を用いるタイミング

急性心筋梗塞に対して血栓溶解薬を用いる場合，血栓溶解薬を投与するタイミングが重要である．カテーテルを用いた血行再建術よりも早い時間から血栓溶解薬を投与する必要がある．血栓を溶解する作用の最も重大な副作用として，出血特に脳内での出血がある．

G 血栓形成の原因となる血小板の凝集メカニズム

血管内皮細胞が障害を受けるとその下のコラーゲンが露出する．血小板がコラーゲンに von Wilbrand（ヴォン・ヴィルブランド）因子を仲介分子として結合する．von Willebrand 因子と結合する血小板の分子は糖タンパク質 Ib（GP Ib）である．血管内皮に付着した血小板は，血小板内に存在する顆粒の内容物を放出する．顆粒の内容物の中でも特にアデノシン二リン酸（ADP）やアドレナリン，また血小板が結合しているコラーゲンによる血小板への刺激は，血小板のホスホリパーゼ A_2 を活性化するため，リン脂質からアラキドン酸が切断され遊離してくる（図3-44）．アラキドン酸は最終的に，トロンボキサン A_2 thromboxane A_2（TXA_2）に変換される（図3-45）．TXA_2 は血小板に働き，さらなる放出反応を促進させる．さらに血小板内でホスホリパーゼ A_2 が活性化されると，何らかの機序で糖タンパク質（GP IIb-IIIa）が活性化される．活性化された GP IIb-IIIa はフィブリノーゲンと結合する．

フィブリノゲンを介した架橋により血小板の凝集塊が形成され，血栓が強固なものとなる．このように，血小板は血管内で損傷を受けた部位の修復を開始する細胞として捉えることができる．受容体刺激によって血小板内のcAMPあるいはcGMP量が増加すると，血小板の活性化が抑制される．

1. トロンボキサン A_2 を介した血小板活性化のメカニズム

トロンボキサン A_2（TXA_2）などのリガンドが細胞表面上に存在するGタンパク質共役型受容体に結合すると，G_q タンパク質を介してホスホリパーゼCが活性化される．イノシトール-4,5-二リン酸が加水分解され，ホスファチジルイノシトール-1,4,5-三リン酸（イノシトール三リン酸）とジアシルグリセロールが産生する．イノシトール三リン酸は細胞内ストアより Ca^{2+} の遊離を引き起こす．一方，ジアシルグリセロールはプロテインキナーゼCを活性化する．プロテインキナーゼCと細胞内 Ca^{2+} の上昇とがホスホリパーゼ A_2 の活性化を引き起こす．これにより糖タンパク質 IIb-IIIa（GP IIb-IIIa）が活性化され，フィブリノゲンと結合する．フィブリノゲンは他の血小板のGP IIb-IIIaと結合することにより，血小板の凝集塊が形成される．これに対し，G_i タンパク質に共役するADP受容体（プリン受容体）は，アデニル酸シクラーゼを抑制し細胞内cAMP量の減少をもたらす．この結果，プロテインキナーゼAの活性が低下する．プロテインキナーゼAの活性低下は血小板の凝集を促進するように働く．

2. プロスタグランジン産生経路

プロスタグランジンは，ホスホリパーゼ A_2 により細胞膜リン脂質から遊離したアラキドン酸を出発材料として生成する．アラキドン酸にCOX-1あるいはCOX-2が作用し，プロスタグランジン G_2 を生成させる．プロスタグランジン G_2 から生成したプロスタグランジン H_2 が TXA_2 と各種のプロスタグランジン（プロスタサイクリン PGI_2，プロスタグランジン E_2 など）へと変換される．COX-1とCOX-2の違いは，COX-1は常時発現しているのに対し，COX-2は炎症時に発現が誘導されることである．アラキドン酸がリポキシゲナーゼにより代謝されると，ロイコトリエンへと変換される．

H 心筋梗塞の応急処置について

心筋梗塞時の応急処置として，硝酸薬，鎮痛・鎮静薬および**アスピリン** aspirin（アセチルサリチル酸）（バイアスピリン®）の投与がある．

硝酸薬は静脈，動脈および冠動脈を拡張させる．静脈が拡張すると，心臓へ静脈から流れ込む量が減少するため，心臓への負荷が減少する．これに対し，末梢の動

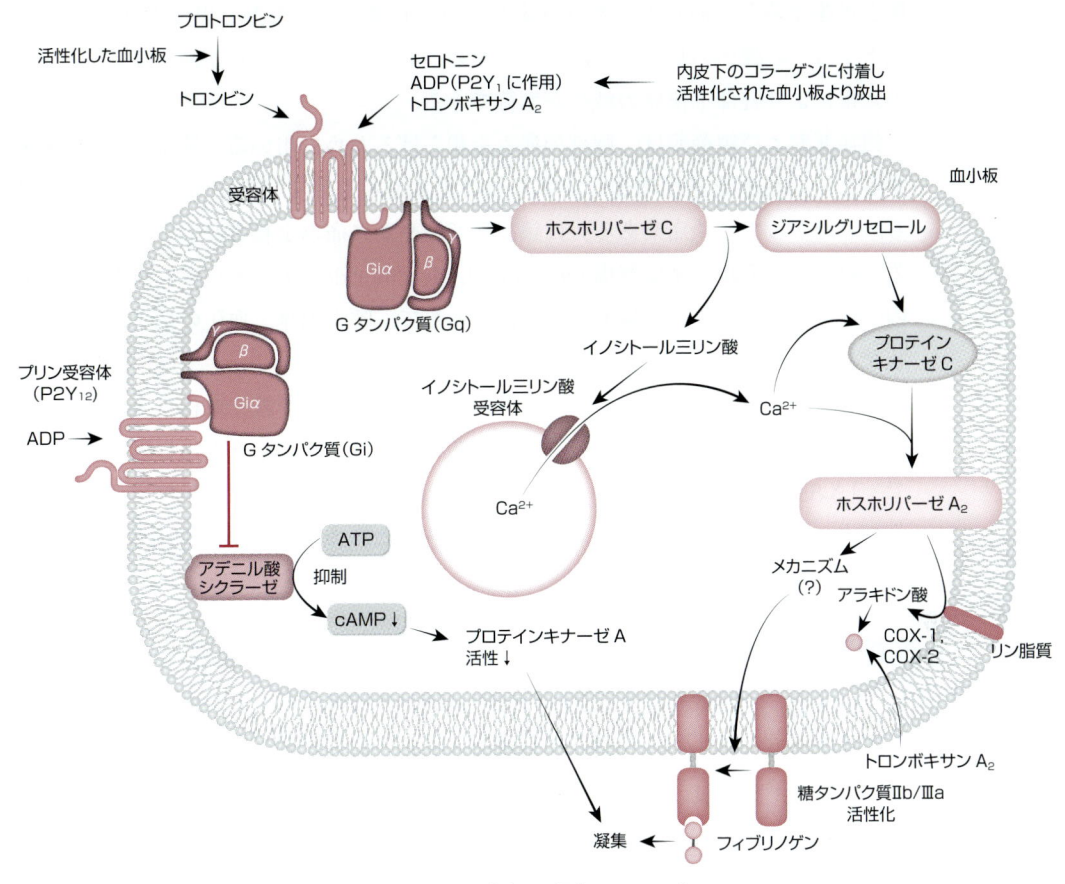

図 3-44　血小板の凝集メカニズム

トロンボキサン A_2 などで刺激されると，G_q タンパク質を介したホスホリパーゼ C の活性化に始まる一連の応答が起き，フィブリノゲンと結合できる糖タンパク質 IIb-IIIa（GP IIb-IIIa）が活性化される．フィブリノゲンは他の血小板の GP IIb-IIIa と結合することにより，血小板の凝集塊が形成される．

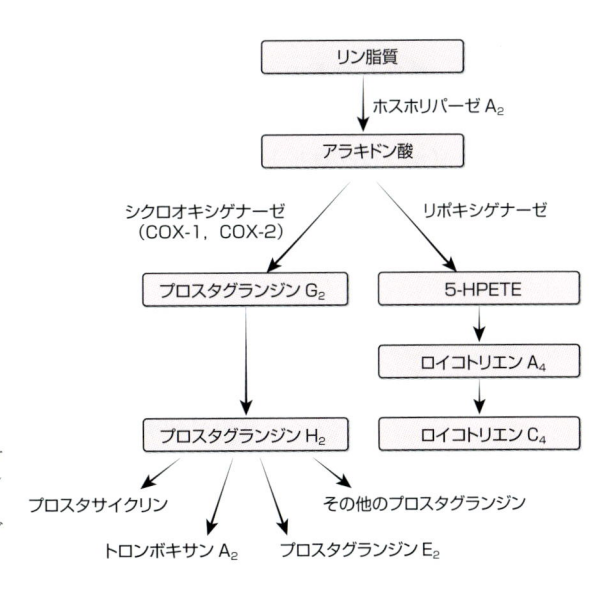

図 3-45　プロスタグランジン生成経路

プロスタグランジンはアラキドン酸を出発材料として生成する．アラキドン酸がシクロオキシゲナーゼ（COX-1, COX-2）による代謝を受け，最終的にトロンボキサン A_2 と各種のプロスタグランジンに変換される．

脈が拡張すると，血管抵抗が低下するため，心臓が血液を押し出す力（収縮力）は低下する．心臓への負荷が軽減されるため，心筋の酸素消費量が減少する．これらの効果により胸部不快感の減少が期待できる．

　鎮痛薬および鎮静薬は，胸部の痛みを和らげるために用いる．胸部の痛みが持続すると，心筋酸素量が増加し梗塞領域の拡大や不整脈を誘発させることにつながる．したがって，鎮痛薬あるいは鎮静薬で速やかに痛みを和らげることが必要である．鎮痛には**モルヒネ塩酸塩** morphine hydrochloride（アンペック®）が有効で静脈内へ投与する．モルヒネ塩酸塩の副作用として，呼吸困難，血圧の低下，悪心・嘔吐などが生じる．

　心筋梗塞では，冠動脈でのプラークの破綻とそれに引き続く血栓形成によって冠動脈が閉塞している．アスピリンは血小板中のCOXをアセチル化し阻害することで，TXA_2の合成を阻害する（図3-46）．TXA_2は強力な血小板凝集作用をもっているため，アスピリンがTXA_2の産生を阻害すると，血小板凝集は抑制される．

心筋梗塞の再発を抑制するために用いる抗血小板薬

　心筋梗塞の再発（血管の閉塞）を抑制するために抗血小板薬が用いられている．抗血小板薬は，血小板ADP受容体阻害薬〔**チクロピジン** ticlopidine（パナルジン®），**クロピドグレル** clopidogrel（プラビックス®）〕，ホスホジエステラーゼ3阻害薬〔**シロスタゾール** cilostazol（プレタール®，プレトモール®，シロスレット®）〕，COX阻害薬（**アスピリン**），抗凝固薬〔**ワルファリン** warfarin（ワーファリン）〕に分けられる（**表3-5, 図3-47**）．このうち，抗凝固薬については他の章で述べられている．

1. プリン受容体阻害薬

　抗血小板薬のクロピドグレルやチクロピジンは，血小板のプリン受容体（P2Y12サブタイプ）を阻害することで，血小板の凝集を抑制し血栓形成を阻害する．チクロピジンはクロピドグレルと同じ作用を示すものの，血栓性血小板減少性紫斑症や無顆粒球症あるいは重篤な肝障害などの重大な副作用を起こす可能性がある．したがって，チクロピジンを投与している間は定期的に血液検査を行う（**表3-5**）．

2. アスピリンによる心筋梗塞の再発の抑制

　アスピリンは心筋梗塞などの心血管イベント（心血管事故）を予防することができる．アスピリンは費用対効果の面で優れた薬である．高リスク患者に発生する心血管イベントを予防するアスピリンの効果は，低用量で最も有効である．また，アスピリンは不安定狭心症から心筋梗塞への移行を抑制する．しかし，アスピリンにアレルギーを示す患者あるいはアスピリン喘息の既往がある患者には，アスピリンは

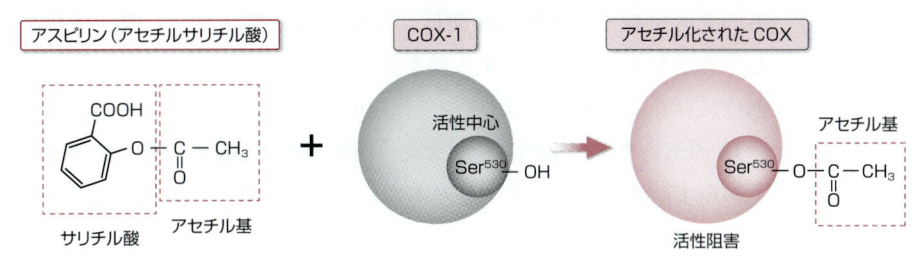

図 3-46 アスピリンの作用メカニズム

シクロオキシゲナーゼ（COX）には恒常的に発現している COX-1 と炎症時に発現が誘導される COX-2 が存在する．アスピリンは COX-1 の活性部位に存在する（COX-2 では 516 番）のセリンをアセチル化し活性を（不可逆的に）阻害する．

表 3-5 抗血栓薬のまとめ

分類	薬剤
抗血小板薬	チクロピジン（P2Y12 阻害薬） クロピドグレル（P2Y12 阻害薬） シロスタゾール（ホスホジエステラーゼ阻害薬） ベラプロスト（プロスタグランジン製剤） サルポグレラート（5-HT$_2$ 遮断薬） アスピリン（COX 阻害薬） ジピリダモール（ホスホジエステラーゼ阻害薬かつアデノシン取り込み阻害薬）（p.292 図 3-33 参照）
抗凝固薬	ヘパリン ダルテパリン（低分子ヘパリン） エノキサパリン（低分子ヘパリン） フォンダパリヌクス（Xa 選択的阻害薬） ワルファリン アルガトロバン（抗トロンビン薬）

血栓形成を阻害する薬は，血小板の凝集を抑制する抗血小板薬と凝固因子による血栓形成を抑制する抗凝固薬に分けられる．それぞれの薬がどのようなメカニズムで効果を発現するかについても示している．

禁忌である．さらに，アスピリンを使用している期間は，COX 阻害による胃酸分泌の抑制，胃粘膜保護の減弱から生じる胃潰瘍に注意する．アレルギーなどが原因でアスピリンを使うことができない場合は，他の抗血小板薬を用いる．胃潰瘍や脳出血などを起こしている患者には，出血が悪化する恐れがあるため，アスピリンを含む抗血小板薬は原則禁忌である．

1) アスピリンによるシクロオキシゲナーゼ（COX）の阻害様式

COX は，アラキドン酸からプロスタグランジンが生成される過程の初期反応を行う酵素である．COX を阻害する薬に非ステロイド性抗炎症薬がある．アスピリン以

外の非ステロイド性抗炎症薬は，基質であるアラキドン酸が結合する部位に作用し，アラキドン酸が結合するのを防ぐ．これに対し，アスピリンはCOX-1の活性部位に存在する530番（COX-2では516番）のセリンをアセチル化することにより，COXの活性を不可逆的に阻害する（図3-46）．COXの阻害によりプロスタグランジンの産生が減少し，炎症や発熱あるいは疼痛の程度が減弱する．

2）アスピリンジレンマ

アスピリンを高用量で使用すると，血管内皮のCOX阻害によるプロスタサイクリン（PGI_2）生成も抑制される．PGI_2は血小板の凝集を阻害する活性をもっているため，アスピリンを高用量で投与すると，血管内皮ではCOX阻害に加えPGI_2産生も抑制される．したがって，アスピリンの高用量は，COX阻害による血小板凝集阻害作用を減弱させる可能性がある．これをアスピリンジレンマと呼んでいる．

3. ホスホジエステラーゼ阻害薬

シロスタゾールはホスホジエステラーゼ3を阻害しcAMP産生を増加させる．cAMP量が増加すると血小板の凝集作用は阻害される．アスピリン，クロピドグレルやチクロピジンを投与できない場合の代わりの薬として用いられる．しかし，シロスタゾールは心筋細胞でのcAMP産生も増加させ心機能を亢進させるため，心不全の患者には禁忌である．

J 心筋梗塞治療における予後の改善を期待して用いられる薬

1. β遮断薬

β遮断薬は，ノルアドレナリンの作用を阻害することで，心筋の酸素需要を減少させる．このため，心筋梗塞の後，早期から慢性期で投与すると，梗塞サイズの減少や心筋梗塞の再発あるいは突然死が抑制される．$β_1$選択性があり，固有活性がなく，脂溶性のβ遮断薬が有効である．

2. アンジオテンシン変換酵素阻害薬とアンジオテンシンⅡ受容体拮抗薬

アンジオテンシン変換酵素阻害薬 angiotensin converting enzyme inhibitor（ACE阻害薬）とアンジオテンシンⅡ受容体拮抗薬 angiotensin Ⅱ receptor blocker（ARB）は，レニン-アンジオテンシン系（p.249，図3-6参照）を抑えることで，心筋梗塞後に生じる左室のリモデリング（構造変化と機能低下）を抑制する．これにより，心筋梗塞から心不全への進展を抑制できる．

3. スタチン

スタチン statin は，総コレステロールと低比重リポタンパクコレステロール

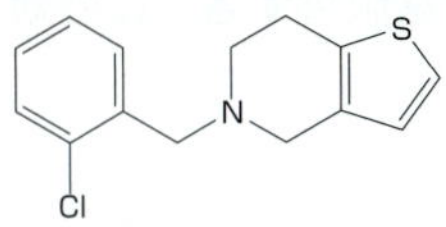

チクロピジン

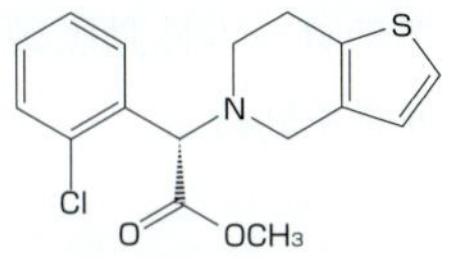

クロピドグレル

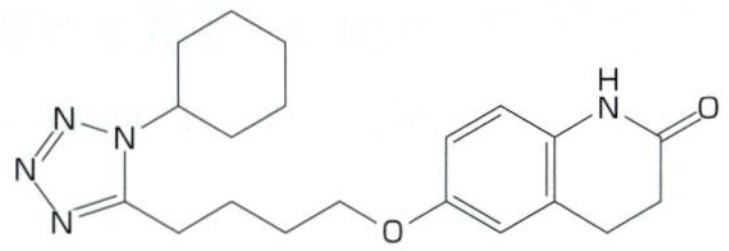

シロスタゾール

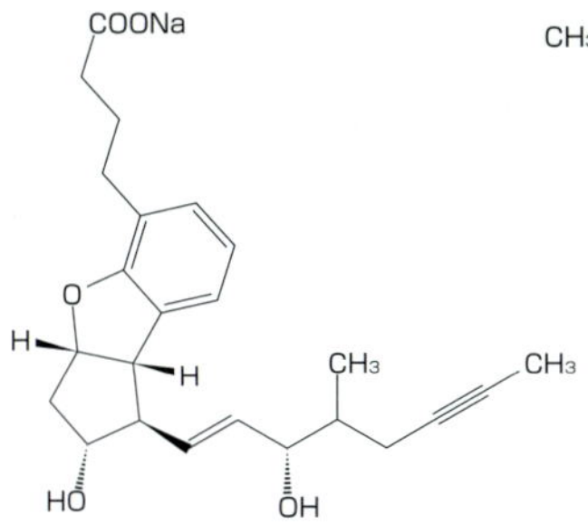

ベラプロスト

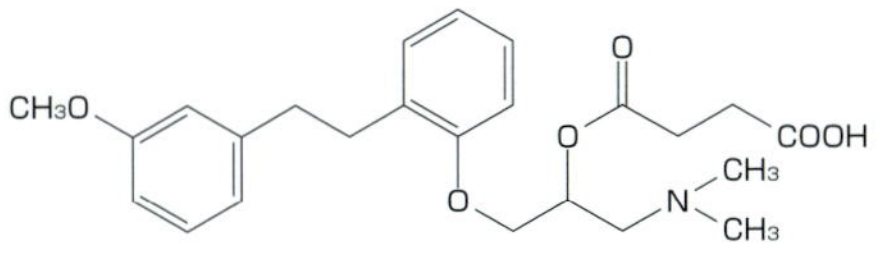

サルポグレラート

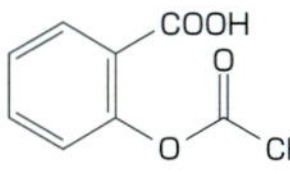

アスピリン

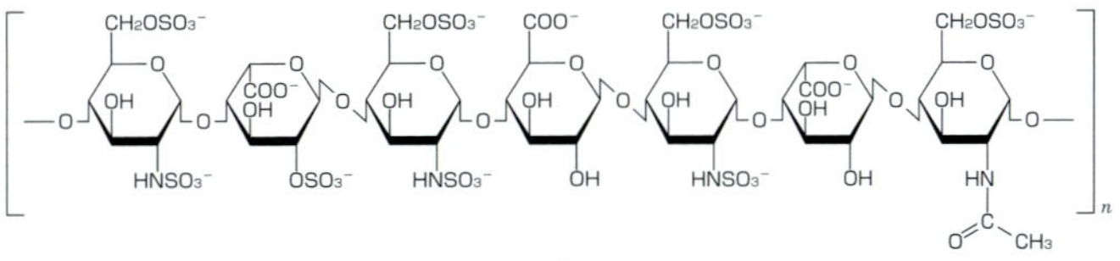

ヘパリン

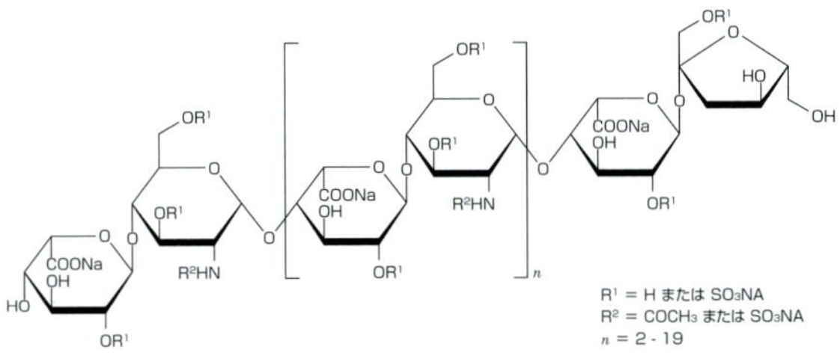

R^1 = H または SO_3NA
R^2 = $COCH_3$ または SO_3NA
n = 2 - 19

ダルテパリン

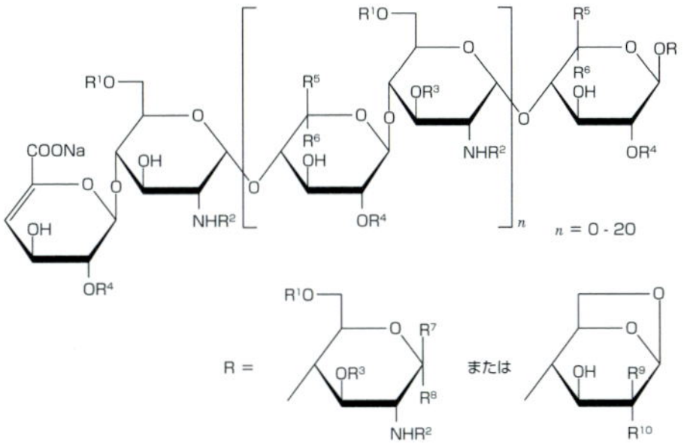

R^1, R^3, R^4 = SO_3Na または H
R^2 = SO_3Na または $COCH_3$
R^5 = COONa, R^6 = H または R^5 = H, R^6 = COONa
R^7 = H, R^8 = OH または R^7 = OH, R^8 = H
R^9 = H, R^{10} = $NHSO_3Na$ または R^9 = $NHSO_3Na$, R^{10} = H

エノキサパリン

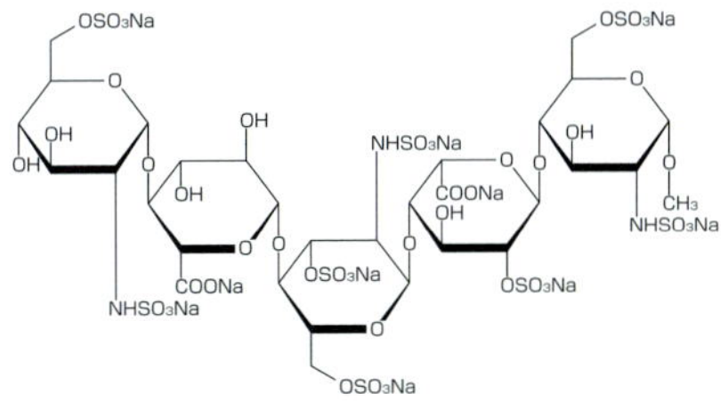

フォンダパリヌクスナトリウム

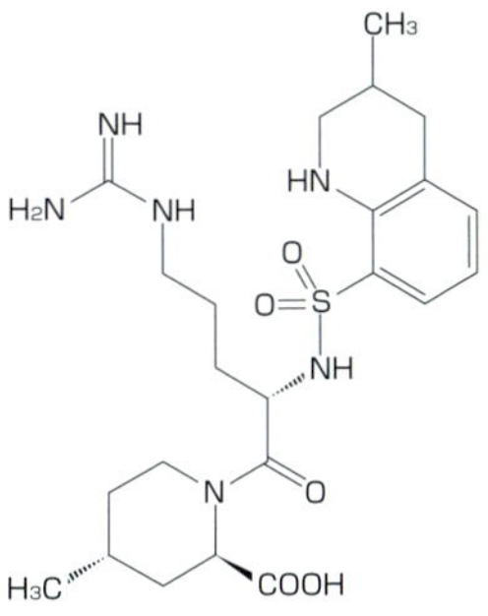

アルガトロバン

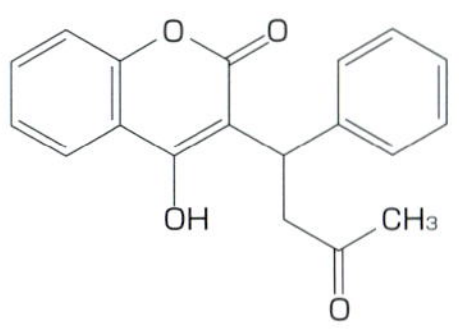

ワルファリン

図 3-47 主な抗血栓薬の構造式

(LDL-C)を低下させることで，アテローム性動脈硬化症の進展を阻害する．この効果により心筋梗塞の発症および再発を妨げる．

5 心不全と治療薬

A 心不全の病態生理

　心不全とは心臓がポンプとしての機能をもはや十分に果たせなくなった状態を表す症候名であり，特定の疾患を示す病名ではない．心不全はさまざまな循環器疾患の最終的な状態として捉えられている．心不全になると，心臓は末梢組織が必要とする血液（酸素）を送り出せなくなる．このため，身体に必要な酸素が足りなくなり息切れがしたり疲れやすくなる．また，細い血管に血液が行きわたらなくなるので手足の先が冷たく，肌の色が悪くなる．血液をうまく身体中にまわせなくなるため，臓器に水分が溜まりやすくなる．とくに足の甲やすねのあたりにむくみが生じる．肺に血液が溜まる（肺うっ血）と水分が肺に浸み出すようになる．これがさらに進むと酸欠状態になるため，安静にしていても呼吸が困難になる．この心不全の治療は過去数十年間で大きく進歩した．薬物は，作用機序から前負荷を軽減させる薬，後負荷を軽減させる薬，および収縮力を増強させる薬に分けられる（前負荷，後負荷については後述する）．心不全の治療目標は，予後の改善と生活の質の改善である．したがって，用いる薬には，心不全による死亡率を低下させることができる薬と症状を改善させる薬とに分けられる．なお，心不全の合併症として不整脈と血栓形成あるいは塞栓症がある．

　心不全には急性心不全と慢性心不全があり，急性心不全と慢性心不全では治療薬が異なる．

1. 急性心不全

　急性心不全とは突然に症状が出る心不全で，呼吸困難から心原性ショックまでさまざまな症状を示す．急性心不全では，血行動態を改善させ症状を改善させることを目標とする．症状に合わせ，利尿薬，血管拡張薬，強心薬あるいは抗不整脈薬などを用いる．

2. 慢性心不全

　慢性心不全は急性心不全とは異なり，月から年にかけてゆっくりと進行する心不全である．慢性心不全は，収縮能が低下している収縮不全と拡張能が低下している拡張不全とに分けられる．収縮不全では心筋の収縮力が減弱するため，心拍出量が

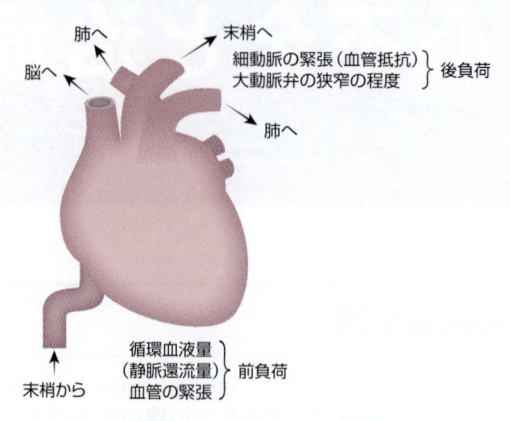

図 3-48 前負荷と後負荷

前負荷とは，拡張期に心室へ血液を充満させるときにかかる負荷のことである．すなわち前負荷は心臓に血液を充満させるときの圧力に相当する．後負荷は，心臓から血液を駆出するときの抵抗（負荷）のことである．

低下し臓器のうっ血が生じる．収縮不全には，ACE阻害薬，β遮断薬，**スピロノラクトン** spironolactone（アルダクトン®）を用いる．これらの薬を投与することで，生存率の改善など良好な成績が得られている．これに対し，拡張不全では収縮能は維持されているものの，拡張機能が低下しているために心臓としての機能を十分に果たせない．心不全患者の30〜40%がこれに相当する．拡張不全では，左室の弛緩能が障害を受けており，収縮不全と同様に肺うっ血や心拍出量の低下が生じる．収縮能と拡張能の低下が同時に起きている混合型の患者もいる．

慢性心不全の治療薬に関する臨床試験は，これまで収縮能が低下した患者に対して行われ有効性が示されてきた．しかし，これらの薬は，拡張不全の治療に対してはほとんど有効性を示さない．収縮不全と拡張不全とで，生じるメカニズムが異なっていることが原因だと考えられている．

B 心不全時に代償的に起こる反応

心臓のポンプ機能が低下すると代償的に次のようなことが起こる．低下した心機能を回復させようとするため，代償的に交感神経系が亢進する．交感神経系の興奮によって遊離したノルアドレナリンがβ_1アドレナリン受容体を活性化し心拍数が増加する．また，心収縮力を増加させる．ノルアドレナリンのもつα作用により末梢血管が収縮するため前負荷（図3-48）が増加する．血管の抵抗が増加し腎臓を流れる血液量が低下（腎血流量が減少）すると，レニン分泌が増加する．レニンはアンジオテンシノゲンをアンジオテンシンIに変換し，アンジオテンシン変換酵素がアンジオテンシンIIを産生させ血管収縮を引き起こす．また，アンジオテンシンIIはアルド

ステロンの分泌を増加させるため，腎臓でのナトリウム利尿と水の排泄が減少する．アルドステロンの作用により循環血液量（静脈還流量とも呼ぶ）が増加する．循環血液量（前負荷）の増加は肺のうっ血をもたらし，心不全を悪化させる方向に働く．

1. 心拍出量とその決定因子（前負荷，後負荷，静脈還流量）

心拍出量は1分間に心臓が駆出する血液量として定義される．すなわち，心拍出量＝1回拍出量×心拍数となる．心拍出量は前負荷（静脈還流量）を増やすと増大し，後負荷（血管抵抗など）が大きくなると低下する（図3-48）．

前負荷と後負荷は次のように説明される．心臓は生理学的な範囲内では拡張期に心室が拡大すればするほど，すなわちより多くの血液が心室に流れ込んでくればくるほど，続いて起こる収縮でより大きな力を発揮することが知られている．すなわち，拡張期に心室に含まれる血液量が多いほど，収縮によって駆出される血液量は多くなる．これは，心筋に備わっている，"長く伸ばされれば伸ばされるほど発生する張力は大きくなる"，すなわち心拍出量が増加するという性質によっている．この性質をFrank-Starling（フランク-スターリング）の法則という．前負荷とは，拡張期に心室へ血液を充満させるときにかかる負荷のことである．前負荷は，心臓をポンプとして考えたときのポンプ本体に水を充満させる圧力に相当する．したがって，前負荷は心室に血液を充満させるための血圧の上昇（血管の緊張）や循環血液量（静脈還流量）の増加あるいは弛緩機能の低下などによって上昇する．これに対し，後負荷は，心臓をポンプとして考えたときのポンプ本体から水を駆出するときの抵抗に相当する．後負荷とは心室から血液を駆出するときにかかる負荷のことを示す．後負荷は，心室の出口である大動脈弁の狭窄や細動脈の緊張（血管抵抗）の増大によって上昇する．

心室の拡張末期容積（最大に拡張したときの心室の容積）を人為的に増大させることを，前負荷を増やすという．通常では，前負荷の増加により心筋がより伸展されるため，強い収縮が起こる．

C 心機能の低下から心不全への移行

心臓のポンプ機能を低下させている原因が取り除かれないと，やがて心臓は肥大することで機能を代償しようとする．肥大が長期にわたると心室に拡張が生じ，心臓は心不全へと移行する．交感神経系の亢進は血管抵抗を増加させるため，後負荷が増大し循環不全がさらに進行する．末梢組織が要求する血液を十分に供給できないところまで心拍出量が低下し心機能が減弱すると，これらの代償機構が破綻し心不全が出現する．すなわち，心不全とは心臓のポンプ機能が低下し，代償的に生じた心臓の変化が破綻した結果，十分な血液量を末梢に提供できなくなった状態といえる．

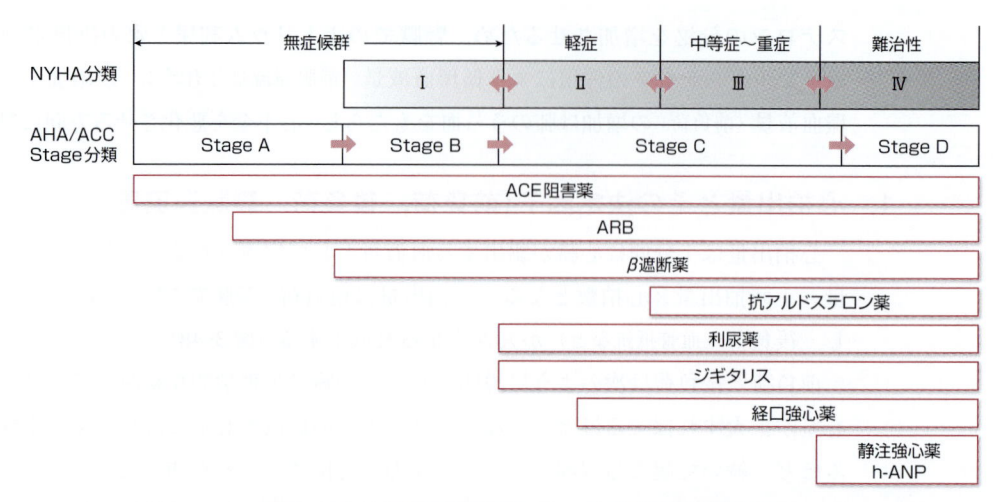

図 3-49 心不全の重症度からみた薬物治療方針

心不全はNYHA分類により4つの段階に分けられる．NYHA Iは通常の活動では症状がない状態，NYHA IIは普通の活動で疲労や呼吸困難をきたす状態，NYHA IIIは普通以下の活動でも呼吸困難などを生じる状態，NYHA IVは安静時でさえも呼吸困難を示す状態である．それぞれで用いる薬が異なる．
循環器病の診断と治療に関するガイドライン．慢性心不全治療ガイドライン（2010年改訂版）
http://www.j-circ.or.jp/guideline/pdf/JCS2010_matsuzaki_h.pdf（2015年8月閲覧）

D 心不全のリモデリング

　心不全になると，心臓は発現しているシグナリング分子，細胞骨格系のタンパク質あるいはイオンチャネルの発現を変えて，機能を維持しようとする．また，心筋細胞が肥大したり，線維芽細胞が筋線維芽細胞に分化しコラーゲンを産生したり，心臓の構造や細胞集団にも変化が生じる．これらの変化を総称してリモデリングと呼んでいる．

E 慢性心不全の重症度の分類法

　慢性心不全の重症度は，呼吸困難の度合いをもとに4つに分類するNYHA（ニーハ）分類が広く用いられている．NYHA分類は，呼吸困難の度合いをもとに大まかに分けたものであり，心機能が低下している程度を簡便な問診により評価する．しかし自己申告に基づくことから定量的な評価は難しいという欠点がある．NYHA分類では心不全をⅠ度からⅣ度の4つの状態に分けている．NYHAの重症度によって用いられる薬は異なる（図3-49）．

　Ⅰ度（無症候群）：心機能の低下はあるものの，通常の身体を動かすレベルの運動では症状が出現しない．

Ⅱ度（軽症）：心機能の低下があり，通常の運動で疲労や呼吸困難などの症状が出現する．

Ⅲ度（中等症〜重症）：心機能の低下があり，通常の運動ほどきつくない運動でも疲労や呼吸困難などの症状が出現する．

Ⅳ度（難治性）：心機能の低下があり，安静にしていても呼吸困難を示す．

F 心不全治療薬

　NYHA 分類のⅠ度からⅣ度で用いる薬が異なっている（図3-49）．NYHA Ⅰ度の状態から用いられるのが，アンジオテンシン変換酵素（ACE）阻害薬，アンジオテンシンⅡ受容体拮抗薬およびβ遮断薬である．NYHA Ⅱ度の状態からは，これらに加えて利尿薬，ジギタリスおよび経口強心薬が用いられる．NYHA Ⅲ度の状態ではアルドステロン受容体拮抗薬が加わり，NYHA Ⅳ度の状態に至ると静注強心薬や心房性ナトリウム利尿ペプチド製剤がさらに加わる．生存率を改善させる薬として，β遮断薬，アンジオテンシンⅡ受容体拮抗薬，アルドステロン受容体拮抗薬があり，これらの薬は心臓の負担を軽減させる働きをもっている．アルドステロン受容体拮抗薬には左室のリモデリングを抑制する作用も報告されている．また，心房性ナトリム利尿ペプチド製剤や利尿薬は心不全の症状を改善させる．

　また，心不全治療薬は，強心作用をもつ薬ともたない薬とに分けることも可能である．強心作用のある薬は QOL を改善させる効果があり，これに対し強心作用をもたない薬には生存率の改善をもたらす薬が多く含まれる．

　強心薬は，細胞内 Ca^{2+} 濃度の上昇させる（ジギタリス製剤）あるいは細胞内 cAMP（cyclic adenosine monophosphate）量を増加させる（カテコールアミン，ホスホジエステラーゼ阻害薬，アデニル酸シクラーゼ活性化剤，キサンチン誘導体，cAMP 誘導体）ことにより発揮される．

　収縮機能不全に対する治療薬として以下の薬がある（表3-6，図3-50）．

1. 利尿薬

　ループ利尿薬やチアジド系利尿薬を用いる．体循環量の減少により前負荷が軽減され，うっ血症状が改善される．心不全の治療としての利尿薬は，長年にわたって心不全患者に対して用いられてきた．現在でも，うっ血性症状を示す患者あるいは体循環量が増加している患者，または両方の症状を示す患者に対して用いられている．ただし，利尿薬はうっ血症状を改善させるものの，心不全による死亡率を改善させない．

1）利尿薬の作用点および作用機序

　利尿薬は作用機構の違いによって次の5種に分類される（図3-51）．①浸透圧性利

表 3-6 心不全治療薬のまとめ

分類		薬剤	
強心薬	ジギタリス製剤	ジゴキシン	
		メチルジゴキシン	
		デスラノシド	
	カテコールアミン	ドパミン	ノルアドレナリン
		ドブタミン	デノパミン
		イソプレナリン	
		アドレナリン	
	ホスホジエステラーゼ阻害薬	ミルリノン	
		ピモベンダン（Ca^{2+} 感受性増強作用あり）	
		オルプリノン	
強心薬以外	ナトリウム利尿ペプチド	カルペリチド（膜結合型グアニル酸シクラーゼの活性化）	
	β遮断薬	カルベジロール（p.303 図 3-42 参照）	
		ビソプロロール（p.295 図 3-37 参照）	
		メトプロロール（海外のみ）（p.280 図 3-29 参照）	
	アンジオテンシン変換酵素阻害薬	カプトプリル	
		エナラプリル	
		リシノプリル	
	利尿薬	スピロノラクトン（抗アルドステロン薬）	フロセミド（うっ血に対して）
		エプレレノン（抗アルドステロン薬）	ブメタニド（うっ血に対して）
	アンジオテンシンⅡ受容体拮抗薬	カンデサルタン	
		ロサルタン	
	レニン阻害薬	現在臨床試験中	
	アデニル酸シクラーゼ活性化剤	コルホルシンダロパート	
	キサンチン誘導体	アミノフィリン	ジプロフィリン
		プロキシフィリン	
	cAMP 誘導体	ブクラデシンナトリウム（細胞膜透過後 cAMP になる）	

心不全治療薬は強心作用をもつ薬ともたない薬に分けられる．強心作用のある薬は QOL を改善させる効果があり，これに対し強心作用をもたない薬には生存率の改善をもたらす薬が多く含まれる．

尿薬，②炭酸脱水酵素阻害薬，③ループ利尿薬，④チアジド系利尿薬，⑤カリウム保持性利尿薬である．作用するターゲット分子の発現している部位が異なっているため，それぞれの利尿薬の作用部位および効果は異なる．

浸透圧性利尿薬〔**イソソルビド** isosorbide（イソバイド®，メニレット®）〕（**図 3-51** の①）は，腎臓でろ過されるものの再吸収されない．これにより尿細管中の浸透圧が増加し利尿効果を生じる．尿細管全域で作用する．

炭酸脱水酵素Ⅱ型 carbonic anhydrase Ⅱ（CAⅡ）（**図 3-51** の②）は，CO_2 と H_2O から H_2CO_3 の生成を触媒する酵素である．一方，尿細管内腔に発現している炭酸脱水酵素Ⅳ型（CA Ⅳ）（**図 3-51** の②）は，H_2CO_3 を CO_2 と H_2O に切断する．CA Ⅳの作用により尿細管で生成した CO_2 は上皮細胞内へ拡散によって入っていく．また，細胞内で CA Ⅱの作用により生成した H_2CO_3 は HCO_3^- と H^+ に解離し，HCO_3^- は

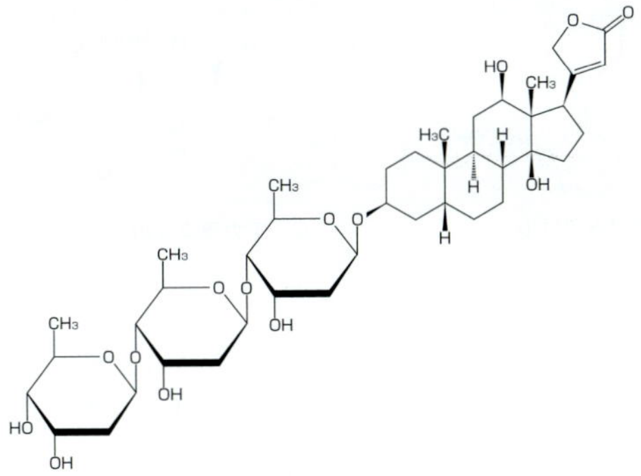

ジゴキシン

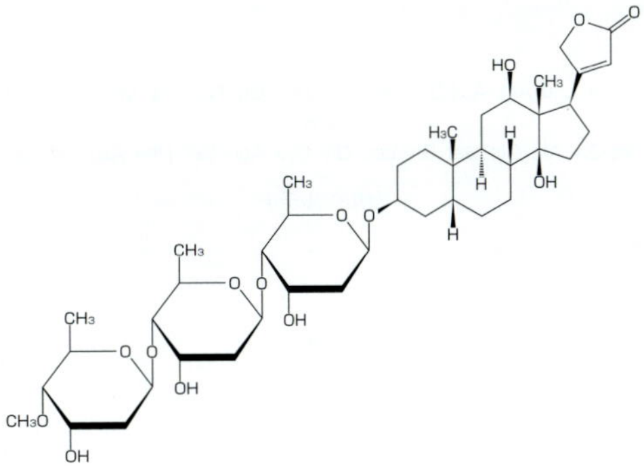

メチルジゴキシン

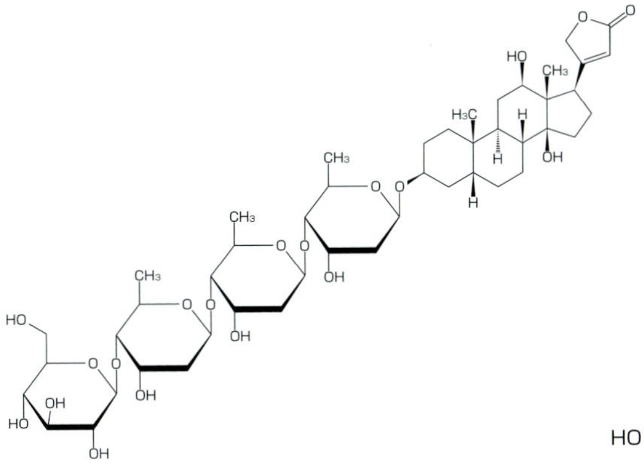

デスラノシド

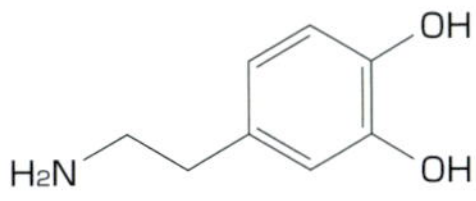

ドパミン

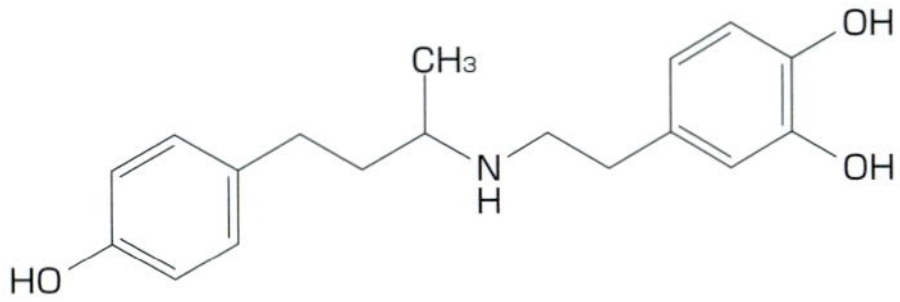

ドブタミン

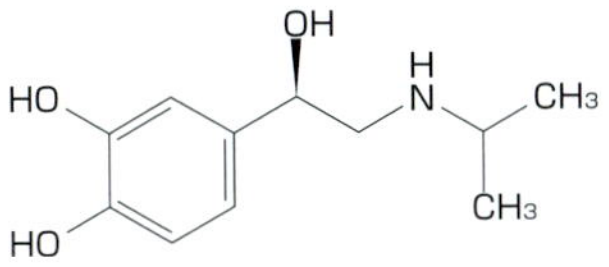

イソプレナリン

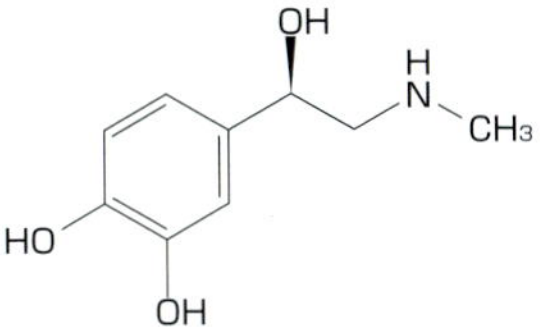

アドレナリン

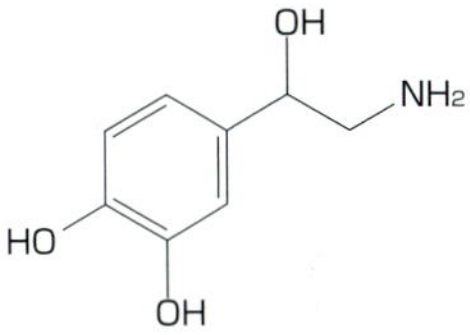

ノルアドレナリン

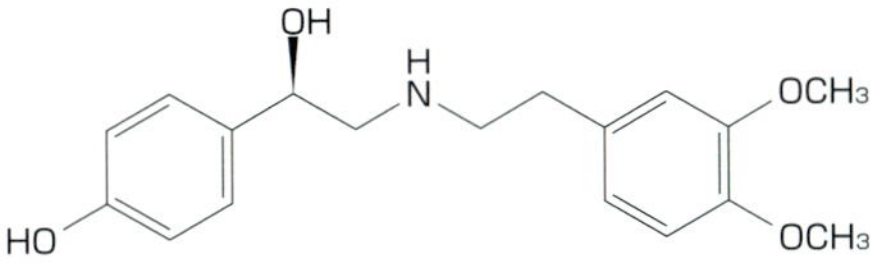

デノパミン

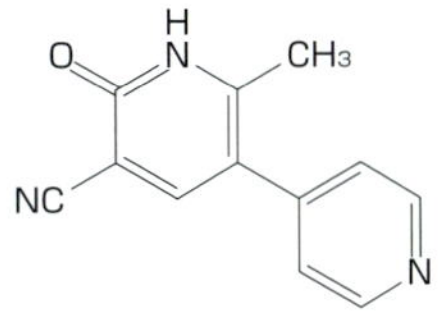

ミルリノン

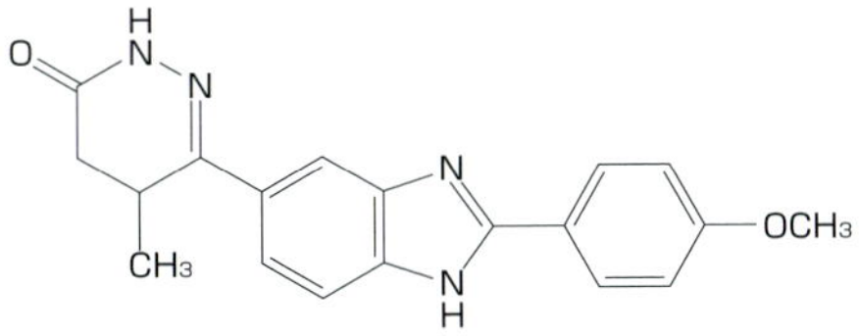

ピモベンダン

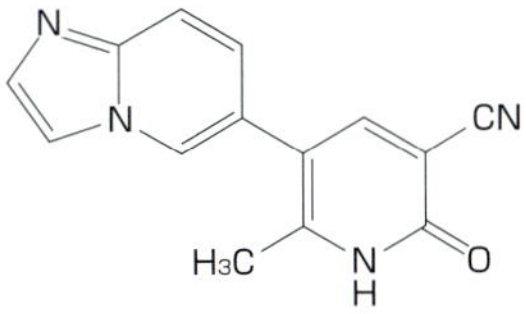

オルプリノン

図 3-50 ① 主な心不全治療薬の構造式（強心薬）

323

3章 循環系の薬理

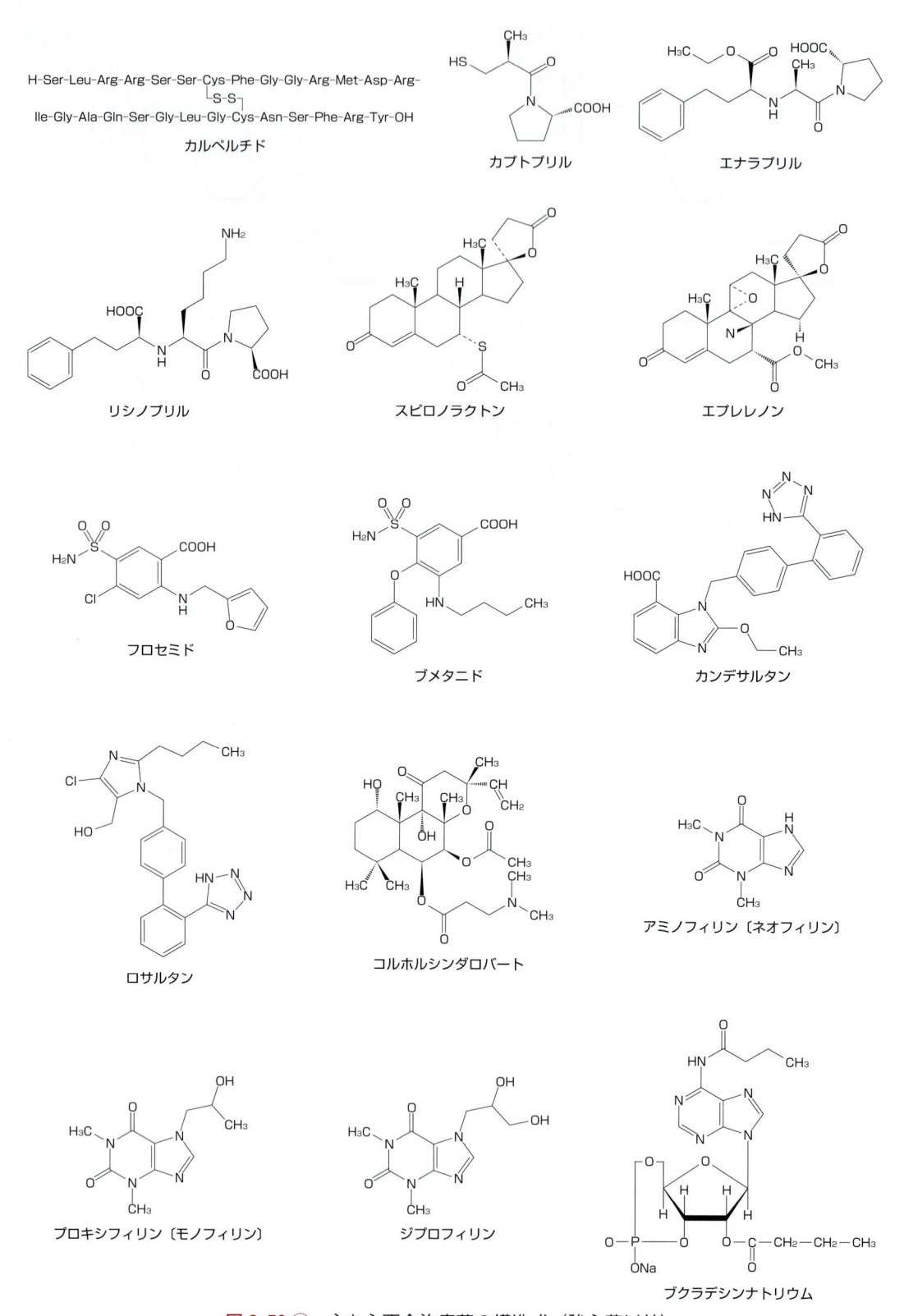

図 3-50 ② 主な心不全治療薬の構造式（強心薬以外）

Na^+とともに共輸送体により体内へと移動する．炭酸脱水酵素阻害薬は CA Ⅱ および CA Ⅳ をともに阻害する．これにより尿細管内腔より尿細管の上皮細胞へ移動する CO_2 の量が減少する．さらに，上皮細胞内の CA Ⅱ も阻害されているため，細胞内での CO_2 と H_2O からの H_2CO_3 の産生が低下する．細胞内の H_2CO_3 の低下は HCO_3^- を減少させるため，HCO_3^- とともに吸収される Na^+ も低下する．Na^+ の再吸収が低下すると尿へと排泄される Na^+ が増加するため，H_2O の再吸収も抑制され利尿結果が発現する．

ループ利尿薬（**図3-51**の③）はヘンレのループの太い上行脚に発現している $Na^+/K^+/2Cl^-$ 共輸送体を阻害する．これにより，尿細管からの Na^+ の再吸収が抑制される．うっ血性心不全の患者に対して広く利用されているのはループ利尿薬の**フロセミド** furosemide（ラシックス®）や**ブメタニド** bumetanide（ルネトロン®）などである．

チアジド系利尿薬（**図3-51**の④）は遠位尿細管に発現している Na^+/Cl^- 共輸送体を阻害する．これにより，尿細管からの Na^+ の再吸収が抑制される．チアジド系利尿薬はループ利尿薬よりも Na^+ 排泄作用が弱い．チアジド系利尿薬とループ利尿薬を併用する場合もある．

集合管では発現している Na^+ チャネル（ENaC: epithelial Na^+ channel）により Na^+ が再吸収される．アルドステロンは，ミネラルコルチコイド受容体に結合し，ENaC の発現増加と尿細管側の細胞表面への局在の促進および ENac を活性化する．

カリウム保持性利尿薬（**図3-51**の⑤）はアルドステロンがミネラルコルチコイド受容体に結合するのを阻害する．また，直接 ENaC に作用し活性を阻害する．これにより ENaC を介した Na^+ の再吸収が阻害される．スピロノラクトンはカリウム保持性利尿薬であり，ミネラルコルチコイド受容体に対して競合的に働きアルドステロンの結合を阻害する．これによりネフロンの集合管において Na^+ 排泄の促進と K^+ 排泄の抑制を生じる．スピロノラクトンを ACE 阻害薬と併用する場合，スピロノラクトンと ACE 阻害薬のどちらも K^+ 排泄を抑制することから高カリウム血症に注意する．スピロノラクトンは心不全のリモデリングを抑制し，心不全患者の死亡率を改善させることが示されている．

利尿薬は ⑥ 血圧の項の p.352 も参照のこと．

2. アンジオテンシン変換酵素（ACE）阻害薬

レニン-アンジオテンシン系の阻害薬はその作用部位の違いにより，レニン阻害薬，ACE 阻害薬およびアンジオテンシンⅡ受容体拮抗薬に分類される．レニン阻害薬はアンジオテンシノゲンからアンジオテンシンⅠの産生を阻害する．ACE阻害薬は ACE を阻害することで，アンジオテンシンⅡの産生を低下させる．アンジオテンシンⅡ受容体拮抗薬はアンジオテンシンⅡの受容体への結合を拮抗的に阻害する．

アンジオテンシンⅡは，いろいろな組織に作用し，血圧の調節を行っている．脳では抗利尿ホルモンの分泌を促進させ，腎臓では腎細動脈を収縮させる．また，交

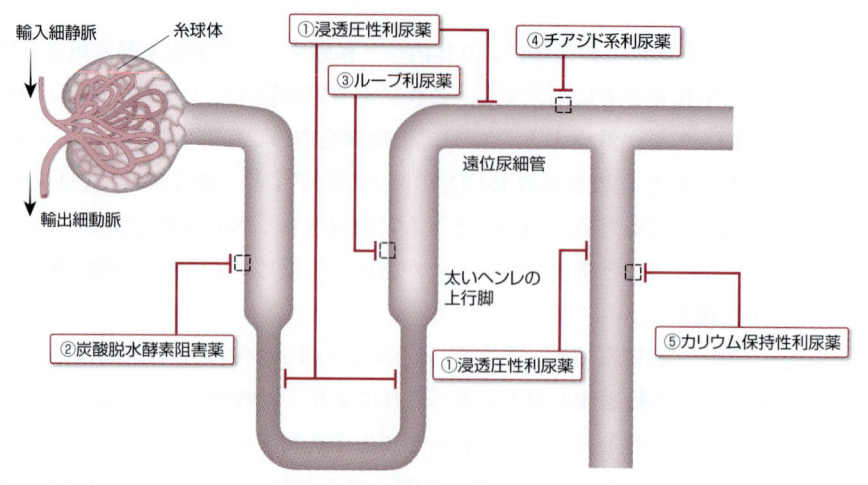

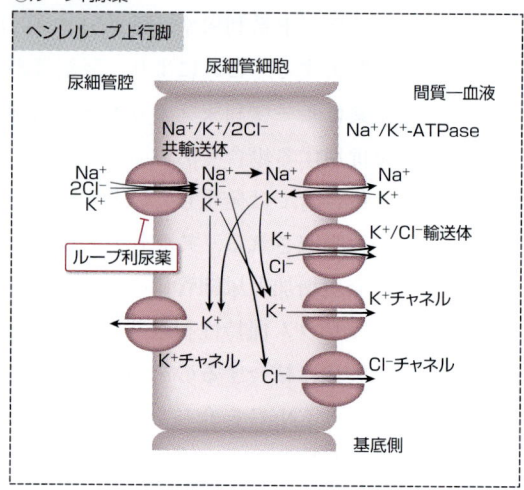

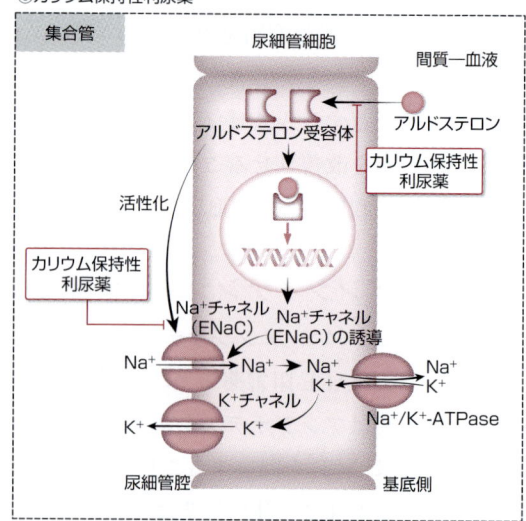

図 3-51 利尿薬の作用点と作用メカニズム

利尿薬は作用機構の違いによって，①浸透圧性利尿薬，②炭酸脱水酵素阻害薬，③ループ利尿薬，④チアジド系利尿薬，⑤カリウム保持性利尿薬の5種に分類される．また，ENaC (epithelial Na$^+$ channel) の活性を直接阻害し Na$^+$ の再吸収を抑制する利尿薬もある．

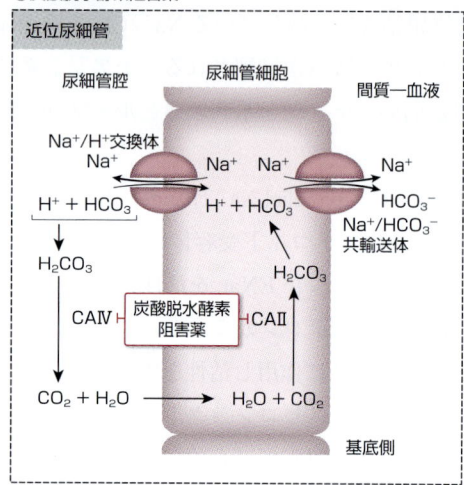

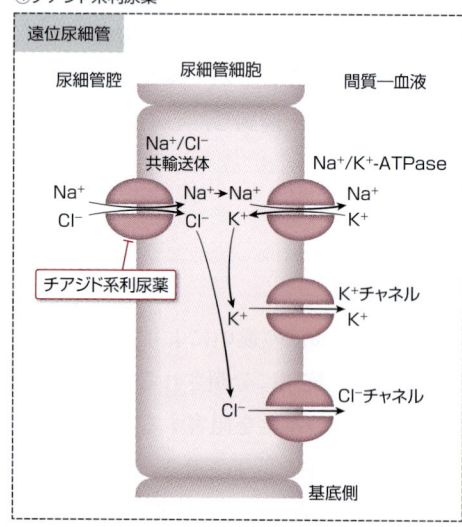

感神経終末よりノルアドレナリンの分泌を促進する．さらに，末梢血管を収縮させ，副腎よりアルドステロンの分泌を促進させる．いずれも血圧を上昇させるように働く．また，血管のリモデリングにも関与している．これらの作用により循環系の構造と機能を調節している（図 3-52）．

ACE 阻害薬を投与すると，レニン-アンジオテンシン-アルドステロン系が減弱するため血管が拡張する．これにより後負荷が軽減され，左室の拍出量が増加する．また，アルドステロンを介した Na^+ 再吸収による水分の貯留が抑制されるため，循環血液量（静脈還流量）（前負荷）が減少する．これらの効果は相乗的に現れる．拍出量の増加に伴い腎血流量も増加するため，糸球体濾過率が上昇する．腎臓の血流量が増加するため，レニン分泌は増加せず，アンジオテンシン II を介したアルドステロンの濃度の上昇が抑制される．アルドステロンの濃度の上昇を抑制するため，ネフロンの集合管での Na^+ 排泄が促進される．

ACE 阻害薬は，心不全の病態を改善し，長期予後を改善する．慢性心不全の第一選択として用いられており，無症状から重症まで広く用いられている．ACE 阻害薬は心不全患者の死亡率を有意に低下させることができる．ただし，妊婦への投与は催奇形性があるために禁忌である．また高度に腎機能が非常に低下している患者にも禁忌である．これは腎機能に及ぼす ACE 阻害薬の効果を考えると理解しやすい．ACE 阻害薬は腎臓の細動脈を拡張させることで糸球体内の圧を低下させ，腎臓に対して保護効果を示す．しかし，腎機能が非常に低下している患者では，急激に糸球体内の圧が低下すると腎機能がさらに悪化し，欠尿などを生じる場合がある．これらの患者を除いた心不全患者に対して，早期からの ACE 阻害薬の使用が推奨されている．

3. アンジオテンシン II 受容体拮抗薬

アンジオテンシン II 受容体には 2 つのサブタイプ（タイプ 1 とタイプ 2）が存在している．臨床で用いられているアンジオテンシン II 受容体拮抗薬はタイプ 1 に対する拮抗薬（ARB）である．レニン-アンジオテンシン-アルドステロン系のアンジオテンシン II 受容体の作用を抑制する．ARB は ACE 阻害薬とほぼ同程度の効果を示す．収縮機能の低下した慢性心不全患者に対して有効性が示されている．また，ARB と ACE 阻害薬を併用すると，死亡率はさらに低下することが示されている．ARB は ACE 阻害薬が使用できない慢性心不全の患者にも用いることができる．

4. レニン阻害薬

レニンはアンジオテンシノゲン（アミノ酸 453 個）に作用し，そのアミノ末端の 10 個のペプチド（アンジオテンシン I）を遊離させる酵素である．アンジオテンシン I は生理活性をもっていない．アンジオテンシン I は ACE により加水分解を受け 8 個のペプチドからなるアンジオテンシン II に変換される．アンジオテンシン II が循

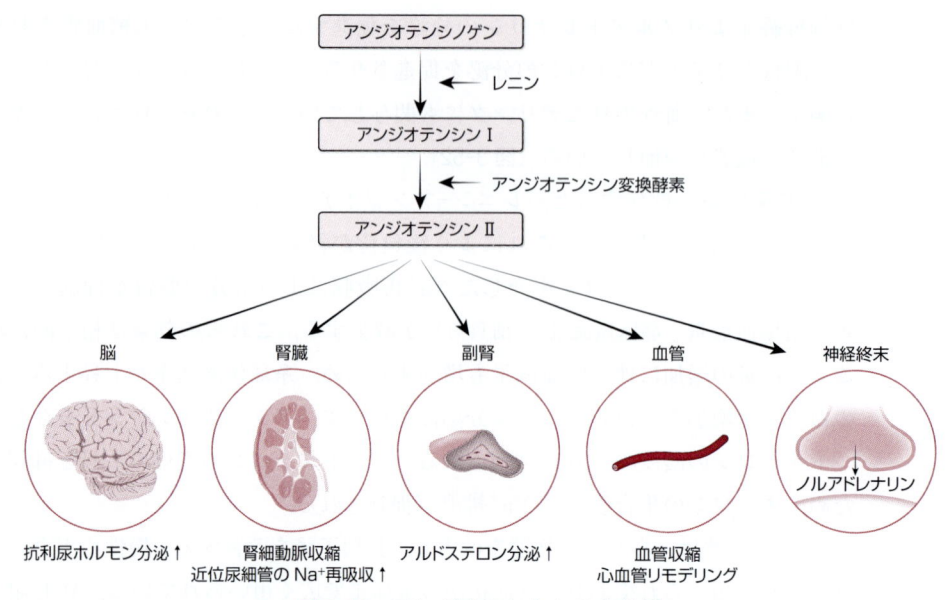

図 3-52　アンジオテンシン II の作用

アンジオテンシン II はさまざまな組織に作用し血圧を上昇させる．脳では抗利尿ホルモンの分泌を促進させ，腎臓では腎細動脈を収縮させ遠位尿細管での H_2O の再吸収を増加させる．血管を収縮させ，副腎よりアルドステロン分子の産生を促進させる．血管のリモデリングにも関与する．

環系の調節に関わっている．アンジオテンシン II の長期的作用として知られる循環血液量の増加は，アンジオテンシン II によって産生が亢進するアルドステロンを介して発現する．アリスキレンはレニン-アンジオテンシン-アルドステロン系の阻害薬であり，レニンを阻害する．すなわち，**アリスキレン** aliskiren（ラジレス®）は，レニン-アンジオテンシン-アルドステロン系を最も上流で阻害する薬である．レニン活性が阻害されることで，アンジオテンシン I およびその下流のアンジオテンシン II さらにアルドステロンの産生が抑制される．

1）レニン阻害薬と ACE 阻害薬との違い

レニン阻害薬と ACE 阻害薬を比較すると，ACE 阻害薬がブラジキニンの分解を抑制するのに対し，レニン阻害薬ではブラジキニンの分解には影響しない点が異なっている．この作用の違いは，血中のレニン，アンジオテンシン I，アンジオテンシン II，ブラジキニン濃度の変化に反映される（**表3-7**）．現在使用されている ACE 阻害薬は，アンジオテンシン II の産生を阻害するほかにブラジキニンの分解も抑制する．したがって，ACE 阻害薬はブラジキニンの作用を増強し，気道の刺激による空咳を引き起こす．また，まれにみられる血管神経性浮腫もブラジキニンの血管透過性亢進作用を増強することによる．一方，レニン阻害薬のアリスキレンには ACE 阻害作用がないため，ブラジキニンを介した作用はみられない．

表 3-7 各種レニン-アンジオテンシン系阻害薬による生理活性物質値の変化

	レニン活性	レニン濃度	アンジオテンシンⅠ濃度	アンジオテンシンⅡ濃度	ブラジキニン濃度
レニン阻害薬	↓	↑a	↓	↓	→
アンジオテンシン変換酵素阻害薬	↑a	↑a	↑a	↓	↑
アンジオテンシンⅡ受容体拮抗薬	↑a	↑a	↑a	↑a	→

a：フィードバック機構により上昇する．

レニン-アンジオテンシン系の阻害薬はその作用部位の違いにより，レニン阻害薬，アンジオテンシン変換酵素阻害薬およびアンジオテンシンⅡ受容体拮抗薬に分類される．作用するターゲット分子の違いにより，アンジオテンシンⅡやブラジキニンなどは異なる変化をする．

　アンジオテンシンⅡはACE以外にもキマーゼ〔ACE（キニナーゼⅡとも呼ぶ）とは異なる酵素〕によっても生じる．ACE阻害薬はキマーゼを阻害できないため，動脈硬化などでキマーゼの活性が増加している場合，レニン-アンジオテンシン-アルドステロン系を完全に遮断できない．これに対し，アリスキレンはレニンによるアンジオテンシンⅠの生成を強力に抑制するため，キマーゼ活性が増加している病態においても有効である．

5. β遮断薬

　慢性心不全の原因は，心臓のポンプ機能の低下であり，機能の低下が大きいほど予後も不良で生活の質（QOL）も低下することが知られている．これまでβ遮断薬は低下している収縮力をさらに低下させるため，心不全の治療には禁忌とされていた．しかし，心不全時には交感神経系の活性が亢進しており，遊離したノルアドレナリンによって心臓が過剰に刺激され，これにより生じた心筋の傷害が予後の悪化に繋がっていることが認識されるようになった．その結果，β遮断薬による交感神経系の阻害作用が保護的に働くのではと推測されるようになり，実際大規模臨床試験でβ遮断薬が心不全の治療薬として優れた効果を示した．このため，現在ではACE阻害薬とともに慢性心不全の基本的な治療薬の1つとして，比較的早い時期から用いられている．β遮断薬として，**ビソプロロール** bisoprolol（メインテート®）と**カルベジロール** carvedilol（アーチスト®）が用いられている．β遮断薬はACE阻害薬や利尿薬で症状がコントロールされている患者に少量から用いる．

1）β遮断薬の効果

　β遮断薬の効果は，①レニン分泌（β_1アドレナリン受容体を介して分泌が増加する）を抑制する，②心不全時に増加しているカテコールアミンによる細胞傷害作用を抑制する，③脱感作されているβアドレナリン受容体の回復をもたらす，④心不全時に生じているCa^{2+}過負荷を抑制する，⑤心拍数の減少によりエネルギー代謝を改善する，⑥抗不整脈作用を示す，などによると考えられている．

　β遮断薬はβアドレナリン受容体を阻害するため，さらに心機能の低下を招き心

不全の増悪を引き起こす可能性がある．これを避けるために，ごく少量から開始し徐々に増量させていく．また，心不全患者に対するβ遮断薬とACE阻害薬の併用は，これら2つの薬の作用点が異なっているために有益な効果をもたらす．

6. アルドステロン受容体拮抗薬

アルドステロン受容体拮抗薬はカリウム保持性利尿薬であるとともに，心血管系のコラーゲンの過剰な蓄積（線維化）を抑制し，重症心不全の予後を改善する．ループ利尿薬，ACE阻害薬がすでに投与されているNYHA分類でIII度以上の重症患者に対してアルドステロン受容体拮抗薬のスピロノラクトンが用いられる．

G 心筋の収縮・弛緩のサイクル

心筋の収縮と弛緩は細胞内Ca^{2+}濃度の変化によって制御されている（図3-53）．

電気的興奮によりT管が脱分極する．脱分極によりT管に存在するL型Ca^{2+}チャネルが開きCa^{2+}が流入する．細胞内に流入したCa^{2+}がリアノジン受容体に作用し筋小胞体よりCa^{2+}を放出させる．上昇したCa^{2+}がトロポニン複合体に結合し，トロポニンの抑制作用を解除する．これによりアクチン-ミオシンによる収縮が起こる．上昇したCa^{2+}は筋小胞に存在するCa^{2+}ポンプ（Sarcoendoplasmic reticulum calcium transport ATPase：SERCA）により筋小胞体に取り込まれるか，細胞外に排出されることで低下する．細胞内Ca^{2+}濃度が低下すると，トロポニン複合体からCa^{2+}が離れ，アクチンとミオシンの相互作用が阻害され心室筋は弛緩する．

H 強心薬

心臓の収縮力は細胞内Ca^{2+}濃度の増加が大きい，あるいは増加している時間が長いほど強くなる．心不全の治療に用いられる強心薬は，細胞内Ca^{2+}濃度を増加あるいはCa^{2+}への感受性を増加させることで収縮力を増強させる（図3-54）．

強心薬は，間接的にNa^+/Ca^{2+}交換体を介して細胞内Ca^{2+}濃度を上昇させるジギタリス，βアドレナリン受容体を刺激するカテコールアミン類，細胞内cAMPを増加させて心収縮力の増強を引き起こすホスホジエステラーゼ阻害薬，収縮タンパク質のCa^{2+}感受性を増強させるものに分けられる．

cAMPはホスホジエステラーゼによってAMPに分解される．ホスホジエステラーゼ阻害薬はcAMPの分解を阻害することで，細胞内cAMP量の増加を引き起こし，L型Ca^{2+}チャネルを介したCa^{2+}流入を増加させる．

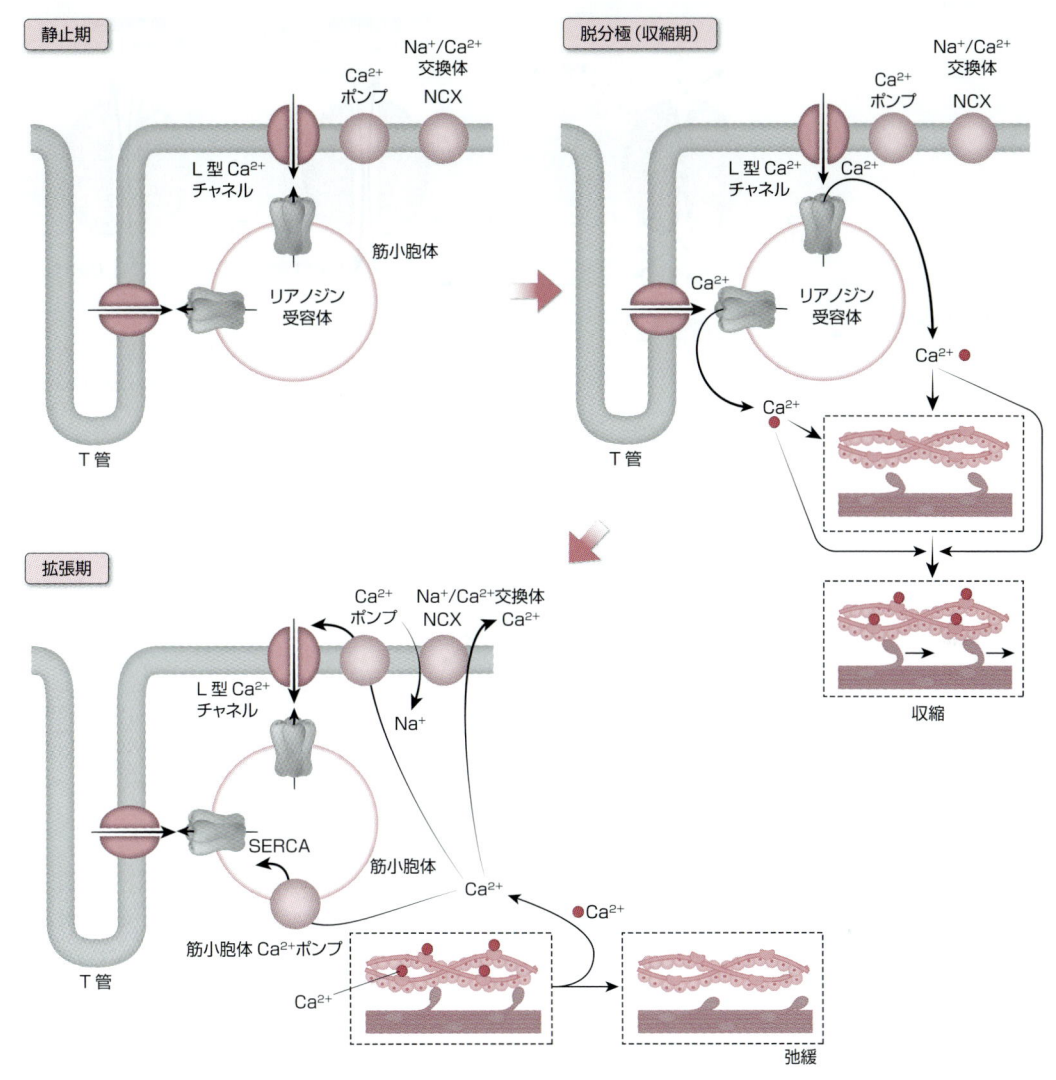

図 3-53 収縮と弛緩のメカニズム

収縮期：電気的興奮により T 管が脱分極し，L 型 Ca^{2+} チャネルが開き Ca^{2+} が流入する．Ca^{2+} がリアノジン受容体に作用し，筋小胞体より Ca^{2+} を放出させる．上昇した Ca^{2+} がトロポニン複合体に結合し心室筋は収縮する．
拡張期：Ca^{2+} は Ca^{2+} ポンプにより筋小胞体に取り込まれるか，Na^+/Ca^{2+} 交換体により細胞外に排出される．
NCX：Na^+/Ca^{2+} exchanger, SERCA：sarcoendoplasmic reticulum calcium transport ATPase

1. ジギタリス

　ジギタリス digitalis という特定の薬はなく，これは総称である．心筋細胞膜の Na^+/K^+-ATPase を阻害する．Na^+/K^+-ATPase は ATP をエネルギーとして利用し，濃度勾配に逆らって細胞内の Na^+ を細胞外へ，細胞外の K^+ を細胞内へ移動させる．ジギタリスによって Na^+/K^+-ATPase が阻害されると，細胞内の Na^+ 濃度が上昇し，Na^+/Ca^{2+} 交換体を介して細胞内の Na^+ は細胞外に排出される．Na^+/Ca^{2+}

図 3-54 各種強心薬の作用部位

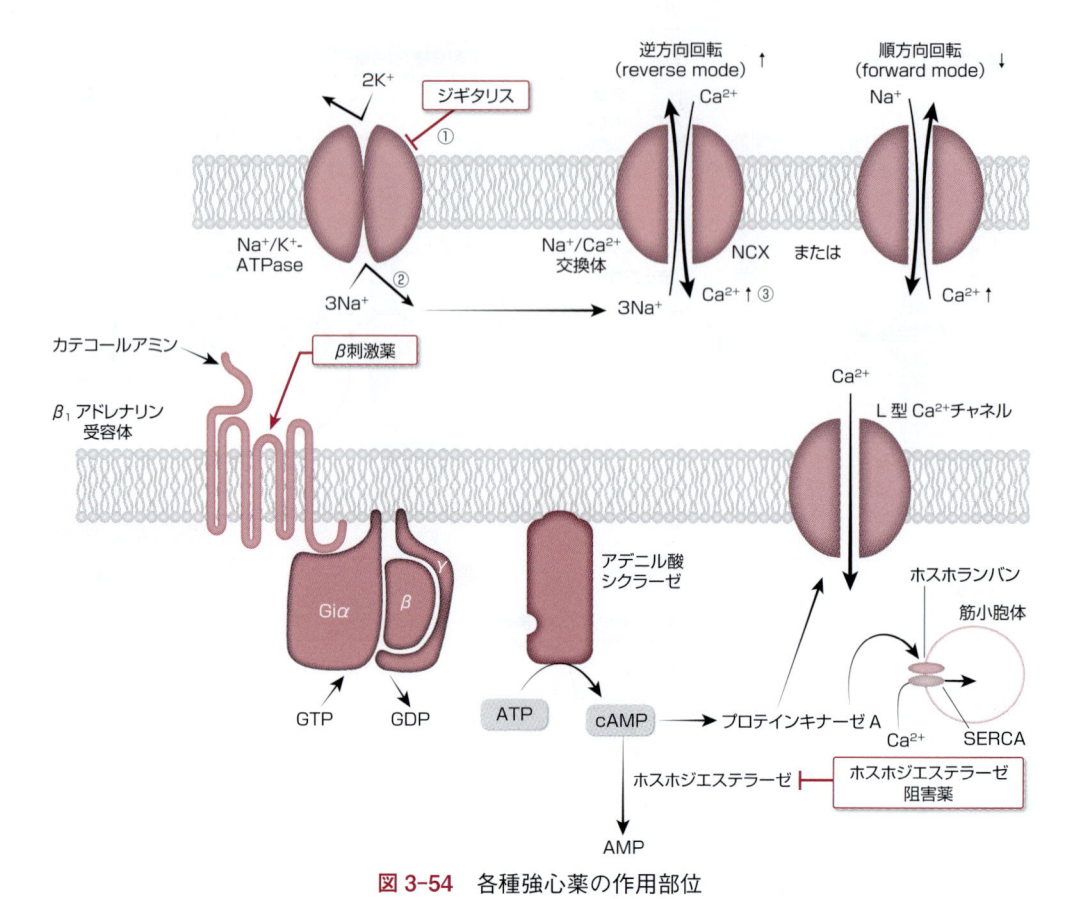

各種の強心薬は細胞内 Ca^{2+} を上昇させる．ジギタリスは Na^+/K^+-ATPase を阻害する（①）ことで細胞内 Na^+ 濃度を上昇（②）させ，Na^+/Ca^{2+} 交換体の働きを介し（③）Ca^{2+} 濃度を上昇させる．交感神経の刺激薬およびホスホジエステラーゼ阻害薬は cAMP 量を増加させ細胞内 Ca^{2+} 濃度を上昇させる．
ATP：adenosine triphosphate, cAMP：cyclic adenosine monophosphate, NCX：Na^+/Ca^{2+} exchanger, SERCA：sarcoendoplasmic reticulum calcium transport ATPase

交換体は Na^+ の排出と入れ替わりに Ca^{2+} を細胞内に取り込むため，細胞内の Ca^{2+} 濃度が上昇し筋小胞体に貯蔵される Ca^{2+} 量が増加する．これにより，心筋細胞が刺激されたときの Ca^{2+} 放出量が増加し，心筋の収縮が増強される．心不全の患者では，ジギタリス製剤を用いた治療で症状が回復することが多いものの，生存率を改善させない．すなわち，ジギタリスは収縮力の低下による心不全の症状を改善する（QOL の改善をもたらす）ことができるものの，長期予後（生存率）は改善しない．

ジギタリスは心拍数をコントロールできるため，頻脈性の心房細動を伴う慢性心不全の治療に最も有効である．経口での吸収がよく，また腎臓からの排泄が速い**ジゴキシン** digoxin（ジゴシン®，ジゴキシン KY など）が用いられる．

1）ジギタリス中毒

徐脈あるいは頻脈性のあらゆる不整脈が出現する．ジギタリスが Na^+/K^+-ATPase を阻害すると，Na^+/Ca^{2+} 交換体を介して細胞内 Ca^{2+} 濃度が上昇する．細

胞内 Ca^{2+} 濃度の上昇は，電位依存性 L 型 Ca^{2+} チャネルの活性を減少させ，Ca^{2+} チャネルによる脱分極時間も短縮させる．また，細胞内 Ca^{2+} 濃度の上昇は，Ca^{2+} 依存性 K^+ チャネルの活性化を介して不応期を短縮させる．活動電位持続時間の低下および不応期の短縮により，新たな刺激がきたときに興奮する可能性が高くなり不整脈の原因となる．さらに，Na^+/K^+-APTase の阻害は静止膜電位をよりプラスの方（より脱分極の方に）に移動させる．静止膜電位がプラスの方に移動することで，第 0 相の脱分極速度が低下し，結果として刺激伝導速度が遅くなる．局所的に刺激伝導速度が遅い場所が存在すると，リエントリー性不整脈の原因となる．伝導障害を伴う心房の頻拍（頻脈は不整脈の一種）はジギタリスに特異的に出現する．消化器症状（中枢に作用した結果と考えられている）など不整脈以外の副作用も現れる．腎機能の低下（ジギタリスの濃度が上昇する）および低カリウム血症（細胞外の K^+ 濃度が低いため Na^+/K^+-ATPase の回転効率が悪くなっている状態）では，ジギタリスによる効果が過剰に発現するため（感受性が亢進するため）中毒が生じやすい．

2. 強心薬としてのカテコールアミン

カテコールアミンは急性心不全および慢性心不全時で症状が急に悪化したときにのみ用いられる．カテコールアミンには，ノルアドレナリン前駆物質の**ドパミン** dopamine（イノバン®，プレドパ®）と合成アミンの**ドブタミン** dobutamine（ドブトレックス®）や**デノパミン** denopamine（カルグート®）が含まれる．ドパミンとデノパミンは，いずれも心拍数を増加させる作用および不整脈を誘発する作用が弱いため広く用いられている．他剤で十分な効果が得られない場合に用いる．

1) カテコールアミンによる強心作用のメカニズム

交感神経系の刺激によっても細胞内 Ca^{2+} 濃度は上昇する．β_1 アドレナリン受容体にノルアドレナリンが結合すると，G_s タンパク質を介しアデニル酸シクラーゼが活性化される．これにより細胞内 cAMP 量が上昇する．cAMP はプロテインキナーゼ A を活性化し，電位依存性 L 型 Ca^{2+} チャネルをリン酸化し，チャネルの開口確率を上昇させる．これによりチャネルを通して細胞内に入る Ca^{2+} が増加し，結果として細胞内 Ca^{2+} 濃度が上昇する．また PKA はホスホランバンをリン酸化し，その SERCA 抑制作用を解除させる．これにより筋小胞体に取り込まれる Ca^{2+} が増加し，次の Ca^{2+} 続発性 Ca^{2+} 放出による Ca^{2+} 放出量が増大する．

2) ドパミン

ドパミンは昇圧薬として用いられている．投与する用量によって作用する受容体が異なり，血圧や心臓の収縮力などを用量に依存して変化させる．ドパミンは低用量（＜2 μg/kg/分）でドパミン受容体（D_1 から D_5 のうち D_1 サブタイプ）を活性化する（**表 3-8**）．これにより腎臓の血流が増加するため利尿作用を生じる．また，冠動脈の血管も拡張させる．中用量（2〜5 μg/kg/分）では，β_1 アドレナリン受容体も刺激し，心収縮力の増大や心拍数の増加などを生じる．高用量（＞10 μg/kg/分）に

表 3-8　ドパミンとドブタミンの作用の比較

	ドパミン			ドブタミン
	低用量 （＜2μg/kg/分）	中用量 （2～5μg/kg/分）	高用量 （＞5μg/kg/分）	
作用する受容体	ドパミン D_1 受容体	β_1 アドレナリン受容体	β_1 アドレナリン受容体 α アドレナリン受容体	β_1 アドレナリン受容体 β_2 アドレナリン受容体（弱い）
収縮力，心拍数		↑↑	↑↑	↑↑ （心拍数上昇作用は弱い）
血管収縮	↓		↑↑	↓
血圧		↑	↑↑	↑↑
腎血流	↑↑	↑		↑
不整脈			↑↑	

ドパミンやドブタミンは昇圧薬として用いられている．ドパミンは投与する用量によって作用する受容体が異なるため，血圧や心臓の収縮力などに対し用量に依存した応答を引き起こす．これに対し，ドブタミンは β_1 アドレナリン受容体を刺激しその効果を発揮する．矢印は強さの程度を表わす．

なると，β_1 アドレナリン受容体に加え α アドレナリン受容体も活性化するようになるため，末梢細動脈の収縮，腎血管の収縮，血圧上昇を生じる．血圧が低く利尿が悪化している心不全の患者に，血圧上昇と腎臓の動脈を拡張する作用による利尿を目的に低用量から中用量を用いる．ドパミンは心不全の長期予後を改善しない．

3）ドブタミン

ドブタミンの特徴は，ドブタミンがノルアドレナリンと同様な強心作用をもっているにもかかわらず，ノルアドレナリンのような末梢血管の収縮作用を示さないことである．末梢血管の収縮作用を示さないのは，ドブタミンの2つの作用（β_2 サブタイプを介した拡張作用と α_1 サブタイプを介した収縮作用）が打ち消し合っていることによる．ドブタミンは β_1 アドレナリン受容体を介した心筋収縮力の増強を引き起こす．その作用はドパミンの4倍程度である．しかし，不整脈を誘起する作用は弱い．ドパミン受容体に作用しないため，腎血管の拡張作用はなく利尿効果を示さない．ドブタミンも，ドパミンと同様に心不全に対する長期予後を改善させない．

4）ドブタミンとドパミンの作用の違い

ドブタミンはドパミンに比べ，①末梢血管の収縮作用が弱いため昇圧作用が弱い，②心拍数の増加作用が弱い，③腎臓の血管拡張作用が弱く，直接の利尿作用をもたない，④細動脈に対し拡張作用を示す点が異なっている．したがって，血圧の維持が優先される場合には，ドパミンあるいはノルアドレナリンの方が有効である．一方，ドブタミンは血管の収縮作用および心拍数増加作用が弱いため心筋酸素消費量の増加が少なく，虚血性心疾患の結果生じた心不全にはドパミンより効果的である．

5）デノパミン

デノパミンは β_1 アドレナリン受容体を選択的に活性化する作動薬（アゴニスト）

である．しかし，カテコール構造をもたないため，カテコールアミンとして分類されない．薬理学的にはドブタミンに似た作用を示す．経口投与が可能な点がドパミンやドブタミンと異なっている．しかし最高血中濃度に個人差があることから，使用には注意する．短期の投与では症状の改善が認められるものの，長期的に投与したときの予後は改善しない．

3. ホスホジエステラーゼⅢ阻害薬

ホスホジエステラーゼはサイクリックヌクレオチド（cAMP，cGMP：cyclic guanosin monophosphate）を分解する酵素であり，11種のサブタイプが知られている．サブタイプにより，cAMPに選択性を示すもの，cGMPに選択性を示すもの，またcGMPの結合によりcAMPの分解活性が増強されるものなど，特性が異なっている．心筋に発現しているのはタイプ3と呼ばれるcAMPを選択的に分解するホスホジエステラーゼ（ホスホジエステラーゼ3）であり，小胞体膜に局在している．

ホスホジエステラーゼの阻害により細胞内cAMP量が上昇し心収縮力が増強される．強心作用とともに血管拡張作用も強いため，細動脈の抵抗血管および静脈（容量血管）のいずれも拡張させる．これにより前負荷と後負荷が軽減される．

急性心不全に短期的に用いられる．**ミルリノン** milrinone（ミルリーラ®）や**オルプリノン** olprinone（コアテック®）が含まれ，ほかの薬剤で効果が不十分な患者に短期的な静注薬として用いる．ミルリノンやオルプリノンは，ホスホジエステラーゼ3を選択的に阻害する．しかし，心不全患者にホスホジエステラーゼ阻害薬を長期的に用いた場合，死亡率が上昇することが報告されている．心不全患者では心臓の機能が低下しており，ホスホジエステラーゼ阻害薬を用いて心機能を増強させようとすると，弱っている心臓をさらに酷使することになるためと考えられる．

4. ピモベンダン

ピモベンダン pimobendan（アカルディ®）は，ホスホジエステラーゼ阻害作用に加えて，心筋の収縮タンパク質であるトロポニンのCa^{2+}感受性を上昇させる作用をもっている．cAMP上昇およびCa^{2+}感受性の上昇により心筋の収縮力が増強される．経口投与が可能である．生活の質（QOL）の改善は認められるものの，長期予後は悪化させる．

ドパミン，ドブタミン，デノパミン，ピモベンダンのいずれも心臓の収縮力を高めQOLを改善するものの，生命予後には影響しないか悪化させる．QOLの改善，静注強心薬からの離脱およびβ遮断薬導入の目的で用いられる．

5. 末梢血管拡張薬

末梢血管拡張薬として，硝酸薬や**ヒドララジン** hydralazine（アプレゾリン®）が用いられている．カルシウム拮抗薬のジルチアゼムやベラパミルなどは心機能を低下

させるため推奨されない．

1) 硝酸薬

心不全に対して，硝酸薬は主に静脈の血管容量を増加させるため，拡張期に血管から心臓へ流れ込む血液量（静脈還流量）が低下する（前負荷を減少させる）．これにより肺うっ血を軽減する．静脈還流量が低下すると，その結果として左室内容積が減少し，左室拡張期圧も低下する．また動脈を拡張させる作用をもつことから後負荷を軽度に減少させる．このような機序で硝酸薬は心筋の酸素需要を低下させることができる．血管を拡張させ酸素需要を低下させることから，狭心症と左室機能不全を合併する患者に対しては特に有効性を示す．しかし，心不全治療薬として単独で使用されることは少なく，利尿薬，ジギタリス，ACE 阻害薬などと併用して用いられる．とくに，心不全の患者に利尿薬との併用で用いられることが多い．

硝酸薬は急性の心筋虚血により左心不全を起こした患者にも有効である．急性の心筋虚血による左心不全では，左室の弛緩過程が阻害されるため，左室のコンプライアンス（左室の拡がりやすさ・弾力性）が低下し，結果として左室拡張期圧の上昇が起こる．硝酸薬は静脈還流量を低下させることで，左室拡張期容積を減少させる．その結果，心臓の酸素消費量の低下，虚血症状の寛解，左室が弛緩能の改善がもたらされる．

6. 心不全に使われるナトリウム(Na)利尿ペプチド

Na 利尿ペプチドは 3 種〔心房性 Na 利尿ペプチド atrial natriuretic peptide（ANP），脳性 Na 利尿ペプチド brain natriuretic peptide（BNP），C 型 Na 利尿ペプチド C-type natriuretic peptide（CNP）〕からなり，体液の増加に反応して，ANP が心房から，BNP が心室から，CNP が血管内皮細胞から分泌される．ANP は，心房の伸展に伴って心房から分泌されるホルモンで，Na^+ 排泄の増加を伴う利尿をもたらす（図 3-55）．ANP には Na^+ 排泄促進作用のほかに血管を拡張する作用，レニンやアルドステロンの分泌抑制の作用もあり，体液量や血圧の調節に重要な役割を果たしている．これらの作用を期待して，心不全の治療薬として利用される．

BNP は主として心室（心房ではない）から血液中に分泌されるホルモンである．強力な水と Na^+ の利尿作用および血管拡張作用を有しており，心室に負荷がかかると分泌される．交感神経系およびレニン-アンジオテンシン系と拮抗的に働いて心不全の病態を改善させる．血中を循環している ANP および BNP はほぼ 100％心臓由来である．CNP は神経ペプチドとして，また血管内皮細胞やマクロファージでも発現している．循環系への ANP ファミリーの作用は ANP および BNP の効果により説明される．

3 種のナトリウム利尿ペプチドが結合する受容体には，NPR（natriuretic receptor）-A，NPR-B，NPR-C の 3 種が存在している．このうち NPR-A および NPR-B は，細胞内にグアニル酸シクラーゼに相当するドメインをもっており，ナト

5 心不全と治療薬

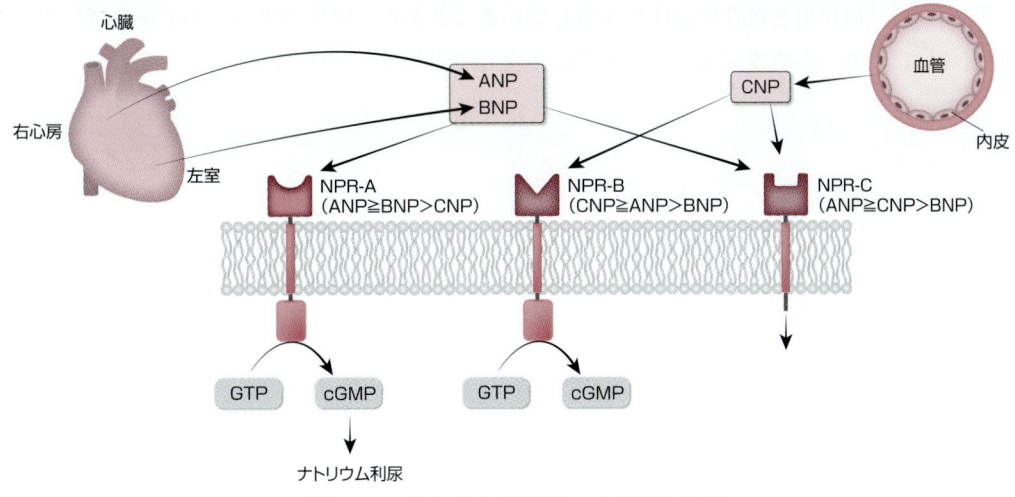

図3-55 ナトリウム利尿ペプチドの作用

ナトリウム利尿ペプチドは3種（ANP，BNP，CNP）からなり，体液の増加に反応して，ANPが心房から，BNPが心室から，CNPが内皮細胞から分泌される．受容体（NPR-A，NPR-B）はcGMP量の上昇を介してナトリウム利尿を引き起こす．NPR-Cはクリアランス（動態）に関わる受容体だと考えられている．
ANP：atrial natriuretic peptide, BNP：brain natriuretic peptide, CNP：C-type natriuretic peptide, NPR：natriuretic peptide receptor, cGMP：cyclic guanosine monophosphate

リウム利尿ペプチドの結合によりグアニル酸シクラーゼ活性が増加する．これにより細胞内cGMP量が上昇しナトリウム利尿を引き起こす．これに対し，NPR-Cはグアニル酸シクラーゼに相当する細胞内領域をもっていないため，ナトリウム利尿ペプチドのクリアランス（動態）に関わる受容体だと考えられている．

1）ANP，BNPの分泌および心不全のマーカー

ANPの分泌は，心房に圧がかかり心房筋が伸展すると分泌され，BNPは心室の負荷により分泌が亢進する．ANPやBNPが高い値を示す場合は，心房あるいは心室の負荷や循環血漿量の増加を引き起こす病態が存在することを意味している．したがって，ANPやBNPは心不全の重症度や治療効果を判定するときに用いられる．ANPやBNPの健常人の血中濃度はきわめて低い値を示し，急性および慢性心不全患者ではその重症度に比例して増加する．BNPはANPに比較して変化率が大きく左室拡張末期圧をよりよく反映することから，心不全の指標としてはANPよりBNPの方が優れている．血中BNPは，心不全の症状がNYHAの分類でⅠ度からⅣ度へと進行に比例して上昇するため，BNP値が高いほど心不全は悪化しているといえる．

2）ANPの治療への適用

ANPおよびBNPのうちANP（カルペリチドcarperitide，ハンプ®）のみが循環機能の改善を目的に用いられている．ANPは血管平滑筋のANP受容体に結合して，膜結合型グアニル酸シクラーゼの活性化を介して細胞内cGMP量を増加させる．cGMP量の上昇により尿量増加および血管拡張作用が引き起こされる．ANPは，利

尿作用と血管拡張作用を有していることから，尿量の少ない心不全患者に用いられる．心筋梗塞後に発症する心不全の予防効果も期待されている．

6 血圧と高血圧治療薬

A 血圧変動のしくみ

　血圧とは，血液が血管壁を押している力，すなわち血管の内圧である．通常，血圧という場合の"血圧"は，大動脈の血圧をいう（図3-56）．血圧は1日を通して一定ではなく，昼間に活動している間は高く，夜間の睡眠している間は低い．これは，昼間は交感神経系が優位に働き，夜間は副交感神経系が優位に働いていることと関係している．血圧は，飲酒やストレスあるいは運動などの生活習慣によっても変動する．

1. 血圧の決定因子

　血圧は，心拍出量と血管抵抗によって決定される．したがって，これらに変動があれば血圧は変化する．心臓が1回収縮したときに押し出される血液量（1回拍出量）は，収縮力，前負荷および後負荷の影響を受ける．心収縮力は交感神経系により増強される．心拍出量（L/分）は，1回拍出量（L/回）×心拍数（回/分）で与えられる（図3-57）．一方，前負荷は静脈還流量に相当し，アルドステロンやバソプレシンにより増加する．これに対し，後負荷は血管抵抗を表し，カテコールアミンやアンジオテンシンⅡで上昇し，一酸化窒素 nitric oxide（NO）やプロスタサイクリン prostacyclin（PGI_2）で低下する．これら血管抵抗を低下させる物質（NOやPGI_2）は内皮細胞で産生され，血管に移行し作用する．心拍出量を決定する心拍数は，交感神経系の刺激により増加し，副交感神経系の刺激により減少する．

2. 血圧の神経液性因子による調節

　心臓を出た血液は大動脈，動脈，細動脈，毛細血管，静脈，大静脈を経て心臓に戻ってくる．心臓から出た血液が再び心臓に戻ってくる経路を循環系と呼んでいる．血管にかかる圧は大動脈と動脈ではほとんど変化せず，細動脈で大きく減少する．大動脈の血圧（収縮期）は90〜140 mmHgで，心臓に戻ってきたときの血圧は約15mmHgと低くなっている．図3-58には，血圧の調節に関わる主な神経液性因子が，主に循環系のどこに作用し効果を発揮するのかを示している．アンジオテンシンⅡやカテコールアミン（$α_1$作用）は細動脈の血管に作用し血圧を上昇させるように働く（＋として表示）．カテコールアミンは静脈の血管にも作用し，血管を収縮

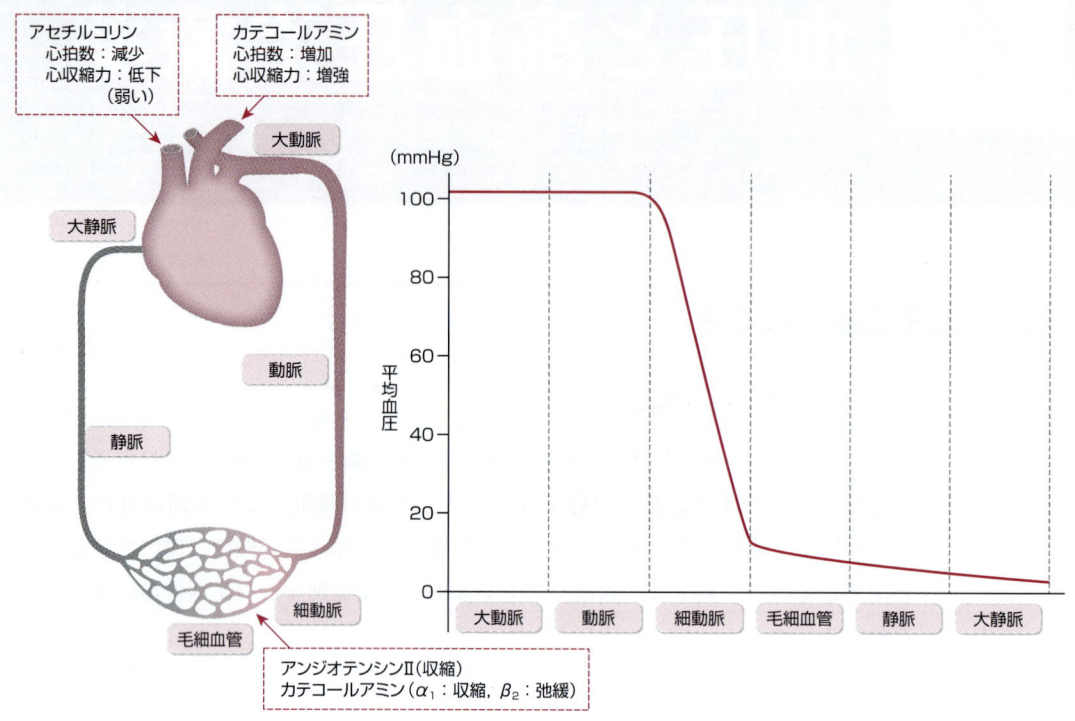

図 3-56 循環と血圧

心臓を出た血液は大動脈，動脈，細動脈，毛細血管，静脈，大静脈を経て心臓に戻ってくる．血管にかかる圧は大動脈と動脈ではほとんど変化せず，細動脈で大きく減少する．大動脈の血圧（収縮期）は 90〜140 mmHg で，心臓に戻ってきたときの血圧は約 15 mmHg になっている．

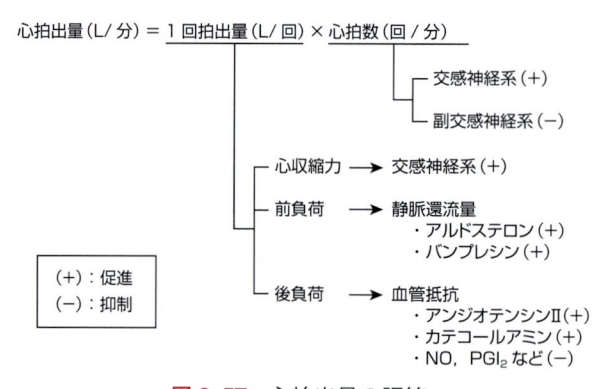

図 3-57 心拍出量の調節

させ血管に貯留されている血液を押し出すように働き血圧上昇を引き起こす．また，カテコールアミン（β_2 作用）は細動脈の弛緩を引き起こす（−として表示）．細動脈では，α_1 作用が β_2 作用よりも強いため，カテコールアミンの細動脈に対する正味の効果は α_1 作用を介した収縮となる．また，カテコールアミン（β_1 作用）は心臓に作用し心拍数の上昇と収縮力の増加を引き起こす．アセチルコリンはムスカリン M_2 サブタイプを介して心拍数を減少させるように働く．

6 血圧と高血圧治療薬

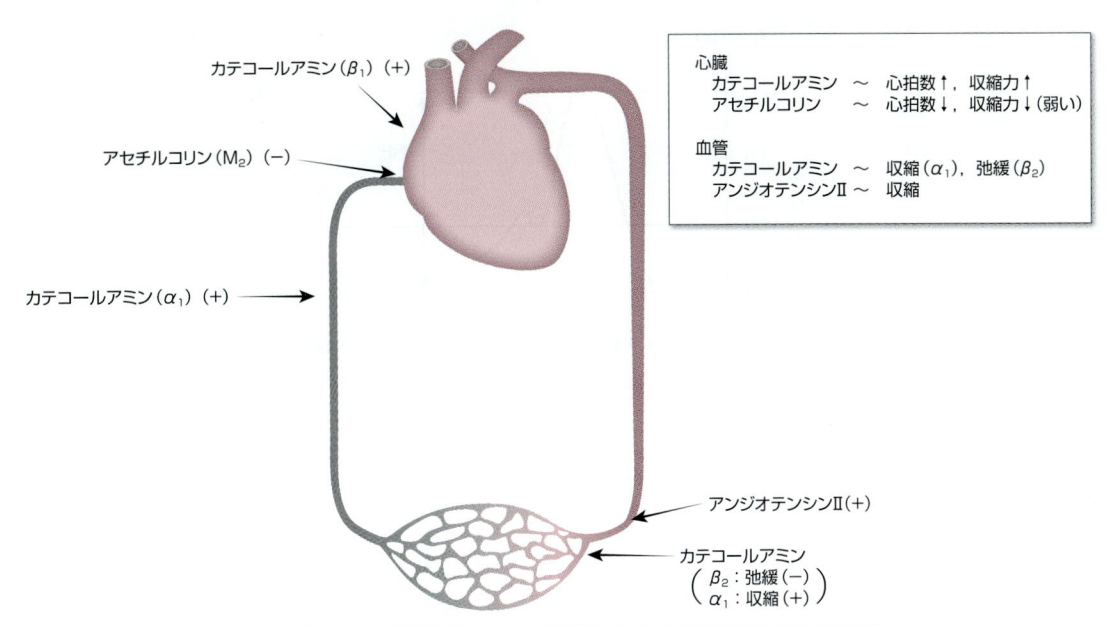

図 3-58 循環系と血圧に影響を与える各種受容体の作用点

血圧の調節を行う神経液性因子が作用し効果を発揮する部位を示している．細動脈の血管に作用し血圧上昇に働くもの，細動脈の弛緩を引き起こすもの，心臓に作用し心拍数の上昇と収縮力の増加を引き起こすもの，あるいは心拍数を減少させるものなどに分けられる．＋：亢進，－：抑制

1) 拍出量の調節因子

拍出量は，1回拍出量と心拍数を掛け合わせたものである．この1回拍出量と心拍数はさまざまな物質によって調節を受ける．このうち，1回拍出量は心収縮力と前負荷および後負荷により変動する．心収縮力は交感神経系の活性化およびカテコールアミン刺激によって増加する．また，前負荷は静脈還流量により調節される．この静脈還流量を決定する静脈の血管抵抗は交感神経より遊離するノルアドレナリンにより増加する．さらに，静脈に保持される血液量はアルドステロンやバソプレシンなどにより調節を受けている．前負荷に対し，後負荷は主に全身の血管抵抗によって決定されており，交感神経系の刺激により上昇する．血管抵抗はカテコールアミンやアンジオテンシンIIによって増加し，一方，血管内皮細胞から放出されるNO，PGI_2などの因子によって減少する．内皮細胞は血圧変動に大きな役割を果たしており，内皮が傷害を受けた場合には，内皮細胞から放出されている平滑筋を弛緩させる物質の量が減少するため血圧は上昇する．内皮は絶えずストレスに曝されており，例えば血糖値の上昇は内皮を傷つけることが示されている．1回拍出量とともに心拍出量を決定するもう1つの因子，心拍数は交感神経およびカテコールアミン刺激によって増加し，副交感神経刺激によって減少する．

2) 収縮期血圧と拡張期血圧

血圧は血管壁にかかる圧である．血圧が最大となるのは，心臓が拍動し血液を全身へと押し出したときである．この血圧を収縮期血圧あるいは最高血圧と呼んでい

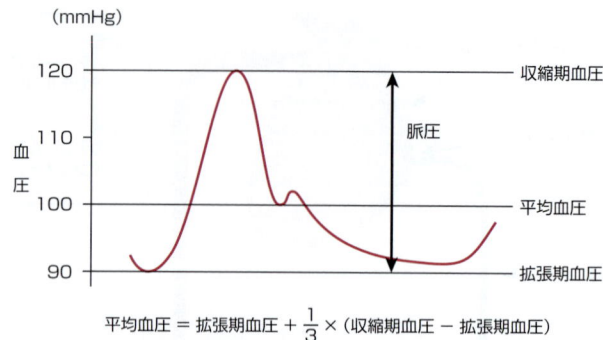

図3-59　平均血圧の計算式

$$平均血圧 = 拡張期血圧 + \frac{1}{3} \times (収縮期血圧 - 拡張期血圧)$$

血圧は血管壁にかかる圧である．心臓が拍動し血液を全身へと駆出したときの血圧を収縮期血圧（最高血圧），心臓が拡張したときの血圧を拡張期血圧（最低血圧）と呼んでいる．最高血圧と最低血圧の差が脈圧である．平均血圧は，平均血圧＝脈圧÷3＋最低血圧で求められる．

表3-9　筋肉の種類による収縮機構の違い

筋肉の種類	トロポニン複合体-トロポミオシンによる調節	ミオシン軽鎖キナーゼ，ミオシン軽鎖ホスファターゼによる調節	電位依存性 Ca^{2+} チャネルとリアノジン受容体との Ca^{2+} を介した機能的連関
骨格筋	あり	なし	なし（直接結合しているが Ca^{2+} を介した機能的連関はなし）
心筋	あり	なし	強い
平滑筋	なし	あり	なし

筋肉は骨格筋，心筋および平滑筋に分類される．骨格筋は，数千の筋線維からなり自動能はなく運動神経の興奮によって収縮する．心筋は心臓を作っている筋組織で骨格筋と平滑筋の中間の性質をもっている．平滑筋は，血管や胃などの臓器の壁を形作っている筋組織である．

る．これに対し血圧が最低となるのは，心臓が拡張し動脈内の血液量が最小となったときである．このときの血圧を拡張期血圧あるいは最低血圧と呼んでいる．収縮期血圧は心拍出量（心収縮力に比例）に，拡張期血圧は血管抵抗に関係するといえる．収縮期血圧と拡張期血圧の差を脈圧と呼び，1回の拍動の間に生じる血圧の平均を平均血圧と呼んでいる．平均血圧は次の式で求められる（**図3-59**）．

$$平均血圧 = 脈圧 \div 3 + 最低血圧$$

3. 血管平滑筋

筋肉は，骨格筋，心筋，平滑筋の3種に分けられる（**表3-9**）．血管は，主に内皮細胞と平滑筋細胞によって形成され，それぞれが独立に調節されるとともに互いに影響を与え合っている．血管平滑筋は，自分の意思で収縮や弛緩をコントロールできない不随意筋に属しており，自律神経および神経液性因子により制御されている．これに対して，骨格筋は，自分の意思で動かすことができる随意筋である．また，骨格筋は自律神経による調節も受けている（**図3-60**）．平滑筋細胞と骨格筋細胞

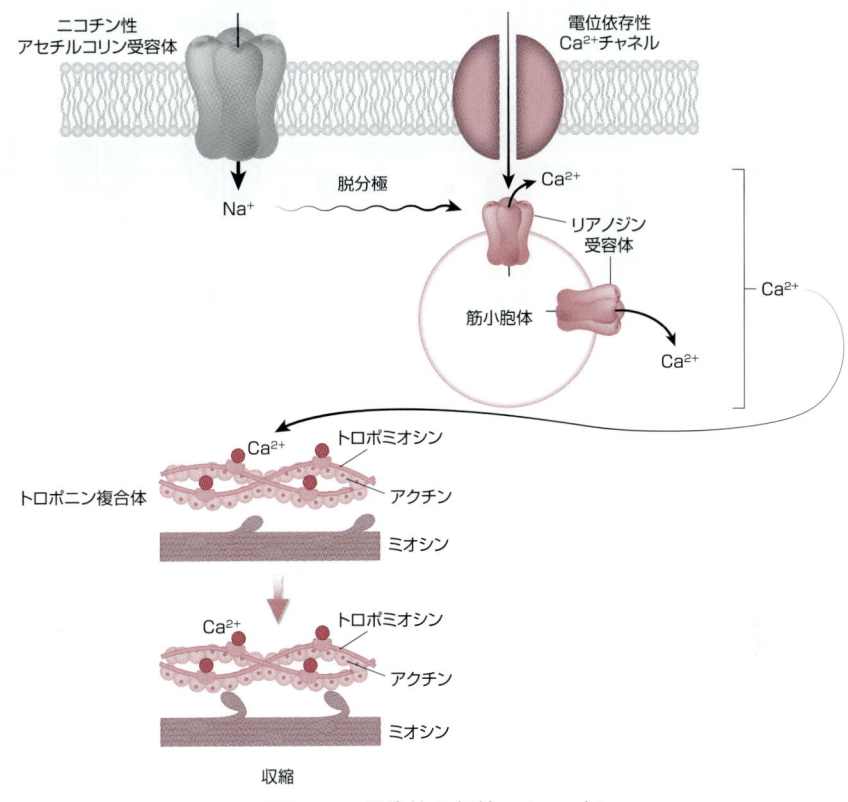

図 3-60　骨格筋の収縮メカニズム

リアノジン受容体の一部は電位依存性 Ca^{2+} チャネルと直接結合している．脱分極するとリアノジン受容体が開口する．放出された Ca^{2+} が他のリアノジン受容体に働き Ca^{2+} 放出をもたらす．
トロポニン複合体に Ca^{2+} が結合すると，トロポニン複合体－トロポミオシンのミオシンによる抑制が解除され，ミオシンがアクチン上をスライドするように移動し収縮が起こる．

の構造の違いとしては，平滑筋細胞には骨格筋のように秩序よく整列しているアクチン線維やミオシン線維がないことである（表3-9）．平滑筋と骨格筋の収縮のメカニズムも異なっている．骨格筋は刺激が与えられるとパルス状に一瞬興奮して安静時に戻る．これに対し，平滑筋は安定した静止膜電位がなく，絶えず弱いながらも興奮している．さらに，平滑筋は骨格筋と異なりゆっくりと収縮する．

4. 筋肉の種類による収縮機構の違い

筋肉は構造と収縮の機序の違いにより，骨格筋，心筋および平滑筋に分類される．骨格筋は，数千の筋線維が集まってできており，自動能はなく運動神経の興奮によって収縮する．素早く収縮し収縮時間の短い筋肉と，ゆっくり収縮し収縮時間の長い筋肉，およびその中間型の筋肉に分けられる．心筋は心臓を作っている筋組織で骨格筋と平滑筋の中間の性質をもっている．平滑筋は，血管や胃などの臓器の壁を形作っている筋組織である．それぞれの機能に見合った構造をもっている．素

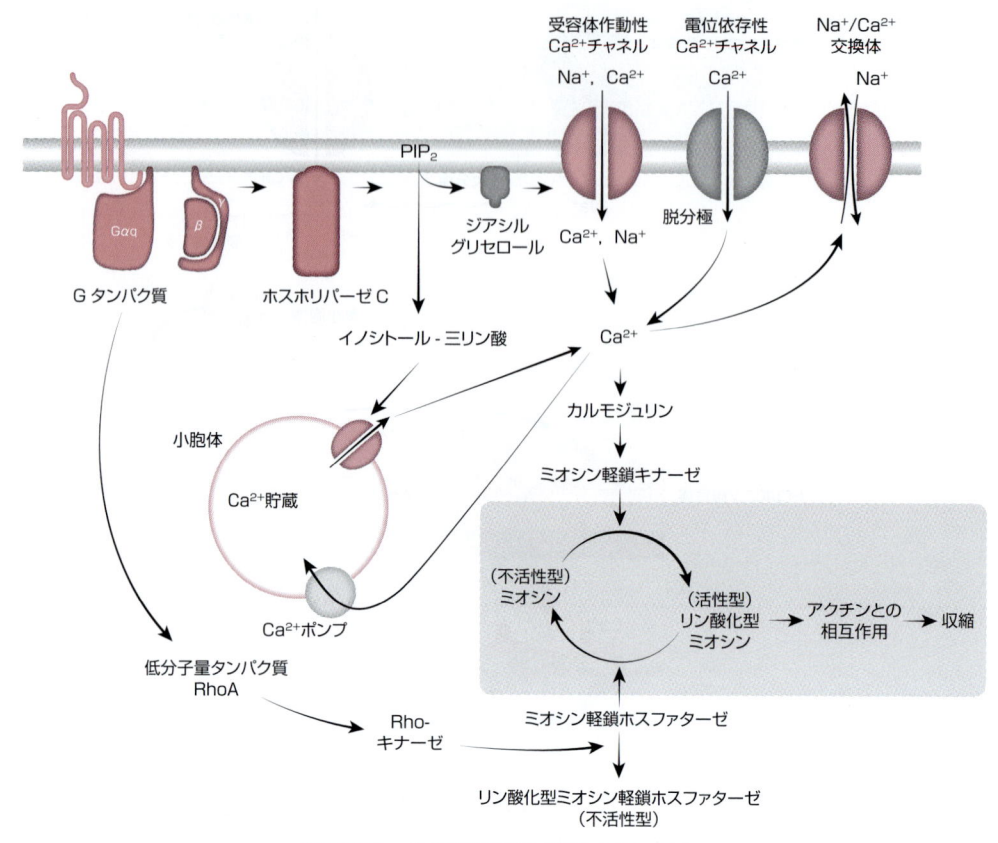

図 3-61 血管平滑筋の収縮メカニズム

血管平滑筋の収縮および弛緩はミオシン軽鎖のリン酸化によって制御されている．平滑筋は細胞内に流入したCa^{2+}がカルモジュリンに結合しミオシン軽鎖キナーゼを活性化すると収縮する．また，低分子量Gタンパク質（Rho：ras-homologous）を介してミオシン軽鎖ホスファターゼの抑制が引き起こされる．

早く収縮するためにはトロポニン複合体-トロポミオシンによる収縮の制御を受けることが必要で，ゆっくりと持続した収縮を示すためにはミオシン軽鎖のリン酸化を介した収縮機構が適している．骨格筋と心筋では，筋収縮に必要なCa^{2+}を供給するために，電位依存性Ca^{2+}チャネルと細胞内Ca^{2+}貯蔵部位（筋小胞体）に存在するリアノジン受容体が大きな役割を果たしている．電位依存性Ca^{2+}チャネルとリアノジン受容体との共役（連関）が素早い収縮を可能にしている．

5. 血管平滑筋の収縮メカニズム

血管平滑筋の収縮および弛緩はミオシン軽鎖のリン酸化によって制御されている（図3-61）．この収縮は細胞内の遊離Ca^{2+}濃度の上昇により制御されている．細胞内外のCa^{2+}濃度は，細胞外が$\sim$2mM，細胞内が$\sim$0.1μMである．この濃度勾配は細胞内からCa^{2+}を積極的に細胞外に排出するポンプの働きによって維持されている．細胞内Ca^{2+}濃度の上昇は2つの経路によって生じる．1つは細胞膜の電位依存

性L型Ca^{2+}チャネルを介して流入する経路である．もう1つは，細胞内の筋小胞体に貯蔵されているCa^{2+}が遊離する経路である．

　G_qタンパク質に共役する受容体が刺激されると，G_qタンパク質より遊離したαサブニット（$G\alpha_q$）によって活性化されたホスホリパーゼCがホスファチジルイノシトール-4, 5-二リン酸 phosphatidy linositol-4, 5-diphosphate（PIP_2）を加水分解し，ジアシルグリセロールとイノシトール-1, 4, 5-三リン酸〔イノシトール-三リン酸 inositol triphosphate（IP_3）〕を生じさせる．IP_3は細胞内のストアよりCa^{2+}の遊離を促進する．ジアシルグリセロールは受容体作動性イオンチャネル（電位非依存性の陽イオンを通すチャネル）を活性化し，細胞内へNa^+やCa^{2+}の流入を引き起こす．これにより細胞膜が脱分極状態になり，電位依存性Ca^{2+}チャネルが開き，細胞内へCa^{2+}が流入する．細胞内ストア，受容体作動性チャネル，電位依存性Ca^{2+}チャネルを介して流入してCa^{2+}濃度が上昇すると，Ca^{2+}はCa^{2+}結合タンパク質のカルモジュリンと結合する．Ca^{2+}の結合したカルモジュリンはミオシン軽鎖キナーゼを活性化し，ミオシンをリン酸化する．リン酸化されたミオシンはアクチンと反応し，ATPのエネルギーを利用してアクチンの上を滑るように移動し平滑筋を収縮させる．また，平滑筋の収縮に働く受容体はG_qタンパク質とともに低分子量Gタンパク質（Rho：ras-homologous）を活性化する．Rhoの活性化はミオシン軽鎖ホスファターゼの抑制を引き起こすことから，リン酸化されたミオシンの量が増加する．これにより平滑筋の収縮は増強される．一方，平滑筋の弛緩はミオシンが脱リン酸化されることによって生じる．細胞質のCa^{2+}濃度は，Ca^{2+}がNa^+/Ca^{2+}交換体やCa^{2+}ポンプによって細胞外に排出される，あるいはCa^{2+}が細胞内貯蔵部位に取り込まれると低下する．Ca^{2+}濃度が低下するとカルモジュリンよりCa^{2+}が遊離するためミオシン軽鎖キナーゼの活性が低下し，リン酸化されたミオシンが減少する．リン酸化されていないミオシンが増加すると，ミオシンはアクチンと相互作用する能力を失うため平滑筋が弛緩する．このようにして細胞内Ca^{2+}が低下すると平滑筋は弛緩する．また，ミオシンのリン酸化はホスファターゼによって脱リン酸化されることによっても減少する．

Gタンパク質ファミリー

　Gタンパク質は大きくG_s，G_i，G_q，G_{12}の4つのファミリーに分けられる．それぞれのファミリーにはいくつかのメンバーが含まれる．G_sタンパク質はアデニル酸シクラーゼを活性化しcAMP量を増加させる．G_iタンパク質はアデニル酸シクラーゼを抑制しcAMP量を減少させる．また，K^+チャネルの活性化やCa^{2+}チャネルの阻害作用も示す．G_qタンパク質はホスホリパーゼCを活性化を介してPIP_2を加水分解し，細胞内Ca^{2+}の上昇をもたらす．G_{12}タンパク質は低分子Gタンパク質Rhoの活性化を引き起こす．平滑筋細胞では，G_qタンパク質は細胞内Ca^{2+}濃度を上昇させ，ミオシン軽鎖キナーゼの活性化を引き起こし収縮させる．一方，G_{12}タンパク質

によって活性化されたRhoが，Rho-キナーゼを介してミオシン軽鎖ホスファターゼ（リン酸化ミオシンを脱リン酸化する活性をもつ）をリン酸化しその活性を抑制する．ホスファターゼの抑制により，ミオシン軽鎖キナーゼのリン酸化状態はさらに増強される．

6. 血管内皮による血管平滑筋収縮の調節

　血管平滑筋の弛緩で大きな役割を果たしているのが血管内皮である．血管内皮からは，さまざまなシグナル分子が産生されており，その1つがNOである．内皮細胞では，アセチルコリンやブラジキニンがそれぞれの受容体に結合するとG_qタンパク質が活性化され，ホスホリパーゼC，受容体作動性チャネル，電位依存性L型Ca^{2+}チャネルを介して細胞内Ca^{2+}濃度が上昇する．Ca^{2+}はカルモジュリンと結合し，内皮型一酸化窒素合成酵素 endothelial nitric oxide synthase (eNOS) を活性化し，アミノ酸の一種L-アルギニン（L-Arg）よりNOを産生させる．内皮細胞で生じたNOは拡散により平滑筋細胞に移動し，平滑筋のグアニル酸シクラーゼを活性化する．グアニル酸シクラーゼの活性化は細胞内cGMP量を増加させる．cGMPはcGMP依存性タンパク質リン酸化酵素 cyclic GMP-dependent protein kinase (PKG) を活性化する．活性化されたPKGは，①電位依存性L型Ca^{2+}チャネルや電位非依存性陽イオンチャネルをリン酸化することでこれらのチャネル活性を抑制する．②IP_3受容体と複合体を形成するIRAG（IP_3 receptor I-associated protein）をリン酸化し，IP_3受容体を介したCa^{2+}遊離を抑制する．③ホスホリパーゼCをリン酸化することで，ホスホリパーゼCを抑制しPIP_2の加水分解活性を低下させる．④ホスホランバンをリン酸化し，ホスホランバンによるSERCAへの阻害効果を消失させる．ホスホランバンはSERCAによる小胞体へのCa^{2+}の取り込みを阻害しているため，リン酸化でSERCAへの抑制効果が消失すると小胞体へのCa^{2+}が促進される．⑤ミオシン軽鎖ホスファターゼとの相互作用を介しホスファターゼの脱リン酸化活性を促進する．これらの作用でPKGは平滑筋を弛緩させる．

　NOはPKGの活性化とは別にCa^{2+}依存性K^+チャネルを直接活性化し，細胞内K^+濃度を低下させる作用ももっている．K^+チャネルが活性化されると細胞内のプラス（＋）の荷電が減少するため膜電位は過分極し，電位依存性Ca^{2+}チャネルが活性化される確率をより低くさせる．

　内皮細胞は平滑筋を弛緩させるNOのみならず，平滑筋を収縮させるエンドセリンも産生する．アミノ酸21個よりなるペプチドであるエンドセリンは強力な血管収縮作用をもっている．また，エンドセリンは心臓での収縮促進作用（陽性変力作用）や心拍数の増加作用（陽性変時作用）も示す．さらに，心臓や血管のリモデリングにも関与する．エンドセリンには，ET-1，ET-2，ET-3の3種のアイソフォームが存在している．しかしながら，通常の条件ではNOによる弛緩反応が優勢であり，内皮細胞は平滑筋を弛緩させるように働く．

7. 自律神経系による血管平滑筋収縮の制御

自律神経系による血管の収縮と弛緩の制御は，血管の緊張に大きな役割を果たしている．交感神経終末より遊離したノルアドレナリンは平滑筋細胞のα_1アドレナリン受容体を刺激し収縮させる．一方，ノルアドレナリンがβ_2アドレナリン受容体を刺激すると血管は拡張する．ノルアドレナリンは生体内では主にβ_1選択的作動薬として働くため，β_2アドレナリン受容体による弛緩の影響は小さい．交感神経系の刺激に比べ，副交感神経系の刺激が血管の緊張に与える影響は小さい．

8. ホルモンによる血管平滑筋収縮の制御

血管は，副腎から放出されたアドレナリン（神経終末より放出されるノルアドレナリンではない）によっても収縮が制御されている．アドレナリンは，α_1アドレナリン受容体のみならずβアドレナリン受容体にも結合する．α_1アドレナリン受容体への結合は血管を収縮させる．一方，アドレナリンはノルアドレナリンとは異なり，β_1とβ_2の両サブタイプに同じような親和性で結合する．β_2アドレナリン受容体への結合は血管の弛緩を引き起こす．このようにアドレナリンは，平滑筋細胞のα_1アドレナリン受容体とともにβ_2アドレナリン受容体を活性化する．α遮断薬を投与していない通常の条件では，α_1アドレナリンによる収縮作用が強く出るため血管は収縮する．

アンジオテンシンIIは血管の緊張や血圧調節など循環系の調節できわめて大きな役割を果たしている．アンジオテンシンIIは細動脈を収縮させ血圧を上昇させるとともにアルドステロンの分泌を促進する．アルドステロンはミネラルコルチコイド受容体を介して水分貯留（静脈還流量）を促進する．これらの効果により，アンジオテンシンIIは短期的および長期的に血圧を上昇させるように働く．

ナトリウム利尿ペプチドは，心臓より分泌され腎臓のナトリウム排泄を促進させる．これにより心臓への負荷を軽減させる．また，血管平滑筋に働き血管を拡張させる作用ももっている．

バソプレシンは，腎臓のV_1バソプレシン受容体（G_q共役型）を活性化して細動脈を収縮させる．また，腎臓ではV_2バソプレシン受容体（G_s共役型）も活性化し水分貯留を促進する．このV_2バソプレシン受容体の作用は，アクアポリン（水チャネル）の細胞膜への移行を促進することによる．これらの効果により血圧が上昇し，また静脈還流量も増加する．

B 高血圧の病態生理

日本高血圧学会が2019年に「高血圧のガイドライン」を改訂した（表3-10）．高

表3-10 成人における血圧値による高血圧の分類

分類	診察室血圧（mmHg） 収縮期血圧		拡張期血圧	家庭血圧（mmHg） 収縮期血圧		拡張期血圧
正常血圧	< 120	かつ	< 80	< 115	かつ	< 75
正常高値血圧	120〜129	かつ	< 80	115〜124	かつ	< 75
高値血圧	130〜139	かつ／または	80〜89	< 125〜134	かつ／または	75〜84
Ⅰ度高血圧	140〜159	かつ／または	90〜99	135〜144	かつ／または	85〜89
Ⅱ度高血圧	160〜179	かつ／または	100〜109	145〜159	かつ／または	90〜99
Ⅲ度高血圧	≧ 180	かつ／または	≧ 110	≧ 160	かつ／または	≧ 100
（孤立性）収縮期高血圧	≧ 140	かつ	< 90	≧ 135	かつ	< 85

（日本高血圧学会：高血圧治療ガイドライン2019より転載）

血圧基準値をこれまでと同様に140/90 mmHg（収縮期血圧/拡張期血圧）としつつも，多くの患者に対しての降圧目標を130/80 mmHg未満へと変更している．これは，臨床試験で，収縮期血圧130/80 mmHg未満に血圧を低下させることは，有害な事象を増加させることなく心筋梗塞や脳卒中などの発生率が優位に低かったことを根拠としている．また，これまでの分類における至適血圧を正常血圧，正常血圧を正常高値血圧，正常高値血圧を高値血圧に変更している．さらに，これまで含まれていなかった家庭血圧での血圧値分類も設けている．なお，今回の改訂でも，診察室血圧と家庭血圧の差がある場合は，家庭血圧による診断を優先することになっている．

高血圧患者の大多数は原因が不明な本態性高血圧である．これに対し，原因が明らかな高血圧を二次性高血圧と呼んでいる．高血圧が長く続くと，脳では一過性の虚血発作や脳出血あるいは脳梗塞が起こる可能性が高まる．心臓では左室肥大や心筋梗塞または狭心症の発生率が増加する．腎臓では細動脈性腎硬化症が生じやすくなる．

高血圧は多くの循環器疾患の危険因子となっている．一方，長年にわたって血圧が上昇していても何ら症状を示さない場合がある．しかし，症状を示さない期間にも臓器の障害が進行している場合が多く，このため高血圧は"静かなる殺人者silent killer"と呼ばれている．高血圧を早期に発見して，血圧を適切な範囲に管理することが重要とされている．血圧の適正な管理は，脳卒中，心筋梗塞および心不全の発症率を20〜50％低下させることが示されている．

1. 血圧変動に対する調節機構

血圧が頻繁に変動することは身体にとって好ましくないため，ほぼ一定の値になるようなメカニズムが働いている（図3-62）．血圧の変動に対する調節は短期的および長期的な反応を介して行われる．短期的な調節は反射を介している．血圧の変化を感知した後，圧受容器や化学受容器を介した応答が秒単位で調節している．血圧

図 3-62 血圧が上昇したときの応答

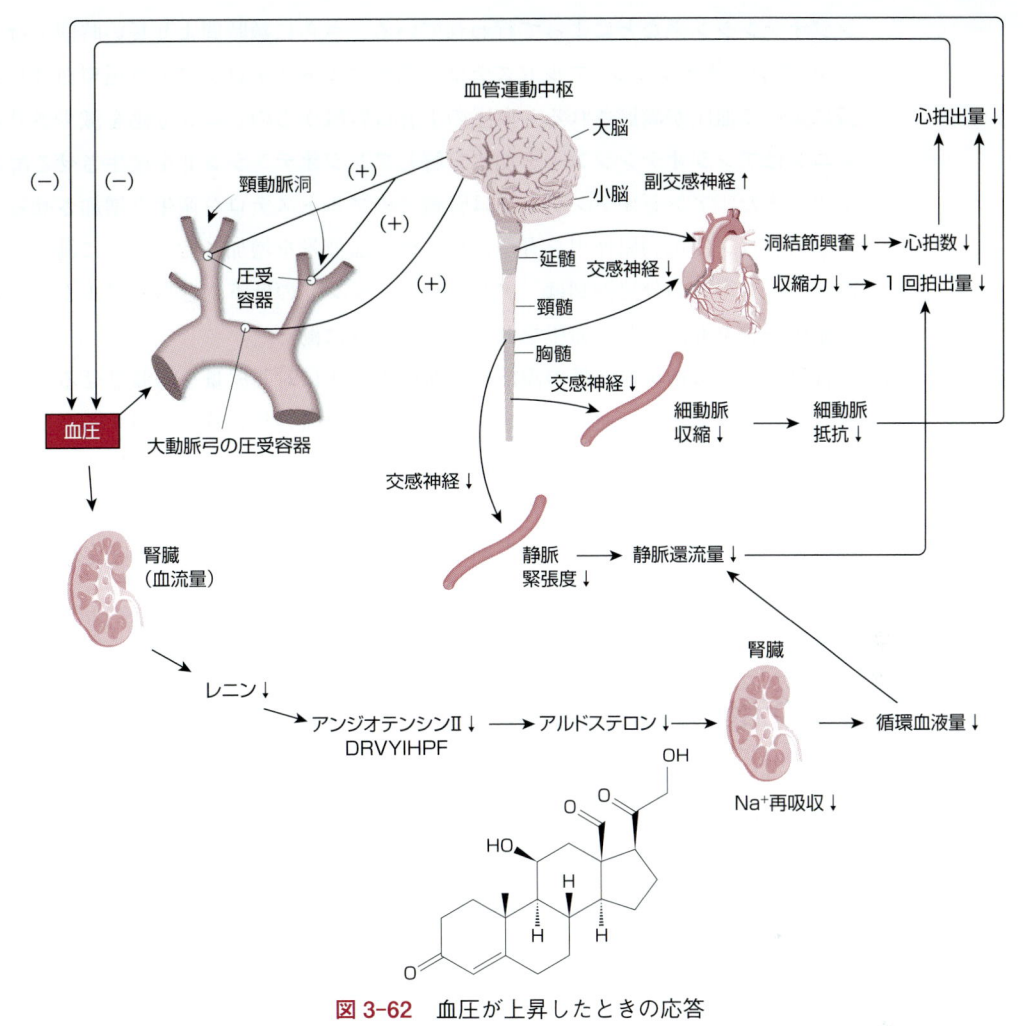

血圧が上昇すると，副交感神経を介した心拍数の減少，交感神経の興奮低下による心収縮力の減少および末梢血管（細動脈）の拡張が生じ心拍出量は低下する．また，静脈の緊張度が減少し静脈中の血液量が増加することで血圧は低下する．長期的にはアルドステロン量が減少し血圧は低下する．

が上昇すると，大動脈弓や頸動脈洞に存在する圧受容器を介して血圧中枢に"血圧が上昇した"というシグナルが伝えられる．そうすると，副交感神経（迷走神経）を介して心拍数の減少が引き起こされる．また，交感神経の興奮が低下するため，心収縮力の減少，末梢血管の拡張，静脈の拡張が生じる．心拍数の低下，収縮力の減少，血管の拡張が引き起こされ，心拍出量は低下する．静脈の拡張は静脈に貯留する血液量を増加させ，血圧を低下させるように働く．

圧受容器を介した血圧の低下作用とは異なり，化学受容器は血中の O_2 の低下，CO_2 の上昇，pH の低下を感知し血圧を上げるように働く．

血圧変動に対する分から時間の調節は，動脈圧の緊張と弛緩あるいはレニン-ア

ンジオテンシン系などによって行われている．さらに数時間より長い時間では，レニン-アンジオテンシン-アルドステロン系のアルドステロンによる循環血液量の増減によって血圧が調節される．血圧の上昇は腎臓からのレニン分泌を減少させる．レニンはアンジオテンシンⅠを加水分解しアンジオテンシンⅡを産生させる酵素である．また，アンジオテンシンⅡは腎臓でのアルドステロン産生を増加させる．アルドステロンは抗利尿作用をもつため，循環血液量を増加させるように働く．したがって，レニンの分泌抑制は，アンジオテンシンⅡの低下，さらにアルドステロンの産生減少をもたらし，血圧を低下させるように働く．

　腎臓における循環血液量の調節は，血圧の変化に対し尿量を増減させることにより行われ，結果として血圧の調節がなされる．腎臓の集合管に作用するバソプレシンは，水の再吸収を促進させることで血圧を上げる．また，毛細血管での血管内と血管外との間で生じる体液の移動も血圧調節に関与する．血圧が低いとき体液は毛細血管内へ移動し，高いときは毛細血管外へ移動することで血圧を一定に保つのに寄与している．

C　高血圧の治療方針と治療薬

　高血圧に対して長期的な治療を行う場合には，薬のみでなく食事や生活習慣を改善させ，高血圧を誘発するようなことを中止させるのも，血圧の低下に重要である．

1. 治療方針

　高血圧の治療薬は，血圧の調節に大きな役割を果たしている組織あるいは因子をターゲットとしている（図3-63）．したがって治療方針は，①利尿薬を用いて循環血液量を減少させる，②β遮断薬やα遮断薬あるいは中枢性の交感神経遮断薬などによって交感神経系の興奮を減弱させる，③カルシウム拮抗薬やK$^+$チャネル開口薬により血管平滑筋を弛緩させる，④アンジオテンシン変換酵素（ACE）阻害薬やアンジオテンシンⅡ受容体拮抗薬（ARB）を用い神経液性因子による調節を阻害する，などに分けられる．

　血圧が低下すると，圧受容器を介した応答と腎臓の傍糸球体細胞を介した代償機構としてのレニン分泌が生じ，血圧を上昇させようとする．したがって，代償機構を誘起させない適度な用量の設定あるいは代償機構による血圧上昇のメカニズムを考慮した薬の組み合わせを考える必要がある．単剤で効果が不十分である場合，2剤の併用を試み，まだ効果が十分でないときは3剤併用を行う．単剤の用量を増加させるよりは，副作用軽減のために多剤併用の方がよい．

　血圧は自律神経系とホルモンによってフィードバック的に制御されている．交感神経系は，血圧を決定する4つの主要な要因，末梢血管抵抗（α$_1$サブタイプを介す

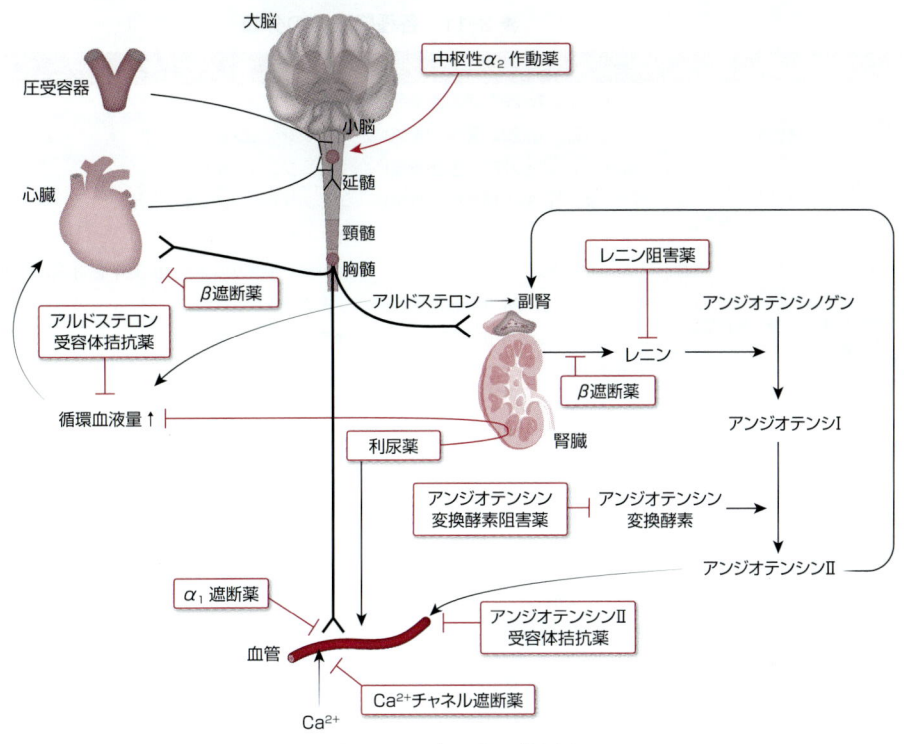

図 3-63 降圧薬の作用点

交感神経系は，血圧を決定する主要な要因，末梢血管抵抗（α_1），心拍数（β_1），心収縮力（β_1），静脈還流量（α_1）を制御している．副交感神経系は心拍数（ムスカリン M_2 受容体）を制御している．レニン-アンジオテンシン-アルドステロン系は循環血液量を調節する．

る），心拍数（β_1 サブタイプ），心収縮力（β_1 サブタイプ），静脈還流量（α_1 サブタイプ）を制御している．副交感神経系は心拍数（ムスカリン受容体 M_2 サブタイプ）を制御している．自律神経系による調節は素早く起こるのに対し，レニン-アンジオテンシン-アルドステロン経路を介した循環血液量の制御はゆっくりとした時間経過で発現する．血圧の低下は交感神経系の活性化とレニン分泌の促進を引き起こす．一方，血圧の上昇は交感神経系の活性低下とレニン分泌の減少，および副交感神経系の活性を増加させる．

2. 治療薬

降圧薬は，その薬理作用からいくつかに分類される（表 3-11，図 3-64）．カルシウム拮抗薬，ARB，ACE 阻害薬および α 遮断薬は，血管平滑筋を拡張させ血管抵抗を減少させる．利尿薬は循環血液量を減少させることで血圧を低下させる．β 遮断薬は心機能の低下を介して血圧を低下させる．このほか，中枢の交感神経を抑制する**クロニジン** clonidine（カタプレス®），交換神経終末からノルアドレナリンを枯

表 3-11　各種降圧薬の分類

分　類	薬　剤		
カルシウム拮抗薬	ニフェジピン（p.292 図3-33参照） アムロジピン（p.292 図3-33参照） ジルチアゼム（p.276 図3-25参照）	ニカルジピン ニトレンジピン アラニジピン　など	
アンジオテンシンⅡ受容体拮抗薬	ロサルタン（p.324 図3-50②参照） バルサルタン テルミサルタン	オルメサルタンメドキソミル イルベサルタン カンデサルタン　など（p.324 図3-50②参照）	
アンジオテンシン変換酵素阻害薬	カプトプリル（p.324 図3-50②参照） エナラプリル（p.324 図3-50②参照） キナプリル	テモカプリル イミダプリル　など	
利尿薬　カリウム保持性利尿薬	スピロノラクトン（p.324 図3-50②参照） トリアムテレン	 エプレレノン（p.324 図3-50②参照）	
非カリウム保持性利尿薬	ヒドロクロロチアジド インダパミド トリクロルメチアジド	メチクラン トリパミド メフルシド	
β遮断薬	アテノロール（p.276 図3-25参照） ビソプロロール（p.292 図3-33参照） ベタキソロール（p.300 図3-38参照） メトプロロール（p.276 図3-25参照）	アセブトロール（p.300 図3-38参照） セリプロロール（p.300 図3-38参照） ニプラジロール プロプラノロール（p.276 図3-25参照）	カルテオロール（p.300 図3-38参照） ピンドロール（p.300 図3-38参照） アロチノロール カルベジロール（p.300 図3-38参照）　など
α遮断薬	ウラピジル テラゾシン	ブナゾシン　など	
その他	クロニジン（中枢性交感神経抑制薬） ヒドララジン（血管拡張薬）*	ニトロプルシド（硝酸薬）* レセルピン（交感神経抑制薬）	アリスキレン（レニン阻害薬）

降圧薬は，血管平滑筋を拡張させ血管抵抗を減少させる薬，循環血液量を減少させ血圧を低下させる薬，心機能の抑制を介して血圧を低下させる薬，中枢神経系で作用する薬，NO（一酸化窒素）を産生させ血管を拡張させる薬，交換神経終末に作用する薬などに分類されている．*高血圧緊急症のみに適応

渇させる**レセルピン** reserpine（アポプロン®），レニン阻害薬の**アリスキレン** aliskiren（ラジレス®）が降圧作用をもつ薬として知られている．

1）利尿薬

利尿薬はナトリウムおよび水の排泄を促進させることで，循環血液量を減少させる．利尿薬は，大きくカリウム保持性利尿薬と非カリウム保持性利尿薬に分けられる（表3-11）．利尿薬の高血圧への作用は二相性を示す．投与の初期には，ナトリウムが尿中に排出されることにより循環血液量が減少し，その結果，心拍出量が減少して血圧は低下する．しかし，投与期間が長期になると，徐々に循環血液量が元に戻り，慢性期には利尿作用よりも末梢血管抵抗が減少することによって降圧作用を発揮する．この末梢血管抵抗が減少するメカニズムは不明である．利尿薬は，ACE

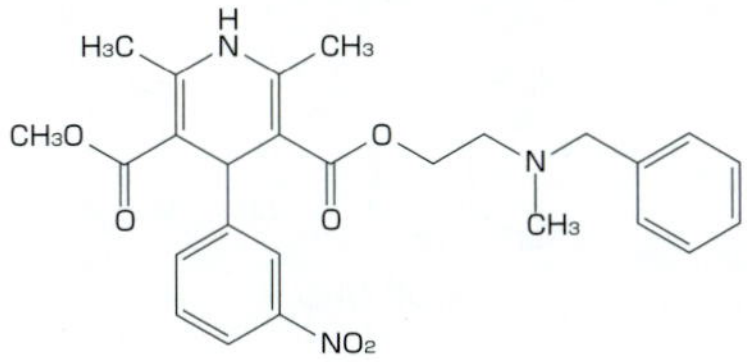

図 3-64 ① 主な降圧薬の構造式

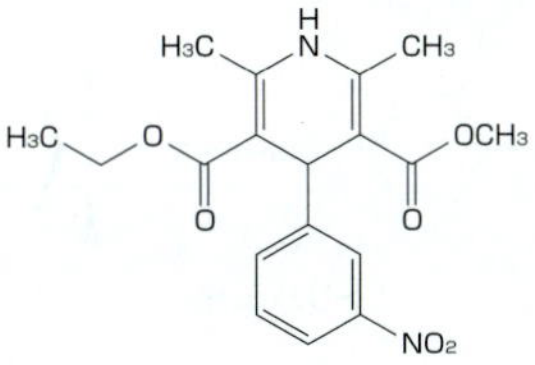

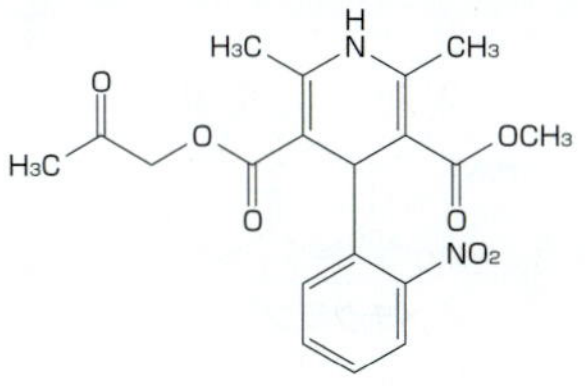

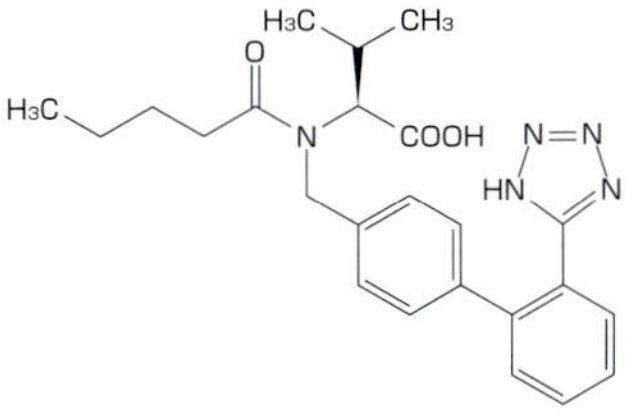

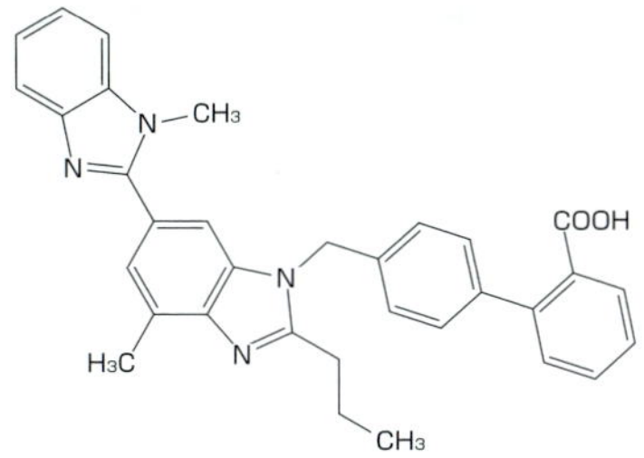

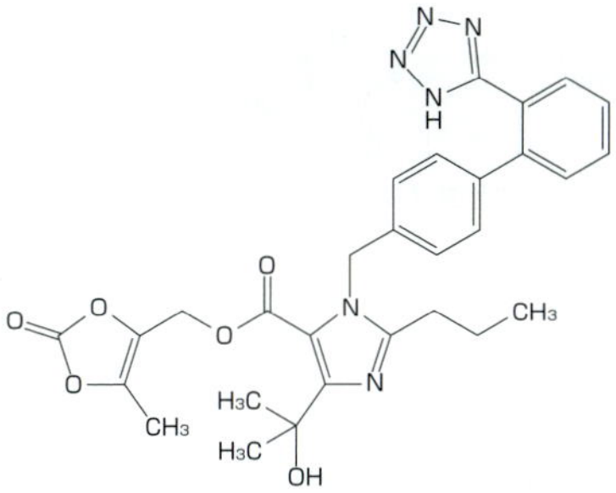

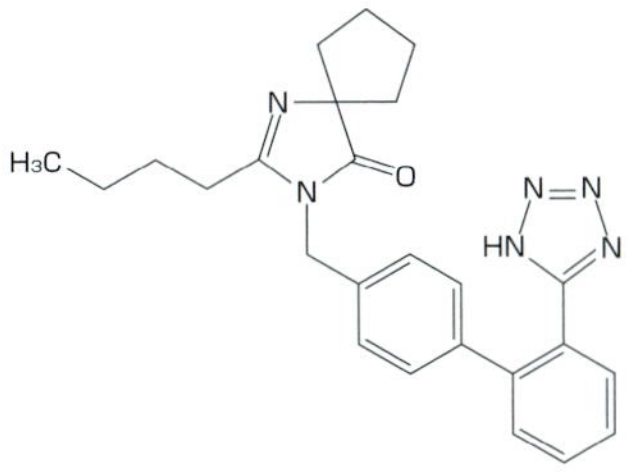

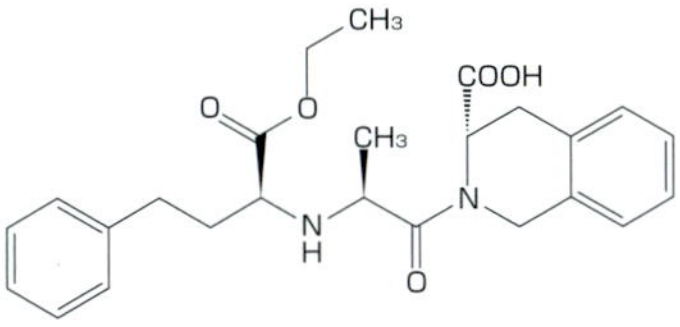

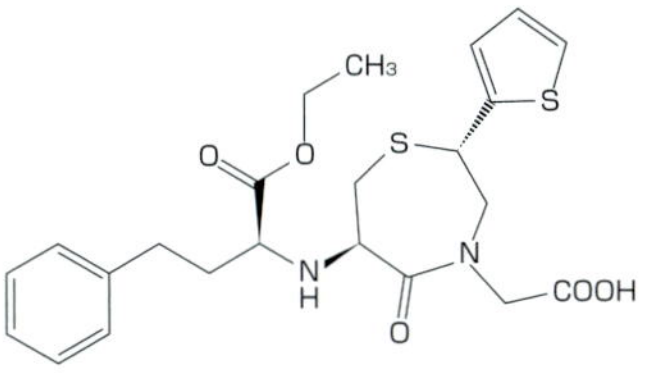

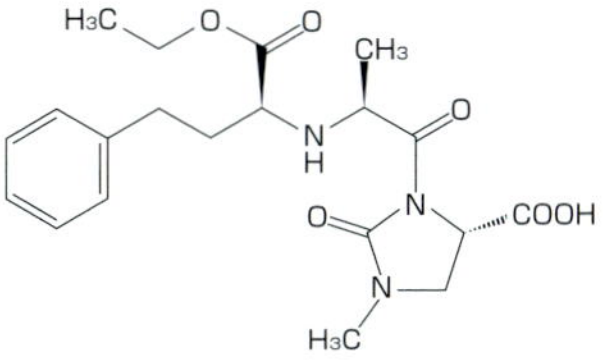

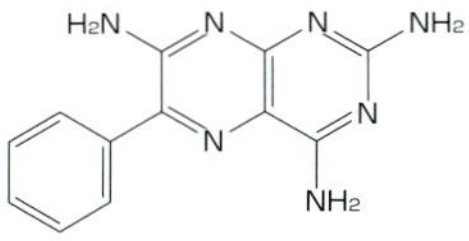

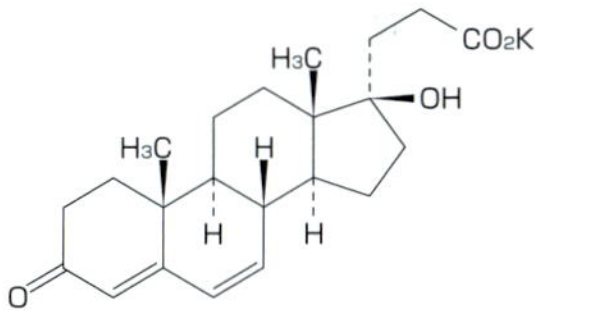

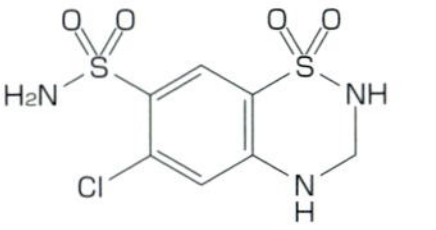

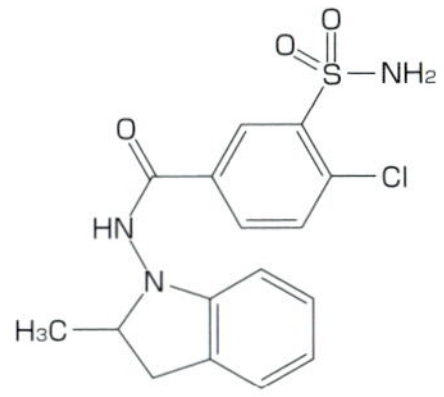

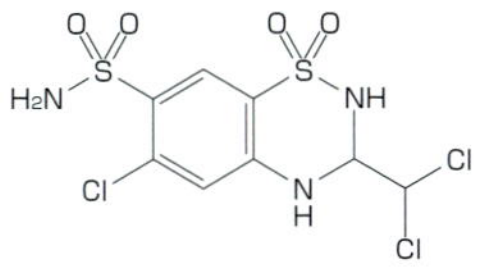

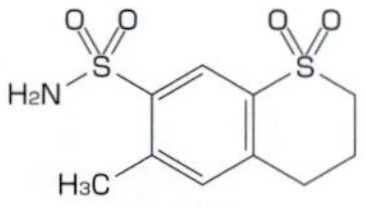

図 3-64 ② 主な降圧薬の構造式

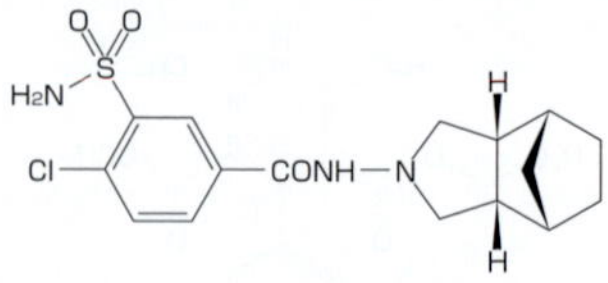

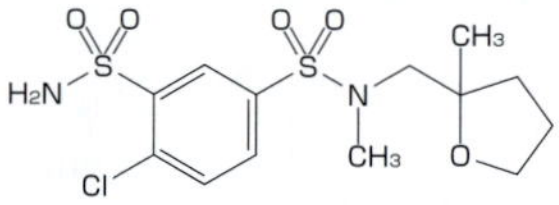

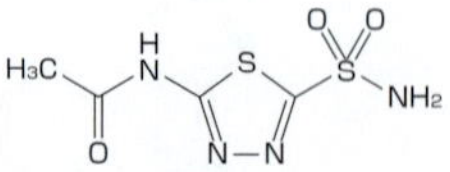

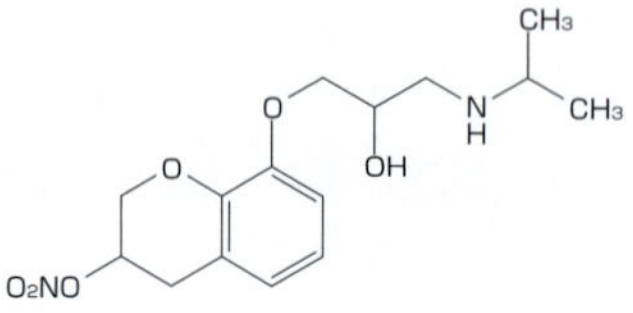

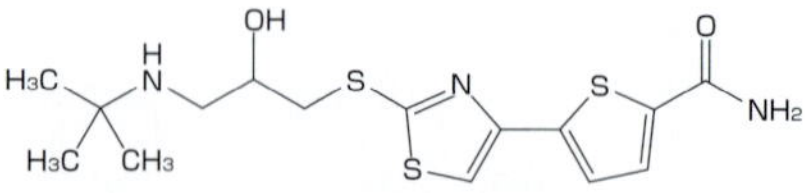

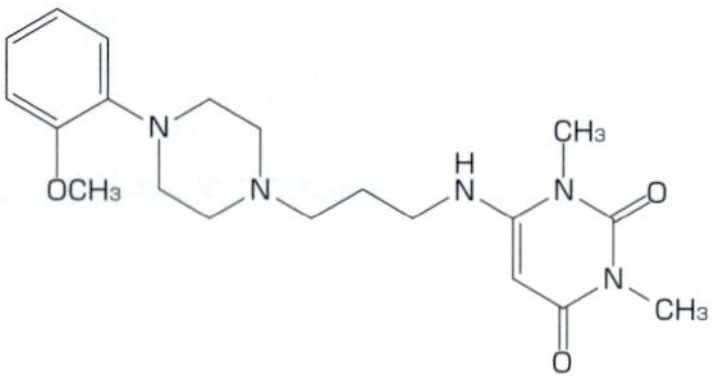

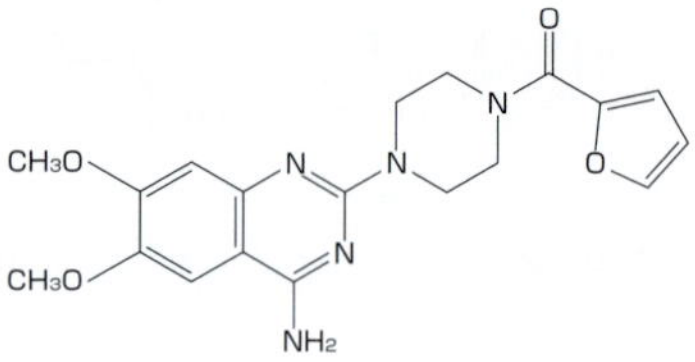

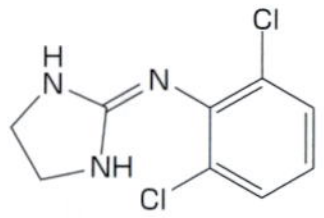

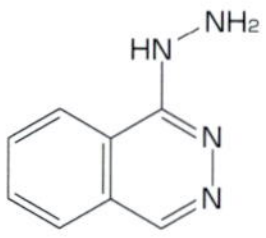

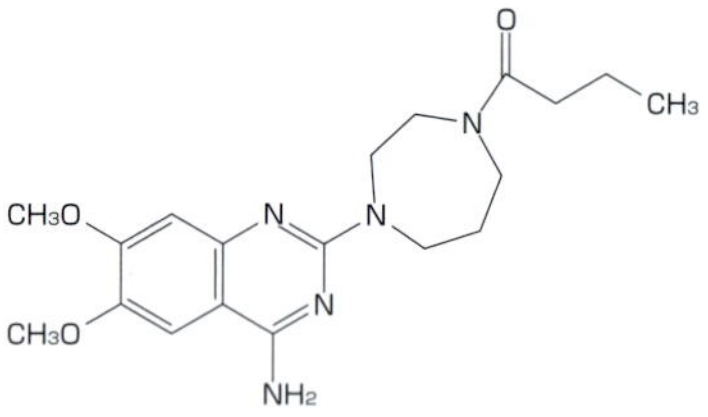

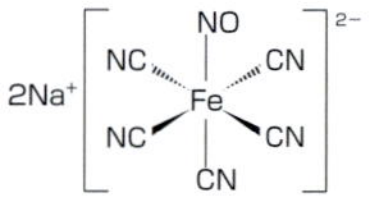

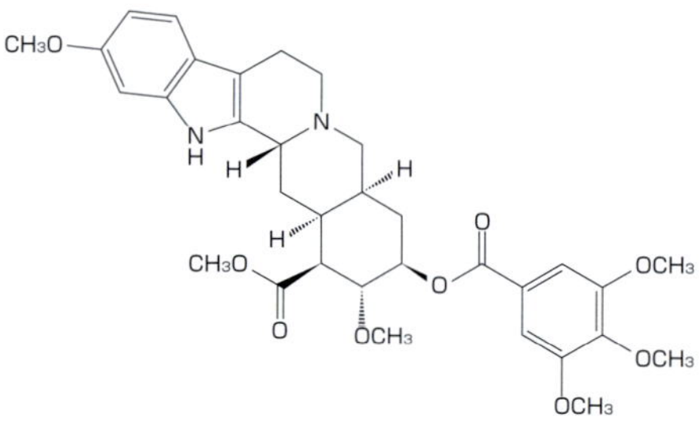

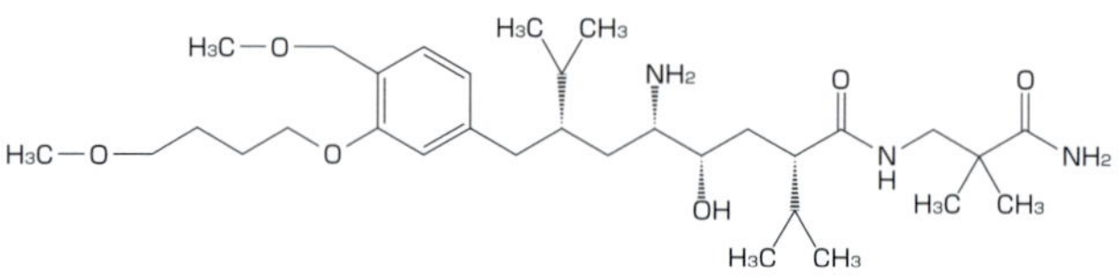

阻害薬やARBあるいはカルシウム拮抗薬で報告されている臓器保護効果を示さない．しかし，降圧作用に関しては，カルシウム拮抗薬やACE阻害薬，ARBと同等の効果を軽症の高血圧に対して示す．

　腎機能が正常な患者にはチアジド系利尿薬やカリウム保持性利尿薬を投与する．チアジド系利尿薬やカリウム保持性利尿薬は腎機能が低下している患者では効果が出にくい．腎機能が低下している患者には，機能が低下していても効果が出るループ利尿薬を用いる．副作用として，チアジド系利尿薬やループ利尿薬では低カリウム血症（メカニズムは後に述べる），尿酸やコレステロールあるいは血糖値の上昇に注意する．チアジド系利尿薬やループ利尿薬とは対照的に，カリウム保持性利尿薬では高カリウム血症に注意する．投与量は少量にとどめ，降圧が不十分な場合には併用療法を行う．

　利尿薬は，利尿薬以外のすべての降圧薬と併用可能であり，それぞれの降圧作用を増強する．しかし，利尿薬は循環血液量を低下させるため，レニン-アンジオテンシン系が刺激される．したがって，レニン-アンジオテンシン系阻害薬との併用は特に有効性が高い．

　① **チアジド系利尿薬**：チアジド系利尿薬の**ヒドロクロロチアジド** hydrochlorothiazide（ニュートライド®）は，高血圧治療にもっとも多く用いられている薬である．初期の降圧作用は循環血液量の減少によるものと考えられている．遠位尿細管のNa^+/Cl^-共輸送体に作用し，Na^+再吸収を抑制することで，利尿効果を発揮する．しかし，Na^+排泄とともにK^+排泄も促進させるため，低K^+血症を起こしやすい（図3-65）．また，耐糖能の異常や尿酸値の上昇などの副作用を生じる．とくに，高尿酸血症はチアジド系利尿薬を服用している患者の約半数で観察される．利尿薬により血液（体液）量が減少すると，レニン-アンジオテンシン系が活性化され，Na^+の再吸収が促進される．有機アニオン類は近位尿細管でNa^+とともに共輸送によって再吸収される．この有機アニオン類は尿酸の輸送を行うトランスポーターによって尿細管内へ排泄される．この有機アニオン類の排泄と交換する形で尿酸が再吸収されるため，高尿酸血症となる．ただし，痛風発作までに至る例はわずかである．一方，耐糖能の異常は次のメカニズムが考えられている．チアジド系利尿薬を長期にわたって服用すると低カリウム血症が生じる．血漿中のK^+が低下すると，膵β細胞のATP依存性カリウムチャネルが有効に働かなくなり，インスリンの分泌が抑制される．さらに利尿に伴う脱水によって血液が濃縮され，腎障害を増悪させる場合があるので注意する．血圧低下を生じるチアジド系利尿薬の用量は，利尿効果が得られる用量よりも低い．したがって，チアジド系利尿薬は直接血管に作用し，血管を拡張させることによっても血圧を低下させうると考えられている．構造がチアジド系利尿薬とは異なるものの類似の作用を発揮するチアジド系類似利尿薬もある．

　② **ループ利尿薬**：ループ利尿薬は，ヘンレループの上行脚の$Na^+/K^+/2Cl^-$共輸送体を阻害してNa^+再吸収を抑制する．ループ利尿薬は，作用時間が4～6時間と

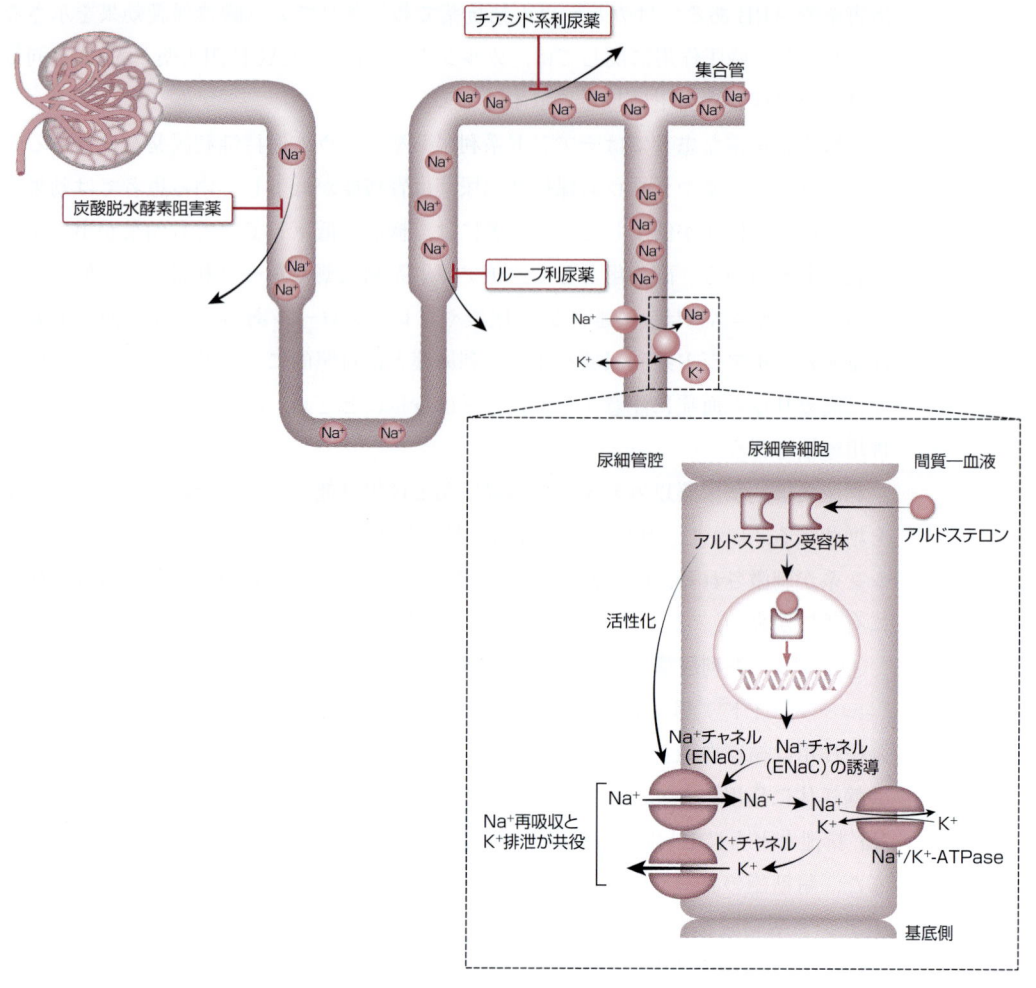

図 3-65　利尿薬により低カリウム血症になる理由

カリウム保持性利尿薬以外の利尿薬は遠位尿細管までに Na$^+$ 再吸収を阻害する．この結果，集合管にはより多くの Na$^+$ が流れてくる．尿細管では Na$^+$ 再吸収と K$^+$ 排泄が共役しているため，集合管により多く流れてきた Na$^+$ が再吸収されると K$^+$ の排泄がより促進されることになり，低カリウム血症になる．

短いために中等度までの高血圧に対して処方されることは少ない．ループ利尿薬の利尿効果は強力ではあるものの降圧作用は強くない．このため，ループ利尿薬は本態性高血圧の患者に単独で降圧薬として使用されることは少ない．チアジド系利尿薬と比べて降圧効果は弱いものの，利尿薬の中では利尿作用が最も大きく，その効果は用量に依存して増加させる．かなり多量に投与することも可能である．また，チアジド系利尿薬と異なり，中程度に腎障害が進行している場合でも，利尿効果が期待できる．しかし，副作用として，強い利尿効果のため利尿に伴う脱水により血液の濃縮が生じやすく，腎障害の進行を引き起こす可能性がある．腎障害を合併し

ている患者では副作用が出現しやすいために注意する．また，低カリウム血症，血清尿酸値の上昇なども認められる．ループ利尿薬には，**フロセミド** furosemide（ラシックス®）などがある．

　③ **利尿薬による低カリウム血症が引き起こされるメカニズム**：チアジド系利尿薬とループ利尿薬では，低カリウム血症が起こる．これは次のように説明される．利尿薬によりヘンレループの上行脚や近位尿細管において Na^+ 再吸収が阻害されるため，集合管により多くの Na^+ が流れる．このため，集合管での Na^+ 吸収が代償的に高くなる．集合管では Na^+ の吸収と K^+ および H^+ の排泄が共役しているため，Na^+ の吸収が高くなると K^+ の尿中への排泄も高まり，結果として低カリウム血症を生じる．また，利尿薬によって循環血液量が低下すると，レニン-アンジオテンシン系が活性化される．これにより血中のアルドステロン濃度が上昇し，集合管での Na^+ 再吸収が促進される．

　④ **カリウム保持性利尿薬**：集合管では，Na^+ チャネル（ENaC）を介して Na^+ が再吸収される．再吸収された Na^+ は Na^+/K^+-ATPase の働きで間質（血中）へと移行する．Na^+/K^+-ATPase は Na^+ の移動と逆方向に K^+ を移動させるため，集合管に存在する細胞内では K^+ 濃度が上昇する．この K^+ は K^+ チャネルを介して尿中へ排泄される．このように，集合管では Na^+ の再吸収と K^+ の排泄が共役している．アルドステロンはアルドステロン受容体と結合した後，Na^+ の再吸収を行う ENaC の合成を促進するとともに，ENaC を活性化する．カリウム保持性利尿薬はアルドステロンの受容体への結合に拮抗することで（ENaC の発現量を低下させ活性化を抑制する），利尿効果を発揮する．しかし，その利尿効果は，チアジド系利尿薬やループ利尿薬よりも弱い．このため，主に他の利尿薬と併用して用いる．

　カリウム保持性利尿薬は集合管での Na^+ と K^+ の交換を阻害するため，血中の K^+ 濃度の上昇が起きる．したがって，カリウム保持性利尿薬と ACE 阻害薬との併用は注意する．これは次の理由による．ACE 阻害薬を投与するとアンジオテンシンⅡの産生量が低下する．アンジオテンシンⅡはアルドステロンの産生を増加させることから，ACE 阻害薬によりアルドステロン量が減少する．したがって，ACE 阻害薬をカリウム保持性利尿薬と併用すると，ACE 阻害薬によりアルドステロンの産生が抑制されるとともに，低い濃度ながらも存在しているアルドステロンの作用もカリウム保持性利尿薬により阻害されることから，致命的な高カリウム血症が発現するおそれがある．

　カリウム保持性利尿薬には**スピロノラクトン** spironolactone（アルダクトン®），**エプレレノン** eplerenone（セララ®），**トリアムテレン** triamterene（トリテレン®）がある．スピロノラクトンとエプレレノンはアルドステロン拮抗薬として働く．トリアムテレンは Na^+ チャネル（ENaC）を阻害する．スピロノラクトンでは女性化乳房が約 10% に認められる．これは減量か中止すると回復する．これに対し，エプレレノンはアルドステロン受容体への選択性が高いため，女性化乳房などの性ホルモン関

連の副作用は少ない．

　通常，カリウム保持性利尿薬はチアジド系利尿薬およびループ利尿薬を使用中，低カリウム血症が生じたときに使用される場合が多い．しかし，近年，スピロノラクトンは，心不全患者に対し生存率の改善や線維化の抑制などの効果を示したことから，抗高血圧作用とは関係なく心不全患者への投与も増えている．

　腎機能障害を合併している患者では，高カリウム血症を引き起こすことがある．

2) β遮断薬

　β遮断薬は高血圧治療で最もよく用いられている薬の1つである．ただし，2014年改訂の『高血圧治療ガイドライン』では第一選択薬から外れた．心拍数の減少（陰性変時）作用と収縮力の減弱（陰性変力）作用を示す．心拍数と1回拍出量が減少すると心拍出量が減少し，その結果血圧は低下する．心拍出量の減少により血管の緊張が減弱するため，腎臓での$β_1$アドレナリン受容体を介したレニン分泌の抑制が生じる．レニン分泌が抑制されるとアンジオテンシンIIの産生が減少するため，長期的な降圧効果を示す．また，β遮断薬が示す中枢性作用も降圧に関与している．

　β遮断薬は高血圧患者に対しては効果的な降圧作用を示す．一方，血圧が正常な健常者に投与しても低血圧を引き起こさない．高血圧患者では交感神経系の活性が亢進しているために，β遮断薬は血圧を低下させることができる．しかし，健常者では交感神経系の活性の亢進が起きていないため，β遮断薬の効果はほとんど認められないことによる．β遮断薬の副作用として，糖代謝の異常，うつ状態の誘起，気管支の収縮，性機能障害（インポテンツ）などがある．

　血管平滑筋の$β_2$アドレナリン受容体を刺激すると細胞内cAMP量が増加する．これにより，ホスファターゼの活性化によるミオシン軽鎖キナーゼの不活性化とミオシン軽鎖キナーゼの活性化に必要なCa^{2+}の細胞外への排泄が促進される．Ca^{2+}濃度の低下が平滑筋細胞を弛緩させる．β遮断薬を投与すると，相対的に$α_1$アドレナリン受容体を介する血管収縮を亢進させるため，血管抵抗が増加することが推測される．しかしながら，大部分のβ遮断薬は最終的には降圧作用を示す．これは，陰性変力作用による心拍出量の低下，レニン分泌の抑制および中枢作用による．

　臨床ではさまざまなβ遮断薬が用いられている．β遮断薬は第一世代から第四世代という分類のほかに，次の性質によっても分類されている（β遮断薬については狭心症の項も参照のこと）．①サブタイプ選択性，②内因性交感神経刺激作用 intrinsic sympathomimetic activity（ISA）：固有活性とも呼ばれる，③α遮断作用，④効果の持続時間，⑤脂溶性あるいは水溶性の程度，⑥膜安定化作用である．なお，$β_2$アドレナリン受容体に選択性を示す遮断薬（$β_2$遮断薬）は，必要がないため臨床では用いられていない．

①サブタイプ選択性：βアドレナリン受容体には$β_1$，$β_2$，$β_3$の3つのサブタイプがある．このうち，循環系で大きな役割を果たしているのは$β_1$と$β_2$の2つのサブタイプである．大まかには，$β_1$アドレナリン受容体は心臓において心拍数と収縮

力の調節を行い，β_2アドレナリン受容体は末梢の血管平滑筋を弛緩させる．非選択的なβ遮断薬を投与すると，β_2アドレナリン受容体も遮断されるため血管拡張が抑制される．血管の収縮は後負荷の増加をもたらす．また，気管支喘息の誘発や糖代謝や脂質代謝に悪影響を及ぼす可能性もある．β_1選択的といわれている薬でもその選択性は絶対ではなく，用量によってはβ_2遮断作用を示す．このため，β_2アゴニストを服用する気管支喘息の患者にβ遮断薬を投与するときには注意する．気道抵抗の上昇した高齢者や慢性閉塞性肺疾患 chronic obstructive pulmonary disease（COPD）患者などにβ遮断薬を用いるとき，β_1選択性を示すβ遮断薬の投与はこのリスクを軽減できる．

② 内因性交感神経刺激作用（固有活性）：固有活性 intrinsic sympathetic activity（ISA）とは，100%の受容体がある薬物で占有されているときに引き起こされる応答を，その受容体を介した最大応答を1として表した値である．通常，完全作動薬（完全アゴニスト）の応答を1としている．遮断薬（拮抗薬，アンタゴニスト）のISAは0で，部分作動薬（部分アゴニスト）のISAは0〜1の値をとる．β遮断薬で部分作動薬としての活性をもつものがISA（＋）のβ遮断薬である．ISA（＋）のβ遮断薬は，β遮断薬という名称ではあるものの，部分作動薬として働くのが特徴である．ISA（＋）のβ遮断薬を投与したとき，部分作動薬としての活性が発現するのか，受容体拮抗作用が発現するのかは，投与された状況により異なる．すなわち，内因性のカテコールアミンの分泌亢進が起きている状況やβアドレナリン受容体に対する刺激薬（アゴニスト）が存在している状況では，βアドレナリン受容体が活性化されている程度がISA（＋）のβ遮断薬がβアドレナリン受容体を活性化する程度を超えているため，ISA（＋）の薬物はβ遮断薬として働く．一方，カテコールアミンなどの刺激物質が存在していない条件下では，ISA（＋）のβ遮断薬は弱いながらもβアドレナリン受容体の刺激活性をもつために，受容体はむしろ刺激される．高齢者などにはISA（＋）の薬の方が，負担が少なく好ましいとされている．

③ α遮断作用の有無：血管平滑筋にはαアドレナリン受容体とともにβアドレナリン受容体も発現している．したがってβ遮断薬を用いると，相対的にαアドレナリン受容体に対するカテコールアミンの作用が亢進するため，末梢血管抵抗が上昇することがある．$\alpha\beta$遮断薬はそれを防ぐことができる．しかし，臨床で用いるβ遮断薬では，初期に血圧が上昇しても，長期的には心臓および腎臓で発現するβ_1サブタイプの遮断作用により血圧は低下する．

④ 効果の持続時間の考慮：高血圧患者の血圧を低下させる場合，狭心症や不整脈の発症を予防する場合，あるいは心不全患者の症状と予後を改善させる場合には，投与回数を少なくするため長時間作用型の方がよい．一方，抗不整脈薬を期待して用いる場合には，作用発現が早い短時間作用型の**プロプラノロール** propranolol（インデラル®）がよい．

⑤ 脂溶性，水溶性の違い：脂溶性のβ遮断薬は脳に移行し中枢性の副作用（悪

夢，インポテンツ，うつ病など）を起こすリスクが高い．しかし，脂溶性のβ遮断薬の心保護効果（死亡率の低下や心筋梗塞や狭心症の発作などの抑制）は，水溶性のβ遮断薬より優れているため，これらの疾患には脂溶性のβ遮断薬の方がよい．

⑥ **膜安定化作用**：膜安定化作用 membrane stabilizing activity（MSA）とは，細胞内へのNa$^+$流入を阻害する作用のことである．キニジン様作用あるいは局所麻酔作用とも呼ばれている．キニジンはNa$^+$チャネルを阻害し抗不整脈薬作用を示すことから，β遮断薬の膜安定化作用は抗不整脈作用に重要な役割を果たしているのではと考えられていた．しかし，β遮断薬の抗不整脈作用は膜安定化作用とは関係しないこと，また臨床で投与する用量では膜安定化作用が期待できないことから，臨床上はあまり意味のない性質であるといえる．

⑦ **β遮断薬の副作用**：β遮断薬に共通して起こる副作用として，心機能低下，低血圧，洞機能不全，房室ブロック，消化器症状，離脱症候群などがある．離脱症候群とは，β遮断薬を長期にわたって投与した結果，βアドレナリン受容体の発現上昇が起き，この条件でβ遮断薬の投与を急に中止すると，血圧の上昇や虚血症状の悪化，不整脈の誘起などのβアドレナリン受容体を介した応答が増強されて現れることをいう．生体内では，受容体の発現レベルはある範囲に収まっており，β遮断薬がβアドレナリン受容体に結合し受容体を介した応答が減弱すると，受容体は発現量を上昇させてβアドレナリン受容体を介した応答を通常のレベルにまで回復させようとする．したがって，β遮断薬を長期にわたって投与するとβアドレナリン受容体の発現上昇が生じる．

β_1選択性をもたないβ遮断薬は，β_2アドレナリン受容体を介した応答も阻害する．この場合の副作用として，①β_2アドレナリン受容体の遮断効果による気管支喘息の悪化（気管支喘息ではβ_2アゴニストを治療に用いる），②インスリン分泌の阻害による低血糖（インスリン分泌はβ_2アドレナリン受容体刺激により増加する），③血管の収縮による閉塞性動脈硬化の増悪や末梢循環障害の進展（β_2作用が抑制されるとα_1作用が優位になる），④トリグリセリドの上昇（脂肪分解がβ_3サブタイプを介して生じる）およびHDL（高密度リポタンパク質）-コレステロール（HDL-C）の低下などが知られている．

3）αβ遮断薬

αβ遮断薬のラベタロールを投与すると，α_1アドレナリン受容体が遮断されるため血管抵抗が減少する．しかし，同時にβアドレナリン受容体も遮断するために反射性のβ_1アドレナリン受容体を介した心拍数と心収縮力の増強は起きない．ラベタロールには経口薬と注射薬の2種類がある．クロム親和性細胞腫（褐色細胞腫：カテコールアミンを過剰に産生する腫瘍）による高血圧や本態性高血圧の高血圧治療に用いられている．

4）α遮断薬

プラゾシン prazosin（ミニプレス®），**テラゾシン** terazosin（バソメット®，ハイトラ

シン®），**ドキサゾシン** doxazosin（カルデナリン®）などが含まれる．α_1アドレナリン受容体を遮断し末梢血管を弛緩させることで，血管抵抗の減少をもたらす．他の降圧薬と異なり，これらα_1遮断薬を長期投与しても血清脂質に悪影響を与えないといわれている．しかし，**フェントラミン** phentolamine（レギチーン®）などの非選択的α遮断薬（α_1およびα_2アドレナリン受容体を阻害）は高血圧の長期治療には用いられていない．これは長期投与によって代償性の機構による反射性の頻脈が起こるためである．選択性をもたないα遮断薬は，クロム親和性細胞腫（褐色細胞腫）による高血圧や本態性高血圧の治療に用いられる．

5）中枢性交感神経抑制薬

αメチルドパ α-methyldopa（アルドメット®），**クロニジン** clonidine（カタプレス®），**グアナベンズ** guanabenz（ワイテンス®）がこれに含まれる．これらはα_2アドレナリン受容体を阻害する．α_2アドレナリン受容体は神経終末に存在し，ノルアドレナリンの遊離をフィードバック的に抑制している．延髄にある血管運動中枢の神経終末の前シナプスの細胞膜にはα_2アドレナリン受容体が存在している．この受容体が活性化されると，神経終末からのノルアドレナリンの分泌が抑制される．その結果，血管運動中枢が支配している末梢の交感神経の興奮が抑制され，血管は拡張する．これにより，血圧が低下する．また，交感神経系の興奮が減弱するため，腎臓でのβ_1アドレナリン受容体を介したレニン分泌も抑制される．腎血流を減少させないため，腎不全を伴う高血圧に利用される．また，αメチルドパは血液の濃縮が病態の1つとなっている妊娠高血圧症（妊娠中毒症）にも適応できる．これら中枢に作用する降圧薬の副作用として，眠気，口渇，立ちくらみなどがある．

妊娠高血圧症とは，妊娠により高血圧，尿タンパク質の増加の少なくともどちらかの症状がみられる高血圧である．妊娠6ヵ月（20週）以降，20人に1人程度の割合で発症することが多い．重症になると母子ともに危険な状態になる．

6）末梢性交感神経抑制薬（自律神経節遮断薬）

末梢の交感神経に働き，血圧を下げる薬である．最近では他の薬に取って代わられており，ほとんど使われなくなっている．**レセルピン** reserpine（アポプロン®）が知られている．

① **レセルピン**：レセルピンは，シナプス小胞へのノルアドレナリンの取り込みを抑制し，シナプス小胞内のノルアドレナリンを枯渇させる（図3-66）．ノルアドレナリンは一連の経路で合成される．初めにチロシンが代謝されドパミンに変換される．ドパミンは非選択的小胞性モノアミン輸送体により小胞内に取り込まれる．取り込まれたドパミンは，ドパミン-β-水酸化酵素の働きでノルアドレナリンへと変換される．神経終末が脱分極刺激を受けると，小胞が細胞膜と融合しノルアドレナリンが放出される．放出されたノルアドレナリンは，受容体に結合して作用を発揮する．神経終末から放出されたノルアドレナリンは，Na^+/ノルアドレナリン共輸送体の働きで神経終末に取り込まれて再利用されるか，あるいは代謝されることに

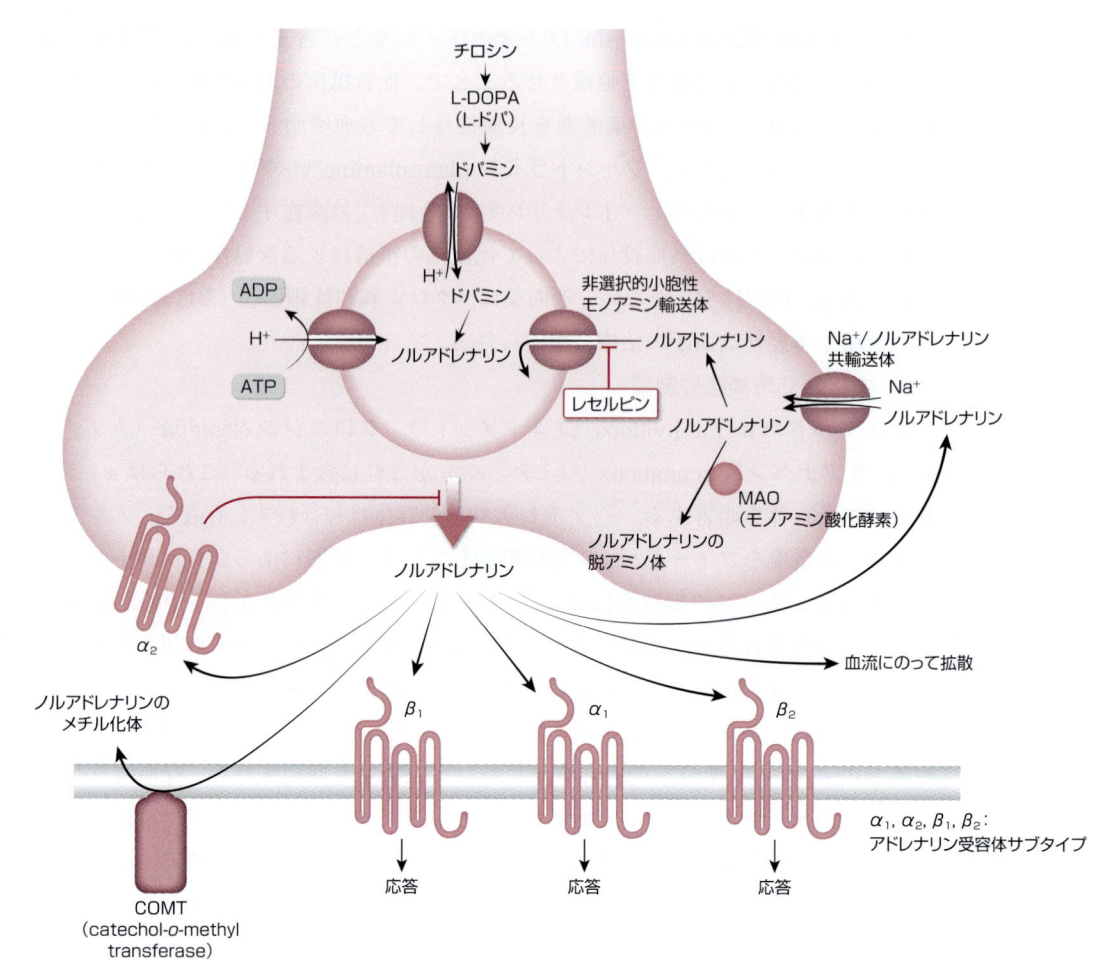

図 3-66 ノルアドレナリンの遊離機構とレセルピンの作用

ノルアドレナリンは一連の経路で合成され，神経終末が脱分極刺激を受けると放出される．放出されたノルアドレナリンは，神経終末に取り込まれるか代謝されて消去される．レセルピンは小胞への取り込みを阻害することでノルアドレナリンを枯渇させる．

より消去される．また，放出された一部のノルアドレナリンは血流によって拡散されることでも消去される．レセルピンは非選択的小胞性モノアミン輸送体を阻害することで，小胞内のノルアドレナリンを枯渇させる．これにより，交感神経終末に到達した興奮によって神経終末より小胞内の物質が放出されても，神経間隙でのノルアドレナリンの濃度は上昇しない．これにより，血管は拡張し血圧は低下する．効果はゆっくりと発現し持続する．副作用として，うつ症状，起立性低血圧や性機能不全などが生じる．副作用のため，現在では処方されることが少ない．

7）カルシウム拮抗薬

カルシウム拮抗薬は，高血圧や一部の不整脈あるいは冠攣縮性狭心症の治療に用

いられる．Ca^{2+}チャネルは血管の平滑筋のみでなく，心臓の冠動脈や心筋細胞にも発現しているため，カルシウム拮抗薬の効果は血管平滑筋のみでなく心臓にも現れる．血圧の低下との関係では，細動脈を弛緩させることで血圧の低下をもたらす．

　カルシウム拮抗薬が作用する電依存性Ca^{2+}チャネルは，数種類のグループ（L型，T型，N型，P型）に分けられる．このうち末梢の興奮性の細胞に発現しているのはL型とT型である．Ca^{2+}チャネルは，α_1，α_2，β，δの4種のサブユニットから構成された複合体である．組織によってはγサブユニットも存在する．α_1サブユニットはCa^{2+}を選択的に通過させる透過孔（ポア）を中心にもっている．L型Ca^{2+}チャネルの中でも，骨格筋，心筋，神経内分泌系に発現しているα_1サブユニットのクラス（種類）は異なっている．また，それぞれのクラスにはスプライスバリアントが存在している．さらに，そのスプライスバリアントの発現量は，心筋，平滑筋，神経で異なっている．カルシウム拮抗薬とこれらの種々のチャネルの結合には違いがみられるため，カルシウム拮抗薬の組織選択性の理由の一つである．

　現在使用されているカルシウム拮抗薬は，いずれもL型チャネルの機能を阻害することで効果を示す．骨格筋はカルシウム拮抗薬の影響をあまり受けない．これは，骨格筋に発現しているCa^{2+}チャネルの種類が心筋や血管平滑筋とは異なっていることによる．

　① **ニフェジピン** nifedipine（アダラート®）**とアムロジピン** amlodipine（ノルバスク®，アムロジン®）：ニフェジピンとアムロジピンは，ジヒドロピリジン系カルシウム拮抗薬の代表例である．ベンゾチアゼピン系やフェニルアルキルアミン系のカルシウム拮抗薬に比べると，動脈を拡張させる作用が強く心筋への作用は弱い．また，洞結節の自動能や房室結節の伝導速度への影響も小さい．

　② **ジルチアゼム** diltiazem（ヘルベッサー®）**とベラパミル** verapamil（ワソラン®）：ジルチアゼム（ベンゾジアゼピン系に属する）とベラパミル（フェニルアルキルアミン系に属する）が血管に作用する強さはジヒドロピリジン系カルシウム拮抗薬に比べて弱い．心筋の収縮を阻害する効果はベラパミルの方がジルチアゼムより強い．ジルチアゼムとベラパミルは，Ca^{2+}がCa^{2+}チャネルを介して細胞内に流入する過程を阻害するのみでなく，Ca^{2+}チャネルが再活性化するのに必要な時間を遅くする作用ももっている．これにより，心臓の自動能や興奮伝導速度を大きく減少させる．ジヒドロピリジン系のカルシウム拮抗薬はCa^{2+}の流入を抑制する作用はもつものの再活性化には影響を与えないため，自動能や興奮伝導速度に対する抑制効果は小さい．

　3種のカルシウム拮抗薬（ジヒドロピリジン系，ベンゾジアゼピン系，フェニルアルキルアミン系）の間で相互作用が観察される．ジルチアゼムとベラパミルの結合部位は重なっているために，これら2種のカルシウム拮抗薬は互いの結合および作用に影響を及ぼす．ニフェジピンとジルチアゼムは結合に対し相乗的な効果を示す．一方，ニフェジピンとベラパミルは互いの結合を阻害する．

薬物動態的な性質

　薬物動態的には次の特徴を示す．ニフェジピン，ジルチアゼム，ベラパミルは消化管で吸収された後，肝臓で強く代謝されるため，経口投与では生物学的利用能が比較的低い．しかし，ニフェジピンは経口薬でも作用が速やかに発現するため，急速かつ大きな血圧低下が生じ，このため反射性頻脈が強く引き起こされる．また，ニフェジピンの徐放製剤ではない経口薬は半減期が短いため，頻回投与が必要である．

　ニフェジピンと同じクラスに属するアムロジピンは，投与された成分の大半がほとんど未変化体として全身の循環に移行する．このため，低用量でも作用が発現する．したがってアムロジピンはニフェジピンと比較すると，ニフェジピンよりも反射性頻脈を引き起こす可能性が低い．これは最高血中濃度に到達する時間が遅いこと，また作用がゆっくりと発現することによる．さらに，肝臓で代謝される速度が遅いため，作用持続時間が長く1日1回の投与でも効果を示すことができる．この作用発現の遅さと持続時間の長さは，アムロジピンが生理的なpHでは陽性に荷電しているため（pK_a = 8.7），負に荷電している細胞膜と高い親和性で結合することによる．

　③ **カルシウム拮抗薬の副作用**：カルシウム拮抗薬の副作用は，作用機序から推測することができる．ニフェジピンの主な副作用である潮紅は，皮膚の血管平滑筋が強く弛緩するためだと考えられている．ベラパミルの主な副作用である便秘は，消化管の平滑筋が過度に弛緩するとともに運動能も低下することで出現すると考えられている．ベラパミルやジルチアゼムによる心拍数の低下（陰性変時作用）あるいは収縮力の減弱（陰性変力作用）が亢進すると，徐脈，房室ブロックあるいはうっ血性心不全が起こる．同じ陰性変力作用を示すβ遮断薬と併用すると，過度の心機能の低下を引き起こす可能性がある．短時間作用型のニフェジピンは，心臓において酸素の需要と供給のバランスを急激に乱すために，狭心症や心筋梗塞の危険性が高まる．また，心不全の患者にカルシウム拮抗薬を投与すると死亡率が高まることが報告されたため，心不全の患者には禁忌である．

8）血管拡張作用をもつ他の薬

　① **ヒドララジン** hydralazine（アプレゾリン®）：ヒドララジンは，細動脈を拡張させる作用をもつ．しかし，その作用機序は明らかではない．静注で，高血圧緊急症（高血圧クリーゼ）に用いられる．高血圧緊急症（高血圧クリーゼ）とは大きな血圧上昇を特徴とした症候群である．急激に血圧が上昇するため，急性の血管損傷を伴い脳，心臓，腎臓などに障害を生じる．速やかに血圧を低下させて，臓器障害を防ぐ必要がある．

　② **プロスタグランジン** prostaglandin（PG）**製剤**：PG製剤としては，PGE_1やPGI_2が用いられている．どちらも血管平滑筋細胞膜上に存在する受容体に結合し，アデニル酸シクラーゼを活性化する．これにより細胞内cAMP量が増加し，平滑筋を弛

緩させる．また，血小板表面上に存在する受容体にも結合し，cAMP 増加を引き起こす．血小板では，細胞内 cAMP 量の増加は凝集を抑制する．バージャー病，レイノー症候群，肺動脈性肺高血圧症などに用いる．

・**バージャー病**：バージャー病とは，手足の細い血管の内膜に炎症が起きることで血栓が生じ，血管の内腔が閉塞する疾患である．血液の流れが低下するため，皮膚が冷たくなり，またしびれ感などを伴う．

・**レイノー症候群**：レイノー症候群とは，寒冷刺激あるいは精神的ストレスなどを受けたときに手足の指の血管が痙攣することで血液が流れなくなり，しびれ感とともに蒼白あるいはチアノーゼなどの虚血症状をきたす症状をいう．

・**肺動脈性肺高血圧症**：肺動脈性肺高血圧症は，心臓から肺に血液を送る肺動脈の血圧が高くなり，心臓と肺の機能障害を引き起こす疾患である．PGI_2 誘導体〔**ベラプロスト** beraprost（プロサイリン®，ドルナー®）〕やエンドセリン受容体（ETA および ETB サブタイプの両者）拮抗薬〔**ボセンタン** bosentan（トラクリア®）〕が用いられている．近年，ホスホジエステラーゼ 5 選択的阻害薬の**シルデナフィル** sildenafil（バイアグラ®）が肺動脈性肺高血圧症に対する治療薬として注目されている．PG 製剤を使用するときには，過度の血圧低下あるいは抗血小板薬や抗凝固薬との併用による出血性合併症に注意する．

③ **アンジオテンシン変換酵素（ACE）阻害薬**

レニン-アンジオテンシン系を阻害すると，アンジオテンシンⅡの産生およびそれに引き続くアルドステロン合成が抑制されるため血管は弛緩する．しかし，ACE 阻害薬はブラジキニンの分解も阻害する．ブラジキニンは血管拡張作用をもつため，ACE 阻害薬によりブラジキニンによる血管拡張作用は減弱する．またブラジキニンの分解が抑制された結果，増加したブラジキニンが気道を刺激することが空咳の原因となっている．

④ **アンジオテンシンⅡ受容体拮抗薬（ARB）**：ARB はアンジオテンシンⅡの作用を受容体レベルで阻害することにより血管収縮を抑制する．ACE 阻害薬と ARB は動脈と静脈のどちらも拡張させるため，バランスのとれた血管拡張薬と考えられている．ACE 阻害薬と ARB のいずれも高血圧や心不全の治療に用いられている．

⑤ **レニン阻害薬**：レニンは，レニン-アンジオテンシン-アルドステロン系を開始させる酵素である．レニン阻害薬はレニンを直接阻害する．これによりアンジオテンシンⅡおよびアルドステロンの産生が減少し，血管は拡張する．

⑥ **硝酸薬**：硝酸薬は血管平滑筋を弛緩させる．NO を介して発揮する．NO は平滑筋細胞内の遊離 Ca^{2+} 濃度を低下させ，血管を弛緩させる．

硝酸薬とホスホジエステラーゼ阻害薬との併用では重度の低血圧が引き起こされるため，硝酸薬はシルデナフィルを服用している患者には禁忌である．また，頭蓋内圧が亢進している患者に投与すると，脳血管血管拡張作用により脳血流量が増加し，さらに頭蓋内圧が亢進する可能性があるため，慎重な投与が必要とされている．

7 低血圧の病態生理と薬物治療

　血圧が低いことは病的な状態とは同じではないので，低血圧の基準は高血圧ほど問題とされていない．しかし，低血圧の明らかな基準はないものの，一般的に収縮期血圧が 100 mmHg 未満の状態を低血圧としている．低血圧では，血圧が低いため，臓器への血液供給が低下しており，脱力感や立ちくらみなどの症状を生じる．低血圧の代表的な症状としては，めまい，ふらつき，立ちくらみがあり，倦怠感や疲れやすさ，眠気，手足の冷感など多様な症状が出現する．

　低血圧は，①本態性低血圧，②症候性（二次性）低血圧，③起立性低血圧，④食事性低血圧に分類される．本態性低血圧とは，原因が特定できない低血圧で，症候性（二次性）低血圧では，原因が特定できる低血圧である．起立性低血圧は急に立ち上がった時などに生じる低血圧で，食事性低血圧とは食後に血圧低下が生じるもある（p.247 を参照）．

　低血圧のうち，検査や治療を必要とする低血圧はショックである．

　ショックとは，何らかの原因で全身の血行動態が悪化し，末梢の組織・臓器が機能不全に陥った状態である．このうち，心臓のポンプ機能の低下により末梢循環不全に陥った状態を心原性ショック，それ以外を非心原性ショックと呼んでいる．心原性ショックは，収縮期血圧が 90 mmHg 未満，または通常血圧よりも 30 mmHg 以下の血圧と定義されている．心原性ショックの原因としては，急性心筋梗塞が最も多く，心筋梗塞の治療に沿った経皮的冠動脈インターベンション（PCI）などの治療法を行っている．非心原性ショックでは，普段の収縮期血圧が 150 mmHg 以上では 60 mmHg 以上の低下，110 mmHg 以下では，20 mmHg 以上の低下を低血圧と呼んでいる．血圧が低血圧の範囲に入るものの，無症状の場合もある．また，収縮期血圧 170 mmHg の高齢者に過度の降圧処置を行うと，血圧は 110 mmHg に低下したものの，記憶力の低下など生活に困難を生じる場合，定義から言えば非心原性ショックとなるが，降圧薬を減量すると症状は消えるので，単純な分類・治療法の選択には注意が必要である．

　ショックの一つにアナフィラキシーショックがある．アナフィラキシーショックは，アナフィラキシーの中でも，とくに血圧低下や意識障害を伴う状態である．アナフィラキシーは，アレルギーの反応の一つで，身体や生命に危険が生じると思われる状態である．なお，アレルギーとは，食物アレルギー，薬物アレルギーや気管支喘息など様々な疾患の総称であり，アレルゲン（アレルギーの原因となる物質）が，体内に入り，複数の臓器で過敏な免疫応答によって生じる．

7 低血圧の病態生理と薬物治療

　アナフィラキシーに対する第一の選択薬は，速効性があり効果も期待できるアドレナリンの筋肉注射である．アドレナリンは，$α_1$，$β_1$，および$β_2$アドレナリン受容体を介した応答を同程度，活性化する．アドレナリン以外では，じんましんや痒み，鼻水を抑えるための抗ヒスタミン薬（抗アレルギー薬），遅れて発現する症状を予防するためのステロイド薬などを一緒に用いる場合もある．

　血圧は，心拍出量と末梢血管抵抗によって決定されるため，低血圧では，心拍出量と末梢血管抵抗のいずれかあるいは両方が低下している．したがって，低血圧の治療は，交感神経系に作用し心拍出量や末梢血管抵抗を増加させる薬を用いる．
　低血圧の治療薬として，交感神経刺激薬（昇圧薬）とステロイドがある．昇圧薬は血管を収縮させることで血圧を上昇させる．

A 昇圧薬（図3-67）

①**ドロキシドパ**：ノルアドレナリン前駆物質であり，体内でドパ脱炭酸酵素によりノルアドレナリンに変換されて作用する．ノルアドレナリンは，体内では強い$α_1$作用と弱い$β_1$作用を持ち，$β_2$作用はほとんど示さない．血管平滑筋の$α_1$アドレナリン受容体に作用し，末梢血管を収縮させて血圧を上昇させる．

②**エチレフリン**：$α_1$および$β_1$アドレナリン受容体を活性化する．$α_1$作用により血管の収縮，$β_1$作用により心拍数および心収縮力を上昇させる．

③**ミドドリン**：血管平滑筋の$α_1$アドレナリン受容体に作用し，末梢血管を収縮させ血圧を上昇させる．

④**アメジニウム**：ノルアドレナリンと競合的に交感神経終末に取り込まれる．この働きで，ノルアドレナリンの再取込を抑制する．また，交感神経細胞内でモノアミン酸化酵素（MAO）によるノルアドレナリンの分解を阻害する．これらの結果とし

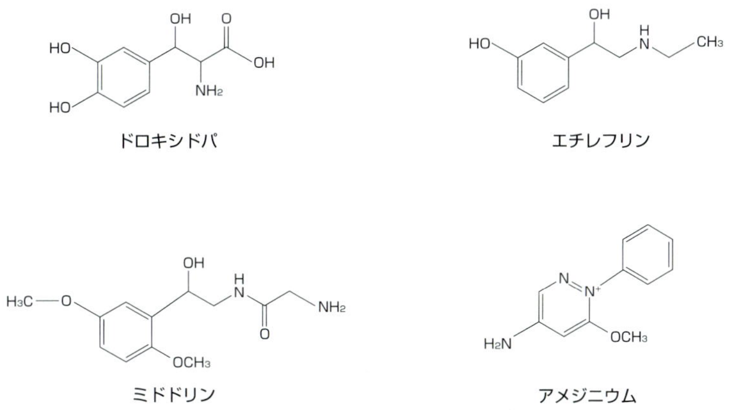

図3-67　低血圧の治療薬の構造式

て，シナプス間隙のノルアドレナリンが増加し，交感神経機能が亢進される．中枢神経への移行は少ない．

B ステロイド

①**フルドロコルチゾン**：ミネラルコルチコイドとして作用し，腎臓でNa^+，水の貯留を引き起こさせる．これにより，体液量が増加し，血圧は上昇する．

3章 ……………黒瀬　等

4章

呼吸器系の薬理

1 呼吸器系の構造・機能と疾患

呼吸器系は，気道，肺，呼吸運動を行う呼吸筋と，これらの動きを調節する神経系から構成される．呼吸器系の最も重要な役割は，生命の維持に必要な酸素 oxygen（O_2）を外気から取り入れ，物質代謝により生じた二酸化炭素 carbondioxide（CO_2）を排出することである．酸素と二酸化炭素の交換，すなわちガス交換（換気）は，気管支の末端を構成する肺胞で行われるが，そのためには，呼吸運動とその調節機構が障害されずに正常に機能する必要がある．生命維持に不可欠な呼吸機能の障害には致死的なものもあるが，軽微なものでも，咳嗽，喀痰，労作時呼吸困難がみられる場合は，生活の質 Quality of Life（QOL）が著しく低下する．

本章では，呼吸器系の代表的な疾患とその治療薬について解説する．具体的に解説する治療薬は，呼吸抑制（不全）時に用いられる呼吸刺激薬，咳を鎮める鎮咳薬，痰の排出を促進する去痰薬，気管支喘息治療薬である．

A 肺呼吸と呼吸運動

1. 肺呼吸

「**呼吸**」というと，一般には，「息を吸う（吸息）運動と息を吐く（呼息）運動」が思い浮かぶ．しかし，「息を吸ったり吐いたりすること（肺の中に空気が吸入されたり排出されたりすること）」は**換気**といい，「呼吸」の定義とは異なる．生理学での「呼吸」の定義は，「生体（あるいは組織，細胞）が外部環境との間で，酸素と二酸化炭素を交換すること」である．呼吸によって出入りする酸素と二酸化炭素はまとめて**呼吸ガス**といい，酸素と二酸化炭素の交換は，**ガス交換**と呼ばれる．

酸素と二酸化炭素のガス交換が行われる場所は2つある．1つは肺（厳密には後述するように肺胞）で，外気から吸入した空気中の酸素を血液に取り込み，血液中の二酸化炭素を肺の空気中に放出する．これを，**肺呼吸**もしくは**外呼吸**という（図4-1）．もう1つは肺以外の組織（心臓，肝臓など）の細胞で，酸素を血液から取り込み，二酸化炭素を血液中に放出する．これは，**内呼吸**または**組織呼吸**と呼ばれる（図4-1）．内呼吸で呼吸ガスが出入りする方向は，肺での外呼吸の場合と逆になる．内呼吸が成立するためには，外呼吸でのガス交換が支障なく行われる必要がある．

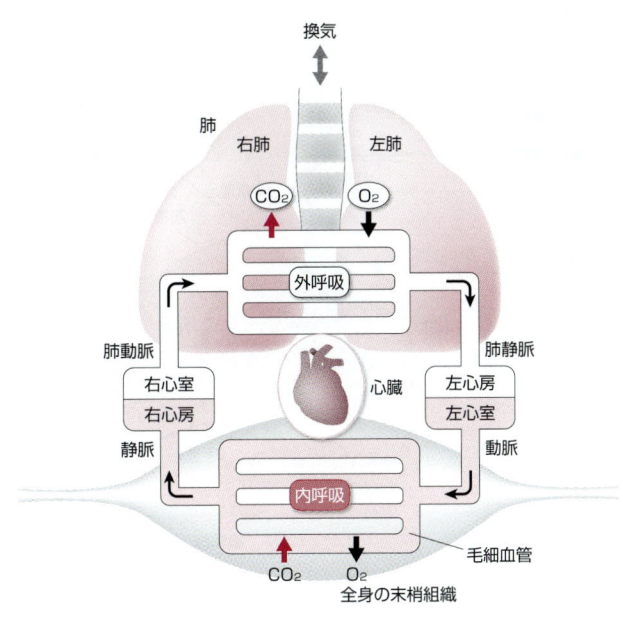

図 4-1　外呼吸と内呼吸

　外呼吸が行われる場所は，肺の中で，気管支が分枝を繰り返すことで最終的に到達して終点を形成する肺胞である．肺胞は，単層扁平上皮であるⅠ型肺胞上皮細胞からなる壁のきわめて薄い袋である．肺胞の周囲はガスを運搬する毛細血管で取り囲まれているが，その壁も非常に薄い．したがって，肺胞内の空気と毛細血管内血液との間のガス交換は，肺胞と毛細血管の薄い壁（細胞膜）を介して行われる．このときのガスの移動は，濃度勾配に従う単純なガス拡散による．つまり，酸素は濃度の高い肺胞内から濃度の低い血液中へ，二酸化炭素は濃度の高い血液から肺胞内の空気へと移動する（図 4-2）．

　肺胞には，内面の大部分を覆うⅠ型肺胞上皮細胞のほかに，Ⅱ型肺胞上皮細胞，異物を貪食するマクロファージ，異物を攻撃するリンパ球も存在している．このうち，Ⅱ型肺胞上皮細胞は**肺サーファクタント**（サーファクタント：肺胞表面活性物質）を分泌して，肺胞内の表面張力を低下させ，肺胞がつぶれてしまうこと（虚脱）を防いでいる．新生児呼吸窮迫症候群というのは，未熟児として誕生してしまうため，肺サーファクタントの産生が十分でなく，肺胞がつぶれて呼吸に障害をきたすものをいう．

2. 呼吸運動

　外呼吸が円滑に進むためには，肺での換気が正常に行われることが前提になる．肺の中に空気が吸入されることは**吸息（吸気）**といい，肺から外気に空気が排出されることは**呼息（呼気）**という．吸息は肺の拡張により，呼息は肺の収縮により行われる．吸息のための肺の拡張に関わる運動は**吸息運動**，呼息のための肺の収縮に

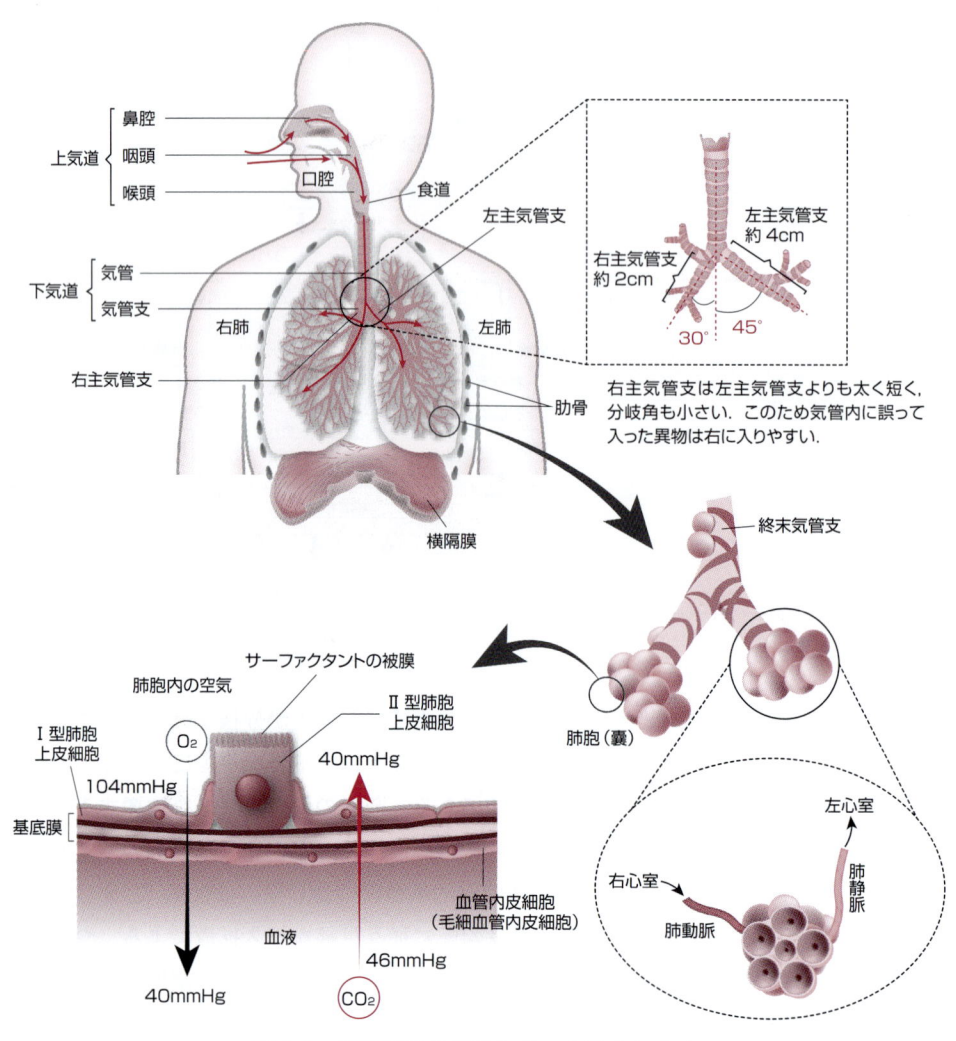

図 4-2 呼吸器系の構造とガス交換のしくみ

関わる運動は**呼息運動**と呼ばれ，両者を併せて**呼吸運動***（**換気運動**）という．呼吸運動は，肺の伸縮（拡張と収縮）を目的として行われるが，肺それ自体に運動性があるわけではなく，胸郭の拡大と復元を介して受動的に行われる．これは，**横隔膜・肋間筋**などの**呼吸筋**の運動によってもたらされ，延髄に存在する**呼吸中枢**の自発的かつ周期的な興奮によりくり返される．

吸息は，横隔膜と外肋間筋の働きにより能動的に行われる．横隔膜は胸腔（胸膜腔）と腹腔を隔てていて，主要部分は骨格筋で構成される．横隔膜の形状はドーム

---

*呼吸の生理学的な定義は，換気の下流に位置する呼吸ガス（酸素と二酸化炭素）の交換であるので，吸息・呼息の両運動は呼吸運動というよりは換気運動というほうがよりしっくりくると思われるが，慣例的に呼吸運動と称されることが多い．

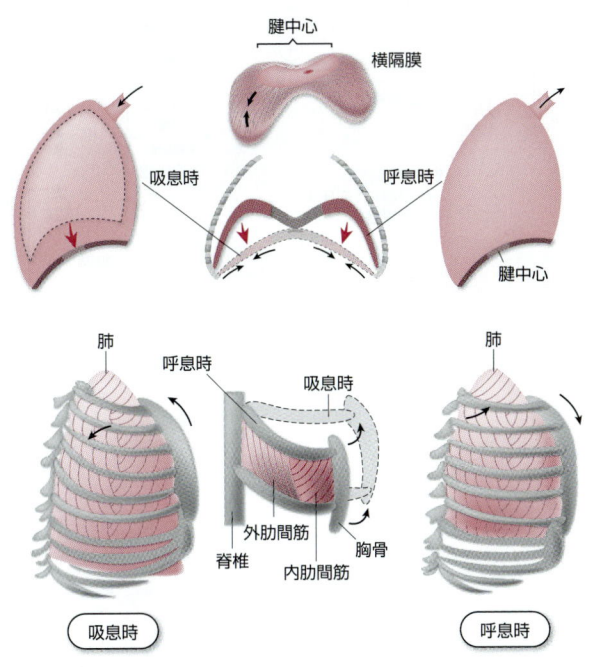

図4-3 呼吸運動時の横隔膜と外肋間筋の動き

状で，頂上部分は腱からなり，この部分を中心として骨格筋が周囲に放射状に伸びている．吸息時には横隔膜が収縮して，腱中心と肋骨や脊椎付着部との距離が短くなるため，中央の腱が下方に移動することで横隔膜も下がり，胸腔が拡大する．さらに肋骨間の外側にはる外肋間筋が収縮し，胸骨が上方へ，肋骨が外上方へ引き上げられる．これにより，胸郭の前後・左右の幅が増大するので，胸腔の容積がさらに増加する．胸腔の容積が増加すると，その内圧（胸膜腔内圧，胸腔内圧）が陰圧となり，肺に空気が流入する（図4-3）．

呼息は，収縮していた横隔膜と外肋間筋が弛緩することで始まる．横隔膜が弛緩すると下方に位置していた横隔膜が上昇し，外肋間筋が弛緩すると増大していた胸郭の前後・左右の幅が減少して，胸腔の容積が減少する．胸腔の容積の減少には，内肋間筋の収縮も補助的に関与する．胸腔の容積が減少すると，その内圧が上昇するので，肺から空気が排出される．つまり，呼息は，胸郭の弾性と肺の弾性収縮によりもたらされる受動的なものである．このため，呼息に要する時間は吸息に要する時間よりもやや長くなる．

呼吸運動に関わる横隔膜や肋間筋などの呼吸筋は，骨格筋である．そのため，呼吸の速度や深さは自分の意志による調節が可能である．しかし通常，呼吸運動が意識されることはなく，睡眠時にも維持される．これは，延髄に存在する呼吸中枢が自発的かつ周期的に興奮し，その信号が横隔膜や肋間筋を刺激するからである（図4-4）．

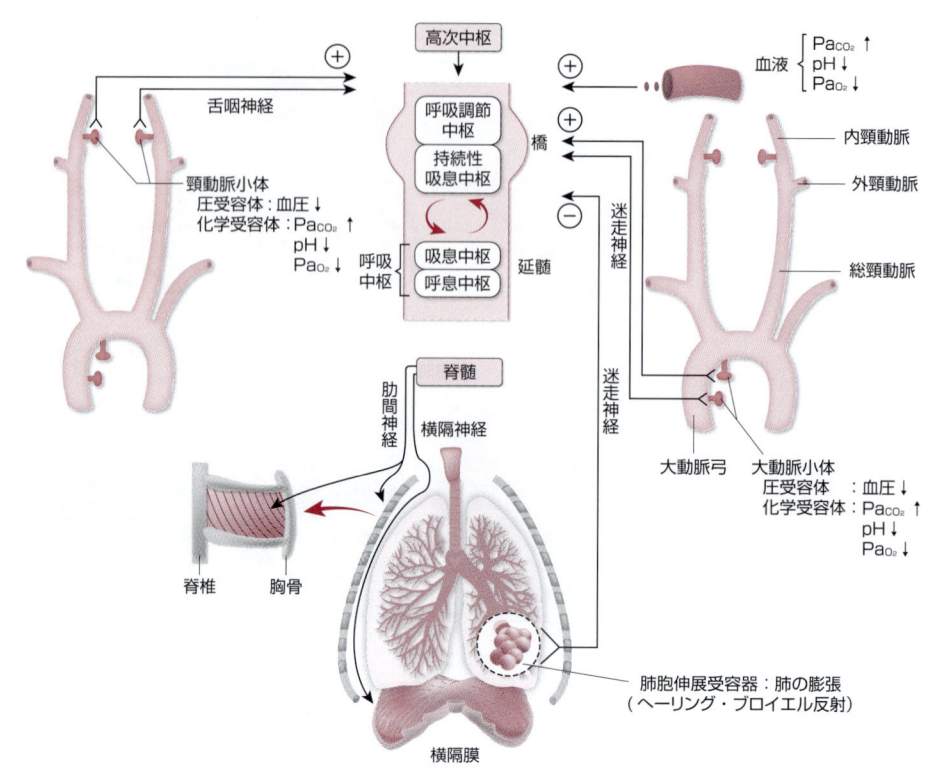

図 4-4　呼吸運動の反射性調節機構

　呼吸中枢は吸息中枢と呼息中枢からなり，延髄の背側部に位置している．吸息中枢と呼息中枢は密接に連絡していて，片方が興奮しているときは他方が抑制されている．延髄より上の橋には，呼吸調節中枢と持続性吸息中枢が存在し，吸気の長さや呼吸調律の調節に関与している．

　呼吸運動は，呼吸中枢を介して調節されるほか，反射性にも調節される．そのひとつが**ヘーリング・ブロイエル反射** Hering-Breuer reflex と呼ばれるものである．これは，肺胞周辺に存在する伸展受容器（伸展されると興奮する受容器）が吸息による肺の膨張を感知し，その情報が迷走神経を介して中枢に伝えられ，吸息が抑制されて呼息が優位となる反射である．

　化学受容体（器）chemoreceptor を介した反射もある．ひとつが延髄の呼吸中枢の近傍にある中枢化学受容体を介した反射で，動脈血の二酸化炭素分圧（Pa_{CO_2}）の上昇とそれに伴う脳脊髄液の水素イオン（H^+）濃度の上昇（pH の低下）を感知し，呼吸中枢の刺激を介して，呼吸の回数と深さをふやす（p.377 ②B 二酸化炭素の項参照）．

　内頸動脈と外頸動脈の分岐部に位置する**頸動脈小体**と，大動脈弓の内側に位置する**大動脈小体**は，末梢化学受容体として働き，換気の低下や循環障害による動脈血の酸素分圧（Pa_{O_2}）の低下を検知する．頸動脈小体は Pa_{O_2} の低下により興奮して，

舌咽神経と呼吸中枢を介して反射性に呼吸を促進する．大動脈小体はPa_{O_2}の低下で興奮して，迷走神経を介して信号を中枢に送る．なお，頸動脈小体と大動脈小体は，圧受容体（器）としても機能し，血圧の低下を感知して反射性に血圧を上げるのに役立つ．

B 閉塞性肺疾患と拘束性肺疾患

呼吸機能の障害には，1秒率が低下する病態である**閉塞性肺疾患**と，肺活量が低下する病態である**拘束性肺疾患**がある．

1秒率は，呼吸機能検査で用いられる指標の1つで，精一杯吸い込んだ空気のうち最初の1秒で吐き出すことができる割合として算出される．空気が肺へ出入りする速度と考えればよく，正常では70%以上となる．しかし，気道の狭窄を伴うような呼吸器系疾患では1秒率が著明に低下する．1秒率の低下が認められる呼吸器系疾患は**閉塞性肺疾患**と呼ばれ，その代表的なものに気管支喘息や慢性閉塞性肺疾患 chronic obstructive pulmonary disease（COPD*）がある．閉塞性肺疾患でみられる気道狭窄の原因は2つある．1つは，気道の炎症による粘膜肥厚である．もう1つは，排出されずに肺に残存した空気による気道の物理的圧迫である．肺に空気が残存するのは，肺胞が破壊されてしまうからである．

肺活量も呼吸機能の指標として汎用される．肺活量は肺に出入りする空気の量と考えればよく，年齢・性別・身長・体重から予測される予測値の80%以上であれば正常と診断される．しかし，肺が硬くなって膨らまなくなったような病態では肺活量が低下する．肺全体の膨らみが悪くなり肺活量が低下する呼吸器系疾患は**拘束性肺疾患**と呼ばれ，その代表的なものに間質性肺炎 interstitial pneumonitis（IP）がある．間質性肺炎では，肺胞を取り囲む支持組織である間質に炎症が起こり，線維組織が増殖して肥厚する．このため，肺が硬くなり，肺の膨らみやすさである肺コンプライアンスが低下する．明確な原因が不明の特発性のもの〔特発性間質性肺炎 idiopathic interstitial pneumonitis（IIP）〕もあるが，マイコプラズマによる感染，関節リウマチなどの膠原病，放射線照射，ブレオマイシンなどの抗がん薬が発症の原因となる．拘束性肺疾患にはアスベスト肺もあり，吸引されたアスベストにより肺が瘢痕化され，肺が十分に膨らみきれずに肺活量が低下する．

＊ COPDとは，以前，慢性気管支炎，肺気腫と別々に呼ばれていた疾患が，実は両者を併発している場合が多いことが判明したため，慢性気管支炎と肺気腫の両者を併せて呼ぶことにしたものである．COPDの主たる誘因は喫煙である．

2 呼吸抑制と呼吸刺激薬（呼吸興奮薬）

　さまざまな原因によって呼吸中枢は抑制される．その抑制による換気低下に対して，換気量の増加と血液ガスの改善を目的とした薬物が用いられ，呼吸刺激薬（呼吸興奮薬）と称される．呼吸刺激薬には，呼吸中枢を直接刺激する中枢性呼吸刺激薬と，末梢化学受容体を介して間接的に刺激する末梢性呼吸刺激薬がある．このほか，麻薬性鎮痛薬やベンゾジアゼピン系薬による呼吸抑制を改善する薬物，睡眠時無呼吸症候群，慢性閉塞性肺疾患（COPD）の慢性呼吸不全，新生児呼吸窮迫症候群，全身性炎症反応症候群 systemic inflammatory response syndrome（SIRS）に伴う急性肺損傷，特発性肺線維症に対する治療薬としても用いられる．

A　呼吸抑制の原因とメカニズム

　呼吸刺激薬による治療の対象となる呼吸抑制（呼吸障害）の原因として，まず，中枢神経抑制薬の過量投与による中毒症状として起こる呼吸中枢の抑制があげられる．睡眠薬などの中枢神経抑制薬は，過量になると，延髄に存在する呼吸中枢を抑制して呼吸機能を低下させることがある．全身麻酔薬の残存などが原因となる術後呼吸抑制も同様である．モルヒネなどの麻薬性鎮痛薬は，疼痛に対して適正量を使用している限りは呼吸抑制を本体とする急性中毒は問題にならないが，過量になると延髄の呼吸中枢に作用して呼吸抑制をもたらす．このほか，ショック時，新生児の仮死状態，COPDの急性増悪時などの緊急時も呼吸刺激薬の投与の対象となる．

　睡眠時無呼吸症候群 sleep apnea syndrome（SAS），肺胞低換気症候群，COPDの慢性呼吸不全の治療に対しても，呼吸刺激薬が用いられることがある．SASは，「10秒以上の無呼吸が1時間の睡眠中に5回以上出現する状態」と定義され，上気道の閉塞（閉塞型）や呼吸中枢の異常（中枢型）によって起こる．肺胞低換気症候群は，肺活量などの肺機能検査値が正常であるにもかかわらず，肺胞換気量が低下して動脈血中の炭酸ガス分圧が上昇（≧ 45 mmHg；正常 = 40 mmHg）する疾患である．原因として，呼吸中枢の呼吸ドライブ（呼吸をせよという命令）の低下が考えられている．COPDでは，肺胞壁破壊により肺コンプライアンスが上昇して弾性収縮力が低下するため，呼気時の気流が制限される．

　新生児呼吸窮迫症候群，SIRSに伴う急性肺損傷，特発性肺線維症 idiopathic pulmonary fibrosis は，呼吸刺激薬以外の治療薬が用いられる疾患である．新生児

呼吸窮迫症候群は，肺サーファクタント不足が原因となり肺胞が十分に膨張しないために起こる呼吸障害で，妊娠34週未満で出生した新生児にみられることが多い．SIRSに伴う急性肺損傷は，感染・手術・外傷などの生体への侵襲に対する全身性の炎症反応が亢進し，肺に集積した活性化好中球から放出されるエラスターゼが肺血管内皮細胞を傷害したり，肺血管透過性を亢進させることで生じる．特発性肺線維症は，傷害された肺胞を修復するために，コラーゲンなどが増加して肺胞壁（間質）が厚くなるため，咳が出たり，息苦しさを感じる疾患である．次第に進行し，肺が固くなって膨らみにくくなるため，呼吸が維持できなくなることもある．

B　二酸化炭素（炭酸ガス）

　脳幹部延髄に存在する呼吸中枢が呼吸調節においてきわめて重要な役割を担っているのは上述したとおりである．この呼吸中枢を調節する信号として，動脈血のPa_{O_2}（基準値：80〜100 mmHg）とPa_{CO_2}（基準値：35〜45 mmHg）がある．Pa_{O_2}とPa_{CO_2}の信号は，延髄にある中枢化学受容体と頸動脈や大動脈にある末梢化学受容体の2つの化学受容体で感知される（p.374　図4-4参照）．このうち，中枢化学受容体はPa_{CO_2}に鋭敏に反応し，末梢化学受容体はPa_{O_2}に反応する．ただし，Pa_{O_2}に反応する末梢化学受容体の感度はやや低く，通常はより鋭敏に反応する中枢化学受容体の興奮（Pa_{CO_2}の上昇）が呼吸調節に中心的な役割を担う．

　呼吸器系疾患などにより呼吸抑制が起こると，二酸化炭素の呼出が障害されるので，Pa_{O_2}は低下してPa_{CO_2}が上昇する．Pa_{CO_2}が上昇すると，水素イオン（H^+）と重炭酸イオン（HCO_3^-）の反応を示す次の反応式が右向きに進み，H^+が増加して酸性になるので，pHが低下する．

$$H_2O + CO_2 \rightleftarrows H_2CO_3 \rightleftarrows H^+ + HCO_3^-$$

　したがって，呼吸抑制の結果生じるPa_{CO_2}の上昇（H^+濃度の上昇，pHの低下）は，延髄に存在する中枢化学受容体で感知され，反射性の呼吸興奮がもたらされる．実際，二酸化炭素は強力な呼吸興奮作用を示し，2% CO_2吸入は呼吸の数と深さを増やす〔ただし，大量（20〜30%）ではかえって抑制する〕．

C　中枢性・末梢性呼吸刺激（興奮）薬

1. 中枢性呼吸刺激薬

　ジモルホラミン dimorpholamine（テラプチク®）は，延髄の呼吸中枢を直接刺激する呼吸刺激薬である（図4-5）．延髄興奮薬とも呼ばれる．1回の換気量と呼吸数を

増加させ，速効性で持続が長いという特徴をもつ．α作用を介した血圧上昇作用も有する．麻酔薬使用時や睡眠薬中毒による呼吸抑制，ショックなどに用いられるが，消化管吸収が悪いため注射薬として投与される．過量では痙攣を起こして危険なため，ブドウ糖や生食に希釈して使用する．同様の薬物にジメフリンがあるが，不眠・痙攣・振戦などの副作用を生じやすいこともあり，臨床使用されなくなった．

ベンゾジアゼピン系薬は睡眠薬や抗不安薬として重要な薬物であるが，大量使用により呼吸抑制が出現する．ジアゼパムをはじめとするベンゾジアゼピン系薬による呼吸抑制の改善や鎮静の解除には，特異的ベンゾジアゼピン受容体遮断薬である**フルマゼニル** flumazenil（アネキセート®）を投与（静注）する（図4-5）．フルマゼニルは，ベンゾジアゼピン系薬以外の中枢抑制薬による作用には改善効果を示さない．

アセタゾラミド acetazolamide（ダイアモックス®）は炭酸脱水酵素阻害薬で，腎尿細管でのHCO_3^-の再吸収を抑制する．これにより，代謝性アシドーシスがもたらされるので，動脈血pHの低下を介して，中枢化学受容体が刺激され，反射性の呼吸興奮が起こる．このため，アセタゾラミドは睡眠時無呼吸症候群（SAS）に適応がある．ただし，その効果は限定的とされている．アセタゾラミドは，肺胞低換気症候群やCOPDの慢性呼吸不全に対しても使用される．なお，肺胞低換気症候群やCOPDの慢性呼吸不全に対しては，気管支拡張薬として用いられるテオフィリン薬やアミノフィリンも用いられる．

2. 末梢性呼吸刺激薬

ドキサプラム doxapram（ドプラム®）は，頸動脈小体と大動脈小体に存在する末梢化学受容体を刺激して，反射性の呼吸興奮をもたらす（図4-5）．作用発現は速やかであるが，持続は短い．呼吸数よりも呼吸量を増やす．安全係数は高く，呼吸興奮を示す用量では痙攣誘発などを起こしにくいという特徴をもち，麻酔時，中枢神経系抑制薬による中毒時の呼吸抑制などに使用される．同様の作用機序を有するロベリンは，現在は臨床使用されなくなった．

D 麻薬拮抗性呼吸刺激（興奮）薬

モルヒネなどの麻薬性鎮痛薬を大量に使用した際に出現する急性中毒の本体は呼吸抑制で，延髄の呼吸中枢に対する抑制作用による．このような場合には，**ナロキソン** naloxone（静注）もしくは**レバロルファン** levallorphan（ロルファン®）（皮下注，筋注，静注）を投与して呼吸抑制を改善する（図4-6）．ナロキソンは，オピオイドμ受容体遮断薬で，それ自身は鎮痛・縮瞳・呼吸抑制などのμ受容体刺激を介した薬理作用を示さず，μ受容体刺激薬の作用に拮抗する．他の薬物による呼吸抑制は改善しない．麻薬の慢性中毒者では禁断症状（退薬症候）をもたらすため，危険であ

図 4-5　主な中枢性・末梢性呼吸刺激薬の構造式

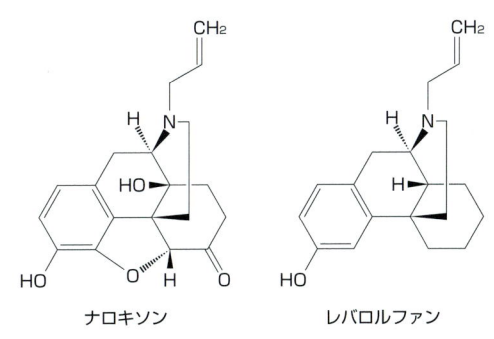

ジモルホラミン　　　フルマゼニル　　　ドキサプラム

図 4-6　主な麻薬拮抗性呼吸刺激薬の構造式

ナロキソン　　　レバロルファン

る．レバロルファンは，弱いモルヒネ様作用をもつが，麻薬拮抗作用を示すため，麻薬性鎮痛薬による呼吸抑制を改善する目的で用いられる．

E　その他

　新生児の呼吸窮迫症候群では，この疾患で不足している肺サーファクタント lung-surfactant（サーファクテン®）を気管内に注入して治療する．
　全身性炎症反応症候群(SIRS)に伴う急性肺損傷は，肺に集積した活性化好中球から放出されるエラスターゼが原因と考えられているので，好中球エラスターゼ選択的阻害薬であるシベレスタット sivelestat（エラスポール®）を点滴静注する．
　特発性肺線維症に対しては，ヒト線維芽細胞増殖抑制作用を有するピルフェニドン pirfenidone（ピレスパ®）が適用される．ただし，光曝露に伴う皮膚の発がんの可能性があるため，投与に際しては，この点を患者に十分に説明してインフォームド・コンセントを得なければならない．また，特発性肺線維症の治療に精通した医師のもとで使用する．
　新生児の肺高血圧を伴う低酸素呼吸不全の改善には，可溶性グアニル酸シクラーゼの内因性活性化因子である一酸化窒素（NO）が吸入される．

3 鎮咳薬

A 咳の種類とメカニズム

　咳（咳嗽）は，気道内の分泌物や異物を体外へ排除するための反射的防御反応である．咳を起こす刺激には，気道粘膜の機械的刺激，化学的刺激，温熱刺激，寒冷刺激，ケミカルメディエーターなどがあり，これらの刺激が気道粘膜に存在する侵害受容器 irritant receptor を刺激する．咳を誘発する刺激の受容器には，気管支や肺胞に存在するC線維末端受容器 C fiber endings，平滑筋内の受容器および肺伸張受容器 pulmonary stretch receptor などもある．受容器の興奮信号は，迷走神経内の求心性線維（A線維，C線維）を介して咳中枢に伝えられ，さらに遠心性線維を介して呼吸筋に伝わり，咳運動が起こる．

　咳の種類には，湿性咳嗽と乾性咳嗽がある．湿性咳嗽は痰や喀血を伴う咳で，肺炎・慢性閉塞性肺疾患（COPD）・気管支喘息などが原因で起こる．濃厚かつ粘稠な分泌物が気道内に膠着して，換気障害と苦痛を伴う異常咳嗽発作が起こる．しかし，湿性咳嗽は痰の喀出に不可欠であり，鎮咳薬を用いて咳のみを抑えると，本来排出されるべき異物や分泌物が気道内に貯留してしまうため感染増悪や呼吸困難をきたす．つまり，濃厚かつ粘稠な分泌物を伴う咳では鎮咳薬の使用は逆効果となるので，去痰薬や気管支喘息治療薬を用いる．乾性咳嗽は痰を伴わない咳（空咳）で，咳喘息，アトピー咳嗽，上気道炎症，胸膜炎，心臓疾患，心因性刺激，アンジオテンシン変換酵素（ACE）阻害薬（エナラプリル，カプトプリルなど）などが原因で起こる．鎮咳薬を用いた治療の対象になるのはこれら喀痰を伴わない乾性咳嗽で，諸種の生体機能に与える障害（咽頭障害，睡眠障害，疲弊など）を防止する目的で使用される．

B 鎮咳薬の分類・種類

　現在使用される主たる鎮咳薬は，咳中枢に作用して咳反射を抑制する中枢性鎮咳薬である．中枢性鎮咳薬は，さらに麻薬性と非麻薬性に分類され，中枢性麻薬性鎮咳薬の方が強力な鎮咳作用を示す．このほか，気道の刺激受容器への興奮性を低下させることにより咳反射を抑制する末梢性鎮咳薬もある．

C 中枢性鎮咳薬

1. 中枢性麻薬性鎮咳薬

中枢性麻薬性鎮咳薬には，**コデイン** codeine，**ジヒドロコデイン** dihydrocodeine，**オキシメテバノール** oxymetebanol（メテバニール®）がある（図4-7）．コデインはアヘンアルカロイドで，モルヒネと同様，フェナントレン骨格をもつ．ジヒドロコデインは，コデインから得られる半合成アルカロイドである．コデイン，ジヒドロコデインのいずれも，咳中枢に直接作用して鎮咳作用を示す．なお，鎮咳作用に関わる受容体の詳細は解明されていない．ヒスタミン遊離作用により気管支平滑筋を収縮させるため，気管支喘息患者には禁忌である．

オキシメテバノールはわが国で開発された鎮咳薬で，コデインの5～14倍強力な鎮咳作用を示す．重篤な呼吸抑制があるときは使用できない．鎮咳作用の強さは，オキシメテバノール＞モルヒネ＞ジヒドロコデイン＞コデインの順となる．

2. 中枢性非麻薬性鎮咳薬

非麻薬性鎮咳薬の鎮咳効果は麻薬性鎮咳薬よりも弱いが，耐性・依存性がなく，副作用も弱いという利点がある．

ノスカピン noscapine はアヘンアルカロイドで，パパベリンと同様，イソキノリン骨格をもつ（図4-7）．咳中枢に直接作用して鎮咳作用を示す．鎮痛作用や呼吸抑

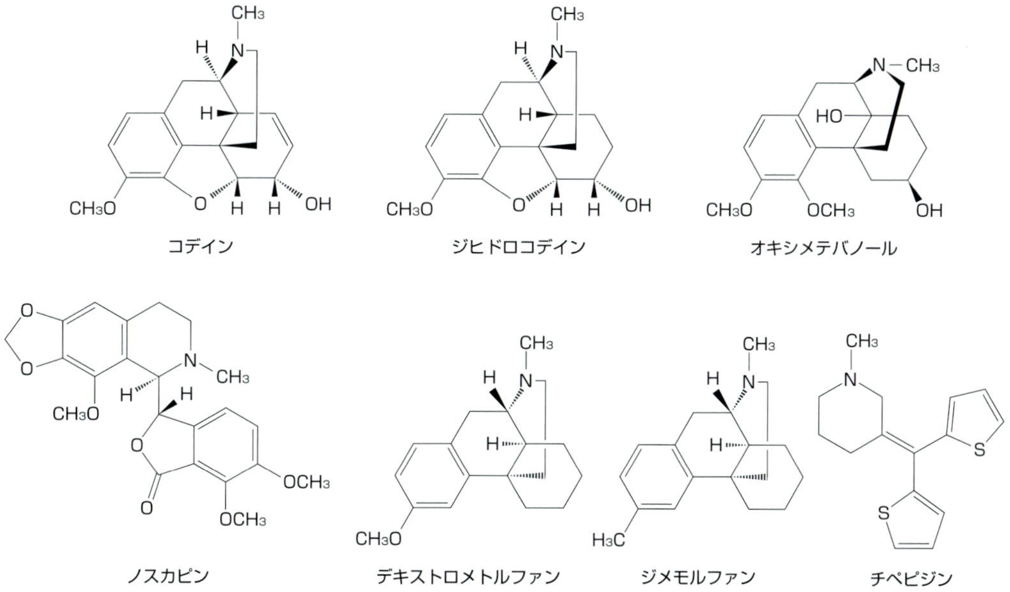

図4-7 主な中枢性鎮咳薬の構造式

制作用を示さず，依存性もない．感冒薬にも含有される．

デキストロメトルファン dextromethorphan（メジコン®）は，フェナントレン骨格をもつ合成オピオイドである（合成麻薬性鎮痛薬であるレボルファノールのメトキシ体の d 異性体）（図 4-7）．咳中枢に直接作用して鎮咳作用を示す．鎮咳作用はコデインの半分程度であるが，呼吸抑制は弱く，依存性もない．鎮痛作用は示さない．**ジメモルファン** dimemorphan（アストミン®）もフェナントレン骨格をもつ非麻薬性鎮咳薬である．消化管運動を抑制しないので，便秘が問題となる場合に使用される．

チペピジン tipepidine（アスベリン®）は，咳中枢抑制による鎮咳作用を示すほか，去痰作用も示す（図 4-7）．チペピジンの去痰作用は，気道分泌の亢進や気道粘膜線毛上皮運動の亢進による（p.383 図 4-8 参照）．痰量の増加を伴う咳に効果的である．**エプラジノン** eprazinone（レスプレン®）はムコ多糖類溶解作用をもつため，痰の切れが悪いときに適している．そのほか，抗ヒスタミン薬の構造から誘導された**ペントキシベリン** pentoxyverine（トクレス®），アドレナリン受容体刺激薬から転じた**クロフェダノール** clofedanol（コルドリン®）なども用いられる．

D　末梢性鎮咳薬

　狭義の鎮咳薬は咳中枢に作用して咳反射を抑制する中枢性鎮咳薬を指す．しかし，鎮咳作用は，気道の刺激受容器の興奮性を低下させることによってももたらされる．例えば，去痰薬による痰の除去は湿性咳嗽に対して効果的な鎮咳作用を示し，気道分泌促進薬は炎症粘膜面の被覆保護作用により鎮咳効果をもたらす．また，β_2 受容体刺激薬や抗コリン薬などの気管支拡張薬も，結果として鎮咳作用を示す．したがって，去痰薬，気管支拡張薬，局所麻酔薬，含嗽薬などは広義の末梢性鎮咳薬といえる．なお，以前は，局所麻酔薬であるテトラカイン tetracaine（テトカイン®）の誘導体であり，主として肺伸張受容器を選択的に麻酔してコデインと同程度の鎮咳効果を示すベンゾナテート benzonatate が末梢性鎮咳薬に分類されていたが，現在は臨床で用いられなくなった．

　このほか，漢方薬の中にも鎮咳効果を示すものが知られている．これは，気管支拡張作用，抗炎症作用，去痰作用など複合的な作用による末梢性のものと理解される．例えば，臨床で妊婦や高齢者に繁用される麦門冬湯は，ACE 阻害薬の副作用として起こる乾性咳嗽に奏効する．これには，ケミカルメディエーターの産生・遊離抑制作用や受容体遮断作用を介した侵害受容器や C 線維末端受容器の興奮性低下が関与する可能性が考えられている．

4 去痰薬

A 去痰障害の原因とメカニズム

　気道粘膜を潤している気道分泌液（粘液）は，主として粘膜下組織の気管支分泌腺から分泌されるが，多列線毛上皮内に散在する杯細胞からも分泌される（図4-8）．このほか，気道分泌液にはクララ細胞やⅡ型肺胞細胞由来の肺サーファクタントが含まれており，気道全域のクリアランスに重要な役割を担っている．

　気道分泌液は，濃厚なゲル状の層（内腔側の表面部分の層）と希薄なゾル状の層（粘膜側の深部の層）の2層からなる．このうち，異物の輸送に重要な役割を担う線毛は，ゾル状の層の中に浸かっている．線毛が運動することで，線毛を浸すゾル層の上層にあるゲル層が移動し，ゲル層の表層にある異物が運ばれる．これを**粘液線毛輸送**という（図4-8）．粘液線毛輸送の機能が十分に発揮されて異物が外界に移動するのは，気道液の量と性状が適当なときだけである．気道液の粘度が著しく高い場合も著しく低い場合も，異物を輸送する機能は低下する．

　痰（喀痰）というのは，量的・質的（粘度）に異常をきたした気道分泌液のことであり，特に咳によって外界に排出される．痰は異物をからめとって外界に捨てる役割を果たすため，生体防御反応の1つでもある．ところが，疾患などによって痰が

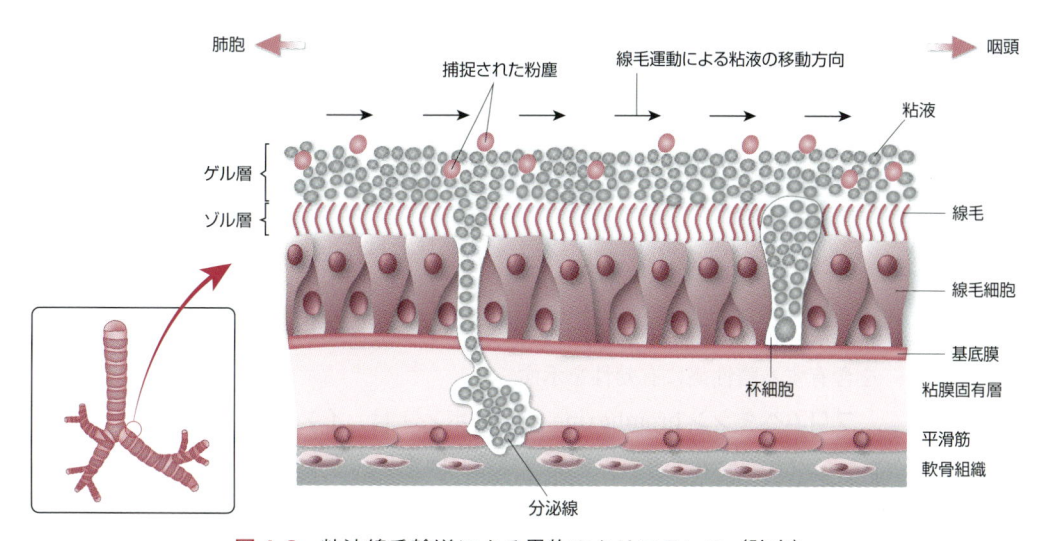

図4-8　粘液線毛輸送による異物のクリアランス（除去）

異常に多く分泌されると，排出不十分となり，咽頭から塊となって排出される．また，痰の粘度が高くなっても，排出不全となる．特に，感染性の痰は，ムコ多糖類の線維が分断され，組織や細胞の破壊で生じた DNA 線維で置き換わっているため，粘度が高くなっている．

去痰障害あるいは気道クリアランス不全とは，このように，痰が外界に排出されにくくなった状態のことである．去痰障害は，上述したように，痰の気道壁への膠着と粘液線毛輸送機能の不全により起こる．したがって，去痰効果には，粘液溶解作用（痰またはその前駆物質に作用して粘稠度を低下させる作用），粘液修復作用（気道液量と構成成分の産生・分泌に影響を与えて粘液の性状を正常に近づける作用），粘液線毛輸送促進作用（気道を潤滑にし，粘膜に膠着している痰を気道壁から離れやすくして粘液線毛による輸送を促進する作用）などが関係する．

B 去痰薬の分類・種類

去痰薬は，主として，気道粘液溶解薬，気道粘液修復薬，気道分泌正常化薬，気道潤滑薬に大別される．このほか，刺激性去痰薬（分泌促進型去痰薬），塩類去痰薬，催吐性去痰薬などもあるが，最近の使用頻度は高くない．

C 気道粘液溶解薬（粘液溶解型去痰薬）

喀痰の粘稠度（粘性度）を低下させる薬物である．ムコタンパク質の分解を促進するもの（L-システイン誘導体）とムコ多糖類の分解を促進するもの（ブロムヘキシン，リゾチーム）がある．

アセチルシステイン acetylcysteine（ムコフィリン®），**メチルシステイン** methylcysteine（ペクタイト®），**エチルシステイン** ethylcysteine（チスタニン®）は，L-システインの誘導体である（図4-9）．吸収された後，気管支腔内に分泌されて，粘液を構成するムコタンパク質中のジスルフィド（S-S）結合を非酵素的に開裂して2つの SH 基にし，粘液物質の分子量と粘性を低下させる．そのほか，プロナーゼ，ブロメラインなどのタンパク質分解酵素も，喀痰中のタンパク質を分解することにより痰の粘性を低下させる．ムコタンパク質を多量に含有する粘性痰や DNA 線維を含有する膿性痰に有効性を示す．

ブロムヘキシン bromhexine（ビソルボン®）は，インドの生薬（アッハトゥーダバーシャ）の有効成分をもとに開発された（図4-9）．非感染性の粘性痰に有効である．多作用性去痰薬とも呼ばれ多彩な作用を示すが，その1つがムコ多糖類線維の切断作用で，これにより喀痰の粘性を低下させる．そのほか，気道分泌促進作用（主と

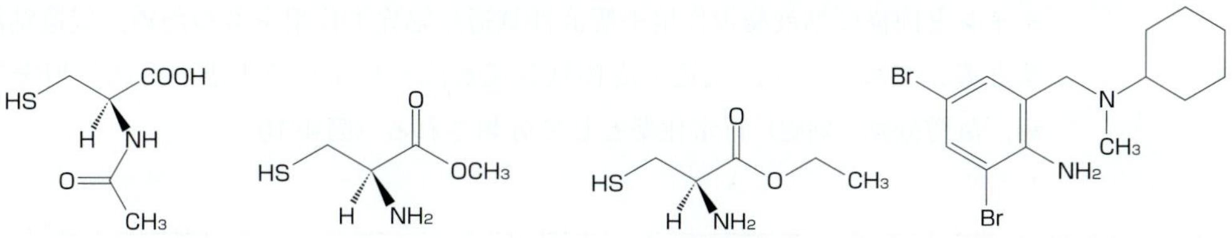

アセチルシステイン　L-メチルシステイン　L-エチルシステイン　ブロムヘキシン

図 4-9　主な気道粘液溶解薬の構造式

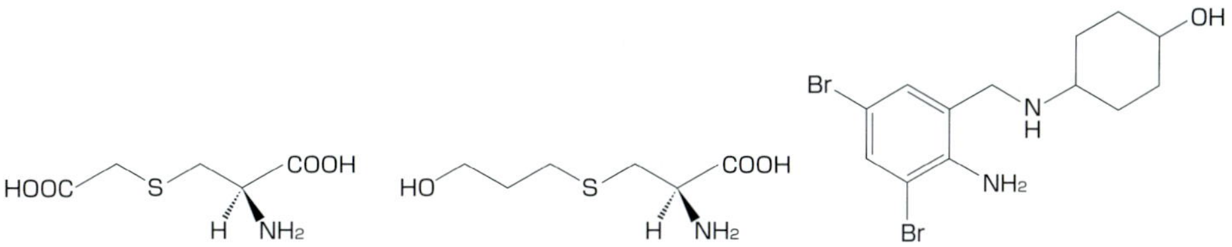

L-カルボシステイン　フドステイン　アンブロキソール

図 4-10　気道粘液修復薬，気道分泌正常化薬，気道潤滑薬の構造式

して水と電解質の増加作用）を示すが，この作用には胃粘膜刺激による反射性亢進作用と気道粘膜への直接作用の双方が関与する．

リゾチーム lysozyme は，ムコ多糖類の分解酵素である．涙液・喀痰・血液など生体内にも広く存在している．喀痰中のムコ多糖類を加水分解して，その粘性を低下させる．止血効果があるので血痰によく用いられる．

D　気道粘液修復薬

カルボシステイン carbocysteine（ムコダイン®）は，他のシステイン誘導体とは異なり，構造中のSH基は遊離していない．したがって，ムコタンパク中のジスルフィド結合を直接開裂する作用はもたない．その代わり，喀痰中のフコムチンを減少させてシアロムチンを増加させる作用や粘液分泌細胞の大きさと数を減少させる作用など，粘液修復薬としての性質をもつ（**図 4-10**）．

E　気道分泌（細胞）正常化薬

フドステイン fudosteine（クリアナール®）はカルボシステインの誘導体で，カルボシステインのカルボキシル基をヒドロキシエチル基に換えたものである．SH基が遊離していないので，ジスルフィド結合を開裂する作用はもたない．カルボシス

テインと同様の粘液修復作用や漿液性気道分泌亢進作用をもつため，気道粘液修復薬と考えてもよいが，気道上皮杯細胞過形成や異常粘膜生成の抑制作用を示すため，気道分泌（細胞）正常化薬として分類される（図4-10）．

F　気道潤滑薬

アンブロキソールambroxol（ムコソルバン®）は，ブロムヘキシンの活性代謝物である．肺サーファクタントの分泌促進作用が強力で，これにより，喀痰の気道粘膜表面に対する粘着性を低下させて喀痰の喀出困難を改善する．このほか，気道液の分泌促進作用や線毛運動亢進作用ももつ．アンブロキソールには，1日1回の服用ですむ徐放剤がある（図4-10）．

G　刺激性去痰薬（分泌促進型去痰薬）

セネガ・オンジ・キキョウの成分であるサポニンsaponinは，咽頭粘膜や上部消化管粘膜を刺激して，反射性に気道分泌を促進する．大量投与では悪心・嘔吐を招くので注意する．

グアイフェネシンguaifenesin（フストジル®）は，気管支分泌の促進作用により喀痰の喀出を容易にする．

なお，コリン作動薬（副交感神経興奮薬）は腺のムスカリン受容体を刺激して気道液の腺分泌を促進させるが，去痰薬としての実用的価値はない．

5 気管支喘息と治療薬

A 気管支喘息の病態生理と薬物治療

　気管支喘息の特徴として，①気道の慢性炎症，②可逆的な気道閉塞，③気道過敏症をあげることができる．以前は，気管支平滑筋の攣縮による気道狭窄と考えられてきたが，近年は，気道の慢性炎症が気管支喘息の基本的病態であることが明らかになってきた．これに伴い，気管支喘息の治療戦略も変化し，薬物療法の主眼が，気管支拡張から気道炎症の予防・抑制へと移ってきた．すなわち，発作治療薬としては短時間作用型 β_2 受容体刺激薬が重要な位置づけにあるが，後述するように，長期管理薬として位置づけられる吸入ステロイド薬や抗アレルギー薬を用いた抗炎症療法が重要視されるようになっている（図 4-11）．

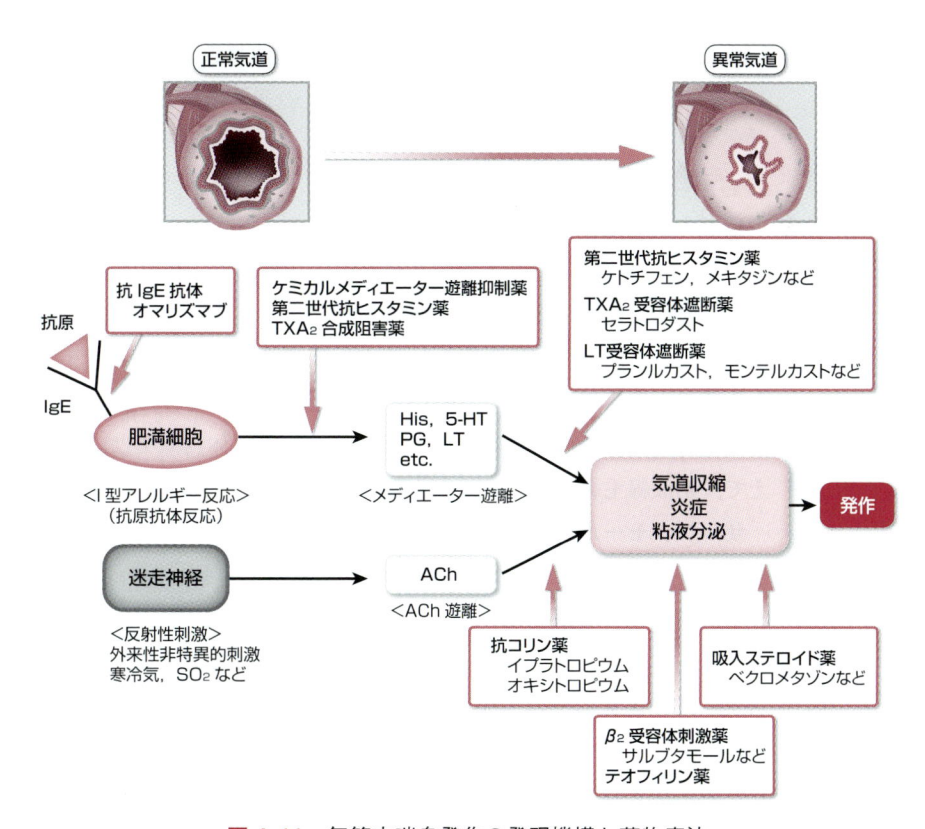

図 4-11　気管支喘息発作の発現機構と薬物療法

B 気管支喘息治療薬の分類・種類

　気管支喘息治療薬は，**発作治療薬（リリーバー）**と**長期管理薬（コントローラー）**に分けられる．発作治療薬は，喘息発作治療の目的で短時間使用する薬物で，短時間作用型気管支拡張薬（短時間作用型β_2受容体刺激薬，テオフィリン薬，抗コリン薬）と全身性ステロイド薬が発作強度に応じて用いられる．長期管理薬は，症状の制御とその維持の目的で長期にわたり継続的に使用する薬物で，ステロイド薬（吸入薬，経口薬），抗アレルギー薬（ケミカルメディエーター遊離抑制薬，第二世代抗ヒスタミン薬，トロンボキサンA_2合成阻害薬，トロンボキサンA_2受容体遮断薬，ロイコトリエン受容体遮断薬，Th2サイトカイン阻害薬），抗IgE抗体，長時間作用型気管支拡張薬（テオフィリン徐放製剤，長時間作用型β_2受容体刺激薬）が用いられる．

C 気管支拡張薬

　気管支拡張薬は，気管支平滑筋を弛緩させて気道を拡張させる薬物である．気管支平滑筋の緊張性亢進による気道狭窄を緩解し，喘息発作の呼吸困難などの症状を軽減させる．COPDにも用いられる．β_2受容体刺激薬，テオフィリン薬（キサンチン誘導体），抗コリン薬（副交感神経遮断薬）の3種類がある．

1. β_2受容体刺激薬

　ヒトの気管支平滑筋に発現しているβ受容体サブタイプは，主としてβ_2受容体である．β_2受容体はGsタンパク質共役型受容体で，刺激されるとアデニル酸シクラーゼの活性化と細胞内cAMP量の増加により，気管支平滑筋の弛緩と気管支の拡張をもたらす．気管支拡張薬としては，β_2受容体選択性が高く，β_1受容体を介した心機能亢進作用が少ないものがよい．最近は，β_2受容体選択性が極めて高く，作用持続時間の長い薬物も開発されている．β_2受容体刺激薬は，気管支拡張作用に加えて，粘液線毛クリアランスを改善する作用も知られている．

　サルブタモール salbutamol（ベネトリン®，サルタノール®，アイロミール®），**テルブタリン** terbutaline（ブリカニール®）は，初期に開発されたβ_2受容体刺激薬である．作用持続時間が短いため，吸入あるいは経口投与で喘息発作時の治療に用いられる．**フェノテロール** fenoterol（ベロテック®），**プロカテロール** procaterol（メプチン®），**ツロブテロール** tulobuterol（ホクナリン®，ベラチン®），**クレンブテロール** clenbuterol（スピロペント®），**サルメテロール** salmeterol（セレベント®）は，β_2受容体選択性をさらに高め，作用持続時間も長くした薬物である（図4-12）．このうち，フェノテロール，プロカテロールは，喘息発作時に用いられる経口剤，吸入剤

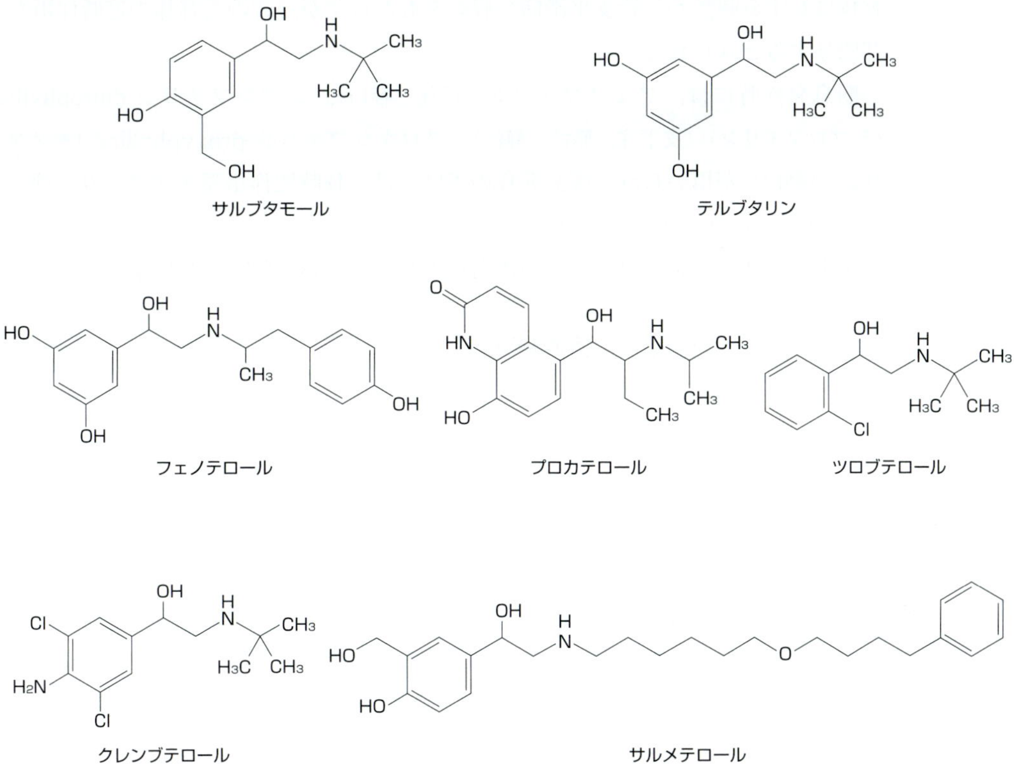

図 4-12　主な β_2 受容体刺激薬の構造式

サルブタモール　テルブタリン　フェノテロール　プロカテロール　ツロブテロール　クレンブテロール　サルメテロール

である．他方，クレンブテロール，サルメテロールは，発作治療薬としてではなく，喘息発作の予防目的で長期管理薬として用いられる（ツロブテロールも長期管理薬として用いられることがある）．

　β_2 受容体刺激薬は，β_1 受容体を介した心機能亢進などの副作用は少なくなっているが，振戦が出現することがある．振戦は，骨格筋の β_2 受容体が刺激されることで骨格筋が収縮するために起こると考えられている．

2. テオフィリン薬（キサンチン誘導体）

　3種類のキサンチン誘導体（テオフィリン，カフェイン，テオブロミン）の中で，最も強力な平滑筋弛緩作用を示す**テオフィリン** theophylline（テオドール®，テオロング®，スロービッド®，ユニフィル®LA，ユニコン®）とその誘導体（ジプロフィリン，プロキシフィリン）が用いられる．なお，**アミノフィリン** aminophylline（ネオフィリン®，アプニション®）はテオフィリンのエチレンジアミン塩で，テオフィリンの水溶性を高めたものであり，薬効はテオフィリンと同じと考えてよい（図 4-13）．

　テオフィリンは，cAMP分解酵素であるホスホジエステラーゼ（PDE）を阻害し，細胞内cAMP量を増加し，気管支平滑筋を弛緩する．このほか，アデノシン A_1 受

容体に対する刺激が気管支平滑筋の収縮をもたらすが，この受容体の遮断作用も一部関与するとみられている．

　喘息発作時には，アミノフィリン（静注，経口），ジプロフィリン diprophylline（ジプロフィリン）（皮下注，筋注，静注），プロキシフィリン proxyphylline（モノフィリン）（経口）が用いられ，喘息発作の予防には，長時間作用型テオフィリン薬（テオフィリンの徐放性製剤）が用いられる．

　テオフィリンの副作用には，心悸亢進，頻脈，悪心・嘔吐，頭痛などがある．

3. 抗コリン薬（副交感神経遮断薬）

　副交感神経の神経伝達物質であるアセチルコリンは，ムスカリン M_3 受容体を介して気管支平滑筋を強力に収縮させる．気管支喘息患者では気道過敏症がみられるが，喘息の主役であるアレルギー性刺激に加え，寒冷・粉塵・精神的要因・過度の運動などの外来性非特異的刺激に応じて興奮する迷走神経終末から遊離されるアセチルコリンに対して，気管支平滑筋が収縮しやすい状態になっている（図4-11参照）．したがって，抗コリン薬により，気管支平滑筋の過収縮を抑制することにより，気管支喘息患者の気道狭窄を改善することが期待できる．しかし，喘息発作に対する抗コリン薬の治療効果は β_2 受容体刺激薬より高くなく，効果発現も遅いため，第一選択薬としては位置づけられていない．その一方で，抗コリン薬はCOPD患者で最も優れた気管支拡張効果を示すため，COPDの第一選択薬として用いられる．

　気管支拡張薬として用いられる抗コリン薬はいずれも4級アンモニウムで，吸入薬として用いられる．**イプラトロピウム** ipratropium（アトロベント®），**オキシトロピウム** oxitropium（テルシガン®）（製造・販売中止）は，気管支喘息と肺気腫に適応があり，**チオトロピウム** tiotropium（スピリーバ®）は，COPDに適応がある．なお，チオトロピウムは，作用持続時間が長いという特徴をもつ．抗コリン薬は，緑内障，前立腺肥大症の患者では禁忌である（図4-14）．

D　抗アレルギー薬

　気管支喘息の治療に適用される抗アレルギー薬は，すでに発症している発作を軽減する発作治療薬としてではなく，予防目的で長期管理薬として用いられる．気管支喘息の発症に関わる各種ケミカルメディエーターの役割が解明されると同時に，それらの遊離・産生・受容体との結合を抑制する薬物（ケミカルメディエーター遊離抑制薬，第二世代抗ヒスタミン薬（第二世代ヒスタミン H_1 受容体遮断薬），トロンボキサン A_2 合成阻害薬，トロンボキサン A_2 受容体遮断薬，ロイコトリエン受容体遮断薬）が開発されてきた．また，Th2サイトカイン阻害薬（スプラタスト）や抗IgE抗体（オマリズマブ）も用いられる．なお，ジフェンヒドラミン diphenhydramine，クロルフェ

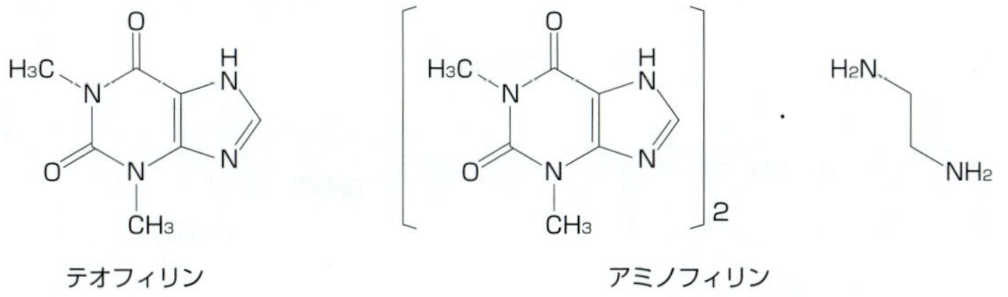

図 4-13 主なテオフィリン薬の構造式

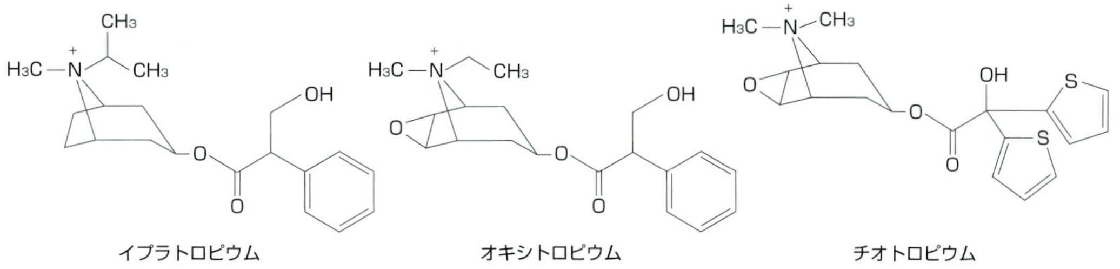

テオフィリン　　アミノフィリン

図 4-14 主な抗コリン薬の構造式

イプラトロピウム　　オキシトロピウム　　チオトロピウム

ニラミン chlorpheniramine などの第一世代抗ヒスタミン薬（第一世代ヒスタミン H_1 受容体遮断薬）は，狭義では抗アレルギー薬の範疇には含まれない．

1. ケミカルメディエーター遊離抑制薬

ケミカルメディエーター遊離抑制薬は，肥満細胞からの IgE 依存性のケミカルメディエーター（ヒスタミン，ロイコトリエンなど）の遊離を抑制する薬物である．気管支喘息に適応がある薬物は，**クロモグリク酸** cromoglicate（インタール®），**トラニラスト** tranilast（リザベン®），**アンレキサノクス** amlexanox（ソルファ®），**イブジラスト** ibudilast（ケタス®），**ペミロラスト** pemirolast（アレギサール®，ペミラストン®）である．これらは，第二世代抗ヒスタミン薬とは異なり，ヒスタミン H_1 受容体遮断作用をもたない（図 4-15）．

2. 第二世代抗ヒスタミン薬

以前はケミカルメディエーター遊離抑制薬を，ヒスタミン H_1 受容体遮断作用の有無で細分類していた．このうち H_1 受容体遮断作用をもち，眠気の副作用が強いもの（鎮静性のもの：ケトチフェン，アゼラスチンなど）は抗アレルギー性抗ヒスタミン薬，H_1 受容体遮断作用をもち，眠気の副作用が弱いもの（非鎮静性のもの：メキタジン，エピナスチンなど）が非鎮静性抗ヒスタミン薬もしくは第二世代抗ヒスタミン薬と称され，呼称が複雑であった．現在は，鎮静性（中枢神経抑制作用をもつ）・非鎮静性（中枢神経抑制作用をもたない）の差を問わず，ヒスタミン H_1 受容体遮断作用のほか，ケミカルメディエーター遊離抑制作用，ケミカルメディエーター受容体遮断作用などをもつものを第二世代抗ヒスタミン薬（第二世代ヒスタミン H_1 受容体遮断

図 4-15　主なケミカルメディエーター遊離抑制薬の構造式

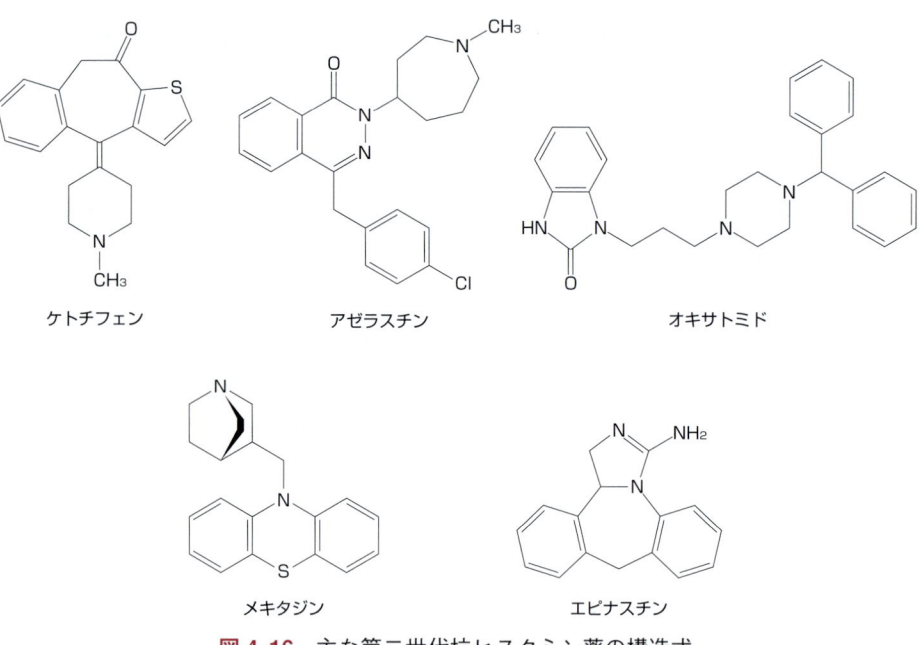

図 4-16　主な第二世代抗ヒスタミン薬の構造式

薬）と呼ぶようになった．

　気管支喘息に適応のある第二世代抗ヒスタミン薬には，鎮静性のものとして，**ケトチフェン** ketotifen（ザジテン®），**アゼラスチン** azelastine（アゼプチン®），**オキサトミド** oxatomide（セルテクト®）（小児気管支喘息）があり，非鎮静性のものとして，**メキタジン** mequitazine（ゼスラン®，ニポラジン®），**エピナスチン** epinastine（アレジオン®）がある（図 4-16）．

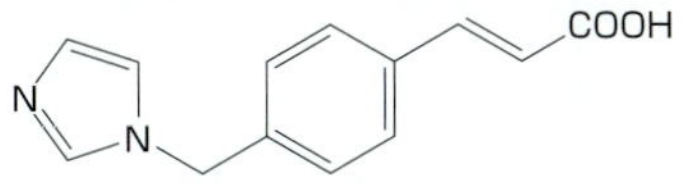

オザグレル

図4-17 主なトロンボキサンA₂合成阻害薬の構造式

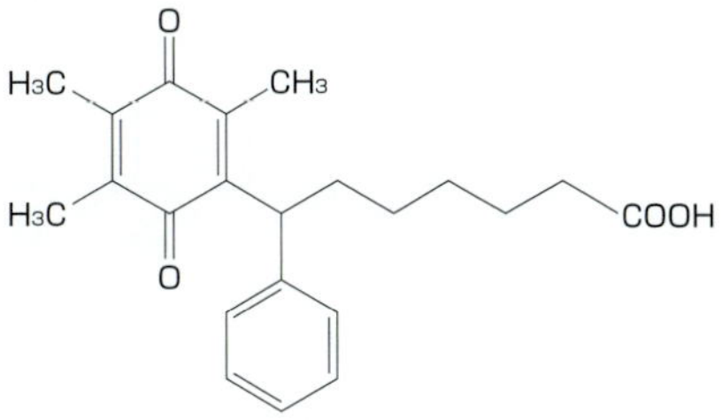

セラトロダスト

図4-18 主なトロンボキサンA₂受容体遮断薬の構造式

3. トロンボキサンA₂（TXA₂）合成阻害薬

TXA₂合成阻害薬（トロンボキサン合成酵素阻害薬）である**オザグレル** ozagrel（ドメナン®，ベガ®）は，気管支平滑筋収縮に関与するトロンボキサンA₂（TXA₂）の合成（トロンボキサン合成酵素）を阻害することにより，気管支喘息を改善する．オザグレルを主薬とする薬物には2種類あり，気管支喘息に適用されるのはオザグレル塩酸塩水和物で，オザグレルナトリウムは脳血管拡張薬として用いられる点に注意する（図4-17）．

4. トロンボキサンA₂（TXA₂）受容体遮断薬

気管支喘息に適用されるTXA₂受容体遮断薬は，**セラトロダスト** seratrodast（ブロニカ®）である．ラマトロバン ramatroban（バイナス®）もTXA₂受容体遮断薬であるが，気管支喘息に対する適応はなく，アレルギー性鼻炎に適用される（図4-18）．

5. ロイコトリエン受容体遮断薬

5-リポキシゲナーゼの作用によりアラキドン酸から合成されるロイコトリエン（LT）であるロイコトリエンC₄（LTC₄）・ロイコトリエンD₄（LTD₄）は，構造中にアミノ酸のシステインを含むため，**システイニルロイコトリエン**（CysLTs）と称されることがある．CysLTsは，強力な気管支平滑筋収縮作用，血管透過性亢進作用，気道炎症惹起作用などを示し，気管支喘息の発症や喘息における気道のリモデリングに深く関与していると考えられている．CysLTsのこれらの作用を仲介する受容体は，CysLT₁受容体である．したがって，CysLT₁受容体遮断薬（LT受容体遮断薬）は効果的な抗喘息作用を示すことが期待される．事実，CysLT₁受容体遮断薬は臨床的に優れた治療効果を発揮し，抗アレルギー薬の中では気管支喘息に対する第一選択薬として位置づけられている．**プランルカスト** pranlukast（オノン®），**モンテルカスト** montelukast（シングレア®，キプレス®），**ザフィルルカスト** zafirlukast（アコレート®）（製造・販売中止）が用いられる（図4-19）．

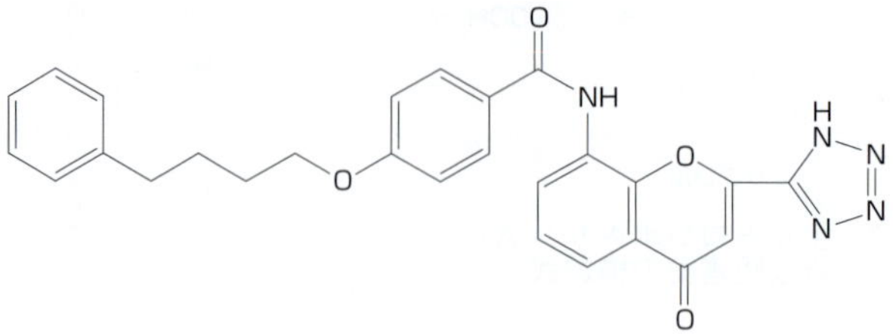

プランルカスト

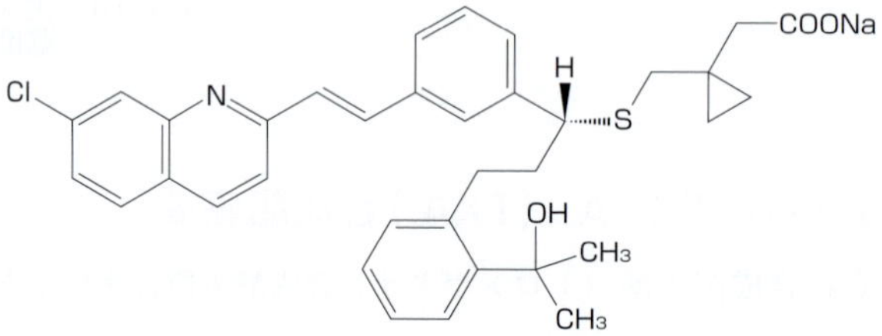

モンテルカストナトリウム

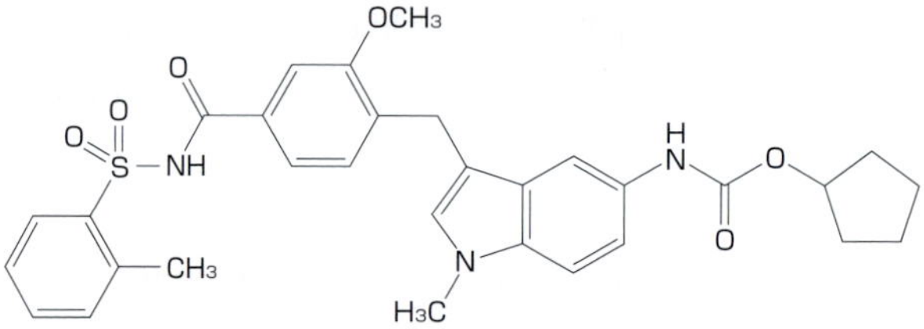

ザフィルルカスト

図 4-19 主なロイコトリエン受容体遮断薬の構造式

6. Th2 サイトカイン阻害薬

　スプラタスト suplatast（アイピーディ®）は，Th2（T helper 2）細胞でのインターロイキン-4（IL-4）・インターロイキン-5（IL-5）の産生を抑制して，IgE 抗体の産生を抑制するので，気管支喘息の予防に効果を発揮する．スプラタストの効果には，好酸球浸潤抑制作用も関与する（**図 4-20**）．

7. 抗 IgE 抗体

　オマリズマブ omalizumab（ゾレア®）は，ヒト化抗ヒト IgE モノクローナル抗体である．肥満細胞や好塩基球に発現している IgE の高親和性受容体に対する IgE の結合を阻害することにより，肥満細胞や好塩基球などの炎症細胞の活性化を抑制する．なお，オマリズマブは，既存治療によって喘息症状を制御できない難治患者に限って使用される．また，最近では，抗 IL-5 抗体である**メポリズマブ** mepolizumab（ヌーカラ®），抗 IL-5 受容体の抗体である**ベンラリズマブ** benralizumab（ファセンラ®）も使用されるようになった．

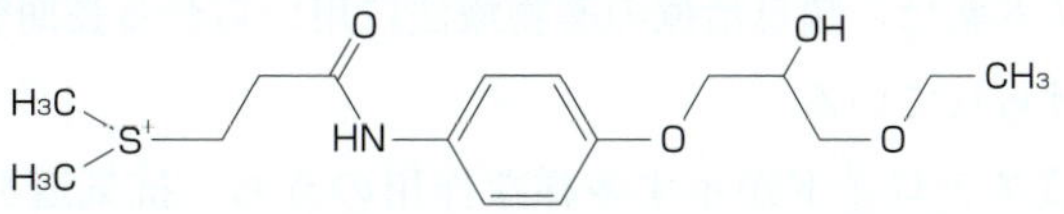

スプラタスト

図 4-20 主な Th2 サイトカイン阻害薬

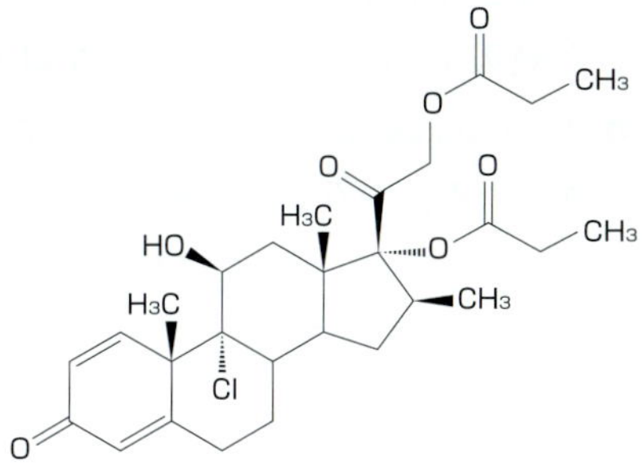

ベクロメタゾンプロピオン酸エステル

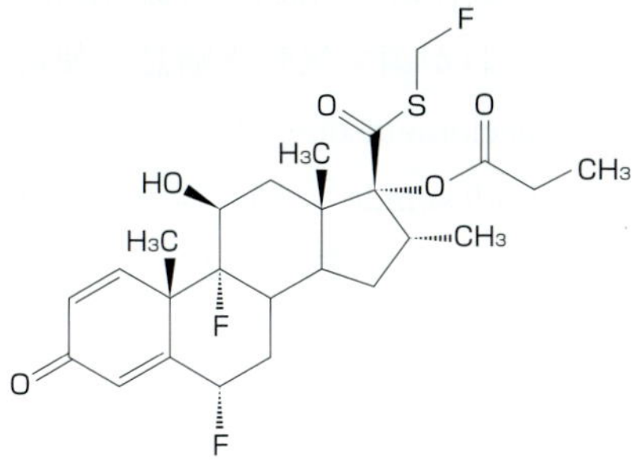

フルチカゾンプロピオン酸エステル

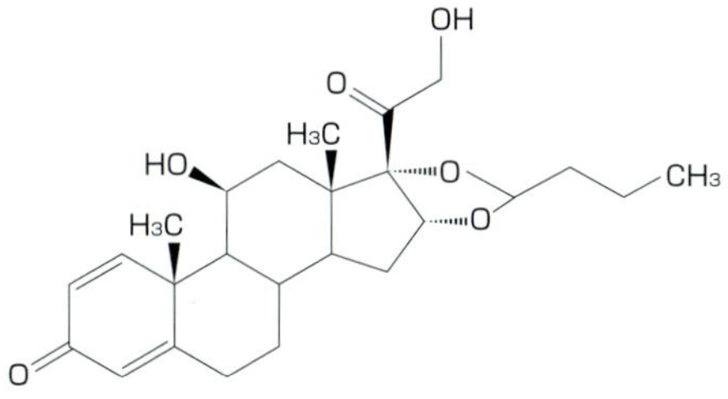

ブデソニド

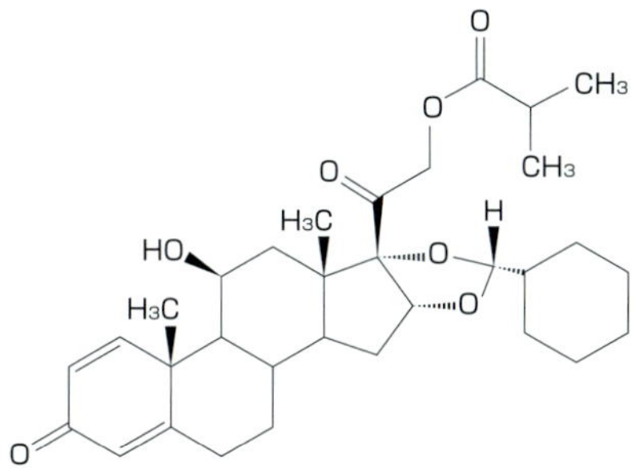

シクレソニド

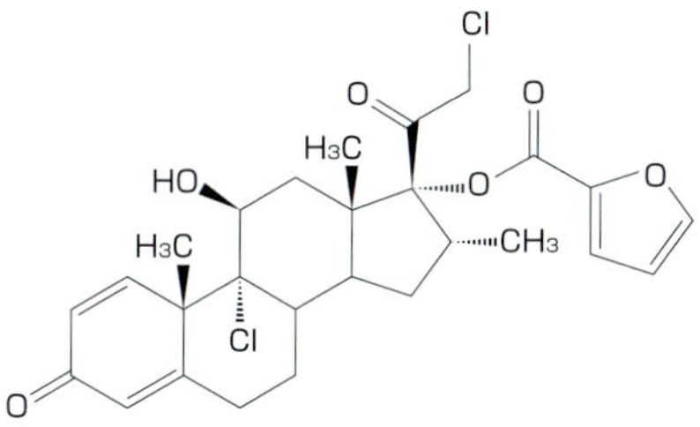

モメタゾンフランカルボン酸エステル

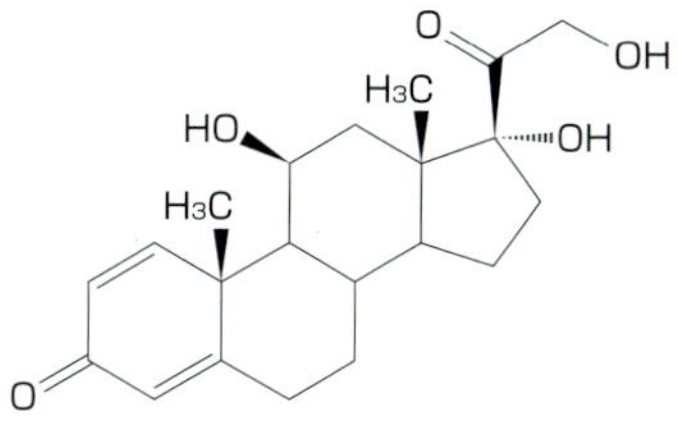

プレドニゾロン

図 4-21 主な吸入・経口ステロイド薬の構造式

E　吸入ステロイド薬

　気道炎症が気管支喘息の発症に関わる基本的な病態であること，吸入ステロイド薬が高い有効性を示す一方で副作用が少ないことなどが明らかにされ，強力な抗炎症作用を示す副腎皮質ステロイド薬が積極的に用いられるようになった．特に，吸

入ステロイド薬は，喘息治療の薬物療法に用いられる長期管理薬の第一選択薬として位置づけられている．

副腎皮質ステロイドが示す多様な作用のうち，抗気道炎症効果としては，T 細胞・肥満細胞・血管内皮細胞・気道上皮細胞でのサイトカイン産生の抑制作用，肥満細胞・好酸球の炎症部位への浸潤抑制作用が重要視されている．血管透過性亢進抑制作用や粘液分泌抑制作用なども関与すると考えられている．

わが国で気管支喘息に使用されていた吸入ステロイド薬は，**ベクロメタゾン** beclometasone（キュバール®），**フルチカゾン** fluticasone（フルタイド®），**ブデソニド** budesonide（パルミコート®）の 3 種類であったが，**シクレソニド** ciclesonide（オルベスコ®），**モメタゾン** mometasone（アズマネックス®）が新たに登場した．このうち，シクレソニドは，1 日 1 回の吸入でよいという特徴をもつ．

吸入ステロイド薬は，経口剤や注射剤と比較して全身性副作用ははるかに少ないとされている．しかし，副腎機能低下・骨粗鬆症などの全身性副作用を極力少なくし，嗄声（しわがれ声），口腔・咽頭カンジダ症などの局所的副作用を予防する目的で，吸入後のうがいが必要である．また，スペーサーの使用は，口腔内への薬物の沈着の減少と肺への到達量の増加に効果的である．

なお，重症の気管支喘息で他の長期管理薬の効果が不良の場合は，**プレドニゾロン** prednisolone（プレドニン®，プレドニゾロン）などの経口ステロイド薬を短期間投与する．また，中等度以上の強度の喘息発作では，ヒドロコルチゾン hydrocortisone（ソル・コーテフ®），メチルプレドニゾロン methylprednisolone（デポ・メドロール®），デキサメタゾン dexamethasone（デカドロン®），ベタメタゾン betamethasone（リンデロン®）を点滴静注する（図 4-21）．

4 章……………田中芳夫

5章

内分泌系の薬理

1 内分泌系とホルモン

　内分泌系は神経系と並び，生体機能を調節する上で，きわめて重要なシステムであり，**生体内外の環境変化に対する恒常性（ホメオスタシス）保持**，**エネルギー代謝**，**発育・発達**，そして**性の分化と生殖**に関与し，生命活動を維持する．これらの機能調節は**ホルモン**＊を介して行われる．ホルモンは「生体の特定の組織または器官（内分泌腺）で作られた化学物質で血液中へ直接分泌され，血行によって運ばれて特定の**標的器官**に作用し，微量で特異的な効果を発揮する情報伝達物質」と古典的には定義される．さらに消化管細胞から分泌され消化機能に関与している消化管ホルモンや局所で産生され，その近傍に作用するプロスタグランジンやロイコトリエンなどのエイコサノイド，血液で産生され，標的器官に作用するアンジオテンシンⅡ，免疫担当細胞で作られ，免疫系以外に脳などにも作用するサイトカインなども広義には，ホルモンの範疇に入り，これらの生理活性物質とホルモンの境界が必ずしも明確でなくなっている．ここでは従来から扱われているホルモンを取り上げる．サイトカインやエイコサノイドなどに関しては他の章を参照していただきたい．

　ホルモン分泌の過剰や低下は生体機能や器官の発達などに変調をきたし，さまざまな疾患を誘発する原因となる．したがって，ホルモンは**内分泌疾患の補充療法**や**診断用に**，さらに生理量を超える大量を用いて**内分泌疾患以外の疾病の治療**に用いられる．またホルモン関連疾患の治療にはホルモン以外の**内分泌系に作用する薬物**も使用される．

A 内分泌器官と産生ホルモン

　ホルモンは一般的に内分泌腺で産生される．内分泌腺には，**下垂体**，**松果体**，**甲状腺**，**副甲状腺**，**膵臓**，**副腎**，**卵巣**，**精巣**などがある．さらに特定の分泌構造をもたないが**視床下部**もこれに加えられる．それぞれの内分泌器官で特定のホルモンが合成され，分泌される（図5-1）．

＊ BaylissとStarlingにより1902年にセクレチンが発見され，ホルモンと命名された．ホルモンはギリシャ語の"興奮させる"とか"呼び覚ます"という意味の言葉に由来している．

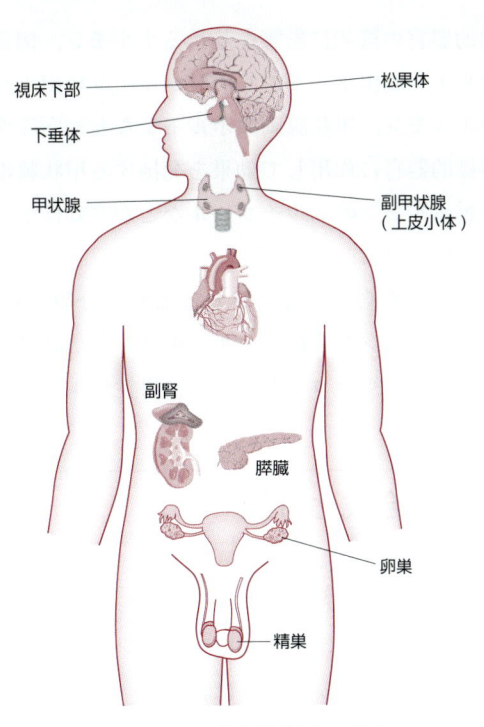

図 5-1　ヒトの内分泌器官の分布

B　ホルモンの分類と種類

　ホルモンは"化学構造"，"生理作用"，"産生部位"によって分類される（表5-1）．
1）化学構造による分類
　化学構造によって，①アミノ酸誘導体ホルモン，②ペプチドホルモン，③ステロイドホルモンの3種類に分けられる．

　①**アミノ酸誘導体ホルモン**：アミノ酸から合成されるホルモンで，チロシンやトリプトファンから誘導されるアドレナリンやメラトニン，そしてチロシンが2分子縮合した甲状腺ホルモンなどがある．

　②**ペプチドホルモン**：分子量の低いものから数万の糖タンパク質までさまざまである．副腎皮質刺激ホルモン，成長ホルモン，バソプレシン，インスリンなどがある．

　③**ステロイドホルモン**：ステロイド骨格をもち，コレステロールから合成される．副腎皮質ホルモン，性ホルモン，ビタミンD_3がある．

2）生理作用による分類
　標的器官への作用様式によって，**向腺性ホルモン**と**奏効性ホルモン**に分けられる（表5-2）．作用部位が内分泌腺で，その内分泌腺のホルモン分泌を調節し，間接的

に標的器官の機能に影響を与えるホルモン，例えば，視床下部ホルモンの甲状腺刺激ホルモン放出ホルモン，成長ホルモン放出ホルモンなどや下垂体前葉の副腎皮質刺激ホルモン，甲状腺刺激ホルモンなどが向腺性ホルモンである．これに対して，直接標的の器官に作用して効果を発揮する甲状腺ホルモンのトリヨードチロニン，副腎皮質ホルモンのコルチゾールなどが奏効性ホルモンである．

3）産生部位による分類

ホルモンが合成・分泌される器官で分類される．甲状腺ではトリヨードチロニン，チロキシンならびにカルシトニンが，副腎では，アドレナリン，糖質コルチコイド，鉱質コルチコイドならびに男性ホルモンが産生される．

C ホルモンの合成と分泌

1. アミノ酸誘導体ホルモン

アミノ酸誘導体ホルモンはチロシンやトリプトファンなどのアミノ酸前駆体から合成される．アドレナリンは細胞内へ能動的に取り込まれたチロシンから作られ，分泌顆粒内に貯蔵されて刺激により開口放出される．甲状腺ホルモンのチロキシン（T_4）やトリヨードチロニン（T_3）はチログロブリンのチロシン残基から合成され，甲状腺の濾胞内に蓄えられる．刺激によりチログロブリンから遊離し，放出される．一方，メラトニンはトリプトファンからセロトニンを経て合成され，放出される．

2. ペプチドホルモン

ペプチドホルモンは一般的に刺激によりプレプロホルモンという大きな分子量のペプチドとして最初に合成される．これが小胞体に送り込まれ，N末端についていたシグナルペプチドが切断されてプロホルモンとなる．プロホルモンはゴルジ装置において化学的修飾を受け，活性のあるホルモンとなり分泌顆粒内に貯蔵され，刺激により開口分泌される．

3. ステロイドホルモン

すべてのステロイドホルモンはコレステロールから一連の酵素反応で生成され，分泌される（p.426, 副腎皮質ホルモン，p.440, 女性ホルモン，p.450, 男性ホルモンの項参照）．コレステロールは酢酸からアセチルCoAを経て，または低比重リポタンパク質から供給される．血中に放出されたステロイドホルモンの大部分は血漿タンパク質と結合し，標的臓器に運ばれる．ホルモンとして器官に作用するのは遊離型である．

表 5-1 主なホルモンの分泌器官, 名称, 化学構造

分泌器官		ホルモン名	化学構造
視床下部		副腎皮質刺激ホルモン放出ホルモン（CRH）	ペプチド
		甲状腺刺激ホルモン放出ホルモン（TRH）	ペプチド
		成長ホルモン放出ホルモン（GHRH）	ペプチド
		性腺刺激ホルモン放出ホルモン（GnRH）	ペプチド
		ソマトスタチン	ペプチド
		ドパミン	アミノ酸誘導体
下垂体	前葉	副腎皮質刺激ホルモン（ACTH）	ペプチド
		成長ホルモン（GH）	ペプチド
		プロラクチン（PRL）	ペプチド
		甲状腺刺激ホルモン（TSH）	ペプチド
		黄体形成ホルモン（LH）	ペプチド
		卵胞刺激ホルモン（FSH）	ペプチド
	中葉	メラニン細胞刺激ホルモン（MSH）	ペプチド
	後葉	バソプレシン（VP）	ペプチド
		オキシトシン（OT）	ペプチド
松果体		メラトニン	アミノ酸誘導体
甲状腺		チロキシン（T_4）	アミノ酸誘導体
		トリヨードチロニン（T_3）	アミノ酸誘導体
		カルシトニン（CT）	ペプチド
副甲状腺		副甲状腺ホルモン（PTH）	ペプチド
副腎	皮質	アルドステロン	ステロイド
		コルチゾール	ステロイド
		デヒドロエピアンドロステロン（DHEA）	ステロイド
	髄質	アドレナリン	アミノ酸誘導体
		ノルアドレナリン	アミノ酸誘導体
性腺	精巣	テストステロン	ステロイド
	卵巣	エストラジオール（E_2）	ステロイド
		プロゲステロン	ステロイド
胎盤		ヒト絨毛性ゴナドトロピン（HCG）	ペプチド
		エストロゲン	ステロイド
		プロゲステロン	ステロイド
膵臓・ランゲルハンス島		インスリン	ペプチド
		グルカゴン	ペプチド
		ソマトスタチン	ペプチド
腎臓		活性型ビタミンD_3	ステロイド

表 5-2 生理作用からのホルモンの分類

分類	ホルモン
向腺性ホルモン	作用部位が内分泌腺で, その内分泌腺のホルモン分泌を調節し, 間接的に標的器官の機能に影響を与える： TRH, CRH, GnRH, ドパミン, ソマトスタチン, GHRH, TSH, ACTH, FSH, LH
奏効性ホルモン	直接標的器官に作用して効果を発揮する： 向腺性ホルモン以外のGH, PRL, OT, VP, T_3, T_4, CT, PTH, インスリン, アドレナリンなど

D ホルモンの作用機構

ホルモンは標的細胞の**細胞膜受容体**や**細胞内受容体**に特異的に結合して効果を発揮する（図5-2）．水溶性のアドレナリンやペプチドホルモンは細胞膜受容体に, 脂

溶性のステロイドホルモン，ビタミン D_3 ならびに甲状腺ホルモンは細胞内受容体に結合する．またホルモンによっては，標的組織において酵素反応を受けてから受容体に結合するものもある．男性ホルモンのテストステロンは標的器官で5α還元酵素により，ジヒドロテストステロンに変換されてから作用する（p.450，男性ホルモンの項参照）．

1. 細胞膜受容体へ作用するホルモン

細胞膜受容体には，**イオンチャネル内蔵型**，**Gタンパク質（GTP結合タンパク質）共役型**ならびに**酵素共役型（1回膜貫通型）** がある．

大部分のペプチドホルモンやアドレナリンはGタンパク質共役型受容体に結合する（図5-2）．ホルモン受容体と共役する代表的なGタンパク質は G_s, G_i, G_q の3種類である．

例えば，副腎皮質刺激ホルモン（ACTH）が G_s タンパク質共役型受容体に結合すると，アデニル酸シクラーゼが活性化され，細胞内cAMP濃度が上昇する．cAMPはA-キナーゼ（PKA）を活性化し，コレステロールエステル加水分解酵素をリン酸化，活性化して一連のステロイド合成を開始する．また cAMP は A-キナーゼを介して転写調節因子の cAMP 応答配列結合タンパク質 cAMP response elemnt binding protein（CREB）をリン酸化する．リン酸化された CREB は遺伝子に結合し，転写を促進する．ACTH はこの経路も活性化して，ミトコンドリアの steroidgenesis acute regulatory（Star）タンパク質発現を増加させ，コレステロールのミトコンドリア内膜への輸送を促進し，ステロイド産生を高める．一方，G_q を介した伝達はホスホリパーゼCを活性化してイノシトール三リン酸（IP_3）やジアシルグリセロール（DAG）の産生を促進し，G_i を介した伝達はアデニル酸シクラーゼ活性を抑制してcAMP生成を抑える（図5-2）．

インスリンは細胞質側にチロシンキナーゼ活性をもつ酵素共役型受容体に結合する．インスリンが受容体に結合するとチロシンキナーゼが活性化され，各種機能タンパク質をリン酸化し，生理作用が発揮される（図5-2）．

2. 細胞内受容体へ作用するホルモン

細胞内受容体には，**細胞質受容体**と**核内受容体**がある．

ステロイドホルモンは細胞内に入り，一般的に細胞質受容体に結合し，ホルモン-受容体複合体となって核内へ移行して転写調節因子として働き，DNA上の特定の塩基配列〔**ホルモン応答配列** hormone responsive element（HRE）〕に作用する．その結果，遺伝子の転写を促進あるいは抑制し，効果を発揮する．一方，甲状腺ホルモンの T_4 や T_3 ならびに活性型ビタミン D_3 は核内受容体に結合し，転写調節因子として働く（図5-2）．

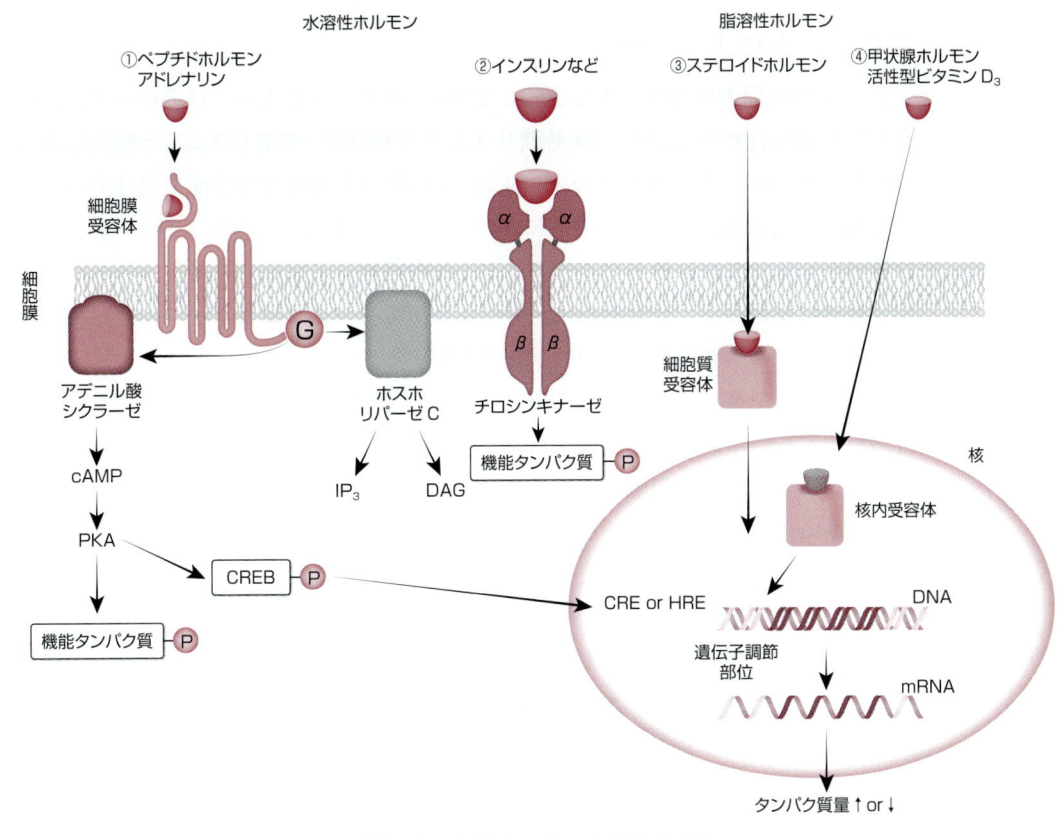

図 5-2　各種ホルモンの受容体部位

CRE：cAMP 応答配列，CREB：cAMP 応答配列結合タンパク質，DAG：ジアシルグリセロール，G：G タンパク質，HRE：ホルモン応答配列，IP₃：イノシトール三リン酸，PKA：プロテインキナーゼ A（A-キナーゼ）
①ペプチドホルモン，アドレナリンなどが結合する G タンパク質共役型の細胞膜受容体．
②インスリンの 1 回膜貫通型細胞膜受容体は α，β の 2 つのサブユニットからなり，α サブユニットは細胞外に，β サブユニットは細胞内にあり，S-S 結合で連結している．β サブユニットはチロシンキナーゼ活性をもつ．
③ステロイドホルモンが結合する受容体は細胞質に存在する．これらのホルモンは受容体に結合後，ホルモン-受容体複合体となり核内へ移動し，転写を調節してタンパク質合成を促進あるいは抑制する．その結果，ホルモン作用が発揮される．
④甲状腺ホルモンや活性型ビタミン D₃ などは，核内に存在する受容体と結合し，転写調節因子として働く．

E　ホルモン分泌（血中濃度）の調節

　ホルモンの血中濃度，すなわちホルモン分泌は合目的的に調節されている．ホルモン分泌の調節は主に**生体リズム**，**物質の血中濃度**，**神経系**，**視床下部-下垂体前葉系**によって行われる．そのほか，さまざまな刺激（血漿浸透圧，吸乳，子宮筋弛緩など）もホルモン分泌の調節因子となる．

1. 生体リズムによる調節

　ヒトは24時間の生体リズムで活動しており，ホルモンによってはそのリズムに依存して分泌が行われている．24時間リズムは生物時計（**概日リズム**）と睡眠によって生み出される．ACTHやメラトニンは24時間の生物時計の支配を受けている．ACTHの血中濃度は早朝から覚醒に向けてピークとなり，その後下がり始め，夜中に低値となる．これは糖質コルチコイドの血中濃度にも反映される．メラトニンの血中濃度は夜間高く，昼間低い．一方，成長ホルモンやプロラクチンの分泌は睡眠によって大きく影響され，夜間睡眠時に増加する．

　成長ホルモンや黄体形成ホルモンは1〜3時間周期で規則的に分泌される拍動性分泌を生じる．これは黄体形成ホルモンの場合では，視床下部にあるパルスジェネレーターによって性腺刺激ホルモン放出ホルモンの分泌が拍動性に調節されているためである．

2. 物質の血中濃度による調節

　血液中の物質濃度の増減によりホルモン分泌量が変化する．血中グルコース値が上昇すると膵臓からのインスリン分泌が促進される．一方，血中Ca^{2+}濃度が増加すると甲状腺からカルシトニン分泌が，逆に低下すると副甲状腺から副甲状腺ホルモン分泌が促進される（**表5-3**）．

3. 神経系による調節

　アドレナリンを分泌する副腎髄質は自律神経系交感神経節前線維の支配を受ける．また，インスリンを産生分泌する膵ランゲルハンス細胞に交感神経系が分布する．一方，下垂体後葉ホルモンのオキシトシンやバソプレシンは視床下部神経で産生され，後葉にある神経終末に貯蔵される．これらの神経活動によりそれぞれのホルモン分泌が調節されている．

4. 視床下部-下垂体前葉系による調節

　視床下部-下垂体-標的末梢器官系では，標的末梢器官から分泌されたホルモンが上位内分泌器官の視床下部や下垂体からのホルモン分泌を調節する機構が存在する．このような機構を**フィードバック**といい，上位内分泌器官からのホルモン分泌を抑制する**負のフィードバック**とホルモン分泌を亢進する**正のフィードバック**がある．

1) 負のフィードバック調節

　一般的なホルモン分泌の調節で，ホルモンの血中濃度を一定に維持する機構として働く．甲状腺ホルモンのT_3とT_4の合成と分泌は視床下部ホルモンと下垂体前葉ホルモンの連携により調節される（**図5-3**）．視床下部から分泌された甲状腺刺激ホルモン放出ホルモン（TRH）が下垂体前葉に働き，甲状腺刺激ホルモン（TSH）の

表 5-3 物質の血中濃度によるホルモン分泌調節

ホルモン	血中グルコース濃度	
	上昇	低下
インスリン	↑	↓

ホルモン	血中 Ca^{2+} 濃度	
	上昇	低下
カルシトニン	↑	↓
副甲状腺ホルモン	↓	↑

↑：分泌促進　↓：分泌抑制

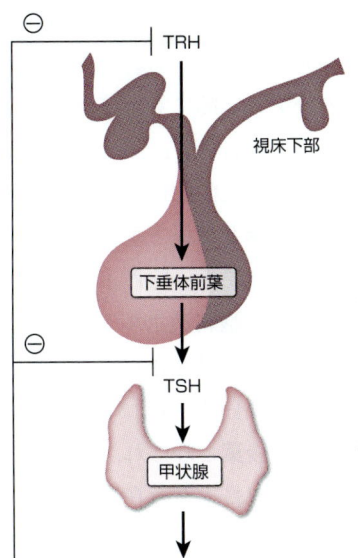

図 5-3 甲状腺ホルモンの分泌調節（視床下部－下垂体－甲状腺）

視床下部から分泌された甲状腺刺激ホルモン放出ホルモン（TRH）は下垂体前葉に働いて，甲状腺刺激ホルモン（TSH）の分泌を促進させる．TSH は甲状腺に作用し，甲状腺ホルモンのトリヨードチロニン（T_3）とチロキシン（T_4）の合成と分泌を高める．血中の T_3 と T_4 濃度が高くなると負のフィードバックにより，TRH と TSH 分泌が抑制され，T_3 と T_4 の合成と分泌が抑えられる．これによって甲状腺ホルモンの血中濃度が一定に保たれる．

産生・分泌を促進する．TSH は甲状腺を刺激して T_3 と T_4 の産生，分泌を亢進させ，甲状腺ホルモンの血中濃度を上昇させる．さらに分泌が進むと血中甲状腺ホルモン濃度が過剰となり，これが視床下部と下垂体に抑制的に働いて TRH と TSH の分泌を阻害する．この結果，甲状腺ホルモンの産生と分泌が抑えられる．このような負のフィードバック調節機構は副腎皮質ホルモンの糖質コルチコイド分泌や性ホルモン分泌の視床下部－下垂体－標的末梢器官においても存在する．

2）正のフィードバック調節

生体機能の発現に血中ホルモンレベルの急激な上昇を必要とする場合に働く機構で，排卵の際の黄体形成ホルモン（LH）分泌（**LH サージ**）がこれにあたる．通常，下垂体からの LH 分泌は卵胞ホルモンの負のフィードバック制御を受けている．しかし，卵胞が成熟すると大量の卵胞ホルモンが分泌され，これが視床下部からの性腺刺激ホルモン放出ホルモン（GnRH）の分泌を促進，さらに下垂体前葉の GnRH に対する感受性を高め，急激な LH 分泌を生じる．この結果，排卵が誘発される（p.440，女性ホルモンの項参照）．

2 視床下部ホルモン・下垂体ホルモン

A 視床下部と下垂体との関係

　視床下部と**下垂体**は形態的に，また内分泌機能的にも密接な関連をもち相互に作用している（図5-4）．視床下部は脳底部の中央にあり，第3脳室を取り囲み，漏斗茎を介して下垂体と連結している．下垂体は発生学的に異なる**腺性下垂体**と**神経下垂体**に分けられる．腺性下垂体はさらに，**前葉**と神経下垂体と接する部分の**中葉**に区分される．しかしヒトにおいて中葉の発達は悪く，腺性下垂体の大部分は前葉であり，そのため中葉から分泌される**メラニン細胞刺激ホルモン（MSH）**の生理的意義は低い．視床下部と前葉は正中隆起で下垂体門脈を介して血管性に繋がり，視床下部の神経細胞で合成されたホルモンが門脈に分泌され，**下垂体前葉ホルモン**の合成と分泌を調節する．一方，神経性下垂体は**後葉**と呼ばれ，視床下部にある神経細胞体が漏斗茎を通って直接軸索を伸ばし，その終末が存在する．終末には細胞体で産生されたホルモンが貯えられ，**下垂体後葉ホルモン**として分泌される．これらの視床下部神経からの分泌を**神経分泌**という．

B 視床下部ホルモン・下垂体ホルモンの標的臓器への作用

　視床下部の特定の神経で産生され，下垂体門脈に分泌されて下垂体前葉ホルモンの合成と分泌を調節するホルモンを**視床下部ホルモン（向下垂体前葉ホルモン）**という．視床下部ホルモンには，前葉ホルモンの分泌を促進する**放出ホルモン**と抑制する**抑制ホルモン**が存在し，それぞれに対応する下垂体前葉ホルモンの分泌を調節している．視床下部ホルモンは十数種類存在すると考えられているが，その中で化学構造式と生理作用が確認されているのが，**甲状腺刺激ホルモン放出ホルモン（TRH）**，**副腎皮質刺激ホルモン放出ホルモン（CRH）**，**性腺刺激ホルモン放出ホルモン（GnRH）**，**成長ホルモン放出ホルモン（GHRH）**，**成長ホルモン放出抑制ホルモン（GHIH，ソマトスタチン）**と**プロラクチン放出抑制ホルモン（PIH）のドパミン**の6種類である（表5-4，図5-5）．ドパミンを除き，いずれもペプチドホルモンである．
　これらの視床下部ホルモンの刺激に対応して，下垂体前葉から**成長ホルモン（GH）**，**プロラクチン（PRL）**，**甲状腺刺激ホルモン（TSH）**，**副腎皮質刺激ホルモン**

2 視床下部ホルモン・下垂体ホルモン

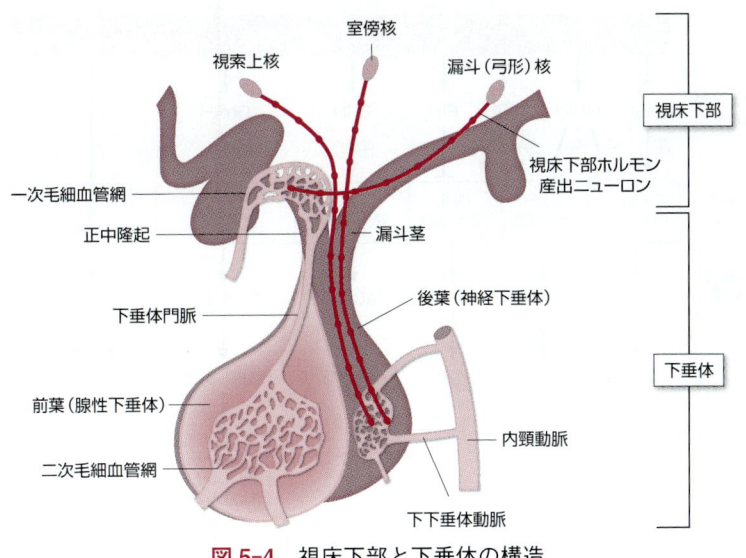

図 5-4 視床下部と下垂体の構造

表 5-4 視床下部ホルモンとその薬物および適用

視床下部ホルモン	薬物	適用
甲状腺刺激ホルモン放出ホルモン thyrotropin-releasing hormone（TRH）	プロチレリン（TRH）	遷延性意識障害，脊髄小脳変性症における運動失調の改善，下垂体 TSH とプロラクチン分泌機能検査
	タルチレリン（TRH 誘導体）	脊髄小脳変性症における運動失調の改善
副腎皮質刺激ホルモン放出ホルモン corticotropin-releasing hormone（CRH）	コルチコレリン（CRH）	視床下部 - 下垂体 - 副腎皮質系ホルモン分泌検査
性腺刺激ホルモン放出ホルモン gonadotropin-releasing hormone（GnRH）	ゴナドレリン（GnRH）	視床下部性性腺機能低下症
	ブセレリン（GnRH 誘導体）	子宮内膜症，子宮筋腫の縮小，子宮筋腫による過多月経，下腹痛，腰痛，貧血の改善
	ナファレリン（GnRH 誘導体）	
	ゴセレリン（GnRH 作動薬）	子宮内膜症，閉経前乳癌，前立腺癌
	リュープロレリン（GnRH 誘導体）	子宮内膜症，過多月経，腰痛および貧血などを伴う子宮筋腫における筋腫核の縮小および症状の改善，閉経前乳癌，前立腺癌，中枢性思春期早発症
	ガニレリクス（GnRH 拮抗薬）	早発排卵の防止
成長ホルモン放出ホルモン growth hormone-releasing hormone（GHRH）	ソマトレリン（GHRH）	下垂体成長ホルモン分泌機能検査
成長ホルモン放出抑制ホルモン（ソマトスタチン） growth hormone-releasing inhibiting hormone（GHIH）	オクトレオチド（GHIH 誘導体）	消化管ホルモン産生腫瘍に伴う諸症状の改善，成長ホルモン，ソマトメジン C 分泌過剰状態と諸症状の改善
プロラクチン放出抑制ホルモン（ドパミン） prolactin-releasing inhibiting hormone（PIH）	カベルゴリン，ブロモクリプチン，テルグリド（ドパミン D_1, D_2 受容体作動薬）	乳汁漏出症，高プロラクチン血性排卵障害や下垂体腺腫，産褥性乳汁分泌抑制，パーキンソン病（カベルゴリン，ブロモクリプチン）

5章 内分泌系の薬理

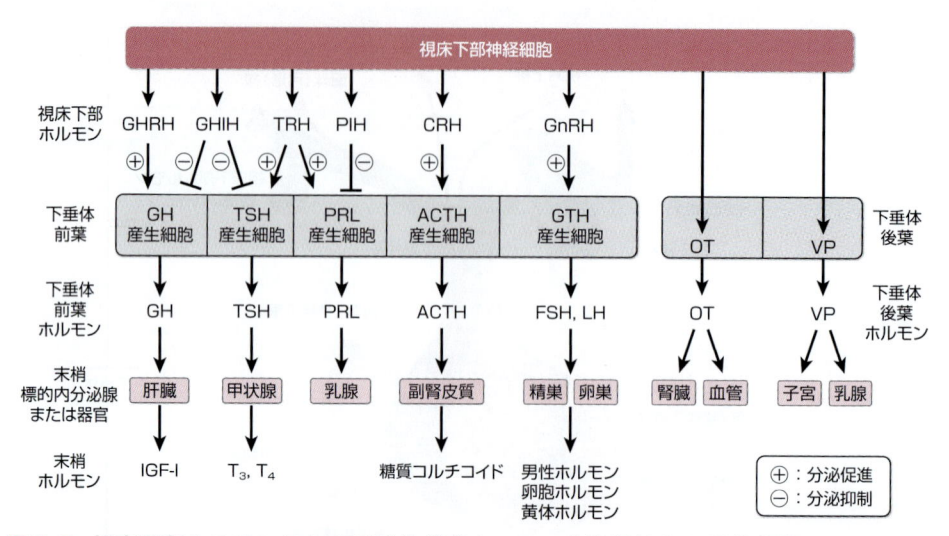

図 5-5 視床下部ホルモンによる下垂体前葉ホルモン分泌調節と下垂体後葉ホルモン分泌ならびに標的器官

GHRH：成長ホルモン放出ホルモン，GHIH：成長ホルモン放出抑制ホルモン，TRH：甲状腺刺激ホルモン放出ホルモン，PIH：プロラクチン放出抑制ホルモン，CRH：副腎皮質刺激ホルモン放出ホルモン，GnRH：性腺刺激ホルモン放出ホルモン，GH：成長ホルモン，TSH：甲状腺刺激ホルモン，PRL：プロラクチン，ACTH：副腎皮質刺激ホルモン，GTH：性腺刺激ホルモン，FSH：卵胞刺激ホルモン，LH：黄体形成ホルモン，OT：オキシトシン，VP：バソプレシン，IGF-I：インスリン様成長因子-I，T_3：トリヨードチロニン，T_4：チロキシン

（ACTH），**卵胞刺激ホルモン**（FSH），**黄体形成ホルモン**（LH）〔男性では**間質細胞刺激ホルモン**（ICSH）〕の分泌が亢進，または抑制される（**表 5-1**，**図 5-5**）．下垂体前葉ホルモンはペプチドであるが，TSH，LH，FSH は分子内に 15〜20％の糖鎖を含む糖タンパク質である．分泌された下垂体前葉ホルモンは標的器官へ作用する．

一方，下垂体後葉には，視床下部神経細胞で産生されたペプチドの**オキシトシン**と**バソプレシン**が貯蔵された神経終末があり，刺激により分泌され，標的器官に作用する（図 5-4，5-5）．

C 視床下部ホルモン（表 5-4）

1. 甲状腺刺激ホルモン放出ホルモン

甲状腺刺激ホルモン放出ホルモン thyrotropin-releasing hormone（TRH）（**図 5-6**）は最初に同定された視床下部ホルモンで，3 個のアミノ酸（PyroGlu-His-Pro-NH$_2$）からなる．TRH の細胞体は室傍核に存在するが，TRH は視床下部以外の中枢神経系や末梢組織にも分布し，多様な生理活性をもつ．下垂体では前葉に働いて，TSHとプロラクチンの分泌を促進する．

▶ **プロチレリン** protirelin（ヒルトニン®）

TRH である．自発運動亢進作用，覚醒促進作用，脳波賦活作用，運動失調改善作

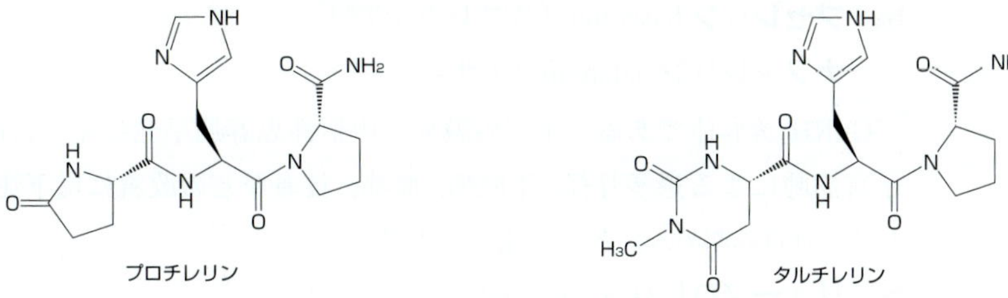

図 5-6 甲状腺刺激ホルモン放出ホルモンとその誘導体の構造式

用，下垂体 TSH 分泌作用を有する．頭部外傷やくも膜下出血の疾患に伴う遷延性意識障害，脊髄小脳変性症における運動失調の改善，下垂体 TSH 分泌機能検査に用いられる（図 5-6）．

▶ **タルチレリン** taltirelin（セレジスト®）

経口投与できる TRH 誘導体で，アセチルコリン，ドパミン，ノルアドレナリンおよびセロトニン神経系を活性化させる．脊髄小脳変性症における運動失調の改善に用いられる（図 5-6）．

2. 副腎皮質刺激ホルモン放出ホルモン

副腎皮質刺激ホルモン放出ホルモン corticotropin-releasing hormone（CRH）は 41 個のアミノ酸からなるペプチドで，室傍核で合成される．中枢神経系においては，ストレスの際に遊離される神経伝達物質として働いている．下垂体では前葉に作用し，ACTH の合成と分泌を促進する．**コルチコレリン** corticorelin（ヒト CRH）として，視床下部 – 下垂体 – 副腎皮質系ホルモン分泌機能検査に用いられる．

3. 性腺刺激ホルモン（ゴナドトロピン）放出ホルモン（図 5-7）

性腺刺激ホルモン（ゴナドトロピン）放出ホルモン gonadotropin-releasing hormone（GnRH）〔黄体形成ホルモン放出ホルモン luteinizing hormone-releasing hormone（LHRH）〕は 10 個のアミノ酸からなるペプチドで，細胞体は内側視索前野と漏斗核に存在する．下垂体前葉に作用し，LH と FSH の合成と分泌を促進する．

ヒト合成 GnRH の**ゴナドレリン**は視床下部性性腺機能低下症に適用される．GnRH アゴニストを連続投与すると下垂体の GnRH 受容体の脱感作が生じ，性腺刺激ホルモンと性ホルモンの産生と分泌が著明に低下する．GnRH のアミノ酸配列を変えた強力なアゴニストに**ブセレリン**，**ナファレリン**，**ゴセレリン**，**リュープロレリン**がある．さらに GnRH 受容体アンタゴニストの**ガニレリクス**も治療薬として用いられる．

▶ **ゴナドレリン** gonadorelin（ヒポクライン®）

ヒト合成 GnRH である．下垂体 LH 分泌機能検査や下垂体性小人症，視床下部器質性障害，ゴナドトロピン単独欠損症における視床下部性性腺機能低下症に適用される．

▶ **ブセレリン** buserelin（スプレキュア®）

▶ **ナファレリン** nafarelin（ナサニール®）

GnRH 誘導体である．子宮内膜症，中枢性思春期早発症や子宮筋腫の縮小および子宮筋腫による過多月経，下腹痛，腰痛，貧血などの改善に皮下注射や点鼻（ナファレリンは点鼻剤のみ）として用いられる．

▶ **リュープロレリン** leuprorelin（リュープリン®）

GnRH 誘導体である．子宮内膜症，過多月経，下腹痛，腰痛および貧血などを伴う子宮筋腫における筋腫核の縮小および症状の改善，閉経前乳癌，前立腺癌，中枢性思春期早発症に用いられる．

▶ **ゴセレリン** goserelin（ゾラデックス®）

GnRH 誘導体である．子宮内膜症，閉経前乳癌，前立腺癌に適用される．

▶ **ガニレリクス** ganirelix（ガニレスト®）

GnRH アンタゴニストである．GnRH 受容体に結合し，性腺刺激ホルモンの分泌を抑制する．早発排卵の防止に使用される．

4. 成長ホルモン放出ホルモン

成長ホルモン放出ホルモン growth hormone-releasing hormone（GHRH）は 44 個のアミノ酸からなるペプチドで，弓状核で合成される．下垂体前葉で，成長ホルモンの合成と分泌を促進する．一方，胃に存在する 28 個のアミノ酸からなる**グレリン** ghrelin は強力な GH 放出因子である．

▶ **ソマトレリン** somatorelin（GRF）

ヒト GHRH である．下垂体成長ホルモン分泌機能検査に用いられる．

5. 成長ホルモン放出抑制ホルモン（ソマトスタチン）

成長ホルモン放出抑制ホルモン growth hormone-releasing inhibiting hormone（GHIH）（ソマトスタチン somatostatin）は 14 個のアミノ酸からなるペプチドで，脳室周囲の核で合成される．下垂体前葉に働いて，GH と TSH の分泌を抑制する．消化管や膵ランゲルハンス δ 細胞にも存在し，ガストリン，セクレチン，グルカゴンならびにインスリン分泌を抑制する．

▶ **オクトレオチド** octreotide（サンドスタチン®）

強力で作用時間の長いソマトスタチンの誘導体で，VIP（vasoactive intestinal polypeptide）産生腫瘍，カルチノイド腫瘍，ガストリン産生腫瘍などの消化管ホルモン産生腫瘍に伴う諸症状の改善や先端巨大症・下垂体性巨人症における成長ホルモン，ソマトメジン C の分泌過剰状態および諸症状の改善に用いられる（図 5-8）．

5-oxo-Pro-His-Trp-Ser-Tyr-Gly-Leu-Arg-Pro-Gly-NH₂

ゴナドレリン

5-oxo-Pro-His-Trp-Ser-Tyr-D-Ser(*t*-C₄H₉)-Leu-Arg-Pro-NHCH₂CH₃

ブセレリン

5-oxo-Pro-His-Trp-Ser-Tyr-D-Ala(C₁₀H₇)-Leu-Arg-Pro-Gly-NH₂

ナファレリン

5-oxo-Pro-His-Trp-Ser-Tyr-D-Leu-Leu-Arg-Pro-NHCH₂CH₃

リュープロレリン

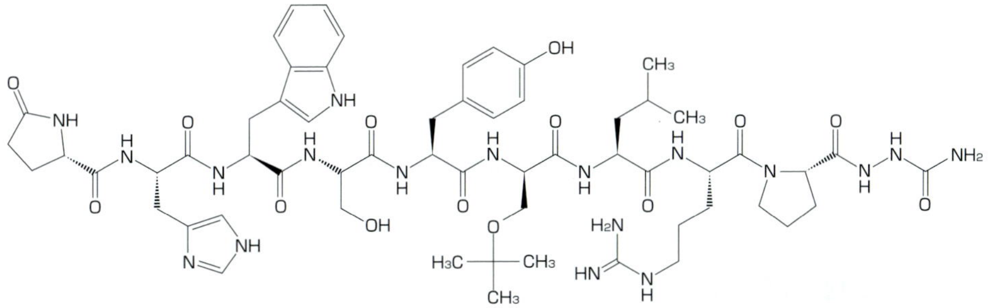

ゴセレリン

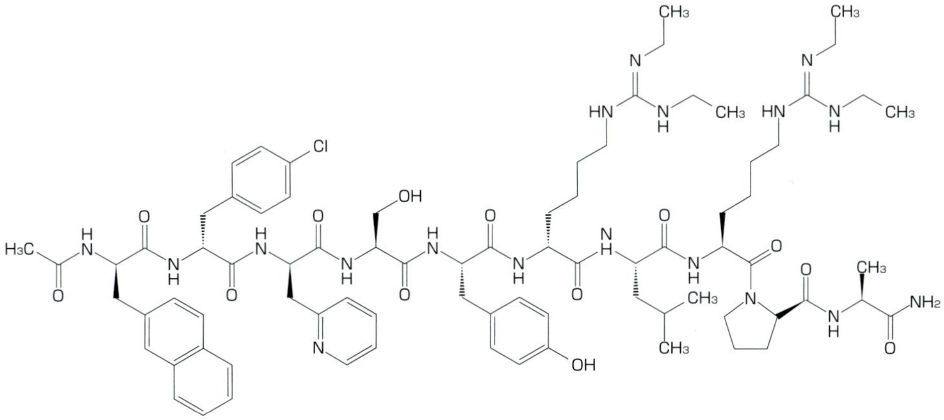

ガニレリクス

図 5-7 性腺刺激ホルモン放出ホルモンの構造式

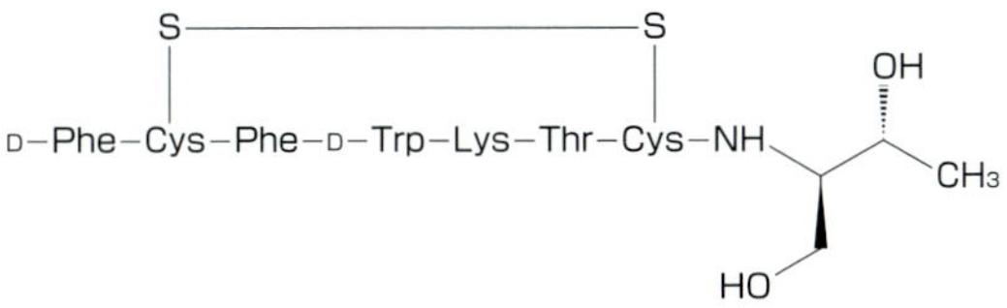

D-Phe-Cys-Phe-D-Trp-Lys-Thr-Cys-NH

オクトレオチド

図 5-8 ソマトスタチン誘導体

6. プロラクチン放出抑制ホルモン

プロラクチン放出抑制ホルモン prolactin-releasing inhibiting hormone（PIH）は単一物質ではないが，ドパミンがその本体であると考えられており，漏斗核で合成される．下垂体前葉のドパミン D_2 受容体に作用し，G_i タンパク質 – アデニル酸シクラーゼ活性抑制 –cAMP 産生低下を介してプロラクチン分泌を抑制する．

▶ **カベルゴリン** cabergoline（カバサール®）
　ブロモクリプチン bromocriptine（パーロデル®）
　テルグリド terguride（テルロン®）

麦角アルカロイド誘導体で，持続作用のあるドパミン D_1，D_2 受容体アゴニストとして，乳汁漏出症，高プロラクチン血性排卵障害，高プロラクチン血性下垂体腺腫，産褥性乳汁分泌抑制などに適用される（図 5-9）．またカベルゴリンとブロモクリプチンは**パーキンソン病**の治療薬でもある．

D 下垂体前葉ホルモン（表 5-5）

下垂体前葉ホルモンは**甲状腺刺激ホルモン，副腎皮質刺激ホルモン，性腺刺激ホルモン**の**卵胞刺激ホルモン**と**黄体形成ホルモン**（男性では**間質細胞刺激ホルモン**），**成長ホルモン，プロラクチン**の 6 種類である．

1. 甲状腺刺激ホルモン

甲状腺刺激ホルモン thyroid-stimulating hormone（TSH）は 211 個のアミノ酸と糖鎖からなる糖タンパク質ホルモンで，甲状腺濾胞細胞膜の TSH 受容体に結合し，甲状腺ホルモンのトリヨードチロニン（T_3）とチロキシン（T_4）の合成と分泌を促進する．

血中に分泌された甲状腺ホルモンは視床下部と下垂体に負のフィードバック制御で，TRH と TSH の分泌を抑制する（図 5-3 参照）．これによって TRH–TSH–甲状腺ホルモンの基礎分泌は一定に保たれる．しかし環境などの変化によって，分泌量が影響を受ける．例えば，寒冷条件下では視床下部が刺激され，TRH 分泌が増加し，TSH 分泌が起こり，続いて甲状腺ホルモンの分泌が亢進して低温に対処する．

2. 副腎皮質刺激ホルモン

副腎皮質刺激ホルモン adrenocorticotropic hormone（ACTH）は 39 個のアミノ酸からなるペプチドで，前駆物質のプロオピオメラノコルチン（POMC）から生成される．β-リポトロピンや β-エンドルフィンなども POMC から産生される．ACTH は副腎皮質細胞膜の受容体に作用し，糖質コルチコイドの産生，分泌を促進する．

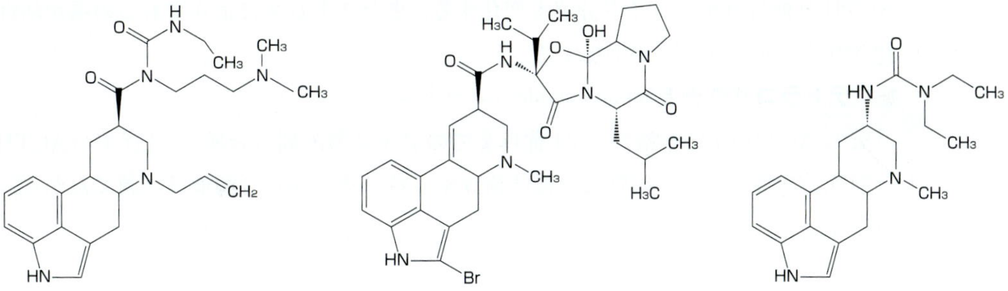

カベルゴリン　　ブロモクリプチン　　テルグリド

図 5-9　プロラクチン放出抑制ホルモン関連薬（ドパミン受容体アゴニスト）

表 5-5　下垂体ホルモンとその薬物および適用

下垂体ホルモン			薬　物	適　用
前葉	甲状腺刺激ホルモン（TSH）		—	なし
前葉	副腎皮質刺激ホルモン（ACTH）		テトラコサクチド〔ACTH 誘導体（$ACTH_{1-24}$）〕	副腎皮質機能検査，点頭てんかん，気管支喘息，ネフローゼ症候群，関節リウマチ（テトラコサクチドの亜鉛懸濁液のみ）
前葉	性腺刺激ホルモン（GTH）	卵胞刺激ホルモン（FSH）	フォリトロピンベータ（遺伝子組換えヒト FSH）	視床下部-下垂体機能障害に伴う無排卵および希排卵における排卵誘発 男性の性腺機能低下症における精子形成促進（ホリトロピンアルファのみ）
前葉	性腺刺激ホルモン（GTH）	卵胞刺激ホルモン（FSH）	ホリトロピンアルファ（遺伝子組換えヒト FSH）	
前葉	性腺刺激ホルモン（GTH）	黄体形成ホルモン（LH）	ヒト絨毛性ゴナドトロピン（HCG）（LH 作用と弱い FSH 作用）	下垂体性性腺機能低下症や不妊症，第二次性徴促進
前葉	性腺刺激ホルモン（GTH）	黄体形成ホルモン（LH）	ヒト下垂体性性腺刺激ホルモン（HMG）（FSH と LH を含む）	視床下部性および下垂体性無月経の排卵促進
前葉	成長ホルモン（GH）		ソマトロピン（遺伝子組換えヒト GH）	GH 分泌不全低身長，ターナー症候群，HIV 感染症やエイズに伴う体重減少における体重増加や維持
前葉	成長ホルモン（GH）		メカセルミン（遺伝子組換えヒトソマトメジン C）	インスリン受容体異常症 A 型などの疾患に伴う高血糖，高インスリン血症の改善や成長ホルモン抵抗性の成長障害
前葉	成長ホルモン（GH）		ペグビソマント（遺伝子組換え GH 受容体拮抗薬）	先端巨大症における IGF-I 分過剰状態や諸症状の改善
前葉	プロラクチン		—	なし
後葉	バソプレシン〔抗利尿ホルモン（ADH）〕		バソプレシン	下垂体性尿崩症，下垂体性または腎性尿崩症の識別診断，食道静脈瘤出血の緊急処置
後葉	バソプレシン〔抗利尿ホルモン（ADH）〕		デスモプレシン（バソプレシン誘導体）	中枢性尿崩症や夜尿症など
後葉	オキシトシン		オキシトシン	分娩誘発，微弱陣痛，弛緩性出血など

鉱質コルチコイドや副腎男性ホルモン産生も増加させるが，作用は弱い．

血中に分泌された糖質コルチコイドは視床下部と下垂体前葉に働き，CRH と ACTH 分泌を負のフィードバックで抑制する．これによって CRH-ACTH-糖質コルチコイド系の基礎分泌はほぼ一定レベルに維持される．CRH の分泌には日内周期があり，睡眠後半から起床時にかけて増加し，その後低下する．これに伴って

ACTH と糖質コルチコイド分泌も変化する．またストレスによってもこの系が活性化され，ホルモン分泌が増加する．

▶ **テトラコサクチド** tetracosactide（コートロシン®）

天然 ACTH の N 末端から 24 番目までのアミノ酸配列の合成 ACTH で，ACTH と同等の活性をもつ．副腎皮質機能検査や，特にその亜鉛懸濁液は点頭てんかん，気管支喘息，ネフローゼ症候群，関節リウマチの治療に用いられる．

3. 性腺刺激ホルモン

卵胞刺激ホルモン follicle-stimulating hormone（FSH）と**黄体形成ホルモン** lutenizing hormone（LH）で，両ホルモンは下垂体前葉の同じ細胞で産生される糖タンパク質で，性腺を標的とするため性腺刺激ホルモン gonadotropic hormone（GTH）と称される．一方，妊娠初期の胎盤からも性腺刺激ホルモンが分泌され，LH 類似の作用をもち**ヒト絨毛性性腺刺激ホルモン** human chorionic gonadotoropin（HCG）といわれる．

1）卵胞刺激ホルモン（FSH）

女性では，卵巣の卵胞顆粒細胞膜受容体に FSH は作用し，顆粒細胞の分裂と増殖を盛んにして卵胞の発育と卵胞ホルモンの産生，分泌を促進させる．通常，FSH 分泌は卵胞ホルモンにより負のフィードバックを受けているが，成熟卵胞から大量に卵胞ホルモンが分泌されると正のフィードバックに変わり，下垂体から FSH が急激に分泌される．この際 LH 分泌も急増する（**LH サージ**）．

男性では，精巣の精細管セルトリ細胞の FSH 受容体に作用し，アンドロゲン結合タンパク質 androgen binding protein（ABP）を産生させ，男性ホルモンと協力して精子形成を促進する．

2）黄体形成ホルモン（LH）

女性では，卵胞の内卵胞細胞膜受容体に LH は作用し，少量の卵胞ホルモンを産生させる．大量の LH は成熟卵胞に作用し，排卵を引き起こし，黄体を形成させる．さらに黄体細胞に作用して黄体ホルモンの合成と分泌を促進する．

一方，男性では，精巣の間質細胞（ライディッヒ細胞）に作用して男性ホルモンの合成と分泌を促す．そのため**間質細胞刺激ホルモン** interstitial cell stimulating hormone（ICSH）ともいわれる．

3）ヒト絨毛性性腺刺激ホルモン（HCG）

HCG は LH 作用と弱い FSH 作用を有するので，女性に対して，黄体形成作用，黄体刺激作用と若干の卵胞刺激作用を有する．妊娠黄体の機能不全に作用し，黄体機能を回復，維持させる．男性に対して，男性ホルモンの産生，分泌を亢進し，副性腺の発育と性欲の発現を促進する．そのため，下垂体性の性腺機能低下症や不妊症の治療に，また第二次性徴促進に用いられる．

表 5-6 成長ホルモン（GH）の作用

直接作用	血糖上昇（抗インスリン作用）
	血中遊離脂肪酸上昇
間接作用 （IGF-I を介する）	骨の成長を促進（成長作用）
	タンパク質同化作用

4）ヒト下垂体性性腺刺激ホルモン（HMG）

HMG は FSH と LH を含むので，視床下部性や下垂体性無月経の排卵促進に用いられる．

5）フォリトロピンベータ follitropin beta（フォリスチム®）

遺伝子組換えヒト FSH である．視床下部-下垂体機能障害に伴う無排卵および希発排卵における排卵誘発や複数卵胞発育のための調節卵巣刺激に適用される．

6）ホリトロピンアルファ follitropin alfa（ゴナールエフ®）

遺伝子組換えヒト FSH である．視床下部-下垂体機能障害や，多囊胞性卵巣症候群に伴う無排卵および希発排卵における排卵の誘発，低ゴナドトロピン性男子性腺機能低下症における精子形成の誘導に用いられる．

4. 成長ホルモン

成長ホルモン growth hormone（GH）は 191 個のアミノ酸からなるペプチドで，**直接作用**と**インスリン様成長因子-Ⅰ** insulin-like growth factor-I（IGF-I，ソマトメジン C）の発現を介して発揮される間接作用を有する（**表 5-6**）．IGF-I は GH によって主に肝臓で産生・分泌される．

GH は軟骨芽細胞の分化を促進し，骨端軟骨板の形成を促進して骨の成長を増加させる（**成長作用**）．またアミノ酸の細胞への取り込みとアミノ酸からのタンパク質合成を促進する（**タンパク質同化作用**）．これらの作用は IGF-I を介して発揮される．一方，筋肉や脂肪細胞へのグルコースの取り込みを減少，肝臓からのグルコース放出を増加させ，血糖値を上昇させる（**抗インスリン作用**）．また脂肪組織に作用して脂肪分解を促進し，遊離脂肪酸の血中濃度を増加させる．これがエネルギー源として利用されるが，ケトン体の上昇に繋がる．これらの生理機能発現は GH の直接作用による．

成長期前（骨端線閉鎖前）の GH 分泌過剰は**下垂体性巨人症**に，成長期以降（骨端線閉鎖後）の過剰は**先端巨大症（末端肥大症）**となる．逆に成長期前に GH 分泌が不足すると **GH 分泌不全低身長症（下垂体性小人症）**となる．

下垂体からの GH 分泌は視床下部から分泌される GHRH とソマトスタチン，両ホルモンの相反する作用によって調節される（**図 5-5**）．また IGF-I の血中濃度の増加は視床下部，下垂体をフィードバックで制御し，下垂体からの GH 分泌を直接抑制するとともに，視床下部からのソマトスタチン分泌を促進して GH 分泌を抑える．

GH は 1 回膜貫通型受容体に結合し，Janus kinase 2 を活性化して転写調節因子の signal transducers and activators of transcription（STAT）をリン酸化する．これが核内に移行し，標的遺伝子の転写活性を調節してタンパク質の発現を変化させる（p.22, 1 章 ①H 薬物受容体の分類の項参照）．

▶ **ソマトロピン** somatropin（ジェノトロピン®, ノルディトロピン®）

遺伝子組換えヒト GH である．骨端線閉鎖を伴わない GH 分泌不全性低身長やターナー症候群に，また HIV 感染症ならびに後天性免疫不全症候群（エイズ）に伴う体重減少における体重の増加や維持に用いられる．

▶ **メカセルミン** mecasermin（ソマゾン®）

遺伝子組換えヒトソマトメジン C である．インスリン受容体異常症 A 型などの疾患に伴う高血糖，高インスリン血症，黒色表皮腫，多毛の改善ならびに成長ホルモン抵抗性の成長障害の改善に適用される．

▶ **ペグビソマント** pegvisomant（ソマバート®）

GH の受容体結合部位を変異させた遺伝子組換え GH 受容体拮抗薬である．先端巨大症における IGF-I 分泌過剰状態および諸症状の改善に用いられる．

5. プロラクチン

プロラクチン prolactin は 199 個のアミノ酸からなるペプチドで，乳腺の受容体に作用し，上皮細胞の増殖を促進させ，乳汁産生を促す．また過剰なプロラクチンは性腺刺激ホルモン分泌と排卵を抑制するので，女性では無排卵となる．成長ホルモンに分子構造やその受容体が類似している．

プロラクチンの分泌は視床下部からのドパミンとプロラクチン放出因子（現在まだ同定されていない）によって，それぞれ抑制，亢進される．プロラクチンは視床下部をフィードバック制御し，ドパミンの産生と分泌を促進させ，プロラクチン自身の分泌を抑制する．ドパミンによる抑制支配が通常では優位に働いている．吸乳がプロラクチン分泌刺激となる．吸乳刺激が視床下部に伝達されると，ドパミンの分泌を抑制し，プロラクチンの分泌を増加させる（図 5-5 参照）．

プロラクチンは，薬物としての医療への適用はない．

E　下垂体後葉ホルモン

下垂体後葉は**バソプレシン**と**オキシトシン**の 2 種類のホルモンを分泌する（表 5-5）．いずれも 9 個のアミノ酸からなるペプチドで，視床下部細胞体の視索上核と室傍核において産生され，軸索を通り，後葉で神経終末に貯えられる（p.408 参照）．神経刺激に応じて血中に分泌される．

表 5-7 バソプレシン受容体の種類とその分布と作用

受容体		分布	作用
V_1	V_{1a}	血管, 肝臓	平滑筋収縮, 肝グリコーゲン合成促進
	V_{1b}	下垂体	CRH よる ACTH 分泌を促進
V_2		腎集合管上皮	水再吸収促進

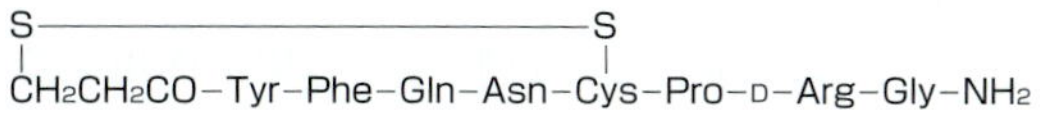

$$\text{CH}_2\text{CH}_2\text{CO–Tyr–Phe–Gln–Asn–Cys–Pro–}_D\text{–Arg–Gly–NH}_2$$
(S–S 結合: 1位と6位の Cys 間)

デスモプレシン

図 5-10 バソプレシン誘導体

1. バソプレシン

バソプレシン vasopressin〔抗利尿ホルモン antidiuretic hormone (ADH)〕の主な作用は**抗利尿作用**と**血管収縮作用**である（表 5-7）.

① **抗利尿作用**：腎臓の集合管に作用し，水の再吸収を促進する．その結果，体内水分量が増加し，尿量が減少して血漿浸透圧は低下する．そのため**抗利尿ホルモン**ともいわれる．ADH は集合管細胞膜の V_2 受容体に作用し，アデニル酸シクラーゼを活性化して水チャネルであるアクアポリン 2 を管腔側細胞膜へ移行させ，水の透過性を亢進させる．

② **血管収縮作用**：ADH は大量で血管平滑筋を収縮させて血圧を上昇させる．この作用は ADH の V_{1a} 受容体を介して生じるが，通常の血中濃度で働いているか不明である．

分泌は主に**血漿浸透圧**と**細胞外液量**によって調節される．血漿浸透圧が 285 mOsm/kg・H_2O を超えると ADH 分泌は直線的に増加し，腎臓での水の再吸収が促進され，体内水分量が増加して血漿浸透圧が低下する．血漿浸透圧の変化は，脳室周囲器官の 1 つである終板脈絡器官や視索上核にある浸透圧受容器によって感知される．細胞外液量，血圧，循環血液量の減少も ADH 分泌を促進する．これらの変化は大静脈，心房，肺血管，大動脈弓，頸動脈洞などにある圧受容器によって感知され，視床下部へ伝達される．

下垂体性または腎性尿崩症の鑑別診断，鼓腸，胆囊撮影の前処置などの腸内ガスの除去，さらに食道静脈瘤出血の緊急処置に用いられる．

▶ **デスモプレシン** desmopressin (1-deamino-8-D-arginine)（ミニリンメルト®）（図 5-10）

ADH の 1 位と 8 位のアミノ酸が置換された強力なバソプレシン作動薬である．中枢性尿崩症や尿浸透圧あるいは尿比重の低下に伴う夜尿症の治療に用いられる．

V_2受容体への選択性が非常に高く，そのため血圧に対する作用は弱い．また持続性がある．OD錠や点鼻薬またはスプレーとしても用いられる．

2. オキシトシン

オキシトシン oxytocin（アトニン®-O）の主な作用は**射乳作用**と**子宮収縮作用**である．

① **射乳作用**：乳児による乳頭の吸引刺激が視床下部に伝達され，オキシトシンが分泌されて，乳腺筋上皮細胞膜の受容体に作用する．その結果，乳腺筋が収縮し，乳腺内の乳汁が射出する．

② **子宮収縮作用**：オキシトシンの詳細な分泌機序は不明であるが，分娩が始まり胎児が子宮頸部を拡張すると，これが刺激となり視床下部に伝えられ，オキシトシン分泌が促進される．オキシトシンが子宮平滑筋に作用して，これを収縮させる．妊娠末期には血中卵胞ホルモン濃度が上昇し，子宮筋のオキシトシン受容体数を増加させ感受性を高める．

分娩誘発，微弱陣痛，弛緩出血，胎盤娩出前後，子宮復古不全，帝王切開術，流産，人工妊娠中絶などに用いられる．

3 甲状腺ホルモン

A 甲状腺機能とホルモン産生

甲状腺は前頸部に位置し，左葉と右葉，そしてそれらを結ぶ峡部からなる内分泌腺で，前方からみるとHあるいはU形をしている（図5-11）．成人の甲状腺の重量は男性で約17 g，女性で約15 gである．甲状腺組織の基本構造は濾胞で，濾胞は濾胞腔と一層の濾胞上皮細胞よりなる（図5-11）．濾胞内部はコロイドで満たされており，甲状腺ホルモンの**チロキシン**（T_4）と**トリヨードチロニン**（T_3）の前駆物質である**チログロブリン**（糖タンパク質）が大量に存在する．また，濾胞間には傍濾胞細胞（C細胞）が存在し，**カルシトニン**を合成，分泌する．甲状腺はこのように異なる2種類のホルモンを産生，分泌する．

1. 甲状腺ホルモンの合成

甲状腺ホルモン T_4 と T_3 の合成と分泌は，①チログロブリンの合成，②ヨウ素イオン（I^-）の取り込み，③ヨウ素化反応，④ヨードチロシンの縮合，⑤チログロブリンの再吸収，⑥チログロブリンの加水分解とホルモンの分泌の過程で，濾胞細胞と

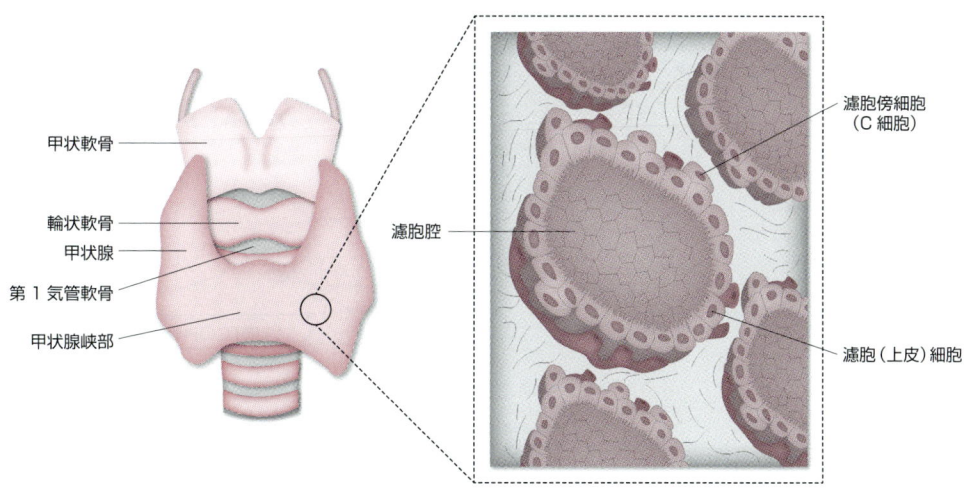

図5-11 甲状腺の形態と濾胞の構造

濾胞腔で行われる（図 5-12）．

①**チログロブリンの合成**：チログロブリンは約60万の分子量（約33万のサブユニット2つからなる）で，濾胞細胞内において産生され，開口放出により濾胞腔に放出される．

②**ヨウ素イオン（I⁻）の取り込み**：ヨウ素イオンの細胞内への取り込みはヨードトランスポーターにより能動的に行われる．

③**ヨウ素化反応**：細胞膜に存在する甲状腺ペルオキシダーゼが過酸化水素の存在下，I⁻を酸化し，チログロブリン分子中のチロシン残基のオルト位にIを導入する．片側のオルト位がヨウ素化されモノヨードチロシン（MIT），両オルト位がヨウ素化されジヨードチロシン（DIT）になる．

④**ヨードチロシンの縮合**：2個の DIT の縮合により T_4 が，DIT と MIT の縮合により T_3 やリバース T_3（rT_3）が合成される．この縮合反応も甲状腺ペルオキシダーゼによって行われる（図 5-13）．

⑤**チログロブリンの再吸収**：チログロブリンはエンドサイトーシスにより細胞に取り込まれ，再吸収顆粒を形成する．

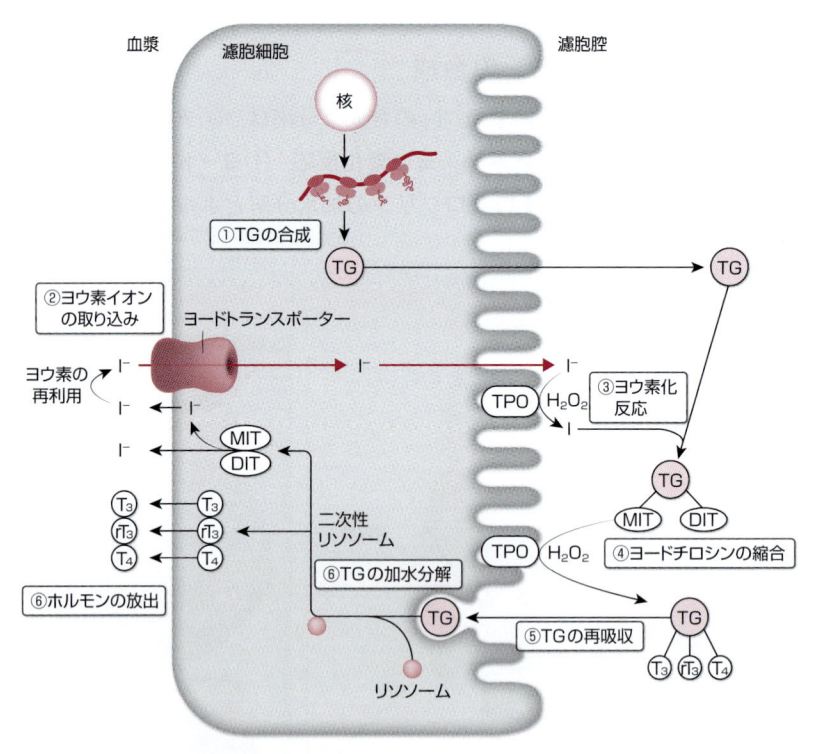

図 5-12 甲状腺ホルモンの合成と分泌

MIT：モノヨードチロシン，DIT：ジヨードチロシン，
TG：チログロブリン，TPO：甲状腺ペルオキシダーゼ，T_3：トリヨードチロニン，
T_4：チロキシン，rT_3：リバース T_3

⑥ チログロブリンの加水分解とホルモンの放出：再吸収顆粒中のチログロブリンがリソソームのタンパク質分解酵素の触媒により分解され，T_4 や T_3，MIT や DIT が遊離される．生成された T_4，T_3，rT_3 は血液中に放出される．血中の T_4，T_3 の大部分はチロキシン結合グロブリンなどの甲状腺ホルモン結合タンパク質と結合する．遊離型の T_4，T_3 はそれぞれ 0.03%，0.3% である．T_4 は甲状腺だけで合成され，1日約 80 μg（100 nmol/日）が分泌される．そのうち末梢で脱ヨード酵素により約35%（35 nmol/日）は T_3 に，約 45%（45 nmol/日）は rT_3 に変換される．甲状腺から分泌される T_3 と rT_3 は 5 nmol/日と 2.5 nmol/日であるので，T_3 と rT_3 の大半は T_4 由来である．

甲状腺ホルモンとして，T_3 が最も高い活性を有し，T_4 がその約 1/10 であり，rT_3 は活性をもたない．

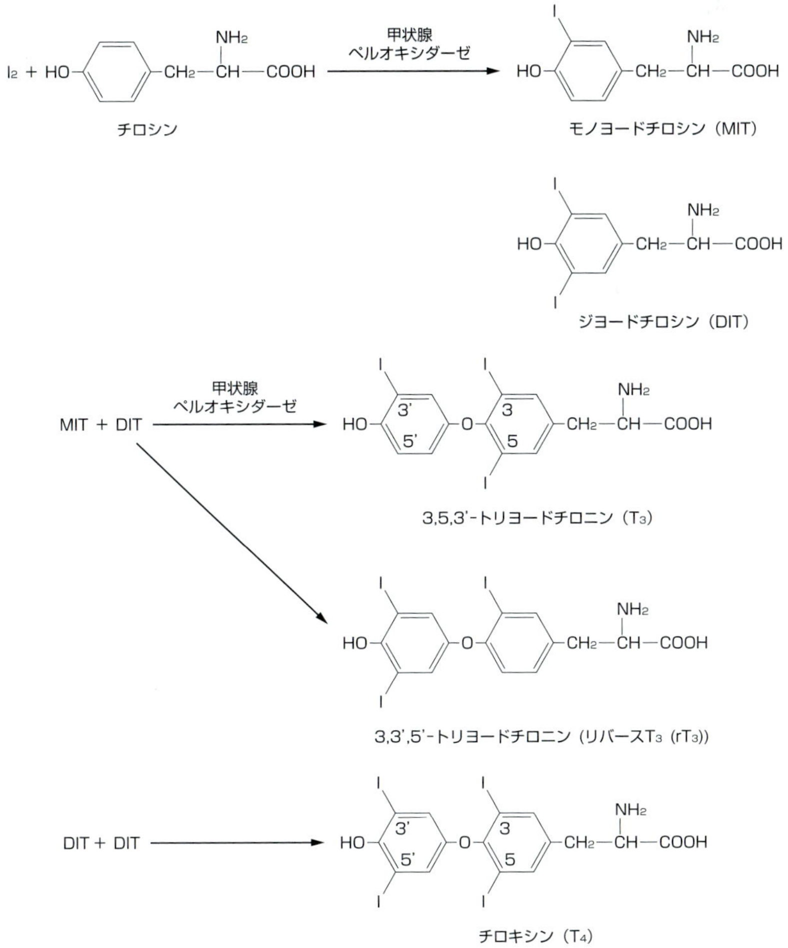

図 5-13　チロシンのヨード化とチロキシン（T_4），トリヨードチロニン（T_3）の合成

2. 甲状腺ホルモンの分泌

　甲状腺ホルモンの分泌は甲状腺刺激ホルモン放出ホルモン（TRH），甲状腺刺激ホルモン（TSH），さらに甲状腺ホルモン自身によって調節されている．視床下部から分泌されたTRHは下垂体前葉のTRH受容体（Gタンパク質共役型受容体）に作用し，TSHの分泌を促進する．分泌されたTSHは甲状腺濾胞細胞膜のTSH受容体（Gタンパク質共役型受容体）を刺激し，すべての甲状腺ホルモン合成過程（p.420, ①～⑥）を促進してホルモンの血中への分泌を促す．血液中の甲状腺ホルモン濃度が増加すると下垂体前葉や視床下部に対する負のフィードバックを介して，TSHとTRH分泌を抑制する．TSHに対する作用が生理的により重要である（図5-14）．

　その他，寒冷刺激は知覚神経，視床下部，そして下垂体前葉を経由して甲状腺ホルモンの分泌を増加させる．

B 甲状腺ホルモンの作用と作用機序

1. 甲状腺ホルモンの作用

　甲状腺ホルモンは，発育・成長，成熟を促進，基礎代謝率を維持，亢進する．これらの作用は全身の臓器，器官に及び，標的組織は広範囲であり，甲状腺ホルモンが核に存在する受容体と結合し，遺伝子転写を調節することで発揮される．
　次の生理作用を示す．

　① **発育・成長，成熟への作用**：各器官の正常な発育に不可欠である．胎児期，幼児期に甲状腺ホルモンが欠乏すると，諸臓器および体全体の発育が不十分となり，知能・精神発達の遅れも生じる（**クレチン病**）．

　② **熱産生に対する作用**：ほとんどの組織で酸素消費量を増加させる．これにより基礎代謝率が上昇する．

　③ **β-アドレナリン受容体に対する作用**：組織のβ-アドレナリン受容体数を増加させる．このため心筋の収縮力増加と心拍数増加が起こる．肝臓ではグリコーゲン分解が，脂肪組織では脂肪分解が強められる．

　④ **タンパク質代謝に対する作用**：タンパク質合成と分解の両方を刺激する．

　⑤ **糖代謝に対する作用**：肝でのグリコーゲン分解を促進する．また小腸での糖の吸収を促進するため血糖値が上昇する．この結果，インスリン分泌が増加するので，糖代謝に対する作用は複雑である．

　⑥ **脂質代謝に対する作用**：肝臓の低比重リポタンパク質受容体数を増加，またリパーゼ活性を増加させ，血中コレステロールや中性脂肪を低下させる．脂肪合成も促進させるが，通常は分解が合成を上回る．

　⑦ **心臓に対する作用**：③で述べたように，心臓においてアドレナリンによる陽性

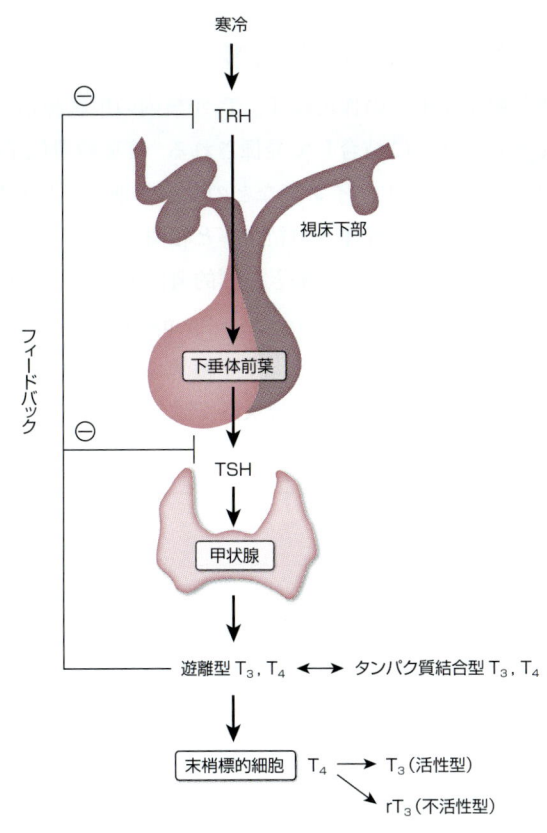

**図 5-14　甲状腺ホルモンの分泌調節
（視床下部-下垂体-甲状腺）**

寒冷などの刺激が知覚神経より中枢神経に入力するとTRHの分泌が促進し，甲状腺ホルモンの分泌が亢進する（p.405，図5-3も参照のこと）．

変力作用ならびに陽性変時作用を増強する．

⑧ **皮膚に対する作用**：皮膚線維芽細胞でのヒアルロン酸やコンドロイチン硫酸などのグリコサミノグリカンの産生を抑制する．グリコサミノグリカンは大量の水分を含むため甲状腺機能低下症では，皮膚が浮腫を呈する（**粘液水腫**）．

甲状腺ホルモン過剰は頻脈，発汗，手指振戦，体重減少などを生じる（**過剰症，機能亢進症**）．過剰症の1つに**バセドウ病**（**グレーヴス病**ともいう）があり，TSH受容体に対する抗体が産生される自己免疫疾患で，抗体が受容体を刺激し，甲状腺ホルモンの過剰産生と分泌を起こす．眼球突出もこの疾患に特徴的である．

2. 甲状腺ホルモンの作用機序

甲状腺ホルモンの作用は T_4, T_3 が核内の甲状腺ホルモン受容体 thyroid hormone receptor（TR）に結合して発揮される．TR の遺伝子構造はステロイドホルモン，ビタミン D_3, レチノイン酸などの受容体遺伝子に類似している．T_4, T_3 の生理活性の強さはこの受容体への結合率と相関する．形成された甲状腺ホルモン-TR 複合体は転写調節因子として働き，標的遺伝子の転写調節部位に存在する甲状腺ホルモン応答性配列 thyroid hormone response element（TRE）に結合して転写活性を調節する（p.403, 図 5-2 参照）．その結果，転写活性が変化し，合成されるタンパク質量が増減してさまざまな生理反応が誘発される．

C 甲状腺ホルモン薬

甲状腺機能低下症などの治療に甲状腺ホルモン製剤が補充療法として使用される．甲状腺ホルモン製剤には**レボチロキシン**（T_4）と**リオチロニン**（T_3）がある．レボチロキシンは T_3 への変換という調節を受けるため作用過剰を起こしにくく，そのため安全域が広い．通常の補充目的にはレボチロキシンが用いられる．

▶ **レボチロキシン** levothyroxine（T_4）（チラーヂン®S）

T_4 製剤である．粘液水腫，クレチン病，甲状腺機能低下症（原発性および下垂体性），甲状腺腫，乳幼児甲状腺機能低下症に用いられる．

重大な副作用は狭心症，肝障害，黄疸，副腎クリーゼ，晩期循環不全などである．その他，脈拍増加，不整脈などの循環器障害，過敏症などがある．

▶ **リオチロニン** liothyronine（T_3）（チロナミン®）

T_3 製剤である．粘液水腫，クレチン症，甲状腺機能低下症（原発性および下垂体性），慢性甲状腺炎，甲状腺腫に用いられる．副作用は T_4 製剤と同じである．

▶ **乾燥甲状腺**（チラーヂン®）

ウシ，ブタ，ヒツジの甲状腺で T_4 と T_3 を含み，レボチロキシン，リオチロニンと同様に甲状腺機能低下症などに用いられる．

D 抗甲状腺薬

甲状腺機能亢進症の治療に用いられる．特にバセドウ病（グレーヴス病）に対しては，抗甲状腺薬による薬物療法が第一選択である．現在，チアマゾールとプロピルチオウラシルが使用されている．

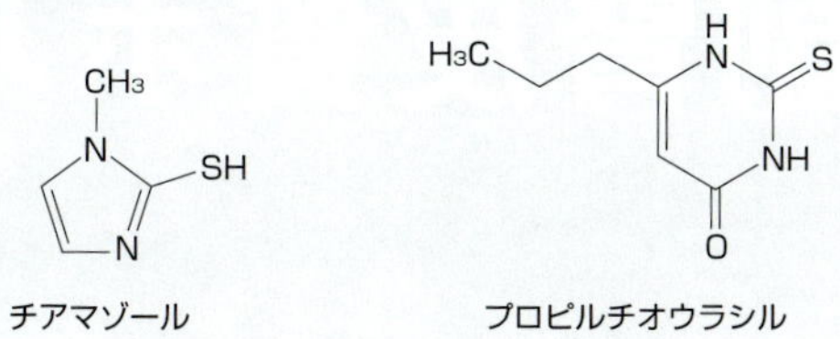

図 5-15　抗甲状腺薬の構造式

▶ **チアマゾール** thiamazole（メルカゾール®）
プロピルチオウラシル propylthiouracil（チウラジール®，プロパジール®）（図5-15）

日本甲状腺学会の「バセドウ病薬物治療のガイドライン2011」では，効果および副作用の両面からみて，チアマゾールを第一選択薬としている（ただし，妊娠初期における服用はできるだけ避ける）．チアマゾールは甲状腺ペルオキシダーゼを阻害する．このためチログロブリンのチロシン残基のヨウ素化，ならびにヨードチロシンの縮合が抑制され，甲状腺ホルモン合成が阻止される．

重大な副作用は無顆粒球症，重症肝障害などである．その他の副作用として皮膚発疹，蕁麻疹などがある．

E　その他の甲状腺機能亢進治療薬

▶ **ヨウ化カリウム** potassium iodide

甲状腺腫（ヨウ素欠乏によるものおよび甲状腺機能亢進症を伴うもの）に用いられる．
甲状腺に対する作用機序は不明であるが，血管分布の減少，腺組織の固化，個々の細胞の縮小，濾胞中へのコロイドの再蓄積，結合型ヨウ素の増加などが考えられている．

▶ **ヨウ化ナトリウム**（^{123}I と ^{131}I）（**放射性ヨウ素**） ^{131}I- sodium iodide

甲状腺機能亢進症の治療や甲状腺癌および転移巣の治療のほか，甲状腺放射性ヨウ素摂取率測定による甲状腺機能検査，シンチグラムによる甲状腺疾患の診断と甲状腺癌転移巣の発見などの診断，検査に用いられる．

βとγ線による甲状腺組織の破壊を目的にして治療に用いられる（^{131}I）．

4 副腎皮質ホルモン

A 副腎の機能と副腎皮質ホルモンの合成

1. 副腎の機能形態

副腎は両側腎臓上部に位置し，左右1つずつ1対存在する内分泌臓器である．長さ約5 cm，幅約3 cm，厚さ約0.8 cmで，重量は約6 gである（図5-16）．内側の**髄質**と外側の**皮質**により構成される（図5-17）．髄質は外胚葉由来で交感神経節が内分泌器官に分化した組織で，**ノルアドレナリンやアドレナリンなどのカテコールアミン**を分泌する．重量にして副腎の約20％を占める．一方，皮質は中胚葉由来で外側から**球状層**（最外層），**束状層**（中間層），**網状層**（最内層）の3層からなる（図5-17）．球状層から**鉱質（電解質）コルチコイド**のアルドステロン，束状層から**糖質コルチコイド**のコルチゾールやコルチコステロン，網状層から**男性ホルモンのデヒドロエピアンドロステロンやアンドロステンジオン**が分泌される．これらのホルモンはステロイド骨格を有しているので，性ホルモンとともにステロイドホルモンと総称される．副腎皮質ホルモンは通常，体の恒常性維持に働き，生命維持に必須である．両側副腎を摘出すると数日のうちに死亡する．また副腎皮質と髄質ホルモンはストレス下において大量に分泌され，ストレスに対応する．

2. 副腎皮質ホルモンの合成

副腎皮質ホルモンをはじめとするすべてのステロイドホルモンはコレステロールから合成される（図5-18）．ホルモン合成の最初のステップでは，コレステロールがミトコンドリア内膜に運ばれ，そこに存在するP450$_{SCC}$によって側鎖を切断され，プレグネノロンとなる．この反応はステロイドホルモン合成の律速段階である．

ステロイドホルモンはP450$_{SCC}$（20S-水酸化酵素，22R-水酸化酵素，20-22-リアーゼの複合酵素）にP450$_{C21}$（21-水酸化酵素），P450$_{C11}$（11β-水酸化酵素），P450$_{aldo}$（18-水酸化酵素，18-ヒドロキシ脱水素酵素），P450$_{C17}$（17α-水酸化酵素）を加えた5種類のシトクロム酵素と3β-ヒドロキシステロイド脱水素酵素（3β-HSD）によってミトコンドリアと滑面小胞体において合成される．球状層ではC$_{17}$位を水酸化するP450$_{C17}$が存在しないため，コルチゾールや男性ホルモンは合成されない．

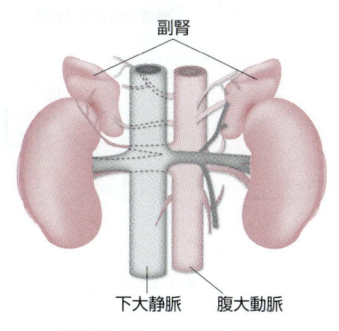

図 5-16　副腎と腎臓

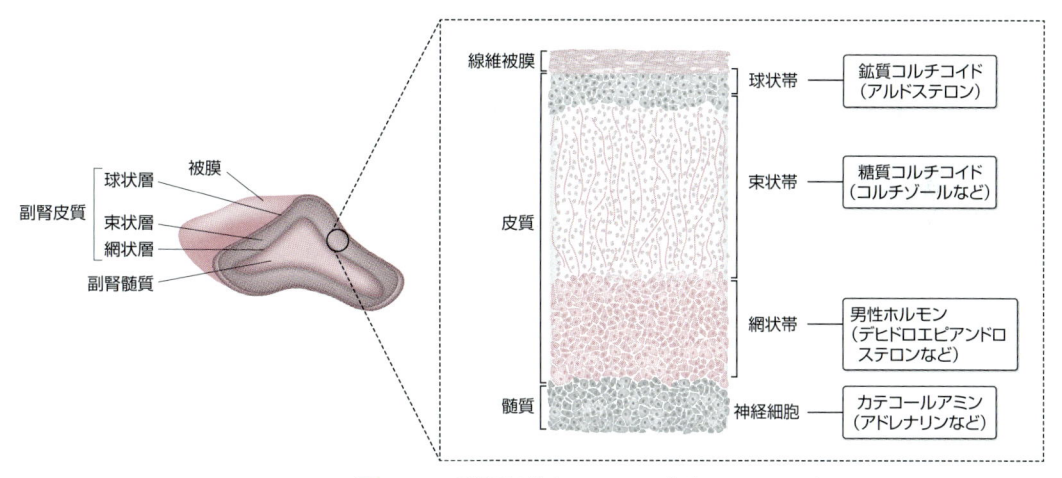

図 5-17　副腎組織とホルモン産生

B　糖質コルチコイド（グルココルチコイド）

1. 糖質コルチコイドの合成と分泌

　　糖質コルチコイドの合成と分泌は下垂体前葉に存在する副腎皮質刺激ホルモン（ACTH）により促進され，一方，ACTH の分泌は視床下部の副腎皮質刺激ホルモン放出ホルモン（CRH）やバソプレシンにより促進される（図 5-19）．ACTH は副腎の束状層と網状層の ACTH 受容体（G タンパク質共役型）に作用し，アデニル酸シクラーゼの活性化，cAMP 増加を介して糖質コルチコイドと副腎男性ホルモンの合成と分泌を促す．他方，血中に分泌された糖質コルチコイドの濃度が上昇すると負のフィードバックが働き，視床下部と下垂体前葉における CRH と ACTH の合成，分泌が抑制される．これを視床下部−下垂体−副腎系（H-P-A 軸）という．また CRH は概日リズムが認められ，それに伴い ACTH と糖質コルチコイドは早朝に血液濃

5章 内分泌系の薬理

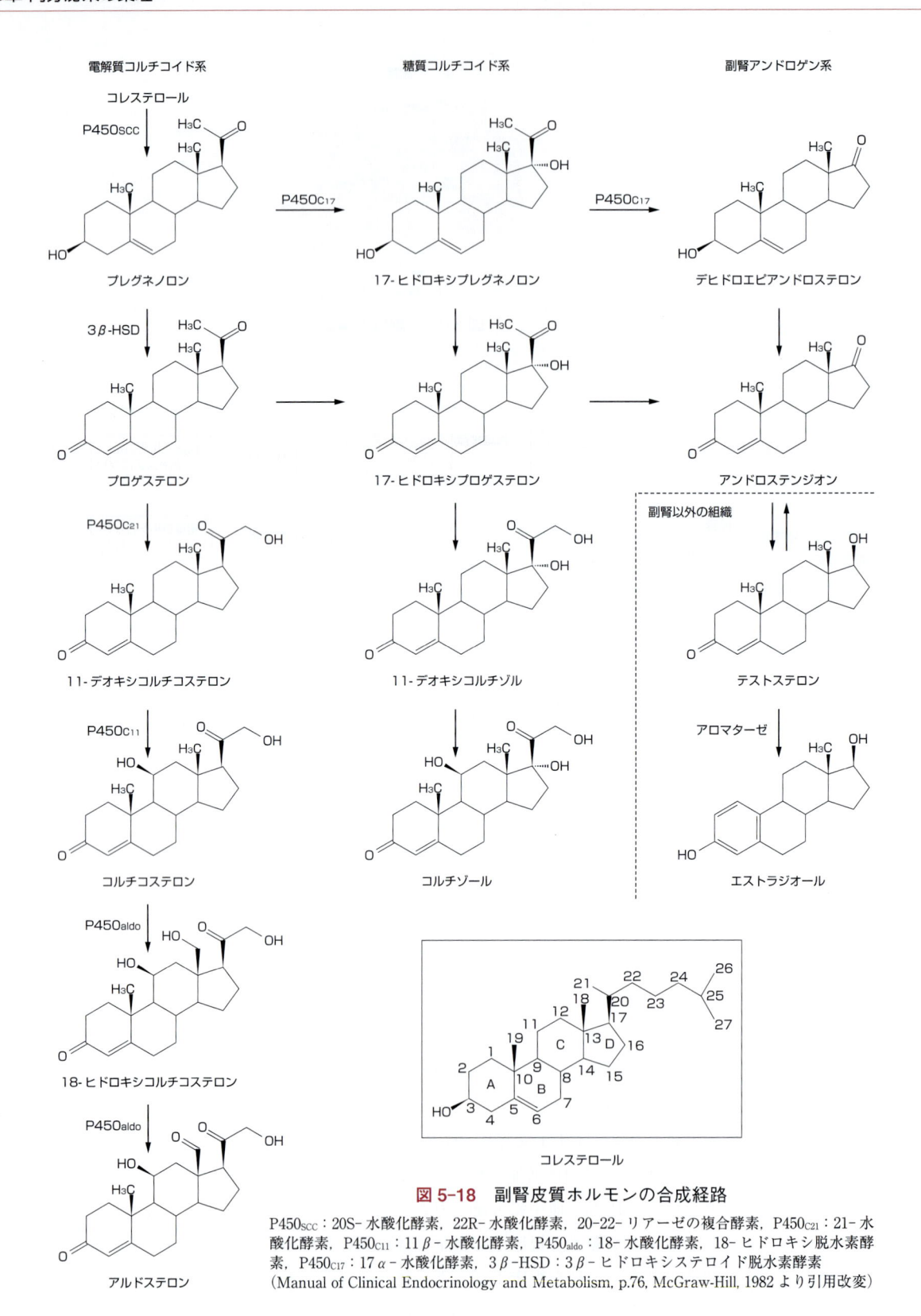

図 5-18 副腎皮質ホルモンの合成経路

P450scc：20S-水酸化酵素，22R-水酸化酵素，20-22-リアーゼの複合酵素，P450c21：21-水酸化酵素，P450c11：11β-水酸化酵素，P450aldo：18-水酸化酵素，18-ヒドロキシ脱水素酵素，P450c17：17α-水酸化酵素，3β-HSD：3β-ヒドロキシステロイド脱水素酵素
(Manual of Clinical Endocrinology and Metabolism, p.76, McGraw-Hill, 1982 より引用改変)

4 副腎皮質ホルモン

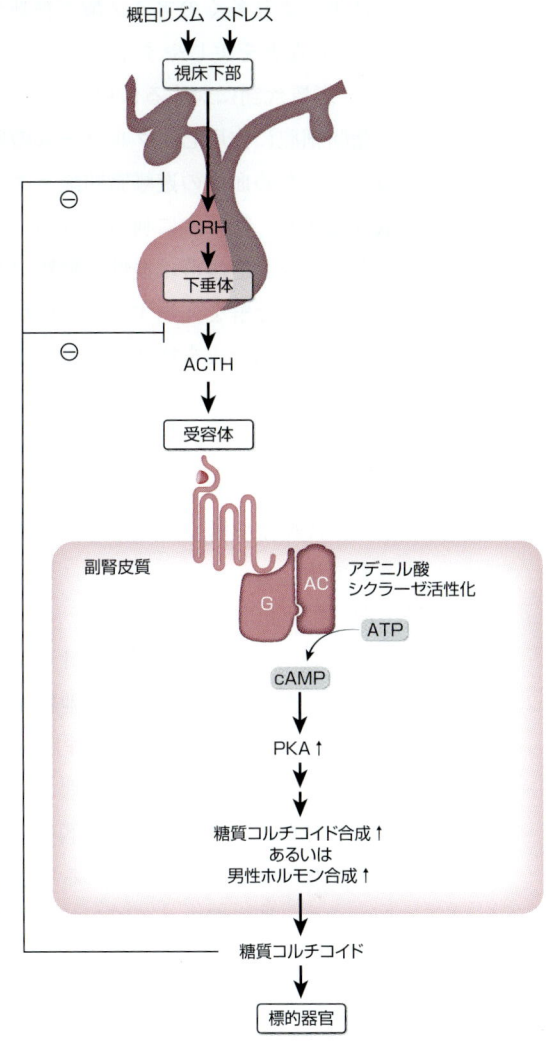

図 5-19　糖質コルチコイドの分泌調節

視床下部の副腎皮質ホルモン放出ホルモン（CRH）は下垂体前葉に作用し，副腎皮質刺激ホルモン（ACTH）の分泌を促進する．ACTH は副腎皮質に働き，糖質コルチコイドのコルチゾール産生と分泌を増加させる．血中コルチゾール濃度が過剰になると負のフィードバックが作動し，視床下部からの CRH と下垂体前葉からの ACTH 分泌を抑制する．CRH 分泌はストレスや概日リズムによっても調節を受ける．
ATP：アデノシン三リン酸，cAMP：環状アデノシン一リン酸，PKA：プロテインキナーゼ A

度がピークとなり，夜に最低となる．またストレスは CRH の分泌を促進するので糖質コルチコイドの分泌も増加する．

2. 糖質コルチコイドの作用

ホルモン名から明らかなように糖代謝に作用するほか，多数の重要な生理作用を有する（**表 5-8**）．これらの作用は細胞内受容体と結合することで発揮される．

1）糖代謝に対する作用

肝臓での糖新生とグリコーゲン合成を促進する．また末梢組織へのグルコースの取り込みを抑制するため，血糖値が上昇する．

2）タンパク質代謝に対する作用

タンパク質分解を促進し，アミノ酸生成を増加させる（タンパク質異化作用）．そ

の結果，より多くのアミノ酸が糖新生に利用される．筋委縮や下肢筋力低下（ミオパシー）などを生じやすくなる．

3）脂質代謝に対する作用

脂肪細胞に作用し，グルコースの取り込みを抑制するとともに脂肪分解を促進する．そのため血中の遊離脂肪酸とグリセロールが増加する．グリセロールは肝臓に取り込まれ，糖新生に利用される．

クッシング症候群は慢性の**糖質コルチコイド過剰症**である．過剰な糖質コルチコイドが脂肪分解を亢進するが，血糖値上昇によりインスリン分泌が促進し，一部の組織では脂肪合成を増加させる．この結果，顔面，体幹で脂肪組織が増加，四肢で減少する求心性の再分布が起こり，特有の体型となる（満月様顔貌，野牛肩など）（図5-20）．クッシング症候群の症状としてはこのほかに，高血圧，皮膚線条，多毛，筋力低下，骨粗鬆症，浮腫などがある．クッシング症候群はACTH産生下垂体腫瘍，副腎腺腫や癌，異所性ACTH産生腫瘍により，糖質コルチコイドが過剰に分泌されて生じる．

4）循環器に対する作用

カテコールアミンやアンジオテンシンIIの血管収縮に対する**許容作用**＊があり，ホルモンが欠乏すると血管が弛緩する．

5）骨・Ca^{2+}代謝に対する作用

ホルモンが過剰に働くと，腸からのCa^{2+}吸収をビタミンDと拮抗して抑制するばかりでなく，腎臓でのCa^{2+}再吸収を抑制する．その結果，副甲状腺ホルモン分泌が増加し，骨吸収が促進される．さらに骨芽細胞の分化・増殖を抑制して骨量を減少させる．骨粗鬆症の原因となる．

6）中枢神経系に対する作用

精神機能や感覚に影響を与える．ホルモンが欠乏すると味覚，嗅覚，聴覚が亢進するが，精神機能は低下し，抑うつ的となる．反対に過剰症では，活動亢進，不眠，多幸症が出現する．

アジソン病（**原発性慢性副腎皮質機能低下症**）では，両側副腎のゆっくりとした破壊により，副腎皮質ホルモンのすべてが欠乏した状態となる．コルチゾールやアルドステロンが欠乏した結果，血中ACTHやレニン活性が上昇する．そのため色素沈着が起こる．また，全身倦怠，脱力，悪心・嘔吐，下痢，めまい，低血糖，低血圧，抑うつ状態などの精神症状が生じる．女性では，副腎男性ホルモンの欠乏のため腋毛，恥毛が欠落する．アジソン病の病因は結核と自己免疫機序の2つが大半を占めるが，現在では，後者の場合が多い．癌の副腎転移も病因の1つである．

7）電解質代謝に対する作用

腎尿細管において鉱質コルチコイド作用を発揮する．Na^+の再吸収とK^+の排泄

＊微量の糖質コルチコイドが存在しないとアドレナリン，甲状腺ホルモン，成長ホルモンなどは標的器官においてホルモン効果を十分に発揮できない．このような効果を糖質コルチコイドの許容作用という．

表 5-8 糖質コルチコイドの作用とそれに関連する副作用

生理・薬理作用	副作用
糖代謝 ・糖新生とグリコーゲン合成促進 ・末梢組織へのグルコース取り込み抑制	糖尿病
脂質代謝 ・脂肪分解を促進	満月様顔貌，野牛肩，体幹肥満，にきび
タンパク質代謝 ・タンパク質分解促進（異化作用）	胃潰瘍，筋委縮
電解質代謝（腎尿細管） ・Na^+ の再吸収と K^+ の排泄促進	浮腫，高血圧，電解質異常
骨・Ca^{2+} 代謝 ・腸からの Ca^{2+} 吸収抑制（ビタミン D_3 と拮抗） ・腎尿細管からの Ca^{2+} 再吸収抑制	骨粗鬆症，骨壊死
中枢神経作用 ・認知機能や情動を調節	精神変調（不眠・多幸症・抑うつ）
抗炎症作用	
抗免疫作用	感染症
許容作用 ・ホルモンや生理活性物質の活性を十分に発揮させる作用	
視床下部-下垂体系への作用（負のフィードバック）	副腎皮質機能不全
その他	多毛，緑内障，白内障，血栓症

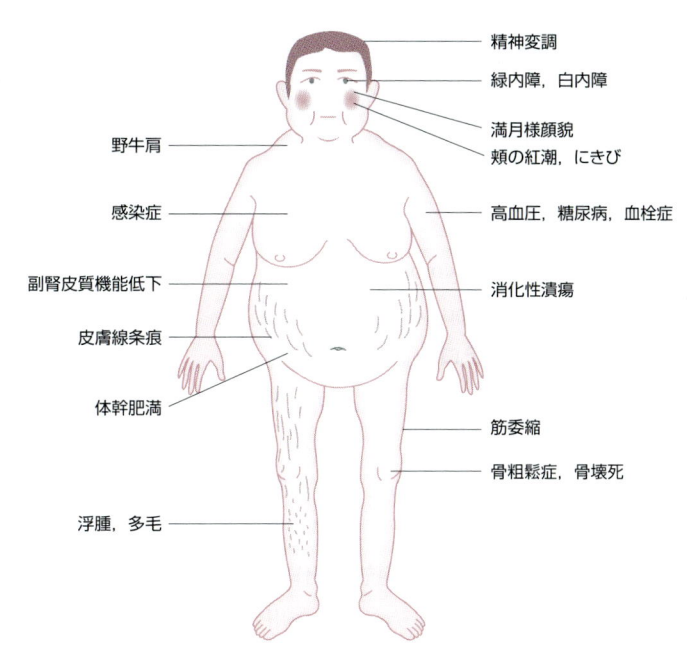

図 5-20 糖質コルチコイドの主な副作用

を促進する．この作用はアルドステロンの 1/3,000 であるが，糖質コルチコイドの血中濃度はアルドステロンより約 1,000 倍以上高いので，生理的にも重要であると考えられる．

8）抗炎症作用

さまざまな炎症過程を抑制し，**抗炎症作用**を現す．主な作用様式は，①リポコルチンの誘導を介してホスホリパーゼ A_2 を阻害し，炎症に関与するプロスタグランジンやロイコトリエンの基質であるアラキドン酸の産生を抑制する（p.716参照），②炎症部位への白血球の遊走を阻止する，③炎症性メディエーターの産生を抑制する，④局所におけるヒスタミン遊離を抑制して，毛細血管の透過性を抑える，⑤リソソーム膜を安定化し，タンパク質分解酵素の分泌を阻害する，などである．

9）免疫抑制作用

さまざまな免疫機能に作用し，細胞性免疫と液性免疫を抑制して**抗免疫作用**を現す．主な作用様式は，①リンパ球やマクロファージ数を減少させる，②炎症性サイトカインの産生や働きを抑制する，③ γ-グロブリン生成を低下させ，抗体産生を抑制する，などである．

3. 糖質コルチコイドの作用機序

標的細胞の細胞内受容体と結合し，効果を発揮する（図5-21）．糖質コルチコイドが受容体に結合すると，受容体の構造が変化し，受容体に結合していた熱ショックタンパク質がはずれる．その結果，DNA結合部位が露出し，核内へ移行して特定遺伝子の転写調節部位〔糖質コルチコイド応答性配列 glucocorticoid responsive element（GRE）〕に結合する．転写活性が変化し，合成されるタンパク質量が増減してさまざまな生理反応が誘発される．

4. 天然（内在性）糖質コルチコイド

▶ **コルチゾール** cortisol
　コルチゾン cortisone（コートン）
　コルチコステロン corticosterone

内在性糖質コルチコイドはコルチゾール（ヒドロコルチゾン hydrocortisone），コルチゾン，コルチコステロンである（表5-9，図5-22）．この中で特にコルチゾールが生理的機能を担っていると考えられる．コルチコステロンは効力が弱いため薬物としては用いられない．コルチゾールとコルチゾンは**副腎皮質機能不全の補充療法**として，また**抗炎症作用，抗免疫作用**を利用して，さまざまな疾病の治療に用いられる．しかし，鉱質コルチコイド作用が比較的強いため，塩分貯留などの副作用が現れる．そのため，鉱質コルチコイド作用を抑え，糖質コルチコイド作用を強めた合成糖質コルチコイドが開発されている．

1）適　用

①**補充療法**として，原発性（**アジソン病**），続発性，下垂体性および医原性慢性副腎皮質機能不全（機能低下症），急性副腎皮質機能不全（**副腎クリーゼ**[*1]），**副腎性器症候群**[*2]などに使用される（*1，2の解説はp.434の脚注に掲載）．

4 副腎皮質ホルモン

図 5-21 コルチコステロイドの作用機序

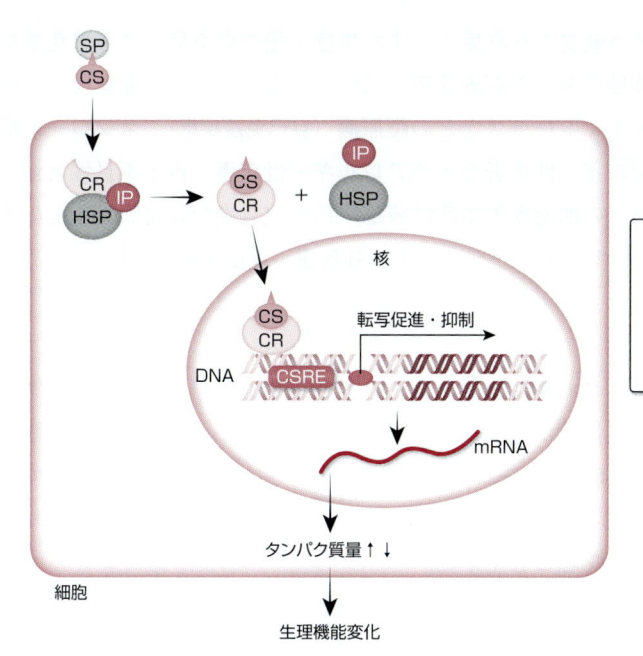

SP：血漿タンパク質
CS：コルチコステロイド
CR：コルチコステロイド受容体
HSP：熱ショックタンパク質(HSP70 と 90)
IP：イムノフィリン
CSRE：コルチコステロイド応答配列

表 5-9 代表的な副腎皮質ステロイド薬の作用比較

作用時間 (h)	コルチコステロイド	抗炎症作用 (糖質代謝作用)	電解質作用	血中半減期
短時間型 (8〜12)	コルチゾール（ヒドロコルチゾン）	1	1	1.2〜1.5
	コルチゾン	0.8	0.8	1.2〜1.5
中間型 (12〜36)	プレドニゾロン	4	0.8	2.5〜3.3
	トリアムシノロン	5	0	2.5〜3.3
	フルドロコルチゾン	10	125	−
	メチルプレドニゾロン	5	0.5	2.8〜3.3
長時間型 (36〜54)	デキサメタゾン	25	0	3.5〜5.0
	ベタメタゾン	25	0	3.5〜5.0
−	アルドステロン	0.3	3,000	0.5

コルチゾールの作用を1とした場合の相対比
（Goodman & Gilman's The Pharmacological Basis of Therapeutics, 12th ed, p.1216, McGraw-Hill, 2011 より引用改変）

コルチゾール（ヒドロコルチゾン）　　コルチゾン　　コルチコステロン

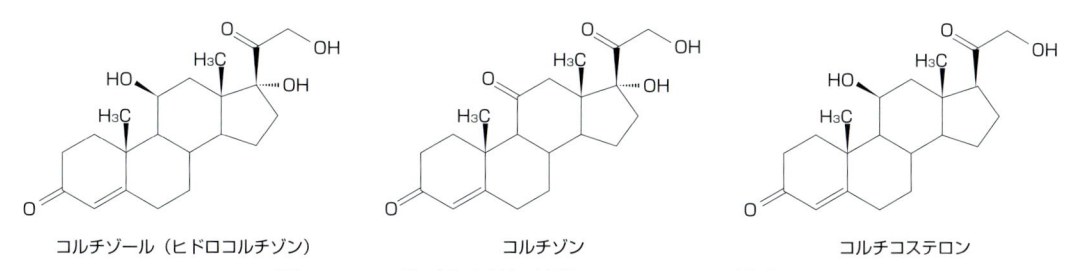

図 5-22 天然（内在性）糖質コルチコイドの構造式

433

②さまざまな疾病に伴う軽度から高度の，また**急性・慢性の炎症**，さらに**免疫異常**が原因の疾患や**臓器移植における拒絶反応**に適応となる．例えば，**亜急性甲状腺炎**，関節リウマチやエリテマトーデスなどの**膠原病（自己免疫疾患）**，**ネフローゼ症候群**，気管支喘息やアレルギー性鼻炎などの**アレルギー性疾患**，再生不良性貧血や白血病，悪性リンパ腫などの**血液疾患**や**悪性腫瘍**，角膜実質炎や脈絡膜炎などの**炎症性眼疾患**，**慢性肝炎**，サルコイドーシスなどの**肺疾患**，**重症感染症**（化学療法と併用）などに使用される．

2）副作用

投与量が生理的な量よりも大量になるため，過剰な生体反応が現れ，これが副作用となる．多くの重篤な副作用が出現するので，長期間使用する場合には十分注意をしなければならない（表 5-8，図 5-20）．さらに長期投与により，ACTH 分泌の低下による副腎皮質萎縮が生じているので，服用を急に中止すると離脱症状（血圧低下，嘔吐，頭痛，発熱など）を起こしやすい．

重大な副作用は感染症の誘発，感染症の増悪，続発性副腎皮質機能不全，糖尿病，消化性潰瘍，膵炎，精神変調，うつ状態，痙攣，骨粗鬆症，ミオパシー，緑内障，後嚢白内障，血栓症である．

その他の副作用として月経異常，下痢，悪心，嘔吐，胃痛，胸やけなどの消化器症状，多幸症，不眠，頭痛などの精神神経症状，筋肉痛や関節痛，満月様顔貌，野牛肩，脂肪肝などの脂質・タンパク質代謝異常，浮腫や血圧上昇，網膜障害や眼球突出，白血球増加，多毛，脱毛，色素沈着，皮下溢血，紫斑，線条などの皮膚異常などがある．

5．合成糖質コルチコイド（図 5-23）

▶ **プレドニゾロン** prednisolone（プレドニン®）
　メチルプレドニゾロン methyl prednisolone（メドロール®）
　トリアムシノロン triamcinolone（レダコート®）
　デキサメタゾン dexamethasone（デカドロン®）
　ベタメタゾン betamethasone（リンデロン®）

天然糖質コルチコイドが有する鉱質コルチコイド作用を除去，または軽減，さらに抗炎症作用と免疫抑制作用を強めて合成された糖質コルチコイドである．

（p.432 の脚注）

＊1　副腎クリーゼ：副腎皮質ホルモン（特にコルチゾールやアルドステロン）が急激に欠乏状態となり，循環不全やショックを起こした緊急性のある状態をいう．意識障害，低血圧（ショック），発熱，下痢，悪心，嘔吐などを起こすことが多い．副腎自体に原因のある場合（原発性）と視床下部-下垂体系機能低下症による場合（続発性）に分けられるが，どちらの場合も致死的である．慢性副腎皮質機能不全に急性のストレスが加わった場合やステロイド長期投与のケースで急に中止した場合などに生じる．

＊2　副腎性器症候群：副腎皮質から過剰に男性ホルモンが分泌され，男児で性早熟，女児では陰核肥大などの外性器異常（仮性半陰陽），成人女子では男性化を起こす状態をいう．糖質コルチコイドが不足しているため，過剰な ACTH 分泌による全身性色素沈着と副腎皮質過形成がみられる．

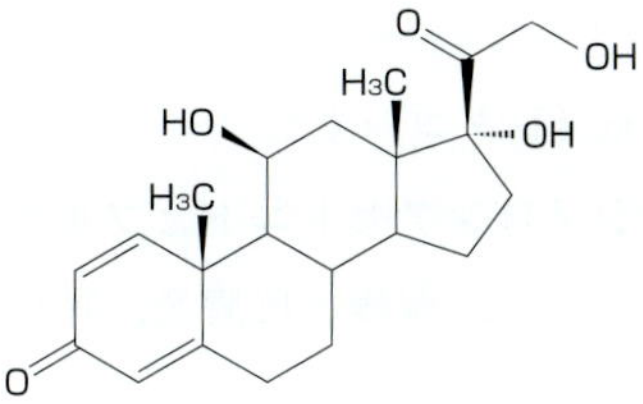

4 副腎皮質ホルモン

プレドニゾロン

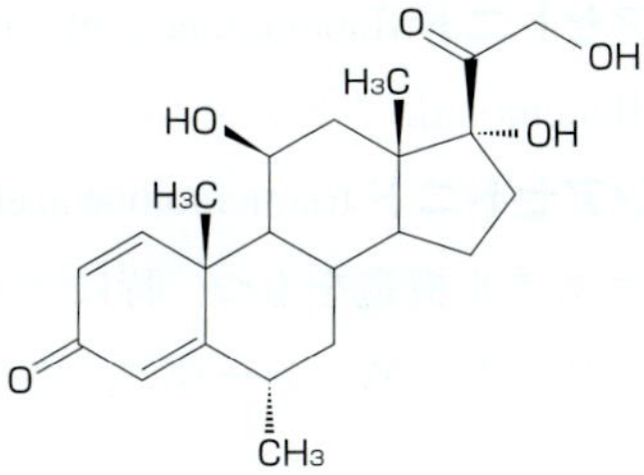

メチルプレドニゾロン

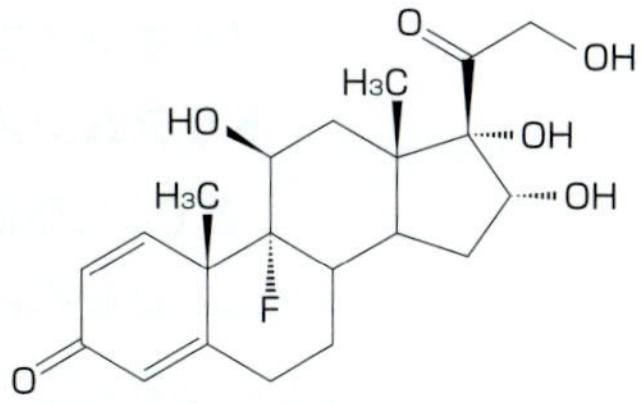

トリアムシノロン

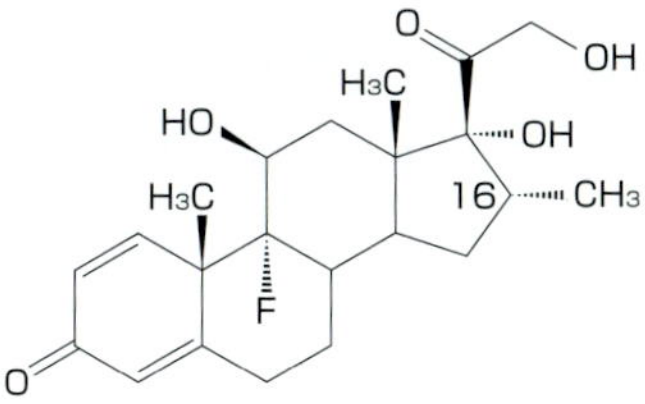

デキサメタゾン
（C_{16}のメチル基がα位）

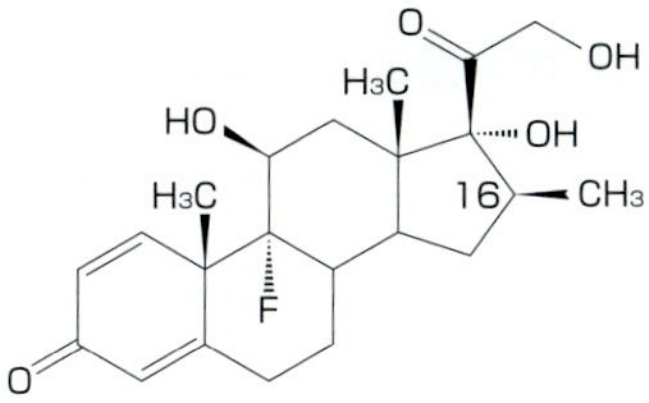

ベタメタゾン
（C_{16}のメチル基がβ位）

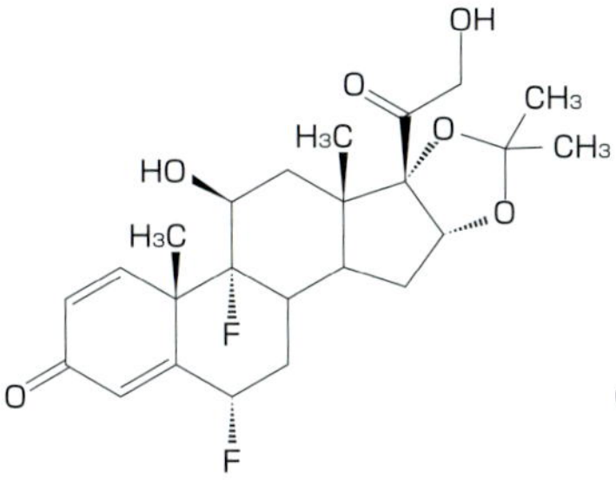

フルオシノロンアセトニド

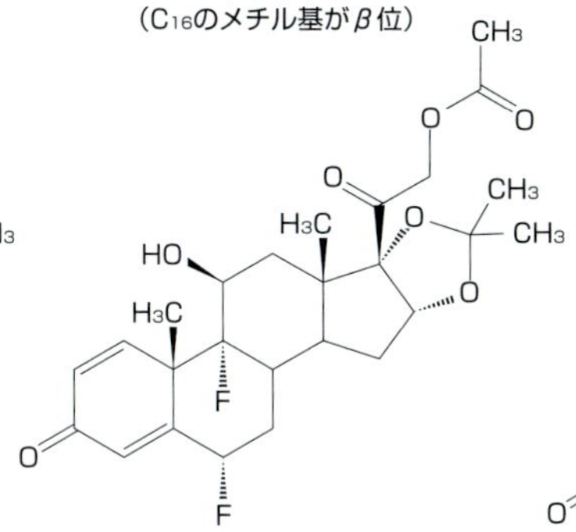

フルオシノニド

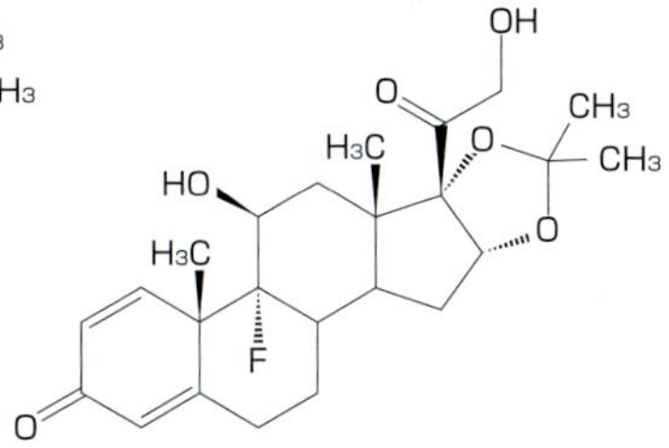

トリアムシノロンアセトニド

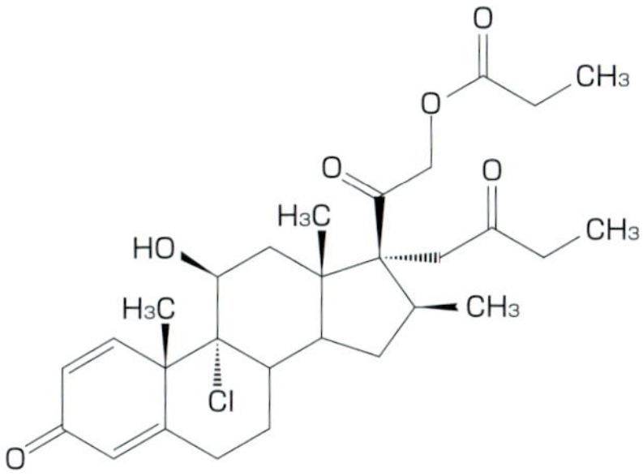

ベクロメタゾンプロピオン酸エステル

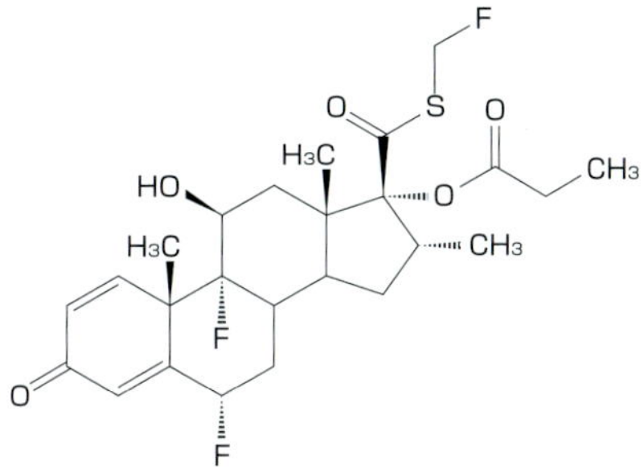

フルチカゾンプロピオン酸エステル

図 5-23 合成糖質コルチコイドの構造式

　ステロイド骨格のC_1とC_2の間を二重結合にすると，プレドニゾロン類のように糖代謝作用や抗炎症作用が増強するが，鉱質コルチコイド作用は影響されない．血中半減期も約2.5時間と約2倍延長する．またC_9をフッ素で置換し，C_{16}に側鎖を導入するとトリアムシノロン，デキサメタゾン，ベタメタゾンのように強力な糖質コルチコイド作用が発揮され，鉱質コルチコイド作用は消失する．血中半減期はさらに長くなる．各種糖質コルチコイドの効力を**表 5-9**に示す．

▶ フルオシノロンアセトニド fluocinolone acetonide（フルコート®）
　フルオシノニド fluocinonide（トプシム®）
　トリアムシノロンアセトニド triamcinolone acetonide（レダコート®）

C_{16} と C_{17} に脂溶性エステル構造をもつ．特にフルオシノロンアセトニドとフルオシノニドは軟膏剤，クリーム，スプレーなどの外用薬として，湿疹・皮膚炎，瘙痒などの皮膚疾患に用いられる．

▶ ベクロメタゾンプロピオン酸エステル beclometasone dipropionate（プロパデルム®）
　フルチカゾンプロピオン酸エステル fluticasone propionate（フルタイド®）

局所に適用されたときには強い活性を示すが，体内に吸収されると不活性型ステロイドに代謝されるように工夫されている．吸入，点鼻剤として，気管支喘息や鼻アレルギーに，さらにベクロメタゾンプロピオン酸エステルは外用薬として，湿疹・皮膚炎，瘙痒などに用いられる．

6. 糖質コルチコイド合成阻害薬（図 5-24）

糖質コルチコイド合成阻害薬は副腎皮質機能亢進症や検査のために用いられる．

▶ トリロスタン trilostane（デソパン®）

3β-HSD（hydroxysteroid dehydrogenase）を特異的，また競合的に阻害し，コルチゾールやアルドステロン産生を抑制する．特発性アルドステロン症や手術適応とならない原発性アルドステロン症およびクッシング症候群に適用される．

▶ メチラポン metyrapone（メトピロン®）

P450$_{C11}$ を特異的に阻害し，コルチゾールやアルドステロン産生を抑制する．その結果，負のフィードバック機構が作用せず，下垂体からのACTH分泌が促進される．下垂体ACTH分泌予備能の測定やクッシング症候群に用いられる．

▶ ミトタン mitotane（オペプリム®）

副腎癌およびクッシング症候群のステロイドホルモン過剰分泌を抑制するとともに，副腎の原発腫瘍およびその転移巣に選択的に作用して腫瘍を縮小させる．作用機序として，副腎皮質細胞への細胞毒性やステロイドホルモン合成過程の阻害が考えられる．副腎癌や手術適応とならないクッシング症候群に用いられる．

C　鉱質コルチコイド（ミネラルコルチコイド）

1. 鉱質コルチコイドの合成と分泌

主要な鉱質コルチコイドは**アルドステロン**（図 5-25）である．その合成と分泌は**レニン-アンジオテンシン系**によって促進される．レニンは腎臓の傍糸球体細胞から腎虚血などの刺激により血液中に分泌され，アンジオテンシノーゲンに働きアンジオテンシンⅠを生成させる．アンジオテンシンⅠは血管内皮細胞や血中に存在す

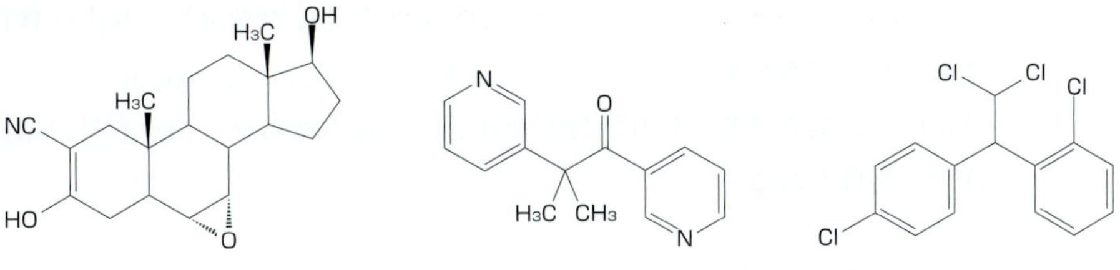

トリロスタン　　　　　　　メチラポン　　　　　　　　ミトタン

図 5-24　糖質コルチコイド合成阻害薬の構造式

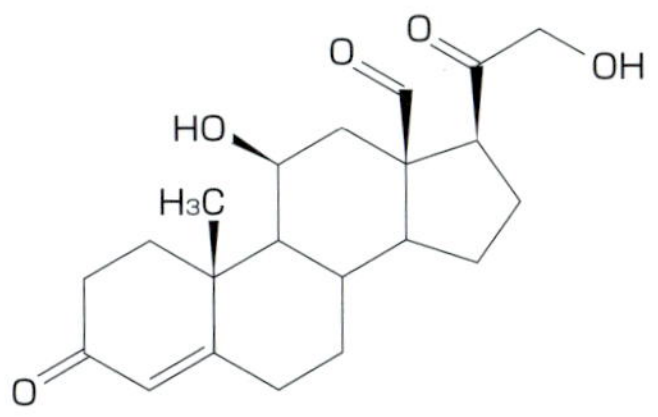

アルドステロン

図 5-25　天然鉱質コルチコイドの構造式

るアンジオテンシン変換酵素により，アンジオテンシンⅡに変換される（p.347 3章 6 B 高血圧の病態生理の項参照）．アンジオテンシンⅡは副腎皮質球状層細胞の受容体（Gタンパク質共役型）に結合し，細胞内 Ca^{2+} 濃度を増加させ，C-キナーゼを活性化する．この結果，$P450_{SCC}$ や $P450_{aldo}$ が活性化され，アルドステロン合成が増加する．このほか，血中 K^+ 濃度上昇（0.1 mEq/L）や ACTH によってもアルドステロン合成は促進される．血中 K^+ 濃度上昇は細胞膜を脱分極し，細胞内への Ca^{2+} 流入を促進してホルモン合成を増加させる．一方，ACTH の作用は一時的である．

2. 鉱質コルチコイドの作用

鉱質コルチコイドは腎臓の遠位尿細管と集合管に作用して，Na^+ の再吸収を促進させ，それに伴い水の再吸収を増加させる．また Na^+ 再吸収と交換に K^+ と H^+ が管腔内に排泄される．このように鉱質コルチコイドは生体の体液量維持と Na^+ 保持に重要な働きをもつ．さらに腎臓ばかりでなく，唾液腺，乳腺，汗腺，腸管などの上皮細胞に働き，Na^+ 再吸収と K^+ 排泄を促進する．

3. 鉱質コルチコイドの作用機序

鉱質コルチコイドは糖質コルチコイドなどのステロイドホルモンと同様に標的細胞の細胞内受容体に結合し，効果を発揮する（図5-21）．コルチコイドがアルドステロン受容体に結合すると，受容体の構造が変化し，受容体に結合していた熱ショッ

クタンパク質がはずれる．その結果 DNA 結合部位が露出し，核内へ移行して特定遺伝子の転写調節部位〔鉱質コルチコイド応答配列 mineralcorticoid responsive element (MRE)〕に結合する．転写活性が変化し，合成されるタンパク質量が増減して生理作用が発揮される．

4. 合成鉱質コルチコイド

▶ **フルドロコルチゾン** fludrocortisone（フロリネフ®）

内在性鉱質コルチコイドのアルドステロンには医療への応用はないが，アルドステロンの C_9 にフッ素，C_{17} に水酸基を導入したフルドロコルチゾン（図5-26）の酢酸エステル体が塩喪失型先天性副腎皮質過形成症や塩喪失型慢性副腎皮質機能不全（アジソン病）に適用される．強力な鉱質コルチコイド作用だけでなく糖質コルチコイド作用ももっている（表5-9）．

5. 鉱質コルチコイド拮抗薬（抗アルドステロン薬）

アルドステロンと競合して受容体を拮抗する薬物である（図5-27）．抗アルドステロン薬ともいう．

▶ **スピロノラクトン** spironolactone（アルダクトン®A）
  カンレノ酸カリウム potassium canrenoate（ソルダクトン®）

アルドステロン受容体の拮抗作用により Na^+ および水の排泄を促進することで，利尿降圧作用を現す．一方，K^+ の排泄を抑制するので**カリウム保持性利尿薬**といわれる．高血圧症と各種浮腫や原発性アルドステロン症の診断および症状の改善に用いられる．

男性ホルモンや女性ホルモン受容体にも作用するので，副作用として女性化乳房や性機能障害がある．

▶ **エプレレノン** eplerenone（セララ®）

選択的にアルドステロン受容体を拮抗する．アンドロゲン受容体，プロゲステロン受容体，糖質コルチコイド受容体に対する親和性はアルドステロン受容体に比べ低い（1/20）．したがって，鉱質コルチコイド受容体以外のステロイドホルモン受容体への作用に起因する副作用はほとんど認められない．高血圧症の治療に用いられる．

D 副腎男性ホルモン

副腎で合成される男性ホルモン（アンドロゲン）はデヒドロエピアンドロステロンとアンドロステンジオンであり，ACTH の刺激により合成，分泌される（図5-18）．これらホルモン自身の活性は非常に弱く，末梢でテストステロンに変換されて男性ホルモン作用を現す．卵巣機能が低下した更年期以降の女性では，副腎が主たるテ

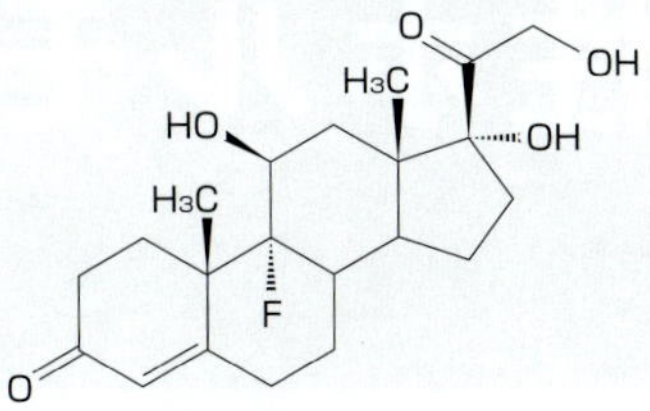

フルドロコルチゾン

図 5-26 合成鉱質コルチコイドの構造式

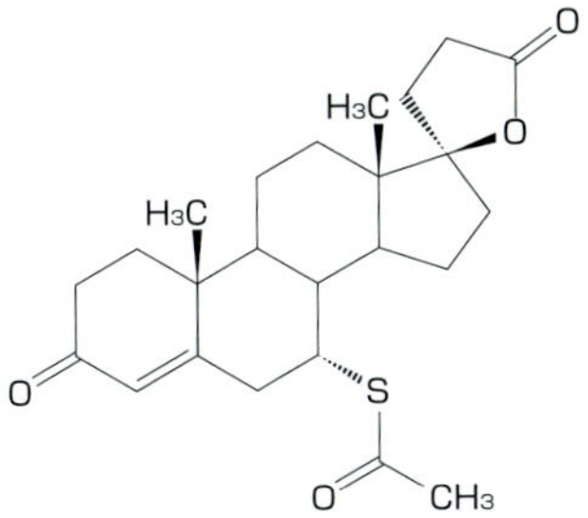

スピロノラクトン

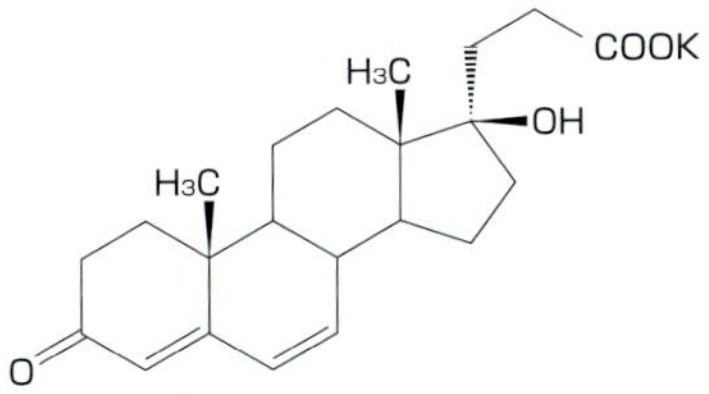

カンレノ酸カリウム

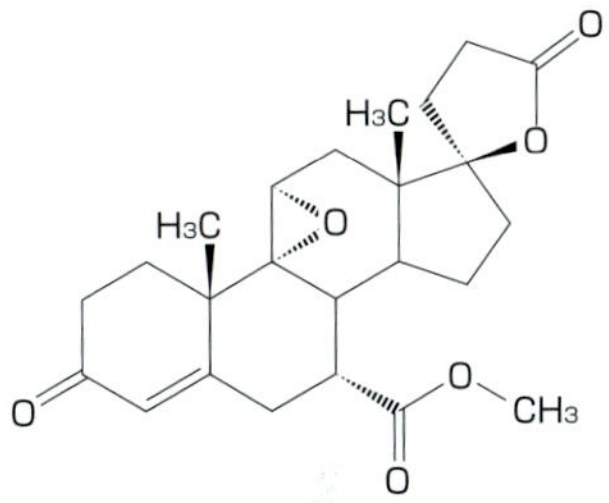

エプレレノン

図 5-27 鉱質コルチコイド拮抗薬の構造式

ストステロンの供給源であり，恥毛や腋毛の成長，性的興奮に関与している．

問題になるのは，ステロイド合成酵素のいくつかの欠損で生じる先天性副腎皮質過形成によるこれら男性ホルモンの過剰分泌で，女子においては女性仮性半陰陽が出現する．

5 女性ホルモン

A 女性ホルモンの合成・分泌と月経のしくみ

　女性では，思春期より閉経期に至るまでの間，子宮内膜の機能層が周期的に基底膜層から脱落し，低凝固性の血液として排出される**月経**がある．この周期は平均約28日である．子宮内膜の周期変化は卵巣の機能・形態の周期的変化と対応している．これらの周期変化は**視床下部−下垂体−卵巣系**の複雑な内分泌機構の相互作用により調節される．卵巣はほぼ母指頭大の扁平楕円体状であり，重さ4〜10gで，骨盤側壁の卵巣窩に左右1つずつ存在する．卵巣からは女性ホルモンが合成，分泌され，女性性周期をはじめとして，生殖系機能，第二次性徴に関与している．妊娠時には内分泌調節の中心的な役割は胎盤に移る．

1. 女性ホルモンの合成と分泌

　女性ホルモンはステロイド骨格をもつ主に卵巣の卵胞で産生されるエストラジオールやエストロンなどの**卵胞ホルモン**（エストロゲンestrogen）と主に卵巣の黄体で産生されるプロゲステロンなどの**黄体ホルモン**（ゲスタゲンgestagen）の2種類であり，コレステロールから合成され（p.428，**図5-18**参照），分泌される．下垂体前葉から分泌される性腺刺激ホルモン（ゴナドトロピン）である卵胞刺激ホルモン（FSH）と黄体形成ホルモン（LH）が卵巣の卵胞を刺激して卵胞の成熟と卵胞ホルモンの合成，分泌を促進する（p.406，②視床下部ホルモン・下垂体ホルモンの項参照）．血中に分泌された卵胞ホルモンは性腺刺激ホルモン分泌を負および正のフィードバックで調節する（**図5-28，5-29**）．卵胞がまだ未成熟で血中の卵胞ホルモンが一定濃度のときには，卵胞ホルモンは視床下部からの性腺刺激ホルモン放出ホルモン（GnRH）と，下垂体からのFSHとLHの分泌を負のフィードバックで抑制する．卵胞が十分に成熟し，血中の卵胞ホルモン濃度が一定以上を超え急激に上昇すると，卵胞ホルモンは視床下部と下垂体に正のフィードバックとして働き，GnRHと大量のLH，FSH分泌を引き起こす．これら分泌された性腺刺激ホルモン，特にLHが成熟卵胞を刺激し，排卵を誘発する（**LHサージ**）．卵子を排出した卵胞はLHにより黄体へと変化し，黄体ホルモンと卵胞ホルモンを合成，分泌する．

図 5-28 性ホルモンの分泌と分泌調節

視床下部の GnRH は下垂体前葉に働き LH と FSH の分泌を促進させる．FSH は卵胞から卵胞ホルモンのエストラジオール分泌を増加させ，LH は黄体から黄体ホルモンのプロゲステロン分泌を増加させる．これら女性ホルモンは視床下部と下垂体に負のフィードバック制御を行い，GnRH，FSH，LH 分泌を抑制する．しかし，卵胞が成熟しエストラジオールが大量に分泌されると，視床下部と下垂体に正のフィードバックが働き，GnRH，FSH，LH の急激な分泌が起こる．
GnRH：性腺刺激ホルモン（ゴナドトロピン）放出ホルモン，LH：黄体形成ホルモン，FSH：卵胞刺激ホルモン

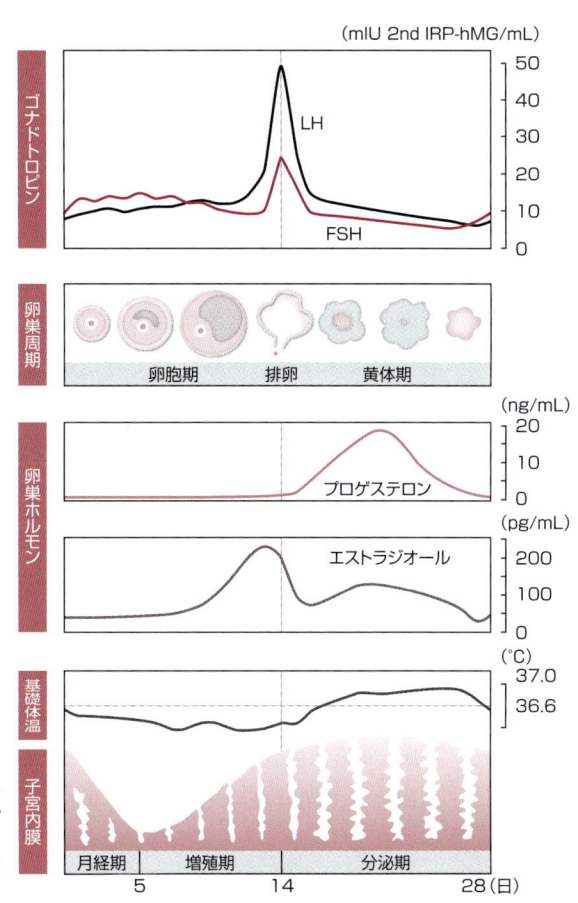

図 5-29 性腺刺激ホルモン（ゴナドトロピン），卵巣周期，黄体ホルモン（プロゲステロン），卵胞ホルモン（エストラジオール），基礎体温，子宮内膜の月経周期に伴う変化

441

2. 月経のしくみ

子宮において，卵胞ホルモンは内膜を肥厚，増殖させる．黄体ホルモンは内膜の分泌相への変化を促進し，受精卵の着床に適した環境を作り，妊娠を維持することに働く（**表5-10**）．妊娠が成立しないと絨毛が形成されず，絨毛からの性腺刺激ホルモン分泌がないため，黄体は退化し白体となり，女性ホルモン分泌も低下する．このため子宮内膜の機能層が基底膜層から脱落し，月経が生じる（**図5-29**）．一方，妊娠が成立した場合には，黄体からのホルモン産生は維持され，それは妊娠第9週ごろに確立する胎盤からの女性ホルモン産生に引き継がれる．

B 卵胞ホルモン（エストロゲン）

卵胞ホルモン（エストロゲン estrogen）は主に卵胞で産生されるが，黄体や胎盤でも産生される．LHとFSHの刺激によりコレステロールから合成される（**図5-18**）．合成の最終段階で，アンドロステンジオンとテストステロンに**アロマターゼ**が作用して卵胞ホルモンが生成される（**図5-30**）．天然の卵胞ホルモンは**エストロン** estrone（治療には用いられない），**エストラジオール** estradiol（エストラーナ®，ジュリナ®），**エストリオール** estriol（ホーリン®，エストリール）の3種類である．エストラジオールが最も強い生理作用を示し，エストロンはその約1/10，エストリオールは約1/50である．

1. 生理作用

卵胞ホルモンは標的組織の細胞質エストロゲン受容体に結合する．ホルモン-受容体複合体は核内へ移行して特定遺伝子の転写調節部位に結合し，転写活性を変化させ，ホルモン作用を引き起こす．

子宮に対して，内膜を増殖させ，受精卵の着床を準備し，筋のオキシトシン感受性を増大させる（第二次性徴）．視床下部-下垂体に対して正と負のフィードバックを行う．男性ホルモンの産生，分泌を抑制する（抗男性ホルモン作用）．さらに骨に対して，骨吸収を抑制して骨形成を促進する．また，骨端線の閉鎖を促進する．肝臓に対して，LDLを減少，HDLを増加させる（**表5-10**）．

これらの作用を利用し，①更年期障害（顔面潮紅，神経症，めまい，疲労，循環障害など），②卵巣機能不全（無月経，月経周期異常，月経量異常，月経困難症，機能性子宮出血，子宮発育不全症，腟萎縮症状など），③閉経後骨粗鬆症，④乳汁分泌抑制，⑤前立腺癌，⑥閉経後の末期乳癌（男性ホルモン療法に抵抗を示す場合）などの治療に用いられる．

表 5-10　女性ホルモンの生理・薬理作用と疾患への適用

卵胞ホルモン		黄体ホルモン	
生理・薬理作用	適用	生理・薬理作用	適用
女性の第二次性徴発現 ・子宮内膜の増殖→着床の準備 ・子宮筋のオキシトシンへの感受性の増大など	卵巣機能不全，更年期障害	子宮内膜の分泌相への変化促進 受精卵の着床に適した子宮の維持 子宮筋のオキシトシンへの感受性の低下	切迫流産，習慣性流産，卵巣・黄体機能不全
視床下部-下垂体系 ・抑制（FSHとLH分泌抑制） ・興奮（LHとFSH分泌促進）	経口避妊薬	乳腺発育促進	
		基礎体温上昇	
抗男性ホルモン作用	前立腺癌	視床下部-下垂体系 ・抑制（LH分泌抑制） ・興奮（LHとFSH分泌促進）	経口避妊薬 前立腺癌
Ca・骨代謝 ・骨吸収抑制 ・骨端閉鎖促進	骨粗鬆症（女性）		
血液凝固因子の増加（肝）			
LDHの減少，HDLの増加（肝）			

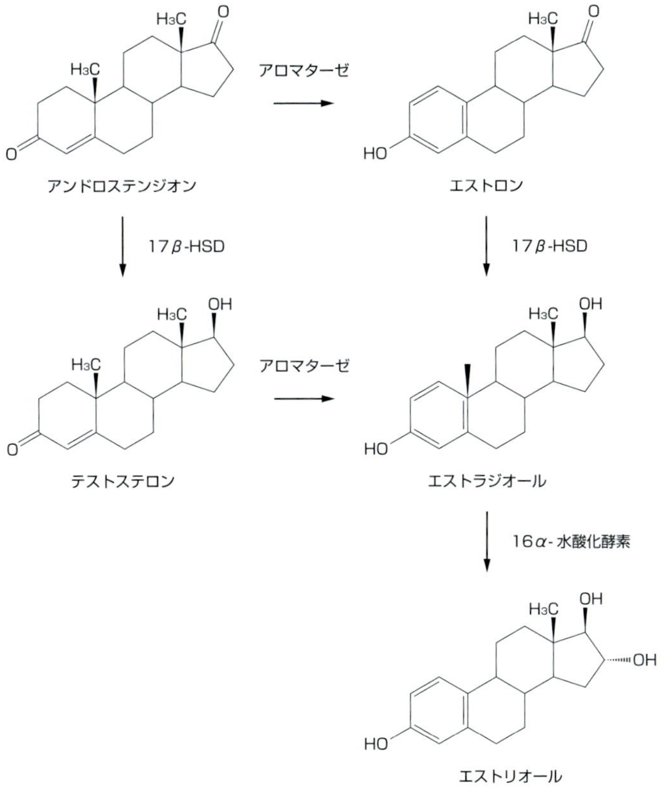

図 5-30　卵胞ホルモンの合成経路
17β-HSD：17β-ヒドロキシステロイド脱水素酵素

2. 副作用

長期連用により，血栓症，卵胞ホルモン依存性乳癌や子宮癌などが起こりやすい．

C 黄体ホルモン（ゲスタゲン）

黄体ホルモン（ゲスタゲン gestagen）はLHの刺激により黄体で産生，分泌されるが，胎盤，また少量だが，副腎皮質，精巣などからも分泌される．**プロゲステロン** progesteron（ルテウム®）が代表的な黄体ホルモンである（図5-32）．

1. 生理作用

黄体ホルモンは標的組織の細胞質プロゲステロン受容体に結合する．ホルモン－受容体複合体は核内へ移行して特定遺伝子の転写調節部位に結合し，転写活性を変化させ，ホルモン作用を引き起こす．

子宮内膜を増殖期から，分泌期に移行させ，受精卵が着床しやすいように妊娠準備環境を作る（図5-29）．妊娠期においては，子宮筋の興奮を低下させ妊娠を維持させる．オキシトシンに対する感受性も低下させる．乳腺の発育を促進する．視床下部と下垂体に対して，一定量のエストロゲンの存在下で，プロゲステロンは正のフィードバックで刺激し，性腺刺激ホルモン分泌を増強する（排卵期）．一方，大量のプロゲステロンはエストロゲンの負のフィードバックを増強して性腺刺激ホルモン分泌を抑制する．その結果排卵は阻止される．この作用を利用して，①経口避妊薬として用いられる（卵胞ホルモンと併用）ほか，②習慣性流産の予防，③切迫流産，④黄体機能不全による不妊症，⑤前立腺癌，⑥閉経後の末期乳癌（男性ホルモン療法に抵抗を示す場合）などに用いられる（表5-10）．

D 女性ホルモンが関連する主な疾患と治療に用いられる薬物

女性生殖機能は視床下部－下垂体－卵巣系のフィードバック機構を軸として精巧に維持されている．したがって，中枢（視床下部，下垂体），卵巣，子宮のいずれかに異常が起こった場合，**月経異常**あるいは**月経周期の異常**となる．その中で最も頻度の高い異常は**無月経**であり，女性ホルモンの第二次性徴作用を利用し，その治療に用いられる．また**無排卵周期症，月経周期異常，機能性子宮出血，子宮発育不全症，卵巣欠落症状，乳汁分泌抑制**にも有効である．さらに**切迫流産，習慣性流産**の治療にも用いられる．

女性ホルモン投与により性腺刺激ホルモン分泌が低下し，排卵が抑制されることを利用した卵胞ホルモンと黄体ホルモンの併用が**避妊薬**として，また**子宮内膜症に伴う月経困難症**の治療薬としても用いられる．閉経前後の女性ホルモン低下に起因する**更年期障害**には，少量の女性ホルモンの投与が行われる．さらに卵胞ホルモンの抗男性ホルモン作用を利用して**前立腺癌**の治療にも用いられる（表5-11）．

表 5-11 女性ホルモン薬の分類，特徴ならびに適用

分類	ホルモン名	特 徴	適 用
卵胞ホルモン	天然卵胞ホルモン 　エストラジオール	経口投与すると肝臓ですみやかに代謝を受けるので作用時間が短い	更年期障害および卵巣欠落症状に伴うのぼせ，発汗，腟萎縮症状，また閉経後骨粗鬆症
	エストロン（治療には用いられない）		
	エストリオール	経口投与，注射など	更年期障害，腟炎，子宮頸管炎，老人性骨粗鬆症，前立腺癌，閉経後の末期乳癌
	(半)合成卵胞ホルモン 　エチニルエストラジオール	経口投与で有効である	前立腺癌，閉経後の末期乳癌
	エストラジオール安息香酸エステル 　　　プロピオン酸エステル 　　　吉草酸エステル	エストラジオールより作用が強力で持続性がある（注射）	無月経，無排卵周期症，月経周期異常，月経困難症，機能性子宮出血，子宮発育不全症，卵巣欠落症状，更年期障害，乳汁分泌抑制
	エストリオールプロピオン酸エステル		更年期障害，腟炎，子宮頸管炎，分娩時の頸管軟化
	結合型卵胞ホルモン 　エストロン硫酸エステルナトリウム 　エクイリン硫酸エステルナトリウム 　17α-ジヒドロエクイリン硫酸エステルナトリウム	水溶性とした卵胞ホルモンで経口投与で用いる	更年期障害，卵巣機能不全，機能性子宮出血など
黄体ホルモン	天然黄体ホルモン 　プロゲステロン	経口投与すると肝臓ですみやかに代謝されるので経口投与で用いない	無月経，月経困難，機能性子宮出血，不妊症，切迫流早産，習慣性流早産
	合成黄体ホルモン 　ヒドロキシプロゲステロンカプロン酸エステル	1回の筋注で約1週間作用が持続する	無月経，機能性子宮出血，不妊症，切迫流早産，習慣性流早産
	ジドロゲステロン	基礎体温上昇作用はない 経口投与で用いられる	無月経，月経困難，機能性子宮出血，不妊症，切迫流早産，習慣性流早産，子宮内膜症
	メドロキシプロゲステロン酢酸エステル	強力な黄体ホルモン作用をもつ 経口投与で用いられる	無月経，月経困難，機能性子宮出血，不妊症，切迫流早産，習慣性流早産
	クロルマジノン酢酸エステル	抗アルドステロン作用を有するので，前立腺肥大症や癌にも用いられる 経口投与で用いられる	無月経，月経困難，機能性子宮出血，不妊症，前立腺肥大症，前立腺癌
	ノルエチステロン	卵胞ホルモン作用も有する	無月経，月経困難，機能性子宮出血，不妊症，
卵胞・黄体ホルモン併用	ヒドロキシプロゲステロンエステルカプロン酸 　＋エストラジオールプロピオン酸エステル（販売中止）		無月経，機能性子宮出血
	＋エストラジオール安息香酸エステル		機能性子宮出血
	ノルエチステロン 　＋メストラノール		機能性子宮出血，無月経，月経量異常，月経周期異常，月経困難症，卵巣機能不全による不妊症
	＋エチニルエストラジオール	ピル	子宮内膜症に伴う月経困難，避妊
	＋エストラジール		更年期障害など
	クロルマジノン酢酸エステル 　＋メストラノール		機能性子宮出血，無月経，月経量異常（過少月経，過多月経），月経周期異常（稀発月経，多発月経），月経困難症，卵巣機能不全による不妊症
	ノルゲストレル 　＋エチニルエストラジオール		機能性子宮出血，月経困難症など
	レボノルゲストレル 　＋エチニルエストラジオール	ピル	避妊
	＋エストラジオール		閉経後骨粗鬆症

E　女性ホルモン薬

　　女性ホルモン薬は**卵胞ホルモン薬**，**黄体ホルモン薬**，**卵胞および黄体ホルモンの併用薬**の3種類に分類される．天然の卵胞ホルモンと黄体ホルモンは経口で使用す

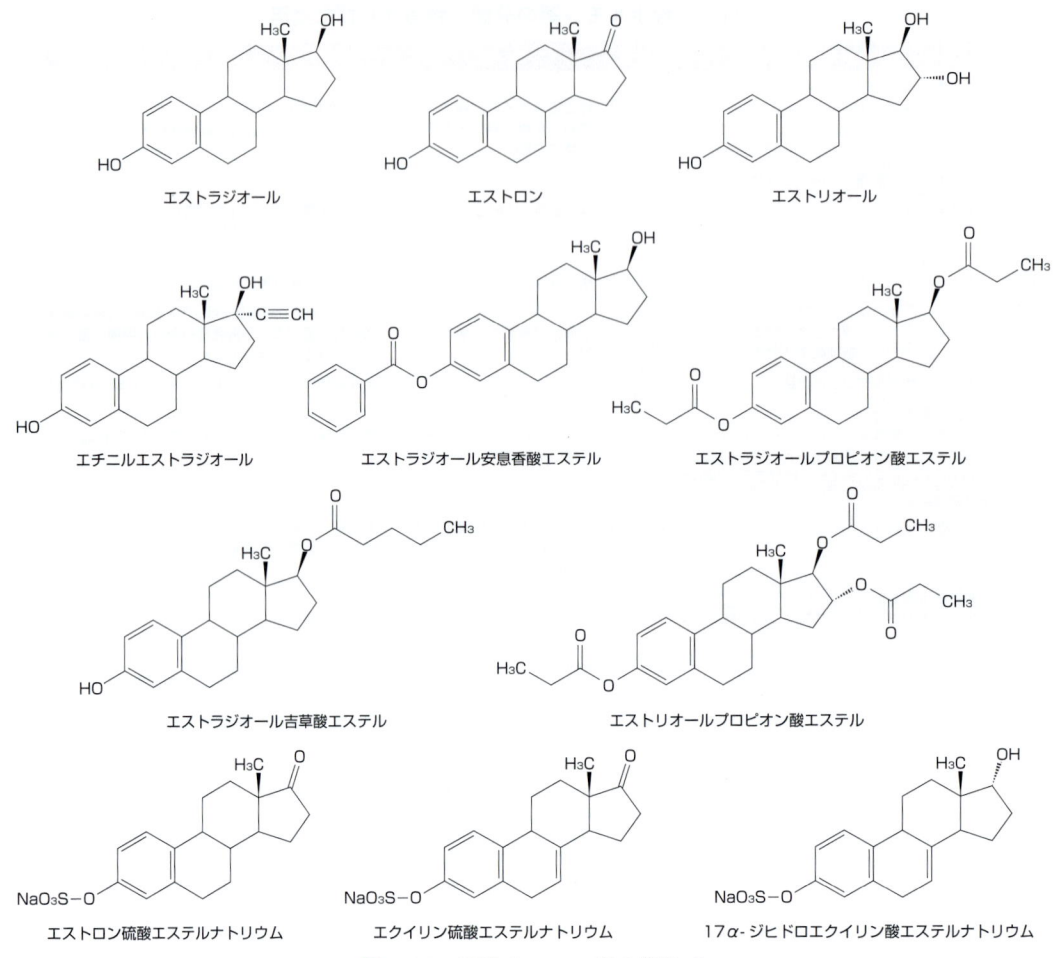

図 5-31　卵胞ホルモン薬の構造式

ると肝臓で代謝を受け，効力が減少する（**初回通過効果**）．そのため経口投与ができる，また作用が強力である多くの**合成卵胞ホルモン**や**合成黄体ホルモン**が開発されている（**表 5-11**）．

1) 卵胞ホルモン薬

表 5-11，図 5-31 に示す．

2) 黄体ホルモン薬

表 5-11，図 5-32 に示す．

3) 卵胞・黄体ホルモン併用薬

卵胞ホルモンと黄体ホルモンの併用薬が**更年期障害**や**卵巣機能不全**などの補充療法に用いられる．また視床下部と下垂体への負のフィードバックを利用して**経口避妊薬**としても使用される（表 5-11）．

重大な副作用は血液凝固因子の増加による血栓症やアナフィラキシー様症状，血圧上昇，うつなどである．

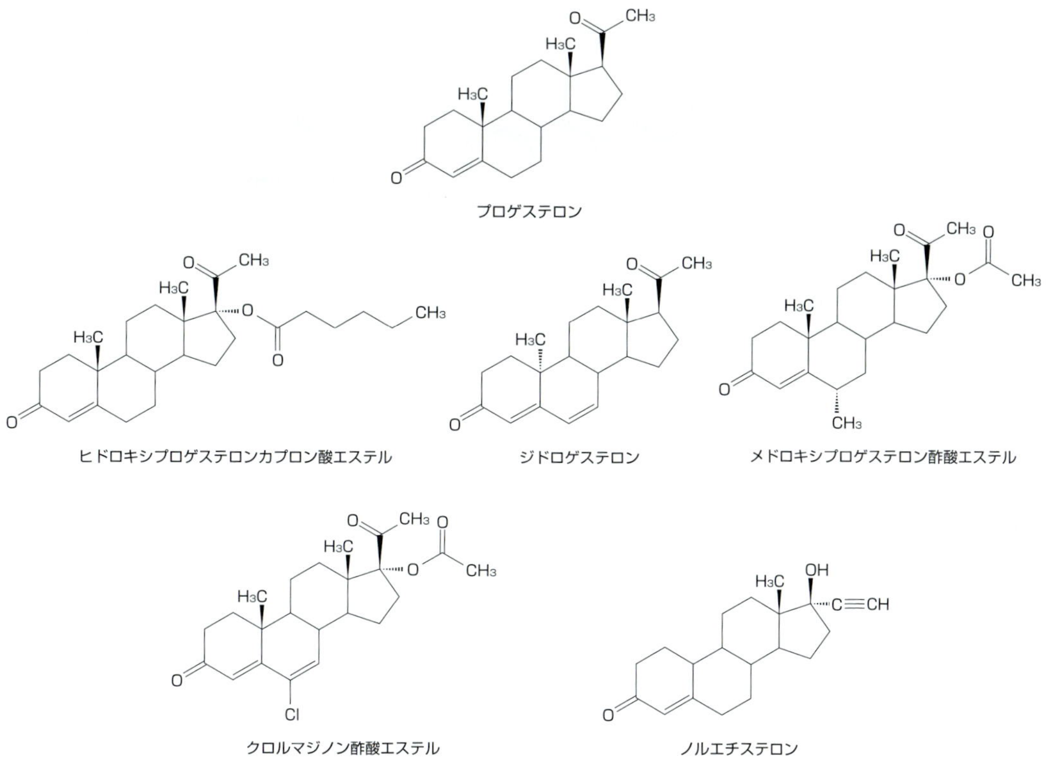

図 5-32　黄体ホルモン薬の構造式

F　エストロゲン受容体遮断薬・作動薬およびアロマターゼ阻害薬

1. エストロゲン受容体遮断薬(図 5-33)

エストロゲン受容体遮断薬はエストロゲンと受容体で拮抗することにより効果を発揮する．**クロミフェン** clomifene（クロミッド®）と**シクロフェニル** cyclofenil（セキソビット®）は視床下部と下垂体でエストロゲンに拮抗し，エストロゲンの負のフィードバック制御を解除して，性腺刺激ホルモン放出ホルモンならびに FSH と LH 分泌を促進して排卵を誘発させる．**排卵誘発薬**として排卵障害に起因する不妊症治療に用いられる．**卵巣腫大**や**多胎妊娠**などの副作用がある．一方，**タモキシフェン** tamoxifen（ノルバデックス®）と**トレミフェン** toremifenen（フェアストン®）は組織選択的に乳癌細胞のエストロゲン受容体に拮抗するため，エストロゲンに依存した乳癌に有効である．子宮内膜には作動薬として作用するため，子宮内膜の過形成や子宮内膜癌の危険性もある．また，無顆粒球症，白血球減少，血栓塞栓症，視覚障害などが現れることもある．**メピチオスタン** mepitiostane（チオデロン®）はエストロゲン受容体を拮抗するので乳癌の治療に，骨髄に直接作用して造血効果を発揮するので透析施行中の腎性貧血の治療に用いられる．

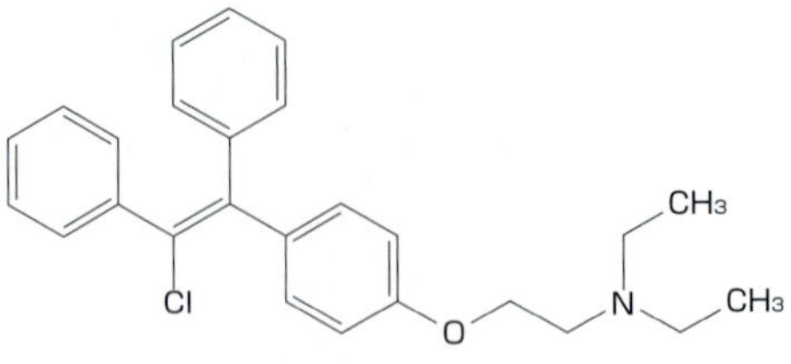

クロミフェン

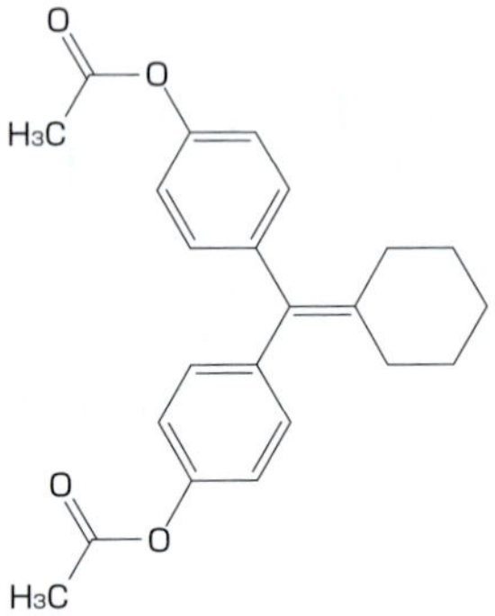

シクロフェニル

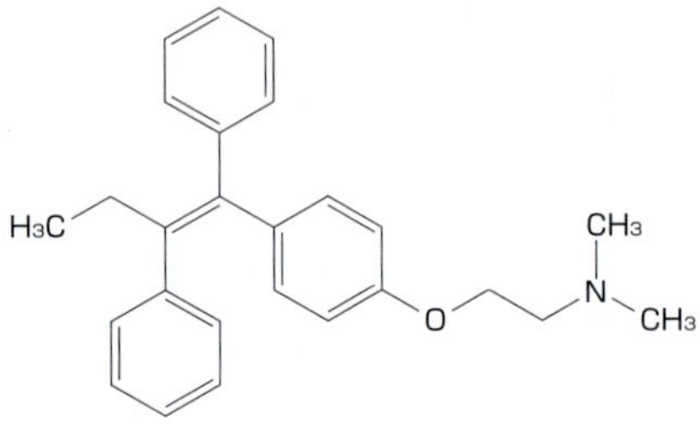

タモキシフェン

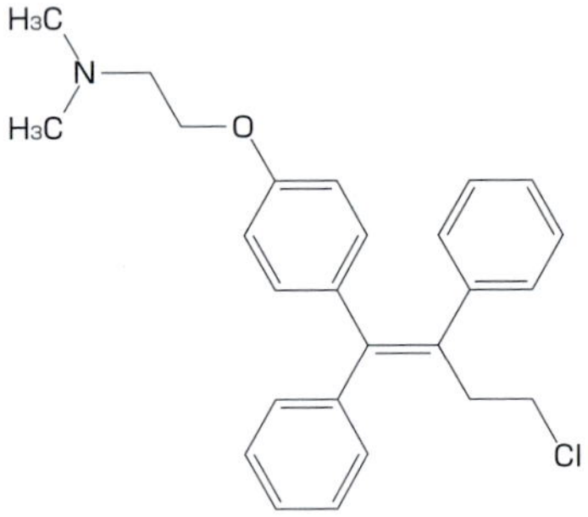

トレミフェン

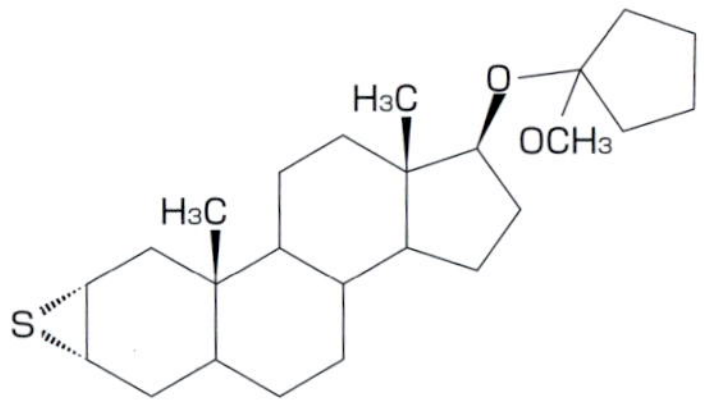

メピチオスタン

図 5-33 エストロゲン受容体遮断薬の構造式

2. エストロゲン受容体作動薬(図 5-34)

ラロキシフェン raloxifene（エビスタ®）は**エストロゲン受容体作動薬**として選択的に骨組織に対して働き，骨吸収を抑制するので，閉経後骨粗鬆症の治療に適用される．子宮や乳腺のエストロゲン受容体への作用は弱い．この薬物とタモキシフェンとトレミファンを含め**選択的エストロゲン調整薬**ともいわれる．

3. アロマターゼ阻害薬(図 5-35)

アロマターゼは卵胞ホルモン合成において，アンドロステンジオンからエストロン生成とテストステロンからエストラジオール生成に関与する酵素である(**図 5-30**)．閉経後の卵胞ホルモンの合成部位は主に脂肪組織，筋肉，肝臓，乳癌である．**アロマターゼ阻害薬**の**アナストロゾール** anastrozole（アリミデックス®），**エ**

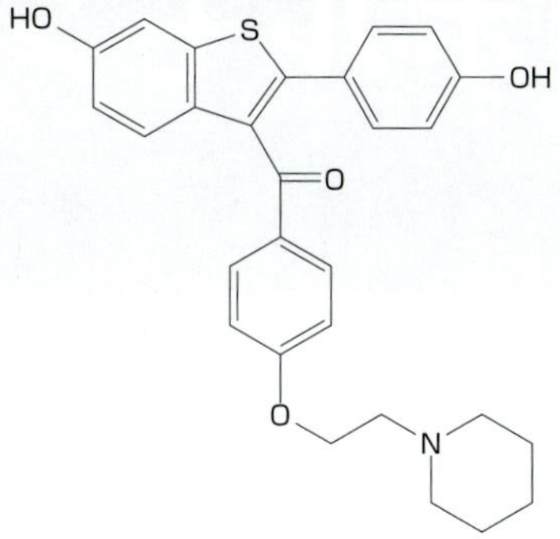

ラロキシフェン

図 5-34　エストロゲン受容体作動薬の構造式

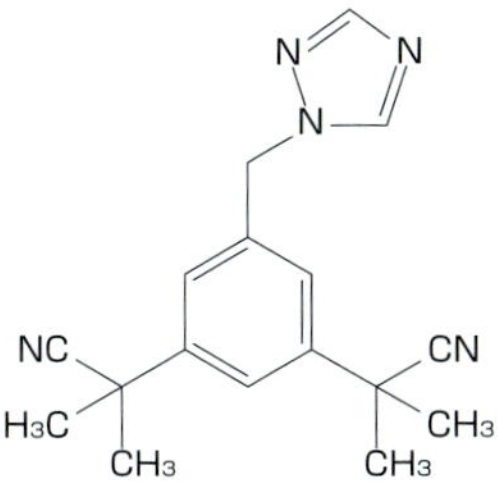

アナストロゾール 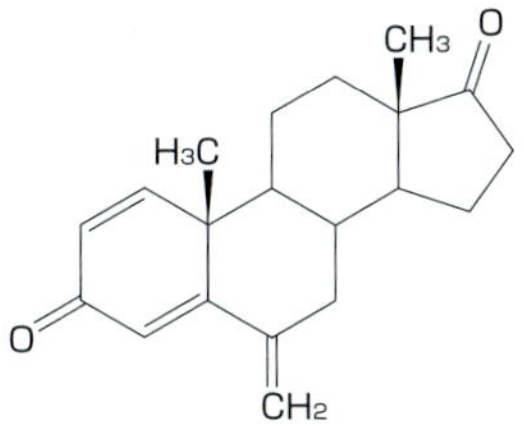　　　　　エキセメスタン 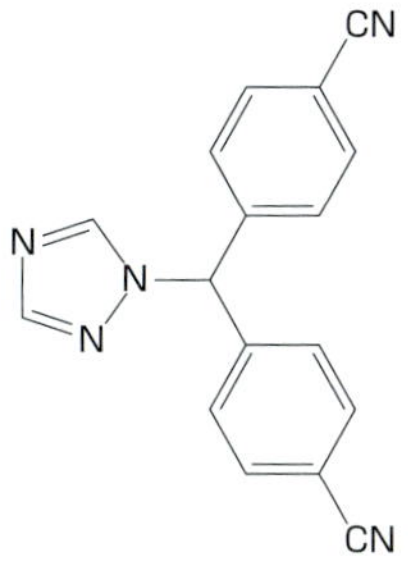　　　　　レトロゾール

図 5-35　アロマターゼ阻害薬の構造式

キセメスタン exemestane（アロマシン®），**レトロゾール** letrozole（フェマーラ®）はこれらの組織でのアロマターゼ活性を阻害することにより，卵胞ホルモンの産生を低下させる．閉経後乳癌に適用される．

　アロマターゼ阻害薬とエストロゲン受容体遮断薬を併せて**抗卵胞ホルモン薬**という．

G　卵胞・男性ホルモンの混合薬

　男性ホルモンと卵胞ホルモンを配合した**両性ホルモン混合薬**が更年期障害，骨粗鬆症などに用いられる．男性ホルモンと卵胞ホルモンの下垂体前葉機能の抑制作用と，タンパク同化作用は相乗的に増強される．一方，男性ホルモンによる男性化作用や，卵胞ホルモンによる子宮内膜増殖作用は軽減される．テストステロンとエストラジオール，テストステロンエナント酸エステルとエストラジオール吉草酸エステル，テストステロンエナント酸エステルとテストステロンプロピオン酸エステルとエストラジオール吉草酸エステルの組み合わせがある．

6 男性ホルモン

A 男性ホルモンの合成と分泌

　精巣は睾丸ともいわれ，左右の陰嚢内に1つずつあり，重量10〜15gの楕円形の男性生殖腺である．男性では，精巣の**間質細胞**（ライディッヒ細胞）で男性ホルモン（アンドロゲン）が合成，分泌される．男性ホルモンの大部分は**テストステロン** testosteron であり，循環血液中の約95％のテストステロンをライディッヒ細胞が産生する．間質細胞刺激ホルモン〔ICSH（LH）〕の刺激によりコレステロールからプレグネノロンを介して合成される．副腎皮質と異なりライディッヒ細胞には21-水酸化酵素と11β-水酸化酵素が存在しないため，プレグネノロンは17α-ヒドロキシプレグネノロンとなり，側鎖が切断されデヒドロエピアンドロステロンに変換される．さらに3β-ヒドロキシステロイド脱水素酵素（3β-HSD）によりアンドロステンジオンとなり，続いてテストステロンとなる．またプレグネノロンからプロゲステロンを経てテストステロンが合成される経路もある（p.428 図5-18，5-36）．ヒトの精巣では，前者が主要なテストステロン合成経路である．

　テストステロンは男性生殖器系，筋肉，骨組織内標的細胞では，5α還元酵素Ⅱ型により，活性の高い**ジヒドロテストステロン** dihydrotestosteron に変換され作用を発揮する（図5-36）．

　血中に分泌されたテストステロンは視床下部と下垂体前葉を負のフィードバックで制御し，GnRH分泌，ICSHとFSH分泌を抑制する．血液中のテストステロンの約98％は血漿タンパク質（アンドロゲン結合タンパク質；ABP）と結合し，標的組織に到達して細胞内アンドロゲン受容体に結合する．テストステロン-受容体複合体は核内へ移行し，転写調節因子として働き，mRNA合成を調節してホルモン作用を発揮させる．アンドロゲン受容体への親和性はテストステロンよりジヒドロテストステロンが高い．

B 男性ホルモンの作用

　男性ホルモンには，精嚢，前立腺，陰茎などの**男性副生殖器系の発達**，体毛や声変わりなどの**第二次性徴の促進**，FSHと協力して**精子形成を増加**させる作用がある．

6 男性ホルモン

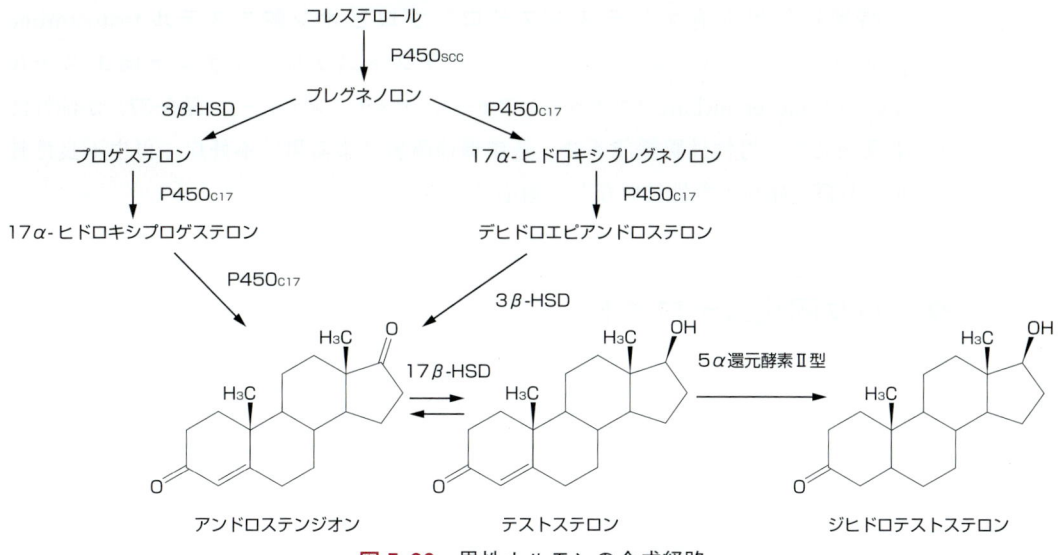

図 5-36 男性ホルモンの合成経路

P450scc：20S-水酸化酵素, 22R-水酸化酵素, 20-22-リアーゼの複合酵素, 3β-HSD：3β-ヒドロキシステロイド脱水素酵素, P450c17：17α-水酸化酵素, 17β-HSD：17β-ヒドロキシステロイド脱水素酵素

表 5-12 男性ホルモンの生理・薬理作用，適用および副作用

生理・薬理作用	適　用	副作用
男性副生殖器系の発達	男性性腺機能不全	女性や胎児の男性化，浮腫
精子形成促進（FSHと協力して）		
男性の第二次性徴発現		
タンパク同化作用，骨発育・骨端閉鎖促進	再生不良性貧血，骨粗鬆症 手術後回復促進	肝障害，小児骨端閉鎖促進
LH分泌抑制	乳癌	

　また，筋肉増大などの**タンパク同化作用**，骨の発育や骨端閉鎖の促進作用をもつ．**負のフィードバックで視床下部，下垂体前葉**に働き，GnRHやICSHの分泌を抑制する．これらの作用を利用して，**男性性腺機能不全，再生不良性貧血，骨粗鬆症，術後の回復促進，乳癌**の治療に用いられる（表5-12）．しかし，テストステロンは経口投与で初回通過効果を受けやすいため，経口には，**合成アンドロゲン**が使用される．

C　合成アンドロゲン

　経口投与には，**メチルテストステロン** methyltestosteron（エナルモン®）（図5-37）が男性性腺機能不全，造精機能障害による男性不妊症，末期女性性器癌の疼痛緩和，手術不能の乳癌に用いられる（販売中止）．

　副作用として，女性や胎児の男性化，肝障害，小児の骨端閉鎖促進，Na^+貯留による浮腫などがある．

451

持続性作用を有する**テストステロンプロピオン酸エステル** testosterone propionate（エナルモン®）（販売中止）や**テストステロンエナント酸エステル** testosterone enanthate（エナルモンデポー®，テスチノンデポー）（**図5-37**）が油性注射薬として，男性性腺機能不全，造精機能障害による男性不妊症，再生不良性貧血，骨髄線維症，腎性貧血などに適応される．

D　タンパク同化ステロイド

男性ホルモンのもつタンパク同化作用を強め，男性副生殖器系の発達や第二次性徴の促進などの男性化作用を弱めた合成男性ホルモンを**タンパク同化ステロイド**という．**メテノロン酢酸エステル** metenolone acetate（プリモボラン®）や**メテノロンエナント酸エステル** metenolone enanthate（プリモボラン®・デポー）ならびに**ナンドロロンデカン酸エステル** nandrolone decanoate（販売中止）（**図5-38**）が骨粗鬆症や慢性腎疾患，悪性腫瘍，外傷，熱傷疾患，再生不良性貧血による著しい消耗状態に適用される．

E　抗アンドロゲン薬（図5-39）

1. アンドロゲン受容体遮断薬

アンドロゲン受容体遮断薬は，アンドロゲン受容体でアンドロゲンと競合的に拮抗し，男性ホルモン作用を抑制する．

▶ **フルタミド** flutamide（オダイン®）
　ビカルタミド bicalutamide（カソデックス®）
前立腺癌と前立腺肥大症に適用される．

▶ **オキセンドロン** oxendolone（プロステチン®）（販売中止）
前立腺において直接アンドロゲンと競合拮抗すると考えられ，他のホルモン様作用をほとんど示さない．前立腺肥大症に用いられる．

▶ **クロルマジノン酢酸エステル** chlormadinone acetate（プロスタール®，ルトラール®）
黄体ホルモン作用と抗アンドロゲン作用を有する．前立腺癌と前立腺肥大症に加え，無月経などの女性生殖器系疾患にも用いられる．

2. 5α還元酵素Ⅱ型阻害薬

5α還元酵素Ⅱ型を選択的に抑制することにより，テストステロンからジヒドロテストステロンへの変換を阻害する．

フィナステリド finasteride（プロペシア®）が男性型脱毛症の進行遅延に適用される．

6 男性ホルモン

図 5-37 合成アンドロゲンの構造式
（メチルテストステロン、テストステロンプロピオン酸エステル、テストステロンエナント酸エステル）

図 5-38 タンパク同化ステロイドの構造式
（メテノロン酢酸エステル、メテノロンエナント酸エステル、ナンドロロンデカン酸エステル）

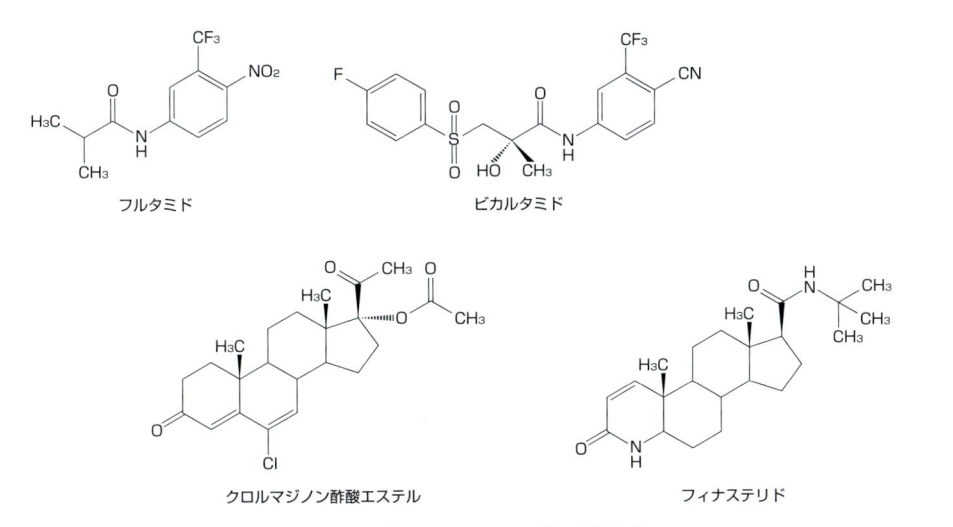

図 5-39 抗アンドロゲン薬の構造式
（フルタミド、ビカルタミド、クロルマジノン酢酸エステル、フィナステリド）

453

7 副甲状腺ホルモン

A 副甲状腺ホルモンの合成と分泌

　副甲状腺は上皮小体とも呼ばれ，甲状腺の背面に左右2個ずつ，合わせて4個存在する．主細胞と酸好性細胞があり，**副甲状腺ホルモン** parathyroid hormone (PTH) は主細胞で合成・分泌され，CaとPの代謝に関与する．上皮小体ホルモンともいわれる．

　副甲状腺ホルモンは84個のアミノ酸からなるペプチドホルモンで，最初にプレプロホルモンとして合成され，小胞体へ移動し，シグナルペプチドがはずれてプロホルモンとなる．次に残り6個のアミノ酸がゴルジ装置で切断され，副甲状腺ホルモンとなり，分泌顆粒内に貯蔵される．

　分泌は血漿Ca^{2+}濃度と活性型ビタミンD_3により調節を受ける．血漿中のCa^{2+}濃度が低下すると副甲状腺の主細胞膜にある**Ca^{2+}感知受容体**（Gタンパク質共役型受容体）がそれを検知し，副甲状腺ホルモンの合成と分泌を増加させる．一方，活性型ビタミンD_3は主細胞の核内に存在するビタミンD_3受容体を介して副甲状腺ホルモン合成を抑制する．活性型ビタミンD_3が受容体に結合し，遺伝子調節因子となり副甲状腺ホルモン遺伝子に抑制的に働き，転写を阻害する．

B 副甲状腺ホルモンの作用

　副甲状腺ホルモンの標的器官は骨と腎臓であり，ホルモンが細胞膜受容体に結合して効果を発揮する．活性型ビタミンD_3生成を腎臓で促進させ，腸管にも間接的に作用する（図5-40，表5-13）．副甲状腺ホルモン受容体はGタンパク質共役型受容体で，G_sやG_qと共役する．

1. 骨に対する作用

　骨における作用部位は骨芽細胞，骨細胞と破骨細胞である．副甲状腺ホルモンは骨芽細胞や骨細胞のCa^{2+}プールのCa^{2+}ポンプを活性化し，Ca^{2+}を細胞外へ放出させる．一方，骨芽細胞を介して，破骨細胞の分化と機能を促進し，骨吸収を増加させる．

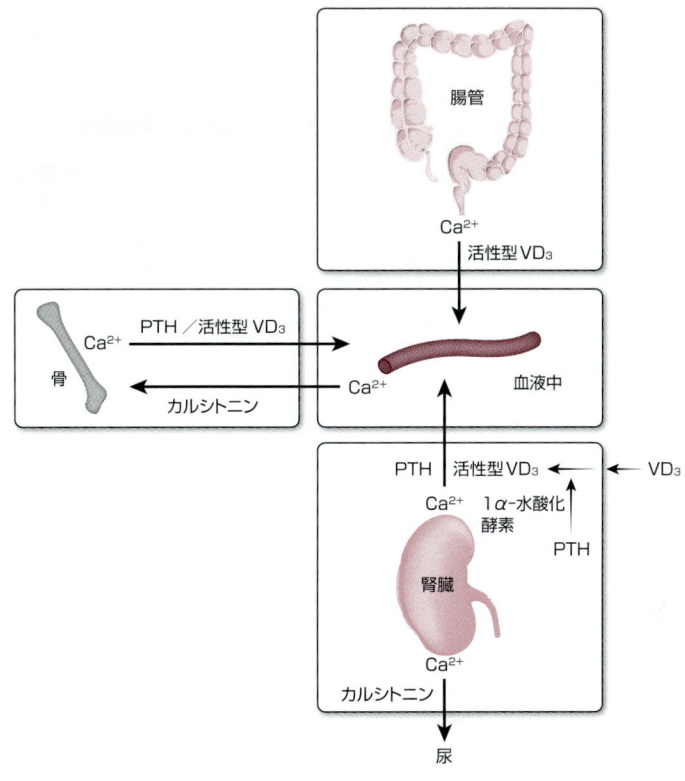

図 5-40 副甲状腺ホルモン (PTH),カルシトニン,活性型ビタミン D_3 (VD_3) による血液中 Ca^{2+} 濃度の調節

表 5-13 PTH,活性型ビタミン D_3,カルシトニンの Ca^{2+} 代謝への作用と適用

		PTH	活性型ビタミン D_3	カルシトニン
生理・薬理作用	血中 Ca^{2+} 濃度	上昇	上昇	低下
	骨	Ca^{2+} 吸収促進	Ca^{2+} 吸収促進 (Ca^{2+} 沈着促進)	Ca^{2+} 沈着促進
	腎臓	Ca^{2+} 再吸収促進 活性型ビタミン D_3 の産生	Ca^{2+} 吸収促進	Ca^{2+} 排泄促進
	腸管	活性型ビタミン D_3 を介し Ca^{2+} 吸収促進	Ca^{2+} 吸収促進	
適用		副甲状腺機能低下症の鑑別診断 (エルスワース・ハワード試験) 骨折の危険性の高い骨粗鬆症	副甲状腺機能低下症(テタニー), 低カルシウム血症,骨粗鬆症, くる病,骨軟化症	高カルシウム血症, 骨粗鬆症, 骨パジェット病

2. 腎臓と腸管に対する作用

　腎臓において,Ca^{2+} 再吸収,リン酸イオン排泄促進およびビタミン D_3 の活性化を行う.糸球体で濾過された Ca^{2+} の約 98％が再吸収される.再吸収は近位尿細管で約 60％,ヘンレ係蹄で約 25％,遠位尿細管で約 13％である.副甲状腺ホルモン

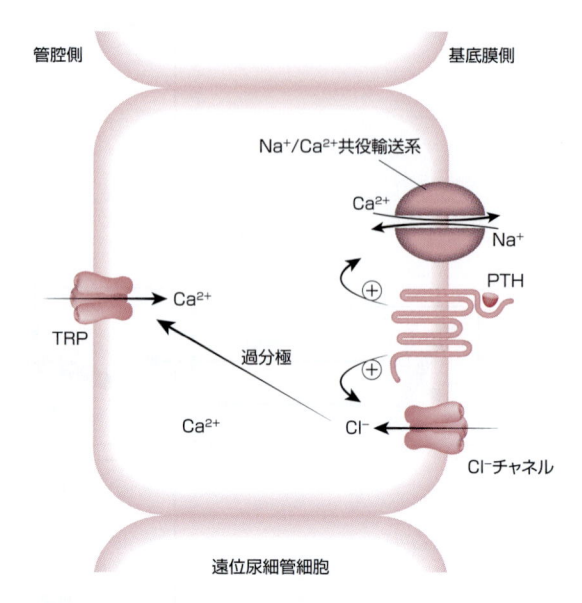

図 5-41 腎臓における副甲状腺ホルモンによる Ca^{2+} の再吸収機序

副甲状腺ホルモン（PTH）が腎臓の遠位尿細管細胞の受容体に結合すると基底膜側の Cl^- チャネルが開き，Cl^- が流入し，細胞が過分極する．この結果，管腔側の transient receptor potential（TRP）チャネルが開き，Ca^{2+} が細胞内へ流入する．一方，PTH は基底膜側の Na^+/Ca^{2+} 共役輸送系も活性化し，細胞外へ Ca^{2+} を移動させる．

は主に遠位尿細管に作用し，Ca^{2+} の管腔から細胞外液への輸送を促進する（図5-41）．これは次の過程で行われる．

①副甲状腺ホルモンが尿細管細胞の基底膜側に存在する受容体に結合すると Cl^- チャネルが活性化され，Cl^- が流入し，細胞が過分極する．②この結果，transient receptor potential（TRP）チャネルが開口し，Ca^{2+} が細胞内へ流入する．③一方，副甲状腺ホルモンは基底膜側の Na^+/Ca^{2+} 共役輸送系も活性化し，細胞外へ Ca^{2+} の輸送を促進する．また副甲状腺ホルモンは近位尿細管において，リン酸イオンの尿中への排泄を促進する．さらに不活性型ビタミン D_3 を活性型へ変換する 1α-水酸化酵素遺伝子の転写を増加させる（図5-42）．その結果，生成された活性型ビタミン D_3 が腸管に作用し，Ca^{2+} 吸収に関わる輸送系タンパク質の発現を増加させ，Ca^{2+} 吸収を促進する（図5-40，表5-13）．

C 副甲状腺ホルモン薬

テリパラチド teriparatide（フォルテオ®，テリボン®）はヒト副甲状腺ホルモンのN末端の断片（1-34）であり，34個のアミノ酸で構成されている．骨折の危険性の

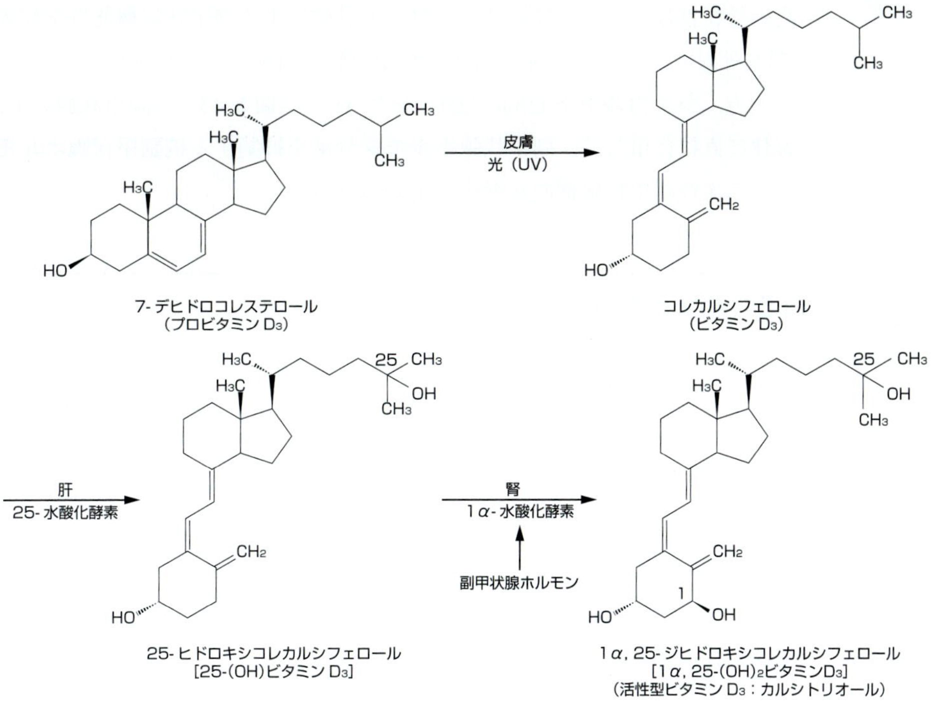

7 副甲状腺ホルモン

図 5-42 活性型ビタミン D_3 の合成経路

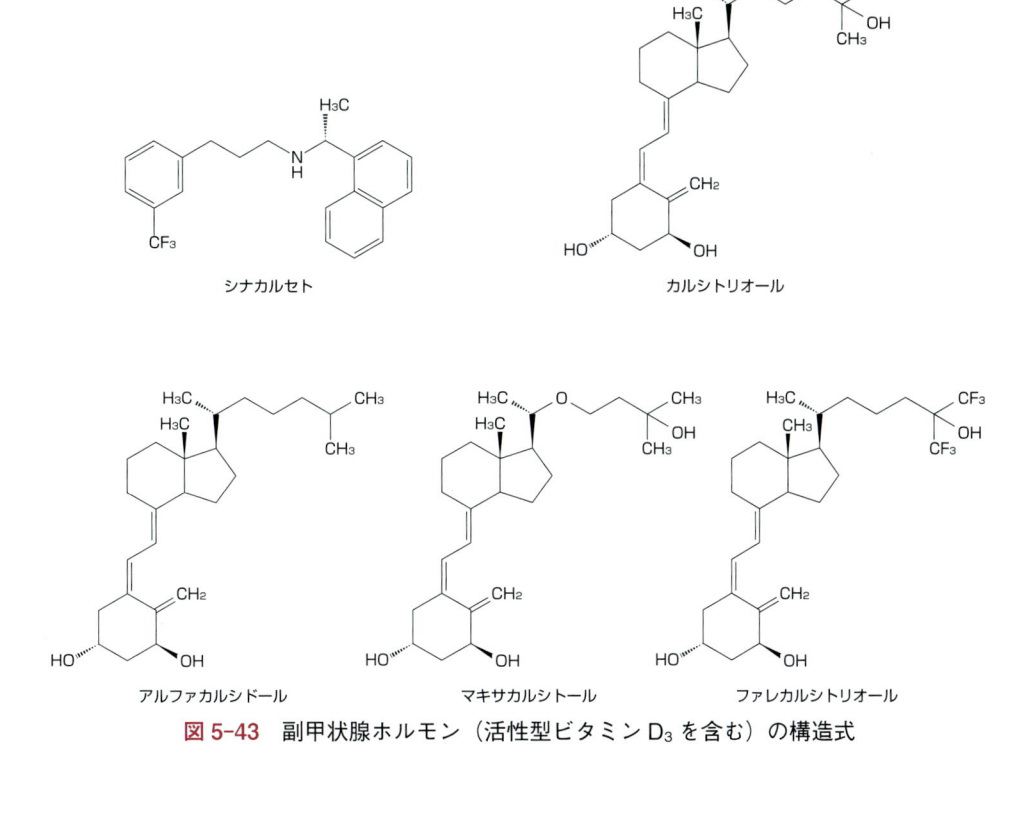

7-デヒドロコレステロール
（プロビタミン D_3）

皮膚
光（UV）

コレカルシフェロール
（ビタミン D_3）

肝
25-水酸化酵素

25-ヒドロキシコレカルシフェロール
[25-(OH)ビタミン D_3]

腎
1α-水酸化酵素
↑
副甲状腺ホルモン

1α, 25-ジヒドロキシコレカルシフェロール
[1α, 25-(OH)$_2$ビタミン D_3]
（活性型ビタミン D_3：カルシトリオール）

シナカルセト

カルシトリオール

アルファカルシドール

マキサカルシトール

ファレカルシトリオール

図 5-43 副甲状腺ホルモン（活性型ビタミン D_3 を含む）の構造式

457

高い骨粗鬆症やエルスワース・ハワード試験による副甲状腺機能低下症の鑑別診断（特発性副甲状腺機能低下症と偽性副甲状腺機能低下症）に用いられる．

一方，**シナカルセト** cinacalcet（レグパラ®）（**図 5-43**）は副甲状腺の Ca^{2+} 感知受容体に直接作用して，副甲状腺ホルモン分泌を抑制する**抗副甲状腺ホルモン薬**である．二次性副甲状腺機能亢進症に用いられる．

D 活性型ビタミン D_3

活性型ビタミン D_3〔1α, 25-ジヒドロキシコレカルシフェロール〈カルシトリオール calcitriol（ロカルトロール®）〉〕は 7-デヒドロコレステロールから生成される（**図 5-42**）．7-デヒドロコレステロールはプロビタミン D_3 で，紫外線照射によってビタミン D_3（コレカルシフェロール）に変換される．ビタミン D_3 は肝臓で 25-水酸化酵素により 25-ヒドロキシコレカルシフェロールとなり，続いて腎臓の遠位尿細管の 1α-水酸化酵素により活性型ビタミン D_3 となる．活性型ビタミン D_3 は標的細胞の核内受容体に結合し，転写調節因子として働いて合成されるタンパク質量を変化させ，ホルモン作用を引き起こす．血中 Ca^{2+} 濃度を上昇させる方向に作用する．この作用は腸管での Ca^{2+} 吸収を促進，腎臓での Ca^{2+} 再吸収を促進，骨吸収を促進することによる結果である（**図 5-40**，**表 5-13**）．

骨粗鬆症，くる病，骨軟化症，低カルシウム血症，副甲状腺機能低下症，二次性副腎機能亢進症などに適用される．

活性型ビタミン D_3 誘導体

活性型ビタミン D_3 誘導体には，**アルファカルシドール** alfacalcidol（ワンアルファ®，アルファロール®），**マキサカルシトール** maxacalcitol（オキサロール®），**ファレカルシトリオール** falecalcitriol（ホーネル®，フルスタン®）などがある（**図 5-43**）．マキサカルシトールは二次性副腎機能亢進症だけに用いられる．

8 カルシトニン

A カルシトニンの合成と分泌

　　カルシトニン calcitonin は甲状腺の**傍濾胞細胞（C 細胞）**で合成，分泌され（p.419，図 5-11 参照），合成と分泌は血中 Ca^{2+} 濃度により調節される．血液中の Ca^{2+} 濃度が上昇すると甲状腺 C 細胞膜にある **Ca^{2+} 感知受容体**（G タンパク質共役型受容体）がそれを検知し，細胞内 Ca^{2+} 濃度を上昇させ，カルシトニン分泌を促進する．カルシトニンは副甲状腺や胸腺にも存在する．Ca と P の代謝に関与する．しかし，カルシトニンのホルモン活性はヒトでは低い．このためヒトでは血液中のカルシトニン濃度が変化しても，血中 Ca^{2+} 濃度や骨形成能が大きく影響されることはないと考えられる．

　　カルシトニンは 32 個のアミノ酸からなるペプチドホルモンで，魚類のカルシトニンも 32 個のアミノ酸からなるが，アミノ酸配列が大きく異なるため生物活性はヒトの約 40 倍高い．そのため活性の高い魚類などのカルシトニンが骨粗鬆症治療の重要な薬物として使用される．

B カルシトニンの作用

　　カルシトニンの標的器官は骨と腎臓であり（p.455，図 5-40，表 5-13），カルシトニン受容体に結合し，効果を発揮する．カルシトニン受容体は G タンパク質共役型受容体で G_s や G_q と共役する．

　①**骨に対する作用**：骨における作用部位は破骨細胞である．破骨細胞の骨吸収を低下させ，骨からの Ca^{2+} 遊離やリン酸イオンの放出を抑制する．

　②**腎臓に対する作用**：腎臓において，Ca^{2+} とリン酸イオン排泄を促進する．

C カルシトニン薬

　　エルカトニン elcatonin（エルシトニン®）（ウナギカルシトニン誘導体）や**サケカルシトニン** calcitonin salmon（カルシトラン®）は物理化学的ならびに生物学的にも安

定であり，その血中 Ca^{2+} 低下作用は哺乳類由来のカルシトニンに比べ強力かつ持続的である．エルカルシトニンは骨粗鬆症における疼痛，高カルシウム血症，骨パジェット病*，サケカルシトニンは骨粗鬆症における疼痛に用いられる．

血圧低下，気分不良，全身発赤，蕁麻疹，呼吸困難などのアナフィラキシー様症状，低カルシウム血症性テタニー誘発などの副作用がある．

5章 ……………立川英一

---

*骨パジェット病：原因不明の骨代謝疾患で変形性骨炎ともいう．骨の変形，肥厚，疼痛，骨折などが起こりやすく，進行性である．

6章 代謝系の薬理

1 糖代謝と糖尿病治療薬

　糖尿病 diabetes mellitus（DM）はインスリンの作用不足による慢性的な高血糖状態をきたす代謝性疾患である．Diabetes はサイフォン（高いところから低いところへ水が流れる）を意味するギリシャ語で，mellitus は蜜を意味するラテン語である．つまり，蜜のような甘い尿をサイフォンのように大量に排泄する病気ということで diabetes mellitus と名づけられた．糖尿病は，その成因により，

① 1 型糖尿病（膵ランゲルハンス島で多数を占める β 細胞が自己免疫などにより破壊され，血糖値が上昇してもインスリン分泌が起こらない絶対的なインスリン作用不足により発症）

② 2 型糖尿病（β 細胞からのグルコース誘発インスリン分泌機構に問題が生じたインスリン分泌不全と肝や骨格筋，脂肪組織といった作用臓器におけるインスリンの作用に問題が生じたインスリン抵抗性のいずれか，あるいは両方が原因で生じる相対的なインスリン作用不足により発症）

③ その他の特定機序（遺伝子異常など）や疾患による糖尿病

④ 妊娠糖尿病

に分類される．以前は，病気の状態，すなわちインスリン治療が必要か否かにより，① インスリン依存型糖尿病 insulin-dependent diabetes mellitus（IDDM）と，② インスリン非依存型糖尿病 non-insulin-dependent diabetes mellitus（NIDDM）に分類されていた．現在でも，1 型糖尿病と IDDM，2 型糖尿病と NIDDM がほぼ同義で使用されているが，2 型糖尿病でインスリン治療が選択される場合などもあり，完全に一致するわけではない．

A　インスリンの作用

　血糖降下作用をもつ唯一のホルモンであるインスリンは，血糖値の上昇に応じて β 細胞から分泌される．インスリンは，主に，肝臓，骨格筋，および脂肪組織に作用し，エネルギーを蓄える方向に作用する同化促進ホルモンである．肝臓におけるインスリンの作用は，糖新生の抑制やグリコーゲン合成の促進などである．骨格筋においては，インスリンは細胞質に存在するグルコーストランスポーター4 glucose transporter 4（GLUT4）を含む小胞を細胞質から細胞膜へと移行させ，GLUT4 を細胞膜へ発現させることでグルコース取り込みを増加させる．取り込まれたグルコー

1 糖代謝と糖尿病治療薬

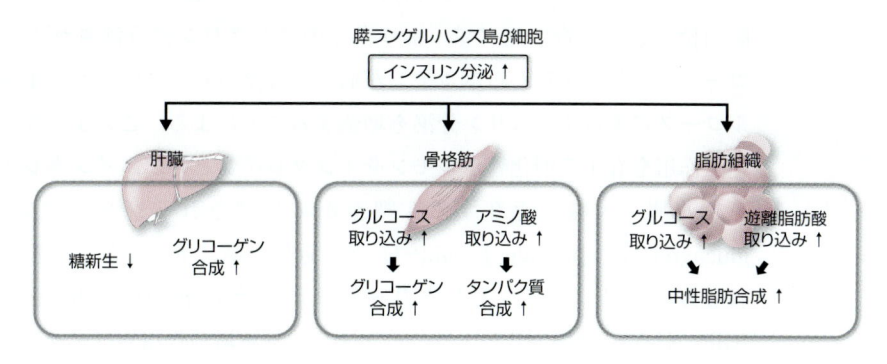

図 6-1 インスリンの主な作用

スは，グリコーゲンに変換され蓄積される．また，アミノ酸の取り込み促進作用も有し，タンパク質合成を促進する．脂肪組織においても，骨格筋と同様，インスリンにより GLUT4 の細胞膜への移行が促進され，グルコース取り込みが増加する．また，脂肪合成促進作用および脂肪分解抑制作用により，脂肪組織への中性脂肪（トリグリセリド）の蓄積を促す作用も示す（図 6-1）．

その他，血管内皮（血管拡張），腎臓（Na^+ 再吸収抑制），心臓（生理的肥大），中枢神経（食欲抑制），骨（骨形成促進）に対するインスリンの作用も知られている．

B　グルコース誘発インスリン分泌

β 細胞からのインスリン分泌は，細胞外グルコース濃度の上昇に応じて誘発される．グルコースは，β 細胞膜上のグルコーストランスポーター（GLUT1 あるいは 2）を介して細胞内に取り込まれ，グルコキナーゼ（ヘキソキナーゼ IV）による代謝を受けてグルコース-6-リン酸となる．そして，解糖系，TCA サイクル，電子伝達系を介して，ATP 産生が上昇する．ATP/ADP 比の上昇は ATP 感受性 K^+ チャネル（K_{ATP} チャネル）を閉口させ，細胞膜は脱分極する．それにより，電位依存性 Ca^{2+} チャネルが活性化され，細胞外からの Ca^{2+} 流入が引き起こされる．これがトリガーとなって，インスリン顆粒の開口放出によりインスリンが分泌される（図 6-2）．

このように，β 細胞からのインスリン分泌において，K_{ATP} チャネルは主要な役割を担っている．β 細胞の K_{ATP} チャネルは，内向き整流性 K^+ チャネル Kir6.2 とスルホニルウレア受容体 SUR1 の各々 4 個のサブユニットからなる 8 量体構造をとる．Kir6.2 はイオンチャネルポアを形成するとともに ATP の主要な結合部位を有し，一方，SUR1 はスルホニルウレア薬やグリニド薬の結合部位を有し，ATP 感受性を修飾する．ちなみに，心筋では Kir6.2 と SUR2A，血管平滑筋では Kir6.1 と SUR2B の組み合わせで K_{ATP} チャネルが構成される．

グルコースを経口投与すると，同程度に血糖値を上昇するようにグルコースを静

脈内投与した場合に比べて，より多くのインスリンが分泌される．これは，グルコースにより消化管からホルモンが血中に分泌され，これらがβ細胞に作用してグルコースによるインスリン分泌を増強することによる．このようなインスリン分泌増強作用を有する消化管ホルモンをインクレチンと呼ぶ．インクレチンには，主に遠位小腸，大腸に存在するL細胞から分泌されるグルカゴン様ペプチド-1 glucagon-like peptide-1（GLP-1）と，近位小腸に多く存在するK細胞から分泌されるガストリックインヒビトリーポリペプチド gastric inhibitory polypeptide（GIP）がある．特にGLP-1は，インスリン分泌増強作用だけでなく，グルカゴン分泌抑制，胃内容排出の抑制，摂食中枢に対する抑制など，糖尿病を改善する方向に働く生理的作用を有している．しかし，分泌されたインクレチンは，血中でジペプチジルペプチダーゼ-4 dipeptidyl peptidase-4（DPP-4）により，数分以内という大変短い半減期で速やかに分解され，活性を失う（図6-3）．

C　インスリンの作用機序

インスリンは，標的細胞の細胞膜に存在するインスリン受容体へ結合することにより作用を発揮する．インスリン受容体は，αサブユニットとβサブユニットがジスルフィド結合した4量体構造をとる．インスリンがαサブユニットに結合すると，βサブユニットのチロシンキナーゼ活性が活性化され，インスリン受容体の自己リン酸化が起こる．その結果，チロシンキナーゼ活性がさらに高まり，インスリン受容体基質 insulin receptor substrate（IRS）やアダプタータンパク質である shc などのチロシン残基がリン酸化される．IRSには4種のサブタイプがあるが，糖代謝には，骨格筋および脂肪組織ではIRS-1が，肝臓ではIRS-2が主に関与している．リン酸化されたIRSにはホスファチジルイノシトール3-キナーゼ phosphatidylinositol 3-kinase（PI3K）が結合し，下流にシグナルを伝達する．糖代謝に関しては，PI3Kによりホスファチジルイノシトール3,4,5-三リン酸 phosphatidylinositol 3,4,5-trisphosphate（PIP$_3$）が産生されることでセリン・スレオニンキナーゼであるAktが活性化され，GLUT4の細胞膜への移行などが引き起こされる．一方，shcのチロシンリン酸化は，MAPキナーゼ mitogen-activated protein kinase シグナル経路を活性化し，細胞増殖や分化を引き起こす（図6-4）．

D　メタボリックシンドロームと2型糖尿病

心血管疾患発症の背景には，高血圧，脂質代謝異常，糖代謝異常，肥満など複数の危険因子が重複して存在し，しかもこれらの危険因子は成因上密接に関連してい

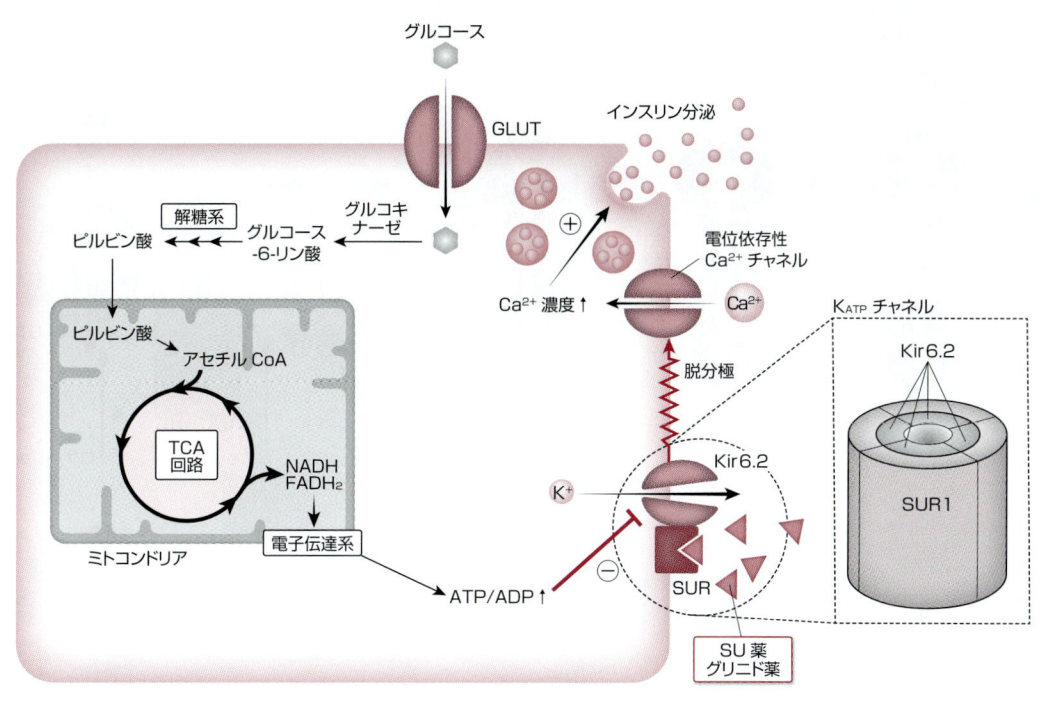

図 6-2 グルコースによるインスリン分泌機構
Kir：inwardly rectifing potassium channel, SUR：sulfonylurea receptor, GLUT：glucose transporter

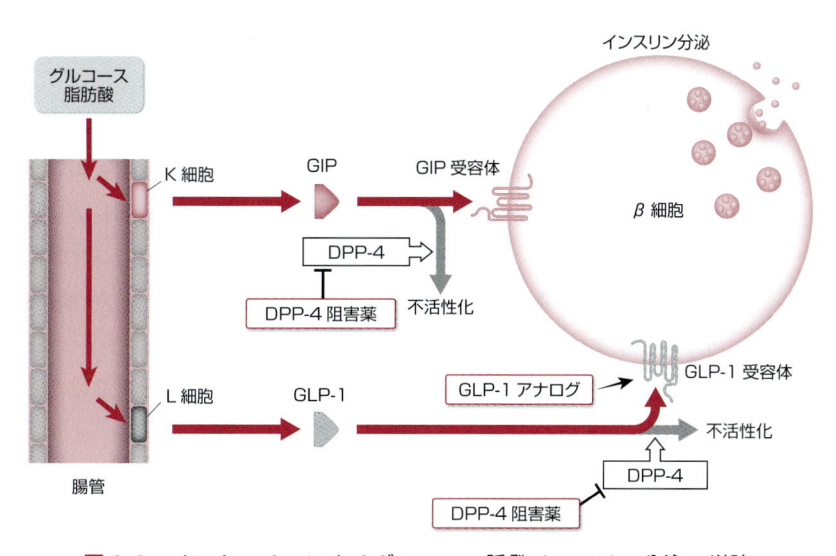

図 6-3 インクレチンによるグルコース誘発インスリン分泌の増強
GIP：gastric inhibitory polypeptide (glucose-dependent insulinotropic peptide), GLP-1：glucagon-like peptide-1, DPP-4：dipeptidyl peptidase-4

る．これらの危険因子が重複して高頻度に生じる病態をメタボリックシンドロームと呼ぶ．メタボリックシンドロームは，狭心症や心筋梗塞，脳梗塞といった動脈硬化性疾患を引き起こす原因となることから，早期の対応が必要となる．

6章 代謝系の薬理

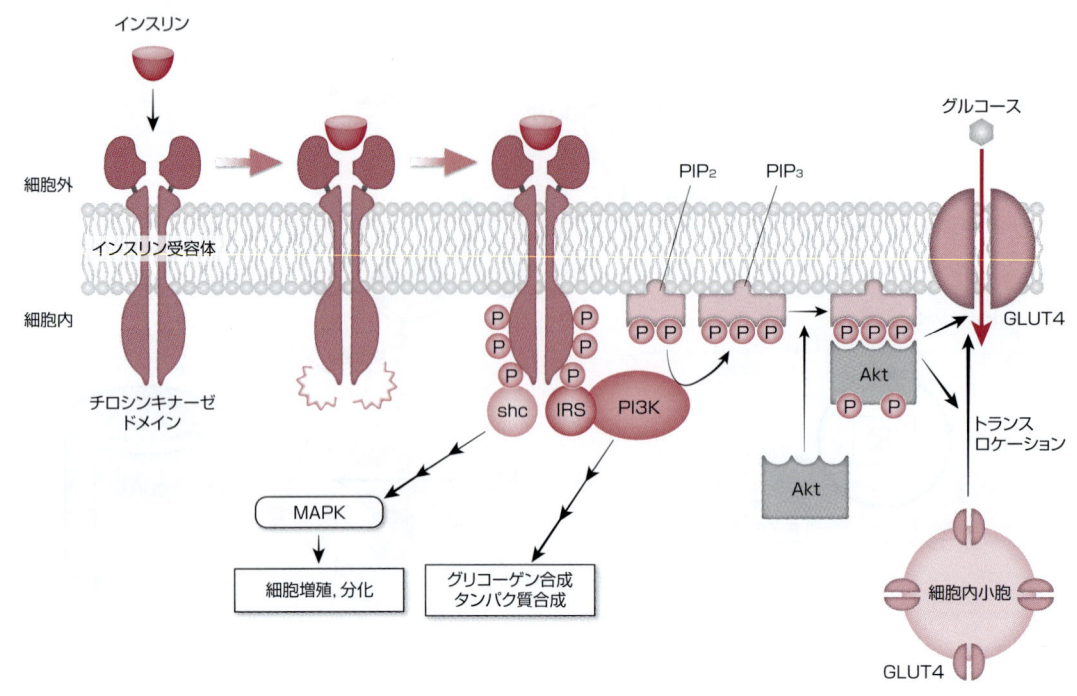

図 6-4　インスリンのシグナル伝達系

IRS：insulin receptor substrate, PI3K：phosphatidylinositol 3-kinase, PIP₂：phosphatidylinositol 4, 5-bisphosphate, PIP₃：phosphatidylinositol 3, 4, 5-trisphosphate, GLUT4：glucose transporter 4, MAPK：mitogen-activated protein kinase

　メタボリックシンドロームには，肥満（内臓脂肪蓄積）が主な原因となって誘発されるインスリン抵抗性が根底にある．そこで中心的役割を担っているのが脂肪細胞である．脂肪細胞は，余剰の遊離脂肪酸をトリグリセリドとして貯蔵する役割を担っているが，レプチンやアディポネクチンといった生理活性物質（アディポカイン）を分泌する分泌細胞でもある．アディポネクチンは，AMPキナーゼ（p.476，ビグアナイド薬の項を参照）や核内受容体PPARα（p.494，フィブラート系薬の項を参照）を活性化して，肝臓における糖新生の抑制作用や，骨格筋における糖取り込み促進作用，肝臓・骨格筋における脂肪酸燃焼促進作用を示し，インスリン感受性を亢進させる．また，抗動脈硬化，抗炎症，心筋肥大抑制などの作用も有している．肥満に伴い，脂肪細胞のトリグリセリド貯蔵量は増大し，脂肪細胞は肥大化する．同時に，脂肪組織へのマクロファージの浸潤増加，すなわち慢性炎症が認められる．肥大化した脂肪細胞からはアディポネクチンの分泌が減少し，代わって脂肪組織から腫瘍壊死因子-α tumor necrosis factor-α（TNFα）や遊離脂肪酸といったインスリン抵抗性誘発因子が分泌される．これらの物質は，インスリン標的細胞に作用して，IRSのセリン残基のリン酸化を引き起こす．その結果，インスリン刺激によるIRSのチロシン残基のリン酸化が阻害され，インスリンシグナル伝達系が遮断され

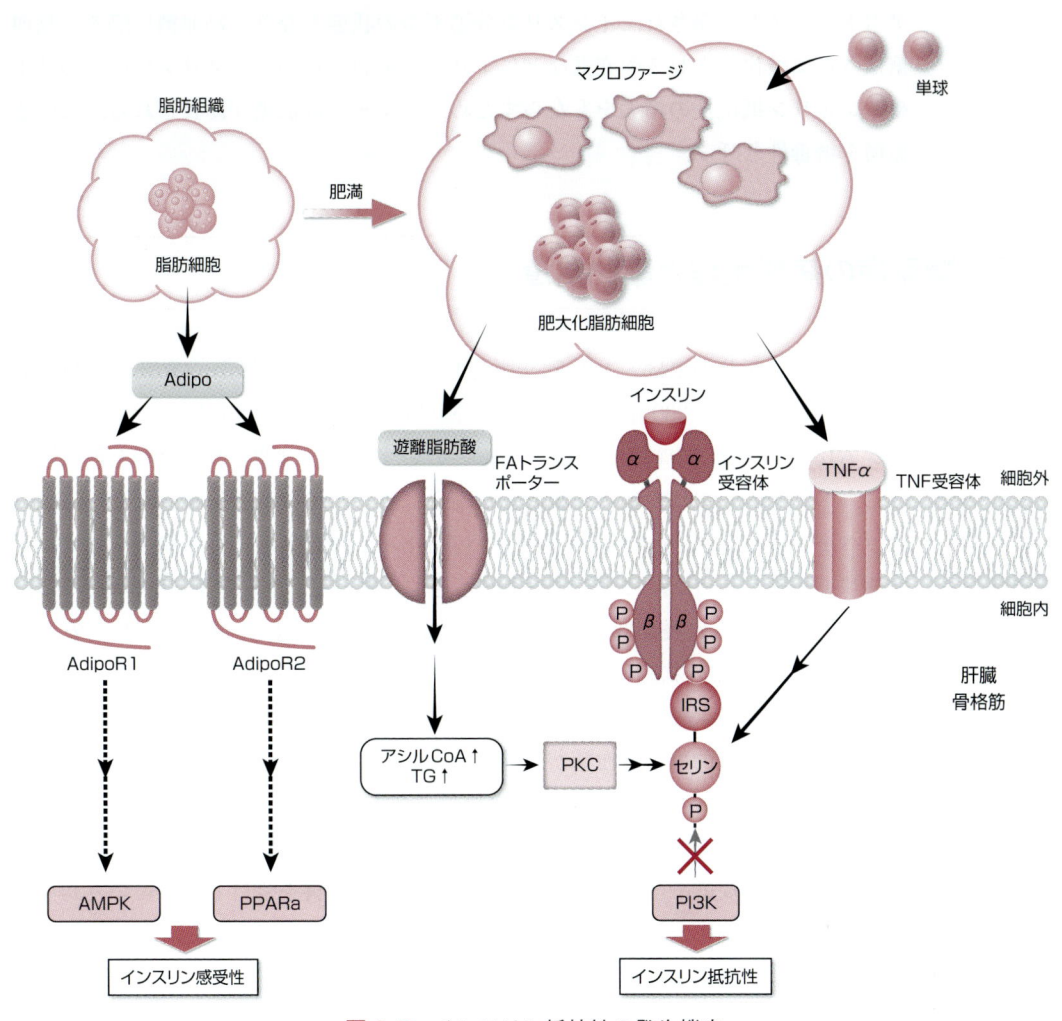

図 6-5 インスリン抵抗性の発生機序

AMPK：AMP-activated protein kinase, PPARα：peroxisome proliferator-activated receptar α, FA：fatty acid, TG：triglyceride, TNFα：tumor necrosis factor-α, PKC：protein kinase C, IRS：insulin receptor substrate, PI3K：phosphatidylinositol 3-kinase

る．インスリン感受性因子であるアディポネクチンの分泌低下に加えて，インスリンシグナル伝達系が遮断されることにより，インスリン抵抗性が引き起こされると考えられる（図6-5）．さらに，肥大化した脂肪細胞からは，組織プラスミノーゲンアクチベータ tissue plasminogen activator（t-PA）の活性を消失させて血栓形成を促進する PAI-1（plasminogen activator inhibitor-1）や，血圧上昇や組織リモデリングを引き起こすアンジオテンシンⅡの前駆体であるアンジオテンシノーゲンなども分泌され，メタボリックシンドロームの増悪をもたらす．

インスリン抵抗性が生じると，β細胞からインスリンが代償的に過剰に分泌され，高インスリン血症状態になる．この状態が続くと，β細胞の疲弊や増殖不全，

アポトーシスが誘発され，インスリン分泌不全の状態となり，高血糖に陥る．高血糖はさらに酸化ストレスの亢進などにより，β細胞からのインスリン分泌能の低下やインスリン抵抗性の増大をもたらすため，ますます高血糖が助長される．この悪循環を糖毒性と呼ぶ．

E 糖尿病の病態生理と薬物治療

　糖尿病の診断基準では，①早朝空腹時血糖値126 mg/dL以上，②75 g糖負荷試験で2時間後血糖値200 mg/dL以上，③随時血糖値200 mg/dL以上，④ヘモグロビンA1c（HbA1c）6.5％以上（国際標準値）のいずれかが確認された場合を糖尿病型とし，①～③のいずれかと④を満たした場合は直ちに糖尿病と診断される．HbA1cは，ヘモグロビン（Hb）の約90％を占めるHbAが糖化されている割合を示す．高血糖状態が続くと，HbAにグルコースが可逆的に結合し，不安定型HbA1cとなる．高血糖状態がさらに長期間続くと，化学反応により結合は非可逆的となり安定型HbA1cとなる．この状態は赤血球の寿命（約120日）まで続くことから，HbA1cは過去1～2ヵ月の平均血糖コントロール状況を推定するための指標となる．

　糖尿病治療の目的は，高血糖が原因となって誘発される慢性合併症の発症や進展を抑制することにある．糖尿病特有の慢性合併症として，糖尿病神経障害，網膜症，および腎症の三大合併症があげられる．これらの合併症は，高血糖状態が長期間持続し，糖化反応や酸化反応によって細い血管が障害を受けることにより誘発されることから，細小血管障害と呼ばれる．

　高血糖は，同様に太い血管にも影響を及ぼし，動脈硬化を基盤とした合併症である大血管障害，すなわち虚血性心疾患（狭心症・心筋梗塞）や脳血管障害（脳梗塞），閉塞性動脈硬化症（壊疽）の危険因子でもある．血圧や血清脂質とともに，血糖を適切にコントロールすることが大血管障害の予防に重要である．

　また，糖尿病状態ではインスリン作用不足により身体がグルコースをうまく利用できないため，エネルギー源として代わりに脂肪が利用される．その際，ケトン体が大量に産生されて血液が酸性となり，糖尿病性ケトアシドーシスの状態に陥ることがある．ひどくなると昏睡状態となり，死に至る場合もある．

　糖尿病治療は，食事療法と運動療法が基本であり，成因，病態のいかんにかかわらず，すべての患者が行うべき治療である．食事療法と運動療法を続けても，なお血糖値の目標が達成できないときに薬物療法を追加する．糖尿病の薬物治療は，1型糖尿病か2型糖尿病かにより異なる．1型糖尿病はインスリンの絶対的不足によるため，その治療にはインスリン製剤による治療が不可欠となる．

　一方，2型糖尿病の治療には，主として経口血糖降下薬が用いられる．経口血糖降下薬には異なる作用機序を有する複数種の薬があり，その作用機序と特性を理解

した上で，患者の血糖コントロールの状況に合わせて薬を選択する．初期の軽症2型糖尿病では，食後の血糖上昇に対してインスリン分泌のタイミングが遅れるために起こる食後高血糖が問題となる．この改善には，糖の吸収を遅らせる α-グルコシダーゼ阻害薬が用いられる．肥満などによりインスリン抵抗性が生じている場合には，ビグアナイド薬やチアゾリジン系薬などが使用される．これらの薬は，インスリン分泌とは無関係な機序により作用を示す（インスリン非分泌系薬）．一方，インスリン分泌不足を補うためにはインスリン分泌促進薬であるスルホニルウレア系薬やグリニド系薬が用いられる．また，グルコースによるインスリン分泌を増強する作用をもつ GLP-1 アナログや DPP-4 阻害薬，腎尿細管でのグルコース再吸収を抑制する SGLT2 阻害薬がある．

F 糖尿病治療薬の分類・種類

1. インスリン製剤

インスリン製剤は，インスリンアナログとヒトインスリンに分類され，いずれもペプチド製剤であるため皮下注射により投与される．また，その作用発現時間と作用持続時間のパターンから，超速効型，速効型，混合型，中間型，持効型に分類される（表6-1）．

1）超速効型インスリン製剤

超速効型インスリン製剤は，食後の急激な血糖上昇に対応するためのインスリン

表 6-1　インスリン製剤の種類と特性

分類		インスリン製剤	作用発現時間	最大作用発現時間	作用持続時間	性状
インスリンアナログ	超速効型	インスリンアスパルト	10〜20分	1〜3時間	3〜5時間	無色透明
		インスリンリスプロ	15分未満	0.5〜1.5時間	3〜5時間	
		インスリングルリジン	15分未満	0.5〜1.5時間	3〜5時間	
	混合型	二相性プロタミン結晶性インスリンアナログ水性懸濁	10〜20分	1〜4時間	約24時間	白色懸濁
		インスリンリスプロ混合製剤	15分未満	0.5〜6(4)時間	18〜24時間	
	中間型	中間型インスリンリスプロ	0.5〜1時間	2〜6時間	18〜24時間	
	持効型	インスリングラルギン	1〜2時間	ピークなし	約24時間	無色透明
		インスリンデテミル	約1時間	3〜14時間	約24時間	
		インスリンデグルデク	―	ピークなし	42時間超	
ヒトインスリン	速効型	生合成ヒト中性インスリン	約30分	1〜3時間	約8時間	無色透明
		ヒトインスリン	0.5〜1時間	1〜3時間	5〜7時間	
	混合型	ヒト二相性イソフェンインスリン	約30分	2〜8時間	約24時間	白色懸濁
	中間型	ヒトイソフェンインスリン水性懸濁	約1.5時間	4〜12時間	約24時間	

（日本糖尿病学会編：糖尿病治療ガイド 2014-2015 より一部改変）

追加分泌を代替するために用いられる．ヒトインスリンのアミノ酸配列の一部を置換したインスリンアナログであり，インスリン分子の会合による6量体形成活性が低いため，皮下注射後，速やかに2量体または単量体に解離して血液中に吸収される．なお，インスリングルリジン（後述）は製剤中でも大部分が単量体として存在している．食直前の注射でよいため患者のQOLが損なわれにくく，また，低血糖のリスクも低い．

インスリンB鎖28位のプロリン（Pro）をアスパラギン酸（Asp）に置換した**インスリンアスパルト** insulin aspart（ノボラピッド®），B鎖28位のProと29位のリシン（Lys）を入れ替えた**インスリンリスプロ** insulin lispro（ヒューマログ®），B鎖3位のアスパラギン（Asn）をLysに，29位のLysをグルタミン酸（Glu）に置換した**インスリングルリジン** insulin glulisine（アピドラ®）がある（図6-6）．

2）速効型インスリン製剤

速効型インスリン製剤は，レギュラーインスリンと呼ばれるヒトインスリン製剤で，インスリン追加分泌を代替するために用いられる．インスリンは亜鉛の存在下で6量体として存在し，皮下注射されると徐々に2量体，単量体へと解離してから血中へ移行するため，作用発現に少し時間を要する．そこで，通常，食事約30分前に皮下注射する必要がある．一方，効果の持続時間が長いため，食事前に投与したインスリンの効果により，次の食事や就寝の前に低血糖をきたすことがある．

3）中間型インスリン製剤

中間型インスリン製剤は，インスリン基礎分泌を代替するために用いられる．ヒトインスリンに持続化剤としてプロタミンを加えて結晶化させたNPH（neutral protamin hagedorn）製剤である．また，超速効型インスリンアナログであるインスリンリスプロにプロタミンを添加したNPL（neutral protamin lispro）製剤もある．

4）混合型インスリン製剤

混合型インスリン製剤は，超速効型または速効型と中間型をさまざまな比率であらかじめ混合したもので，インスリン追加分泌と基礎分泌の両方を代替できる．ヒト二相性イソフェンインスリン製剤や，超速効型インスリンアナログとそのNPH製剤とを組み合わせた二相性インスリンアナログ製剤がある．超速効型インスリンアナログを含めた製剤は食直前の投与が可能となり，低血糖のリスクも減少する．

5）持効型インスリン製剤

持効型インスリン製剤は，インスリン基礎分泌を代替するために使用されるインスリンアナログである．皮下注射後，緩徐に血中へ移行し，ほぼ24時間にわたって作用が持続する．

インスリングラルギン insulin glargine（ランタス®）は，インスリンA鎖21位のAspをグリシン（Gly）に置換し，B鎖C末端に2個のアルギニン（Arg）を付加したインスリンアナログで，等電点がヒトインスリンのpH 5.4からpH 6.7へと移行しており，皮下注射後，生理的pH 7.4で等電点沈殿を起こして微細な沈殿物を形成する

1 糖代謝と糖尿病治療薬

超速効型インスリンアナログ
① インスリンアスパルト
② インスリンリスプロ
③ インスリングルリジン

持効型インスリンアナログ
① インスリングラルギン
② インスリンデテミル
③ インスリンデグルデク

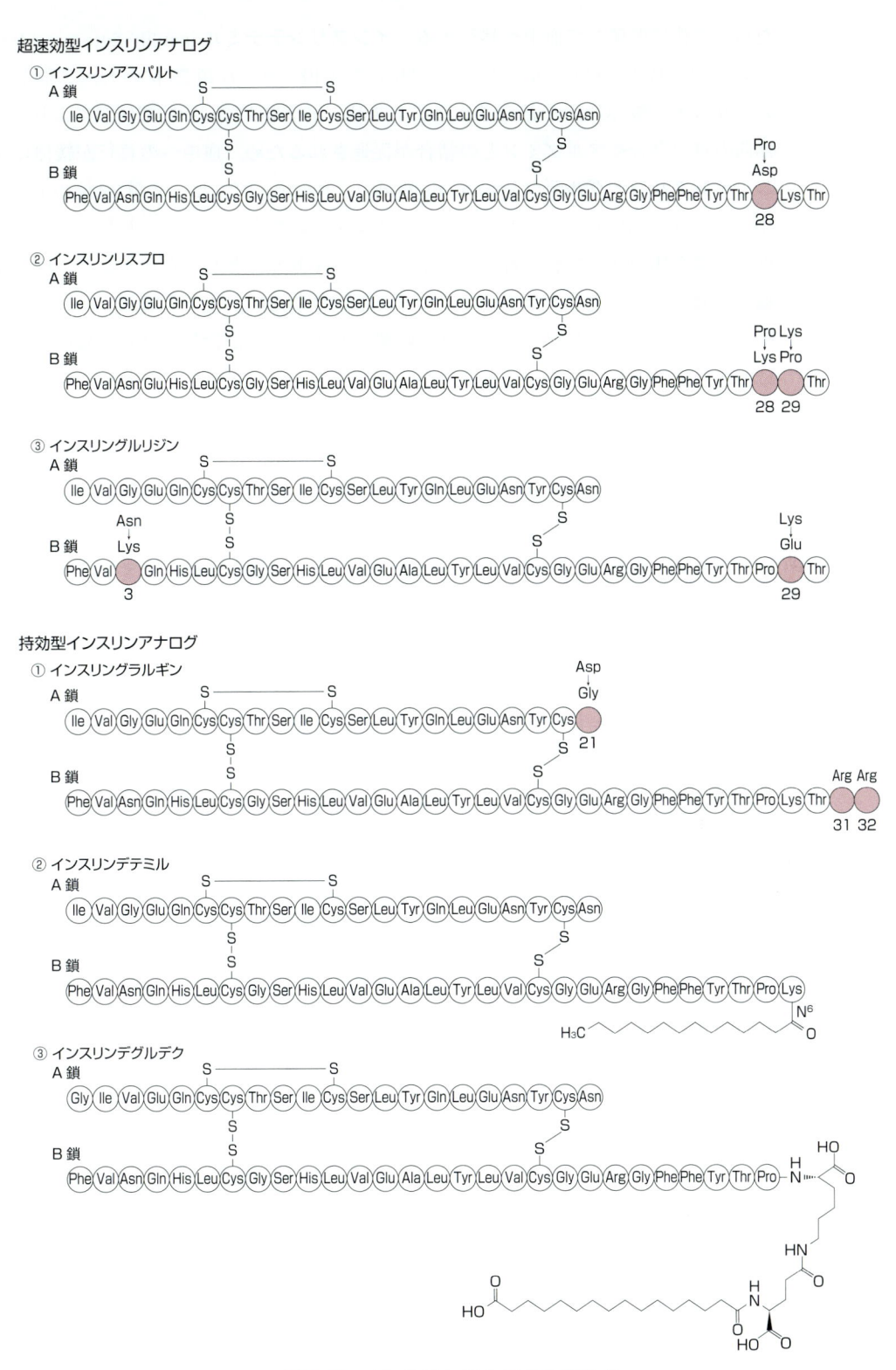

図 6-6　インスリンアナログの構造式

ため，緩徐に溶解して血中へ移行する．**インスリンデテミル** insulin detemir（レベミル®）は，B鎖30位のスレオニン（Thr）を欠損させ，B鎖29位のLysに脂肪酸のミリスチン酸（C14）を結合させたインスリンアナログで，脂肪酸側鎖により6量体間の自己会合やアルブミンとの結合が促進されるため，血中への移行が緩徐になる．**インスリンデグルデク** insulin degludec（トレシーバ®）は，B鎖29位のLys，30位のThrを欠損させ，28位のProにグルタミン酸をスペーサーとしてヘキサデカン二酸を側鎖として有する．製剤中ではジヘキサマーとして存在するが，皮下組織では会合して安定なマルチヘキサマーを形成するため，皮下注射部位にとどまりやすい．マルチヘキサマーから徐々に解離したモノマーが投与部位から緩徐かつ持続的に血中に吸収される．さらに，脂肪酸側鎖を介してアルブミンと結合し，作用が持続する（図6-6）．

インスリン製剤は，1型糖尿病，膵全摘，妊娠糖尿病における血糖コントロールに用いられる．2型糖尿病でも経口血糖降下薬の効果が不十分な場合や，インスリン分泌低下の著しい場合に用いられる．また，スルホニルウレア薬の長期使用により生じることがある二次無効の際も，インスリン分泌能が回復するまでインスリン製剤に切り替えられる．

インスリン製剤の用法・用量と食事や運動とのバランスがうまくとれない場合，低血糖が引き起こされる．また，インスリンは空腹感増強や脂肪蓄積増加をもたらすため，体重増加をきたしやすい．

2. インスリン分泌促進薬

1）スルホニルウレア系薬（SU薬）（表6-2，図6-7）

スルホニルウレア系薬 sulfonylurea drug（SU薬）は，K_{ATP}チャネルの構成サブユニットであるSU受容体（SUR1）に結合することでK_{ATP}チャネルを閉口し，グルコース非依存的にインスリン分泌を促進する（図6-2）．SU薬は，非肥満型で空腹時血糖値が比較的高い，インスリン分泌低下が優位な症例に適しているが，β細胞が破壊されている1型糖尿病や膵疾患に伴う糖尿病では無効である．また，SU薬の高用量を長期投与すると，β細胞の疲弊により効果がなくなる二次無効を生じることがある．

トルブタミド tolbutamide（ヘキストラスチノン®）などの第一世代は（表6-2）力価が低く，また血中のアルブミンと結合するため薬物相互作用の問題が生じやすい．そのため，現在ではあまり使用されていない．第二世代の**グリベンクラミド** glibenclamide（オイグルコン®，ダオニール®），**グリクラジド** gliclazide（グリミクロン®）は力価が高く，薬物相互作用も少ない．グリクラジドには抗酸化作用もあり，酸化ストレスが一因となる糖尿病合併症の進展を抑制する効果も期待できる．第三世代の**グリメピリド** glimepiride（アマリール®）は，SU受容体との結合親和性が低くインスリン分泌促進作用は弱いにもかかわらず，血糖降下作用は最も強力なSU

表 6-2 SU 薬の種類と特性

	一般名	血中半減期 時間（時間）	作用持続 時間（時間）	1 日投与量 (mg)	排泄経路
第一世代	トルブタミド	4~8	6~12	500~2,000	腎
	グリクロピラミド	4~7	6~8	125~500	腎
	アセトヘキサミド	6~8	10~16	250~1,000	腎
	クロルプロパミド	約 35	24~72	100~500	腎
第二世代	グリベンクラミド	約 2.5	12~24	1.25~10	腎，胆汁
	グリクラジド	6~16	6~12	40~160	腎，胆汁
第三世代	グリメピリド	約 1.5	6~24	1~6	腎，胆汁

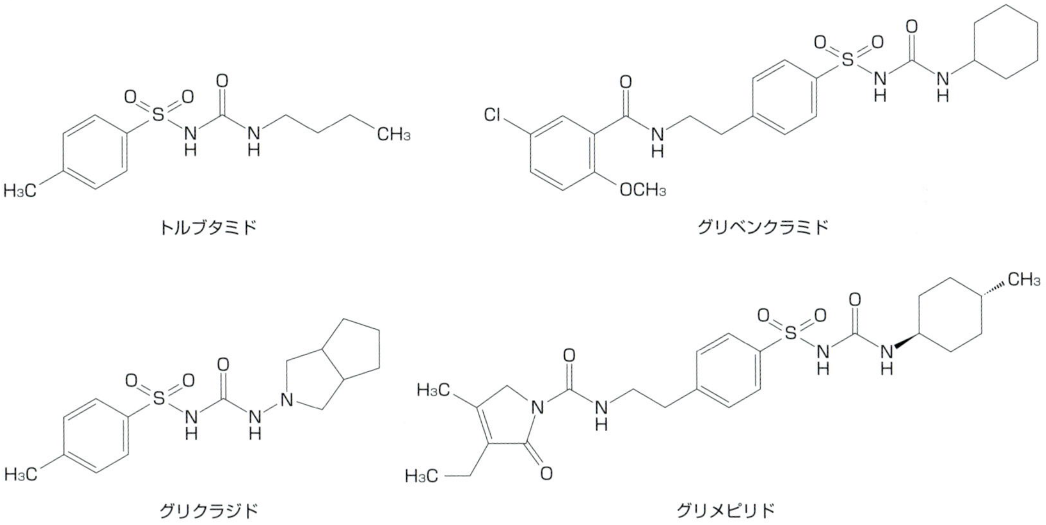

図 6-7 SU 薬の構造式

　薬であるグリベンクラミドに匹敵する．そのため，グリメピリドは膵外作用によるインスリン抵抗性改善作用を併せもつと考えられている．

　SU 薬は血糖非依存性にインスリンを分泌し，またその作用は持続的であることから，低血糖を起こしやすい．特に β 受容体遮断薬と併用する場合は注意が必要である．交感神経系は，血糖値が下がった際に，肝臓において β_2 受容体を介して糖新生を促進し，血糖値を回復させるように働く．そのため，β 受容体遮断薬を併用すると，SU 薬による低血糖が発生しやすくなる．また，インスリン作用により空腹感増強や脂肪蓄積増加が生じるため，体重増加をきたしやすく，インスリン抵抗性の誘発に繋がることから，食事療法と運動療法の遵守が重要となる．さらに，SU 薬は胎盤移行性があるので，妊婦には禁忌である．

2) グリニド系薬（図 6-8）

　グリニド系薬は，SU 構造はもたないが，SU 薬と同様に，膵 β 細胞の SUR1 に結合して K_{ATP} チャネルを閉口させ，インスリン分泌を促進する（図 6-2）．ただし，

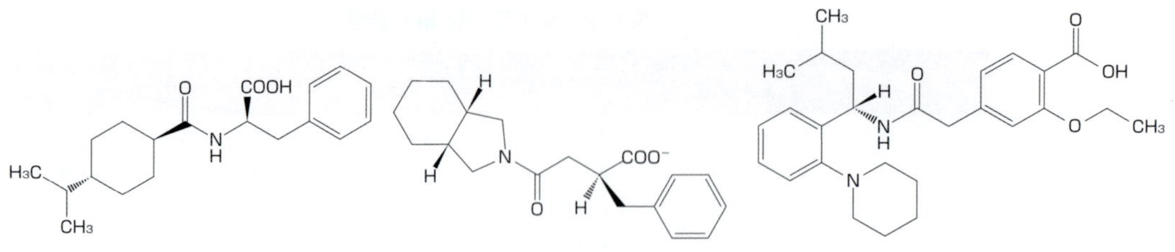

ナテグリニド　　　　　　　ミチグリニド　　　　　　　　レパグリニド

図 6-8　グリニド薬の構造式

SU薬に比べて作用発現および最大効果発現までの時間が短く，速効型インスリン分泌促進薬と呼ばれる．そのため，食直前の服用により食後高血糖を抑制する．また，SU薬よりも体重増加が少ないという利点もある．

ナテグリニド nateglinide（スターシス®，ファスティック®）と**ミチグリニド** mitiglinide（グルファスト®）は，作用持続時間が短く，低血糖を起こしにくい．**レパグリニド** repaglinide（シュアポスト®）は作用持続時間が長いため，随時血糖値も低下させるが，一方でほかのグリニド薬に比べると低血糖の副作用を起こしやすい．

グリニド薬も，SU薬ほどではないが，副作用として低血糖には注意が必要である．また，まれではあるが心筋梗塞の発症が報告されている．

3）GLP-1 アナログ（図 6-9）

インクレチンであるGLP-1は，グルコースによるインスリン分泌を増強する作用など，糖尿病改善作用を有する内因性物質である．しかし，GLP-1は血中でDPP-4により直ちに分解されるため，そのまま薬として使用するのは難しい．そこで，DPP-4により分解されないGLP-1アナログがインスリン分泌増強薬として用いられている．また，GLP-1は胃運動や摂食中枢の抑制作用により食欲を抑えることから，肥満によるインスリン抵抗性を改善する効果も期待できる（図 6-3）．

リラグルチド liraglutide（ビクトーザ®）は，GLP-1の34位をArgに置換し，さらに26位のLysに*N*-パルミトイルグルタミン酸を結合させたGLP-1アナログであり，アルブミンとの結合性が高くDPP-4により分解されにくい．半減期は10〜11時間と長く，1日1回皮下注射による適用となる．**エキセナチド** exenatide（バイエッタ®，ビデュリオン®）は，アメリカ南西部に生息する毒トカゲ，ヒーラモンスターの唾液に含まれるexendin-4を人工的に合成したもので，GLP-1と50％以上のアミノ酸配列相同性があり，GLP-1受容体刺激作用を示す．さらに，N端から2番目のアミノ酸がグリシン（Gly）であり，DPP-4による分解を受けないため，半減期は約1.3時間で，1日2回の皮下注射により適用される（図 6-9）．QOLを向上させた週1回投与の徐放製剤もある．

4）DPP-4 阻害薬（図 6-10）

DPP-4はセリンプロテアーゼで，基質となるポリペプチドのN末端から2番目のアラニン（Ala）またはプロリン（Pro）を認識してジペプチドを切り出す．インク

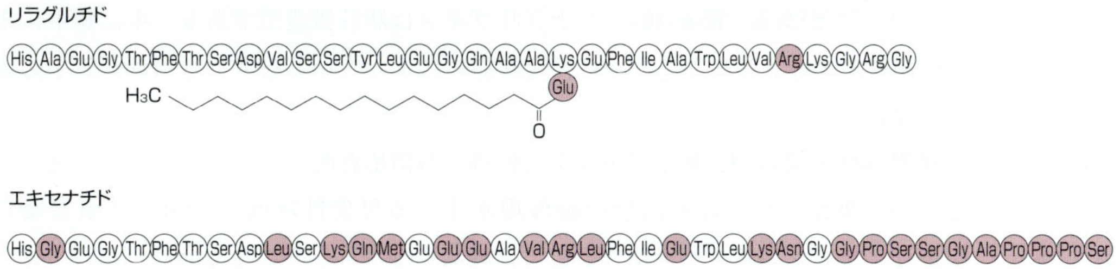

リラグルチド

(His)(Ala)(Glu)(Gly)(Thr)(Phe)(Thr)(Ser)(Asp)(Val)(Ser)(Ser)(Tyr)(Leu)(Glu)(Gly)(Gln)(Ala)(Ala)(Lys)(Glu)(Phe)(Ile)(Ala)(Trp)(Leu)(Val)(Arg)(Lys)(Gly)(Arg)(Gly)

エキセナチド

(His)(Gly)(Glu)(Gly)(Thr)(Phe)(Thr)(Ser)(Asp)(Leu)(Ser)(Lys)(Gln)(Met)(Glu)(Glu)(Glu)(Ala)(Val)(Arg)(Leu)(Phe)(Ile)(Glu)(Trp)(Leu)(Lys)(Asn)(Gly)(Gly)(Pro)(Ser)(Ser)(Gly)(Ala)(Pro)(Pro)(Pro)(Ser)

図 6-9 主な GLP-1 アナログの構造式

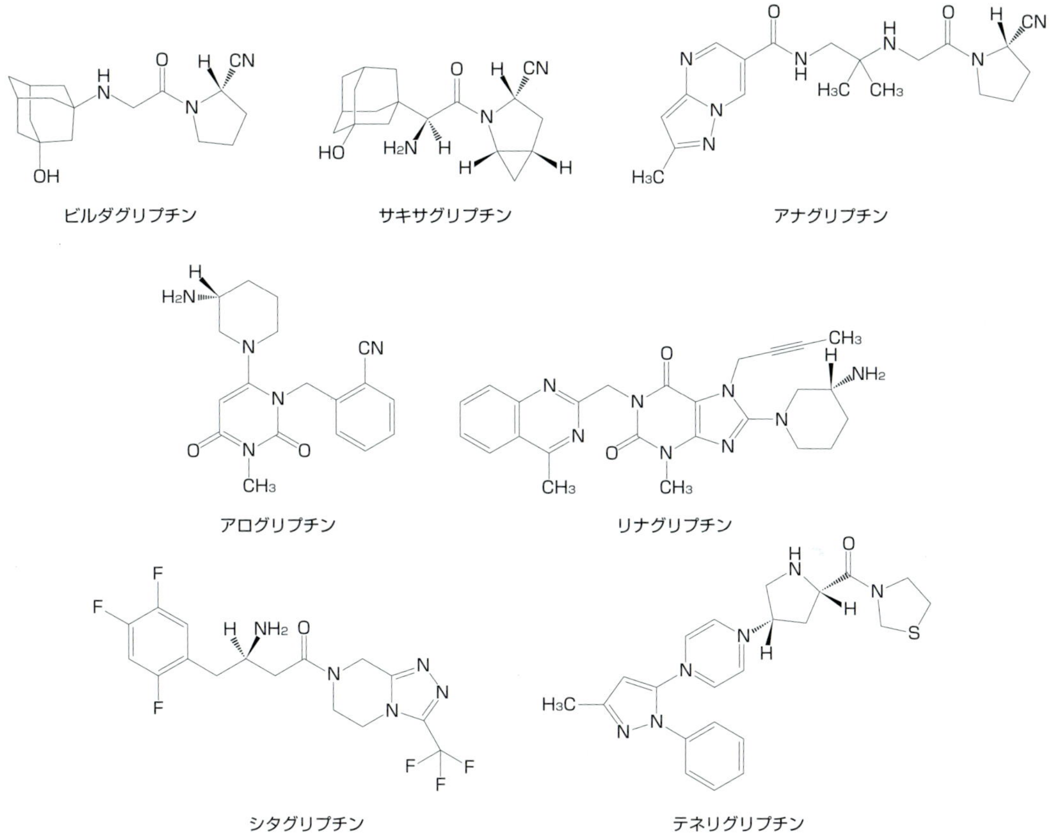

ビルダグリプチン　サキサグリプチン　アナグリプチン

アログリプチン　リナグリプチン

シタグリプチン　テネリグリプチン

図 6-10 主な DPP-4 阻害薬の構造式

レチンである GLP-1 および GIP は，血中に放出されると DPP-4 によって速やかに分解され不活化される．この DPP-4 を阻害することにより内因性のインクレチンの活性を増強する DPP-4 阻害薬は，グルコースによるインスリン分泌を増強する（図 6-10）．DPP-4 阻害薬には，**ビルダグリプチン** vildagliptin（エクア®），**サキサグリプチン** saxagliptin（オングリザ®），**アナグリプチン** anagliptin（スイニー®），**アログリプチン** alogliptin（ネシーナ®），**リナグリプチン** linagliptin（トラゼンタ®），**シタグリプチン** sitagliptin（ジャヌビア®，グラクティブ®），**テネリグリプチン** teneligliptin

（テネリア®）がある（図6-10）．リナグリプチンは胆汁排泄型であり，主に糞中に未変化体のまま排泄されることから，腎機能の低下している患者でも用量調節を必要としない．

DPP-4阻害薬は，GLP-1アナログと同様，血糖依存的にインスリン分泌を促進するため，単独投与では低血糖の副作用が生じる可能性は低い．DPP-4阻害薬のGLP-1アナログに対する優位性として，経口投与が可能なことがあげられる．しかし，GLP-1アナログのような体重減少効果は認められない．

3. インスリン非分泌系薬

1) α-グルコシダーゼ阻害薬（図6-11）

多糖類は唾液や膵液中のα-アミラーゼにより二糖類に分解され，さらに小腸粘膜に存在するマルターゼなどのα-グルコシダーゼにより単糖類に分解された後に，絨毛上皮から吸収される．α-グルコシダーゼ阻害薬である**アカルボース** acarbose（グルコバイ®），**ボグリボース** voglibose（ベイスン®），**ミグリトール** miglitol（セイブル®）は，α-グルコシダーゼの偽基質として作用し，その活性を阻害することで単糖類への分解を抑制する．通常，糖質は回腸上部でそのほとんどが吸収される．α-グルコシダーゼ阻害により単糖類への分解が抑制されると，糖質の吸収が回腸の広い範囲で徐々に行われるようになるため，食後高血糖が改善される（図6-12）．なお，アカルボースはα-アミラーゼを阻害する作用も有する．

未消化の糖類が腸管の広い範囲に行きわたるため，腸内細菌による発酵量が増え，特に服用開始初期に，腹部膨満感や下痢，放屁の増加などの副作用が生じる．

2) ビグアナイド薬（BG薬）

ビグアナイド薬 biguanid drug（BG薬）である**メトホルミン** metformin（メトグルコ®，グリコラン®）（図6-13）は，主にAMP活性化プロテインキナーゼ（AMPキナーゼ）を活性化することにより，インスリン分泌を促進することなく血糖降下作用を示す．AMPキナーゼは，運動時のATP分解によるAMP量の増加によって活性化されるセリン・スレオニンキナーゼであり，骨格筋において，グルコーストランスポーターGLUT4の細胞質から細胞膜へのトランスロケーションを惹起し，グルコース取り込みを増加させる．また，肝臓では，脂肪代謝関連遺伝子の転写調節を担う転写因子SREBP-1c（sterol regulatory element binding protein-1c）の活性や糖新

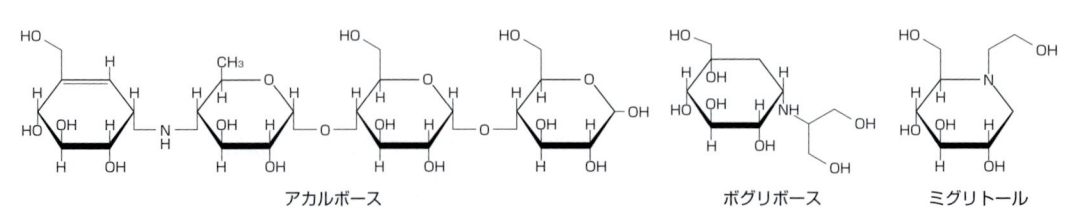

図6-11　α-グルコシダーゼ阻害薬の構造式

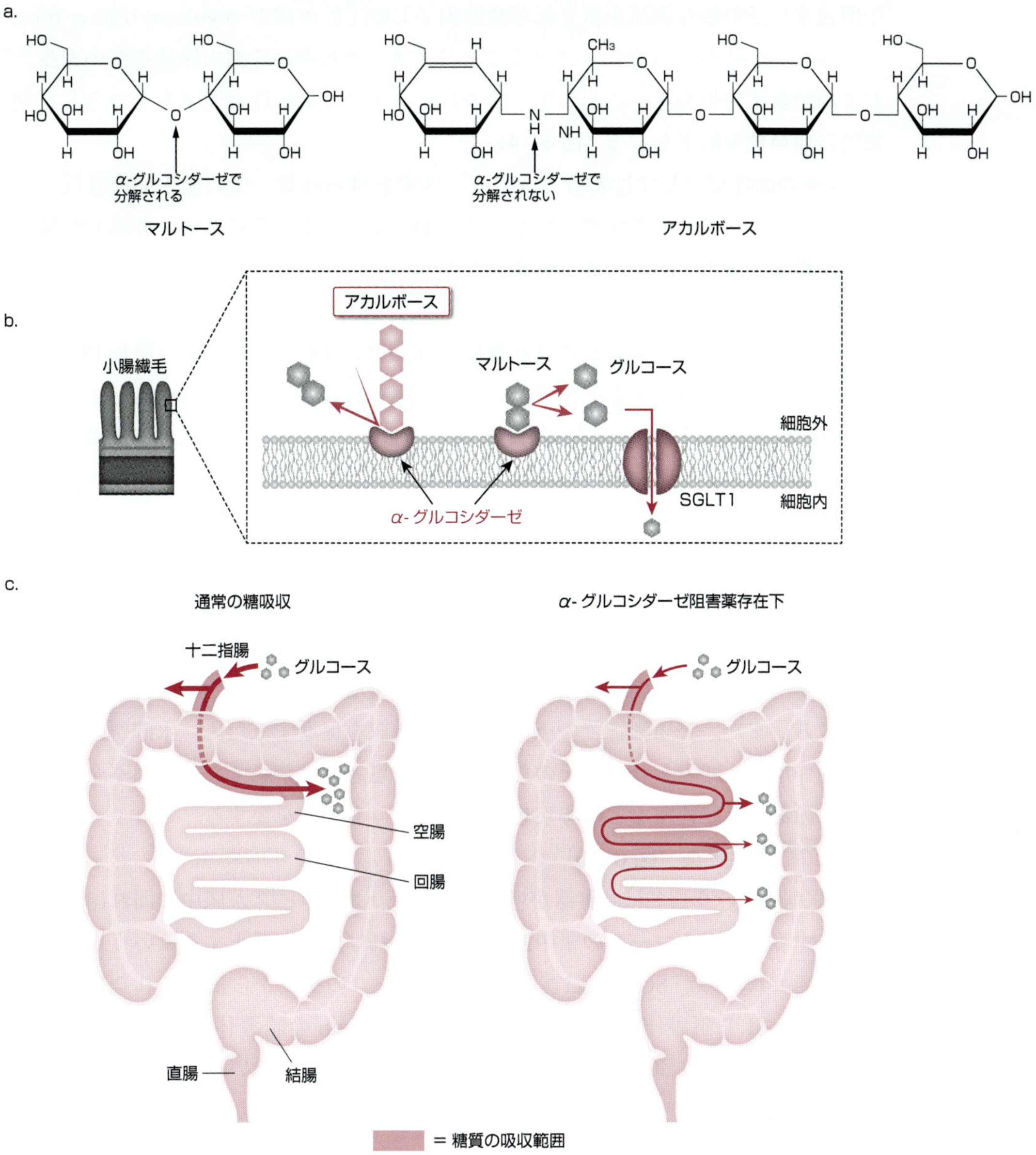

1 糖代謝と糖尿病治療薬

図 6-12 α-グルコシダーゼ阻害薬の作用

SGLT1：sodium-glucose cotransporter 1

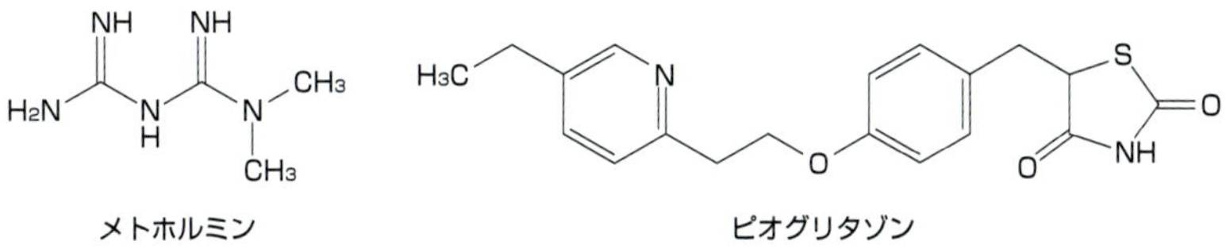

図 6-13 メトホルミン，ピオグリタゾンの構造式

477

生関連遺伝子の転写調節を担う転写補助因子 CRTC2（CREB-regulated transcription coactivator 2）の核移行を低下させることにより，それぞれ肝臓の脂肪蓄積の減少，および糖新生の抑制を引き起こす．前者はインスリン抵抗性の改善をもたらし，間接的に血糖値を低下させる（図6-14）．

BG薬の副作用としては乳酸アシドーシスがあげられる．その発生頻度は低いものの，発生した場合の重症度は高く，注意が必要である．そのため，肝臓や腎臓，心肺の機能に障害のある患者や高齢者などへの使用は禁忌である．

3）チアゾリジン系薬

チアゾリジン系薬である**ピオグリタゾン** pioglitazone（アクトス®）（図6-13）は，脂肪細胞において核内受容体であるPPARγ（peroxisome proliferator activated receptor γ：ペルオキシソーム増殖剤応答性受容体γ）のアゴニストとして作用し，脂肪細胞における遊離脂肪酸の取り込みを促進する．また，肥大化した脂肪細胞を減少させ，前駆脂肪細胞からの分化を促進して成熟脂肪細胞を増加させることにより，インスリン抵抗性を惹起するTNFαや遊離脂肪酸などの脂肪組織からの分泌を減少させるとともに，インスリン感受性を高めるアディポネクチンの産生・分泌を増大させる（図6-15）．

ピオグリタゾンには脂肪蓄積作用があり，体重増加が生じるため，食事には注意を要する．また，腎尿細管でのナトリウム再吸収を促進するため，水貯留による浮腫が副作用としてみられる．そのため，心不全患者には禁忌であり，心不全発症のおそれのある心筋梗塞などの心疾患患者への投与も注意を要する．

4）SGLT2阻害薬（図6-16）

「糖尿病」という病名は，血糖が増加した結果，グルコースが尿中に漏れ出ることに由来するが，グルコースの尿中排泄を促進すれば血糖が低下するという逆転の発想で開発されたのがSGLT2阻害薬である．リンゴの樹皮から抽出された配糖体で非選択的SGLT阻害作用を示す**フロリジン** phlorizin の誘導体として開発されたSGLT2阻害薬には，SGLT1に対するSGLT2選択性がやや低い**イプラグリフロジン** ipragliflozin（スーグラ®），**カナグリフロジン** canagliflozin（カナグル®），SGLT2選択性の高い**ダパグリフロジン** dapagliflozin（フォシーガ®），**ルセオグリフロジン** luseogliflozin（ルセフィ®），**トホグリフロジン** tofogliflozin（アプルウェイ®，デベルザ®），**エンパグリフロジン** empagliflozin（ジャディアンス®）がある．

細胞内外のNa$^+$濃度勾配を利用して，Na$^+$依存性にグルコースを輸送するナトリウム－グルコース共輸送体SGLT（sodium-glucose cotransporter）には7種類のサブタイプが知られており，例えば，小腸刷子縁膜でのグルコース吸収はSGLT1が担っている．腎臓では，近位尿細管起始部（S1領域）の管腔刷子縁膜にグルコースに対して低親和性/高容量のSGLT2が，近位尿細管遠位部（S3領域）に高親和性/低容量のSGLT1が分布しており，グルコース再吸収を担っている（図6-17）．腎糸球体で濾過されたグルコースの約90%はSGLT2により再吸収され，残り約10%も

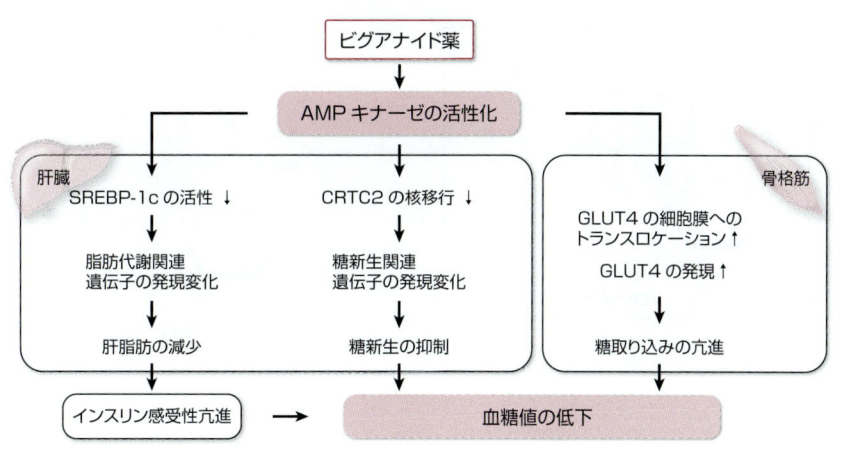

図 6-14 ビグアナイド薬の作用機序

SREBP-1：sterol regulatory element binding protein-1, CRTC2：CREB-regulated transcription coactivator 2, GLUT4：glucose transporter 4

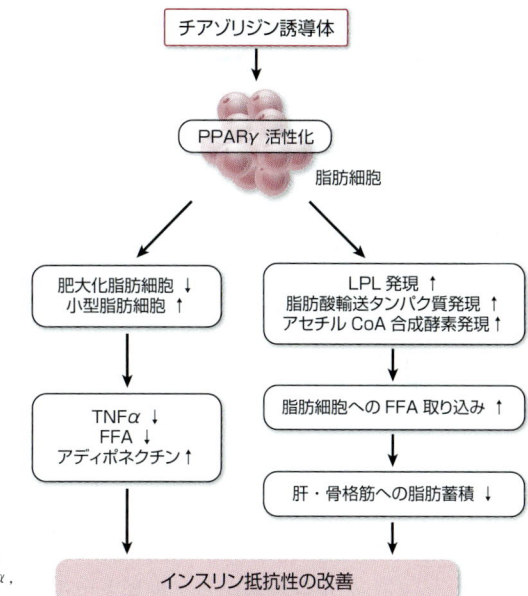

図 6-15 チアゾリジン誘導体の作用機序

PPARγ：peroxisome proliferator-activated receptor γ, LPL：lipoprotein lipase, TNFα：tumor necrosis factor-α, FFA：free fatty acid

SGLT1 により再吸収されるため，健康成人の尿中にはグルコースはほとんど検出されない．しかし，糖尿病などでこのグルコース再吸収システムが飽和すると，尿中にグルコースが漏出することになる．また，2 型糖尿病患者では，尿細管細胞でのSGLT2 の発現が上昇し，腎臓でのグルコース再吸収量が増加していることも知られている．そのため，腎尿細管に限局して発現しているSGLT2 を選択的に阻害し，グルコースの再吸収を抑制して排泄を促進するSGLT2 阻害薬は，特に 2 型糖尿病患者において効率的に血糖値を低下させる．

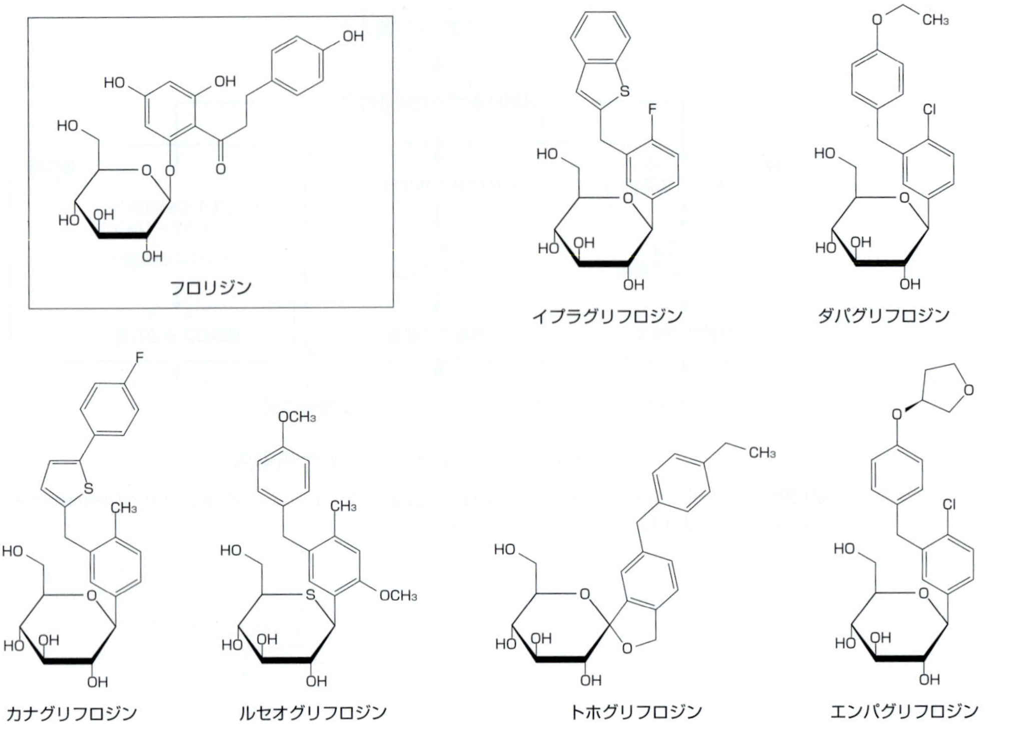

図6-16 主なSGLT2阻害薬の構造式

SGLT2阻害薬の作用はインスリン分泌に依存しないため，低血糖の心配が少なく，また体重減少も期待できる．ただし，腎機能障害があると効果は減弱する．一方，SGLT2阻害薬の副作用としては，尿細管管腔内浸透圧が上昇し多尿になることによる脱水（特に腎機能が低下している患者や高齢者では注意）や尿糖による尿路・性器感染があげられる．また，インスリン分泌障害がある場合，ケトアシドーシスを悪化させるおそれがある．

4. 糖尿病合併症治療薬（図6-18）

グルコースからソルビトールへの変換を阻害し，神経内ソルビトールの蓄積を抑制するアルドース還元酵素阻害薬**エパルレスタット** epalrestat（キネダック®）や，電位依存性 Na^+ チャネル阻害薬**メキシレチン** mexiletine（メキシチール®）は，糖尿病神経障害に伴うしびれ感や自発痛を改善する．

また，アンジオテンシン変換酵素阻害薬である**イミダプリル** imidapril（タナトリル®）やアンジオテンシン AT_1 受容体拮抗薬である**ロサルタン** losartan（ニューロタン®）は，糖尿病腎症に用いられる．

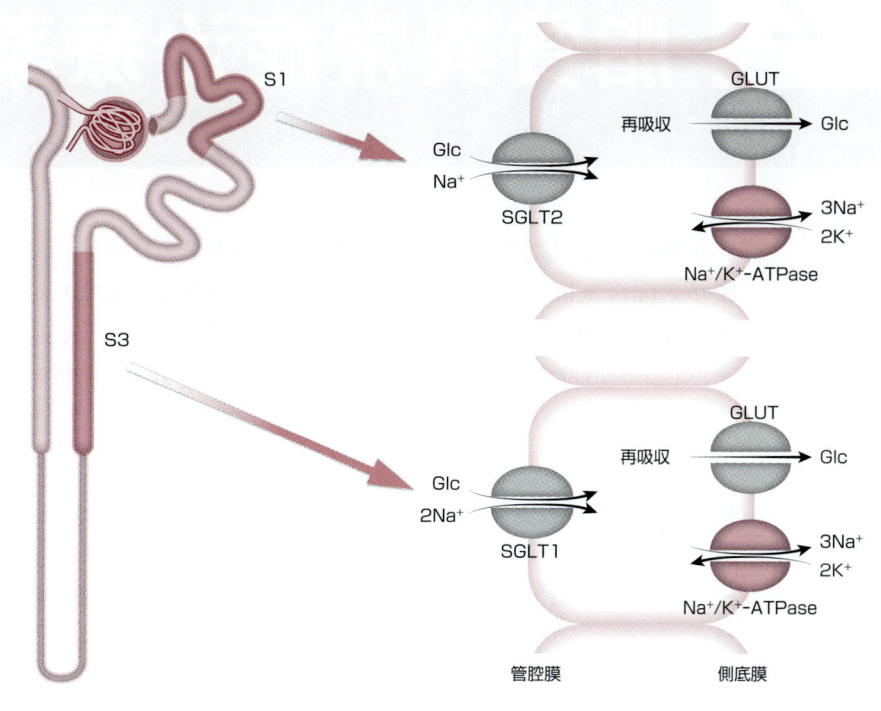

図 6-17　尿細管におけるグルコース再吸収

Glc：glucose, SGLT：sodium-glucose cotransporter

エパルレスタット

メキシレチン

イミダプリル

ロサルタンカリウム

図 6-18　糖尿病合併症治療薬の構造式

2 脂質代謝と脂質異常症治療薬

血清脂質は，中性脂肪（トリグリセリド），コレステロール，リン脂質，遊離脂肪酸 free fatty acid（FFA）から構成される．トリグリセリドはエネルギー源である遊離脂肪酸を供給し，コレステロールは細胞膜の構成成分として，また，ステロイドホルモンや胆汁酸，ビタミンDの原料として利用される．脂質異常症 dyslipidemia とは，トリグリセリド，コレステロールのいずれか，ないしは両方が異常に増加した状態であり，主に遺伝因子による原発性脂質異常症と，生活習慣や糖尿病などの疾患，薬物などによる二次性脂質異常症に大別される．狭心症や心筋梗塞などの冠動脈疾患 coronary artery disease（CAD）や脳梗塞などの脳血管疾患 cerebrovasucular disease（CVD）は主に動脈硬化が原因で発症するが，脂質異常症は動脈硬化の最大の危険因子といえる．

A 生体内での脂質の輸送

コレステロールとトリグリセリドは，リン脂質と遊離コレステロールからなる一層の膜（外側-親水性，内側-疎水性）で構成される球状のリポタンパク質 lipoprotein のコア部分に取り込まれて，血中を循環し，全身へ運ばれる（図6-19，表6-3）．リポタンパク質中では，コレステロールは主に脂肪酸と結合したコレステロールエステルとして存在する．リポタンパク質はコア部分の脂質の組成・含有率（トリグリセリドの含有率が高いほど低比重），および表面に存在するアポタンパク質の種類により分類される．アポタンパク質は，リポタンパク質の構造タンパク質として以外にも，リポタンパク質が受容体に認識される際のリガンドとして，またリポタンパク質の代謝を制御する酵素反応の調節因子としても機能する（表6-4）．

リポタンパク質には，小腸由来でトリグリセリドに富む最も比重の小さいカイロミクロン，肝臓由来でトリグリセリドに富む超低比重リポタンパク very low density lipoprotein（VLDL），トリグリセリドの一部が分解された中間比重リポタンパク intermediate density lipoprotein（IDL），そしてコレステロールエステルに富む低比重リポタンパク low density lipoprotein（LDL）がある．さらに，小型で比重が重いLDLはsdLDL（small dense LDL）として分類される．sdLDLは酸化されやすく，また粒子サイズが小さく血管内皮細胞の間隙を通過しやすいため，動脈硬化などの病態への関与が示唆されている．一方，高比重リポタンパク high density

2 脂質代謝と脂質異常症治療薬

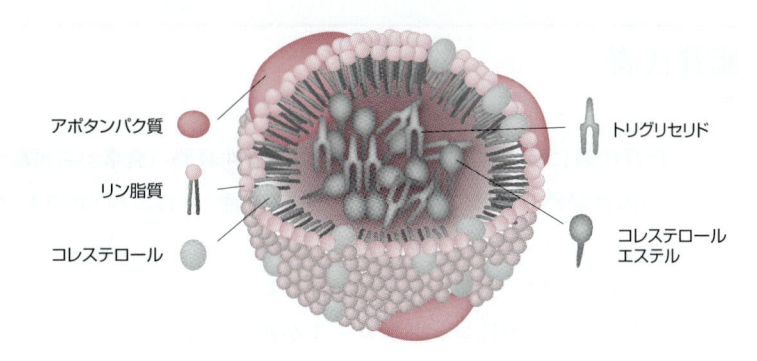

図 6-19 リポタンパク質の構造

表 6-3 リポタンパク質の種類と性質

種類	比重 (g/mL)	主要脂質	主要アポタンパク質	合成部位
カイロミクロン	≪ 1.006	TG	apoB48, apoE, apoA-I, apoC-I, apoC-II, apoC-III	小腸
VLDL	< 1.006	TG > ChE	apoB100, apoE, apoC-I, apoC-II, apoC-III	肝臓
IDL	1.006～1.019	TG ≈ ChE	apoB100, apoE, apoC-I, apoC-II, apoC-III	VLDL 代謝
LDL	1.019～1.063	ChE	apoB100	VLDL 代謝
HDL	1.063～1.21	ChE	apoA-I, apoE, apoC-I, apoC-II, apoC-III	小腸, 肝臓, 血漿

VLDL：超低比重リポタンパク，IDL：中間比重リポタンパク，LDL：低比重リポタンパク，HDL：高比重リポタンパク，TG：トリグリセリド，ChE：コレステロールエステル

表 6-4 主なアポタンパク質とその機能

アポタンパク質	機能	産生臓器	存在するリポタンパク質
apoA-I	HDL の構造タンパク LCAT の活性化因子	肝, 小腸	HDL, カイロミクロン
apoB100	VLDL, IDL, LDL の構造タンパク LDL 受容体のリガンド	肝	VLDL, IDL, LDL
apoB48	カイロミクロンの構造タンパク	小腸	カイロミクロン
apoC-I	LCAT の活性化因子	肝	HDL, カイロミクロン, VLDL, IDL, LDL
apoC-II	LPL の活性化因子	肝	HDL, カイロミクロン, VLDL, IDL, LDL
apoC-III	LPL の活性阻害	肝	HDL, カイロミクロン, VLDL, IDL, LDL
apoE	LDL 受容体のリガンド，レムナント受容体のリガンド	肝	カイロミクロン, VLDL, IDL, HDL

HDL：高比重リポタンパク，LCAT：レシチンコレステロールアシルトランスフェラーゼ，VLDL：超低比重リポタンパク，IDL：中間比重リポタンパク，LDL：低比重リポタンパク，LPL：リポタンパクリパーゼ

lipoprotein（HDL）は，組織で余剰となったコレステロールを回収し再分配する役割を担っている．

B 脂質代謝

　脂質代謝には，大きく分けて，① 外因性経路（食事から摂取された脂質の代謝），② 内因性経路（肝臓で合成された脂質の代謝），および ③ コレステロール逆転送系（HDLによるコレステロールの回収と再分配）の3つの経路がある．なお，生体内のコレステロールは，食事由来の外因性コレステロールと，主に肝臓や皮膚，小腸などで合成される内因性コレステロールがあり，後者の割合が多い．

1. 外因性経路

　食事由来の外因性コレステロールは，胆汁酸が形成するミセルに結合し，輸送担体 NPC1L1（Niemann Pick C1 like 1）により小腸粘膜細胞に取り込まれる．そして，脂肪酸と結合してコレステロールエステルに変換される．小腸粘膜細胞中では，やはり食事由来のトリグリセリドとともにカイロミクロンを形成し，リンパを経て血中に移行する．カイロミクロン中のトリグリセリドは，血管内皮に存在するリポタンパク質リパーゼ lipoprotein lipase（LPL）により分解され，遊離脂肪酸がエネルギー源として放出される．その際，カイロミクロンに存在するアポタンパク質 apoC-II が LPL 活性化の補因子として作用する．分解によりトリグリセリドが減少したリポタンパク質をレムナントと呼び，カイロミクロンはカイロミクロンレムナントとなる．カイロミクロンレムナントは，表面に存在するアポタンパク質 apoE がリガンドとなってレムナント受容体と結合し，肝臓に取り込まれる（図 6-20）．

2. 内因性経路

　内因性コレステロールは，アセチル CoA から HMG-CoA（3-hydroxy-3-methylglutaryl coenzyme A：ヒロドキシメチルグルタリル CoA），メバロン酸を経て生成される．このコレステロール生合成経路では，HMG-CoA 還元酵素により触媒される．HMG-CoA からメバロン酸が生成される反応が律速段階である（p.511，図 6-46 参照）．

　肝細胞では，リポタンパク質として取り込まれたコレステロールの一部と肝細胞で合成されたコレステロール，およびトリグリセリドから VLDL が構成され，血中に分泌される．分泌された VLDL 中のトリグリセリドは，血管内皮の LPL により分解され，VLDL は IDL（VLDL レムナント）となる．IDL は，肝臓に存在する肝性リパーゼや LPL によりさらにトリグリセリドが分解されて，コレステロールエステルに富んだ LDL となる．LDL は，アポタンパク質 apoB100 がリガンドとなって LDL 受容体に結合し，細胞に取り込まれる（図 6-21）．

図 6-20 脂質代謝の外因性経路

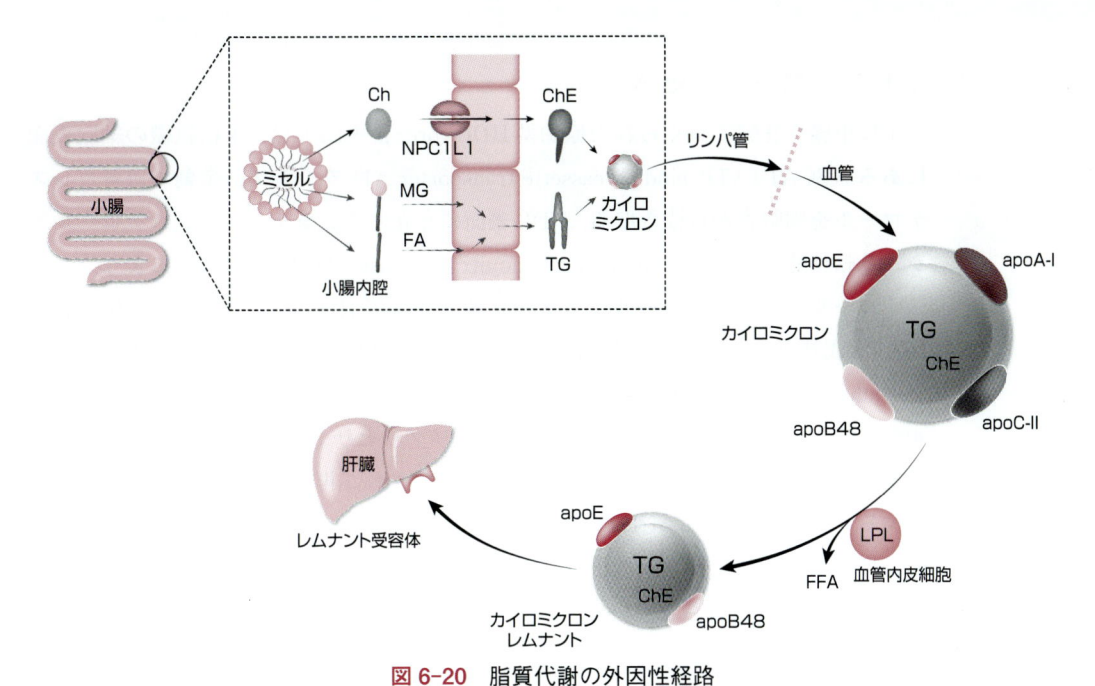

Ch：cholesterol, NPC1L1：Niemann Pick C1 like 1, MG：monoglyceride, FA：fatty acid, ChE：cholesteryl ester, TG：triglyceride, FFA：free fatty acid, LPL：lipoprotein lipase

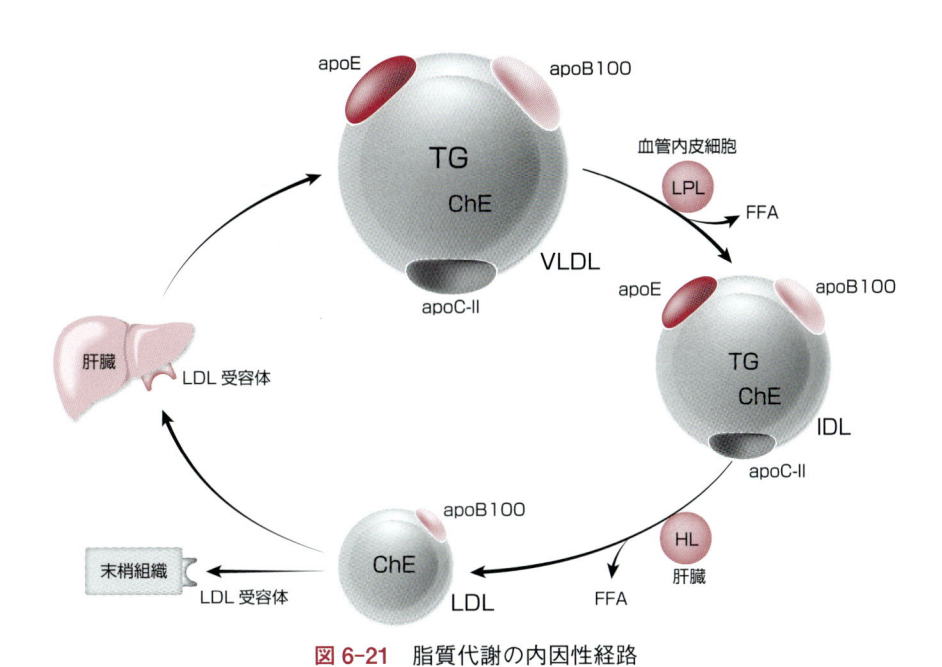

図 6-21 脂質代謝の内因性経路

TG：triglyceride, ChE：cholesteryl ester, VLDL：very low density lipoprotein, LPL：lipoprotein lipase, FFA：free fatty acid, IDL：intermediate density lipoprotein, HL：hepatic lipase, LDL：low density lipoprotein

3. コレステロール逆転送系

　主に小腸や肝臓でつくられた原始型 HDL（pre-β-HDL）は，末梢組織の細胞表面にある ABCA1（ATP-binding cassette transporter A1）を介して，余剰の遊離コレステロールを細胞膜から抜き取る．HDL 表面に存在するレシチン-コレステロールアシル基転移酵素 lecithin-cholesterol acyltransferase（LCAT）の作用により，コレステロールはコレステロールエステルに変換されて HDL のコア部分に蓄積され，HDL は成熟化する．成熟型 HDL（α-HDL）にはコレステロールエステル転送タンパク cholesteryl ester transfer protein（CETP）が作用し，コレステロールエステルが VLDL や LDL に転送され，代わりにトリグリセリドが HDL に転送される．トリグリセリドは肝性リパーゼ（HL）により分解され，再び原始型 HDL となって機能する（図 6-22）．なお，CETP 欠損症や飲酒による CETP 活性の低下が HDL を著明に増加させることから，低 HDL コレステロール血症の治療薬のターゲット分子として CETP は注目されている．

C　脂質代謝と動脈硬化

　高 LDL コレステロール血症において，内皮細胞が酸化ストレスなどにより傷害

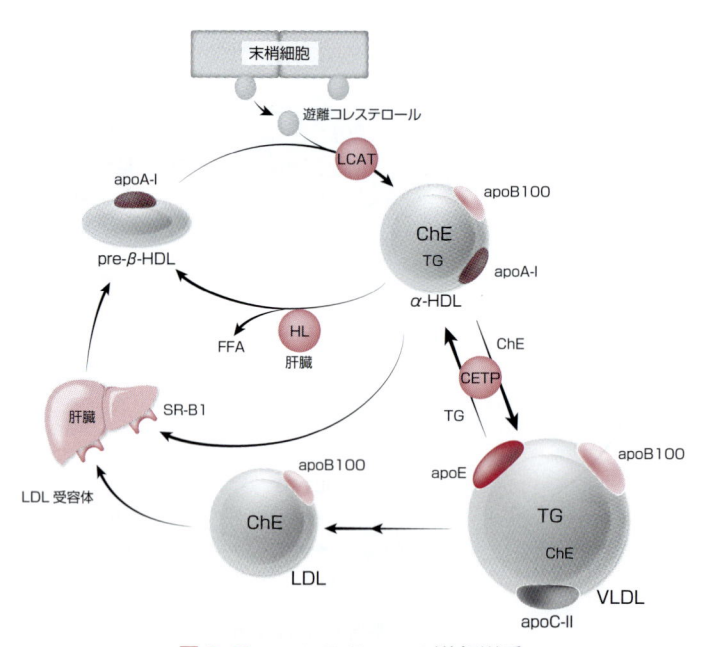

図 6-22　コレステロール逆転送系

LCAT：lecithin-cholesterol acyltransferase, ChE：cholesteryl ester, TG：triglyceride, HDL：high density lipoprotein, HL：hepatic lipase, CETP：cholesteryl ester transfer protein, SR-B1：scavenger receptor class B, member1

されると，LDLが血管内膜に侵入する．内膜中でLDLが酸化を受けると，血流中の単球が内皮下へ侵入してマクロファージに分化し，酸化LDLを貪食する．コレステロールを多量に蓄積したマクロファージは泡沫細胞となり，それらが集簇して脂肪線条が形成される．さらに病変が進行すると，平滑筋細胞，マクロファージ，Tリンパ球，およびそれらの壊死した残骸が蓄積してプラークが形成される．この状態をアテローム性動脈硬化（粥状動脈硬化）と呼ぶ．さらに，プラークが血流などの刺激により破綻すると血栓が形成され，心筋梗塞や脳梗塞などの致死性心血管イベントが発生する（図6-23）．

D　脂質異常症の病態生理と薬物療法

　高LDLコレステロール血症，低HDLコレステロール血症，および高トリグリセリド血症を含めて脂質異常症と呼ぶ．脂質異常症の治療は，LDLコレステロールやトリグリセリドの血中濃度を下げることが目標となる．高トリグリセリド血症は低HDLコレステロール血症の増悪因子でもある．

　脂質異常症の分類方法には，病因に基づいた分類（原発性，二次性）と，増加したリポタンパク質の種類（表現型）によって分類するWHOの表現型分類（表6-5）がある．

　脂質異常症は自覚症状がほとんどないが，放置すると動脈硬化が進行し，心筋梗塞や脳梗塞などの重大な合併症が発症する．脂質異常症の治療薬は，主にLDLコレステロールを下げるスタチン系薬，陰イオン交換樹脂，プロブコール，腸コレステロールトランスポーター阻害薬，PCSK9阻害薬，およびMTP阻害薬と，主にトリグリセリドを下げるフィブラート系薬，ニコチン酸系薬，およびEPA製剤に大別される（図6-24）．

表6-5　脂質異常症の表現型分類と薬物治療

型	増加するリポタンパク質	Ch	TG	薬物治療
I	カイロミクロン	−	+++	なし（食事制限）
IIa	LDL	++	−	スタチン系（+エゼチミブ/陰イオン交換樹脂/PCSK9阻害薬）
IIb	LDL + VLDL	++	+	フィブラート系，スタチン系，ニコチン酸系
III	IDL	+	+	フィブラート系，スタチン系，PCSK9阻害薬
IV	VLDL	−	++	フィブラート系，ニコチン酸系，EPA
V	カイロミクロン+VLDL	++	+++	フィブラート系，ニコチン酸系，EPA

Ch：コレステロール，TG：トリグリセリド，LDL：低比重リポタンパク，VLDL：超低比重リポタンパク，IDL：中間比重リポタンパク，EPA：エイコサペンタエン酸

6章 代謝系の薬理

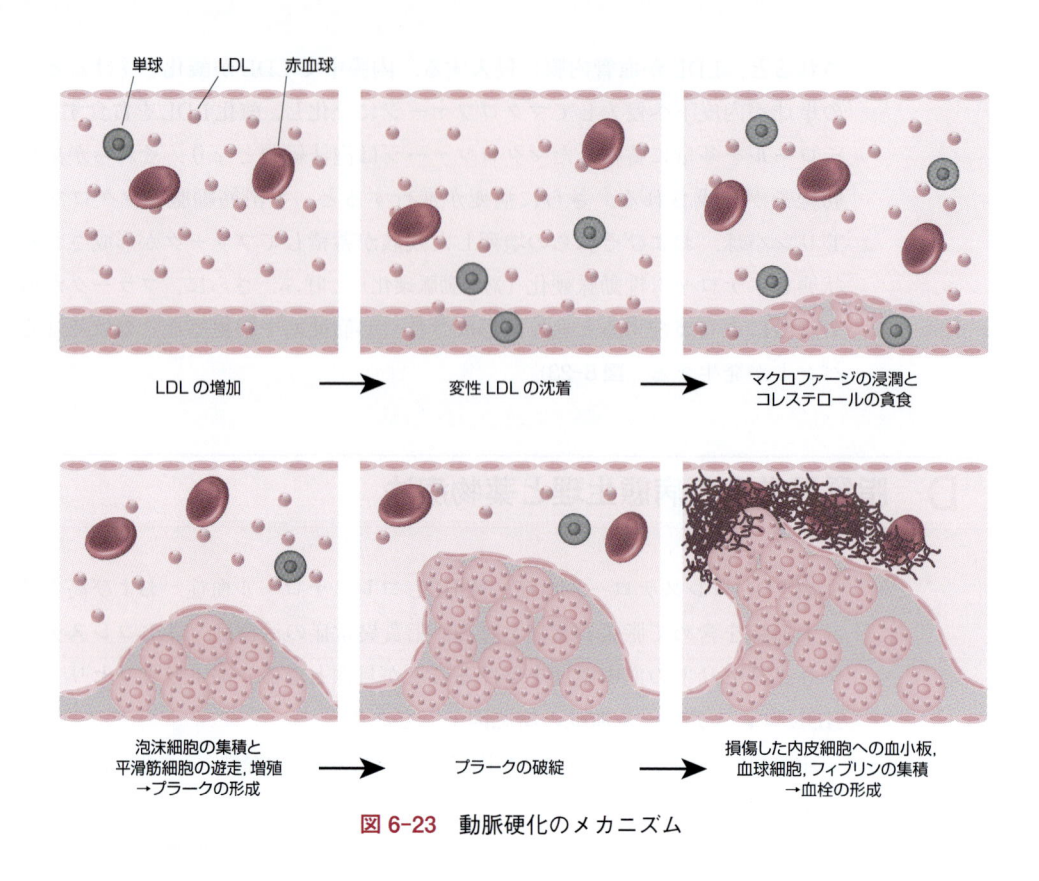

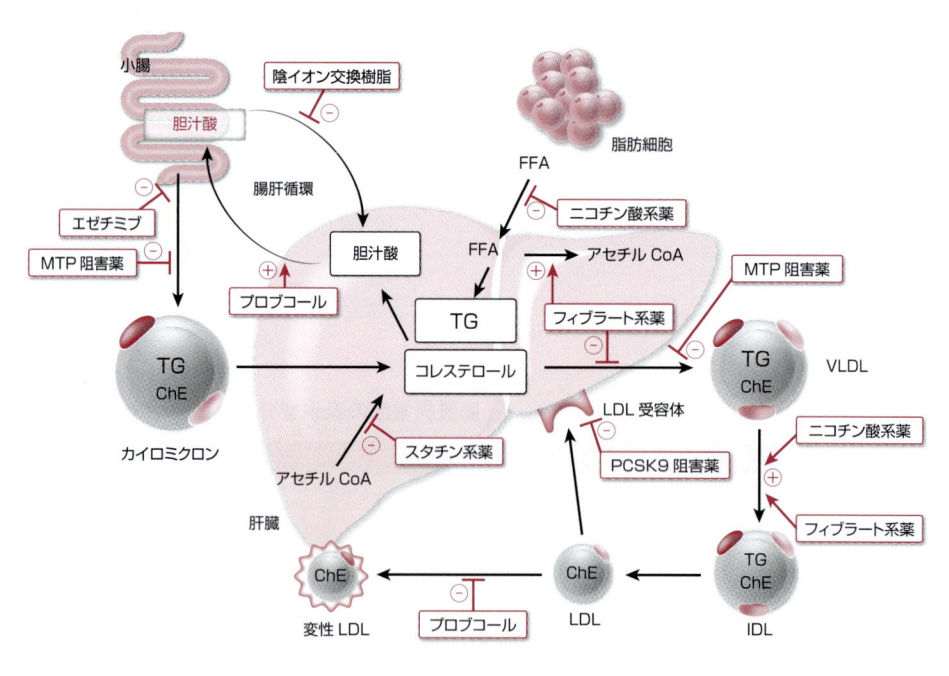

図 6-23 動脈硬化のメカニズム

図 6-24 脂質異常症治療薬の作用部位

TG：triglyceride, ChE：cholesteryl ester, FFA：free fatty acid, CoA：coenzyme A, LDL：low density lipoprotein, VLDL：very low density lipoprotein, IDL：intermediate density lipoprotein

E 脂質異常症治療薬の分類・種類

1. LDL コレステロール低下薬

1) スタチン系薬（HMG-CoA 還元酵素阻害薬）（図 6-25）

スタチン系薬は，化学構造が HMG-CoA の活性型中間代謝物と類似していることから，コレステロール合成の律速酵素である HMG-CoA 還元酵素を競合的に阻害し，コレステロールの合成を抑制する．肝臓中のコレステロールが減少すると，転写因子 SREBP-2（sterol regulatory element binding protein-2）が細胞質から核内へ移行し，LDL 受容体の合成を促進し，肝細胞膜上の LDL 受容体の発現量が増加する．それにより，肝臓への LDL の取り込みが増加して，血清 LDL コレステロールが低下する．また，コレステロール合成の低下により VLDL 分泌も低下するため，血中トリグリセリドも多少減少する（図 6-26）．

また，スタチン系薬には，脂質低下を介さない抗動脈硬化作用もあり，血小板や血管内皮細胞，単球・マクロファージ，血管平滑筋細胞などに作用して，抗血栓作用，抗酸化作用，抗炎症作用，平滑筋細胞増殖・遊走抑制作用などさまざまな作用（pleiotropic effect：多面的作用）により動脈硬化を抑制することが示唆されている．スタチン系薬は HMG-CoA 還元酵素を阻害して HMG-CoA からメバロン酸への代

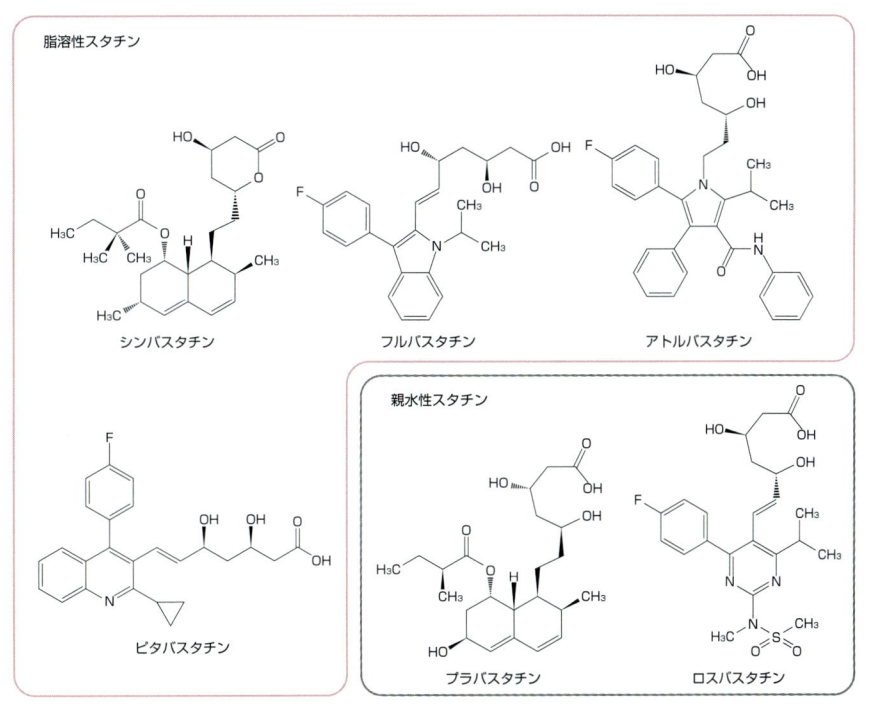

図 6-25 スタチン系薬の構造式

謝を抑制するため，ファルネシルピロリン酸やゲラニルゲラニルピロリン酸の生成が抑制される．これらのプレニルピロリン酸はタンパク質のイソプレニル化，例えば低分子量Gタンパク質であるRhoやRacのゲラニルゲラニル化など，を介してさまざまな細胞機能調節に関与しており，スタチンによる多面的作用はその抑制によって得られると考えられている（図6-27）．

スタチン系薬には，脂溶性の**シンバスタチン** simvastatin（リポバス®），**フルバスタチン** fluvastatin（ローコール®），**アトルバスタチン** atorvastatin（リピトール®），**ピタバスタチン** pitavastatin（リバロ）と親水性の**プラバスタチン** pravastatin（メバロチン®），**ロスバスタチン** rosuvastatin（クレストール®）がある．また，プラバスタチン，シンバスタチン，フルバスタチンの3剤は，通常用量でLDLコレステロールを約20%程度下げる（スタンダードスタチン）のに対し，アトルバスタチン，ピタバスタチン，ロスバスタチンは30～40%低下させることからストロングスタチンと呼ばれる．なお，ピタバスタチンは脂溶性であるがシトクロムP450による代謝をほとんど受けないという特徴があり，また，シンバスタチンはプロドラッグである．

スタチン系薬の副作用としては，消化器症状や肝障害，ミオパチー（筋原性疾患）などがあげられるが，その頻度は低く，使用上の安全性，忍容性は高い．まれに重大な副作用である横紋筋融解症が発生し，蓄積したミオグロビンにより腎尿細管障害が生じることがある．

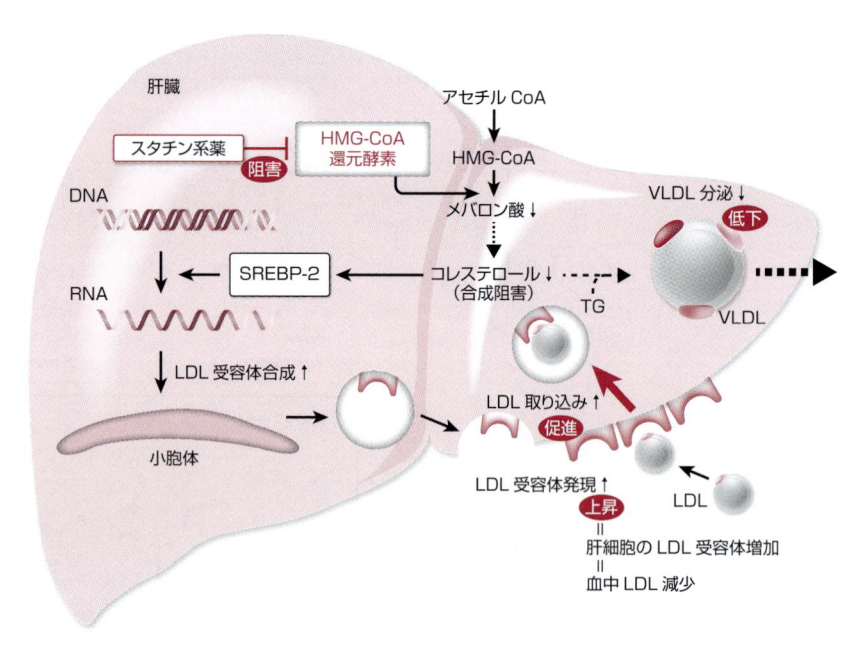

図 6-26 スタチン系薬の作用機序

CoA：coenzyme A, HMG-CoA：hydroxy-3-methylglutaryl-CoA, SREBP-2：sterol regulatory element binding protein-2, TG：triglyceride, LDL：low density lipoprotein, VLDL：very low density lipoprotein

2) 陰イオン交換樹脂（図 6-28）

陰イオン交換樹脂である**コレスチラミン** colestyramine（クエストラン®），**コレスチミド** colestimide（コレバイン®）は，腸管内で胆汁酸を吸着し，腸管からの胆汁酸の再吸収を阻害して糞中排泄を促進する．その結果，肝臓における胆汁酸濃度が低下し，コレステロールから胆汁酸への異化が促進され，肝臓中のコレステロール量が低下する（図6-29）．また，コレステロールは胆汁酸ミセルに結合して小腸から吸収されるため，胆汁酸の排泄促進はコレステロールの吸収低下ももたらす．こうして肝臓中のコレステロールが低下すると，LDL受容体遺伝子の転写が促進され，LDL受容体の発現が増加し，血中LDLの取り込みが増加する．しかし一方で，HMG-CoA還元酵素のアップレギュレーションが生じ，内因性コレステロールの産生が増加するため，陰イオン交換樹脂単独では効果は低い．スタチン系薬との併用で，有効性は増強される．

陰イオン交換樹脂は体内に吸収されないため，重篤な副作用の心配は少ないが，便秘や腹部膨満，消化不良など消化器系の副作用を生じることがある．

3) プロブコール（図 6-30）

プロブコール probucol（シンレスタール®，ロレルコ®）は，血清LDLコレステロー

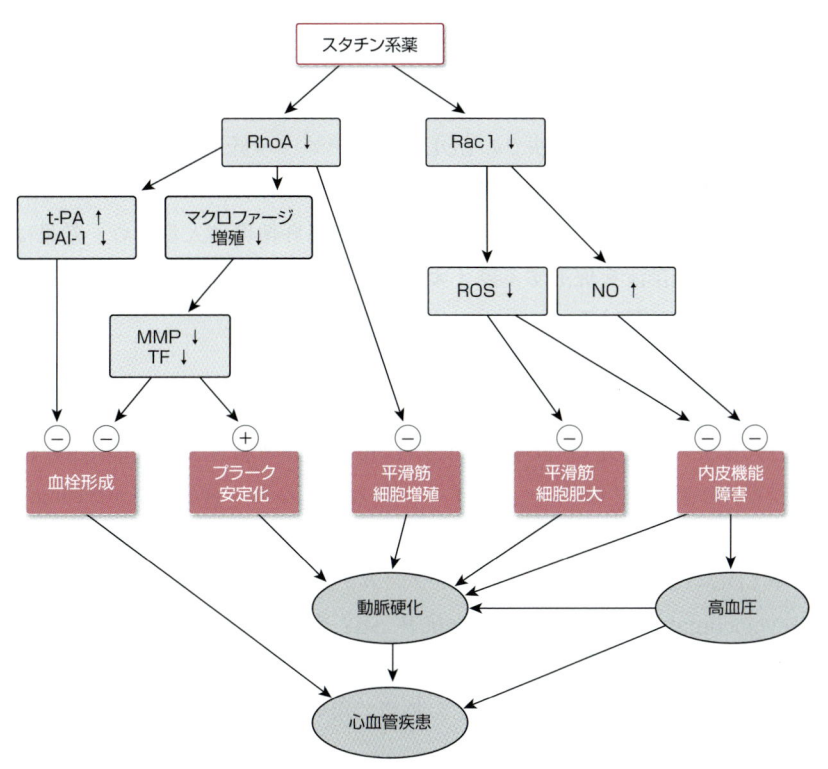

図 6-27 スタチン系薬の多面的作用による心血管疾患の抑制機構

RhoA，Rac1：低分子量Gタンパク質，t-PA：tissue plasminogen activator, PAI-1：plasminogen activator inhibitor-1, ROS：reactive oxygen species, NO：nitric oxide, MMP：matrix metalloproteinase, TF：tissue factor

ル低下作用と抗酸化作用によって，血清脂質の改善および抗動脈硬化作用を示す（図6-24）．また，高LDLコレステロール血症や高トリグリセリド血症にしばしば随伴する腱，眼瞼，皮膚などの黄色腫に対する退縮効果が認められている．プロブコールのLDLコレステロール低下作用の機序については十分に解明されていないが，コレステロールの胆汁中への異化排泄促進作用が知られている．プロブコールのLDLコレステロール低下作用は強力ではないが，LDL受容体や関連因子の遺伝子変異により発症する家族性高コレステロール血症ホモ接合体の患者でもLDLコレステロールを低下させることができる．ただし，CETP活性を亢進するため，HDLコレステロールを低下させるという好ましくない作用もある．また，著明なQT延長を引き起こして心室性不整脈（Torsades de pointes）や失神を引き起こす可能性も知られており，注意が必要である．

4）小腸コレステロールトランスポーター阻害薬

エゼチミブ ezetimibe（ゼチーア®）（図6-30）は，小腸上皮細胞の刷子縁に存在するコレステロールトランスポーターNPC1L1を特異的に阻害して，小腸における食事性コレステロールおよび胆汁性コレステロール（肝臓から胆汁中に排泄されるコレステロール）の吸収を選択的に阻害する（図6-31）．その結果，肝へのコレステロール供給が低下するため，LDL受容体遺伝子の転写促進を介してLDL受容体の発現が増加し，血中からのLDLコレステロールの取り込みが増加する．コレステロール吸収を選択的に阻害するため，ビタミンAやDなどの脂溶性ビタミンの吸収には影響しない．陰イオン交換樹脂と同様に，エゼチミブは内因性コレステロール産生を増大させるため，単独でのLDLコレステロール低下作用は弱いが，スタチン系薬との併用により効果は増強される．

エゼチミブはグルクロン酸抱合を受けて腸肝循環に入るため，効果は持続的である．胆汁酸排泄を促進する陰イオン交換樹脂は，エゼチミブの腸肝循環を抑制するため，併用は避ける．

5）PCSK9阻害薬

PCSK9（プロタンパク転換酵素サブチリシン/ケキシン9型）は主に肝細胞から分泌されるタンパク質で，肝細胞表面のLDL受容体と結合する．PCSK9の結合したLDL受容体が肝細胞内にエンドサイトーシスされると，再利用（recycling）されずにリソソームによる分解を受ける．そのため，肝細胞表面のLDL受容体数は減少し，血中LDLコレステロールのクリアランスが低下して濃度が上昇する．**エボロクマブ** evolocumab（レパーサ®）はヒト抗PCSK9モノクローナル抗体製剤で，PCSK9の機能を阻害することで血中LDLコレステロールを低下させる高コレステロール血症治療薬である．スタチン系薬との併用で用いられる．

6）MTP阻害薬

ミクロソームトリグリセリド転送タンパク質（MTP）は肝細胞および小腸上皮細胞の小胞体内腔に多く発現しているタンパク質で，トリグリセリドをアポタンパク

図6-28　陰イオン交換樹脂の構造式

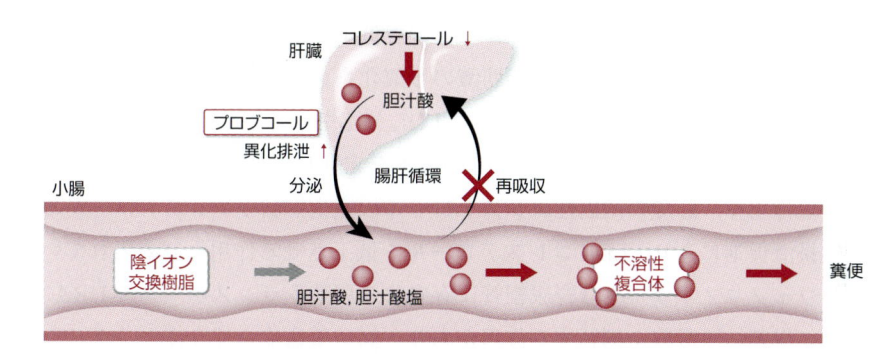

図6-29　陰イオン交換樹脂とプロブコールの作用機序

図6-30　プロブコール，エゼチミブの構造式

質B（apoB100, apoB48）を含むリポタンパク質へ転送し，肝臓ではVLDL，小腸ではカイロミクロンを形成する．**ロミタピド** lomitapide（ジャクスタピッド®）（図6-32）は，MTPに直接結合してトリグリセリド転送を阻害することにより，VLDLやカイロミクロンの形成を阻害する．その結果，肝臓からのVLDLの分泌が低下して血中LDLコレステロール濃度が低下する．その作用はLDL受容体非依存的なため，LDL受容体やその関連因子の遺伝子変異が原因となるホモ接合体家族性高コレステロール血症にも効果が期待できる．

副作用としては肝障害や胃腸障害がある．

2. トリグリセリド低下薬

1) フィブラート系薬（図6-33）

　フィブラート系薬である**クロフィブラート** clofibrate，**ベザフィブラート** bezafibrate（ベザトール®，ベザリップ®），**フェノフィブラート** fenofibrate（リピディル®，トライコア®）は，PPAR α（peroxisome proliferator activated receptor α：核内受容体ペルオキシソーム増殖活性化受容体α）のアゴニストとして作用する．PPAR αによる転写調節を介して，LPL の発現を亢進し，また LPL 活性化の阻害作用を示すアポタンパク質 apoC-III の発現を低下させることにより，LPL 活性を高めて VLDL の異化を促進し，血清トリグリセリドを低下させる．また，β酸化関連遺伝子の発現を調節することにより，脂肪酸のβ酸化を促進して脂肪酸を減少させ，肝臓でのトリグリセリドの合成を抑制し，VLDL 分泌を低下させる（**図6-34**）．さらに，HDL の構造タンパク質である apoA-I の産生を亢進して HDL コレステロールを増加させる作用や，肝での内因性コレステロールの産生抑制やコレステロールの胆汁中への排泄促進により，LDL コレステロールを低下させる作用も認められている．なお，フェノフィブラートは腎尿細管に存在する尿酸トランスポーター URAT1 を阻害して尿酸の再吸収を抑制する作用があり，高尿酸血症を伴う高トリグリセリド血症の治療に適している．

　フィブラート系薬の副作用として，腹痛や嘔気などの消化器症状や発疹などの皮膚症状がみられる．まれではあるが重大な副作用として横紋筋融解症がある．特に，腎障害患者やスタチン系薬との併用時は発症しやすいので，注意が必要である．また，フィブラート系薬は血漿タンパク質結合の競合によりワルファリンやスルホニルウレア薬の作用を増強するため，併用時には注意が必要である．

2) ニコチン酸系薬（図6-35）

　ニコチン酸（ナイアシン）はビタミン B 群の1つであり，多くの代謝過程で重要な役割を担っているが，数グラムを服用すると脂肪組織での脂肪分解を阻害する作用を示す．トリグリセリド低下薬として用いられるニコチン酸系薬には，**ニセリトロール** niceritrol（ペリシット®），**ニコモール** nicomol（コレキサミン®），**トコフェロールニコチン酸エステル** tocopherol nicotinate（ユベラ N®）がある．ニコチン酸の作用機序はまだ不明な点が多いが，脂肪細胞のニコチン酸受容体 hydroxy-carboxylic acid receptor 2（HCAR2）に作用して，G_i を介したアデニル酸シクラーゼの抑制により cAMP レベルを低下させ，ホルモン感受性リパーゼの活性を低下させる作用が知られている．それにより，脂肪細胞におけるトリグリセリドの分解による遊離脂肪酸の放出が抑制されて，遊離脂肪酸の肝臓への動員が減少する．さらにニコチン酸は，肝臓においてジアシルグリセロールアシルトランスフェラーゼ2（DGAT2）を直接抑制する作用も有する．これらの作用により，肝臓におけるトリグリセリド合成が抑制され，VLDL の分泌が低下する．また，HDL の構造タンパク質である

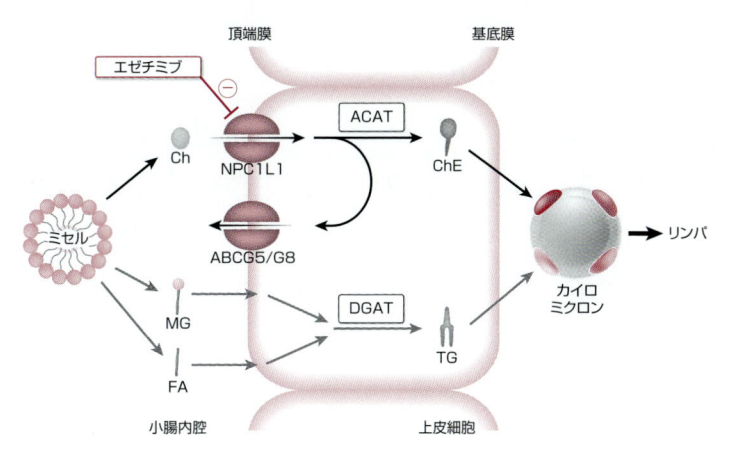

図 6-31 エゼチミブの作用機序

Ch：colesterol, MG：monoglyceride, FA：fatty acid, ChE：cholesteryl ester, NPC 1 L1：Niemann-Pick C1-Like 1, ABCG5/G8：ATP-binding cassette transporter G5/G8, ACAT：acyl-CoA cholesterol acyltransferase（アシル基転移酵素）, DGAT：diacylglycerol acyltransferase（アシル基転移酵素）, TG：triglyceride

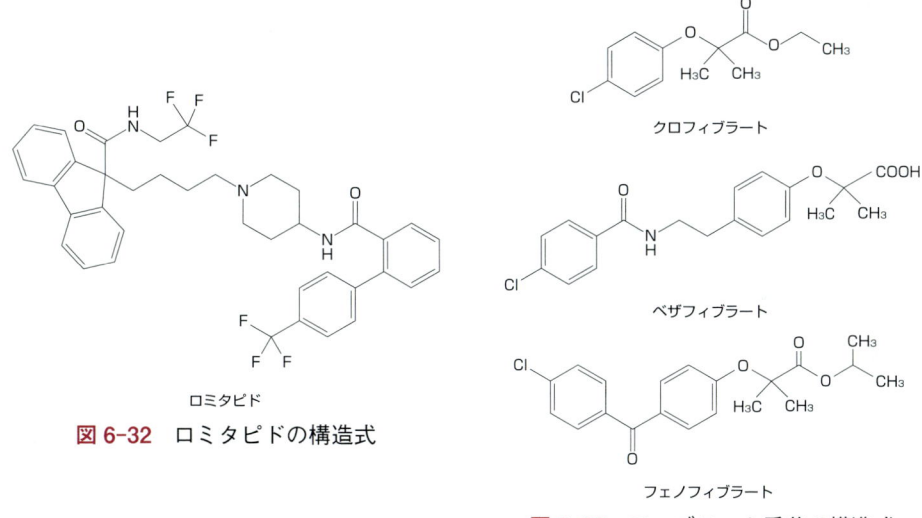

図 6-32 ロミタピドの構造式

図 6-33 フィブラート系薬の構造式

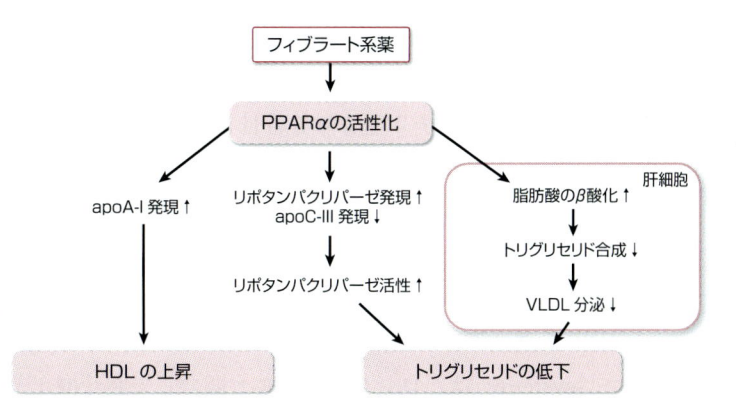

図 6-34 フィブラート系薬の作用機序

PPAR α：peroxisome proliferator activated receptor α, HDL：high density lipoprotein, VLDL：very low density lipoprotein

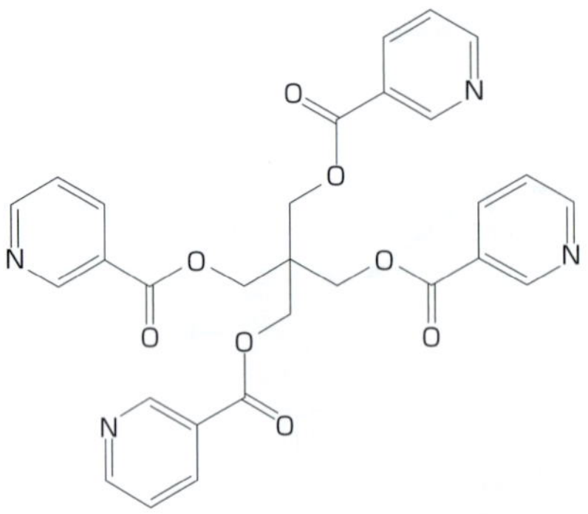

ニセリトロール 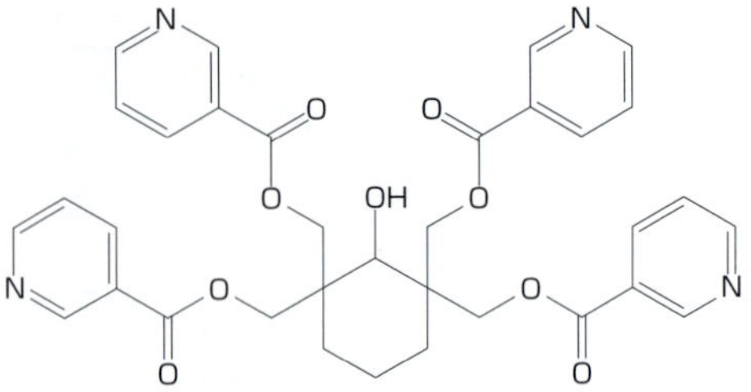　　　　　　　　　　　ニコモール

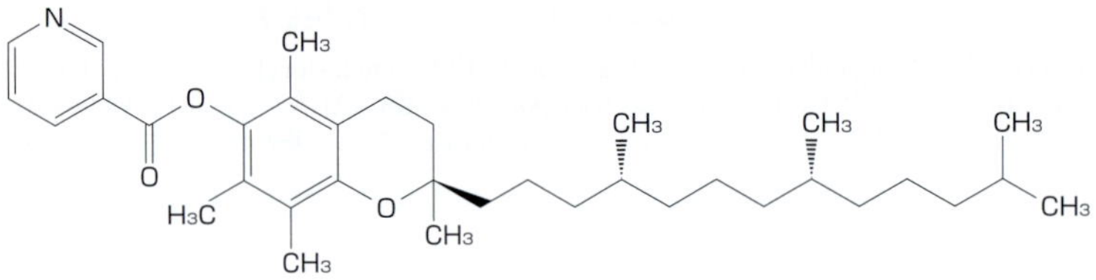

トコフェロールニコチン酸エステル

図 6-35　ニコチン酸系薬の構造式

apoA-I の半減期を延長することにより HDL を増加させる作用もある（図 6-36）．さらに，血小板凝集抑制作用も知られており，抗動脈硬化作用が期待される．ニセリトロールには，動脈硬化危険因子であるリポタンパク質 a〔Lp（a）〕を低下させる作用も認められている．

ニコチン酸系薬の副作用としては，末梢血管拡張による顔面紅潮や瘙痒感，また嘔気や下痢などの消化器症状があげられる．顔面紅潮はプロスタグランジン D_2 産生と関係しており，服用前にアスピリンを投与すると軽減される．

3. その他の脂質異常症治療薬

イコサペント酸エチル ethyl icosapentate〔エイコサペンタエン酸 eicosapentaenoic acid（EPA）〕（エパデール）（図 6-37）は，魚類，海藻類，プランクトンなどに多く含まれる脂肪酸である．5つの二重結合を含む20炭素からなる不飽和脂肪酸であり，末端のメチル基より3番目と4番目の炭素間に最初の二重結合があることから，n-3 系不飽和脂肪酸と呼ばれる．肝臓における脂肪酸合成やトリグリセリド合成に関与する転写因子 SREBP-1c（sterol regulatory element-binding protein-1c）を抑制することにより，血中トリグリセリド濃度を低下させる．

植物ステロールである**ガンマオリザノール** γ-oryzanol（ハイゼット®）（図 6-37）や**大豆油不けん化物** unsaponifiable matter of soybean oil（主成分はソイステロール soysterol）は，コレステロールと競合して胆汁酸ミセルに取り込まれ，小腸粘膜細

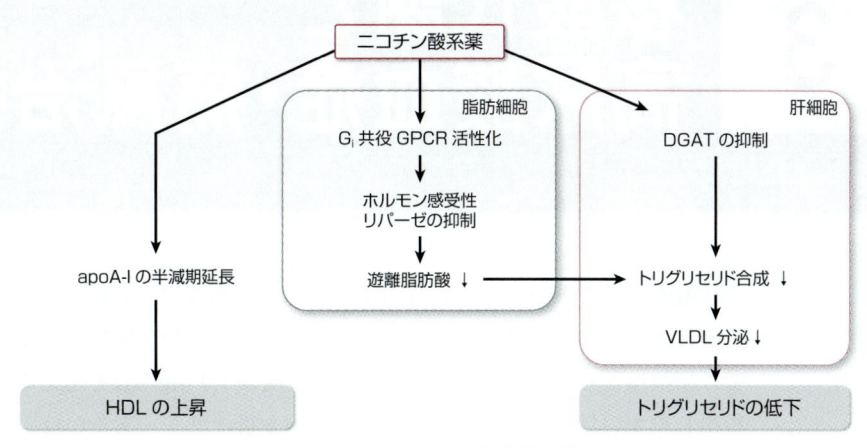

図 6-36　ニコチン酸系薬の作用

GPCR：G protein coupled receptor, DGAT：diacylglycerol acyltransferase, HDL：high density lipoprotein, VLDL：very low density lipoprotein

図 6-37　イコサペント酸エチル，ガンマオリザノールの構造式

胞に吸収されるため，腸管からのコレステロールの吸収を阻害する．吸収された植物ステロールは，エステル化されずにそのまま頂端膜のトランスポーター ABCG5/G8（ATP-binding cassette transporter G5/G8）により細胞から排泄される（図6-32）．また，**デキストラン硫酸エステルナトリウムイオウ 18** dextran sulfate sodium sulfur 18（MDSコーワ）は，LPLおよび肝性リパーゼの活性を亢進することにより，血中トリグリセリドの低下作用を示す．

3 核酸代謝と高尿酸血症・痛風治療薬

　核酸やエネルギー（ATP, GTP など）の原料であるプリン体は，肝臓での生合成および食事摂取により供給されるが，その最終代謝産物が尿酸である．尿酸は体液中では尿酸塩として存在しており，血清中濃度が 7.0 mg/dL を超えると，結晶として析出しやすい状態となる．尿酸の産生過剰や排泄低下，あるいは両者により高尿酸血症となり，尿酸結晶の析出により急性痛風関節炎（痛風発作），皮下結節（痛風結節）が形成され，また，腎障害，尿路結石などが起こる．軽度の高尿酸血症は必ずしも痛風発作を引き起こさないため，この時期に尿酸値を下げる処置をすることが痛風発作の予防になる．

A　プリン代謝のメカニズムとその異常

　体内でプリンヌクレオチドを合成する経路には，リボース-5-リン酸と ATP からホスホリボシルピロリン酸 5′-phosphoribosyl-1-pyrophosphate（PRPP）が合成され，さらにイノシン一リン酸 inosine monophosphate（IMP）が合成される *de novo* 経路と，プリン塩基からホスホリボシル転移酵素によりプリンヌクレオチドが再合成されるサルベージ（再利用）経路がある．細胞内にプリンヌクレオチドが十分にある場合，プリン塩基は再利用されずに，肝臓にてヒポキサンチンからキサンチン，さらに尿酸へと代謝され，腎臓から排泄される（図 6-38）．この肝臓での代謝は，キサンチンオキシダーゼにより触媒される．

　尿酸は腎臓の糸球体で自由に濾過されるが，近位尿細管において尿酸トランスポーター URAT1 などにより再吸収される．一方で，尿酸は近位尿細管において有機酸トランスポーターなどにより尿細管腔内に分泌される．このように近位尿細管では尿酸の再吸収と分泌という逆方向の輸送が行われるが，尿細管全体としては再吸収が優位となり，糸球体で濾過された尿酸の約 9 割が再吸収され，残りの約 1 割が尿中に排泄される（図 6-39）．

B　高尿酸血症・痛風の病態生理と薬物療法

　高尿酸血症には原発性と続発性があるが，患者の大部分は原発性である．また，

3 核酸代謝と高尿酸血症・痛風治療薬

図 6-38 プリン体の代謝

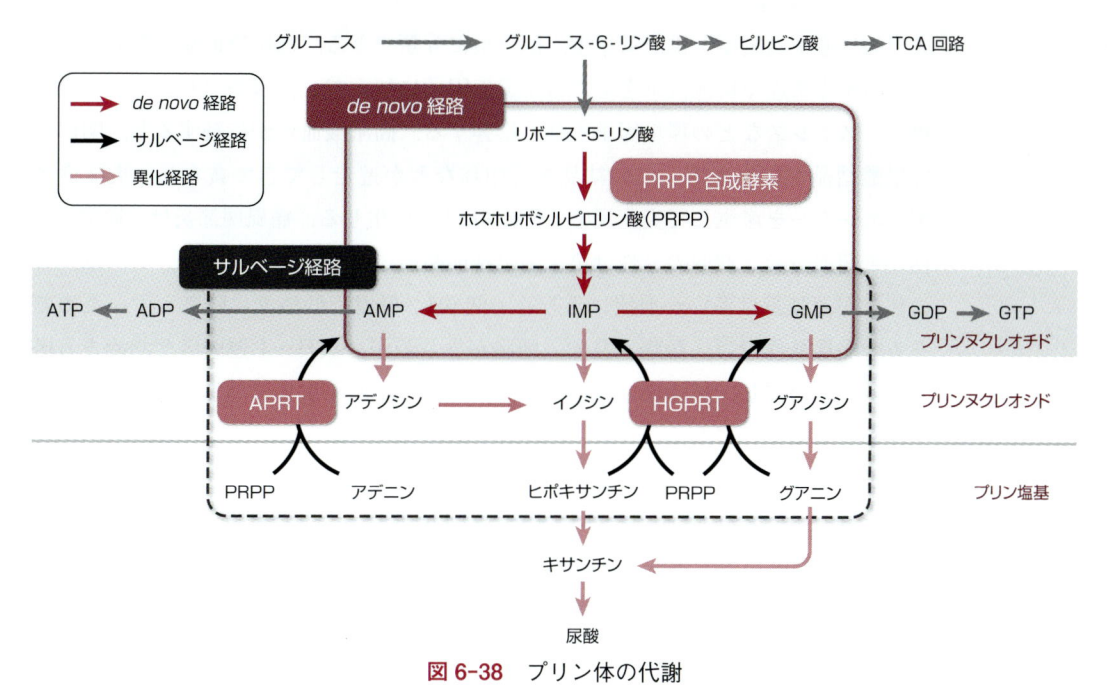

PRPP：5´-phosphoribosyl-1-pyrophosphate, APRT：adenine phosphoribosyltransferase, HGPRT：hypoxanthine guanine phosphoribosyltransferase, ATP：adenosine triphosphate, ADP：adenosine diphosphate, AMP：adenosine monophosphate, IMP：inosine monophosphate, GMP：guanosine monophosphate, GDP：guanosine diphosphate, GTP：guanosine triphosphate

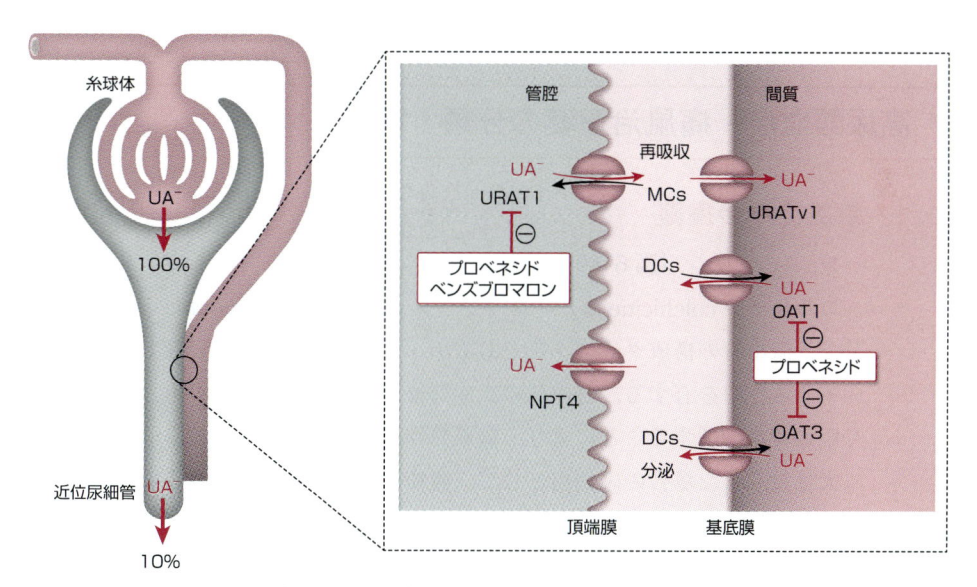

図 6-39 腎臓における尿酸の排泄と再吸収

UA$^-$：uric acid, URAT1：urate transporter 1, NPT4：sodium-phosphate cotransporter 4, MCs：monocarboxylates, DCs：dicarboxylates, URATv1：voltage-driven urate efflux transporter 1, OAT：organic anion transporter

499

成因的に産生過剰型，排泄低下型，混合型に分類できる．高尿酸血症の発症には，尿酸の産生増加や排泄低下をもたらす遺伝因子に加えて，食事やアルコールの過剰摂取，ストレスなどの環境因子も強く影響する．高尿酸血症が持続すると，関節腔で尿酸結晶が析出する．この結晶を好中球などが遊走してきて貪食し，炎症性メディエーターを産生して炎症反応（痛風関節炎）が生じる．痛風関節炎は，通常，急性の単関節炎で，初回の発作は第1中足趾節関節に生じることが多い．これは，この部位が運動量は多いが血流に乏しく，低pH，低温，低酸素に陥りやすいためである．痛風発作では，激痛，発赤，腫脹が生じるが，数日〜1週間ほどで治まる場合が多い．ただし，無治療で放置すると，発作の頻度が次第に増加し，多関節炎の発作が生じるようになる．

痛風の治療は，発作の治療と高尿酸血症の治療に大別される．痛風発作の前兆期にはコルヒチンを用い，発作の極期や回復期には非ステロイド性抗炎症薬（NSAIDs）を用いる．高尿酸血症の治療には尿酸降下薬が用いられ，これは尿酸排泄促進薬，尿酸生成抑制薬，尿酸分解酵素薬に大別される．一般に，腎機能が正常で尿酸排泄低下型の場合は尿酸排泄促進薬，尿酸産生過剰型および尿路結石や腎障害を併発している場合は尿酸生成抑制薬が用いられる．尿酸分解酵素薬は，がん治療に伴う急激な高尿酸血症に使用される．なお，痛風発作中に急激に血清尿酸値を低下させると，沈着していた尿酸塩結晶が滑液中に遊離して発作を増悪させるので，発作中の尿酸降下薬の投与は避ける．

C 高尿酸血症・痛風治療薬の分類・種類

1. 痛風発作治療薬

1）コルヒチン（図6-40）

コルヒチン colchicine は，イヌサフラン *Colchicum autumnale* のアルカロイド成分で，微小管の構成タンパク質であるチュブリンに特異的に結合し，微小管形成を阻害する作用を有する．好中球の炎症部位への遊走を抑制したり，尿酸結晶の貪食や脱顆粒を抑制することにより，痛風発作を予防，減弱させる．

大量投与した場合の副作用として，腹痛や下痢，嘔吐などがある．また，動物実験で催奇形性が報告されており，妊婦には禁忌である．

2）非ステロイド性抗炎症薬（NSAIDs）

痛風発作の極期には，**インドメタシン** indometacin（インテバン®），**ナプロキセン** naproxen（ナイキサン®），**プラノプロフェン** pranoprofen（ニフラン®），**オキサプロジン** oxaprozin（アルボ®）などのNSAIDsによる短期大量療法（NSAIDsパルス療法）を行う．また回復期にも，痛みがあればその程度に応じて少量から常用量のNSAIDsを服用する．ただし，アスピリン喘息や腎障害などでNSAIDsが使用でき

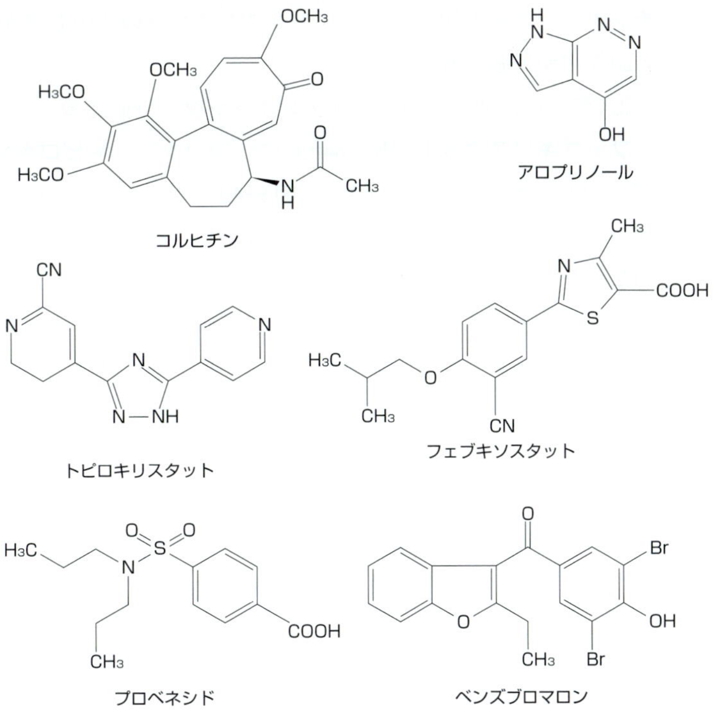

図 6-40　主な痛風・高尿酸血症治療薬の構造式

ない場合やNSAIDsが無効の場合には，副腎皮質ステロイド（プレドニゾロン predonisolone など）を用いる．

2. 尿酸生成抑制薬

1）アロプリノール（図 6-40）

アロプリノール allopurinol（ザイロリック®）はキサンチンオキシダーゼの基質となり，オキシプリノール（アロキサンチン）へと代謝されるため，キサンチンオキシダーゼによるキサンチンやヒポキサンチンの代謝を競合的に阻害する．さらに，代謝産物であるオキシプリノールは，キサンチンオキシダーゼの補酵素モリブドプテリンに結合することで，非競合的にキサンチンオキシダーゼを阻害する．このオキシプリノールの作用は強力で持続時間も長く，アロプリノールによる血清尿酸値低下作用の主要な機序と考えられる（図6-41）．キサンチンオキシダーゼ阻害により増加するヒポキサンチンやキサンチンは，結晶化せずに速やかに排泄される．

副作用はほとんどないが，腎機能障害のある患者にアロプリノールを過剰投与するとオキシプリノールが蓄積し，中毒性表皮壊死融解症 toxic epidermal necrolysis（TEN），皮膚粘膜眼症候群〔スティーブンス・ジョンソン症候群 Stevens-Johnson syndrome（SJS）〕などの重篤な皮膚障害や過敏性血管炎が現れることがある．また，メルカプトプリン（6-MP）またはアザチオプリンを投与中の患者では，キサン

チンオキシダーゼ阻害によりメルカプトプリンの血中濃度が上昇し，骨髄抑制などの副作用が増強される．

2）非プリン型選択的キサンチンオキシダーゼ阻害薬

フェブキソスタット febuxostat（フェブリク®），**トピロキソスタット** topiroxostat（トピロリック®，ウリアデック®）（図6-40）は，非プリン型選択的キサンチンオキシダーゼ阻害薬である．これらは，アロプリノールのようにキサンチンオキシダーゼの基質となって阻害するのではない．フェブキソスタットは，活性中心付近に結合することによって，アロステリック阻害様式によって尿酸生成を阻害する．一方，トピロキソスタットは，補酵素であるモリブドプテリンに結合することにより，キサンチンオキシダーゼに対して競合的な阻害作用を示す．アロプリノールが主に腎排泄なのに対し，これらは腎排泄だけでなく胆汁排泄もされることから，軽～中等度の腎機能低下患者でも減量の必要がない．また，プリン骨格をもたないので，ほかの核酸代謝酵素の活性には影響せず，副作用は少ない．ただし，メルカプトプリンまたはアザチオプリン投与中の患者への投与は骨髄抑制のおそれがあるため禁忌である．

3. 尿酸排泄促進薬

プロベネシド probenecid（ベネシッド®），**ベンズブロマロン** benzbromarone（ユリノーム®，ナーカリシン®）（図6-40）は，腎近位尿細管において尿酸トランスポーター URAT1 を抑制することにより，尿酸の再吸収を抑制し，尿中への尿酸排泄を促進する（図6-39）．プロベネシドは，尿酸を含む有機酸の尿細管腔内への分泌を担う有機酸トランスポーター OAT1，OAT3 も抑制するため，ペニシリン，ワルファリン，スルホニル尿素薬などの腎排泄を抑制し，それらの作用を増強させる．ベンズブロマロンは，常用量ではその作用は示さず，他剤との相互作用は少ない．また，非ステロイド性抗炎症薬（NSAIDs）の1つである**ブコローム** bucolome（パラミヂン®）も尿酸排泄促進作用をもつ．なお，尿酸排泄促進薬は，尿細管中の尿酸濃度上昇により尿路結石ができやすくなるため，尿路結石のある患者には禁忌である．

ベンズブロマロンは劇症肝炎などの重篤な肝障害の副作用が報告されている．また，動物実験で催奇形性が報告されており，妊婦には禁忌である．

4. 尿酸分解酵素薬

ヒトは尿酸代謝酵素である尿酸オキシダーゼをもたないが，ヒトおよびサル以外の哺乳類には尿酸オキシダーゼがあり，尿酸を酸化して可溶性の高いアラントインと過酸化水素に分解する．**ラスブリカーゼ** rasburicase（ラスリテック®）は遺伝子組換え型尿酸オキシダーゼ（*Aspergillus flavus* 由来の尿酸オキシダーゼ）で，血清尿酸値を低下させる．がん化学療法を行うと，腫瘍細胞が死ぬことにより，血中に核酸が大量に放出されて急激に尿酸値が上昇する．このがん化学療法に伴う高尿酸血症

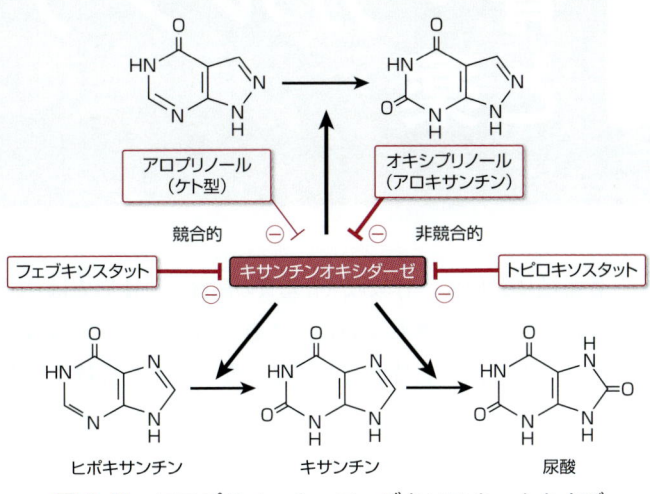

図6-41 アロプリノール，フェブキソスタットおよびトピロキソスタットによる尿酸生成抑制作用

の治療には，効果発現が早く，腎臓の負担も軽減できるラスブリカーゼが適用となる．

副作用として，アナフィラキシーショックを含む重篤な過敏症や溶血性貧血，メトヘモグロビン血症などがあり，注意する必要がある．

5. 尿アルカリ化薬

尿酸塩は，尿が酸性だと溶けにくく，中性～アルカリ性になるほど溶けやすくなる．そこで，尿酸排泄促進薬を用いる場合や尿路結石の既往がある患者には，クエン酸カリウムとクエン酸ナトリウムを主成分とする尿アルカリ化薬を尿酸降下薬と併用し，尿 pH を 6.0～7.0 に維持して尿路結石を予防する．

4 骨・カルシウム代謝と薬

骨組織において，骨吸収（骨基質の融解）と骨形成はバランスよく繰り返され，骨密度は一定に維持されている．これを骨のリモデリング（再構築）という．骨のリモデリングには，支持器官としての骨の機能を維持するという意義に加えて，生体内のカルシウムおよびリンの濃度の恒常性を維持するという役割もある．このバランスが崩れて骨吸収が骨形成を上回ると，骨密度の低下およびそれに伴う骨組織の微細構造の劣化により骨が脆くなり，骨折を起こしやすい状態である骨粗鬆症となる．特に女性では，閉経によって急激な骨量減少がみられる．骨粗鬆症では，脆弱性骨折をきたす前に薬物治療を開始することが重要である．

A カルシウム代謝

血漿カルシウム濃度は，約 2.5 mmol/L（10 mg/dL）に保たれており，その約 1/2 がイオン化型で存在する．生体に存在するカルシウムの 99% は，ヒドロキシアパタイト $Ca_{10}(PO_4)_6(OH)_2$ の形で骨に沈着している．血漿カルシウム濃度の制御は，腸，骨，腎臓における副甲状腺ホルモン parathyroid hormone（PTH，パラトルモン，上皮小体ホルモン），カルシトニン，および活性型ビタミン D_3 により行われている（図 6-42）．ビタミン D_3 は，食物からの摂取に加えて，皮膚で 7-デヒドロコレステロールから紫外線の作用により合成される．さらに体内において，ステロイド骨格の 25 位が肝臓で，そして 1 位が腎臓で水酸化されることにより，活性型ビタミン D_3 である $1,25(OH)_2D_3$（カルシトリオール）へと変換される．

84 アミノ酸からなる単鎖ペプチドホルモン PTH は血漿カルシウムを上昇させるホルモンであり，血漿カルシウム濃度が低下すると副甲状腺から分泌される．副甲状腺には，細胞外 Ca^{2+} 濃度の上昇を感知して PTH 分泌の抑制を引き起こすカルシウム感知受容体（G タンパク質共役型受容体）が存在し，血漿カルシウム濃度による PTH 分泌調節を担っている．分泌された PTH は，骨に作用してカルシウムとリンの血中への遊離（骨吸収）を促す．また，腎尿細管に作用して，Ca^{2+} 再吸収を促進するとともに，リン酸イオンの尿中排泄を促進する．さらに，腎臓において，活性型ビタミン D_3 である $1,25(OH)_2D_3$ の産生を促進する．一方，$1,25(OH)_2D_3$ は，副甲状腺からの PTH の分泌を低下させる．$1,25(OH)_2D_3$ は，核内受容体であるビタミン D 受容体に作用して，転写調節により Ca^{2+} 結合タンパクや Ca^{2+} チャネルなどの発現

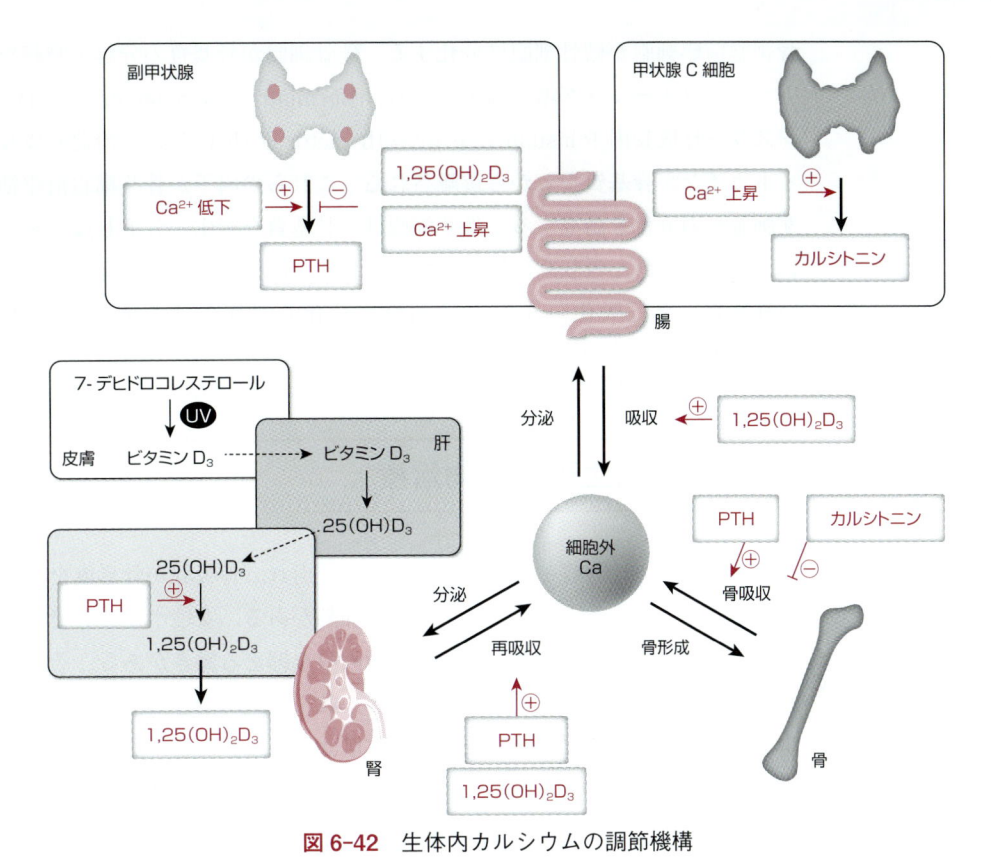

図 6-42 生体内カルシウムの調節機構
1,25(OH)₂D₃：1,25-dihydroxyvitamin D₃, PTH：parathyroid hormone, 25(OH)D₃：25-hydroxyvitamin D₃

を誘導し，腸管からの Ca^{2+} 吸収を促進する．また，腎尿細管での Ca^{2+} 再吸収を促進する作用も有する．

　カルシトニンは32アミノ酸からなる単鎖ペプチドホルモンであり，血漿カルシウム濃度の上昇により甲状腺C細胞から分泌され，血漿カルシウムを低下させる．カルシトニンは，破骨細胞上に存在するカルシトニン受容体に作用して，破骨細胞の活性を抑制することにより骨吸収を抑制する．

B 骨のリモデリング

　骨吸収を担う破骨細胞と骨形成を担う骨芽細胞の相互作用により，骨のリモデリングが行われる．活性型ビタミン D₃ や PTH，インターロイキンなどのサイトカインが骨芽細胞に作用すると，破骨細胞分化促進因子である RANK（receptor activator of NF-κB）のリガンド ligand（RANKL）が細胞膜上に発現する．RANKL が破骨細胞前駆細胞膜上の受容体である RANK に結合すると，マクロファージコロニー刺激因子 macrophage colony-stimulating factor（M-CSF）などの作用も加わって，破

骨細胞前駆細胞が破骨細胞に分化する．破骨細胞が骨基質の分解・吸収を行うと，トランスフォーミング増殖因子-β transforming glowth factor-β（TGF-β），インスリン様成長因子 insulin-like growth factor 1（IGF-1），その他の成長因子やサイトカインが骨基質などから遊離される．これらの因子が骨芽細胞前駆細胞から骨芽細胞への分化を誘導する．骨芽細胞は，骨基質を産生・分泌しながら，破骨細胞によって穿たれた吸収窩に埋入していく．埋入した骨芽細胞は類骨（石灰化していない骨基質）を石灰化しながら骨細胞に分化し，骨のリモデリングは完了する（図6-43）．

C 骨粗鬆症の病態生理と薬物治療

　骨粗鬆症は，骨吸収と骨形成のバランスが崩れ，骨吸収が骨形成を上回ることによって発症する．その原因には，閉経と加齢がある．女性ホルモンであるエストロゲンには，破骨細胞の働きを抑制し，骨吸収を抑える働きがある．そのため，閉経によりエストロゲンが急激に減少すると，破骨細胞の働きが活性化し，骨量が減少する．このエストロゲンの骨吸収抑制作用は，エストロゲンによるRANKLの発現抑制や，破骨細胞の遊走や活性化を引き起こすサイトカインの産生抑制などによる．また，エストロゲンは破骨細胞のアポトーシスを誘導し，骨芽細胞や骨細胞のアポトーシスを抑制する作用も有する．一方，加齢による骨量減少の機序は不明な点が多いが，骨芽細胞の機能や増殖能の低下による骨形成の抑制や，活性型ビタミン D_3 産生の低下による腸管からの Ca^{2+} 吸収の低下などが考えられる．

　骨粗鬆症の予防・治療には，運動と食事が不可欠である．適切な運動は，骨に対する力学的刺激となり，骨量の維持・増加につながる．また，食事を通じてのカルシウム摂取，また摂取したカルシウムの吸収を助けるビタミンD，ビタミンK，マグネシウムなどの摂取も必要となる．骨粗鬆症の薬物治療は脆弱性骨折を防止することを目的とし，骨粗鬆症治療薬は，骨質改善薬，骨吸収抑制薬，および骨形成促進薬に大別される．

D 骨粗鬆症治療薬の分類・種類

1. 骨質改善薬

1）活性型ビタミン D_3 製剤（図6-44）

　活性型ビタミン D_3 製剤である**カルシトリオール** calcitriol（ロカルトロール®），**マキサカルシトール** maxacalcitol（オキサロール®），**ファレカルシトリオール** falecalcitriol（ホーネル®，フルスタン®），**エルデカルシトール** eldecalcitol（エディロー

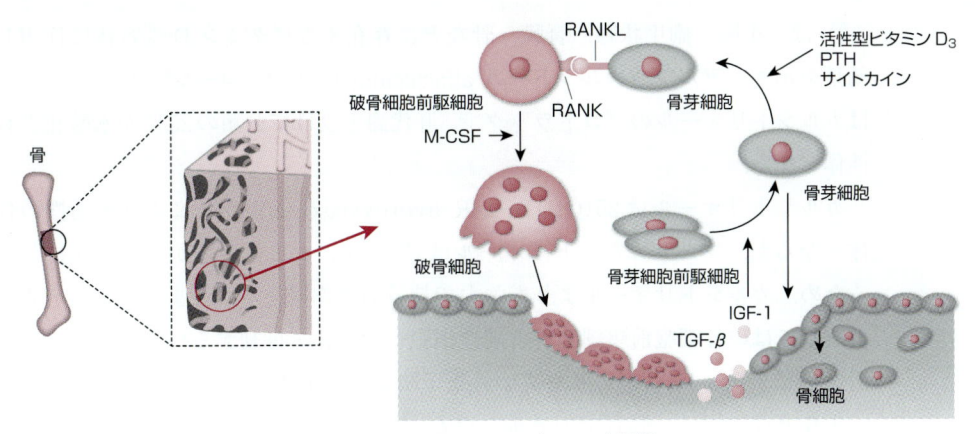

図 6-43 骨のリモデリング機構

RANK：receptor activator of NF-κB, RANKL：RANK ligand, M-CSF：macrophage colony-stimulating factor, PTH：parathyroid hormone, IGF-1：insulin-like growth factors 1, TGF-β：transforming growth factor-β

カルシトリオール

マキサカルシトール

ファレカルシトリオール

エルデカルシトール

アルファカルシドール

図 6-44 活性型ビタミン D₃ 製剤の構造式

ル®）は，小腸，副甲状腺，腎臓，骨などに存在するビタミンD受容体に作用して効果を示す．**アルファカルシドール** alfacalcidol（アルファロール®，ワンアルファ®）はカルシトリオールのプロドラッグで，肝代謝を受けて側鎖の25位が水酸化され活性体となる．

カルシトリオールは25(OH)D$_3$-24R-hydroxylase（CYP24）により不活性の代謝体となるが，ファレカルシトリオールはCYP24による代謝体が活性を保持しているため，カルシトリオールよりも強力で持続的な作用を示す．また，エルデカルシトールには破骨細胞前駆細胞から破骨細胞への分化を抑制する作用もあり，ほかの活性型ビタミンD$_3$製剤よりも高い骨折予防効果を示す．

主な薬理作用は，腸管でのカルシウム，リンの吸収促進，副甲状腺でのPTHの合成・分泌の抑制などがある（図6-45）．骨密度の増加率は，エストロゲンやビスホスホネートのような骨吸収抑制薬と比較すると低いが，椎体骨折予防効果が認められている．骨粗鬆症のうちでも，老年性（70歳以上）や胃腸管切除などの，特に腸におけるCa^{2+}吸収の低下によるカルシウム不足の場合に，活性型ビタミンD$_3$製剤の投与による改善が期待できる．

副作用として高カルシウム血症があり，定期的な血清カルシウム濃度および尿中カルシウム排泄量の検査が必要である．なお，エルデカルシトールは，動物実験で催奇形性が報告されており，妊婦および授乳婦には禁忌である．

2）ビタミンK$_2$製剤

ビタミンK$_2$製剤である**メナテトレノン** menatetrenone（グラケー®）は，骨芽細胞においてビタミンK依存性γ-グルタミルカルボキシラーゼによる骨基質タンパク質オステオカルシンのグルタミン酸残基のカルボキシ化を促進し，骨の石灰化を促進する．また，インターロイキン-1，プロスタグランジンE$_2$，PTHによる骨吸収を抑制し，骨粗鬆症の骨代謝の不均衡を改善する作用も有する．

3）カルシウム製剤

骨粗鬆症治療薬として，**L-アスパラギン酸カルシウム** calcium L-aspartate（アスパラ®）と**リン酸水素カルシウム** dibasic calcium phosphateが適用となっている．骨量の減少を予防する目的でカルシウム摂取量の少ない患者に投与する．主治療薬ではなく，ほかの骨粗鬆症治療薬を使用する場合に基礎治療薬として併用する．

副作用として，高カルシウム血症に注意が必要である．

2. 骨吸収抑制薬（図6-45）

1）ビスホスホネート薬

ビスホスホネート薬は，破骨細胞を不活化することにより骨吸収を抑制する．骨粗鬆症に適用があるビスホスホネート薬には，構造に窒素を含まない第一世代の**エチドロン酸** etidronate（ダイドロネル®），構造に窒素を含む第二世代の**アレンドロン酸** alendronate（フォサマック®，ボナロン®），および第三世代の**リセドロン酸**

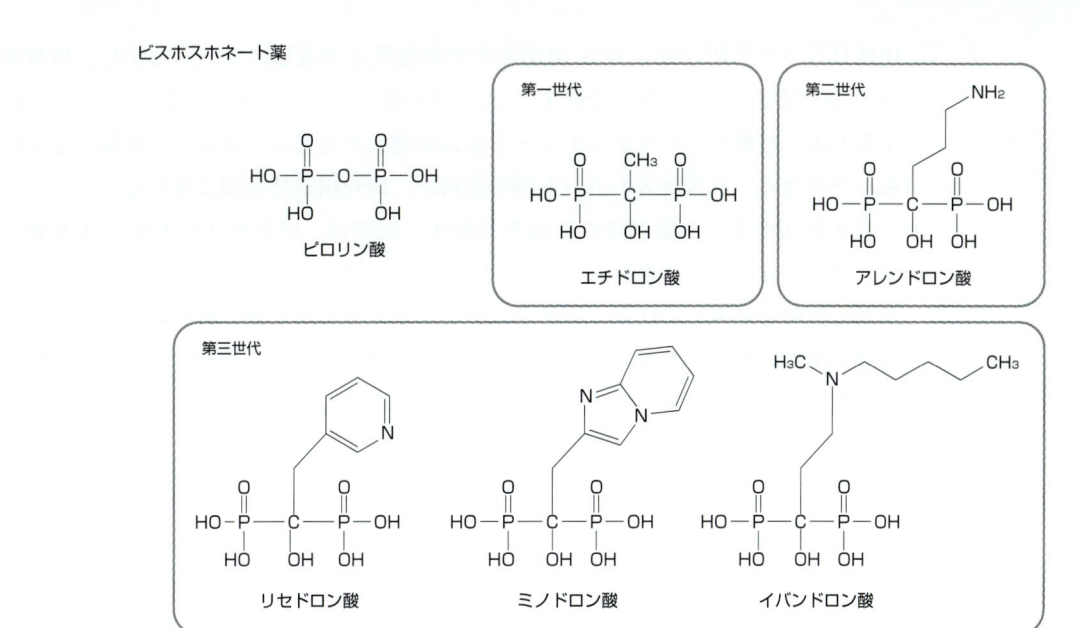

ビスホスホネート薬

ピロリン酸

第一世代: エチドロン酸

第二世代: アレンドロン酸

第三世代: リセドロン酸、ミノドロン酸、イバンドロン酸

選択的エストロゲン受容体モジュレーター

ラロキシフェン

バゼドキシフェン

イプリフラボン製剤

イプリフラボン

図 6-45 骨吸収抑制薬の構造式

risedronate（ベネット®，アクトネル®），**ミノドロン酸** minodronic acid（ボノテオ®，リカルボン®），**イバンドロン酸** ibandronate（ボンビバ®）がある．

　ビスホスホネート薬は，ピロリン酸に類似のP-C-P構造をもつため，ヒドロキシアパタイトに吸着して骨形成時に骨組織に取り込まれる．ビスホスホネート薬は，

中性付近では高極性型（-O⁻）であるため細胞膜を通過しにくい．しかし，破骨細胞が骨吸収を開始して酸を分泌すると，pHの低下によって低極性型（-OH）に移行するため，遊離したビスホスホネート薬は細胞膜を通過して破骨細胞に取り込まれる．そのため，ビスホスホネート薬の作用は，破骨細胞特異的に現れる．

ビスホスホネート薬が破骨細胞を抑制する機序は，窒素原子の有無により異なる．窒素含有ビスホスホネート薬の骨吸収抑制活性は，窒素非含有ビスホスホネート薬に比較して著しく高い．窒素非含有ビスホスホネート薬である第一世代のエチドロン酸は，非水解性のAppCp型ATPアナログに代謝され蓄積することで，破骨細胞のエネルギー代謝を抑制してアポトーシスを誘導する．一方，窒素含有ビスホスホネート薬は，メバロン酸経路で働くファルネシルピロリン酸合成酵素を阻害することで，ファルネシルピロリン酸やゲラニルゲラニルピロリン酸の産生を抑制する．その結果，Rhoなどの低分子量Gタンパク質のファルネシル化やゲラニルゲラニル化が抑制され，破骨細胞の骨格系や機能の障害が生じ，骨吸収が抑制される（図6-46）．

第二，第三世代のビスホスホネート薬は，食道や胃を刺激して通過障害を起こすことがある．この副作用を減らすため，早朝空腹時に多量の水で服薬し，服用後30分は立位または座位を保つ必要がある．なお，動物実験において，低カルシウム血症による分娩障害の結果と考えられる母動物の死亡ならびに胎児の骨化遅延などがみられており，妊婦には禁忌である．

2）選択的エストロゲン受容体モデュレーター（SERM）

選択的エストロゲン受容体モデュレーター selective estrogen receptor modulator（SERM）は，組織選択的にエストロゲン作用あるいは抗エストロゲン作用を発揮する薬物の総称である．骨粗鬆症治療薬としては，**ラロキシフェン** raloxifene（エビスタ®）および**バゼドキシフェン** bazedoxifene（ビビアント®）がある．これらは，骨および脂質代謝に対してはエストロゲン受容体アゴニストとして作用するが，一方で子宮内膜や乳房組織に対してはアンタゴニストとして作用する．したがって，エストロゲン依存性悪性腫瘍（乳癌や子宮内膜癌など）の危険性を増大させることがない．

副作用として，静脈血栓塞栓症に注意する必要がある．

3）カルシトニン製剤

カルシトニンの骨吸収抑制作用を利用した製剤で，ヒトカルシトニンよりも半減期が長く活性の高いウナギカルシトニン類似体の**エルカトニン** elcatonin（エルシトニン®）と**サケカルシトニン** calcitonin salmon（カルシトラン®）がある．ビスホスホネート薬に比べると，骨密度増加作用は少ないが，骨粗鬆症に伴う疼痛を緩和する作用があり，腰背部痛のある骨粗鬆症ではカルシトニン製剤が第一選択薬の1つとなっている．カルシトニンの鎮痛作用の機序はまだ不明な点が多いが，中枢神経系に作用して疼痛制御系であるセロトニン作動性神経を介して鎮痛作用を示すようで

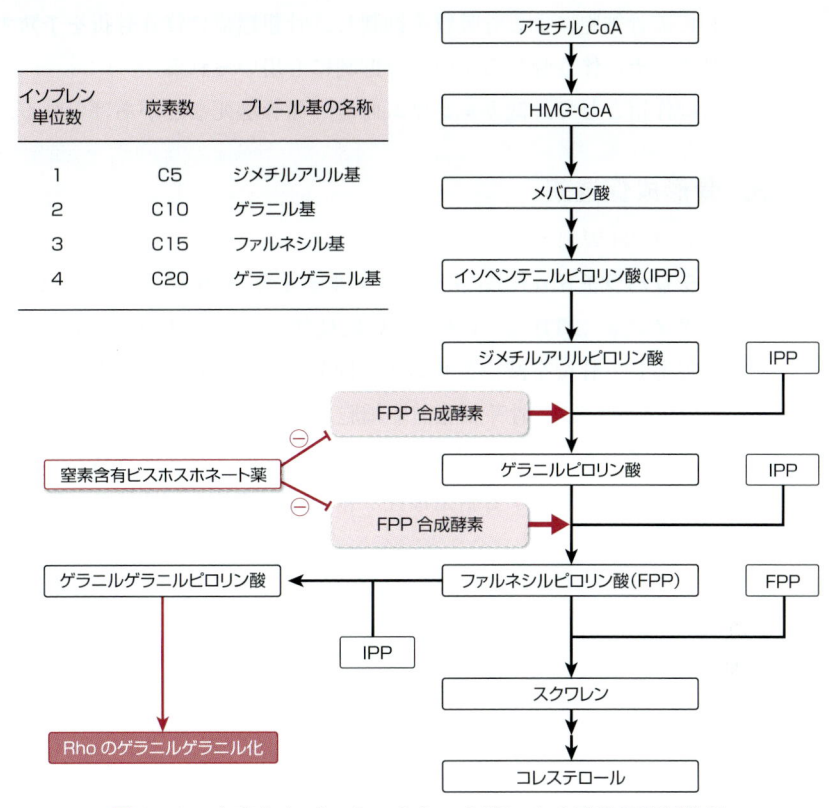

イソプレン単位数	炭素数	プレニル基の名称
1	C5	ジメチルアリル基
2	C10	ゲラニル基
3	C15	ファルネシル基
4	C20	ゲラニルゲラニル基

図 6-46 窒素含有ビスホスホネート薬による骨吸収抑制作用

HMG-CoA：hydroxy-3-methylglutaryl-CoA, IPP：isopentenyl pyrophosphate, FPP：farnesyl pyrophosphate, Rho：低分子量 G タンパク質の 1 つ

ある．また，カルシトニンには患部の血流を改善する作用もあり，鎮痛作用の機序の 1 つと考えられている．なお，カルシトニン製剤はペプチドなので，筋注による投与が必要となる．

4）イプリフラボン製剤

イプリフラボン ipriflavone（オステン®）は，植物アルファルファ由来のフラボノイドでエストロゲン様作用を示し，直接的あるいは血中カルシトニン濃度上昇を介して，破骨細胞の骨吸収活性を抑制する．また，破骨細胞前駆細胞から破骨細胞への分化を抑制する作用も報告されている．

5）抗 RANKL モノクローナル抗体

骨芽細胞などの細胞膜に発現している RANKL（膜結合型）およびその切断により生じる可溶型 RANKL は，破骨細胞前駆細胞および破骨細胞の表面に発現している RANK を活性化し，破骨細胞前駆細胞から破骨細胞への分化（図 6-43）や破骨細胞による骨吸収の促進をもたらす．**デノスマブ** denosumab（プラリア®）は，RANKL を標的とするヒト型 IgG2 モノクローナル抗体製剤であり，RANKL の機能を阻害

して破骨細胞による骨吸収を抑制し，骨粗鬆症に伴う骨折を予防する．また，関節リウマチに伴う骨びらんの進行抑制にも用いられる．

副作用として，低カルシウム血症，顎骨壊死などがあげられる．

3. 骨形成促進薬

1) PTH 製剤

テリパラチド teriparatide（フォルテオ®，テリボン®）は，ヒト PTH の N 末端フラグメント（PTH$_{1-34}$）である．持続投与では，PTH の生理的作用と同様に，骨吸収を促進して骨量を減少させるが，間欠的に皮下投与すると（1 日 1 回投与と週 1 回投与の製剤がある），骨芽細胞前駆細胞から骨芽細胞への分化が促進され，さらに骨芽細胞のアポトーシスが抑制されるため，骨形成が促進されて骨密度が増加する．ただし，動物実験による胎児毒性が報告されており，妊婦には禁忌である．

6 章…………石川智久

7章

消化器系の薬理

1 消化管の構造と機能

　消化器系は，摂取した食物中の栄養素を加水分解などの化学反応によって吸収可能な低分子に分解し，吸収するシステムで，口腔・咽頭，食道，胃，小腸，大腸，肛門管などの消化管と，唾液腺，膵臓，肝臓，胆嚢などの消化器系付属器官からなる．消化管の壁は，一般に粘膜，粘膜筋板，粘膜下層，筋層，漿膜（食道では外膜）からなる．

　口腔内では，食物は咀嚼によって食塊となり，唾液アミラーゼ（プチアリン）がデンプンをデキストリンと麦芽糖（マルトース）にまで分解する．副交感神経の興奮によって多量の漿液性唾液が分泌され（こちらが主要），交感神経の興奮によって濃厚な唾液が少量分泌される．嚥下により，食塊は咽頭，食道を経て胃に入るが，これは舌の動きによる随意運動と，延髄の嚥下中枢によって制御される不随意の反射により行われる．

　胃では，胃底部および胃体部の胃底腺に存在する壁細胞からHClが，主細胞からペプシノゲンが分泌され，ペプシノゲンはHClによってペプシンに変換される．胃内では，HClやペプシンによってタンパク質の消化が行われるが，それらの分泌は自律神経とヒスタミン，ガストリン，ソマトスタチンなどの局所ホルモンによる制御を受けている．胃内に過剰に分泌されたHClが，胃粘膜や十二指腸粘膜を傷害すると胃・十二指腸潰瘍になり，また，食道へ逆行して粘膜を傷害すると胃食道逆流症（逆流性食道炎）の原因となる（図7-1）．

　十二指腸，空腸，回腸からなる小腸は，栄養素の消化と吸収を行う場である．膵臓から十二指腸内へ分泌される膵液はデンプンを分解するアミラーゼ，タンパク質を分解するトリプシンやキモトリプシン，中性脂肪を脂肪酸とモノグリセリドに分解するリパーゼ，核酸を分解するヌクレアーゼなどを含む．十二指腸腺あるいは小腸全体に分布する腸腺から分泌される腸液には重炭酸，粘液，α-グルコシダーゼ（別名マルターゼ：マルトース→グルコース），スクロースα-グルコシダーゼ（別名スクラーゼ：スクロース→グルコースとフルクトース），β-ガラクトシダーゼ（別名ラクターゼ：ラクトース→グルコースとガラクトース），アミノペプチダーゼ（ペプチド→アミノ酸），リパーゼ，ヌクレアーゼ，エンテロキナーゼ（膵液中のトリプシノーゲンをトリプシンに変換）などが含まれる．また，肝臓でつくられて十二指腸へ分泌される胆汁に含まれる胆汁酸は脂肪の消化・吸収に重要な役割を果たす．

　大腸は，盲腸，結腸（上行結腸，横行結腸，下行結腸，S状結腸），直腸からなり，小腸から送られてきた半流動性の内容物から水分と電解質を吸収して糞便をつく

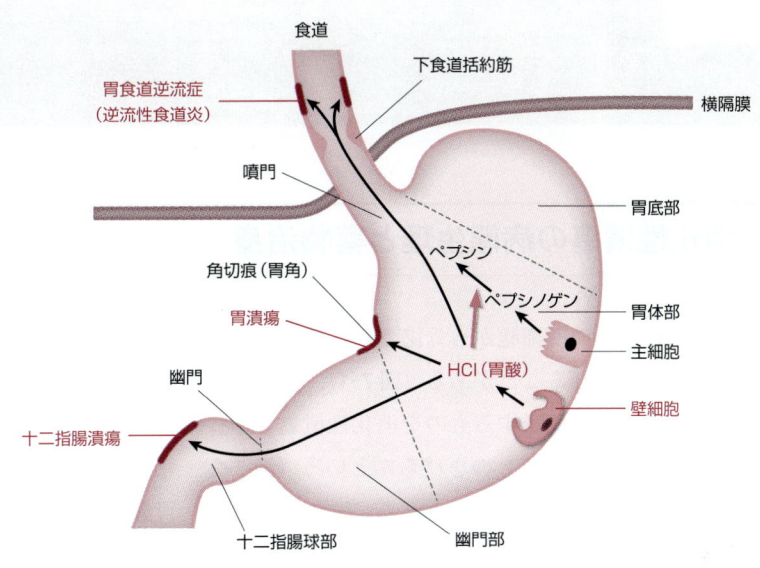

図7-1 胃酸によるペプシン生成と上部消化管粘膜傷害

る．便が直腸に入ると排便反射の求心路が興奮し，内肛門括約筋が弛緩するが，大脳皮質からの指令によって外肛門括約筋の収縮を持続させることで排便を中枢性に抑制することが可能である．大腸の粘膜機能や平滑筋運動が異常になると下痢や便秘が起こる．また，大腸に限局した炎症を生じる潰瘍性大腸炎や，小腸〜大腸を含む消化管に幅広く炎症が起きるクローン病などの慢性疾患がある．

2 消化性潰瘍と治療薬

A 消化性潰瘍の病態生理と薬物治療

　胃粘膜の壁細胞から分泌される胃酸などによって胃，十二指腸および食道の粘膜が傷害されることがある（図7-1）．酸による組織欠損が粘膜筋板を破り，粘膜下層や平滑筋層に達するものを消化性潰瘍（胃・十二指腸潰瘍）といい，組織欠損が粘膜筋板に達しないものをびらんという（図7-2）．潰瘍病変は，特に角切痕（胃角）や十二指腸球部に多くみられる（図7-1）．また，胃酸が食道へ逆行して胸やけなどを生じる胃食道逆流症 gastroesophageal reflux disease（GERD）には，食道粘膜にびらんがみられる逆流性食道炎 reflux esophagitis（図7-1）と，びらんなどの粘膜症状のない非びらん性胃食道逆流症 non-erosive reflux disease（NERD）がある．胃酸による粘膜傷害が関与するこれらの疾患は，いずれも胃酸分泌を抑制することで治療することができる．

　消化性潰瘍の形成は，Shayのバランス説によって説明されている．すなわち，胃粘膜を傷害する原因となる**攻撃因子**と，胃粘膜を保護する**防御因子**のバランスがくずれ，「攻撃因子＞防御因子」となった場合に消化性潰瘍が起こるという考え方である．攻撃因子には，**胃酸（HCl），ペプシン，非ステロイド性抗炎症薬（NSAIDs），ヘリコバクター・ピロリ感染，喫煙，虚血，胆汁酸，アルコール**など，また防御因子には，**粘液（ムチン），重炭酸イオン（HCO$_3^-$），プロスタグランジン**（特にプロスタグランジンE$_2$），**粘膜血流，粘膜上皮細胞回転**（組織修復速度）などがある．この説に従って，攻撃因子を抑制する薬物と防御因子を増強する薬物が胃・十二指腸潰瘍の治療に用いられる．一般に，胃潰瘍は防御因子の減弱が主原因で起こり，十二指腸潰瘍は攻撃因子の増強によって発症することが多いとされている．

　胃酸の分泌は，迷走神経（副交感神経）と，ガストリン，ヒスタミン，ソマトスタチン，プロスタグランジンなどの局所ホルモン（オータコイド）によって制御されている．胃体部や胃底部の粘膜は胃底腺（固有胃腺）と呼ばれ，粘液分泌などに関与する副細胞（表層粘液細胞），ペプシノゲンを分泌する主細胞，胃酸（HCl）を分泌する壁細胞などが存在する（図7-3）．

　壁細胞からの胃酸分泌は，副交感神経由来アセチルコリン，エンテロクロマフィン様 enterochromaffin-like（ECL）細胞由来ヒスタミンにより強く促進される．一方，主細胞や壁細胞のない幽門腺にはG細胞が存在し，食物中のタンパク質分解物

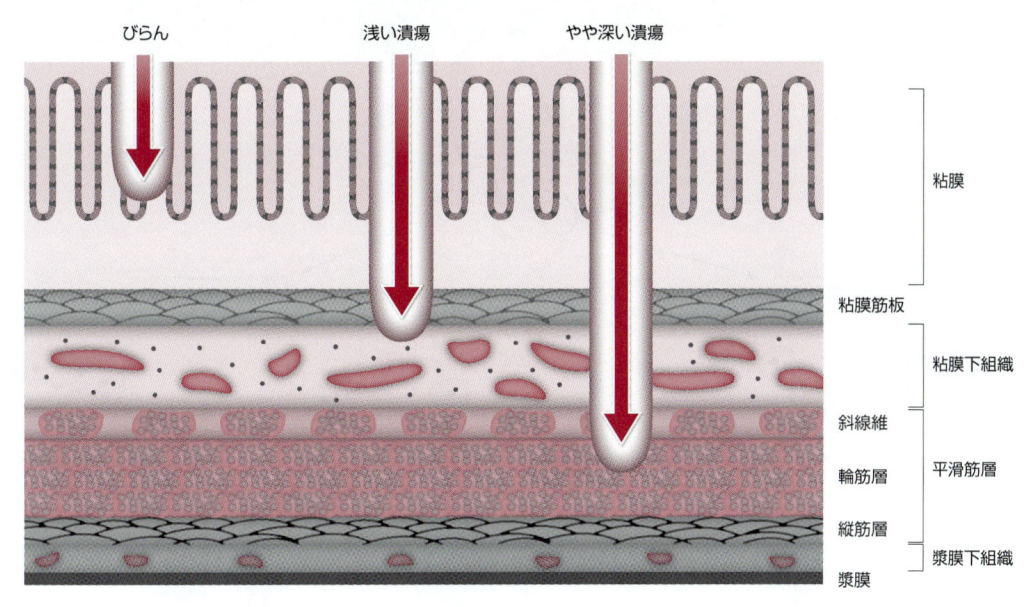

図 7-2　胃粘膜構造とびらん・潰瘍

や胃内 pH 上昇などの刺激によってガストリンが分泌され，これが血行性に胃底腺まで到達して CCK_2 受容体を介して壁細胞からの胃酸分泌を誘起するとともに，ECL 細胞からのヒスタミン分泌も促進する．また，ECL 細胞では，副交感神経由来アセチルコリンがムスカリン受容体（おそらく M_1）を介してヒスタミン分泌を促進するほか，D 細胞由来ソマトスタチンが $SSTR_2$ 受容体を介してヒスタミン分泌を抑制する（図 7-3）．

　壁細胞の胃内腔側にはプロトンポンプ proton pump（PP），すなわち H^+/K^+-ATPase が発現しており，H^+ を内腔側に分泌し，K^+ を細胞内に取り込む一方，Cl^- が別経路を介して分泌されて HCl が作られる（図 7-4）．HCl は食物中の栄養素を分解するほか，主細胞から分泌された不活性型のペプシノゲンを活性型のペプシンに変換する．酸分泌が起こっているときには，H^+ と同じモル数の HCO_3^- が作られ，これが Cl^-/HCO_3^- 交換輸送体（図 7-4 中の Ex）を介して血中へ放出されるので，食後の血液および尿は一時的にアルカリ性になる．幽門腺の G 細胞から分泌されるガストリンと副交感神経から分泌されるアセチルコリンは，それぞれ G_q タンパク質と共役する CCK_2 および M_3 受容体を介してホスホリパーゼ C phospholipase C（PLC）を活性化し，プロテインキナーゼ C protein kinase C（PKC）依存性にプロトンポンプを活性化する．一方，ECL 細胞由来ヒスタミンは G_s と共役する H_2 受容体を活性化し，プロテインキナーゼ A（PKA）依存性にプロトンポンプを活性化する．さらに胃内周辺組織で生成されるプロスタグランジン E_2 は G_i と共役する EP_3 受容体を介して PKA 活性を抑制し，プロトンポンプを負に制御することで胃酸分泌を低下させる（図 7-4）．

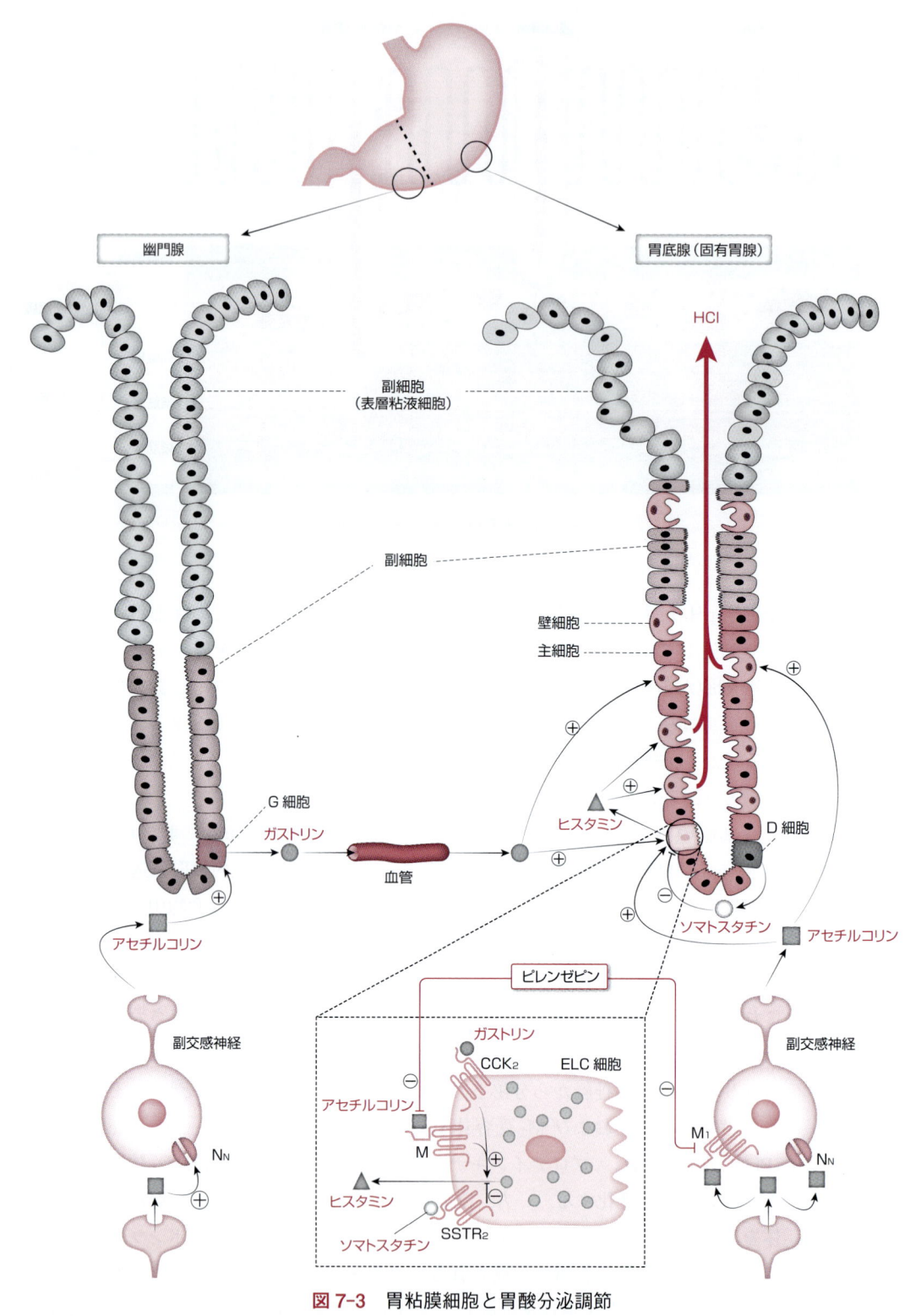

図 7-3　胃粘膜細胞と胃酸分泌調節

CCK₂：コレシストキニン／ガストリン CCK₂ 受容体，ECL 細胞：エンテロクロマフィン様細胞，M₁：ムスカリン M₁ 受容体，N_N：ニコチン N_N 受容体，SSTR₂：ソマトスタチン SSTR₂ 受容体

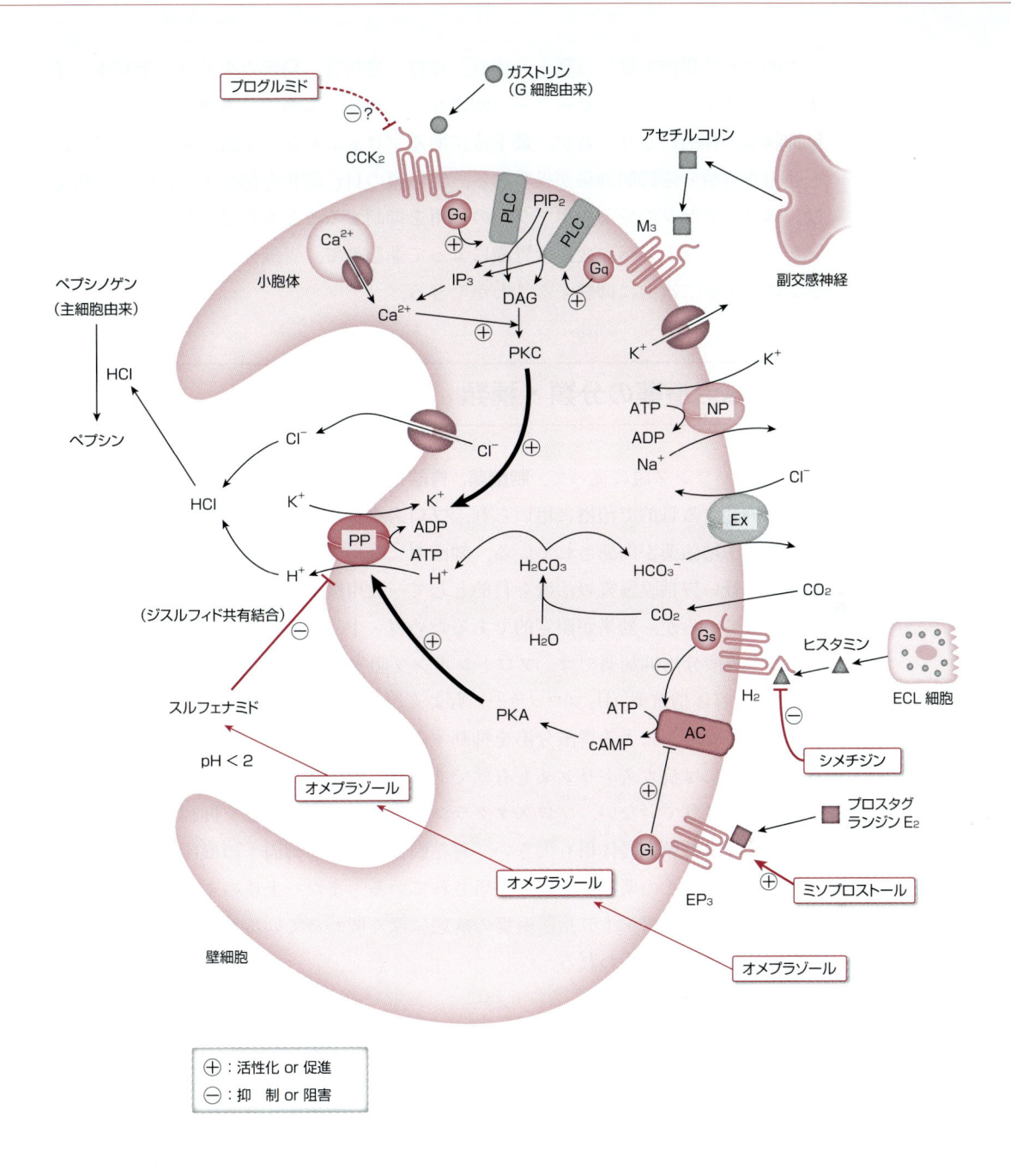

図 7-4　壁細胞における胃酸分泌調節機構と胃酸分泌抑制薬の作用点

AC：アデニル酸シクラーゼ，cAMP：サイクリック AMP，CCK₂：コレシストキニン／ガストリン CCK₂ 受容体，DAG：ジアシルグリセロール，ECL 細胞：エンテロクロマフィン様細胞，EP₃：プロスタノイド EP₃ 受容体，Ex：Cl⁻/HCO₃⁻ 交換輸送体，G_q,G_s,G_i：3 量体 G_q,G_s,G_i タンパク，H₂：ヒスタミン H₂ 受容体，IP₃：イノシトール 1,4,5-三リン酸，M₃：ムスカリン M₃ 受容体（H⁺/K⁺- ATPase），NP：ナトリウムポンプ（Na⁺/K⁺- ATPase），PIP₂：ホスファチジルイノシトール 4,5-二リン酸，PKA：プロテインキナーゼ A，PKC：プロテインキナーゼ C，PLC：ホスホリパーゼ C，PP：プロトンポンプ

このように胃酸分泌には種々の細胞，神経伝達物質，局所ホルモン，受容体，イオンチャネル，トランスポーター，酵素などが関与するので，多様な分子が胃酸分泌抑制薬の標的になりうるが，最下流にあるプロトンポンプを阻害することで，最も強力な胃酸分泌抑制効果が得られる．胃粘膜の自己消化を抑制するという意味では，ペプシノゲンの分泌やペプシンの作用を抑制することも有用であるが，ペプシノゲンからペプシンへの変換は胃酸によって進むので，胃酸分泌を阻害すればペプシンの産生を二次的に抑制することができる．

B 消化性潰瘍治療薬の分類・種類

Shayのバランス説に従って，**制酸薬，胃酸分泌抑制薬**や**ピロリ除菌薬**などが攻撃因子を抑制する目的で治療に用いられ，**プロスタグランジン製剤**をはじめとする各種防御因子増強薬が開発されている．制酸薬には，吸収性のものと非吸収性のものがあり，軽い胃粘膜傷害の治療を目的として一般用医薬品（OTC薬）の領域でよく利用されているが，効果が限定的であるため胃・十二指腸潰瘍の治療にはあまり用いない．胃酸分泌抑制薬では，プロトンポンプ阻害薬（PPI）が最も強力で，ヒスタミンH_2受容体拮抗薬（H_2ブロッカー）もよく用いられる．そのほか，副交感神経由来アセチルコリンによる胃酸分泌を抑制する抗ムスカリン薬が用いられることもある．理論的には抗ガストリン薬も有効であるが，期待されたほどの効果を示す薬物はまだ開発されていない．プロスタグランジン製剤は胃酸分泌を抑制するが，防御因子としての粘膜保護作用も大きい．胃粘膜保護薬は防御因子の機能を増強するもので，現在，多くの薬物が臨床で使用されている．また，上述のように，ヘリコバクター・ピロリは胃・十二指腸潰瘍の病態に深く関わっているため，複数の抗菌薬を用いる除菌療法が行われる．

1. 制酸薬

制酸薬は胃酸，すなわちHClを中和し，その結果，酸によるペプシノゲンからペプシンへの変換も抑制すると考えられる．ただし，胃内pHが上昇すると，幽門腺のG細胞からガストリンが分泌されて壁細胞からの胃酸分泌が刺激される（図7-3, 7-4）ので，留意しなければならない．制酸薬には，吸収性のものと非吸収性のものがあり，吸収性のものを使用する場合は全身への影響を考慮しなければならない．吸収性制酸薬である炭酸水素ナトリウム（$NaHCO_3$）は速効性であるが，発生するCO_2が胃粘膜を刺激して胃酸分泌亢進を起こすほか，大量に用いるとアルカローシスを生じるので注意が必要である．非吸収性制酸薬（局所性制酸薬）には，沈降炭酸カルシウム（$CaCO_3$），酸化マグネシウム（MgO），水酸化マグネシウム〔$Mg(OH)_2$〕，水酸化アルミニウムゲル〔$Al(OH)_3$〕，ケイ酸アルミニウム（Al_2O_5Si）など

があり，消化管から吸収されにくいので血液の pH にはあまり影響しない．ただし，Al を含有する製剤〔$Al(OH)_3$，Al_2O_5Si など〕を腎透析患者に使用すると，Al が体内に蓄積してアルミニウム脳症を起こすことがあるので禁忌となっている．また，Mg を含有する製剤〔MgO，$Mg(OH)_2$〕は下痢を引き起こすので，便秘の治療にも用いられる．

2. 胃酸分泌抑制薬

1）プロトンポンプ阻害薬

胃酸分泌を最も強力かつ持続的に抑制するのは，プロトンポンプ（H^+/K^+-ATPase）阻害薬 proton pump inhibitor（PPI）である．最初に開発された**オメプラゾール** omeprazole（オメプラール®，オメプラゾン®）（図 7-5）は，活性体であるスルフェナミドのプロドラッグで，局所に到達するまでに活性体になるのを防ぐために腸溶錠として投与する（強酸性下では不安定なため胃内腔側からプロトンポンプを阻害することはできない）．血中から壁細胞に到達したオメプラゾールは，分泌管腔内に放出された後，酸性下でスルフェナミドへ変換される．スルフェナミドは H^+/K^+-ATPase 分子の胃内腔側に露出したシステイン残基のチオール基と反応してジスルフィド結合を形成し，ポンプ機能を不可逆的に阻害する（図 7-4，7-5）．その後，壁細胞が新たな H^+/K^+-ATPase 分子を合成するのに 18 時間以上を要するため，血中のオメプラゾール濃度が低下した後も胃酸分泌抑制効果が長時間にわたって持続する．同様の機序で胃酸分泌を阻害する薬物として，現在，**ランソプラゾール** lansoprazole（タケプロン®），**ラベプラゾール** rabeprazole（パリエット®）および**エソメプラゾール** esomeprazole（ネキシウム®）（図 7-5）がわが国において使用されている．臨床では，消化性潰瘍や胃食道逆流症の治療に用いられるほか，ヘリコバクター・ピロリ除菌療法において胃内 pH を上昇させて抗菌薬の効果を高める目的でも使用される（p.524，5. ヘリコバクター・ピロリ除菌薬の項を参照）．一方，K^+ に競合する形でプロトンポンプを阻害する**ボノプラザン** vonoprazan（タケキャブ®）は，酸による活性化を必要としないので作用発現が速く強力である．

2）ヒスタミン H_2 受容体拮抗薬

ヒスタミン H_2 受容体は G_s タンパク質と共役する 7 回膜貫通型受容体で，胃粘膜組織では壁細胞に豊富に発現し，PKA 依存性にプロトンポンプを活性化する．ECL 細胞由来のヒスタミンは胃酸分泌において中心的役割を果たしているため，**シメチジン** cimetidine（タガメット®）（図 7-5）などのヒスタミン H_2 受容体拮抗薬 histamine H_2-receptor antagonist は，プロトンポンプ阻害薬に次いで強力な胃酸分泌抑制作用を示す（図 7-4）．わが国で現在使用されているヒスタミン H_2 受容体拮抗薬には，シメチジン以外に**ラニチジン** ranitidine（ザンタック®），**ファモチジン** famotidine（ガスター®）（図 7-5）のほか，**ロキサチジン** roxatidine，**ニザチジン** nizatidine（アシノン®），**ラフチジン** lafutidine（プロテカジン®）などがある．シメチジンは CYP2D6 や

CYP3A4 を阻害するので薬物相互作用に注意する必要がある．また，ラフチジンは，H_2 受容体拮抗作用に加えて，カプサイシン感受性感覚神経を刺激することで胃粘膜防御因子増強作用を示す．

3）その他の胃酸分泌抑制薬

副交感神経から分泌されるアセチルコリンは，壁細胞に発現するムスカリン M_3 受容体を介して PKC 依存性にプロトンポンプを活性化する（図7-4）ほか，ECL 細胞に発現するムスカリン受容体（おそらく M_1 受容体）を介してヒスタミンの遊離を促進する（図7-3）ので，ムスカリン受容体拮抗薬は胃酸分泌抑制作用を示す．中枢作用を避けるため，血液脳関門を通過しない4級アンモニウム塩として，ブチルスコポラミン，プロパンテリン，N-メチルスコポラミン，ブリフィニウム，ブトロピウム，チメピジウムなどが胃粘膜傷害の治療に使用されているが，種々の臓器において副作用（口渇，排尿困難，便秘，頻脈など）を生じるので慎重に投与する必要があり，特に，緑内障や前立腺肥大症による排尿困難を合併する患者には禁忌である．これらのムスカリン受容体拮抗薬は，胃酸分泌抑制よりも消化管運動抑制による腹痛改善の目的で使用されることが多い．ムスカリン M_1 受容体の選択的拮抗薬である**ピレンゼピン** pirenzepine（ガストロゼピン®）（図7-5）は，非選択的ムスカリン受容体拮抗薬に比べて副作用が少なく，胃酸の基礎分泌を部分的に抑制するので胃潰瘍の治療薬として臨床的に有用である．この効果は，ECL 細胞や副交感神経節に発現する M_1 受容体の遮断によるものと考えられている（図7-3）．

幽門腺の G 細胞から分泌されるガストリンは，小腸粘膜の I 細胞から分泌されるコレシストキニン-8 と類似するペプチドで，壁細胞や ECL 細胞に発現する CCK_2 受容体を介して直接および間接的に壁細胞からの酸分泌を促進するため（図7-3，7-4），理論的には，抗ガストリン薬（CCK_2 受容体拮抗薬）は胃酸分泌抑制作用を示すと考えられる．しかし，現在は弱い抗ガストリン作用を有する**プログルミド** proglumide（プロミド®）が臨床応用されているのみである．なお，プログルミドの胃酸分泌抑制作用は弱く，むしろ防御因子増強（胃粘液分泌促進）による胃粘膜保護作用の方が治療効果発現には重要である．

3. プロスタグランジン製剤

アラキドン酸からシクロオキシゲナーゼ cyclooxygenase（COX）と各プロスタノイド合成酵素によって産生されるプロスタグランジン類のうち，特にプロスタグランジン E_2 は胃粘膜において防御因子として重要な役割を果たしている．プロスタグランジン E_2 の受容体は，EP_1，EP_2，EP_3，EP_4 の4つのサブタイプからなり，壁細胞には G_i タンパクと共役する EP_3 受容体が発現していて，アゴニスト刺激によりサイクリック AMP/PKA 系を抑制することでプロトンポンプの機能を低下させる（図7-4）．また，プロスタグランジン E_2 は副細胞（表層粘液細胞）からの粘液や重炭酸の分泌を促進するほか，胃粘膜血流を増大させる．プロスタグランジン E_1 にもプ

2 消化性潰瘍と治療薬

(1) プロトンポンプ阻害薬

オメプラゾール / スルフェナミド / スルフェナミドと H^+/K^+-ATPase の複合体

ランソプラゾール　ラベプラゾール　エソメプラゾール

(2) ヒスタミンH_2受容体拮抗薬

シメチジン　ラニチジン　ファモチジン

(3) ムスカリンM_1受容体拮抗薬

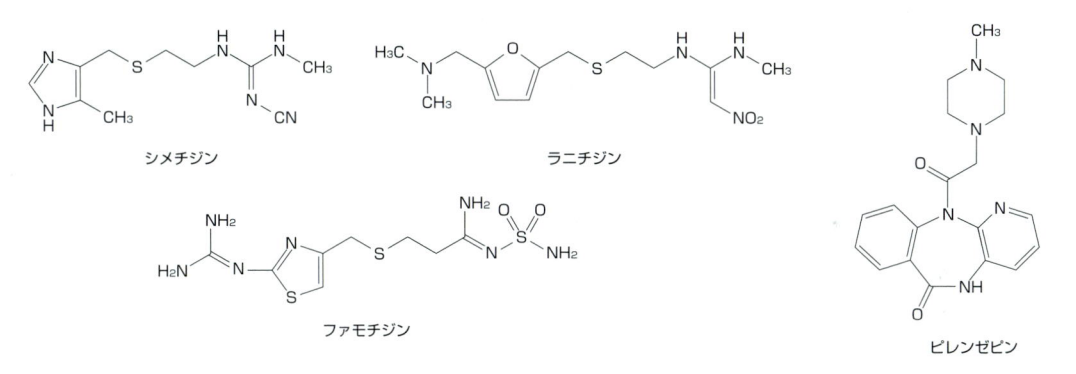

ピレンゼピン

(4) プロスタグランジン製剤

ミソプロストール　エンプロスチル

図 7-5　胃酸分泌抑制薬の構造式

ロスタグランジン E_2 と同様の胃粘膜保護作用があるので，プロスタグランジン E_1 および E_2 それぞれの安定型誘導体である**ミソプロストール** misoprostol（サイトテック®）（図 7-4, 7-5）と**エンプロスチル** enprostil（図 7-5）は，消化性潰瘍治療薬とし

523

て有用である．しかし，いずれの薬物も子宮収縮作用が強いので妊婦には禁忌（流産の危険があるため）となっており，またそれ以外の副作用も多いため，NSAIDsの長期使用が原因で起こる消化性潰瘍の治療以外にはあまり用いられない．

構成型酵素であるCOX-1と粘膜傷害に伴って新たに発現する誘導型酵素であるCOX-2の両方を阻害するアスピリンなどのNSAIDsは，内因性プロスタグランジンE_2の産生を完全に阻止してしまうので，長期使用によって胃潰瘍を誘発する危険があるが，COX-1，COX-2のいずれか一方のみを阻害しても胃潰瘍は起こらないことが証明されている．そこで，COX-2のみを選択的に阻害するセレコキシブなどの薬物が，胃粘膜への副作用の少ないNSAIDsとしてリウマチなどの治療に用いられてきた．ただし，COX-2選択的阻害薬の長期使用に伴って心筋梗塞や脳梗塞などの血栓性疾患のリスクが高まる（トロンボキサンA_2＞プロスタサイクリンとなるためと考えられる）ことが海外において報告されており留意が必要である．

4. 粘膜保護薬

胃粘膜の防御因子である粘液と重炭酸イオンの分泌，プロスタグランジン，胃粘膜血流，粘膜上皮細胞回転などを増強する薬物は，胃粘膜保護薬として有用である．スクラルファート sucralfate（ショ糖硫酸エステルアルミニウム）（アルサルミン®）は，プロスタグランジンや上皮成長因子の産生を高める粘膜保護薬であるが，酸性環境下で潰瘍面に選択的に結合することで長時間にわたってペプシンによる自己消化から粘膜組織を保護するので，抗ペプシン薬ともいえる．スクラルファートは分子内にAlを含むため腎透析患者には禁忌である（長期投与による脳へのAl蓄積を回避するため）．

テプレノン teprenone（geranylgeranylacetone）（セルベックス®）は，テルペン系胃粘膜保護薬で，胃粘膜におけるプロスタグランジン産生増加作用のほか，熱ショックタンパク heat shock protein（HSP）の1つであるHSP70の発現誘導作用を有しており，胃粘液分泌亢進などにより胃粘膜を保護する．

ほかに，エカベト（スクラルファート様の抗ペプシン作用と，ピロリ菌のウレアーゼに対する阻害作用を有する），プラウノトール，セトラキサート（粘膜血流増加作用が主体），ゲファルナート（組織修復作用が主体），L-グルタミン，レバミピド，メチルメチオニンスルホニウムクロリド，アズレンスルホン酸ナトリウム，ポラプレジンク（亜鉛を含み損傷部位に付着して粘膜保護・抗酸化・治癒促進・膜安定化作用を示す）などが粘膜保護薬として使用されているが，作用機序が分かっていないものも多い．

5. ヘリコバクター・ピロリ除菌薬

ヘリコバクター・ピロリ *Helicobacter pylori*（ピロリ菌）は，らせん状のグラム陰性桿菌である（図7-6）．ピロリ菌はウレアーゼを産生することで尿素からアンモニ

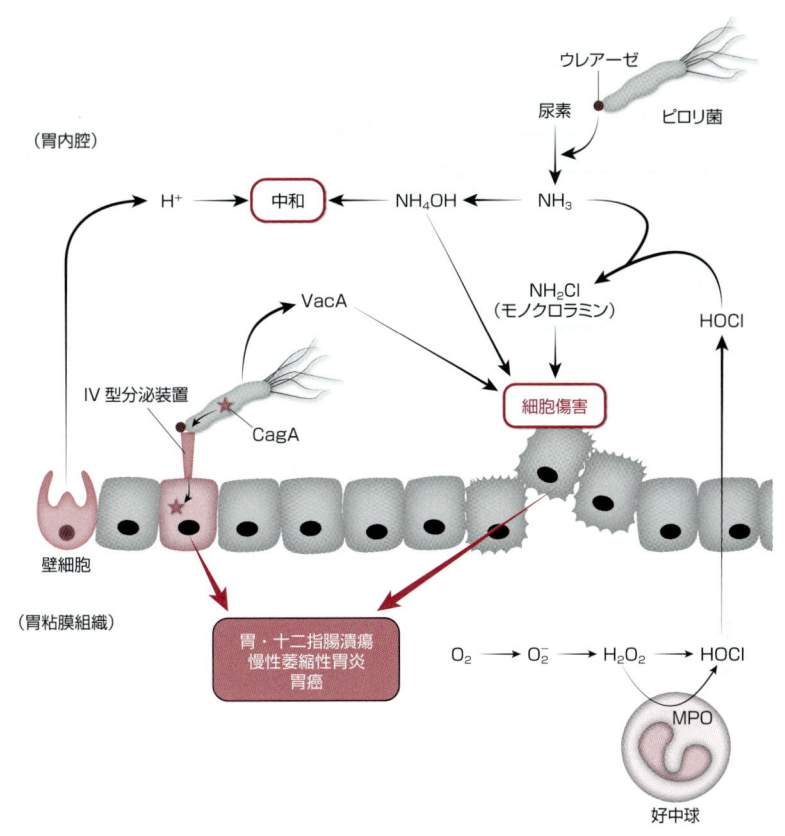

図 7-6 ヘリコバクター・ピロリの胃・十二指腸における病態生理学的役割
VacA：vacuolating toxin A, CagA：cytotoxin associated gene A, MPO：ミエロペルオキシダーゼ

アをつくって胃酸を中和することができるので，胃内の強酸下でも棲息することができる．ピロリ菌の毒性発現には，ウレアーゼによって産生されるアンモニアが好中球由来の次亜塩素酸（HOCl）と反応することで生じる強毒性フリーラジカルであるモノクロラミン（NH_2Cl），水酸化アンモニウムさらに細胞空胞化毒素であるVacA（vacuolating toxin A）による粘膜細胞傷害が重要である．また，ピロリ菌はIV型分泌装置を介してCagA（cytotoxin associated gene A）と呼ばれる毒性タンパクを粘膜細胞内に注入する．ピロリ菌はこれらの機序を介して胃粘膜上皮細胞の脱落や機能異常を誘発し，胃・十二指腸潰瘍，慢性萎縮性胃炎，胃癌などの病態に深く関与することが示されている（図7-6）．

わが国では，胃潰瘍患者の60〜80％，十二指腸潰瘍患者の90〜95％でピロリ菌陽性であり，抗菌薬を用いたピロリ除菌療法によって胃・十二指腸潰瘍の再発を大幅に減少させることができる．現在は，ペニシリン系の**アモキシシリン** amoxicillin（アモリン®）と**クラリスロマイシン** clarithromycin（クラリス®，クラリシッド®）（図7-7）の2つの抗菌薬と，プロトンポンプ阻害薬（オメプラゾール，ランソプラゾール，ラベ

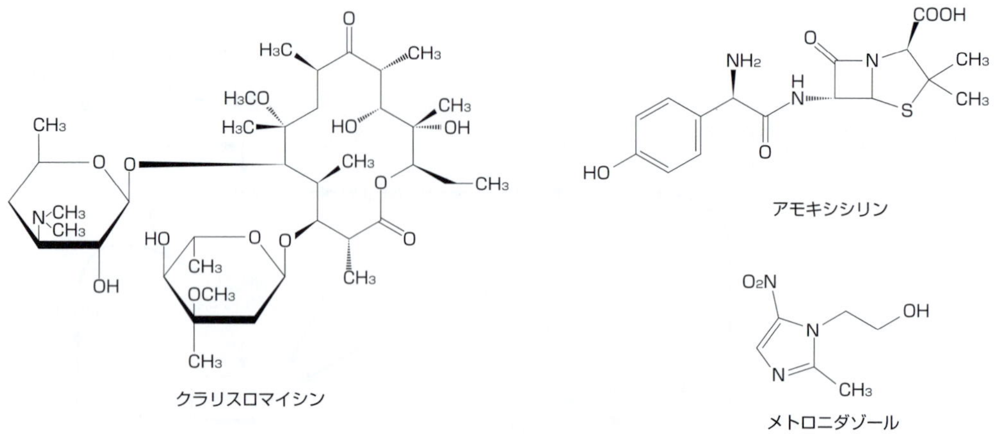

図7-7 ピロリ除菌に用いられる抗菌薬

プラゾールまたはエソメプラゾール）1つを組み合わせた3剤を1日2回，7日間経口投与する方法が保険適用されており，この方法による除菌率は80％程度である．除菌不成功の原因として，クラリスロマイシン耐性菌の増加が考えられており，二次除菌にはクラリスロマイシンを**メトロニダゾール** metronidazole（フラジール®，アスゾール）（図7-7）に変更して同様の3剤併用療法を実施する．ピロリ菌の感染診断と除菌判定には，内視鏡生検組織を用いる迅速ウレアーゼ試験のほか，生検を必要としない方法として，^{13}C尿素を用いる尿素呼気試験，血中抗ピロリ抗体測定，便中ピロリ抗原測定などが行われる．

わが国では，ピロリ除菌療法は胃・十二指腸潰瘍患者のみに適用されていたが，最近は，早期胃癌に対する内視鏡的治療後の患者のほか，ピロリ菌の関与が明らかになっている特発性血小板減少性紫斑病，胃MALT（mucosa-associated lymphoid tissue）リンパ腫（消化管にできる悪性度の低いリンパ腫），慢性萎縮性胃炎の患者にも適用が可能となっている．

6. その他の消化性潰瘍治療薬

胃粘膜局所麻酔薬であるオキセサゼインやピペリジノアセチルアミノ安息香酸エチルは，胃粘膜傷害に伴う疼痛，嘔気・嘔吐，胃不快感などの治療に用いられるが，これらの薬物はG細胞からのガストリン分泌を抑制する作用を併せもつ．また，ストレスによる消化性潰瘍の治療には，ドパミンD_2受容体拮抗薬である**スルピリド** sulpiride（ドグマチール®，アビリット®，ミラドール®）（p.530，図7-9参照）などが用いられることもある．

3 食欲不振・消化不良と治療薬

A 消化管運動機能の調節

　消化管の機能は交感神経と副交感神経による神経性調節と，消化管ホルモンによる液性調節を受けている．消化管の輪走筋と縦走筋の間には筋層間神経叢（アウエルバッハ神経叢 Auerbach's plexus）があり，主に平滑筋運動を制御している．一方，粘膜下神経叢（マイスナー神経叢 Meissner's plexus）は主に分泌，液体輸送，血流を制御するほか，内在性一次知覚神経によって消化管内腔の変化を感知している．消化管の機能は，壁在神経叢（筋層間神経叢と粘膜下神経叢）と自律神経系によって協調的に調節されており，また壁在神経叢には，自律神経の節後線維も含まれている．

　筋層間神経叢の神経伝達物質のうち，アセチルコリンとサブスタンスPは平滑筋を収縮させ，一酸化窒素（NO），血管作動性小腸ペプチド vasoactive intestinal peptide（VIP），ATP，下垂体アデニル酸シクラーゼ活性化ペプチド pituitary adenylate cyclase-activating peptide（PACAP），ソマトスタチンなどは平滑筋を弛緩させる．腸管では，内容物の通過を内在性感覚神経が感知すると，筋層間神経叢から遊離されるアセチルコリンやサブスタンスPが口側の輪走筋を収縮させ，NOやVIPが肛門側の輪走筋を弛緩させることで，内容物が肛門側へ移動する（腸管筋層反射）．胃腸管の神経叢においてアセチルコリン作動性神経はドパミン作動性神経による抑制的支配を受けており，アセチルコリン作動性神経に発現するドパミンD_2受容体の刺激によってアセチルコリンの遊離が抑制される．またオピオイドμ受容体もアセチルコリン作動性神経に発現しており，神経の興奮を抑制的に制御している．

　生体内のセロトニン 5-hydroxytryptamine（5-HT）の約90％は消化管に存在し，そのほとんどは腸クロム親和性細胞（エンテロクロマフィン細胞）に局在している．腸クロム親和性細胞は，消化管内容物からの刺激や化学的刺激に反応してセロトニンを分泌し，これが内在性感覚神経を刺激することで上述の腸管筋層反射が起こる．胃腸管の神経叢中のアセチルコリン作動性神経には，カチオンチャネルを内蔵する 5-HT$_3$ 受容体，G_i タンパク質と共役する 5-HT$_1$ 受容体，G_s タンパク質と共役する 5-HT$_4$ 受容体が発現しており，アセチルコリン遊離は 5-HT$_1$ 受容体によって抑制的に，また 5-HT$_3$ および 5-HT$_4$ 受容体によって促進的に調節されている．遊離されたアセチルコリンは平滑筋に発現する主にムスカリン M_3 受容体を介して収

縮反応を起こすが，平滑筋には G_q タンパク質と共役する 5-HT$_2$ 受容体も発現しているので，セロトニンはこの受容体を介して平滑筋を直接収縮させることもできる（図 7-8）．

B 食欲・消化作用薬の分類・種類

胃炎には，びらん性あるいは表層性胃炎のほか，肥厚性胃炎や萎縮性胃炎などの慢性胃炎がある．肥厚性胃炎は胃酸の過剰分泌をきたすが，萎縮性胃炎は自己免疫機序あるいはヘリコバクター・ピロリ感染による胃底腺の腺細胞の消失を特徴とする．慢性萎縮性胃炎の患者では胃癌が発症しやすくなっており，また，胃痛，上腹部膨満感，嘔気・嘔吐，胸やけ，食欲低下などを特徴とする機能性胃腸症（機能性上部消化管症候群）が認められることが多い．機能性胃腸症では過敏性腸症候群のような便通異常は少なく，症状改善のために健胃消化薬や消化管運動機能改善薬が治療に用いられる．健胃薬は，味覚や嗅覚を刺激することで胃の平滑筋運動や分泌機能を促進する薬物である．消化薬（消化酵素薬）は，機能性胃腸症の患者の消化機能を補助する目的で使用される．消化管運動機能改善薬は，胃腸管の神経叢のアセチルコリン遊離を高めることで，平滑筋運動を亢進させる薬物である．

1. 健胃消化薬

健胃薬には，味覚刺激により胃の運動・分泌機能を高める苦味健胃薬や辛味健胃薬と，精油成分の芳香刺激により同様の効果を発現する芳香性健胃薬がある．苦味健胃薬には，苦味配糖体を含むゲンチアナ，センブリ，リュウタン，ニガキなどと，アルカロイドを含むオウバク，オウレン，キナ，ホミカなどがある．辛味健胃薬にはコショウ，サンショウ，ショウキョウ，トウガラシなどがある．トウガラシの主成分であるカプサイシンは，胃粘膜に達する感覚神経 C 線維の終末に発現する陽イオンチャネルである TRPV1（transient receptor potential vanilloid-1）チャネルを活性化することで神経を興奮させることが明らかにされている．なお，TRPV1 チャネルは 43 度以上の熱を感知するセンサーとしても機能している．芳香性健胃薬には，ケイヒ，ウイキョウ，カミツレ，ニクズク，ハッカなどがある．ハッカの主成分であるメントールは，感覚神経に発現する陽イオンチャネルである TRPM8（transient receptor potential melastatin-8）チャネルを活性化する．

消化薬（消化酵素薬）は，機能性胃腸症を含む消化器疾患や全身性疾患のある患者で消化液の分泌が低下して消化不良をきたしている場合に，症状を軽減する目的で使用される．ブタ膵臓由来アミラーゼ，プロテアーゼ，リパーゼを含むパンクレアチン，ウシまたはブタ胃粘膜由来ペプシンに乳糖を混和した含糖ペプシン，麦芽ジアスターゼ（ジアスターゼはデンプンを分解する酵素の総称），*Aspergillus oryzae* 由来

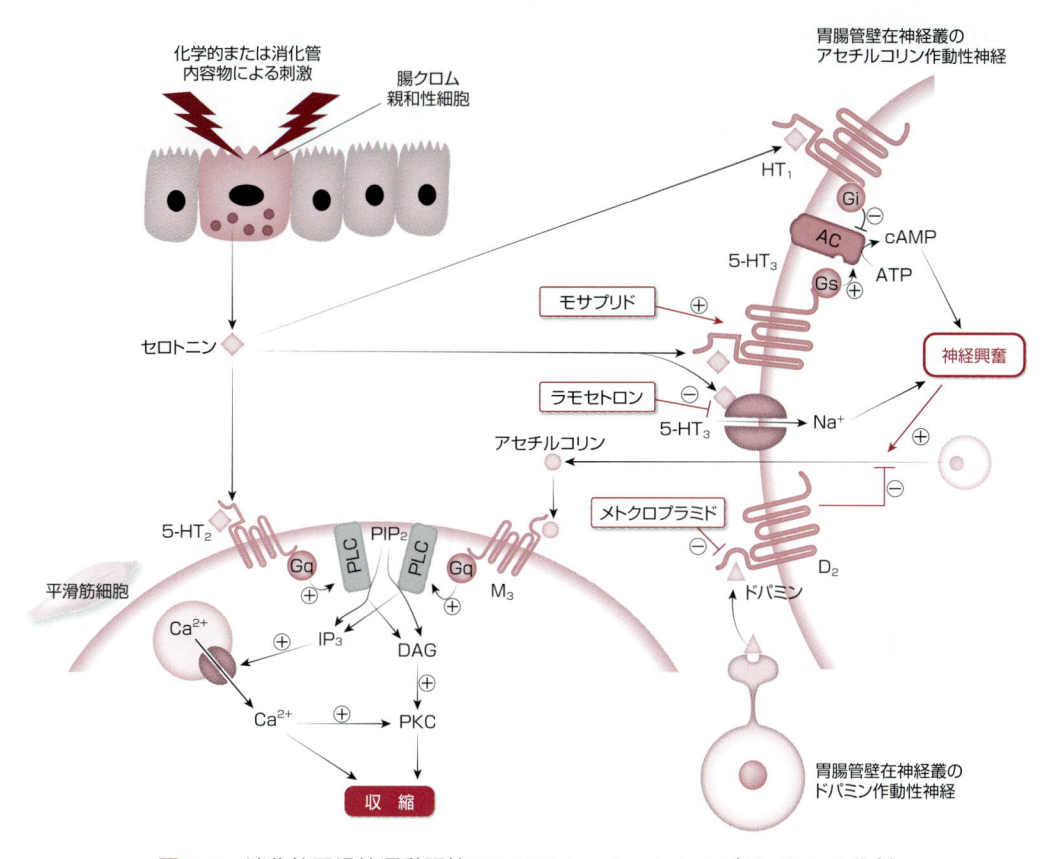

図7-8 消化管平滑筋運動調節におけるセロトニンおよびドパミンの役割

$5-HT_1$, $5-HT_2$, $5-HT_3$, $5-HT_4$：セロトニン $5-HT_1$, $5-HT_2$, $5-HT_3$, $5-HT_4$ 受容体. AC：アデニル酸シクラーゼ. cAMP：サイクリック AMP. D_2：ドパミン D_2 受容体. DAG：ジアシルグリセロール. G_q, G_s, G_i：3量体 G_q, G_s, G_i タンパク. IP_3：イノシトール 1,4,5-三リン酸. M_3：ムスカリン M_3 受容体. PIP_2：ホスファチジルイノシトール 4,5-二リン酸. PKC：プロテインキナーゼ C. PLC：ホスホリパーゼ C

のデンプン分解酵素であるタカジアスターゼなどがある．

2. 消化管運動機能改善薬

慢性胃炎患者や明らかな器質的疾患のない人で認められる上腹部不定愁訴は，機能性胃腸症と呼ばれ，主に胃運動機能の低下による胃内容物の停滞が原因であると考えられている．そのため，胃腸運動を軽度に促進する薬物が症状の改善に有効である．上述のように，消化管の壁在神経叢において，副交感神経（迷走神経）節後線維であるアセチルコリン作動性神経は，ドパミン作動性神経によって抑制的に制御されているため，G_i タンパク質と共役するドパミン D_2 受容体の拮抗薬である**メトクロプラミド** metoclopramide（プリンペラン®）（図7-9）は，アセチルコリンの遊離を促進する（図7-8）．また，メトクロプラミドは，セロトニン $5-HT_3$ 受容体拮抗作用と $5-HT_4$ 受容体刺激作用を有するため，薬理効果はきわめて複雑であるが，これらを含めたすべての作用によって機能性胃腸症の症状を改善するものと考えられ

(1) ドパミンD_2受容体拮抗薬

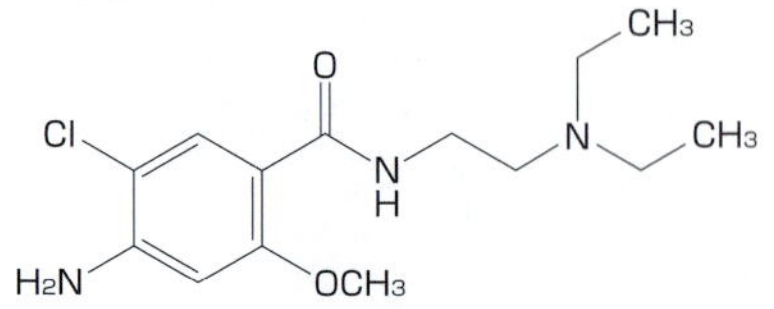

メトクロプラミド

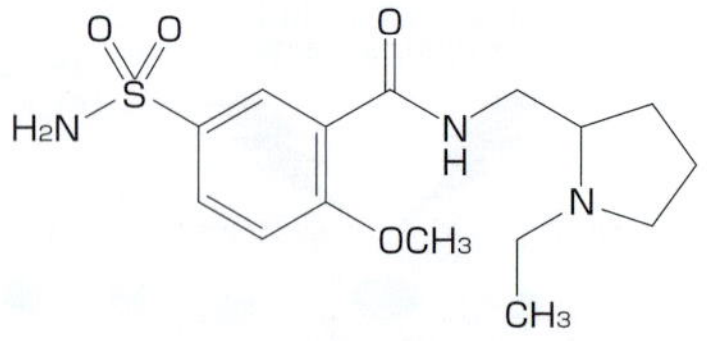

スルピリド

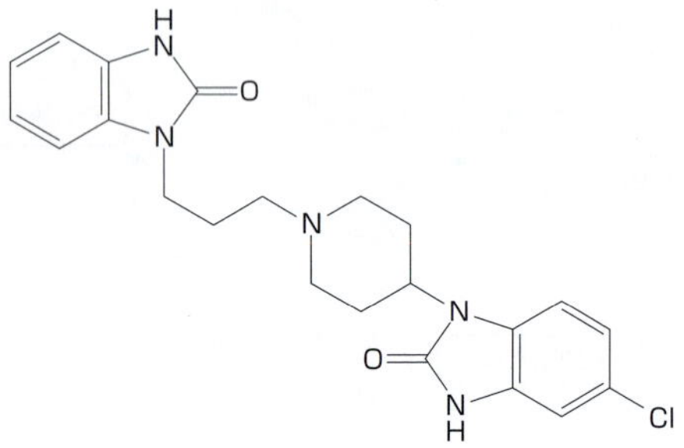

ドンペリドン

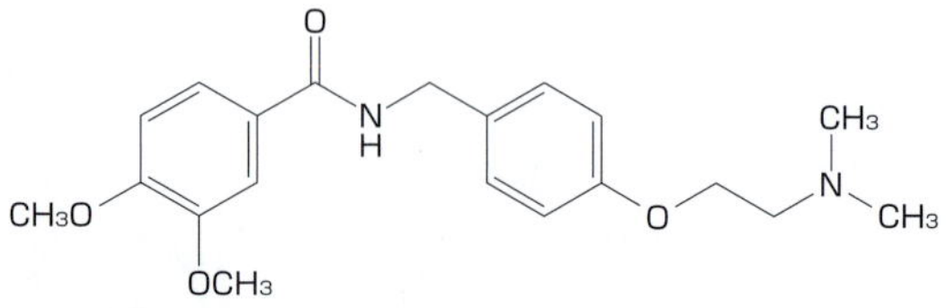

イトプリド

(2) セロトニン5-HT_4受容体部分アゴニスト

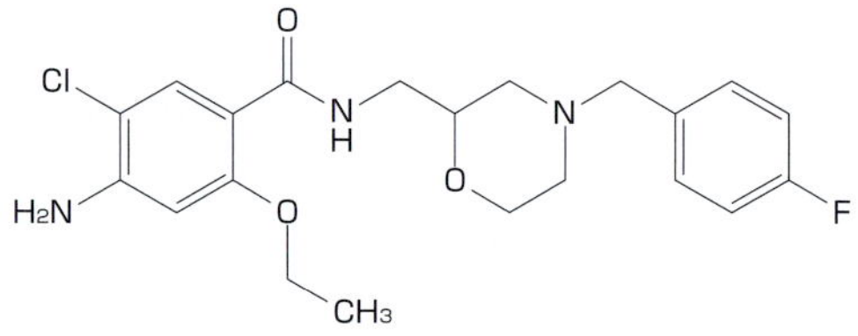

モサプリド

図7-9 消化管運動機能改善薬

る．ほかに，**スルピリド** sulpiride（ドグマチール®，アビリット®，ミラドール®），**ドンペリドン** domperidone（ナウゼリン®），**イトプリド** itopride（ガナトン®）（**図7-9**）などの D_2 受容体拮抗薬が機能性胃腸症の治療に用いられる．D_2 受容体拮抗薬は，下部食道括約筋を刺激し，胃幽門部～小腸の平滑筋運動を高めるが，大腸の平滑筋運動に対する効果は少ない．D_2 受容体拮抗薬の副作用は，主に中枢作用によるもので，乳汁分泌促進，女性化乳房，無月経，錐体外路障害などがみられる．

一方，セロトニン 5-HT_4 受容体の部分アゴニストである**モサプリド** mosapride（ガスモチン®）（**図7-9**）も，アセチルコリンの遊離を促進することで上部胃腸平滑筋運動を亢進させる（**図7-8**）ので機能性胃腸症の治療に用いられる．なお，5-HT_3 受容体拮抗薬である**ラモセトロン** ramosetron（イリボー®）（p.538，**図7-13** 参照）は平滑筋運動を抑制する（**図7-8**）ので，過敏性腸症候群の治療に用いられる．また，交感神経節後線維であるノルアドレナリン作動性神経と副交感神経節後線維であるア

セチルコリン作動性神経の両方にオピオイドμ受容体が発現しており，両神経からの神経伝達物質の遊離を抑制的に制御しているので，血液脳関門を通過しないμオピオイド受容体アゴニストである**トリメブチン** trimebutine（セレキノン®）（p.534, **図7-10**参照）を胃腸運動の調整のために使用することがある．なお，トリメブチンは過敏性腸症候群の治療にも有効である．

4 下痢・便秘と治療薬

A 下痢・便秘のメカニズム

　下痢と便秘は最も頻繁に認められる腸の生理機能変化であり，特に，下痢は消化管内の病原微生物や有害物質を排除する自己防衛反応の1つでもある．便秘には，大腸癌や大腸の炎症性狭窄によって起こる症候性便秘と，排便習慣などが関係する習慣性便秘があり，習慣性便秘はさらに，高齢者に多い弛緩性便秘，痙攣性便秘，直腸性便秘に分類される．弛緩性便秘は大腸の蠕動運動の低下によって生じ，痙攣性便秘は大腸の平滑筋が収縮し過ぎて便が移動しない状態である．直腸性便秘は，排便反射の機能が低下し，直腸内に糞便が入っても便意がなく排便が起こらない状態で，習慣的に便意を我慢する人や浣腸の乱用者に多い．直腸性便秘の人では，本来，排便直前にしか糞便が入らない直腸内に常に糞便が存在し，かつ便意がないのが特徴である．

　一方，下痢は腸管内腔の浸透圧上昇に伴う腸管壁からの水分分泌過多あるいは腸管壁への水分吸収低下による管腔内水分貯留と，腸運動の過剰亢進により生じる．腸の蠕動運動は自律神経や腸管により調節されているため，ストレスなどによる自律神経機能の失調により排便異常が起こることが多い．便秘，下痢，あるいはそれら両方が交互にみられる過敏性腸症候群は心身症の1つでもある．本項では，通常の下痢と便秘の症状を改善する薬物について述べる．

B 下痢・便秘治療薬の分類・種類

　過度の便秘の治療に用いられる下剤（瀉下薬）には，塩類下剤，膨張性下剤，糖類下剤，小腸刺激性下剤，大腸刺激性下剤，浸潤性下剤などがある．また，直腸を直接物理的あるいは化学的に刺激する浣腸薬も使用される．一方，下痢の治療に用いられる止瀉薬には，腸運動抑制薬，収斂薬，吸着薬，腸内殺菌薬などがある．

1. 下剤（瀉下薬）

1）塩類下剤

　難吸収性の水溶性塩類は，腸管内の浸透圧を高張にすることで腸管組織側から内

腔側へ水分を移行させるので，腸内容物の流動性を高め，さらに内容物が水を含んで容積も大きくなって腸管壁を刺激するので蠕動運動も活発となり，水様便を排泄させる．このような塩類下剤には，酸化マグネシウム，硫酸マグネシウム，リン酸水素ナトリウム，硫酸ナトリウムなどがある．このうち，酸化マグネシウムは制酸剤として胃粘膜障害の治療にも用いられる．

2）膨張性下剤

腸管内で消化吸収されずに，水分を吸収することで膨張し，腸管壁を刺激して蠕動運動を高めるのが膨張性下剤で，生理的排便機序に近いので危険が少ない．カルボキシメチルセルロース（カルメロース），メチルセルロース，カンテンなどが膨張性下剤に分類される．

3）糖類下剤

D-ソルビトールやラクツロースが糖類下剤に属する．いずれも腸内腔の浸透圧を高めて内容物の水分含量を増加させる．D-ソルビトールは，消化管のX線造影の迅速化，造影剤使用時の便秘防止などを目的として使用される．なお，ラクツロースは欧米では老人に対する下剤として頻用されているが，わが国では一般的な下剤としての保険適用はなく，アンモニア産生菌の生育を抑制するので肝性脳症の治療薬としてよく使用される．

4）小腸刺激性下剤

小腸刺激性下剤に分類されるヒマシ油は，膵液のリパーゼにより加水分解されてリシノール酸になり，これが小腸粘膜に緩和な刺激を与えることで蠕動運動を亢進させる．効果が迅速に現れるので，消化管全体の有害物質の排除を行うのに適している．ヒマシ油は，妊婦では骨盤内充血を起こすことがあるので禁忌となっている．

5）大腸刺激性下剤

大腸粘膜を化学的に刺激することで排便を促進する大腸刺激性下剤は，作用発現は遅いが常用しても栄養吸収に支障がないので習慣性便秘の治療に適している．センナ，センノシド，ダイオウ，ピコスルファート，アロエ，ビサコジルなどがある．センノシドは，腸内細菌の作用でレインアンスロンを生成し大腸の蠕動運動を亢進させる．ピコスルファートは，腸内細菌叢由来アリルスルファターゼにより発生するジフェノール体が大腸粘膜を刺激する．なお，センナやセンノシドは痙攣性便秘には用いられず，ピコスルファートは腸閉塞があるときには適さない．

6）浸潤性下剤

浸潤性下剤（潤滑性または粘潤性下剤ともいう）に属するジオクチルソジウムスルホサクシネートは，界面活性作用により糞塊の表面張力を低下させることで水分浸潤を高めて，膨潤・軟化させる．

7）浣腸薬

グリセリン液は，肛門から直腸に注入して直腸を刺激する浣腸薬として使用される．

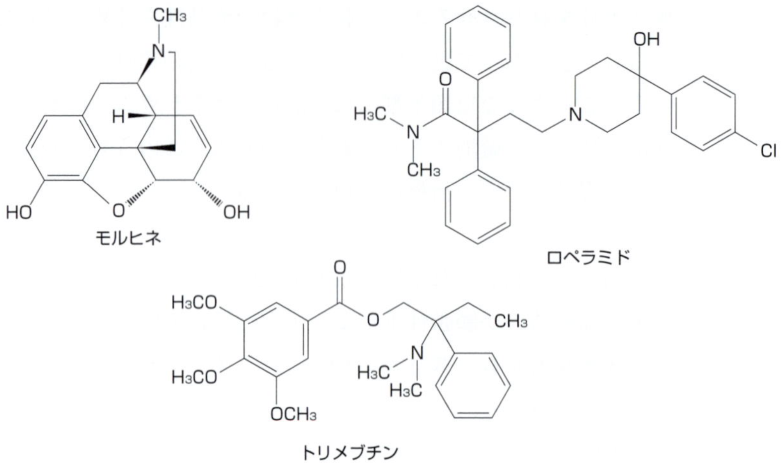

図7-10 止瀉薬として用いられるオピオイド受容体アゴニスト

2. 止瀉薬

1）腸運動抑制薬

腸の蠕動運動を抑制することで下痢を止める薬物で，抗ムスカリン薬やオピオイド受容体アゴニストなどが使用される．抗ムスカリン薬では，メペンゾラートやアトロピンなどが使用されるが，緑内障や前立腺肥大症による排尿障害がある場合や麻痺性イレウスの患者には禁忌である．μオピオイド受容体アゴニストである**モルヒネ** morphine（アンペック®）（図7-10）や，モルヒネを含有するアヘン末やアヘンチンキは，中枢および末梢作用により強い便秘を起こすが，強い痛みを伴う激しい下痢の治療に使用される．また，血液脳関門を通過しないオピオイド受容体アゴニストである**ロペラミド** loperamide（ロペミン®）や**トリメブチン** trimebutine（セレキノン®）（図7-10）は非麻薬性なので，よく治療に用いられる．偽膜性大腸炎や出血性大腸炎には禁忌である．

2）収斂薬

収斂薬は，腸の粘膜表面に結合して不溶性被膜を形成することで，炎症および粘膜への刺激を和らげ止瀉効果を示すもので，特に粘膜にびらんなどの損傷がある場合に有効性が高い．タンニン酸アルブミン，ビスマス製剤（次没食子酸ビスマスや次硝酸ビスマス）などがある．出血性大腸炎，細菌性下痢には用いない．

3）吸着薬

天然ケイ酸アルミニウム，薬用炭などは細菌性毒素，細菌，腐敗物質などの有害物質，過剰の水分・粘液などを吸着することで下痢を抑制する．天然ケイ酸アルミニウムは腸閉塞，透析患者，出血性大腸炎には禁忌である．

4）腸内殺菌薬

ベルベリンは，殺菌作用と防腐作用によって感染性下痢を抑制する．腸管蠕動運動抑制作用，収斂作用なども有している．ただし，出血性大腸炎には禁忌である．

5 炎症性腸疾患と治療薬

A 炎症性腸疾患の病態生理と薬物治療

　炎症性腸疾患 inflammatory bowel disease（IBD）には，潰瘍性大腸炎 ulcerative colitis（UC）とクローン病 Crohn's disease があり，原因不明の部分は多いが，免疫異常，環境要因，遺伝学的異常などが関与することが示されている．潰瘍性大腸炎の炎症・潰瘍病変は大腸に限局し，深さも粘膜から粘膜下層までに止まることが多い．一方，クローン病の炎症・潰瘍病変は，大腸のみならず小腸にも及び，特に回腸末端部に好発する．またクローン病の病変は，粘膜層のみならず腸壁全層に及ぶことも多い．軽症あるいは中等症の潰瘍性大腸炎の治療には，5-アミノサリチル酸製剤が第一選択薬として使用されるが，重症あるいは劇症型では副腎皮質ステロイド薬や免疫抑制薬が使用される．クローン病の治療にも軽症の場合には5-アミノサリチル酸製剤が使用されるが，副腎皮質ステロイド薬による治療が有効で，抗菌薬が用いられることもある．さらに，難治例ではヒト腫瘍壊死因子α（TNFα）に対するモノクローナル抗体や免疫調整薬が使用される．しかし，クローン病患者では最終的には外科的治療を必要とする場合が多い．

B 潰瘍性大腸炎治療薬

　メサラジン mesalazine（5-アミノサリチル酸）（ペンタサ®，アサコール®）およびサラゾスルファピリジン salazosulfapyridine（サラゾピリン®）（図7-11）の2つが5-アミノサリチル酸製剤として使用されている．メサラジン（米国ではメサラミンと呼ば

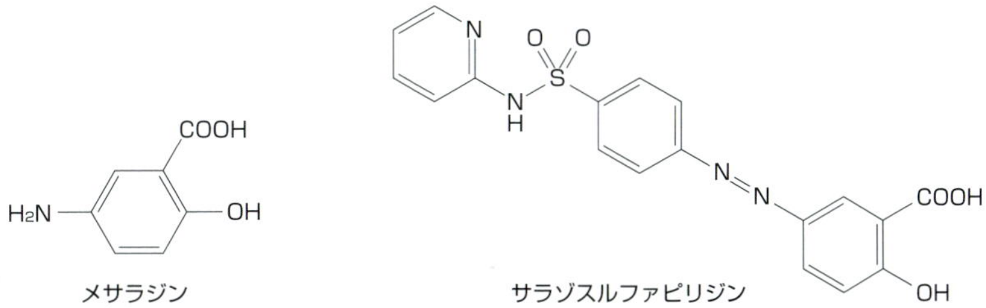

図7-11　炎症性腸疾患治療に用いられる5-アミノサリチル酸製剤

れている）は，エチルセルロースでコーティングした腸溶錠として経口投与されるか，注腸液として使用される．メサラジンは活性酸素除去作用などを有するが，現在のところ，炎症性腸疾患に対する治療効果の作用機序は分かっていない．サラゾスルファピリジン（米国ではスルファサラジン）は抗菌薬に分類されるサルファ剤の1つであるが，メサラジンとスルファピリジンをアゾ結合させた化合物であるので，メサラジンのプロドラッグといえる．サラゾスルファピリジンは，大腸の腸内細菌によってメサラジンとスルファピリジンに分解され，メサラジンが治療効果を示す一方，スルファピリジンは大腸から吸収されて発疹，痒み，消化器症状，可逆性の男性不妊などの副作用を起こすほか，尿を黄色に着色する．

中等症〜重症では，プレドニゾロン，ベタメタゾンなどの副腎皮質ステロイド薬の経口剤が治療に用いられるほか，直腸やS状結腸の病変に対してはプレドニゾロンの注腸剤も使用される．難治例の治療においては，免疫抑制薬タクロリムスが使用されるほか，保険適用はないがシクロスポリンAも有効である．また，ステロイド依存性の潰瘍性大腸炎の寛解導入・維持を目的として，核酸合成阻害薬（プリン拮抗薬）であるアザチオプリンやメルカプトプリンが使用されることもある．中等症〜重症の潰瘍性大腸炎で既存薬が有効でない場合には，ヒトTNFαに対するマウス由来のヒト化モノクローナル抗体である**インフリキシマブ** infliximab（レミケード®）（図7-12）が用いられることもある．

C クローン病治療薬

クローン病の治療においては，プレドニゾロンなどの副腎皮質ステロイド薬が有効である．軽症〜中等症のクローン病で病変が大腸に限局している場合には，**メサラジンやサラゾスルファピリジン**（図7-11）も有効である．また，ステロイド依存性のクローン病の寛解導入・維持を目的として，核酸合成阻害薬であるアザチオプリンやメルカプトプリンが使用されることもある．瘻孔に対しては，嫌気性細菌の感染がある場合にメトロニダゾールが使用される．

中等症〜重症のクローン病や外瘻のある患者では，マウス由来抗ヒトTNFαヒト化モノクローナル抗体である**インフリキシマブ**（図7-12）や**アダリムマブ** adalimumab（ヒュミラ®）が有効である．TNFαは活性化マクロファージをはじめとする種々の細胞で産生される炎症性サイトカインの1つで，膜結合型TNFαの細胞外に露出したカルボキシル基末端側ペプチドが切り出されて可溶性TNFαが遊離される．この可溶性TNFαが別の炎症関連細胞に発現するTNFα受容体に結合することで，受容体分子の3量体が形成されて複雑な細胞シグナル経路が活性化される．最終的に，転写因子NF-κB（p50とp65というタンパク質の2量体）に結合しているIκBというタンパク質がリン酸化されることでNF-κBが核内移行し，各

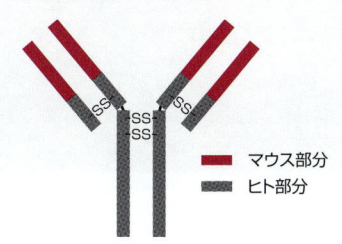

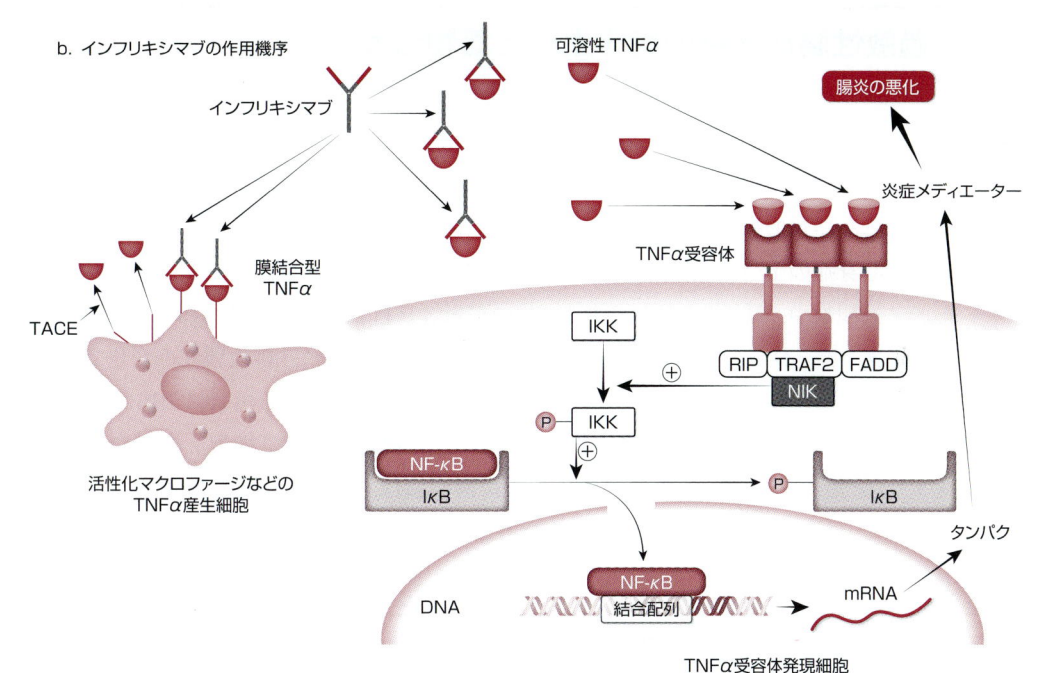

図7-12 インフリキシマブの構造と炎症性腸疾患に対する抗炎症作用機序

a．インフリキシマブは，マウス由来抗ヒトTNFα抗体をヒト化したものである．
b．インフリキシマブの作用機序．NF-κB：nuclear factor-κB．RIP：receptor inhibitor protein．FADD：Fas-associated death domain．TRAF2：TNF receptor-associated death domain 2．NIK：NF-κB-inducing kinase．IKK：inhibitor κB kinase．IκB：inhibitor-κB．

活性化マクロファージなどのTNFα産生細胞の細胞膜上に存在する膜結合型TNFα（カルボキシル基末端側ペプチド鎖が細胞外に露出している）が，TNFα変換酵素（TACE）により切断されることで可溶性TNFαが遊離される．可溶性TNFαが標的細胞の細胞膜上のTNFα受容体に結合すると，受容体のホモ3量体クラスターが形成され，RIP，FADD，TRAF2などからなるシグナル分子複合体を介して活性化されたNIKが，IKKをリン酸化することで活性化する．転写因子NF-κBは細胞質内ではIκBと結合した状態で存在するが，活性化されたIKKがIκBをリン酸化することでNF-κBがIκBから離脱して核内に移行し，炎症メディエーターなどの転写・翻訳を促進するため腸炎が悪化する．インフリキシマブは可溶性TNFαに結合することで受容体への結合を抑制するほか，膜結合型TNFαに結合することでTNFα産生細胞を傷害するため，TNFα/NF-κB経路を介する炎症シグナルを阻害し，腸炎の症状を抑制することができる．

種炎症メディエーターが産生されることで腸炎が悪化すると考えられている（図7-12）．インフリキシマブはこの可溶性TNFαに結合することでその生理活性を阻害するほか，膜結合型TNFαにも結合してTNFα産生細胞を傷害すると考えられている（図7-12）．TNFαはリウマチの病態にも関与するので，インフリキシマブおよびアダリムマブは抗リウマチ薬としても使用されている．

6 過敏性腸症候群と治療薬

A 過敏性腸症候群の病態生理と薬物治療

過敏性腸症候群 irritable bowel syndrome（IBS）は，下痢，便秘，あるいはその両方が交互に起こる交替性便通異常が慢性的に認められる疾患で，検査を行っても明確な器質的病変を見出すことができない．病態の発症や予後にストレスが関与する心身症の1つでもある．Rome Ⅲ（2006年）の診断基準によると，「2ヵ月以上の経過観察中，最近3ヵ月のうち1ヵ月に最低3日自覚する再発性腹痛や腹部不快感」があり，それらの症状が ①「排便によって軽快する」，②「排便頻度の変化で始まる」，③「便性状変化で始まる」のうち，2つ以上が当てはまる場合に IBS と診断する．また，IBS は下痢と便秘の程度によって，「便秘型」，「下痢型」，「混合型」および「分類不能型」の4つに分類される．治療には，下痢や便秘に対する治療薬に加えて，抗不安薬や抗うつ薬を用いた治療が必要になることもある．

B 過敏性腸症候群治療薬

血液脳関門を通過しない μ オピオイド受容体アゴニストである**トリメブチン** trimebutine（セレキノン®）（p.534，図 7-10 参照）は，交感神経節後線維からのノルアドレナリン遊離と副交感神経節後線維からのアセチルコリン遊離を抑制し，上部から下部の胃腸管の蠕動運動を正常化する作用があるので，IBS の治療によく用い

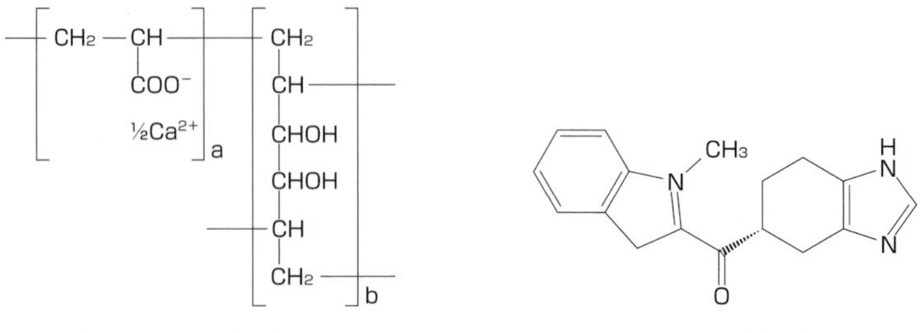

ポリカルボフィルカルシウム　　　ラモセトロン

図 7-13 過敏性腸症候群治療薬の構造式

られる．**ポリカルボフィルカルシウム** polycarbophil calcium（コロネル®，ポリフル®）（図7-13）は，アクリルポリマーであるため，腸管において水分を吸収して膨潤・ゲル化し，便の水分バランスを調整すると同時に腸壁を適度に刺激し消化管蠕動運動を正常化する．その結果，ポリカルボフィルカルシウムは便秘と下痢の両方を抑制するので，IBSの治療に適している．ただし，Caを含むので高カルシウム血症や腎不全の患者には禁忌である．セロトニン5-HT$_3$受容体拮抗薬は消化管運動を抑制する（p.529，図7-8参照）のでIBSの治療に応用できる可能性があり，現在は**ラモセトロン** ramosetron（イリボー®）（図7-13）が，下痢型IBSの治療に保険適用されている．そのほか，抗ムスカリン薬であるメペンゾラートなどの止瀉薬は下痢症状や腹痛を改善するために用いられ，また，便秘の治療には塩類下剤や大腸刺激性下剤も使用される．さらに，14個のアミノ酸からなる**リナクロチド** linaclotide（リンゼス®）は，グアニル酸シクラーゼC受容体を活性化することで腸内の水分量を増やし，腸運動を活発化するとともに，腹痛や腹部不快感を改善するので，便秘型過敏性腸症候群の治療に使用される．

7 嘔吐と治療薬

A 嘔吐のメカニズムと薬物治療

　嘔吐の原因は多様であるが，胃内の毒物などを排出させるための防御反応の1つでもある．嘔吐中枢が興奮すると，遠心性の迷走神経が興奮して喉頭が閉鎖し，食道や胃上部の平滑筋が弛緩すると同時に胃中央部から幽門部が収縮して逆蠕動が起こり，さらに体性神経の興奮によって横隔膜や腹筋の収縮が起こって腹圧が上昇することで嘔吐が起こる．消化管からの刺激情報は，迷走神経求心路から孤束核を介する経路と，交感神経求心路（内臓神経求心性神経）を介する経路によって嘔吐中枢に伝達される．

　抗がん薬などは，腸クロム親和性細胞からのセロトニン遊離を促進し，このセロトニンが迷走神経求心性線維に発現するセロトニン 5-HT$_3$ 受容体を活性化させることで嘔吐を誘起する．また，内耳の前庭器官から前庭神経節を経て嘔吐中枢へ入る神経経路があり，この経路の異常は動揺病，メニエール症候群などに関係する．強い不安や恐怖などがあると大脳皮質から嘔吐中枢へ刺激情報が伝達される．さらに，第四脳室底の延髄最後野にある化学受容器引き金帯 chemoreceptor trigger zone（CTZ）には血液脳関門が発達していないので，血中および脳脊髄液中の催吐物質を CTZ が感知して嘔吐中枢に興奮情報を伝達する．CTZ には 5-HT$_3$ 受容体，ドパミン D$_2$ 受容体，オピオイド受容体，ムスカリン M$_1$ 受容体が発現しており，いずれも嘔吐の発現に関与している．孤束核には，ヒスタミン H$_1$ 受容体，サブスタンス P が作用するタキキニン NK$_1$ 受容体，5-HT$_3$ 受容体，オピオイド受容体，ムスカリン受容体が，また，前庭からの求心性神経経路には H$_1$ 受容体やムスカリン受容体が存在する（図7-14）．前述したように末梢および中枢に存在する種々の受容体を刺激あるいは遮断する薬物が，制吐薬や催吐薬として用いられる．

B 制吐薬，催吐薬

1. 制吐薬

　CTZ のドパミン D$_2$ 受容体を遮断することで嘔吐を抑制する薬物には，クロルプロマジン，メトクロプラミド，スルピリド，ドンペリドン，プロクロルペラジン，

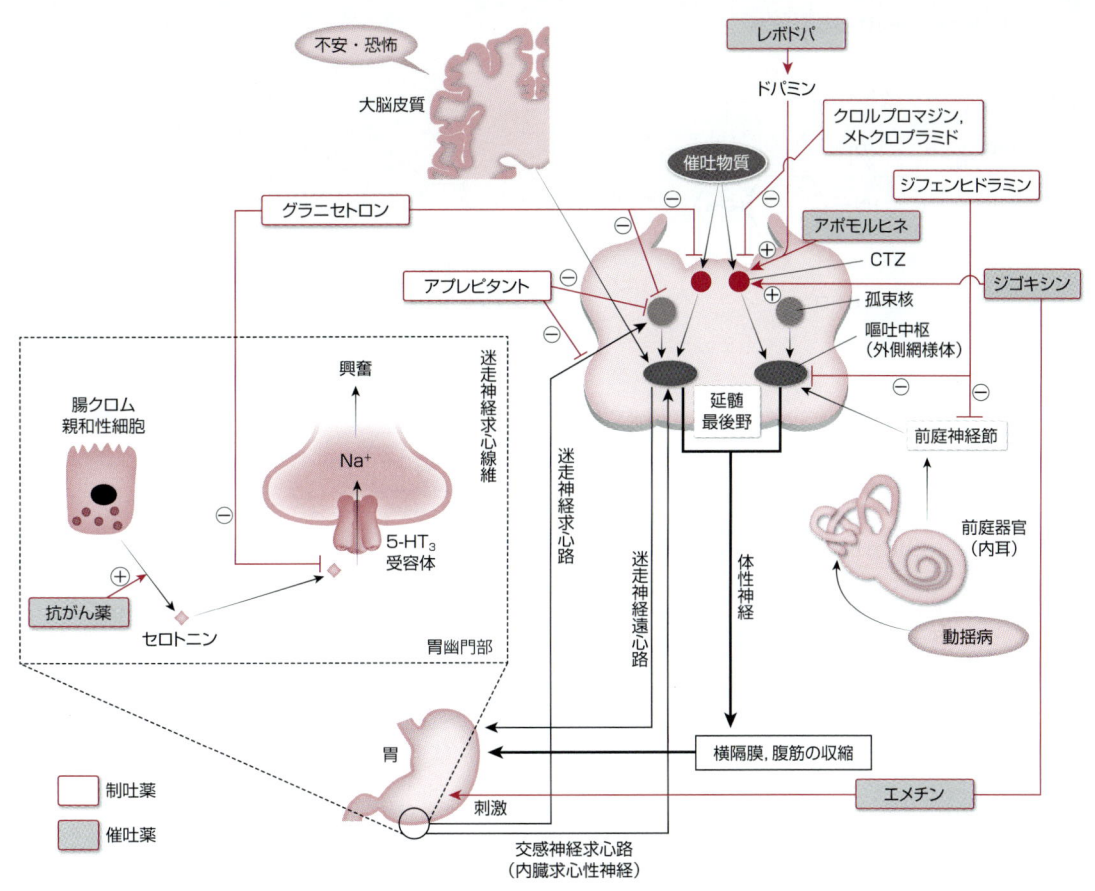

図7-14 嘔吐のしくみと制吐薬・催吐薬の作用点

ペルフェナジンなどがある．これらのD_2受容体拮抗薬は動揺病にはあまり有効ではないとされている．前庭の求心性神経や孤束核，嘔吐中枢のH_1受容体を遮断することで鎮吐作用を示す薬物には，ジフェンヒドラミン，ジメンヒドリナート，プロメタジン，メクリジンなどがあり，動揺病やメニエール症候群の嘔吐の治療に適用されている．セロトニン$5-HT_3$受容体拮抗薬である**グラニセトロン** granisetron（カイトリル®），**オンダンセトロン** ondansetron（ゾフラン®），**アザセトロン** azasetron（セロトーン®），**トロピセトロン** tropisetron（ナボバン®），**インジセトロン** indisetron（シンセロン®），**パロノセトロン** palonosetron（アロキシ®）（図7-15），**ラモセトロン** ramosetron（p.538，図7-13参照），などは，末梢（迷走神経求心路）および中枢（CTZおよび孤束核）作用により，特に抗がん薬による早期の嘔吐を強く抑制する．メトクロプラミドはD_2受容体拮抗作用に加えて$5-HT_3$受容体遮断作用も有している．

アプレピタント aprepitant（イメンド®）（図7-15）は，迷走神経求心路および孤束核に発現するタキキニンNK_1受容体を遮断することで，抗がん薬による遅発性の嘔吐を抑制する．アプレピタントのプロドラッグである**ホスアプレピタントメグルミ**

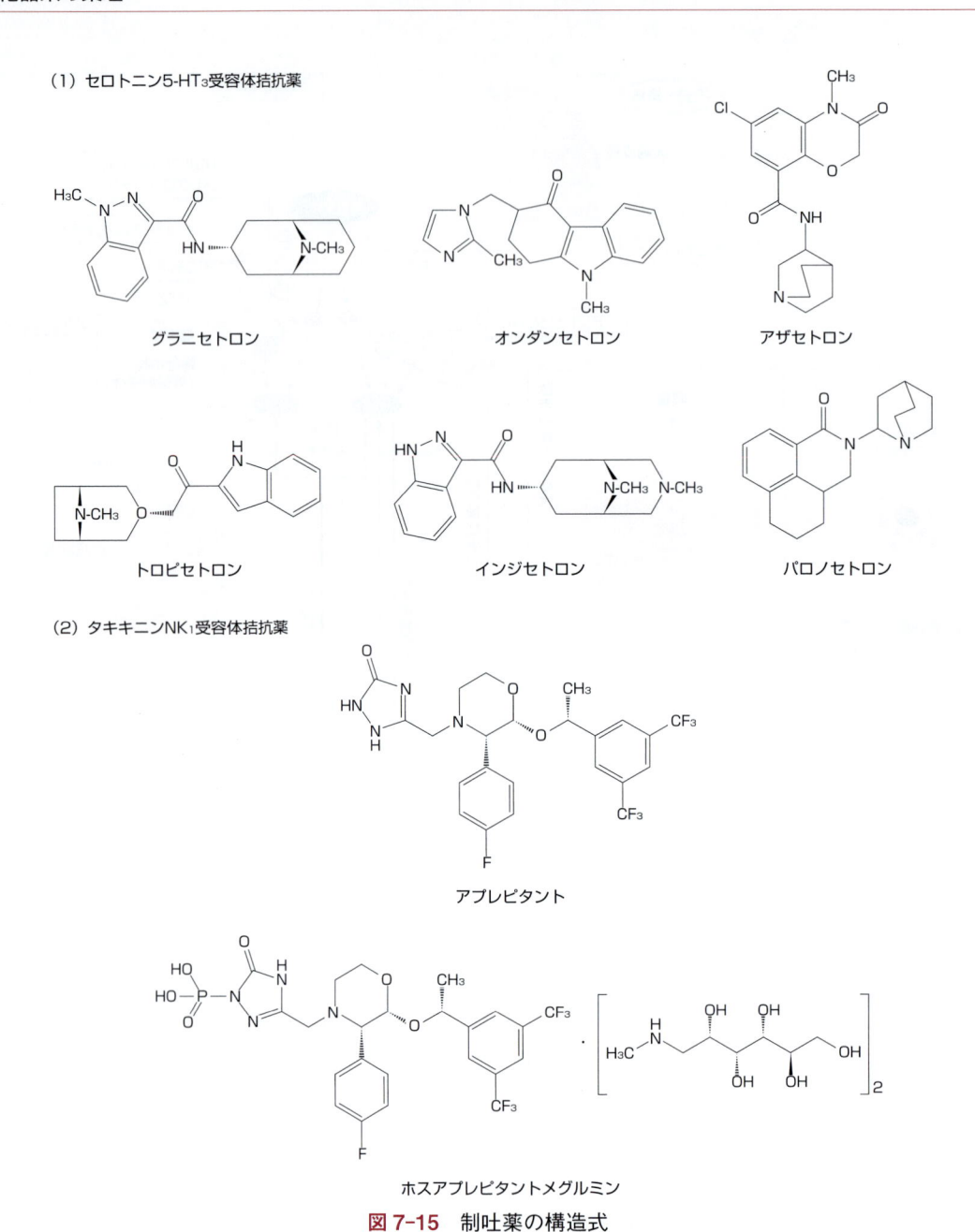

(1) セロトニン5-HT₃受容体拮抗薬

グラニセトロン　　オンダンセトロン　　アザセトロン

トロピセトロン　　インジセトロン　　パロノセトロン

(2) タキキニンNK₁受容体拮抗薬

アプレピタント

ホスアプレピタントメグルミン

図7-15　制吐薬の構造式

ン fosaprapitant meglumine（プロイメンド®）（図7-15）も同じ目的で使用される（図7-14）．なお，この遅発性嘔吐は5-HT₃受容体拮抗薬では抑制されない．そのほか，癌転移による嘔吐には，副腎皮質ステロイド薬であるデキサメタゾンも有効で，この効果は抗炎症作用によるものと考えられている．

2. 催吐薬

　催吐薬であるトコン（エメチン）は，胃粘膜への刺激作用と嘔吐中枢への直接作用によって嘔吐を誘起するので，タバコや医薬品の誤飲時の催吐に用いられる．アポモルヒネはCTZのD_2受容体を活性化することで強い嘔吐を起こす．モルヒネの副作用の1つである嘔吐は，CTZのオピオイド受容体への刺激作用によるものと考えられる．パーキンソン病治療薬であるレボドパも脳内でドパミンに変換された後，CTZのD_2受容体を刺激するので副作用として嘔吐を起こす．ほかに，強心配糖体であるジゴキシンも中毒量でCTZを刺激して嘔吐を誘起する（**図7-14**）．

8 ウイルス性肝炎と治療薬

A　肝臓の構造と機能

　肝臓は右葉，左葉，尾状葉，方形葉からなり，動脈，静脈に加えて門脈と胆管が肝臓を出入りする．肝臓は直径1～1.5mmの肝小葉からなり，胃，腸，膵臓，脾臓などからの静脈血が集まった門脈は，肝臓内で小葉間静脈に繋がり，小葉間動脈および小葉間胆管と併走する．小葉間静脈と小葉間動脈は合流して肝小葉に入り洞葉毛細血管（類洞）を経て中心静脈に達する．この小葉内には毛細胆管があり，肝細胞で作られた胆汁がここを通って小葉間胆管に出た後，肝管を経て胆嚢や総胆管へ到達し，最終的に十二指腸に流出する（図7-16）．

　肝小葉では，糖，タンパク，脂質のほか薬物やアルコールの代謝が行われ，また血中の老廃赤血球のヘモグロビンからできるビリルビンがグルクロン酸抱合を受けた後，胆汁中に移り十二指腸へ排出される．さらに，肝臓では，血液凝固因子，血液凝固を阻止するヘパリン，アルブミンなどを含む種々のタンパク質が合成される．また肝臓にはクッパー細胞 Kupffer cell というマクロファージ系細胞があり，血液中の異物を除去している．

B　ウイルス性肝炎の病態生理と薬物治療

　肝臓疾患では，ウイルス性肝炎とアルコール性肝疾患が重要である．これらの肝疾患が慢性化し長期間経過することで肝硬変や肝癌を発症する．ウイルス性肝炎に関与するウイルスでは，A型（hepatitis A virus：HAV），B型（HBV），C型（HCV）が重要で，これらのうち，B型のみがDNAウイルスで，それ以外はいずれもRNAウイルスである．HAVは経口感染し，魚介類の生食などによる集団感染で急性肝炎が発症することが多いが，慢性化することはほとんどない．HBVは，HBVキャリアからの母子感染や血液感染，あるいは性行為感染が多い．免疫能が低下している場合に慢性化することがある．HCVはほとんどが血液感染で，以前は輸血や注射針を介する感染が多かったが，現在は，新規感染者は少ない．HCVは慢性化しやすく，感染後20年以上かけて肝硬変や肝癌に進展する危険性が高い．

　通常の急性肝炎は特に治療の必要はないが，まれに劇症化すると肝性脳症などを

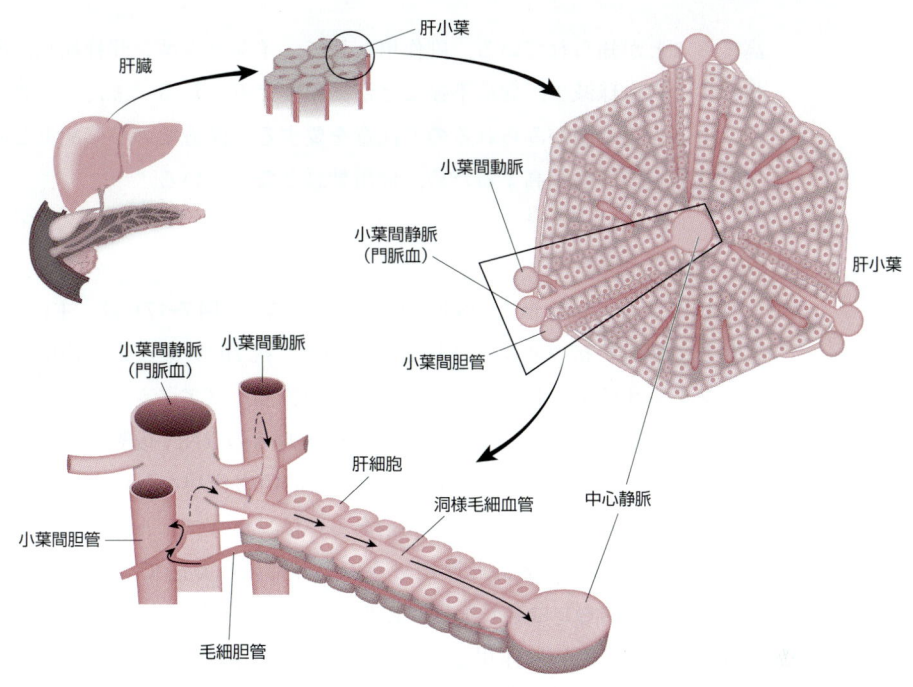

図 7-16　肝臓の小葉構造

合併し致命的な状態に陥ることがある．HBV や HCV 感染による慢性肝炎に対しては，インターフェロン製剤や抗ウイルス薬を用いた治療が急速に進歩している．なお，ウイルス性肝炎ほど多くはないが，長期のアルコール摂取により，脂肪肝，肝炎，肝硬変と徐々に進行するので早めの対策が必要である．

C　ウイルス性肝炎治療薬の分類・種類

　HAV や HBV に対する予防のためのワクチンは市販されているが，HCV に対するワクチンはない．B 型および C 型慢性肝炎の治療には，各種インターフェロン製剤や核酸アナログの抗ウイルス薬が使用される．また，肝炎ウイルスを除去することはできないが，肝機能の改善を目的として各種肝庇護薬を使用することもある．また肝不全による諸症状を改善するための薬物も使用される．

1. インターフェロン

　インターフェロン interferon（IFN）製剤には，天然型の IFN α，IFN β のほか，遺伝子組換え体の IFN α-2a や IFN α-2b などがある．さらに，インターフェロンをポリエチレングリコールで化学修飾した**ペグインターフェロンα**は血中消失までの時間が長く，1 回投与で 1 週間効果が持続する．特に C 型慢性肝炎に対する有効性が高く，B 型慢性肝炎にも効果がある．抗ウイルス薬との併用によって有効性が

545

高まることが知られている．副作用として，インフルエンザ様症状，倦怠感，血小板減少，白血球減少，食欲不振などが高頻度でみられる．また，間質性肺炎やうつ病による自殺企図がみられるので注意を要する．漢方薬の小柴胡湯との併用により間質性肺炎の危険が高まるため，併用禁忌となっている．

2. 抗ウイルス薬

リバビリン ribavirin（レベトール®，コペガス®）（図7-17）は，主にRNAウイルスに対して幅広い抗ウイルス作用を示すので，抗HCV薬として使用されている．プリンヌクレオチド，特にグアノシン類似物質で，グアノシン一リン酸（GMP）合成の律速酵素を阻害することで間接的にウイルスのRNA複製を抑制するほか，ウイルス由来RNAポリメラーゼに対する直接的阻害作用などにより抗ウイルス作用を示す．特に，インターフェロン製剤あるいはソホスブビルとの併用により大きな治療効果が得られる．催奇形性があるので妊婦には禁忌で，妊娠の可能性がある人（パートナーを含む）は避妊を行う必要がある．

また，直接HCVに作用し，ウイルス増殖を抑制する直接作用型抗ウイルス薬 direct-acting antiviral agent（DAA）が開発され，より有効かつ安全なC型慢性肝炎治療が期待されている（図7-17）．HCVの複製には非構造タンパク質（NS）のNS3/4A，NS5A，NS5Bが関与している．DAAは，これらHCV増殖において必須となるNSを阻害する．**テラプレビル** telaprevir（テラビック®），**シメプレビル** simeprevir（ソブリアード®），**アスナプレビル** asunaprevir（スンベプラ®）はNS3/4Aプロテアーゼを阻害し，NSの切断を阻害する．**ダクラタスビル** daclatasvir（ダクルインザ®）はNS5Aと結合することにより，NS5A複製複合体の形成を阻害する．**ソホスブビル** sofosbuvir（ソバルディ®）は肝細胞内で活性代謝物に変換されるヌクレオチドプロドラッグで，RNAの複製に関わるNS5Bポリメラーゼを阻害する．

B型慢性肝炎の治療には逆転写酵素阻害薬である**ラミブジン** lamivudine（ゼフィックス®）（図7-17）が用いられる．HBVは，エンベロープ内のコア粒子中に不完全二本鎖DNAをもつウイルスで，肝細胞内に侵入した後，細胞質中で脱殻し核移行後に完全二本鎖環状DNAを経てスーパーコイル型DNAとなる．これを鋳型として産生されたプレゲノムRNAからの逆転写によりマイナス鎖DNAを合成した後，プラス鎖DNAを合成する．ラミブジンは逆転写酵素阻害作用とDNA合成阻害作用によりHBVの増殖を抑制する（図7-18）．ほかに，逆転写酵素阻害作用とDNA合成阻害作用を有する**エンテカビル** entecavir（バラクルード®），逆転写酵素阻害作用を有する**テノホビル** tenofovir（テノゼット®）（図7-17）もB型慢性肝炎治療に用いられ，これらは耐性ウイルスが生じにくく，ラミブジン耐性HBVにも効果を示す．また，ラミブジンおよびエンテカビル耐性株に対しては，**アデホビル ピボキシル** adefovir pivoxil（ヘプセラ®）（図7-17）をラミブジンと併用することが推奨されている．アデホビル ピボキシルの抗ウイルス作用機序として，ウイルスの

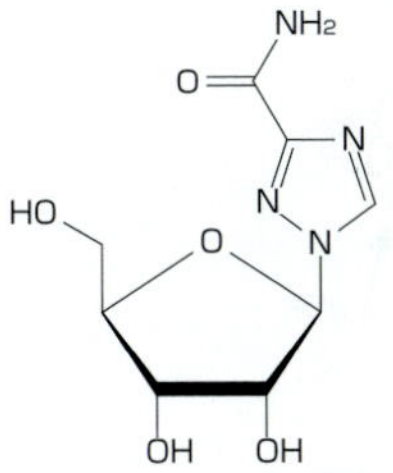

リバビリン

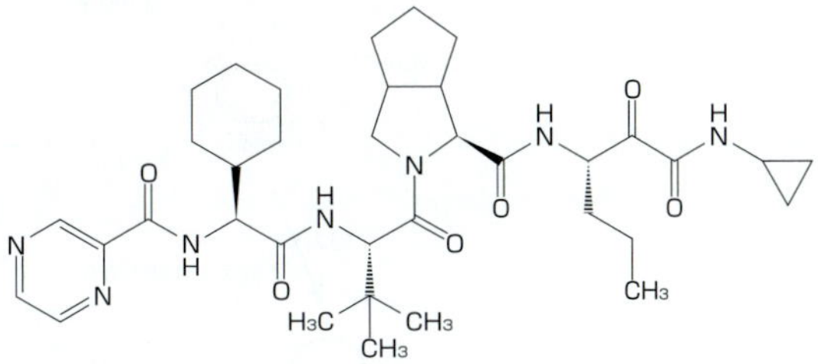

テラプレビル

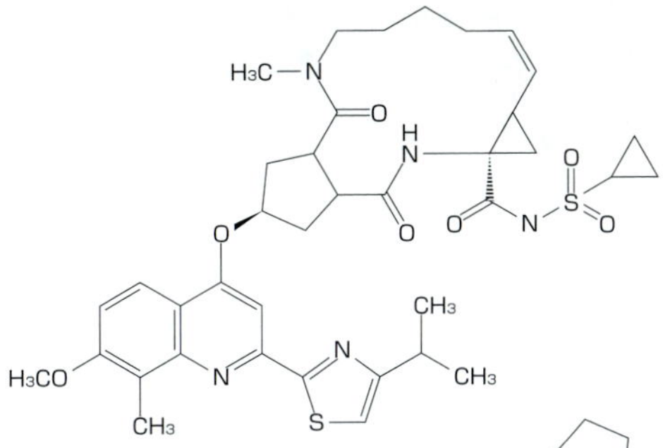

シメプレビル

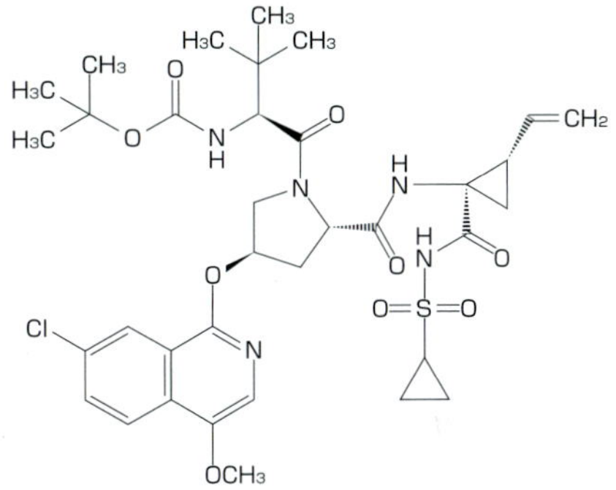

アスナプレビル

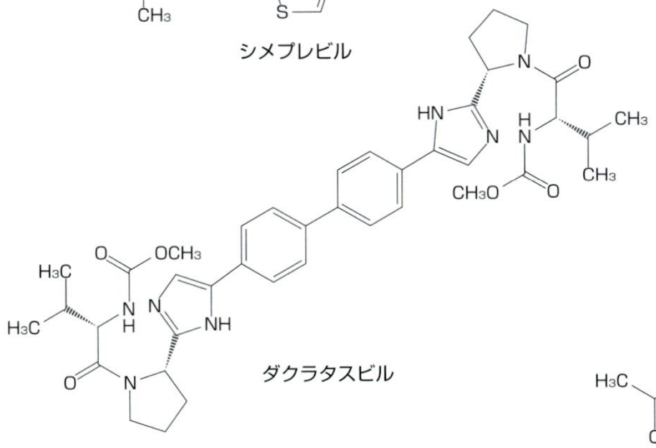

ダクラタスビル

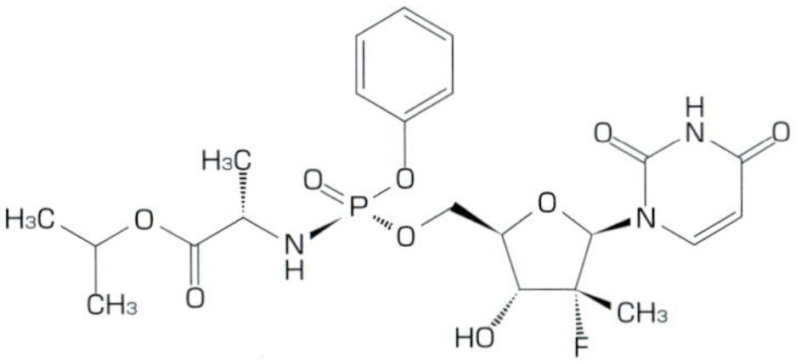

ソホスブビル

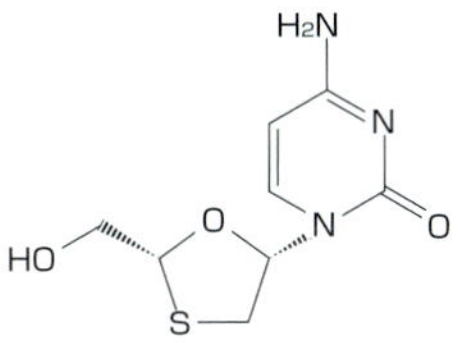

ラミブジン

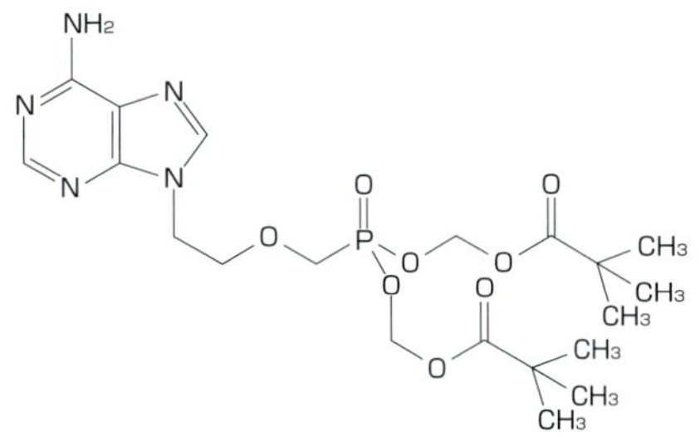

アデホビル　ピボキシル

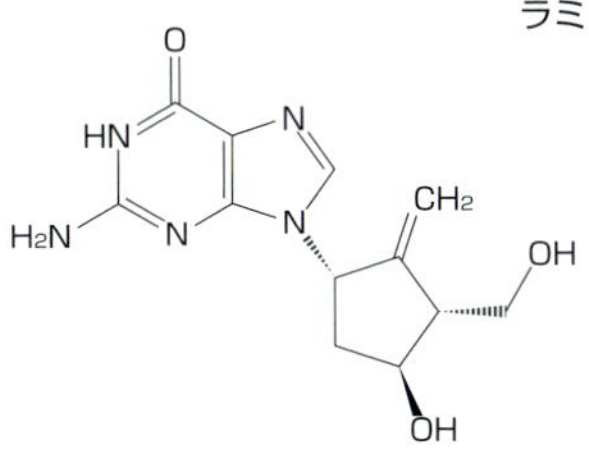

エンテカビル

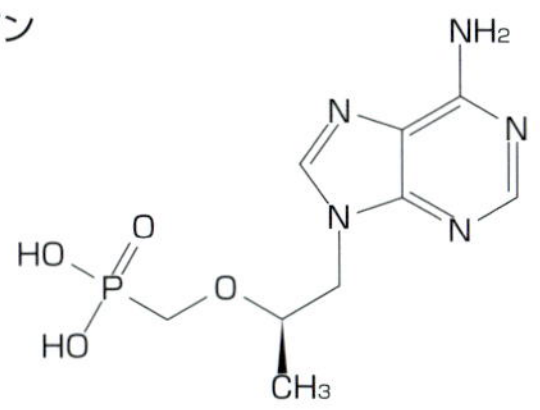

テノホビル

図 7-17　抗ウイルス薬の構造式

DNAポリメラーゼに対する競合拮抗作用とDNA伸長停止作用の2つが考えられている．

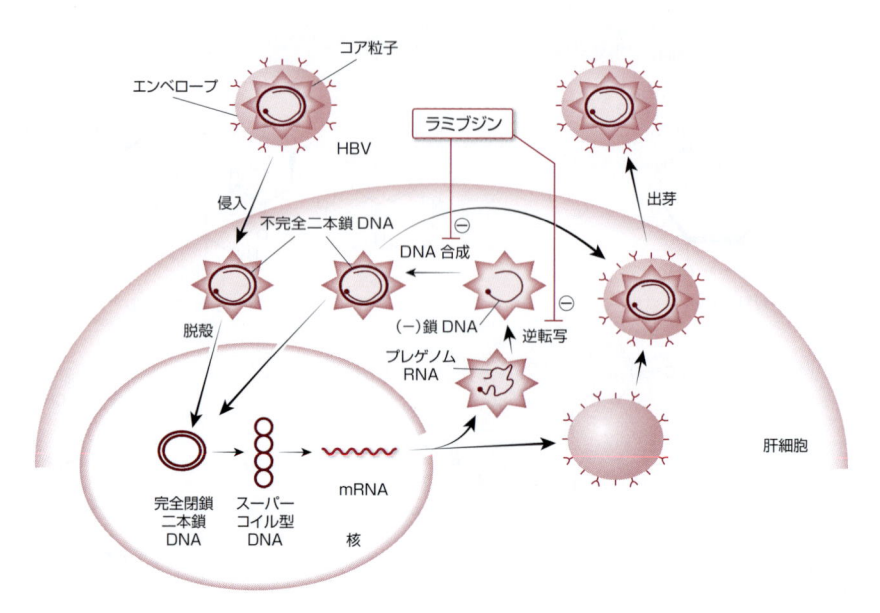

図7-18　肝細胞におけるB型肝炎ウイルス（HBV）の増殖機序とラミブジンの作用点

3. 肝庇護薬

　肝庇護薬や肝機能改善薬に用いられているものには，甘草由来グリチルリチン，タウリン，プロトポルフィリン，チオプロニン，グルタチオンなどのほか，甘草を含む漢方製剤である小柴胡湯など多数あるが，作用機序が明確でないものが多い．

4. その他の治療薬

　劇症肝炎や肝硬変の患者でみられる肝性脳症の発症には，肝代謝能低下による血中アンモニア濃度上昇や芳香族アミノ酸濃度上昇が関与すると考えられている．**ラクツロース** lactulose（モニラック®）は，ガラクトースとフルクトースの合成二糖であり，ヒトにはラクツロース分解酵素がないので，そのまま下部消化管まで到達し，腸内細菌により分解されて乳酸や酢酸を生じることで腸管内を酸性化する結果，消化管内のアンモニア産生菌の生育が阻害されて血中アンモニア濃度を低下させることができるため，肝性脳症の治療によく用いられる．同様の機序で作用するものに**ラクチトール** lactitol（ポルトラック®）がある．また，分岐鎖アミノ酸製剤は，フィッシャー比（分岐鎖アミノ酸／芳香族アミノ酸）を上げることで，芳香族アミノ酸の脳への移行を抑制するほか，肝硬変患者ではエネルギー源として利用される（肝硬変では肝でのグリコーゲン貯蔵が低下しインスリン感受性が低下するので，グルコースがエネルギー源として利用されにくくなっているため）．さらに，分岐鎖アミノ酸からグルタミン酸が生成され，骨格筋においてグルタミン酸からグルタミンを生成する過程でアンモニアを取り込むので血中アンモニア濃度が低下する．

9 胆嚢・胆道疾患と治療薬

A 胆嚢・胆道の構造と機能

　肝臓から分泌された胆汁は，肝管から胆嚢管を通って胆嚢に貯蔵された後，摂食時に胆嚢収縮とオッディ Oddi 括約筋の弛緩が起こることで，胆嚢から胆汁が総胆管を通って十二指腸へ排出される（図7-19）．食後30分程度で，脂肪や酸を含む食塊が十二指腸に達すると，粘膜のⅠ細胞からコレシストキニン（パンクレオザイミン）が，またS細胞からセクレチンが分泌される．セクレチンは肝細胞からの胆汁分泌を促進し，コレシストキニンは胆嚢を収縮させて Oddi 括約筋を弛緩させるので，食後約2時間をピークとする胆汁分泌が起こる（p.553, 図7-21参照）．

B 胆嚢・胆道疾患の病態生理と薬物治療

　胆石，胆道炎，胆道ジスキネジーなどが最も重要な疾患である．胆嚢，胆嚢管，肝管，総胆管などの胆道内にできる胆石（図7-19）には，コレステロール結石とビリルビン結石があるが，前者が大部分を占める．胆石患者では，疝痛，発熱，黄疸がみられ，特に脂肪摂取によって胆嚢が収縮することで胆管内圧が上昇するので疼

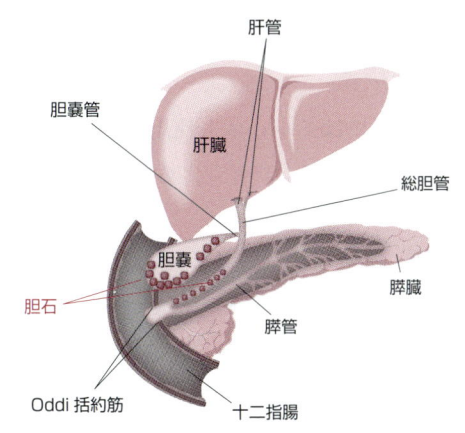

図 7-19 肝臓，胆道，膵臓および十二指腸の構造と胆石

痛が強くなる．対症療法として，インドメタシン，ブプレノルフィン，ペンタゾシンなどの鎮痛薬が使用されるほか，比較的小さなコレステロール結石の場合は薬物によって溶解することが可能である．大腸菌などの腸内細菌が十二指腸から胆道へ上行性に感染すると，胆嚢炎，胆管炎などの胆道炎を生じ，発熱，黄疸，上腹部痛などをきたす．この場合には，絶食絶飲と輸液，抗菌薬や鎮痛薬で治療が行われる．胆道ジスキネジーは，胆嚢および胆管の平滑筋やOddi括約筋の機能障害で，緊張亢進性，運動亢進性，緊張低下性のものがある．

胆汁分泌を促進する利胆薬のうち，肝臓からの胆汁分泌を促進するものを催胆薬といい，胆嚢・胆管から十二指腸への胆汁排出を促進するものを排胆薬という．催胆薬は主として肝疾患に，また排胆薬は胆石，胆道炎などに関連する胆汁うっ滞の改善を目的として使用される．

1. 催胆薬

デヒドロコール酸 dehydrocholic acid（図7-20）は，水利胆薬と呼ばれ，胆汁成分を増加させることなく胆汁量を増加させるので，胆汁うっ滞改善のために使用される．**ウルソデオキシコール酸** ursodeoxycholic acid（ウルソ®）と**ケノデオキシコール酸** chenodeoxycholic acid（チノ®）（図7-20）は，正常成分に近い胆汁成分の分泌を促すので，胆汁うっ滞改善のほかコレステロール結石を溶解する目的で使用される．

2. 排胆薬

胆嚢収縮あるいはOddi括約筋弛緩により排胆を促す薬物である．**フロプロピオン** flopropione（コスパノン®）（図7-20）は，COMT阻害によって交感神経由来ノルアドレナリンの分解を抑制し，β受容体を介するOddi括約筋弛緩作用を促進する．そのほか，パパベリンやトレピブトンなどが胆道系平滑筋の緊張を抑制して排胆を促す．

3. その他の治療薬

胆石痛の治療にはモルヒネも使用されるが，モルヒネはOddi括約筋を痙攣させる作用があるため，アトロピンとの併用投与が行われる．

(1) 催胆薬

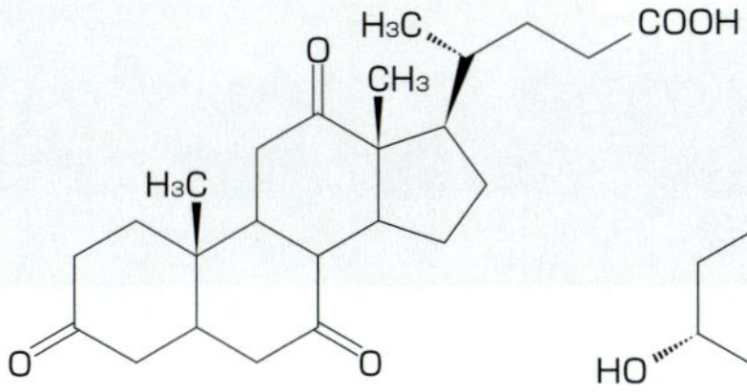

デヒドロコール酸 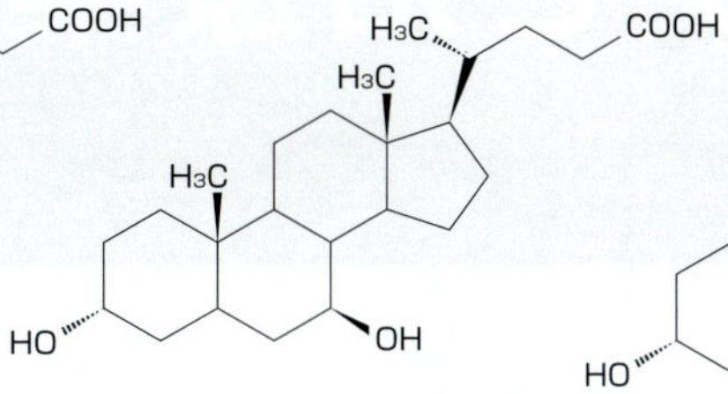　　　ウルソデオキシコール酸 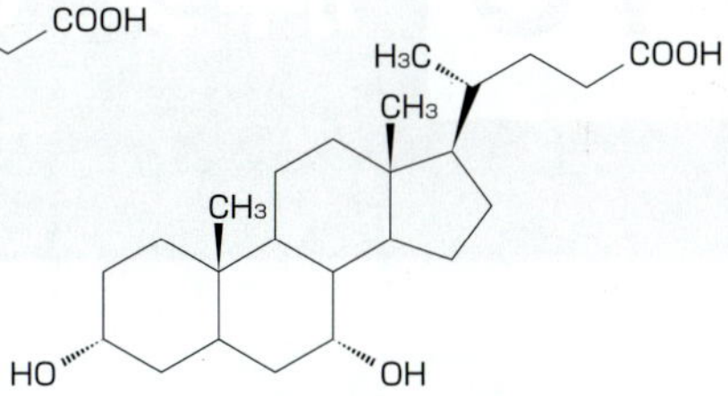　　　ケノデオキシコール酸

(2) 排胆薬

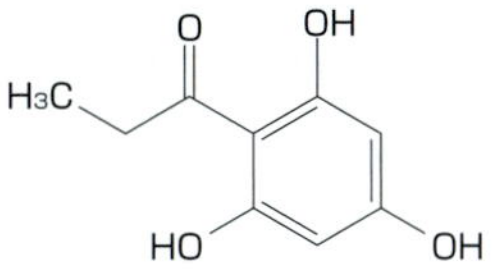

フロプロピオン

図 7-20　胆嚢・胆道疾患治療薬の構造式

10 膵炎と治療薬

A 膵臓の構造と機能

　膵臓は，十二指腸に近い部位から膵頭，膵体，膵尾に分けられる．膵組織は，消化酵素とアルカリを含む膵液を十二指腸へ分泌する外分泌機能と，インスリンやグルカゴンなどの血糖調節ホルモンを血中に分泌する内分泌機能を有する．外分泌は主に腺房で，内分泌はランゲルハンス島で行われる．腺房は小さな腺腔を囲む多数の腺房細胞と腺房中心細胞からなり，膵管は導管細胞で囲まれている．腺房細胞からは主に消化酵素が分泌され，導管細胞や腺房中心細胞からは，重炭酸イオン（HCO_3^-）などの電解質やムチンを含むアルカリ性溶液が分泌される．膵管は膵臓内で総胆管と合流して十二指腸に繋がる．食物摂取後，胃酸（HCl）やアミノ酸，ペプチド，脂肪酸などの栄養素が十二指腸に達すると，S細胞からセクレチン，I細胞からコレシストキニンが内分泌される．セクレチンは主に導管細胞からの電解質分泌を，またコレシストキニンは主に腺房細胞からの消化酵素分泌を促進することで膵液を作って十二指腸内へ分泌する（図7-21）．

B 膵炎の病態生理と薬物治療

　急性膵炎は，アルコールの過剰摂取や胆石などの胆道疾患を背景として，膵房内のプロテアーゼなどの消化酵素が膵組織内に貯留・活性化することで，膵組織の自己消化・炎症が起こる疾患である（図7-21）．急性膵炎では，激しい上腹部痛と発熱があり，重症時には全身ショック状態に陥ることもある．急性膵炎の治療には，胃酸分泌抑制薬，タンパク分解酵素阻害薬，鎮痛薬・鎮痙薬が使用されるほか，輸液による水分・電解質補正が行われる．

　慢性膵炎は炎症症状が持続化し，膵実質が不可逆性の線維化・石灰化をきたし，上腹部痛が長期にわたって持続する状態をいう．慢性膵炎の初期（代償期）は，急性膵炎と同様の治療を行うが，末期（非代償期）には内分泌部も障害されて糖尿病を発症するので，それに対する対策が必要となる．

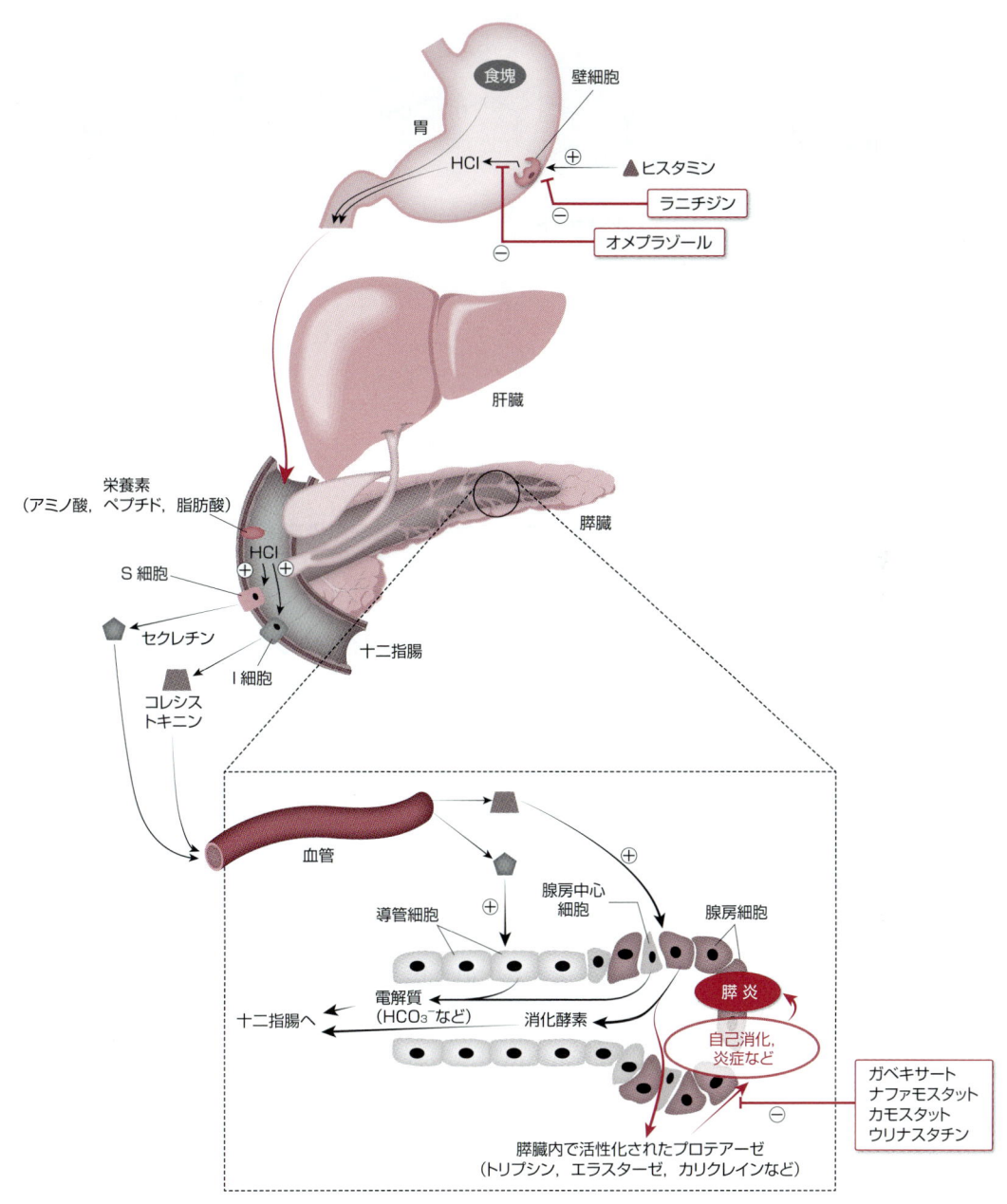

図 7-21　膵外分泌のしくみと膵炎

1. 急性膵炎治療薬

　　膵臓内での膵液による自己消化を抑制するため，膵外分泌を抑制する薬物が有用である．胃酸分泌が多くなると膵外分泌が促進されるため，ラニチジンなどのヒスタミン H_2 受容体拮抗薬やオメプラゾールなどのプロトンポンプ阻害薬が用いられ

553

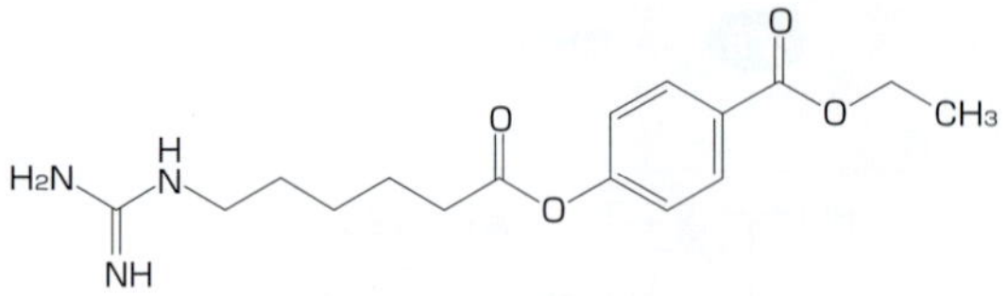

ガベキサート

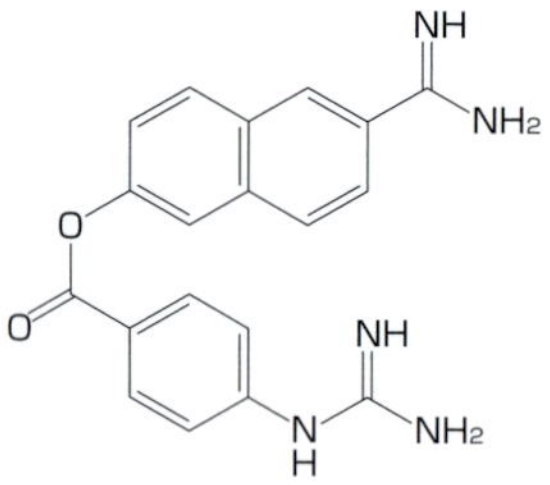

ナファモスタット

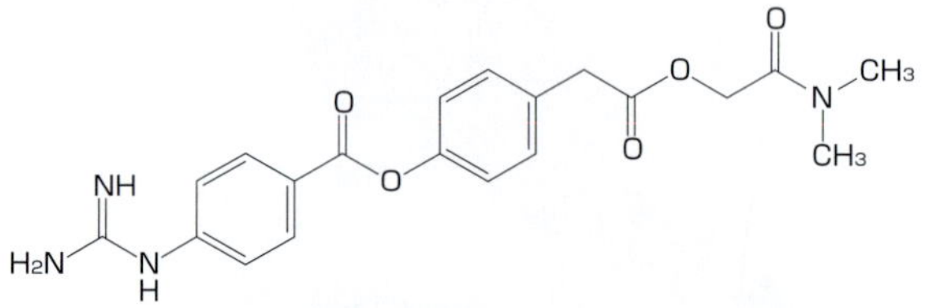

カモスタット

図 7-22 プロテアーゼ阻害薬の構造式

る（**図 7-21**）．ムスカリン M_1 受容体選択的拮抗薬のピレンゼピンが使用されることもある．消化酵素による膵組織自己消化を抑制する目的で，トリプシン，エラスターゼ，カリクレインなどの膵プロテアーゼ（タンパク質分解酵素）を幅広く阻害するプロテアーゼ阻害薬として用いられるもののうち，**ガベキサート** gabexate（エフオーワイ®），**ナファモスタット** nafamostat（フサン®）（**図 7-22**），ヒト尿由来**ウリナスタチン** ulinastatin（ミラクリッド）は注射剤として急性膵炎の急性期治療に用いられ，**カモスタット** camostat（フオイパン®）（**図 7-22**）は，経口剤として回復期に使用される（**図 7-21**）．疼痛対策には，インドメタシンなどの NSAIDs，ペンタゾシン，ブプレノルフィン，モルヒネなどのオピオイド受容体アゴニスト，ブチルスコポラミンなどの抗ムスカリン性鎮痙薬が用いられる．

2. 慢性膵炎治療薬

慢性膵炎の初期や間欠期の治療には，Oddi 括約筋を弛緩させて膵管内圧を低下させる COMT 阻害薬の**フロプロピオン** flopropion（コスパノン®）（p.551，**図 7-20** 参照），酸分泌を抑制するヒスタミン H_2 受容体拮抗薬や選択的 M_1 受容体拮抗薬，さらにプロテアーゼ阻害薬や鎮痙・鎮痛薬が使用される．慢性膵炎の非代償期治療には，糖尿病対策のためにインスリンが使用されるほか，消化不良対策のために消化酵素薬が H_2 受容体拮抗薬との併用で用いられる（胃酸による消化酵素失活を阻止するため）．

7 章……………川畑篤史

8章

腎・泌尿器系の薬理

1 体液・電解質バランスと腎臓

　健康な生体において水分の摂取量と排泄量はバランスがとれており，体内の水分量は一定の範囲（体重の45〜70%）に保たれている．水分の排泄として主に尿と不感蒸散および汗があげられる．尿は腎臓で血液が濾過されることで生成され，1日に約1.5Lの水分が老廃物（代謝産物）や電解質などとともに排泄される．不感蒸散とは皮膚や肺などから蒸発する水分であり，通常1日に約1Lの水が排泄される．1日で排泄される水分量の半分以上が尿として排泄されることから，腎臓は体液量の恒常性維持に重要な臓器である．また体液中の電解質としてNa^+，K^+，Cl^-などがあげられるが，これらが尿中に排泄されることで体液の電解質バランスとその浸透圧およびpHが制御されている．腎機能が障害されてNa^+や水の排泄が減少すると浮腫が生じる．腎臓に作用して尿量を増加させる利尿薬は浮腫の治療に用いられるが，循環血流量の減少を介して高血圧や心不全にも有効である．

A 体液の調節と腎臓の機能

　腎臓は後膜腹腔にある1対の臓器であり，右腎は肝臓が上方に存在することから左腎よりも低い位置に存在する．腎臓の縦断面は外側の皮質と内側の髄質に大別される．腎臓の尿生成機能を担う単位はネフロンと呼ばれ，図8-1の概略図で示される構造を有する．ネフロンの多くは皮質と髄質にまたがる形で存在する．腎臓は血液を濾過し，尿を生成，排泄することで，① 老廃物・薬物の排泄，② 体液の水分量，電解質バランス，浸透圧，pHなどの恒常性維持に機能を発揮するとともに，さらに ③ レニン分泌やエリスロポエチン分泌などの内分泌機能も有する．

　体液は主に細胞内液と細胞外液の2つに区分される．細胞外液は間質液（組織液），血漿，リンパ液が含まれる．成人男性の体液量は体重の約60%を占め，細胞内液量と細胞外液である間質液と血漿の占める割合はそれぞれ約40%，15%，5%となっている．細胞は細胞外液を介して酸素や栄養素を取り込み，また細胞内の老廃物の排出を行っている．

　細胞外液の浸透圧が変化すると細胞内液のイオンバランスも崩れることから，細胞が正常に機能できなくなる．また，細胞外液の量が増加すると循環血流量が増大することから，心臓の負荷が増え，逆に細胞外液量が減少すると細胞に送る酸素や栄養が十分に送ることが困難になる．そのため，細胞外液の浸透圧や量は一定の範

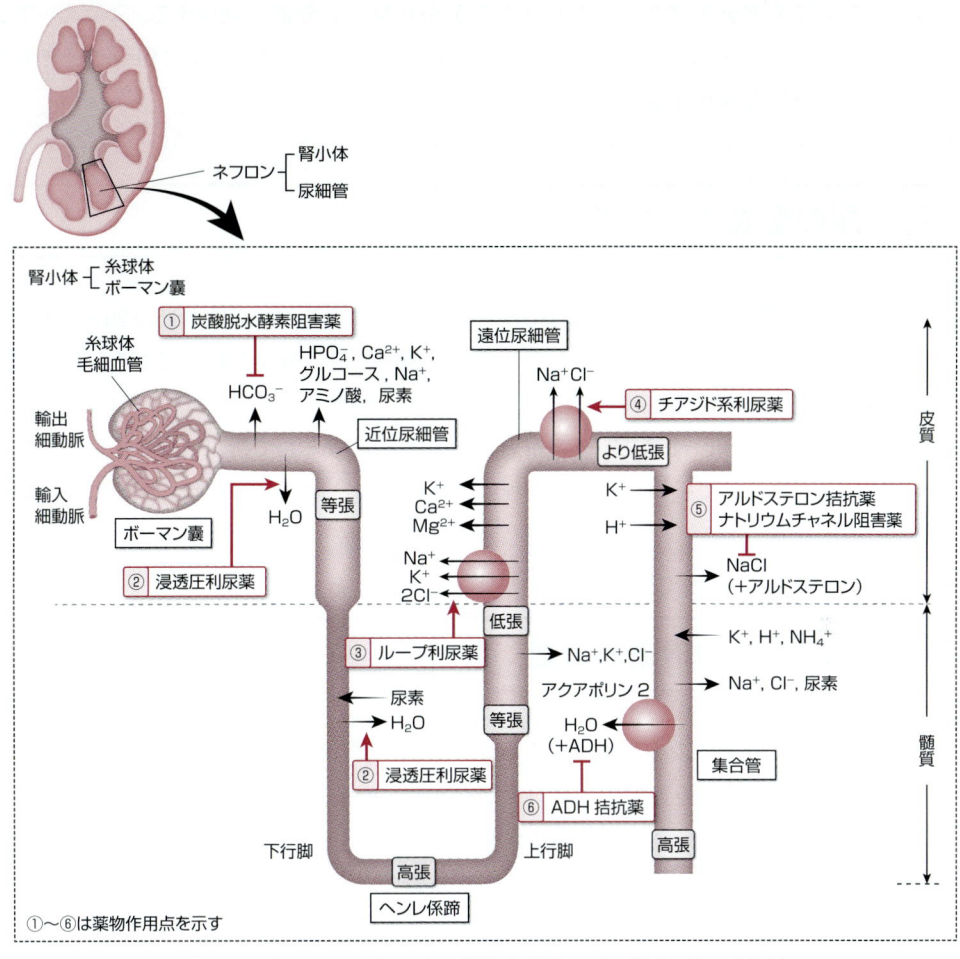

図 8-1 ネフロン-集合管の構造と機能および利尿薬の作用点

囲内に調節され，恒常性が維持されている．その役割を担っているのがバソプレシン vasopressin，レニン-アンジオテンシン-アルドステロン系 renin-angiotensin-aldosterone system や心房性ナトリウム利尿ペプチドなどである．

抗利尿ホルモン antidiuretic hormone (ADH) であるバソプレシンは，血液の浸透圧が上昇すると脳下垂体後葉からの分泌が増大し，腎臓の集合管からの水再吸収が促進されることで血液中の水分量が増え浸透圧が減少する．

また，循環血液量が増大した場合，心房から心房性ナトリウム利尿ペプチドが合成・分泌されナトリウム利尿により循環血液量が減少する．

腎臓自体にも細胞外液の浸透圧や量を調節する機構が存在する．すなわちレニン-アンジオテンシン-アルドステロン系である（図 8-2）．レニンは糸球体の血流量が減少すると腎臓の傍糸球体細胞から分泌され，アンジオテンシンが生成されることで血圧が上がり，さらにアルドステロンの分泌も促進されて Na^+ と水の再吸収を引き起こし腎血流量が回復する．最終的に，血流量が増えるためレニン分泌に対し

てネガティブフィードバックがかかりレニン分泌が減少する．レニン-アンジオテンシン-アルドステロン系により外液の浸透圧や量を一定に保つことで腎機能の恒常性も保たれる．

B　尿の生成メカニズム

　腎臓は重量が体重の約0.5％程度の臓器であるが，心拍出量の20～25％もの血液供給を受け，尿生成などを介して体液調節に最も重要な臓器である．腎臓に供給された血液が濾過されることで，血液中の老廃物（例えばタンパク質代謝産物の尿素・尿酸の窒素化合物など）や電解質が水とともに尿として排出される．尿の生成はネフロンにおいて行われ，その過程は糸球体濾過，尿細管再吸収，尿細管分泌の3つからなる．

C　ネフロンの構造と機能

　腎機能の最小単位であるネフロンは，腎小体と尿細管で構成されており，1個の腎臓に約100万個のネフロンが存在している．腎小体は糸球体とそれを包むボーマン嚢からなる．尿細管は近位尿細管，ヘンレ係蹄と遠位尿細管の3つからなり，遠位尿細管がいくつか集まることで集合管となる（図8-1）．腎小体から出た輸出細動脈はさらに尿細管周囲毛細血管として尿細管を網目状に包む形態をとり，尿と血漿間の物質交換により再吸収・分泌の機能を担う．

1. 尿の生成

　尿の生成過程は，ボーマン嚢で囲まれた糸球体毛細血管から濾過され，原尿が生成されるところから始まる．これが糸球体濾過である．糸球体内への血管には輸入細動脈と輸出細動脈があるが，後者の方が前者よりも細いため，糸球体毛細血管内の血圧は通常の毛細血管内圧よりはるかに高い．一方，糸球体囊内圧は低く，この圧差（正確には血漿浸透圧を引いた圧）により濾過されるため，糸球体で行われる濾過は限外濾過であり，水とNa^+，K^+，Ca^{2+}，Cl^-，SO_4^-などの無機イオンのほか，尿素，尿酸，クレアチニン，アミノ酸，グルコースなどの有機物を含む血中の分子量70,000未満の物質はほとんど無差別に濾過される．分子量70,000以上のアルブミンなどのタンパク質や赤血球，白血球，血小板などが濾過されることは通常ない．糸球体濾過量 glomerular filtration rate（GFR）は成人で100～150 mL/分である．腎血流量 renal plasma flow（RPF）との比，GFR/RPFを濾過比といい，健常人で0.2～0.22である．1日に生成される原尿は約170 Lとなる．

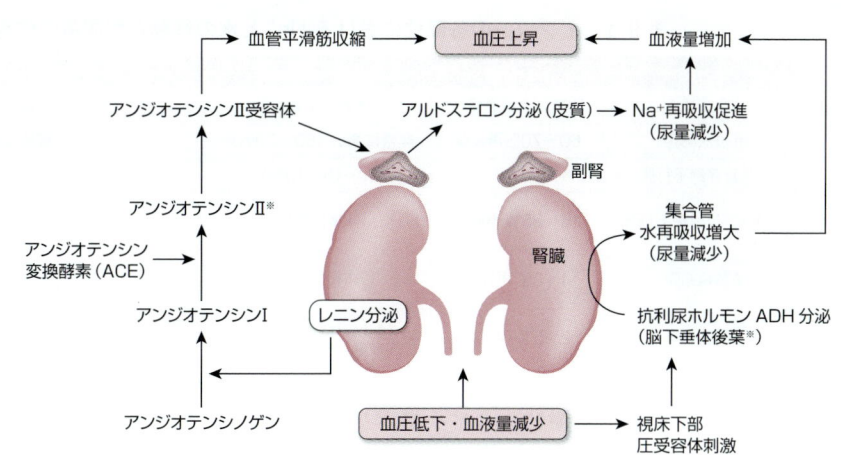

図 8-2　レニン-アンジオテンシン-アルドステロン系の概略

2. 尿細管での再吸収

　糸球体で濾過された原尿は，最初に近位尿細管に入り，Na$^+$，Cl$^-$，水がほぼ同じ割合で再吸収されるため等張尿である．また，グルコースやアミノ酸などの低分子物質の大部分もここで再吸収される．近位尿細管には，Na$^+$/H$^+$ 交換系が存在するため，Na$^+$ 再吸収と H$^+$ の尿中への排出が生じ，尿は弱酸性となる．この機構は炭酸脱水酵素活性を介した HCO$_3^-$ の再吸収と共役しており，図 8-1 の①に示すとおり，炭酸脱水酵素阻害は HCO$_3^-$，Na$^+$ および水の再吸収を抑制し利尿作用を示す（p.562，炭酸脱水酵素阻害薬の項参照）．

　次にヘンレ係蹄下行脚で水が再吸収されることで濃縮される．上行脚では下行脚とは異なり水の再吸収は行われず，Na$^+$ や Cl$^-$ が再吸収されるため低張尿となる．太い上行脚で Na$^+$/K$^+$/2Cl$^-$ 共輸送体により Na$^+$，K$^+$ および Cl$^-$ が再吸収されることから，さらに低張尿となる．ヘンレ係蹄の下行脚と上行脚の水や電解質の透過性の違いと，ヘンレ係蹄のヘアピン構造のため，髄質の深部にいくほど浸透圧が上昇する．これを対向流増幅系といい，尿の濃縮に重要な機構である．

　遠位尿細管では尿中の 15%程度の水が再吸収される．またチアジド系利尿薬の作用点である Na$^+$/Cl$^-$ 共輸送体により NaCl の再吸収が行われる．またアルドステロンにより Na$^+$ の再吸収と K$^+$ の排泄が促進される．アルドステロンは遠位尿細管終末部や集合管において，上皮細胞の細胞中の鉱質コルチコイド受容体と結合し，核に移行することによりアルドステロン誘導タンパク質合成を促進する．その結果，① 管腔側細胞膜上の Na$^+$ チャネルの発現増加，② 基底膜側細胞膜上の Na$^+$/K$^+$-ATPase の活性化，などをもたらすため，Na$^+$ 再吸収が促進され，管腔側での電荷の不均衡を打ち消す方向で K$^+$ 流入が増加する．

　遠位尿細管に続く集合管では，抗利尿ホルモンのバソプレシンによるバソプレシ

表8-1 ネフロンの各部位におけるNa$^+$と水の移動と利尿薬の作用点

部位	Na$^+$移動	水透過性（再吸収率）	利尿薬の作用点
糸球体	濾過により原尿へ	きわめて高い	なし
近位尿細管	60〜70%再吸収	非常に高い（60〜70%）	炭酸脱水酵素
ヘンレ係蹄下行脚	―	高い（5〜15%）	―
太いヘンレ係蹄上行脚	15〜25%再吸収	非常に低い	Na$^+$/K$^+$/2Cl$^-$共輸送体（ループ利尿薬）
遠位尿細管	4〜8%再吸収	非常に低い	Na$^+$/Cl$^-$共輸送体（チアジド系利尿薬）
集合管	2〜5%再吸収	バソプレシンにより変動（5〜30%）	アルドステロン受容体；上皮性Na$^+$チャネル（カリウム保持性利尿薬）

ンV$_2$受容体刺激によりアクアポリン2という水チャネルが活性化し，バソプレシン依存性の水再吸収が促進される．

　表8-1にネフロンの各部位での水とNa$^+$の移動の概要をまとめた．これらの過程を経て，最終的に原尿に含まれる約99%の水が再吸収され，残りの約1%が尿として排泄される．したがって水の再吸収率が0.5%低下するだけで，尿量は1.5倍になる．水の再吸収率のわずかな変化により，尿量が大きく変化することが分かる．Na$^+$も原尿中の約1%が最終的に尿中へ排泄される．一方，K$^+$は再吸収とともに分泌もされ，20〜30%が排泄される．

3. 尿細管での分泌

　尿細管周囲の毛細血管から尿細管管腔内にH$^+$，アンモニアや薬物（代謝物を含め）などの有機物が能動的に分泌されることで尿中に排泄される．アルブミンと結合した薬物も分泌される．これを尿細管分泌という．薬物の分泌は近位尿細管で有機アニオン輸送系，有機カチオン輸送系，P糖タンパク質を介する輸送系による．

D　腎臓の内分泌機能

　腎臓は内分泌機能も有する．アンジオテンシノゲンからアンジオテンシンIIを産生する酵素のレニン（図8-2）は，傍糸球体細胞の顆粒細胞から分泌される分子量42,000の酸性プロテアーゼであり，その分泌は ① 腎血流量の低下，② 原尿中のCl$^-$またはNa$^+$濃度の低下，③ 副交感神経の興奮を介したアドレナリンβ$_1$受容体活性化などにより促進される．

　造血ホルモンのエリスロポエチンの80〜90%は腎臓で産生され，腎組織酸素分圧の低下，呼吸性アルカローシス，交感神経興奮（β受容体）などにより活性化される．

　ビタミンD$_3$は腎臓で活性型ビタミンD$_3$へ変換され，これが腸管からのCa^{2+}吸収を促進する．そのほか，カリクレイン，プロスタグランジンやエンドセリンなどの生理活性物質および関連酵素を産生している．

2 利尿薬

腎機能の障害により Na^+ や水の排泄が減少すると浮腫が起こる．これに対して Na^+ と水の排泄を促進して浮腫を取り除く薬物が利尿薬である．利尿薬は尿量を増加し，それに伴い循環血液量を減らすことから，高血圧や心不全の治療にも用いられている．

A 利尿薬の分類・種類と効果

利尿薬には，糸球体の濾過量を促進して作用するものと，尿細管における水や電解質の再吸収を抑制して作用するものに大別されるが，糸球体から濾過される原尿の99%は尿細管で再吸収されることから，糸球体の濾過量を促進するよりも尿細管の再吸収を抑制するほうが効率的である．そのため，臨床で用いられている利尿薬も尿細管での再吸収を抑制する薬が多い．糸球体濾過量を増強する利尿薬として，浸透圧性利尿薬があげられる．尿細管における再吸収を抑制する利尿薬として，炭酸脱水酵素阻害薬，ループ利尿薬，チアジド（サイアザイド）系利尿薬，カリウム保持性利尿薬およびバソプレシン V_2 受容体拮抗薬があげられる．また，利尿薬ではないが利尿作用を有する薬物として強心配糖体やキサンチン誘導体があげられる．本項では利尿薬として用いられているものを紹介する．

B 浸透圧性利尿薬

浸透圧性利尿薬 osmotic diuretics は，糸球体で自由に濾過されるが尿細管で再吸収されず，また薬物自身に薬理学的活性がない．D-マンニトール D-mannitol（マン

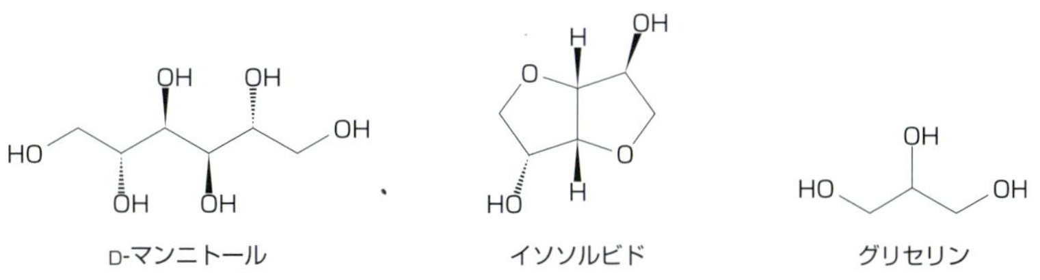

図 8-3 浸透圧性利尿薬の構造式

ニットール），**イソソルビド** isosorbide（イソバイド®）と**グリセリン** glycerin（グリセオール®，グリセレブ®）などがある（図 8-3）．浸透圧性利尿薬の投与により，血液の浸透圧が上昇し，組織から血中に水を引き込むため全体の血流の上昇に伴い，腎血流量が増大する．その結果，糸球体濾過量が増大するため利尿効果が得られる．上記の作用とは別に，尿細管では再吸収されないことから，尿細管の管腔の浸透圧が上昇し，管腔内の浸透圧の等張性を維持するため尿細管からの水の再吸収を抑制させることでも利尿効果を示す．

浸透圧性利尿薬は組織から血中に水を吸引することから，脳浮腫などの脳圧亢進時における脳圧降下や眼圧効果に用いられる．そのほか，D-マンニトールは急性腎不全の予防や治療に，イソソルビドは腎・尿管結石時の利尿や脳圧・眼圧降下に用いられ，さらにメニエール病の治療にも用いられる．全身の血流を増大するため，うっ血性心不全には禁忌である．

C　炭酸脱水酵素阻害薬

サルファ剤がアシドーシスや尿 pH の上昇を招き，その原因が炭酸脱水酵素の阻害によるものであることが判明したことから，多くのサルファ剤が探索された．その結果，炭酸脱水酵素阻害薬 carbonic anhydrase inhibitors である**アセタゾラミド** acetazolamide（ダイアモックス®）が開発された（図 8-4）．

炭酸脱水酵素阻害薬は主に近位尿細管の炭酸脱水酵素を阻害することで H^+ の産生を抑制し，Na^+/H^+ の交換が低下する．そのため，Na^+ の再吸収の抑制と HCO_3^- の排泄が増加し，結果として尿のアルカリ化と尿量の増加を引き起こす．また，血液の pH 低下によりアシドーシスとなる．さらに，Na^+/H^+ 交換が抑制されることから，尿細管の Na^+ 濃度上昇に伴い Na^+/K^+ 交換が高まり K^+ の排泄が促進される（図 8-5）．

炭酸脱水酵素阻害薬の利尿作用は弱く，現在では利尿薬としてはあまり用いられていない．心性浮腫・肝性浮腫の治療に用いられる．また，てんかん，メニエール病の治療にも用いられる．眼毛様体の炭酸脱水酵素も阻害して眼房水の生成を阻害することから，眼内圧を低下させるため，緑内障の治療にも用いられる．副作用として代謝性アシドーシスや低カリウム血症があげられる．

D　ループ利尿薬

ヘンレ係蹄上行脚に作用することから命名され，最も強力な利尿効果をもつ利尿薬である．ループ利尿薬 loop diuretics はヘンレ係蹄の太い上行脚の管腔側から

アセタゾラミド

図8-4 炭酸脱水酵素阻害薬の構造式

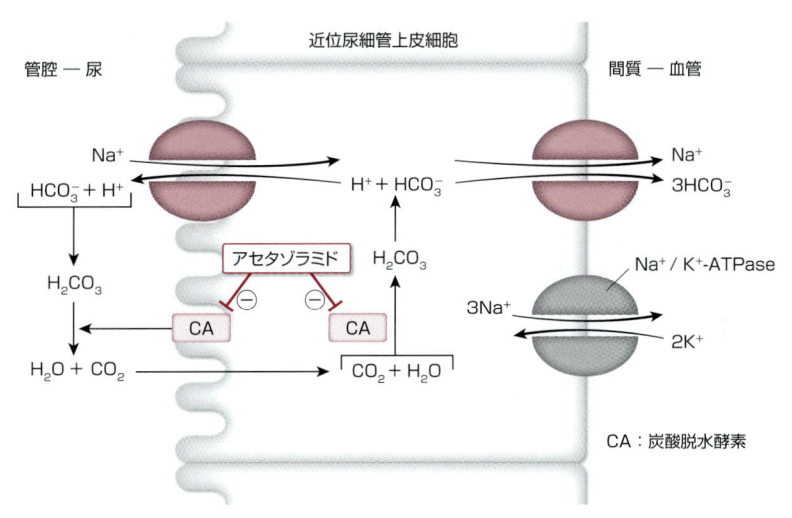

図8-5 炭酸脱水酵素阻害薬の作用機序
近位尿細管での Na^+/H^+ 交換反応と HCO_3^- の再吸収．
CAは炭酸脱水酵素で，アセタゾラミドにより阻害される（図8-1の①）．

$Na^+/K^+/2Cl^-$ 共輸送体を阻害することで Na^+ と Cl^- の再吸収を抑制し，尿の濃縮機構を抑制する．その結果，糸球体濾過量の20%の水が排泄されることから，強力な利尿効果を示す（図8-6）．また，糸球体濾過量を上昇させる作用をもつことから，腎機能が低下していても利尿効果をもつ．この群の薬物間に化学構造上の共通性はあまりない（図8-7）．

代表的な薬物は**フロセミド** furosemide（ラシックス®，オイテンシン®）があげられ，各種浮腫，高血圧症や尿路結石排出促進などに用いられる．**ブメタニド** bumetanide（ルネトロン®），**ピレタニド** piretanide（アレリックス®），**アゾセミド** azosemide（ダイアード®）および**トラセミド** torasemide（ルプラック®）は浮腫にのみ用いられ，高血圧症に対する適応症はない．トラセミドは抗アルドステロン作用をもつため，低カリウム血症を起こしにくい．**エタクリン酸** ethacrynic acid は水銀利尿薬のように利尿作用をもち，作用機序もループ利尿薬と同様であるが現在は使われていない．

ループ利尿薬は強力な利尿効果をもつことから急性の脱水，電解質の損失を起こすため，副作用として低血圧や低カリウム血症，低クロル性アルカローシスに注

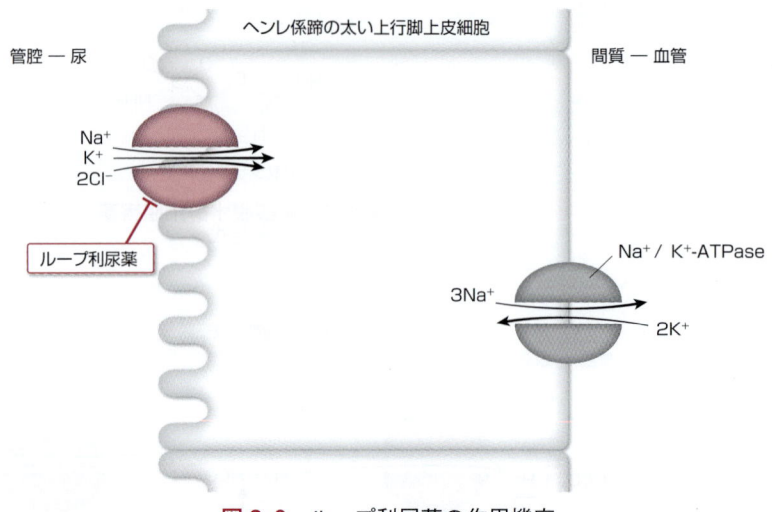

図 8-6　ループ利尿薬の作用機序

ヘンレ係蹄の太い上行脚での $Na^+/K^+/2Cl^-$ 共輸送体による Na^+ 再吸収とループ利尿薬の作用（図8-1の③）.

意を要する．難聴も副作用の1つであり，アミノグリコシド系抗菌薬との併用でさらに悪化する．また，高血糖，高尿酸血症や再生不良性貧血もあげられる．無尿や肝性昏睡には禁忌である．

E　チアジド（サイアザイド）系利尿薬

　チアジド系利尿薬 thiazide diuretics はアセタゾラミド型の利尿薬から開発されたベンゾジアゼピン誘導体である（図8-8）．最初にチアジド系利尿薬である**クロロチアジド** chlorothiazide が開発され，その後も多くの薬物が開発されたが，現在市販されているのは**ヒドロクロロチアジド** hydrochlorothiazide（ニュートライド），**ベンチルヒドロクロロチアジド** benzylhydrochlorothiazide（ベハイド®）と**トリクロルメチアジド** trichlormethiazide（フルイトラン®）の3種類である．

　遠位尿細管前半部の管腔側から Na^+/Cl^- 共輸送体を阻害することによって Na^+，Cl^- および水の再吸収を抑制し利尿作用をもつ（図8-9）．利尿作用はループ利尿薬の利尿作用よりも弱く，作用の発現も遅いが持続性である．炭酸脱水酵素阻害薬とは違い，体液の酸塩基平衡が変化しても利尿作用は影響を受けない．糸球体濾過量を軽度に減少させる作用ももつ．利尿作用による循環血液量の減少や末梢血管拡張作用をもつことから降圧薬としても用いられる．腎性尿崩症や各種浮腫にも用いられる．

　重大な副作用として再生不良性貧血や間質性肺炎があげられる．また，低ナトリウム血症，低カリウム血症，高カルシウム血症，低クロール性アルカローシスや低マグネシウム血症などの電解質異常や，高尿酸血症，高血糖や脂質異常症などの代謝へ

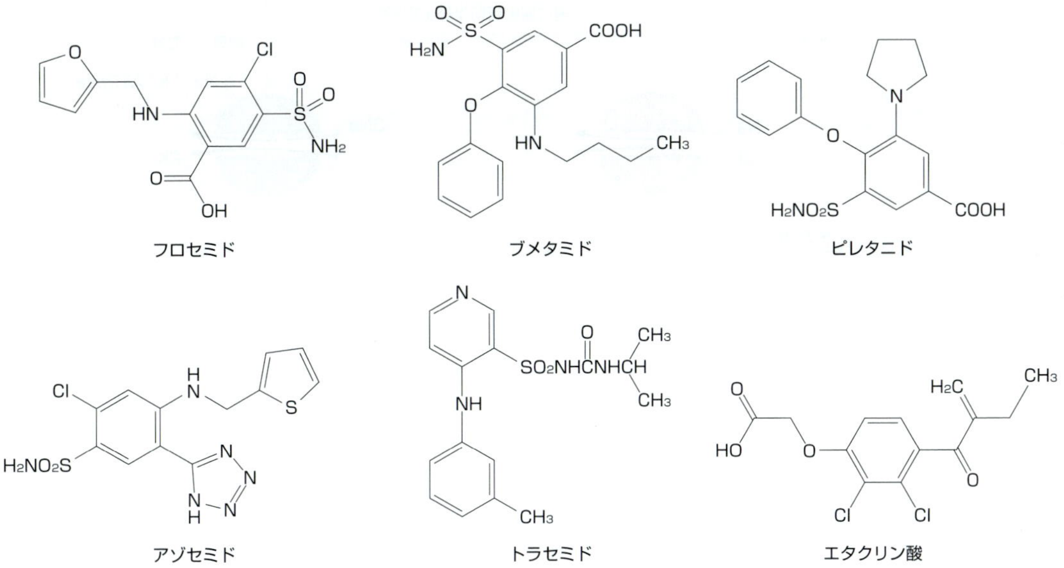

フロセミド　　　　　　　　ブメタミド　　　　　　　　ピレタニド

アゾセミド　　　　　　　　トラセミド　　　　　　　　エタクリン酸

図 8-7　ループ利尿薬の構造式

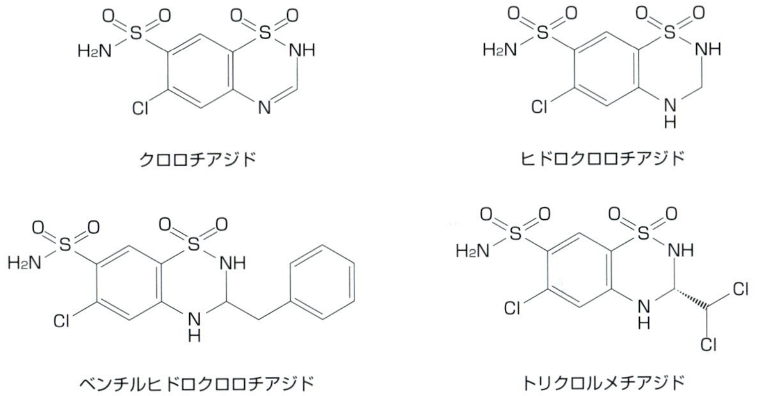

クロロチアジド　　　　　　　　　　　ヒドロクロロチアジド

ベンチルヒドロクロロチアジド　　　　トリクロルメチアジド

図 8-8　チアジド系利尿薬の構造式

の影響があることから，長期投与時には定期的な血液検査が必要である．その他の副作用として，光線過敏症や発疹などがある．無尿や急性腎不全には禁忌である．

相互作用としてジギタリス製剤の作用増強がある．これは，低カリウム血症によって，ジギタリスに対する心筋の感受性が増大し，ジギタリス中毒が起きやすくなる．

またチアジド系化合物ではないが，同じスルホンアミド系の利尿薬で，利尿作用や副作用などがチアジド系に類似している薬物をチアジド系類似利尿薬 thiazide-like diuretics という（図 8-10）．**メフルシド** mefruside（バイカロン®）は高血圧症および浮腫に用いられるが，**インダパミド** indapamide（ナトリックス®，テナキシル®），**トリパミド** tripamide（ノルモナール®）と**メチクラン** meticrane（アレステン®）の適

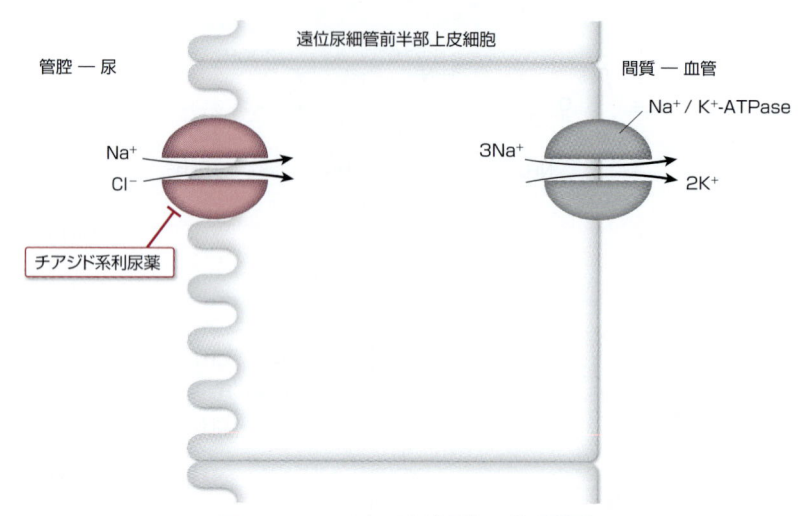

図 8-9　チアジド系利尿薬の作用機序

遠位尿細管前半部での Na^+/Cl^- 共輸送体による Na^+ 再吸収とチアジド系利尿薬の作用（図 8-1 の④）．

応は高血圧症のみである．チアジド系よりも作用の持続が長いものが多く，副作用の低カリウム血症は軽度である．

F　カリウム保持性利尿薬

　利尿薬の多くは Na^+ 排泄の増加に伴う K^+ 排泄の増加を引き起こすことから，副作用として低カリウム血症が有名である．そのため，上述した利尿薬とカリウム保持性利尿薬 potassium-sparing diuretics との併用がよく用いられている．K^+ 排泄を抑制し血中の K 濃度を保持する利尿薬として，抗アルドステロン薬 aldosterone antagonists とナトリウムチャネル阻害薬 sodium channel inhibitors がある（図 8-11）．

1. 抗アルドステロン薬

　抗アルドステロン薬は，遠位尿細管終部と集合管上皮細胞の間質側細胞膜に存在するアルドステロン受容体において，アルドステロンに対し競合的に拮抗することで，①管腔側細胞膜上の上皮性ナトリウムチャネル（ENaC）の発現抑制，②基底膜側細胞膜上の Na^+/K^+- ATPase の活性抑制をもたらす（図 8-12）．これらの作用で Na^+ の再吸収の抑制および水の再吸収の抑制により利尿効果を発揮する．このとき，管腔側での Na^+ 流入と連関した K^+ の排泄も抑制されるためカリウム保持作用をもつ．これらの作用は血中アルドステロン濃度が上昇している場合は，強い効果が得られる．利尿作用および降圧作用はあまり強くないため，高血圧症に単独で用

図 8-10　チアジド系類似利尿薬の構造式

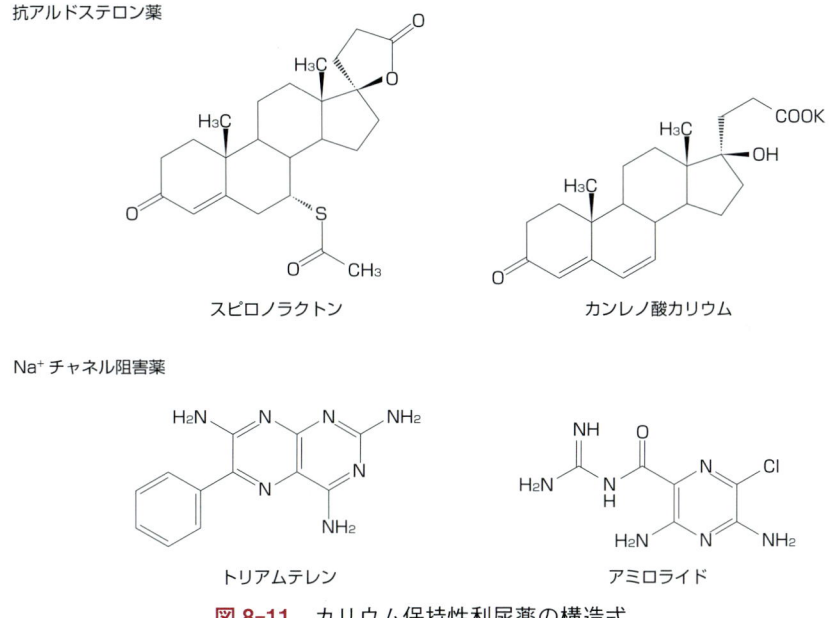

図 8-11　カリウム保持性利尿薬の構造式

いられるよりはチアジド系利尿薬やループ利尿薬などの低カリウム血症の防止目的に併用される．抗アルドステロン薬として**スピロノラクトン** spironolactone（アルダクトン®A）と**カンレノ酸カリウム** potassium canrenoate（ソルダクトン®）がある．スピロノラクトンは高血圧症，各種の浮腫や原発性アルドステロン症で用いられる．カンレノ酸カリウムはプロドラッグである．

　副作用として，カリウム保持性利尿薬としての性質上，高カリウム血症があげら

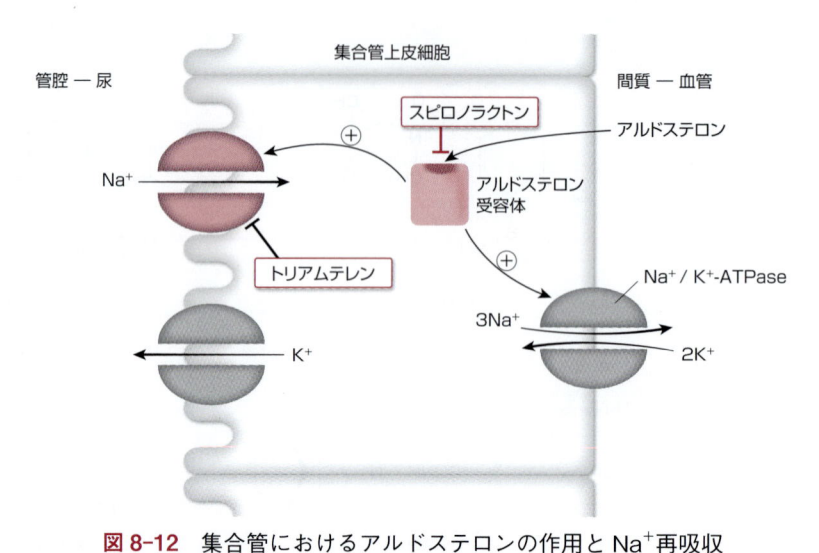

図 8-12　集合管におけるアルドステロンの作用と Na⁺ 再吸収
スピロノラクトンとトリアムテレンはともにカリウム保持性利尿薬であるが，異なる作用点で働く．

れる．ほかにも，低ナトリウム血症，代謝性アシドーシスがある．また，抗アルドステロン薬は抗アンドロゲン作用があることから，男性の女性乳房化や性欲減退を起こす．アンジオテンシン変換酵素阻害薬（ACE 阻害薬）およびアンジオテンシンⅡ受容体拮抗薬（ARB）との併用で高カリウム血症が増強される．無尿および腎不全には禁忌である．

2. 上皮性ナトリウムチャネル阻害薬

上皮性ナトリウムチャネル阻害薬は主に遠位尿細管・集合管上皮細胞の管腔側のナトリウムチャネル（ENaC）を阻害することで，Na⁺/K⁺ 交換を抑制する（図8-12）．その結果 Na⁺ と水の再吸収が抑制され利尿効果が発揮されると同時に K⁺ 排泄が抑制される．ナトリウムチャネル阻害薬として**トリアムテレン** triamterene（トリテレン®）と**アミロライド** amiloride がある．現在日本で臨床に用いられているのはトリアムテレンのみである．高血圧症や各種の浮腫に対する治療に用いられる．チアジド系利尿薬やループ利尿薬の降圧と利尿作用を増強し，副作用である低カリウム血症を防ぐことから併用されることが多い．副作用には高カルシウム血症がある．こちらも無尿および腎不全に禁忌である．

G　バソプレシン V₂ 受容体拮抗薬

利尿薬の多くは，尿量の増加とともに電解質を排出し体液の電解質バランスを崩

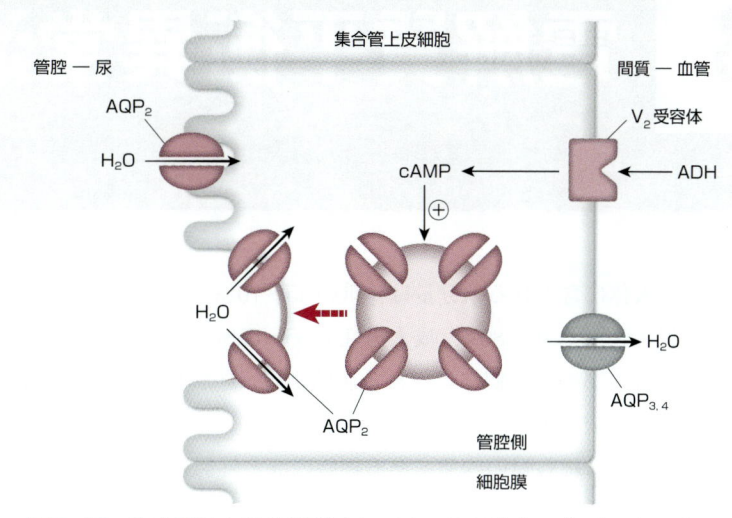

図 8-13　集合管における抗利尿ホルモンADH（バソプレシン）による利尿作用

AQP：aquaporin，ADH：antidiuretic hormone

図 8-14　バソプレシン V_2 受容体拮抗薬の構造式

すことが問題である．そこで，近年，バソプレシン V_2 受容体拮抗薬が，電解質の排泄を増やさずに尿量のみを増やす利尿薬として開発された．抗利尿ホルモン antidiuretic hormone（ADH）である**バソプレシン** vasopressin は血漿浸透圧の上昇，血液量の減少によって，脳下垂体から分泌が促進される．ADH が遠位尿細管や集合管のバソプレシン2（V_2）受容体に結合すると cAMP を介して水チャネルであるアクアポリン2を管腔側細胞膜への移行を促進し，水の透過性を高める（図8-13）．その結果として，水の再吸収が促進されて尿量が減少する．そのため，V_2 受容体拮抗薬はこれらの作用を抑制することから利尿効果をもたらす．特に電解質の変化を伴わず尿量を増加させることから低ナトリウム血症の治療に用いられる．**コニバプタン** conivaptan と**トルバプタン** tolvaptan（サムスカ®）があり（図8-14），コニバプタンは V_1 および V_2 受容体で ADH と拮抗し遮断するが，トルバプタンは V_2 受容体に選択性が高い拮抗薬である．トルバプタンはうっ血性心不全の治療にも用いられている．

3 電解質平衡異常治療薬

　人体に含まれる水分量は体重の45〜70%である．年齢・性別で比較すると，新生児・乳児で70〜80%，成人男性で55〜65%，老人，成人女性で45〜55%を占め，この含水率の差は個体に占める脂肪細胞（含水率＜10%）と骨格筋（含水率＞75%）の割合に依存する．

　体液は細胞膜の内側にある細胞内液と外側にある細胞外液（血漿水分25%，細胞間液75%），および経細胞液（管腔内および脳脊髄液）に分類される（全水分量のうち，細胞内液は55%，細胞外液は42.5%，経細胞液は2.5%を占める）．これらの溶液は細胞膜によって仕切られているが，膜上に存在する膜輸送体（イオンチャネル，水チャネル，キャリア，ポンプ）を介して水溶性の電解質や主な基質は相互に移動することができる．体細胞の至適な生存環境（内部環境）は，外部環境が大きく変化しても一定に保たれている（ホメオスタシス）．細胞外液は腎臓や呼吸器，消化器などのいくつかの系と相互に連関することで温度，水分量，イオン組成，pH，浸透圧，酵素，栄養物含量などの恒常性を保つ（表8-2）．これにより内部環境のホメオスターシスが維持され，生命の基本単位である細胞活動が保証されている．

　細胞外液のイオン組成は地球上の動物でほぼ同等であり，細胞内液は細胞外液と対照的な組成をもつ．動物細胞の細胞膜にはNa^+/K^+-ATPaseが発現し，ATPの加水分解エネルギーを利用してNa^+を細胞外へ，K^+を細胞内へ輸送している．このため，細胞外液にはNa^+が多く，細胞内液にはK^+が多くなる．また，その他の膜輸送体（イオンチャネル，キャリア，ポンプ）により，特徴的な細胞内液，細胞外液のイオン組成を維持している．人体あるいは哺乳類のからだの電解質組成を，血清と量の多い組織である骨格筋の筋細胞について（表8-2）に示す．

　細胞内外の電解質濃度の異常は細胞機能に大きな影響を与える．血清中の電解質濃度は簡単に知ることができ，また病因によっては異常を是正することも可能である．本項では主要な電解質の血中濃度の異常に関してその原因と症状，是正法について述べる（表8-3）．

A 高カリウム血症治療薬

　血清カリウム値の正常値は3.6〜5.0mEq/Lであり，血液K^+濃度が5.4mEq/L以上の状態を高カリウム血症という（図8-15）．主な原因として，①カリウム過負荷，

表 8-2 細部外液の環境と細胞内液・外液の電解質組成

温　度	36.5〜37.5℃
浸透圧	275〜295mOsm/kgH₂O
pH	7.38〜7.42
血糖値	75〜100mg/dL

イオン	血　清	骨格筋
Na	140	12
K	4.3	150
Ca*¹	2.5	0.1〜1μM
Mg	1	15〜20
Cl	102	4
CO₂*²	26	10

*1　遊離カルシウムを示す．ほかに小胞体内貯蔵分，タンパク質結合分がある．
*2　CO_2，HCO_3^- の 2 形態

表 8-3 電解質異常のまとめ

基　準	原　因	症　状	治　療
高カリウム血症 (5.4mEq/L 以上)	カリウム過負荷	心機能異常，呼吸異常，筋力低下，知覚異常，意識障害	食事療法，ポリスチレンスルホン酸カルシウム／ナトリウムの直腸内適用または内服，塩排泄性利尿薬，重炭酸ナトリウム（代謝性アシドーシスの場合）
	細胞内から細胞外へのシフト（アシドーシス，インスリン欠乏，薬剤，組織破壊）		
	排泄障害（低アルドステロン症，腎不全などによる GFR*の低下）		（急性期）グルコン酸カルシウムの静注，グルコースとインスリンの同時投与，β刺激薬（補助療法）
低カリウム血症 (3.5mEq/L 以下)	カリウム欠乏	心機能異常，強心配糖体の毒性の増強，呼吸障害，筋の麻痺，平滑筋の弛緩	カリウム塩の経口投与（希薄溶液，徐放錠），カリウム塩溶液の静注（10mEq/hr 以下の速度で），カリウム保持性利尿薬の併用
	細胞外から細胞内へのシフト（アルカローシス，インスリン・グルコースの同時投与，薬剤）		
	排泄過剰（高アルドステロン症，塩排泄性利尿薬，下痢）		
高カルシウム血症 (10.3mg/dL 以上)	甲状腺機能の亢進	不安神経症状	（軽度）ループ利尿薬，等張生理食塩水
	悪性腫瘍		（中度，高度）カルシトニン，ビスホスホネート製剤，副腎皮質ステロイド，血液透析
	ビタミン D 中毒		
低カルシウム血症 (8.8mg/dL 未満)	甲状腺機能の低下	感覚異常，テタニー	カルシウム，ビタミン D（必要な場合），グルコン酸カルシウムの静注（テタニー発症時）
	ビタミン D の欠乏		
	腎機能の低下		
高リン血症 (5.0mg/dL 以上)	甲状腺機能の低下	テタニー（低カルシウム血症を併発した場合）	食事中のリンの制限，リン吸着薬（炭酸カルシウム，セベラマー塩酸塩，炭酸ランタン）
	代謝性・呼吸性アシドーシス		
	慢性腎不全		

*　GFR：糸球体濾過量 glomerular filtration rate

②細胞内から細胞外へのカリウムシフト，③排泄障害があげられる．

①カリウム過負荷は，腎機能が低下した患者において問題になり，高カリウム食の摂取やカリウム剤過剰投与，保存血輸血などで起こりやすい．

②細胞内から細胞外へのカリウムシフトには以下に述べる4つの原因が考えられる．a) アシドーシスによる細胞外へのK^+放出の増大，b) 糖尿病性ケトアシドーシスにみられるようなインスリン欠乏によるNa^+/K^+-ATPase活性の低下，c) アドレナリンβ遮断薬やジゴキシン，カリウム保持性利尿薬などの薬剤の投与，d) 横紋筋融解症や腫瘍崩壊，熱傷などによる組織破壊，分娩後の子宮退縮，血管内溶血による細胞外へのカリウム放出など．

③排泄障害には以下の2つの原因があげられる．a) 低アルドステロン症による集合管からのK^+放出の減少．レニン-アンジオテンシン系阻害薬はアンジオテンシンⅡによるアルドステロン分泌を抑制する．また，ヘパリンはアルドステロン合成の抑制によって，NSAIDsはレニン産生抑制によって低アルドステロン症を引き起こす．b) 急性腎不全，循環系ショックなどによって生じる腎濾過率の低下による集合管からのK^+排泄の低下．

高カリウム血症の症状としては，心機能異常（徐脈，伝導障害，収縮不全），呼吸異常，筋力低下，知覚異常，意識障害が現れる．K^+のわずかな上昇で心筋細胞は敏感に反応する．心電図ではT波の増大とQRS波の開大やP波消失などがみられ，K^+がさらに増すと活動電位のプラトーがほとんどなくなり，またペースメーカー電位（緩徐な脱分極）が生じなくなるため，心室細動や収縮不全のような致死的な不整脈となる．

6.0mEq/L以上の急性期の治療には，心筋保護を目的として**グルコン酸カルシウム** calcium gluconate hydrate（カルチコール）の投与が行われる．また，グルコースとインスリンの同時投与を行い，グルコースとともにK^+を細胞内に取り込ませる治療も行われる．アドレナリンβ受容体刺激薬も有用な補助療法となりうる．慢性期の治療では，食事療法，CaまたはNaを負荷したイオン交換樹脂〔**ポリスチレンスルホン酸カルシウム** calcium polystyrene sulfonate（カリメート®，アーガメイト®）／**ナトリウム** sodium polystyrene sulfonate（ケイキサレート®）〕（図8-16）の直腸内適用または内服も行われる．塩排泄性利尿薬は尿中からのカリウム排泄を促進する．また，代謝性アシドーシスの場合は重炭酸ナトリウムを投与する．

B　低カリウム血症治療薬

血清K^+濃度3.5mEq/L以下の状態を低カリウム血症という（図8-15）．主な原因として，①カリウム欠乏，②細胞外から細胞内へのカリウムシフト，③排泄過剰があげられる．

図8-15 低・高カリウム血症

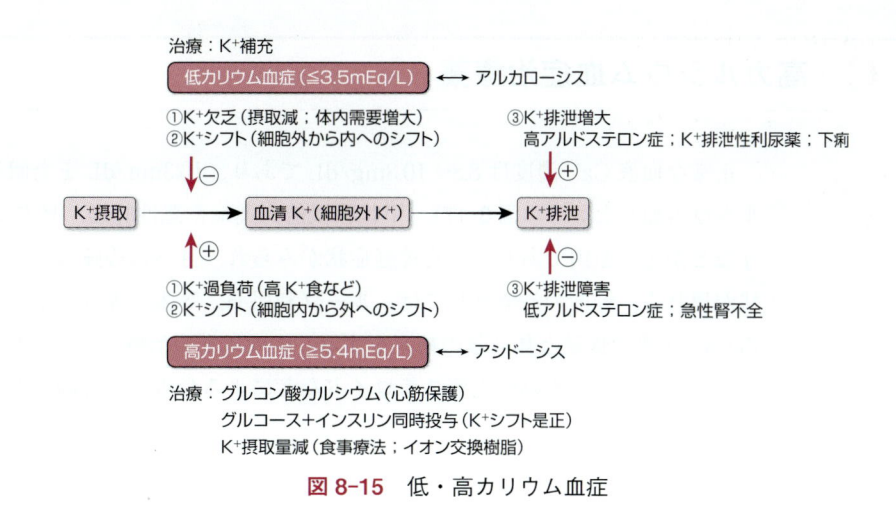

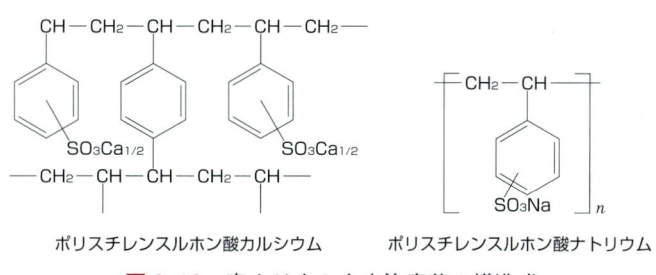

図8-16 高カリウム血症治療薬の構造式

① カリウム欠乏は，K摂取の減少や重症の悪性貧血のビタミンB_{12}または葉酸による治療（大量の赤血球の新生によるKの需要増大）などで起こることがある．

② 細胞外から細胞内へのカリウムシフトは，a）アルカローシスによる細胞内へのK^+流入の増大，b）インスリン，グルコースの同時投与，c）β刺激薬の投与などで起こる．

③ 排泄過剰では以下の3つが原因としてあげられる．a）高アルドステロン症，b）塩排泄性利尿薬（チアジド系利尿薬，ループ利尿薬，浸透圧性利尿薬）の投与，c）下痢（緩下剤の乱用など）．

症状として，心臓，神経，筋を中心に全身に及び，心不全，心電図の変化，心筋の膨潤と横紋の消失，強心配糖体の毒性の増強，呼吸障害，筋の麻痺，平滑筋の弛緩などが生じる．

治療として，カリウム塩の経口投与（希薄溶液，徐放錠）やカリウム塩溶液の静注（10mEq/hr以下の速度で）が行われる．また，利尿薬が原因である場合はカリウム保持性利尿薬の併用を行う．

C 高カルシウム血症治療薬

正常な血液 Ca^{2+} 濃度は 8.8～10.3mg/dL であり，10.3mg/dL を上回る状態を高カルシウム血症という（図8-17）．甲状腺機能亢進症や悪性腫瘍，ビタミン D 過剰投与などが主な原因であり，不安神経症状がみられ，さらに昏睡に至る種々の神経症状が現れる．軽度の治療としては，ループ利尿薬，等張生理食塩水による尿中からの Ca^{2+} 排泄の促進と体液量の補正をする．中度以上の治療では，カルシトニン，ビスホスホネート薬や副腎皮質ステロイドなどによる骨吸収の抑制や血液透析が行われる．

D 低カルシウム血症治療薬

血液 Ca^{2+} 濃度が 8.8mg/dL 未満の状態を低カルシウム血症という（図8-17）．甲状腺機能の低下やビタミン D の欠乏（摂取・吸収の減少，日光曝露不足，フェニトイン，フェノバルビタール，リファンピシンなどの薬剤投与などによる），腎機能の低下などが主な原因となる．

Ca 摂取量あるいは吸収量が不足すると骨組織から Ca^{2+} が遊離して血中濃度が保たれるが，長期にわたると骨の脆弱化が起こり，骨粗鬆症の進行促進やくる病が生じる．また，血中濃度が著しく低下すると膜電位異常による神経・筋の易興奮が起こり感覚異常やテタニーが現れる．この場合はグルコン酸カルシウムを緩徐に静注し，再発する場合には持続静注する．多くの場合は Ca と必要に応じてビタミン D を経口補給すれば十分である．

E 高リン血症治療薬

リンは血清中で PO_4^- として存在しており，全身の85%は骨に貯蔵されている．血清 PO_4^- 濃度の正常値は 2.5～4.5mg/dL であり，血液 PO_4^- 濃度が 5.0mg/dL 以上の状態を高リン血症という（図8-18）．主な原因は副甲状腺機能低下近位尿細管での PO_4^{2-} 再吸収抑制作用を有する（副甲状腺ホルモンの分泌低下）や代謝性・呼吸性アシドーシス，慢性腎不全による排泄の低下である．ほとんど無症状であるが，低カルシウム血症を併発する場合はテタニーなどの症状が現れる．治療法としては，食事中のリンの制限やリン吸着が基本となる．リン吸着薬として，炭酸カルシウム，セベラマー塩酸塩，炭酸ランタン水和物が使用されている．腎不全患者では炭酸カルシウムの投与が高カルシウム血症のリスクとなるので，カルシウムを含まない**セベ**

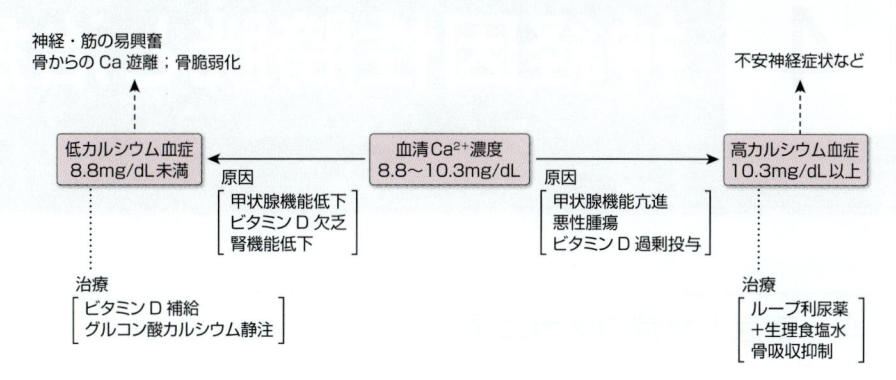

図 8-17　低・高カルシウム血症

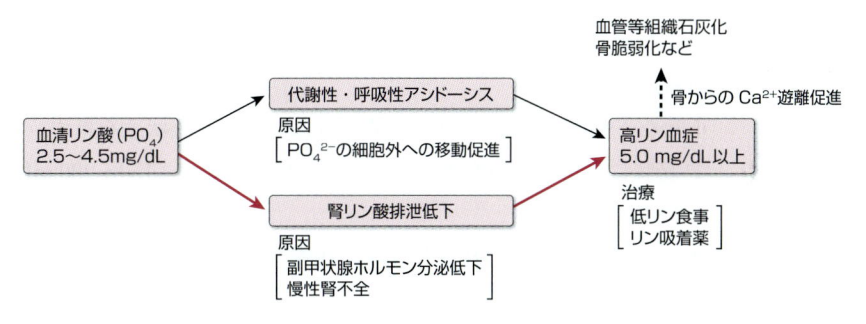

図 8-18　高リン血症

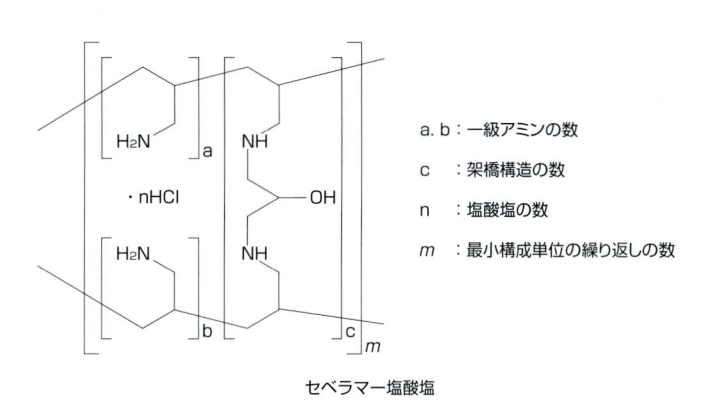

図 8-19　高リン血症治療薬の構造式

ラマー塩酸塩 sevelamer hydrochloride（フォスブロック®，レナジェル®）（図 8-19）や炭酸ランタン水和物 lanthanum carbonate hydrate（ホスレノール®）が用いられる．

4 神経因性膀胱と治療薬

A 蓄尿と排尿のメカニズム

　腎臓で生成された尿は，尿管を通り膀胱に一時的に貯蔵される（蓄尿）．膀胱に一定以上の尿が貯留すると，膀胱壁の伸展受容体が刺激され，尿意を生じ尿の排出（排尿）が起こる．排尿量は1日1,000〜1,500 mLで，膀胱の内容積は成人で約400 mLである．

　正常な下部尿路（膀胱と尿道）機能は以下のような状態を指す．
① 膀胱に少量の尿が溜まっても尿意を感じないで，150〜200 mLになって初めて尿意を感じる．
② 尿意を感じてもそれをしばらく我慢することができる（正常成人の最大膀胱容量は300〜500 mL）．
③ 尿失禁はない．
④ 随意的に排尿を開始できる．
⑤ 排尿が始まると，尿は尿道を通して勢いよく排出される（正常成人の最大尿流率は20〜30 mL/sec）．
⑥ 排尿の途中で尿線を随意的に止めることができる．
⑦ 1回の排尿によって膀胱の中に溜まった尿を完全に排出することができ，残尿感がない．

　膀胱壁は内腔側より粘膜層，筋層（排尿筋），外膜で構成される．尿道は粘膜層と平滑筋層から構成される．尿道括約筋は2種類あり，膀胱頸部の平滑筋からなる内尿道括約筋と，横紋筋成分を含む外尿道括約筋であり，女性では尿道のほぼ中央に，男性では前立腺の尖部に接して位置する．排尿筋（膀胱体部）ではムスカリンM_3受容体とアドレナリンβ受容体が重要である．ムスカリン受容体は排尿筋の収縮，アドレナリンβ受容体は弛緩に関与している．膀胱頸部（三角部）から尿道にかけてはアドレナリンα受容体が分布しており，膀胱頸部と尿道の収縮に関与している．これら下部尿路を支配する遠心性神経として，副交感神経の骨盤神経（仙髄のS2〜4から起始する），交感神経の下腹神経（腰胸髄のT11〜L2から起始する），体性神経の陰部神経がある．骨盤神経は排尿筋を支配し，膀胱の収縮に関与する．下腹神経は排尿筋と内尿道括約筋に分布し，膀胱の弛緩と括約筋の収縮に関与する．陰部神経は外尿道括約筋を支配する．膀胱の知覚は骨盤神経や下腹神経を，尿道の

4 神経因性膀胱と治療薬

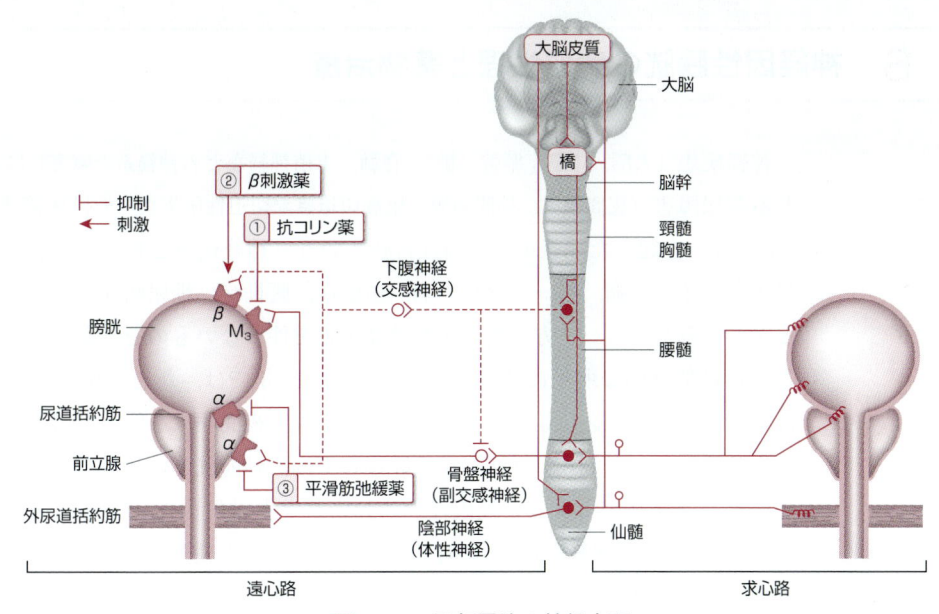

図 8-20　下部尿路の神経支配

知覚は陰部神経を求心路とする．伸展刺激は Aδ 線維，侵害刺激は C 線維を介して伝わる（図 8-20）．

下部尿路に関係する神経中枢は，大脳皮質，脳幹（橋），脊髄の 3 つである．大脳の中枢は前頭葉の内側にあるとされ，蓄尿・排尿の両方に関与している．橋には蓄尿・排尿に作用する神経核がいくつか同定されており，大脳および脊髄と密に連絡している．仙髄の排尿中枢は S2〜4 の前角にあり，排尿筋を収縮させる．胸腰髄（Th11〜L2）の交感神経核も関与する．脊髄内の連絡は主に後索および側索を上行路，側索内の錐体路近傍を下行路とする．これらの中枢の中では橋の中枢が最も重要であり，排尿筋の収縮と尿道括約筋の弛緩を協調させている．

蓄尿と排尿に関してはいくつかの自律神経の反射性調節が作用している．蓄尿時には大脳皮質によって橋排尿中枢が抑制されている．排尿筋の伸展刺激は仙髄から腰胸髄まで上行し，遠心路はそこから下腹神経を経由して骨盤神経の興奮を抑制し，同時に排尿筋の弛緩（β受容体刺激）と内尿道括約筋の収縮（α受容体刺激）を起こし，蓄尿を可能としている（**蓄尿的反射**）．膀胱内の尿量が 150〜300 mL になると尿意を感じるが，通常は我慢することができ，排尿を抑えられる．膀胱内の尿量が臨界レベル（成人で 400〜500 mL）になると内圧が急激に上昇して排尿筋が大きく伸展する．この刺激が大脳皮質**感覚野**に伝えられる．これにより，橋排尿反射中枢の脱抑制による排尿反射（橋排尿反射中枢細胞による下腹神経遠心路の抑制と骨盤神経遠心路の興奮）と随意によって排尿が誘発される．さらに，意志により運動神経支配の外尿道括約筋が弛緩して排尿が起こる．このように，排尿は副交感神経と運動神経の協調のもとに行われる（図 8-20）．

B　神経因性膀胱の病態生理と薬物治療

　神経疾患〔大脳，中脳，脳幹（橋），脊髄，末梢神経などの神経系の障害〕によって生じる蓄尿障害（夜間頻尿，昼間頻尿，尿意切迫感，切迫性尿失禁）や排尿障害（排尿困難，残尿）が起きた状態を神経因性膀胱という．神経疾患としては，脳血管障害，アルツハイマー病，パーキンソン病，頚椎症，腰椎症，糖尿病性ニューロパチーなどが多くみられる．一方，明らかな神経疾患を伴わないものを不安定膀胱という．これらは他覚的な所見に基づく病態である．近年では，新たな疾患概念が提唱され，尿意切迫感を必須症状として，通常は頻尿，夜間頻尿を伴い，切迫性尿失禁の有無は問わないという自覚症状症候群として過活動膀胱という病名が確立された．過活動膀胱は病因により神経因性過活動膀胱と非神経因性過活動膀胱に分類される．蓄尿障害（排尿筋過活動）に対しては抗コリン薬が使用され，排尿障害にはムスカリン受容体刺激薬やコリンエステラーゼ阻害薬などが用いられる．

C　蓄尿障害治療薬

1. 抗コリン薬

　プロピベリン propiverine（バップフォー®），**オキシブチニン** oxybutynin（ポラキス®），**トルテロジン** tolterodine（デトルシトール®），**ソリフェナシン** solifenacin（ベシケア®），**イミダフェナシン** imidafenacin（ウリトス®，ステーブラ®）（図8-21）は，排尿筋の収縮を抑制し，膀胱容量の増加や排尿運動の抑制，膀胱運動頻度の低下をもたらすことで，神経因性膀胱や過活動膀胱などにおける頻尿，尿失禁を改善する．作用機序として，プロピベリンとオキシブチニンは，ムスカリン受容体遮断作用とカルシウム拮抗作用により平滑筋を弛緩させる．トルテロジンとソリフェナシンは，ムスカリン M_3 受容体を遮断する（図8-20①）．イミダフェナシンは膀胱の神経終末の M_1 受容体拮抗によるアセチルコリン遊離抑制および膀胱平滑筋の M_3 受容体拮抗作用をもつ．いずれの薬物も，排尿障害のある前立腺肥大症や下部尿路閉塞のときには，膀胱の収縮力が低下して排尿困難や残尿がさらに悪化することがあるので注意が必要である．また，緑内障，麻痺性イレウス，胃アトニー・腸アトニー，重症筋無力症，重篤な心疾患の患者への投与は禁忌である．

2. β_2 刺激薬

　クレンブテロール clenbuterol（スピロペント®）（図8-21）は，β_2 受容体を刺激して排尿筋を弛緩する（図8-20②）．腹圧性尿失禁のほか，気管支喘息に適用される．副作用として，骨格筋の β_2 受容体刺激により，手指振戦が現れることがある．

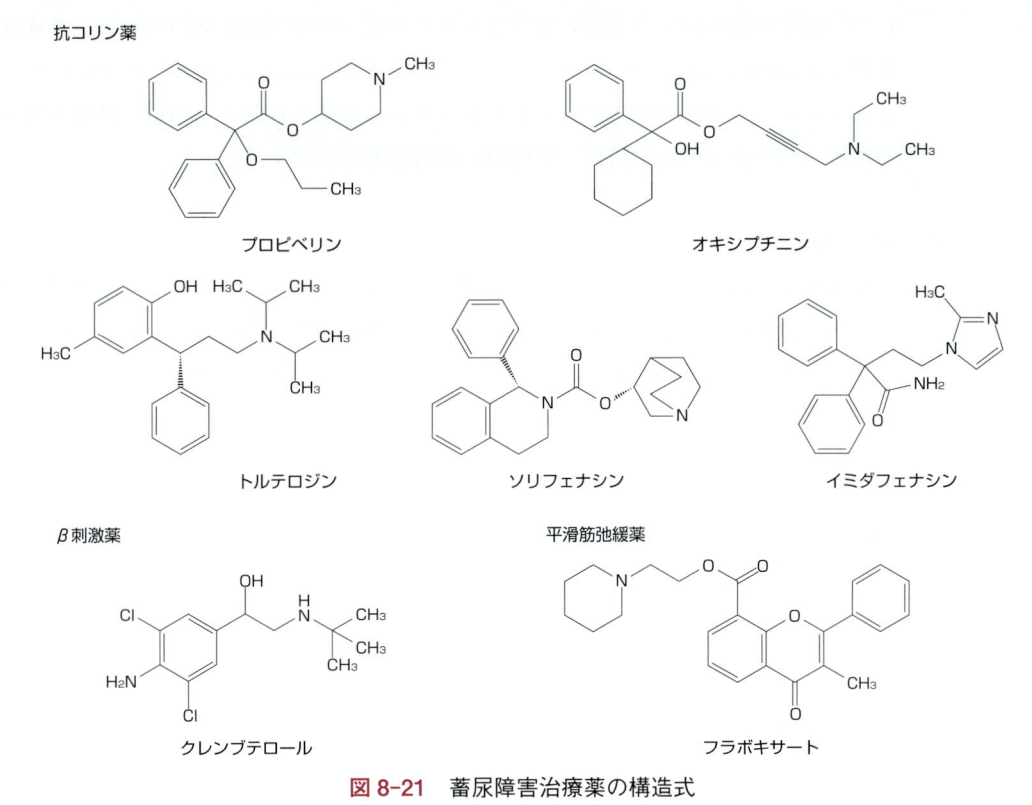

抗コリン薬

プロピベリン　　　　　　　　　オキシブチニン

トルテロジン　　　ソリフェナシン　　　イミダフェナシン

β刺激薬　　　　　　　　　　平滑筋弛緩薬

クレンブテロール　　　　　　　フラボキサート

図 8-21　蓄尿障害治療薬の構造式

3. 平滑筋弛緩薬

　　フラボキサート flavoxate（ブラダロン®）（図 8-21）は排尿筋のカルシウムイオンチャネルを遮断する．また，ホスホジエステラーゼ阻害作用により，細胞内 cAMP を増加させ，排尿筋の収縮を抑制する．神経性頻尿，慢性前立腺炎，慢性膀胱炎に伴う頻尿，残尿感に適用される．

D　排尿障害治療薬

1. ムスカリン受容体刺激薬

　　ベタネコール bethanechol（ベサコリン®）は膀胱のムスカリン受容体を直接刺激し，排尿筋収縮と内尿道括約筋弛緩を起こして排尿障害を改善する．副作用として，悪心・嘔吐，唾液分泌過多，腹痛，下痢などの副交感神経興奮に基づく消化器症状が生じやすい．

2. コリンエステラーゼ阻害薬

　　術後・分娩後および神経因性膀胱などで生じる低緊張性膀胱による排尿障害に対

して，膀胱平滑筋収縮力を高めるコリンエステラーゼ阻害薬が用いられる．**ネオスチグミン** neostigmine（ワゴスチグミン®）と**ジスチグミン** distigmine（ウブレチド®）はコリンエステラーゼを阻害しアセチルコリンの分解を抑制するので，排尿が促進される．ベタネコールと同様，副作用には消化器症状がある．

3. α_1遮断薬

プラゾシン prazosin（ミニプレス®），**テラゾシン** terazosin（バソメット®，ハイトラシン®），**ウラピジル** urapidil（エブランチル®），**タムスロシン** tamsulosin（ハルナール®），**シロドシン** silodosin（ユリーフ®）および**ナフトピジル** naftopidil（フリバス®）（p.585, 図8-24参照）は，前立腺や下部尿路に多く存在するα_{1A}受容体を遮断し，前立腺平滑筋と膀胱頸部平滑筋（三角筋），尿道括約筋を弛緩させる（図8-20③）．これにより尿道内圧が下がって尿が出やすくなるため，前立腺肥大および神経因性膀胱に伴う排尿困難を改善する．プラゾシン，テラゾシン，ウラピジルは，α_{1A}受容体だけでなく血管のα_{1B}受容体を遮断し血管を拡張するので降圧薬としても用いられる．その反面，起立性低血圧をきたしやすいので注意を要する．それに対し，タムスロシンとシロドシンはα_{1A}受容体に対し選択的に作用するので，血圧への影響が少ない．前立腺肥大症に適用されるナフトピジルは前立腺や膀胱平滑筋に発現するα_{1D}受容体を選択的に遮断し，蓄尿機能を改善することが示唆されている．

5 前立腺肥大症と治療薬

A 前立腺肥大症の病態生理と薬物治療

　前立腺 prostate gland は男性生殖器であり，膀胱の真下に尿道の上部をドーナツ状に囲うように位置するクルミ大の器官である．腺細胞，間質細胞や平滑筋細胞からなる．尿や精液の流れの調節や，精液の一部である前立腺液を産生し精子の活性化，生存，保護などに関与している．前立腺は男性ホルモン（アンドロゲン androgen）により支配される組織であり，主に精巣から分泌されるテストステロン testosterone が生理機能に対して重要な役割を担っている．テストステロンは5α還元酵素によって，より活性の高いジヒドロテストステロン dihydrotestosterone に変換され，前立腺細胞内にあるアンドロゲン受容体に作用する．それによって生じた複合体が転写を活性化することにより細胞増殖などを制御している（図8-22）．

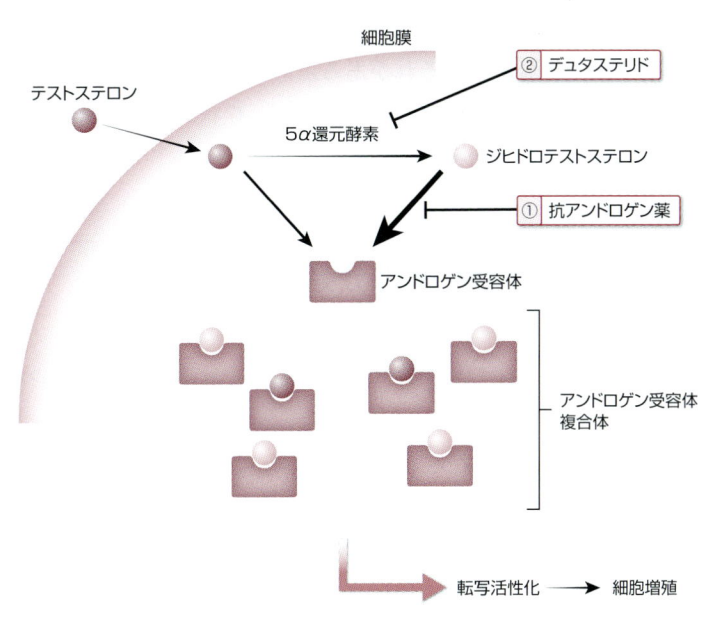

図 8-22　前立腺におけるテストステロン支配系
男性ホルモンとして分泌されたテストステロンは前立腺において5α還元酵素によって，より活性の高いジヒドロテストステロンに変換される．テストステロンおよびジヒドロテストステロンは，核に存在するアンドロゲン受容体に結合することにより受容体と複合体を形成することで，転写の活性化を引き起こし，細胞増殖などに関わっている．

一般に前立腺肥大症 benign prostatic hyperplasia（BPH）は，前立腺の構成細胞である上皮細胞や間質細胞などの増殖・過形成によって生じた肥大のうち良性のものを指す．前立腺肥大症患者の割合は50歳以上で加齢とともに急激に増加する．前立腺肥大症の原因としては，中年以降で分泌量が減少する男性ホルモンに対する女性ホルモンの相対的増加など，加齢によるホルモンバランスの変化が関係すると考えられる．しかしながら，前立腺の肥大には男性ホルモンの分泌が必須であることも明らかとなっており，詳細な機構は明らかでない．

前立腺肥大症は，その進行に付随する症状の重篤度から以下の3つに分類することができる（Guyonの分類）．
- 第1期　刺激症状期：軽度排尿困難や夜間頻尿，排尿後の不快感などがある．
- 第2期　残尿発生期：第1期の症状の進行および残尿が見られる．
- 第3期　膀胱拡張期：高度な排尿困難が生じ，腎機能の低下が見られる．

前立腺肥大に伴う排尿障害には，腺腫の肥大による尿路の閉塞（機械的閉塞）もしくは交感神経の刺激により平滑筋が収縮することによる，尿道内圧の上昇に由来する閉塞（機能的閉塞）が関与している（図8-23）．そのため前立腺肥大の程度と自覚症状の有無には必ずしも相関がなく，また治療は前立腺肥大症に伴う尿路疾患の程度に依存する部分が大きいため，すべての前立腺肥大症患者が治療の対象となるわけではない．排尿障害は患者の生活の質 quality of life（QOL）を著しく低下させるおそれがあるため，前立腺肥大症の治療方針としては，腺腫肥大の解消による患者自身の自覚症状の改善が基本となるが，多量の残尿が認められる場合は，感染症や腎不全を併発するおそれがあるため治療の対象となる．症状が重篤な場合には外科的手術などによる治療も行われるが，症状が軽度の場合や比較的に体力がない患者においては薬物治療が選択される．

B　前立腺肥大症治療薬の分類・種類

前立腺肥大症の治療薬としては大きく分けて以下の4つがあげられる．
① α_1遮断薬
② ホルモン製剤
③ 植物エキス製剤
④ アミノ酸製剤

また，頻尿に対しては抗コリン薬が，残尿に対してはコリンエステラーゼ阻害薬などが用いられることもある．

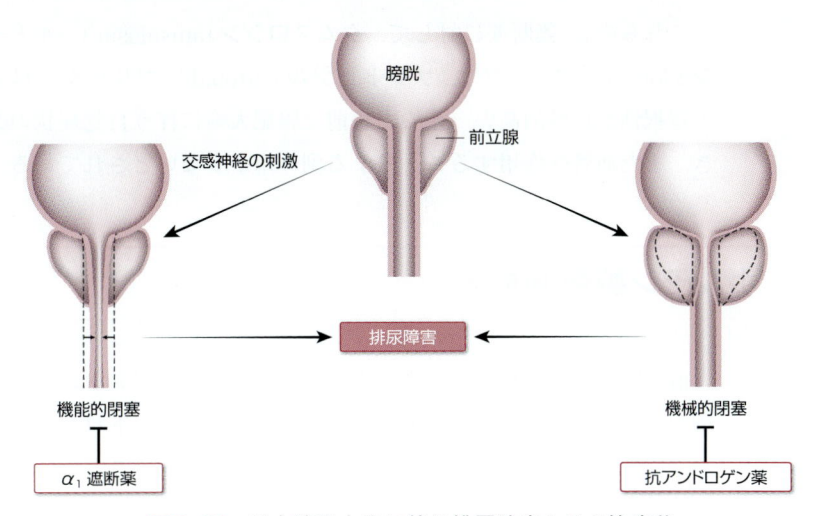

図 8-23　前立腺肥大症に伴う排尿障害とその治療薬

前立腺肥大症では機能的閉塞および機械的閉塞により排尿障害が引き起こされる．機能的閉塞には交感神経刺激の抑制として$α_1$遮断薬が，機械的閉塞には前立腺縮小作用が期待できる抗アンドロゲン薬が治療薬としてあげられる．

C　$α_1$遮断薬（図8-24）

　交感神経刺激による平滑筋収縮には主に$α_1$受容体が関与しているためその阻害薬は治療薬となりうる．$α_1$受容体を介した交感神経刺激による尿道内圧の上昇を抑制することにより，機能的閉塞を解消し排尿障害を改善させる上，蓄尿症状においても効果を示す．**プラゾシン** prazosin（ミニプレス®），**テラゾシン** terazosin（バソメット®，ハイトラシン®），**ウラピジル** urapidil（エブランチル®）は$α_1$遮断薬であり，前立腺肥大症に伴う排尿障害を改善するため，標準的な治療薬としてよく用いられる一方で，降圧薬としての適応ももつ．

　これらの薬物は効果発現も比較的早いことから第一選択薬として用いられる．しかし，前立腺肥大に伴う排尿障害に対する治療は根本的な治療ではなく，あくまで対症療法である．そのため十分な症状の改善がみられない場合は，外科的処置や後述するホルモン製剤との併用などを行う必要がある．

　アドレナリン$α$受容体には，$α_{1A}$，$α_{1B}$，$α_{1D}$の3種類のサブタイプが存在することがこれまでに知られている．前立腺組織では特に$α_{1A}$および$α_{1D}$が多く存在しているのに対して，$α_{1B}$は血管などに存在している．そのため，プラゾシンやテラゾシンなどは降圧薬としての適応をもつ一方で，前立腺肥大症の治療薬として用いる場合は，起立性低血圧などが副作用として問題になる場合がある．起立性低血圧では，ふらつきや頭痛・脱力感，重篤な場合では失神・意識喪失などを生じることがある．

これらのα_1遮断薬に対して，**タムスロシン** tamsulosin（ハルナール®）や**シロドシン** silodosin（ユリーフ®），**ナフトピジル** naftopidil（フリバス®）はα_{1A}およびα_{1D}への選択性が比較的高い．そのため前立腺肥大症に伴う自覚症状の改善作用が期待でき，また血管へ作用することによる副作用が少ないとされている．

D　ホルモン製剤(図8-25)

前立腺はアンドロゲンによる支配を受けており，アンドロゲン刺激により前立腺細胞の増殖や機能の亢進が促される．そのため抗アンドロゲン薬は前立腺縮小作用および肥大抑制作用をもち，機械的閉塞を解除させることで前立腺肥大に伴う排尿障害を改善する．α_1遮断薬と比べ効果発現まで数ヵ月を要するという欠点があるものの，前立腺肥大そのものの改善を期待できることが大きな利点であり，しばしばα_1遮断薬と併せて用いられる．副作用として血清テストステロンの低下による性欲減退，勃起不全などがある．また，前立腺癌のマーカーである血清中の前立腺特異抗原 prostate specific antigen（PSA）値を低下させることも知られている．PSA検査は前立腺癌のスクリーニング検査として用いられており，ホルモン製剤によるPSA値の低下は前立腺癌の早期診断を妨げるおそれがある．

1. 抗アンドロゲン薬

ゲストノロン gestonorone（デポスタット®）や**クロルマジノン** chlormadinone（ルトラール®，エフミン®，プロスタール®），**オキセンドロン** oxendolone（プロステチン®），**アリルエストレノール** allylestrenol（パーセリン®）は黄体ホルモン（プロゲステロン progesteron）誘導体であり，抗アンドロゲン作用をもつため前立腺肥大抑制作用および萎縮作用を示す．またオキセンドロンは次に示す5α還元酵素阻害活性ももつため，前立腺肥大症に用いられる．

2. 5α還元酵素阻害薬

デュタステリド dutasteride（アボルブ®）は，男性ホルモンであるテストステロンを活性化体であるジヒドロテストステロンへ変換する5α還元酵素を阻害する．ジヒドロテストステロンは前立腺肥大に関与する主なアンドロゲンであり，アンドロゲン受容体との親和性が高いジヒドロテストステロン産生を抑制することにより，前立腺縮小作用および肥大抑制作用を示す．また抗アンドロゲン薬とは異なり，血中テストステロン濃度への影響は比較的小さい．

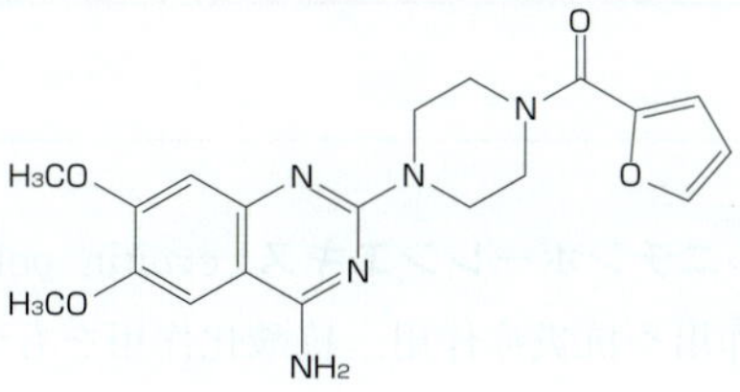

5 前立腺肥大症と治療薬

プラゾシン

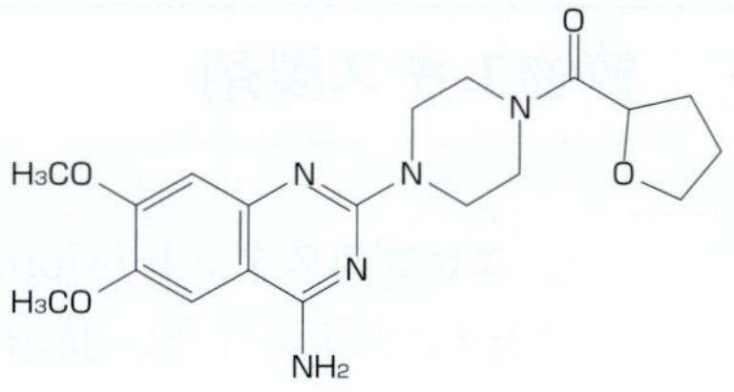

テラゾシン

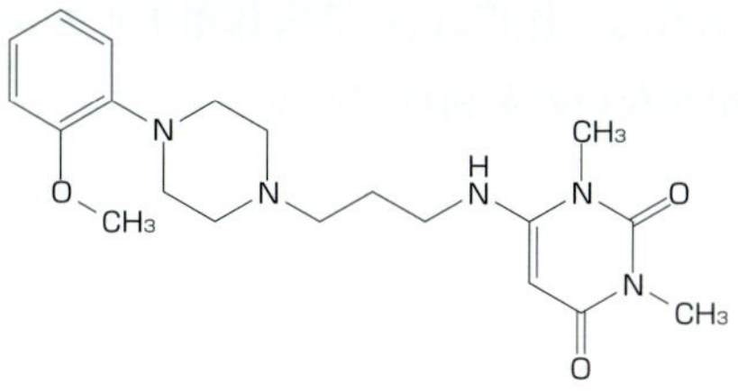

ウラピジル

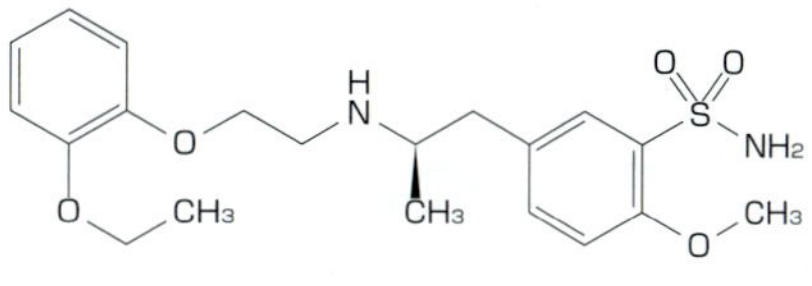

タムスロシン

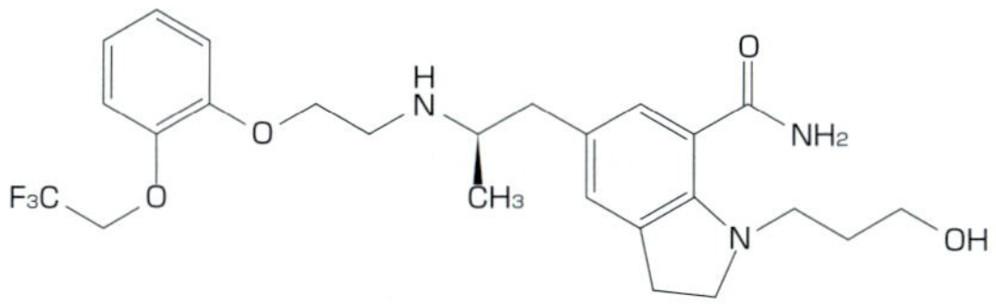

シロドシン

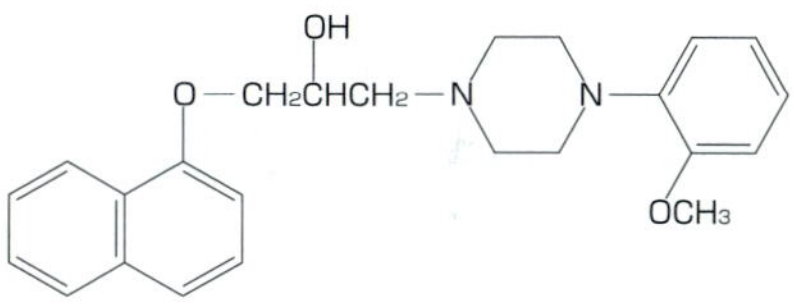

ナフトピジル

図 8-24　$α_1$ 遮断薬の構造式

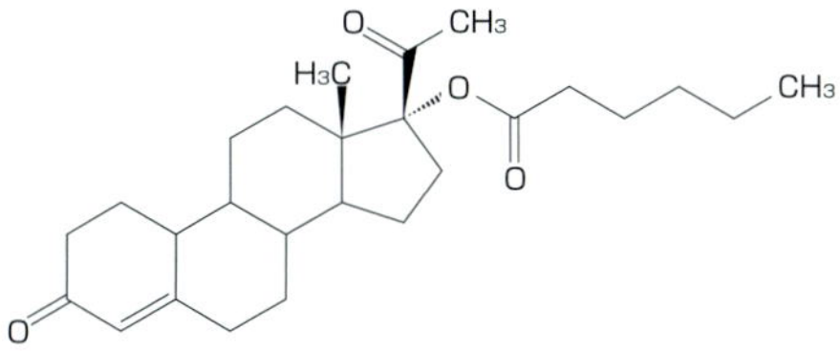

ゲストノロンカプロン酸エステル

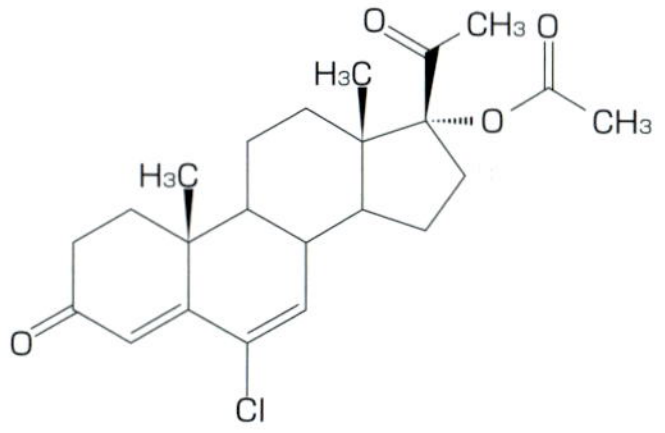

クロルマジノン酢酸エステル

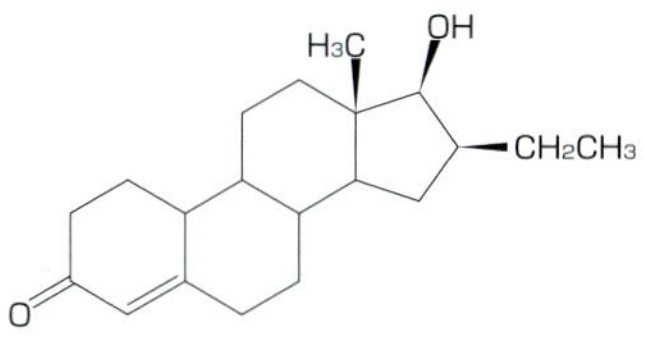

オキセンドロン

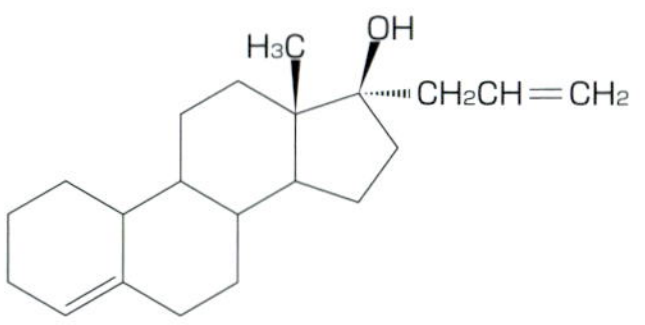

アリルエストレノール

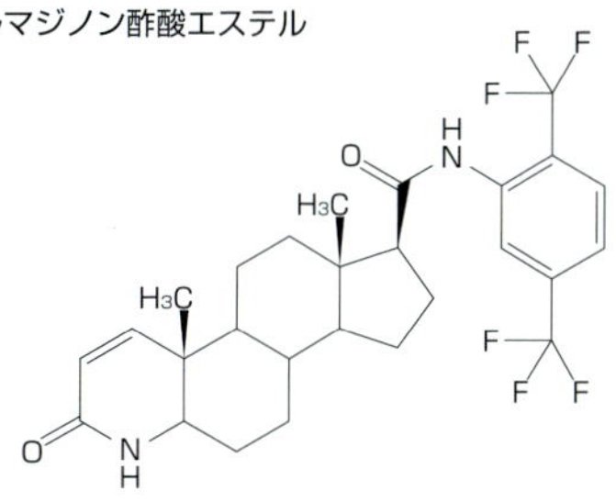

デュタステリド

図 8-25　ホルモン製剤の構造式

585

E　植物エキス製剤

エビプロスタット eviprostat，**セルニチンポーレンエキス** cernitin pollen extact（セルニルトン®）は，抗前立腺肥大作用や抗炎症作用，抗酸化作用をもつとされており，排尿障害を改善する．また漢方薬の1つである八味地黄丸も前立腺肥大症に伴う自覚症状を改善するために用いられる．作用はα_1受容体やホルモン製剤などと比較すると緩慢だが，重篤な副作用がないのが利点である．

F　アミノ酸製剤

L-グルタミン酸 L-glutamincacid，L-アラニン L-alanine，グリシン glycine のアミノ酸配合剤（パラプロスト®）が治療薬として用いられる．抗浮腫作用や代謝改善作用などがその機序としてあげられる．明確な作用機序は不明であるが重篤な副作用はない．

6 その他の泌尿器系疾患治療薬

A 尿路結石治療薬

1. 尿路結石の特徴，結石による分類

　尿路において，種々の原因により尿中の無機質結晶とタンパク質などの有機質が凝集することがあり，こうして析出した結石が尿路を閉塞する疾患を尿路結石症urolithiasisと呼ぶ．尿路結石の頻度としては男性の方が多く，女性に比べ2～3倍程である．その理由として女性に比べ男性の尿道が長くかつ細いことがあげられる．尿路結石のうち，腎臓や尿管において生じるものを上部尿路結石，膀胱および尿道において生じるものを下部尿路結石と呼び，頻度としては前者が圧倒的に多く，全体の90%を超える（**図8-26**）．通常，腎盂などに結石が滞在すると背部の鈍痛や血尿などが生じ，結石が移行するなどして尿路を遮断することにより，激しい疝痛および悪心・嘔吐，血尿などの症状を引き起こす．結石が尿道を塞いだ場合には排尿困難や尿閉などをきたす．また重篤化すると尿路感染症などのリスクとなり，腎機能の低下を引き起こす可能性がある．

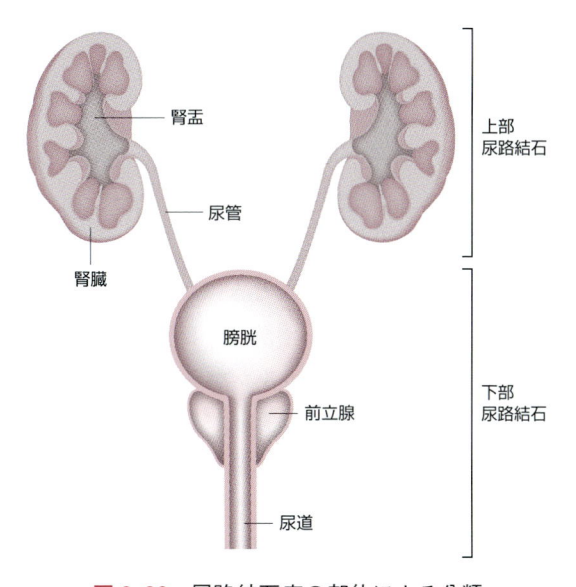

図8-26　尿路結石症の部位による分類

結石の種類としてはカルシウム結石が最も多く，次いで尿酸結石があげられる．細菌感染によりマグネシウムを主成分とした結石を析出させることもある．またシスチン尿症と呼ばれる遺伝性疾患においては，含硫アミノ酸の1つであり難溶性を示すシスチンを主成分としたシスチン結石を析出させることがある．

2. 尿路結石治療法

尿路結石は，その直径が小さい場合は運動や飲水による結石の自然排泄が期待できる．特に尿の濃縮は結石を析出させやすくするため，飲水により排尿量を維持させることが重要である．また衝撃波やレーザーなどにより結石を粉砕し，直径を小さくすることで排泄を促進させる方法もある．

また，尿路結石は比較的再発率の高い病気であり，治療後10年以内における再発率は50％を超える．尿路結石の原因にはさまざまな因子が考えられるが，その中でも食生活などの生活習慣が深く関与しているとされているため，再発を防ぐためには食事，生活の是正が特に重要であり，それに合わせて薬剤が補助的に使用される（表8-4）．

1）鎮痙薬

尿路結石による疝痛発作は，尿管平滑筋の痙攣に由来するものであるため，鎮痙薬として**チメピジウム** timepidium（セスデン®）（図8-27），チキジウム，ブチルスコポラミンなどの抗コリン薬やフロプロピオン（抗セロトニン作用，抗カテコール-O-メチルトランスフェラーゼCOMT作用）などが用いられる．抗コリン薬は，緑内障患者などでは症状を悪化させるため禁忌である．

2）鎮痛薬

尿路結石に伴う疼痛に対しては，痛みの強さによって，ロキソプロフェンやジクロフェナクなどの非ステロイド性抗炎症薬やペンタゾシンなどの非麻薬性鎮痛薬が用いられることがある．

3）結石溶解薬

結石溶解薬には，その結石の主成分により用いる薬が異なる．尿のpHは結石成分の溶解度に大きく影響するため，pHのコントロールは結石の溶解を促し，また結石の再発を予防することができる．シュウ酸カルシウム結石や尿酸結石，シスチン結石は，尿が酸性に傾いたときに比較的析出しやすい．そのためクエン酸製剤などの尿アルカリ化薬は結石溶解および予防薬として用いられる．しかし尿がアルカリ性に傾き過ぎるとリン酸カルシウムの溶解度が低下するため，注意が必要である．

また結石の主成分が尿中に多量に存在する条件では，当然結石が析出しやすくなる．カルシウムを含んだ結石は高カルシウム尿症時に生じやすい．実際に高カルシウム結石患者の多くが高カルシウム尿症を示している．そのため尿中Ca^{2+}排泄を低下させるチアジド系利尿薬が用いられることがある．また尿酸結石においては高尿酸血症などがその原因となることが多く，アロプリノールのような尿酸産生阻害薬

表 8-4 尿路結石症における代表的な治療薬

鎮痙薬	抗コリン薬など	フロプロピオン,チキジウムなど
鎮痛薬	非ステロイド性抗炎症薬	ロキソプロフェン,ジクロフェナクなど
	非麻薬性鎮痛薬	ペンタゾシン,ブプレノルフィンなど
結石溶解・予防薬	尿アルカリ化剤	クエン酸塩,重曹など
	チアジド系利尿薬	ヒドロクロロチアジドなど
	尿酸産生抑制薬	アロプリノール
排石促進薬	植物由来製剤	ウラジロガシエキス

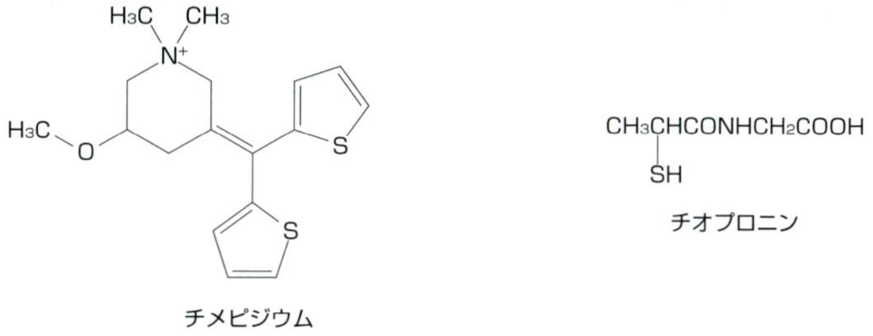

チメピジウム

チオプロニン

図 8-27 尿路結石治療薬の構造式

が用いられる.シスチン結石においては,シスチン尿症の患者において,飲水療法や尿アルカリ化療法などで尿中シスチン濃度がコントロールできない場合は,**チオプロニン** tiopronin（図 8-27）が用いられる.チオプロニンは,シスチンをシステインに変換することにより尿中シスチン濃度を低下させる.

4）排石促進薬

ウラジロガシエキスは利尿作用や結石の発育抑制作用・溶解作用をもつとされており,生活指導と併せて補助的に用いることにより,自然排石を促す.また鎮痙薬も排石促進薬として用いられる.

5）その他

リン酸マグネシウムアンモニウム結石はアルカリ尿で析出しやすくなる結石である.この結石の原因は,細菌感染に付随するものがほとんどであり,感染が確認される場合は結石の除去に加えて抗菌薬の投与も行っていく必要がある.

B 勃起不全治療薬

性交時において,性交に十分な勃起を得て維持することができない症状を,勃起不全 erectile dysfunction（ED）と呼ぶ.勃起不全それ自体は直接生命を脅かすものではないが,結果として満足した性的関係が維持できないことによる QOL の低下を引き起こす.

勃起不全のリスクファクターとしては，加齢や生活習慣病などがあげられる．特に肥満や喫煙習慣，高血圧，糖尿病などをもつ患者では，薬物治療と同時に生活習慣の改善も行っていく必要がある．またα_1遮断薬など一部の降圧薬や中枢神経系作用薬などによって薬剤性勃起不全を引き起こすこともあるため，注意が必要である．

勃起には，陰茎海綿体平滑筋の弛緩が重要である．陰茎海綿体の内皮細胞および神経終末から放出された細胞内セカンドメッセンジャーである一酸化窒素（NO）は，海綿体平滑筋細胞へ拡散し，グアニル酸シクラーゼを活性化する．その結果 cyclic GMP（cGMP）の産生を介した海綿体平滑筋の弛緩，血流増大が引き起こされ，勃起に至る．また cGMP は，海綿体に存在するホスホジエステラーゼ5型 phosphodiesterase type 5（PDE5）により不活化される．そのため PDE5 阻害薬は勃起不全治療薬の第一選択薬として用いられ，性的刺激による陰茎海綿体平滑筋の弛緩を引き起こし，勃起を促進させる．

シルデナフィル sildenafil（バイアグラ®）は最初に開発された PDE5 阻害薬であり，陰茎海綿体に存在する PDE5 を選択的に阻害することにより，cGMP 分解の抑制を介した海綿体平滑筋細胞の弛緩を引き起こし，勃起させる（図8-28）．また類似薬として**バルデナフィル** vardenafil（レビトラ®），**タダラフィル** tadalafil（シアリス®）がある（図8-29）．タダラフィルはシルデナフィルに比べ作用持続が長い．副作用として頭痛やほてり，動悸などがある．ニトログリセリンやニコランジルなどの硝酸薬の作用を増強させるため併用は禁忌であり，α遮断薬などの降圧薬との併用により降圧作用の増強が起こるため，投与は慎重に行う必要がある．また心筋梗塞などを含む重篤な心血管系障害の報告もあり，注意が必要である．

シルデナフィルおよびタダラフィルは肺動脈性肺高血圧症に適応をもち，使用されることがある．作用機序は勃起不全に対するものと類似しており，肺動脈平滑筋における PDE5 阻害を介した cGMP 分解抑制による平滑筋弛緩である．

C　その他

抗悪性腫瘍薬であるイホスファミドおよびシクロホスファミドは，多発性骨髄腫や白血病，胃癌・肺癌など多種の癌において使用されるが，副作用として出血性膀胱炎や排尿障害などの泌尿器系障害が生じる．これらの副作用は薬物が代謝されることによって生じたアクロレインが膀胱を刺激することに起因する．出血性膀胱炎では尿に血が混じり，重篤になると血尿中で血液が凝固することにより尿閉などを併発するおそれがある．こうした副作用の軽減のためにメスナが併用される．メスナはこの代謝物であるアクロレインの産生抑制もしくは無毒化に作用していると考えられる．

6 その他の泌尿器系疾患治療薬

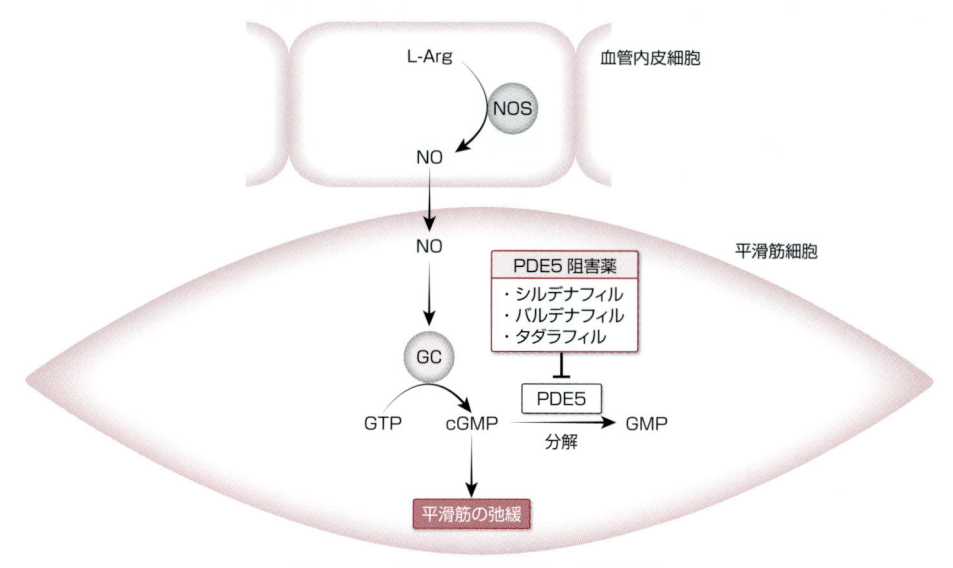

図 8-28 勃起不全治療薬の作用機序

内皮において一酸化窒素合成酵素（NO syntase, NOS）により産生された，もしくは NO 作動性神経より放出された NO は，海綿体平滑筋内に存在するグアニル酸シクラーゼ（GC）を活性化することにより cGMP を産生する．海綿体平滑筋の弛緩はこの cGMP によって引き起こされるものであるが，PDE5 により分解されることで GMP に変換・不活化される．PDE5 阻害薬は cGMP の GMP への変換を抑制し，細胞内 cGMP 濃度を維持させることにより，海綿体平滑筋の弛緩力を増大させる．

PDE5：phosphodiesterase type5，GMP：guanosine monophosphate，cGMP：cyclic GMP

図 8-29 勃起不全治療薬の構造式

8章 ……… 今泉祐治

9章

皮膚・眼・耳鼻咽喉科系の薬理

1 皮膚疾患治療薬

A 皮膚の構造と機能

1. 構造

皮膚は，体表面から**表皮**，**真皮**，**皮下組織**からなる（図9-1）．皮膚の厚さは身体部分により異なり，例えば，眼瞼の皮膚は薄く，足底では厚い．また，皮膚には付属器として，毛，爪，皮膚腺（脂腺，汗腺）がある．

表皮は上皮細胞系統の表皮細胞からなるが，真皮と皮下組織は線維芽細胞や脂肪組織といった結合組織系統よりなる．皮下組織は皮膚と筋や骨格とを緩く繋いでいる．

1）表皮

表皮は，体表面から，角質層（角化細胞層），顆粒層（顆粒細胞層），有棘層（有棘細胞層），基底層（基底細胞層）に分けられる重層扁平上皮である．基底細胞は増殖能と分化能をもつ**幹細胞**である．基底細胞は最終的には核や細胞器官をもたない角化細胞へ分化し，垢となって剥離する．このターンオーバーは4〜6週間といわれる．

表皮には，上記の細胞だけでなく，触覚細胞，**メラノサイト**（メラニン色素を産生して紫外線から体を防御する），**ランゲルハンス細胞**（体外からの異物の侵入を感知し免疫系を働かせる）がある．メラノサイトは表皮下部に，ランゲルハンス細胞は上部に存在する．

2）真皮

真皮は強靱な線維性結合組織であり，細胞外基質（細胞外マトリックス）と細胞からなる．細胞外基質の主成分はコラーゲンである．細胞成分には，**線維芽細胞**（コラーゲン産生），**マクロファージ**，**肥満細胞**（マスト細胞），**形質細胞**がある．

図9-1に示すように，表皮の下面に向かって真皮の乳頭が突き出し，ここに毛細血管や神経終末が入り込んでいる．皮膚に流れ込む血液は心拍出量の5％とされる．真皮には，感覚受容器として，知覚神経の**自由神経終末**（痛覚受容器），**マイスネル小体**（触覚受容器），**ファーテル・パチニ小体**（圧覚受容器）がある．

3）付属器

①毛：手掌と足底を除いて全身の皮膚には毛嚢（毛包）がある．毛嚢は表皮が真皮中層まで陥入した形態をしており，毛はその底部の毛根細胞の角化により造られる角化産物である．毛は髄質と皮質に区別でき，表面は毛上皮（鱗状の薄い層）で覆

1 皮膚疾患治療薬

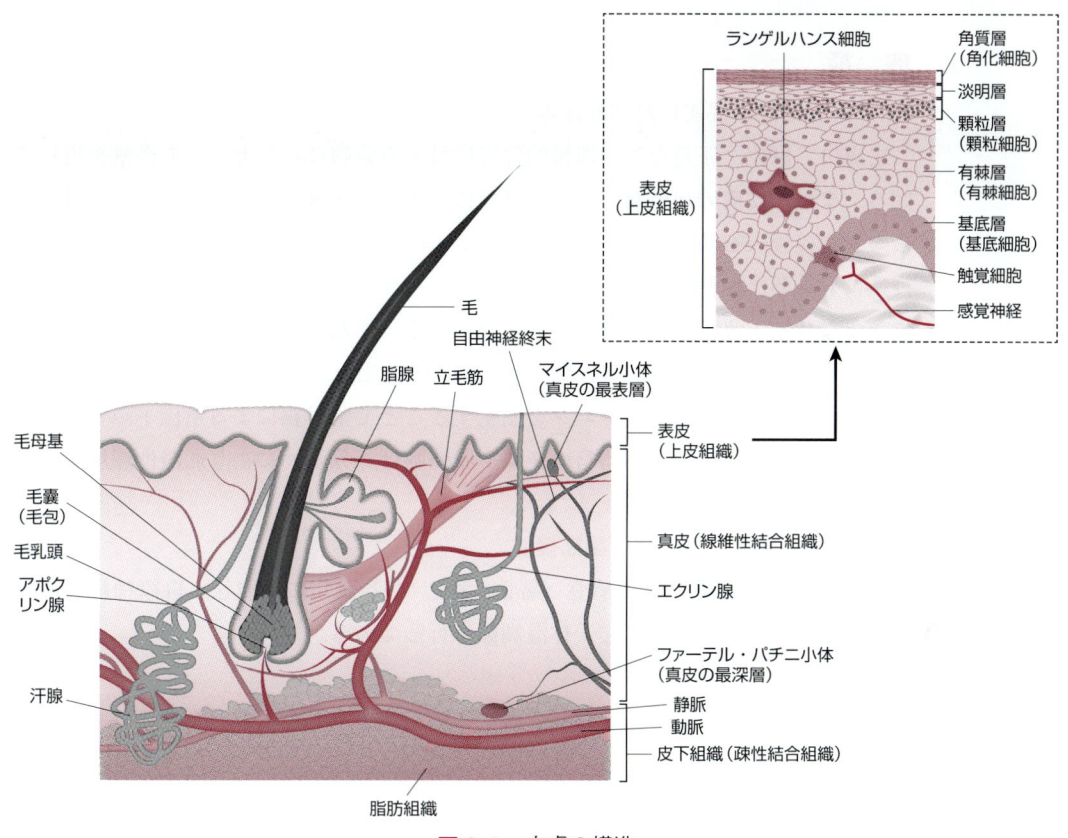

図 9-1　皮膚の構造

われ，皮質のメラニン顆粒が毛の色となる．毛囊の最深部では毛根に向かって毛乳頭（結合組織）が入り込んでおり，毛乳頭を円蓋状に覆う上皮細胞集団（毛母基，毛母）が分裂して毛を発育させる．

　②爪：爪は毛と同様に，角化細胞が分化した特殊な角質層細胞の塊である．皮膚の角質層が軟ケラチンであるのに対して，爪は硬ケラチンからなる．爪は爪甲，爪根，爪床に分けられ，爪甲は爪の露出した部分で，爪根は皮膚に隠れた付け根にあり，爪床は硬い爪甲の下で爪甲に潤いを与えている．

　③**皮膚腺（脂腺，汗腺）**：脂腺は，毛囊上皮を介して毛囊内に開口し，中性脂肪，ワックス・エステル，スクワレンなどを主要成分とする皮脂を分泌する．

　汗腺には**エクリン汗腺**と**アポクリン汗腺**がある．エクリン汗腺は直接皮膚表面に開口し，水分に富む薄い汗を分泌する．全身に分布し，手掌・足底に多い．一方，アポクリン汗腺は毛囊に開口し，脂肪やタンパク質に富む汗を分泌する．腋窩や耳道などに限局して分布する．

595

2. 機　能

1）外界からの侵害に対する保護

皮膚は，摩擦，圧迫などの機械的侵害に対する強靱な障壁としての役割を担っている．また，皮膚の最外層である角質層は，水分や化学物質を通しにくく，外界からの異物の侵入を防ぐだけでなく，体内からの水分の蒸散も防いでいる．表皮は免疫系にも重要な役割を担っており，ランゲルハンス細胞が異物認識，表皮細胞はさまざまなサイトカインやケモカインを放出する．また，真皮の肥満細胞，真皮樹状細胞およびマクロファージも同様に免疫担当細胞として機能している．メラノサイトの機能は，表皮下部でメラニンを産生することで紫外線による遺伝子障害を防いでいる．一方，皮膚の付属器官の汗腺や脂肪腺は，分泌物により弱酸性環境にして細菌の増殖を抑制している．

2）感覚機能，体温・循環調節機能

皮膚の知覚神経系は皮膚感覚（痛覚，触覚，温冷覚）に機能し，自律神経系は血管，立毛筋，腺などを調節し，体温調節を行っている．

3）呼吸機能

呼吸機能の主役は肺であるが，皮膚もこの機能を有しており，全身のガス交換の1〜2％を担当している．

4）代謝・排泄機能

皮膚では，7-デヒドロコレステロールが紫外線によって，ビタミンD_3（コレカルシフェロール）に変換される．コレカルシフェロールは，肝臓，腎臓，骨などで**活性型ビタミンD_3（カルシトリオール）**となり，腸からのCa^{2+}の吸収を促進する．また，汗腺は，無機塩，アンモニア，尿酸などの窒素含有化合物を排泄する．

B　皮膚疾患

1. 病変と症状（図9-2）

皮膚に生じた病変を総称して**発疹**という．発疹には，**原発疹**（皮膚に最初に現れる）と**続発疹**（病変の経過中に続発する）に分類される．

1）原発疹

①斑：皮膚表面から盛り上がらず色調の変化が主体となるものをいう．紅斑，紫斑，色素斑，白斑がある．
・紅斑：真皮の血管拡張や充血で生じる紅色の斑であり，血液の血管外への漏出はないため，圧迫すると消失する．
・紫斑：真皮内の内出血で生じる紫紅色の斑である．赤血球の漏出があるため，紅斑とは異なり圧迫しても斑は消えない．

a. 原発疹

| 斑 | 丘疹 | 水疱 | 膿疱 | 囊腫 | 膨疹 |

b. 続発疹

| 表皮剥離 | びらん | 潰瘍 | 亀裂 | 鱗屑 | 痂皮 |

| 瘢痕 | 萎縮 | 胼胝 | 膿瘡 |

図 9-2 主な病変と症状

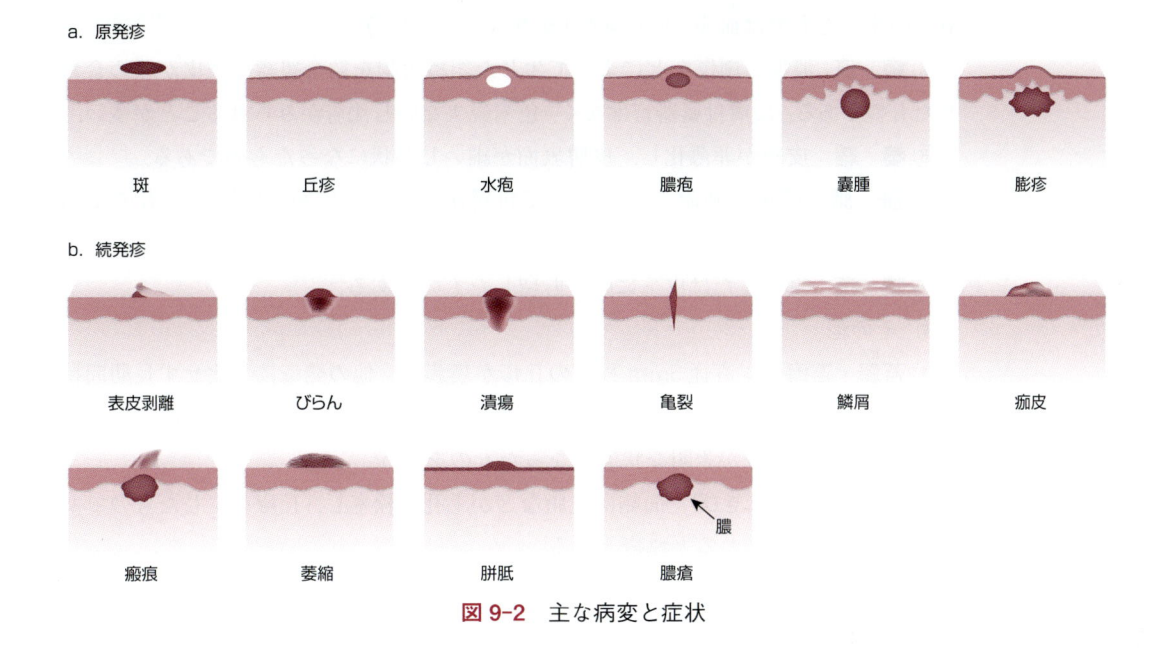

- **色素斑**：メラニン，ヘモジデリン，カロテンなどの沈着により生じる褐色，黄色，青色の斑である．メラニンの沈着では沈着部位により色が異なる．
- **白斑**：メラニン色素脱失または局所の貧血により生じる白色の斑である．

② **丘疹・結節・腫瘤**：限局性の隆起性皮膚病変のうち，直径10mm以下を丘疹，10〜30mm程度を結節，30mm以上で増殖傾向が強いものを腫瘤という．原因には，皮内の浮腫，炎症，肉芽腫性変化，腫瘍などがある．

③ **水　疱**：表皮または真皮に透明な水溶性内容物（血漿成分や細胞成分など）をもつ隆起性皮膚病変である．直径5mm以上を水疱，5mm未満を小水疱という．

④ **膿　疱**：水疱の内容が膿性内容物（好中球など）である隆起性皮膚病変である．

⑤ **囊　腫**：角質，液体成分，脂肪などが上皮組織や結合組織からなる膜に包まれた腫瘤状の皮膚病変である．必ずしも皮膚は膨隆しない．

⑥ **膨　疹**：短時間（多くは数時間）で消失する限局性の皮膚病変である．真皮上層の一過性の浮腫により皮膚が扁平に膨隆し，薄い紅斑を伴うことが多い．

2）続発疹

① **表皮剥離**：搔爬（爪でかく）や創傷などによって表皮の一部が欠損したものである．

② **びらん**：皮膚の欠損が表皮の基底層までのもので，瘢痕を残さずに治癒する．

③ **潰　瘍**：皮膚の欠損が真皮，皮下組織に達するもので，瘢痕を残す．

④ **亀　裂**：表皮ないし真皮までの線状の裂隙で，いわゆる「ひびわれ」である．

⑤ **鱗　屑**：角質層が異常に蓄積し，鱗状の白色片を形成したものである．

⑥ **痂　皮**：角質層や浸出液，血液，膿などが皮膚表面に固着したものである．血

液が固まったものは血痂（けっか）（いわゆる「かさぶた」）という．

⑦ 瘢　痕：潰瘍や創傷などによって生じた組織欠損を結合組織や表皮が埋め合わせたものである．皮膚付属器官はなく，色素脱失ないし沈着がみられることが多い．

⑧ 萎　縮：皮膚が菲薄化し，皮膚表面が細いしわ状になったものである．

⑨ 胼　胝（べんち）：機械的刺激などによって角層が局在して増殖・肥厚したものである．俗に「たこ」と呼ばれる．

⑩ 膿　瘍：真皮または皮下に膿が貯留したものである．

3）その他

① 苔癬（たいせん）・苔癬化：直径5mm程度の丘疹が集簇し，他の発疹に変化せず長期間持続するものである．一方，苔癬化とは，慢性の皮膚炎などにより皮膚が肥厚して固くなり，皮溝や皮野が著明な状態になったものをいう．

② 面皰（めんぽう）・痤瘡（ざそう）（にきび）：面皰は皮脂などが毛孔を栓塞し，丘疹を生じたものである．これに炎症が加わると痤瘡となる．

2. 皮膚疾患と治療薬（表9-1, 表9-2）

1）アトピー性皮膚炎

① 病　態：遺伝的に規定された「アトピー素因」をもつ人に多くみられる．アトピー素因とは，本人・家族に気管支喘息，アレルギー性鼻炎，結膜炎，アトピー性皮膚炎の既往があり，IgE抗体を産生しやすい体質とされる．アトピー性皮膚炎は，軽快と悪化を繰り返し，痒みの強い皮膚炎である．大部分は乳幼児期に発症して成長につれて軽快するが，軽快せず成人期に移行したり，成人から発症することもある．先天的に皮膚の「バリア機能の低下」とアレルギーを起こしやすいアトピー素因をもつ人に，さまざまな環境因子が関与して発症・悪化する．

正常な皮膚は，最外層に角質層があり，皮膚の乾燥や外来刺激から身をまもっている．アトピー性皮膚炎患者では，この角質層の天然保湿因子と角質層細胞間脂質（とくにセラミド）が著しく減少してドライスキンとなり，皮膚のバリア機能が低下するために外来刺激を受けやすく，細菌など有害物質が入りやすい．

② 薬物治療：主に**ステロイド外用薬**（12章，p.715参照）が用いられる．顔の皮疹に対しては**タクロリムス**tacrolimus（プロトピック®）**軟膏**が使用されることもある．痒みに対しては必要に応じて抗ヒスタミン薬（11章，p.702参照）や抗アレルギー薬（11章，p.700参照）を内服投与する．

2）接触皮膚炎

① 病　態：接触皮膚炎は，なんらかの外来物質が皮膚と接触して起こる皮膚炎である．接触部位に一致して激しい痒みや灼熱感を伴い，紅斑，腫れ，水疱，びらんを生じる．金属，植物，日用品，衣類，化粧品，医薬品など日常生活で接触するすべての物質が接触源となる．一次刺激性接触皮膚炎（接触源自体の毒性による）とアレルギー性接触皮膚炎に大別される．また，両方が同時に関与することもある．

表 9-1　皮膚疾患と治療薬

皮膚疾患	治療薬
アトピー性皮膚炎	ステロイド薬（外用），タクロリムス軟膏（顔用），抗ヒスタミン薬（痒み），抗アレルギー薬（痒み）
接触皮膚炎	ステロイド薬（外用），亜鉛華軟膏（ステロイド薬と併用），抗ヒスタミン薬（痒み），抗アレルギー薬（痒み）
皮膚真菌症	抗真菌薬
蕁麻疹	抗ヒスタミン薬，抗アレルギー薬
水疱症	ステロイド薬（初期大量全身投与），免疫抑制薬（難治例）
薬疹	ステロイド薬（外用），抗ヒスタミン薬（痒み），抗アレルギー薬（痒み），ステロイド薬（重症，初期大量全身投与）
乾癬	ステロイド薬（外用），活性型ビタミン D_3 外用薬（軽症），シクロスポリンA（重症），エトレチナート（重症）
帯状疱疹	抗ウイルス薬，非ステロイド性抗炎症薬（消炎・鎮痛），ステロイド薬（消炎・鎮痛）
悪性黒色腫	抗がん薬の併用療法（摘出を基本とする）
光線過敏症	ステロイド薬（内服・外用，炎症がひどいとき）

②**薬物療法**：外用療法としてステロイド外用薬を使用する．水疱・びらんがみられる場合はステロイド外用薬と亜鉛華軟膏を重層塗布する．皮膚が肥厚・苔癬化した慢性病巣ではステロイド密封療法が有効である．内服療法として，痒みに対しては抗アレルギー薬や抗ヒスタミン薬を内服する．

3）皮膚真菌症

①**病　態**：皮膚真菌症は，真菌が表皮の角質層，爪，毛などに感染する浅在性皮膚真菌症と真皮内に侵入・増殖する深在性皮膚真菌症に分類される．浅在性皮膚真菌症には，白癬〔足白癬（みずむし），頭部白癬（しらくも），爪白癬（つめみずむし）〕，皮膚カンジダ症〔カンジダ族（特に，*Candida albicans*）による皮膚感染症〕，癜風（皮膚常在菌の *Malassezia furfur* が異常繁殖して淡褐色斑または白色斑が生じる疾患）などがある．

②**薬物治療**：主に抗真菌薬（13章，p.795参照）が外用で用いられる．感染や接触皮膚炎を合併している場合には，抗菌薬やステロイド外用薬などで症状を改善させてから皮膚真菌薬の治療を行う．浅在性皮膚真菌症ではイミダゾール系抗真菌薬などの外用療法が中心である．爪白癬や角質増殖型足白癬では，外用療法のみでは治療が困難であるため，抗真菌薬を内服する．

4）蕁麻疹

①**病　態**：突然の痒みと紅斑を伴う膨疹が現れ，多くの場合，数時間～24時間に跡形なく消えてしまう．一度だけのことや別の場所への発現が繰り返すこともある．急性蕁麻疹（1ヵ月以内）と慢性蕁麻疹（1ヵ月以上持続）がある．

②**薬物治療**：可能なかぎり原因や増悪因子（飲酒，下熱鎮痛薬，ストレスなど）を調べ，除去ないし回避することが重要である．大多数の症例で原因を究明することができずに薬物による対症療法に頼らざるを得ない．抗ヒスタミン薬や抗アレルギー薬を使用するのが基本である．

5）水疱症

①**病　態**：水疱形成を主徴とする疾患の中で，熱傷，細菌・ウイルス感染による

ものを除いた疾患をいう．水疱症の中で，天疱瘡と水疱性類天疱瘡は自己抗体により生じる自己免疫性水疱症である．

② **薬物治療**：ステロイド薬の初期大量投与が行われる．重症度に応じてステロイド薬の投与量を決め，難治例ではステロイドパルス療法，血漿交換，免疫抑制薬，大量γ-グロブリン療法など補助療法を併用する．

6) 薬　疹

① **病　態**：体内に摂取された薬剤あるいはその代謝産物により生じた皮膚や粘膜の皮疹である．アレルギー性薬疹と非アレルギー性薬疹に分類される．

アレルギー性薬疹は，薬剤の感作により生じる薬疹である．感作されていない薬剤では内服開始後1〜2週間頃に発疹が生じることが多い．すでに，感作された薬剤では内服後まもなく発疹が生じやすい．

一方，非アレルギー性薬疹は，薬剤の副作用，過剰投与，皮膚や粘膜への蓄積，薬物相互作用により生じる薬疹である．臨床病型としては，**スティーブンス・ジョンソン症候群**，**中毒性表皮壊死症**，**播種状紅斑丘疹**，**多形紅斑**などがある．

② **治　療**：原因薬剤の速やかな中止が重要である．治療薬としては，ステロイド外用薬および痒みに対して抗アレルギー薬や抗ヒスタミン薬を用いる．スティーブンス・ジョンソン症候群や中毒性表皮壊死症などの重症例では，ステロイド薬の全身投与，血漿交換，γ-グロブリン大量投与を行う．

7) 角化症・乾癬

① **病　態**：乾癬とは，慢性に経過する原因不明の炎症性角化性皮膚疾患であり，表皮細胞が過増殖・過角化を示す．表皮内および真皮上層に多数の活性化リンパ球，樹状細胞の浸潤を認める．また，表皮に好中球が浸潤し，微小膿瘍を形成する．銀白色の鱗屑（角質細胞が細かくはがれたもの）の付着した境界明瞭な紅斑を特徴とする．外的刺激の加わる被髪頭部，肘，膝蓋部，臀部に好発する．

② **治　療**：慢性・難治性であるため，日常生活に差し支えのない快適な社会生活の維持を治療の目標として行う．軽症例では，活性型ビタミンD_3外用薬の**タカルシトール** tacalcitol（ボンアルファ®），**カルシポトリオール** calcipotriol（ドボネックス®）（図9-3）やステロイド外用薬で治療し，中等度〜重症例では光線療法（PUVA療法，長波長の紫外線の照射）やステロイド外用薬に加えて，低用量のシクロスポリン，**エトレチナート**（チガソン®）などを併用する（表9-3）．

8) 帯状疱疹

① **病　態**：水痘罹患後，水痘帯状疱疹ウイルスの再活性化により生じるウイルス感染症である．身体の抵抗力が落ちると，潜伏感染していたウイルスが再活性化し，神経を通って皮膚に移動して表皮細胞で再び増殖して皮膚病変を形成する．片側性の神経支配領域に神経痛様疼痛が生じて数日後に浮腫性紅斑を形成し，水疱，びらん，潰瘍，痂皮を経て通常2〜3週間で治癒する．肋間神経部や顔面（三叉神経領域）が好発部位である．

②**薬物治療**：**バラシクロビル** valaciclovir（バルトレックス®）（内服，軽症・中等症例），**アシクロビル** aciclovir（ゾビラックス®）または**ビダラビン** vidarabine（アラセナ）（点滴，重症例）などの抗ウイルス薬の全身投与を行う．神経痛に対する治療としては，非ステロイド性抗炎症薬を中心に用い，激しい疼痛の場合にはステロイド薬や麻薬製剤（内服），神経ブロックを併用する．局所治療として，抗ウイルス薬（外用）や非ステロイド性抗炎症薬（外用）を用いる．

9) 悪性黒色腫

①**病　態**：俗に「ほくろのがん」といわれる．メラノサイトが悪性化して生じ，転移しやすくきわめて悪性度の高い腫瘍である．早期に発見されれば完治する．誘因として紫外線，外傷（足底や爪部），熱傷などがある．

②**治　療**：病巣を取り除く手術療法が主体であるが，薬物治療などの術後補助療法を行うこともある．DAV療法〔**ダカルバジン** dacarbazine，**ニムスチン** nimustine（ニドラン®），**ビンクリスチン** vincristine（オンコビン®）〕にインターフェロンβの局注を併用するDAV-Feron療法を行う．進行例では，DAC-Tam療法〔**ダカルバジン**，**ニムスチン**，**シスプラチン** cysplatin（プラトシン，ブリプラチン®，ランダ），**タモキシフェン** tamoxifen（ノルバデックス®，タスオミン®）〕や放射線療法などを行う．

10) 光線過敏症

①**病　態**：正常人では何らの変化を起こさないような光線曝露により皮膚に異常反応を生じる疾患の総称である．外因性（光接触皮膚炎，光線過敏型薬疹）と内因性（ポルフィリン症，色素性乾皮症）に大別される．

表9-2　皮膚疾患治療薬の分類

分　類	薬物一般名
化膿性皮膚疾患治療薬（抗菌薬）	クロラムフェニコール，テトラサイクリン，エリスロマイシン，フラジオマイシン，ゲンタマイシン，フシジン酸，クリンダマイシン
寄生性皮膚疾患治療薬（抗ウイルス薬）	ビダラビン，アシクロビル
寄生性皮膚疾患治療薬（抗真菌薬）	トルナフタート，リラナフタート，クロトリマゾール，ミコナゾール，エコナゾール，イソコナゾール，スルコナゾール，ラノコナゾール，オキシコナゾール，ビホナゾール，ネチコナゾール，ケトコナゾール，ルリコナゾール，アモロルフェン，テルビナフィン，ブテナフィン
ステロイド薬	12章参照（p.715参照）
非ステロイド性抗炎症薬	イブプロフェンピコノール，ジメチルイソプロピルアズレン，スプロフェン，ベンダザック，ウフェナマート，グリチルレチン酸
抗ヒスタミン薬	ジフェンヒドラミン
褥瘡・皮膚潰瘍治療薬	アルプロスタジル アルファデックス，リゾチーム，ブロメライン，ソルコセリル，トレチノイントコフェリル，トラフェルミン，ブクラデシン
角化症・乾癬治療薬	ビタミンA，エトレチナート，タカルシトール，マキサカルシトール，カルシポトリオール，シクロスポリン
尋常性白斑治療薬	メトキサレン
皮膚軟化薬	サリチル酸，グリセリンカリ液
尋常性痤瘡治療薬	アダパレン
脱毛治療薬	カルプロニウム

表9-3 角化症・乾癬治療薬の薬理作用

薬物	薬理作用等
活性型ビタミンD_3外用薬（タカルシトール，カルシポトリオール）（図9-3）	活性型ビタミンD_3誘導体．核受容体に作用して細胞の増殖・分化を制御する．表皮細胞の増殖抑制作用と分化促進作用．
エトレチナート（内服薬）（図9-3）	レチノイド誘導体．正常上皮細胞の再形成．角質層細胞の接着力低下．
シクロスポリン（内服薬）	免疫抑制作用（ヘルパーT細胞のシクロフィリンに結合して，カルシニューリンの抑制）．難治性尋常性乾癬，膿疱性乾癬，乾癬性紅皮症，関節症性乾癬に適用する．
メトトレキサート（内服薬）	表皮細胞の増殖を抑制し，リンパ球，マクロファージ，好中球の作用を抑制する．
抗TNFα抗体（インフリキシマブ，アダリムマブ）（注射薬）	病変部に多数存在する樹状細胞とT細胞との相互作用を遮断する．

表9-4 褥瘡・皮膚潰瘍治療薬の薬理作用

薬物	薬理作用等
アルプロスタジル アルファデックス（図9-4）	プロスタグランジンE_1誘導体をα-シクロデキストリンで包接した薬物．血管拡張作用→病変部の循環改善．血管新生促進・角化細胞増殖作用→肉芽形成・表皮形成の促進．
ソルコセリル	ミトコンドリア呼吸を促進（ATP産生促進）→組織機能の促進．線維芽細胞の増殖促進．
トレチノイントコフェリル（図9-4）	ビタミンAとビタミンEのエステル結合体．マクロファージの遊走促進作用．線維芽細胞の増殖・遊走促進作用．血管新生を伴う肉芽形成促進作用．
トラフェルミン	ヒト塩基性線維芽細胞増殖因子の遺伝子組み換え体．血管新生や線維芽細胞増殖の促進作用→肉芽形成促進．
ブクラデシン（図9-4）	細胞膜透過性のcAMP誘導体（cAMPを介した作用を示す）．局所血流改善作用．血管新生や線維芽細胞増殖の促進作用→肉芽・表皮形成促進．
リゾチーム	線維芽細胞の増殖促進．切創・熱傷の治癒促進．結合織線維形成促進．
ブロメライン	炎症性浸出物の吸収促進・起炎物質の分解→抗炎症作用．
ジメチルイソプロピルアズレン（図9-4）	抗炎症作用，ヒスタミン遊離抑制作用，創傷治癒促進作用，抗アレルギー作用．
ベンダザック（図9-4）	抗炎症作用，抗壊死作用（尿素による壊死変性），抗浮腫作用（カラゲニン浮腫）．

外因性光線過敏症では，光感作性物質が経皮・経口的に皮膚に達したのちに光線作用により皮膚に炎症を生じる．光毒性皮膚炎（免疫機序を介さない）とアレルギー性皮膚炎がある．内因性光線過敏症には，色素性乾皮症（紫外線によるDNA損傷を修復する機構の先天的異常）とポルフィリン症（ポルフィリン代謝異常）がある．

②治　療：遮光に努める．外因性光線過敏症では，原因となる光感作性物質の同定を行い，薬剤・化学物質の使用を止める．激しい炎症時には，内服・ステロイド外用薬を用いる．

11）皮膚潰瘍，褥瘡（床ずれ）

①病　態：皮膚の組織欠損が表皮内にとどまるものを「びらん」といい，真皮まで欠損が達したものを「潰瘍」という．皮膚潰瘍の創傷治癒がさまざまな要因により阻害され治療に抵抗して慢性化したものに褥瘡（難治性皮膚潰瘍）がある．褥瘡の内因性の原因としては循環障害，老化，低栄養・貧血，薬剤，代謝障害などがあ

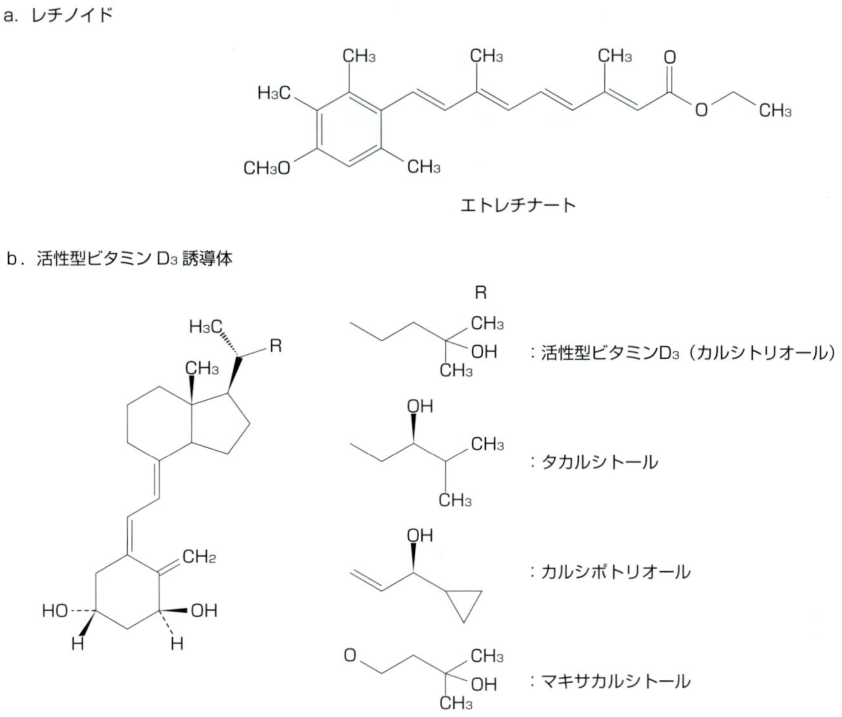

a. レチノイド

エトレチナート

b. 活性型ビタミン D₃ 誘導体

:活性型ビタミン D₃（カルシトリオール）

:タカルシトール

:カルシポトリオール

:マキサカルシトール

図 9-3 レチノイド（a）および活性型ビタミン D₃ 誘導体（b）の構造式

表 9-5 その他の皮膚疾患治療薬の薬理作用

	薬物	薬理作用等
尋常性白斑治療薬	メトキサレン	紫外線（特に，長波長の紫外線）に対する皮膚の感受性を増強する．ローションあるいは内服で適用後に日光浴あるいは人工紫外線を照射する．
皮膚軟化薬	サリチル酸	角質溶解作用，防腐作用をもち，乾癬，白癬，角化症等に適応される．
	グリセリンカリ液	皮膚の乾燥を防止し，皮膚の亀裂に効果がある．
尋常性痤瘡治療薬	アダパレン	「にきび」治療薬．レチノイン酸受容体に親和性をもち，表皮の角化細胞の分化を抑制する．
脱毛治療薬	カルプロニウム	ムスカリン様作用（血管拡張作用）→局所血流の増加（血行向上）→脱毛防止，発毛促進．

げられ，外因性原因としては，局所の機械的圧迫・外傷，感染，接触性皮膚炎などがある．

② **治 療**（表 9-4）：褥瘡・皮膚潰瘍治療は，病変部の乾燥を避け，湿潤させて肉芽形成を促進する．また，細胞傷害性のある消毒薬や乾燥を避けるためにガーゼは使用せず，洗浄により浄化し，非固着性の創傷被覆材を使用する．感染のある場合には殺菌消毒作用のあるヨウ素を含む軟膏が適する．また，非ステロイド性抗炎症薬としてジメチルイソプロピルアズレン dimethythyl isopropylazulene（アズノール®）（図 9-4）やベンダザック bendazac（ジルダザック®）（図 9-4）が用いられる．

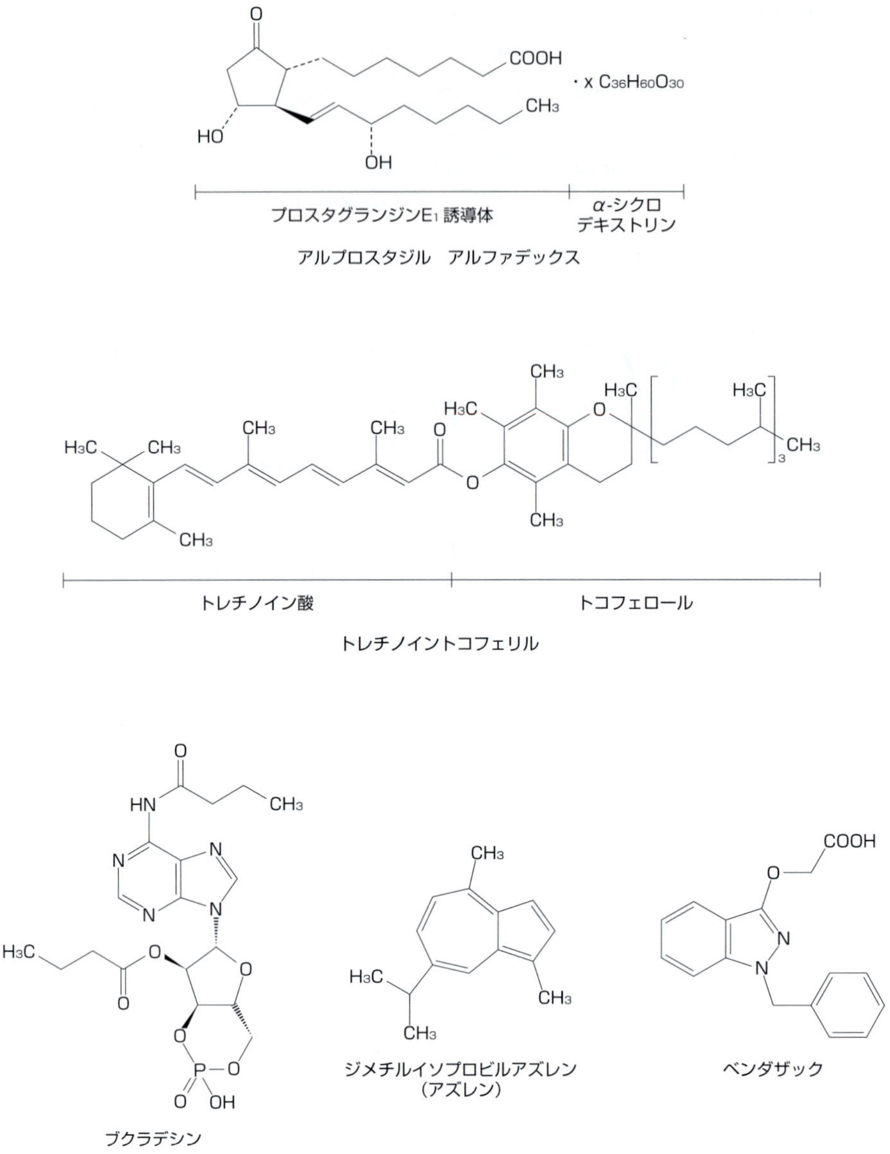

図9-4 主な褥瘡・皮膚潰瘍治療薬の構造式

ジメチルイソプロピルアズレン（アズレン）は抗炎症作用と創傷治癒促進効果を有する．

12) その他の皮膚疾患治療薬（表9-5）

尋常性白斑とは，後天的に発症する完全または不完全な脱色素斑で，進行性に拡大する．皮膚の角質が異常に増殖し，「いぼ」「たこ」「うおのめ」などの除去に皮膚軟化薬が適用される．尋常性痤瘡（にきび）や脱毛の治療薬がある．

2 眼疾患治療薬

A 眼の構造と機能

　眼球は直径約25 mmの球状であり，その外壁は外膜，中膜，内膜の3層構造からなる．外膜（線維膜）は**角膜**と**強膜**，中膜（血管膜，ぶどう膜）は**虹彩**，**毛様体**，**脈絡膜**，内膜は**網膜**から構成される（図9-5）．角膜は表皮と同じ重層扁平上皮であるが角化はせず，その表面は涙液で覆われている．眼球内部には透明透光体（**眼房水**，**水晶体**，**硝子体**）が存在しており，角膜と水晶体の間隙には**眼房水**（房水）が満たされている．角膜と虹彩の間隙を**前眼房**，虹彩と水晶体の間隙を**後眼房**という（図9-6）．

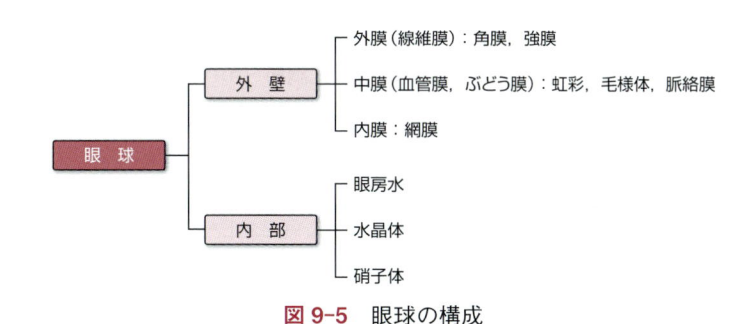

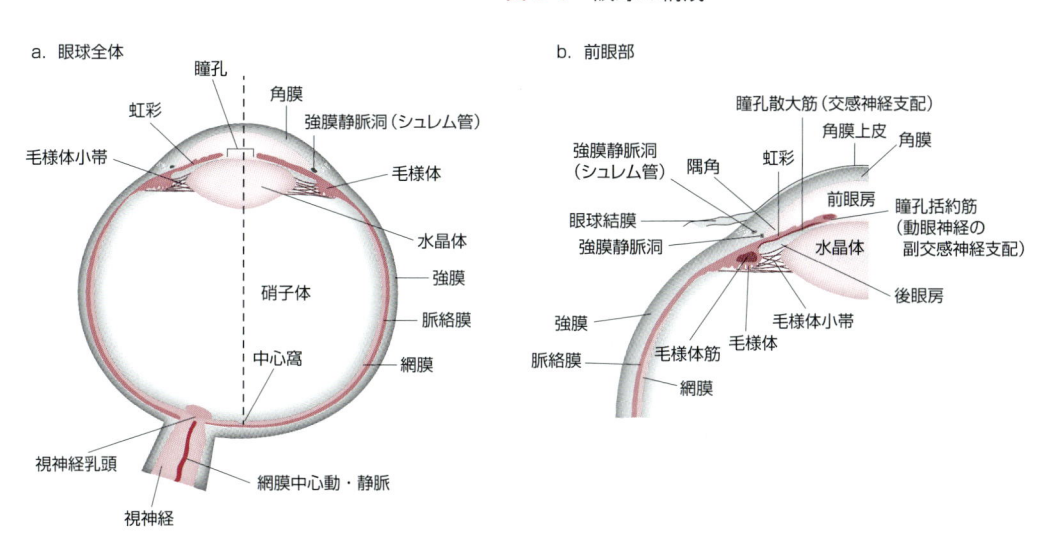

図9-5　眼球の構成

図9-6　眼の構造

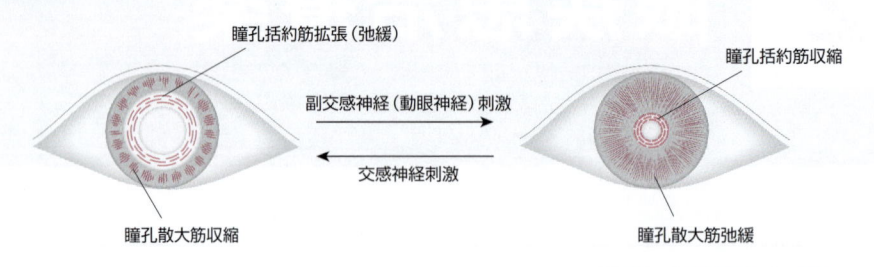

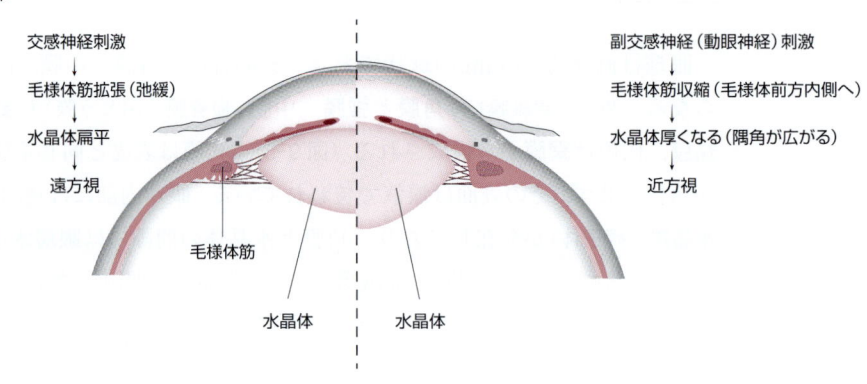

図9-7 眼の瞳孔調節（a）と遠近調節（b）

1. 眼房水（房水）

　　眼房水は毛様体で産生され（0.15〜0.2 mL/時間），後眼房から瞳孔部分を経て前眼房へ出る．眼房水の約90％は，隅角（前房隅角：虹彩根部と角膜の後角の境）から線維柱体を通り，強膜静脈洞（シュレム管）から静脈へ流出する（**シュレム管排出路，隅角流出路**）．また，約10％の眼房水はぶどう膜から強膜へ流出する（**ぶどう膜強膜流出路**）．眼房水は，酸素や栄養を角膜や水晶体に与え，その圧力（眼圧）は一定に保たれている．眼圧の正常値上限は21 mmHgである．

2. 瞳孔調節（図9-7a）

　　眼球内に入る光の量を調節するために虹彩が絞りの役割を果たしている．瞳孔調節には，虹彩の2種類の平滑筋（**瞳孔括約筋，瞳孔散大筋**）が働く．
　　縮瞳（瞳孔縮小）は瞳孔括約筋の収縮（アセチルコリンM_3受容体）によるものであり，動眼神経（副交感神経）支配である．一方，散瞳（瞳孔散大）は瞳孔散大筋の収縮（アドレナリンα_1受容体）により生じ，交感神経支配である．

3. 遠近調節（図9-7b）

　　遠近調節は，自律神経支配を受ける毛様体筋の収縮と弛緩（拡張）により行われ

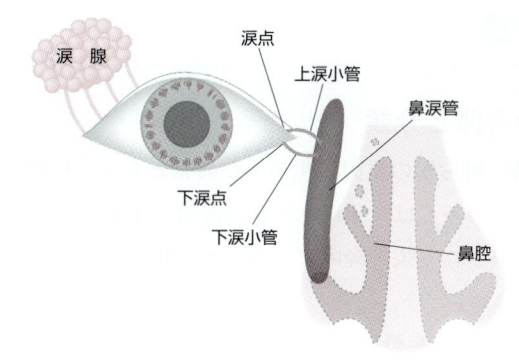

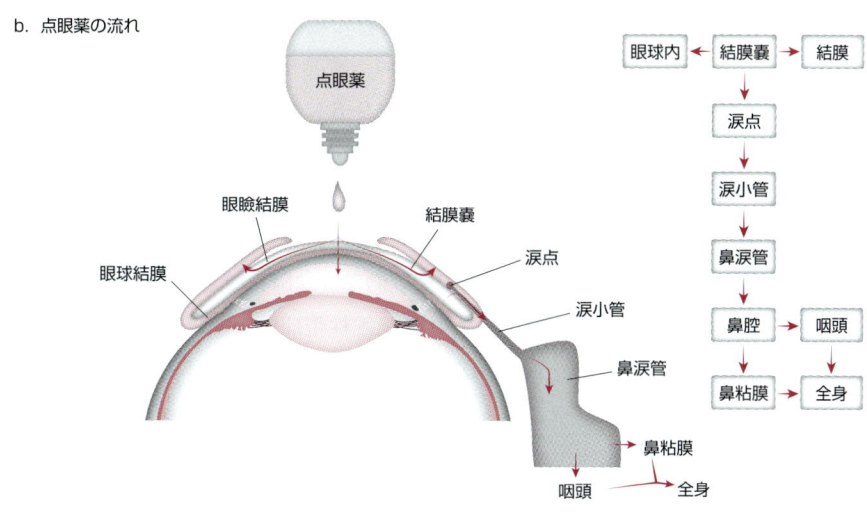

図 9-8　涙器（a）と点眼薬の流れ（b）

る．近視調節（水晶体が自らの弾性で厚くなり，近くに焦点が合う）は，毛様体筋が収縮（アセチルコリン M_3 受容体）により生じ，動眼神経（副交感神経）支配である．一方，遠視調節（水晶体は毛様体筋に引っ張られて薄くなり，遠くに焦点が合う）は，交感神経支配で，毛様体筋が拡張（アドレナリン β_2 受容体）することで生じる．

B　点眼薬

1. 点眼薬の吸収経路（図 9-8）

点眼された薬剤は結膜嚢にいったん留まり，結膜と角膜から浸透して前眼房や強膜に移行する．また，上・下涙点から涙小体を経て鼻粘膜・咽頭から全身へと吸収される．したがって，点眼薬でも全身的な薬理作用（副作用）を考慮する必要がある．

C 緑内障治療薬

1. 緑内障の病態と分類

①**病　態**：何らかの原因で視神経が異常となり，視野が徐々に狭くなる疾患である．その原因の多くは，眼房水の排泄障害による眼圧上昇であり，その圧力で視神経乳頭が圧迫されて視神経障害をきたす．正常眼圧値は 10～21 mmHg であるが，個人差が大きい．

②**症　状**：主に視野狭窄や視力低下である．急性発作として，悪心・嘔吐，眼痛，頭痛，角膜浮腫，霧視がみられる場合がある．

③**分　類**：緑内障は原発緑内障，続発緑内障，発達緑内障の3つに大きく分けられる．それぞれの病因と病態を**表**9-6 に示す．

2. 緑内障治療薬（図 9-10，表 9-7）

1）房水流出を促進する薬物

①**アセチルコリン M 受容体刺激薬**：縮瞳による虹彩の伸長（虹彩根部を薄くする）および毛様体筋の収縮により，線維柱帯間隙とシュレム管を広げ，眼房水のシュレム管からの流出を促進する．緑内障全般に使用できる．副作用には，近視性調節麻

表 9-6　緑内障の分類

分類		病因と病態
原発緑内障	原発開放隅角緑内障（広義）（約90%）｜原発開放隅角緑内障	眼圧値は 22 mmHg 以上を示す．線維柱帯にムコ多糖などが蓄積あるいはシュレム管内皮の変性などでシュレム管への房水流出抵抗が増加して眼圧が上昇する（図 9-9a）．
	正常眼圧緑内障	眼圧は正常値（10～21 mmHg）であるが，緑内障性視野変化を起こす．
	原発閉塞隅角緑内障（5～10%）｜原発閉塞隅角緑内障	水晶体が前方に位置して虹彩と接することで，房水は後眼房から前眼房に流出しにくくなる（瞳孔ブロック）その結果，後眼房の眼圧が上昇し，虹彩が隅角線維柱帯に押しつけられ，房水排泄が阻害される（図 9-9b）．その他，虹彩周辺部が隅角線維柱帯を解剖学的に狭窄し，房水排泄が妨げられる．そのため，急激な眼圧の上昇（40～80 mmHg）をきたす．視神経障害（図 9-9c）による視力低下がみられ，激しい眼痛や頭痛，悪心・嘔吐などを自覚することもある（緑内障発作）．
	プラトー虹彩緑内障	虹彩付着部の形態異常のため，瞳孔ブロックなしに，隅角が閉塞する．
混合型緑内障		原発開放隅角緑内障および原発閉塞隅角緑内障の要素を含んだもの．
続発緑内障	血管新生緑内障	網膜静脈閉塞症や糖尿病網膜症などの眼内病変により広範な低酸素状態が生じると，血管増殖因子が産生され，瞳孔縁や隅角に血管が新生する．次第に，線維血管膜が隅角を覆うようになり，房水排泄が阻害されて眼圧が上昇する．
	外傷性緑内障	隅角損傷時に発症する．
	ステロイド緑内障	副腎皮質ステロイド薬の局所的あるいは全身的な長期適用により高眼圧が起こる．
発達緑内障		隅角やシュレム管などの房水流出路の発育異常によって起こる（発育異常緑内障）．

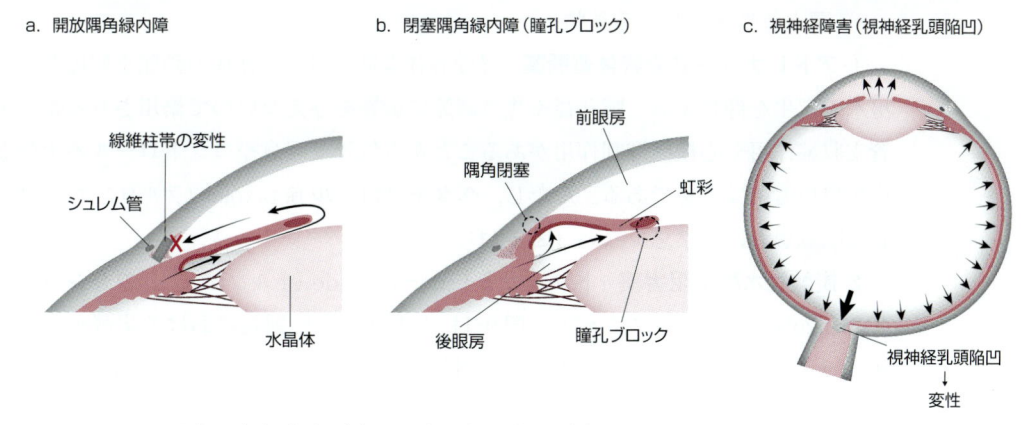

図 9-9 開放隅角緑内障（a），閉塞隅角緑内障（b），眼圧上昇による視神経障害（c）

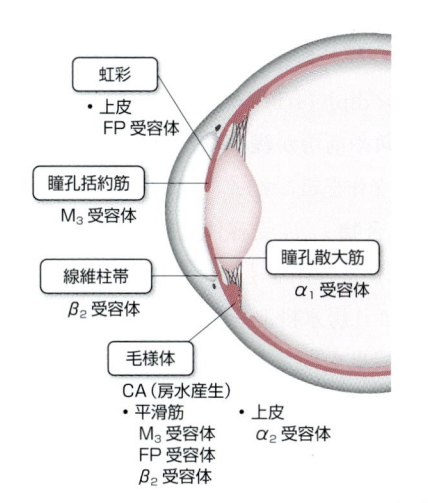

図 9-10 緑内障治療薬の作用部位と作用メカニズム

作用部位	作用する薬
プラスタノイド FP 受容体（プロスタグランジン $F_{2\alpha}$ 受容体）	プロスタグランジン（PG）関連薬
α_1 受容体	交感神経刺激薬，$\alpha\beta$ 遮断薬，α_1 遮断薬
α_2 受容体	交感神経刺激薬，$\alpha\beta$ 遮断薬，
β_1, β_2 受容体	交感神経刺激薬，β 遮断薬，$\alpha\beta$ 遮断薬
M_3 受容体	副交感神経刺激薬
炭酸脱水酵素（CA）	炭酸脱水酵素阻害薬

攣（近視になる）や縮瞳による暗黒感がある．

　②**プロスタグランジン $F_{2\alpha}$（$PGF_{2\alpha}$）製剤**：ぶどう膜強膜流出路からの房水排泄を促進して眼圧を低下させる．瞳孔径や焦点調節への影響および房水産生に影響を与えずに房水流出を促進する．副作用には，虹彩や皮膚への色素沈着，結膜充血，眼刺激性などがある．

　③**選択的アドレナリン α_1 受容体遮断薬**：血管の α_1 受容体を遮断して血管拡張を起こし，ぶどう膜強膜流出路からの房水排泄を促進させて眼圧を低下させる．心疾患や気管支喘息患者にも比較的安全に使用できる．

　④**血漿浸透圧上昇薬**：血液の浸透圧を高めて組織から水分を血管内に引き込むため，硝子体が小さくなり眼圧が低下する．主に，閉塞隅角緑内障の急性発作時に，急激・高度に眼圧を下げるために用いる．

2）房水産生を抑制する薬物

① **アドレナリンβ受容体遮断薬**：β受容体遮断薬は，毛様体の動脈を収縮させ，房水の産生を抑制する．瞳孔径や焦点調節に影響を与えないので繁用されるが，気管支収縮作用や心機能抑制作用があることから気管支喘息やコントロール不十分な心疾患者には禁忌である．ただし，**ベタキソロール** betaxolol（ケルロング®）は気管支喘息患者には禁忌でない（図9-11）．

② **炭酸脱水酵素阻害薬**〔**ドルゾラミド** dorzolamide（トルソプト®），**ブリンゾラミド** brinzolamide（エイゾプト®）〕（図9-11）：毛様体上皮細胞における炭酸脱水酵素（$CO_2 + H_2O \leftrightarrows H_2CO_3$）は房水の産生に関与する．したがって，炭酸脱水酵素を阻害すると房水産生が抑制され，眼圧が低下する．腎臓の近位尿細管の機能に関与する炭酸脱水酵素も阻害するために，重篤な腎疾患者には禁忌である．

3）房水流出促進作用および房水産生抑制作用をもつ薬物

① **アドレナリンαβ受容体遮断薬**：$α_1$受容体刺激により毛様体血管を収縮し，房水産生を抑制する．$β_2$受容体刺激によりぶどう膜の血管を拡張し，ぶどう膜強膜流出路からの房水排泄を促進する．**ジピベフリン** dipivefrin（ピバレフリン®）はアドレナリンのプロドラッグであり（図9-11），狭隅角や前房が浅いなどの眼圧上昇の素因のある患者に禁忌である（急性閉塞隅角緑内障発作を起こす）．

② **アドレナリンαβ受容体遮断薬・ニトロ化合物**：$β_2$受容体遮断作用による房水産生抑制作用と$α_1$受容体遮断による房水排泄促進作用をもつ．また，一酸化窒素（NO）による内皮細胞依存性の血管拡張作用により房水排泄を促進する．気管支収縮作用や心機能抑制作用もあることから気管支喘息やコントロール不十分な心疾患者には禁忌である．

3. 緑内障を悪化させる薬物（表9-8）

1）抗コリン作用をもつ薬物

毛様体筋を弛緩（拡張）して隅角を狭くする．散瞳により虹彩根部を肥厚させ隅角を閉塞するため，緑内障を悪化する．

2）副腎皮質ステロイド薬

局所あるいは全身的投与すると眼圧を上昇させる．通常，副腎皮質ステロイド薬による高眼圧は可逆的であり，投与中止で眼圧は正常に戻る．しかし，長期投与では不可逆的に眼圧が上昇して，視野狭窄や視力低下がみられることがある（ステロイド緑内障）．

表 9-7　緑内障治療薬

分類	薬物	作用機序および禁忌
眼房水流出促進	〔アセチルコリンM受容体刺激薬〕 ピロカルピン（点眼） 〔コリンエステラーゼ阻害薬〕 ジスチグミン（点眼）	毛様体のM₃受容体刺激→毛様体筋収縮→線維柱帯とシュレム管の開口→房水流出促進，虹彩のM₃受容体刺激→虹彩根部を薄くして隅角を広げる→房水流出促進 副作用：近視性調節麻痺，縮瞳による暗黒感 禁忌：虹彩炎（ピロカルピン）
	〔PGF₂α受容体刺激薬〕 イソプロピルウノプロストン（点眼） ラタノプロスト（点眼） トラボプロスト（点眼） タフルプロスト（点眼）	縮・散瞳を起こさない．ぶどう膜強膜流出路からの房水排泄を促進して眼圧を低下させる 副作用：虹彩や皮膚への色素沈着，結膜充血，眼刺激性
	〔α₁遮断薬〕 ブナゾシン（点眼）	ぶどう膜強膜流出路からの房水排泄を促進して眼圧を低下させる
	〔血漿浸透圧上昇薬〕 イソソルビド（内服） D-マンニトール（静注） 濃グリセリン・果糖（静注）	血液の浸透圧を高める→組織から水分を血管内に引き込む→硝子体が小さくなる→眼圧が低下する 禁忌：急性頭蓋内出血（イソソルビド，D-マンニトール）
眼房水産生抑制	〔β受容体遮断薬（点眼）〕 ベタキソロール（β₁選択的） チモロール カルテオロール レボブノロール	β受容体を遮断→毛様体の動脈収縮→房水産生の抑制→眼圧低下 禁忌：気管支喘息，コントロール不十分な心疾患（ベタキソロールは気管支喘息患者には禁忌でない）
	〔炭酸脱水酵素阻害薬〕 ドルゾラミド（点眼） ブリンゾラミド（点眼） アセタゾラミド（内服）	毛様体上皮細胞の炭酸脱水酵素阻害→房水産生抑制→眼圧低下 禁忌：重篤な腎疾患，慢性閉塞隅角緑内障（アセタゾラミド）
眼房水流出促進および産生抑制	〔αβ受容体刺激薬〕 ジピベフリン（点眼） （アドレナリンのプロドラッグ）	α₁受容体刺激→毛様体血管収縮→房水産生抑制，β₂受容体刺激→ぶどう膜強膜流出路から房水排泄促進 禁忌：閉塞隅角緑内障
	〔αβ受容体遮断薬・ニトロ化合物〕 ニプラジロール（点眼） レボブノロール（点眼）	β₂受容体遮断→房水産生抑制，α₁受容体遮断→房水排泄促進，NO発生→血管拡張→房水排泄促進 禁忌：気管支喘息，コントロール不十分な心疾患

ベタキソロール

ドルゾラミド

ブリンゾラミド

ジピベフリン

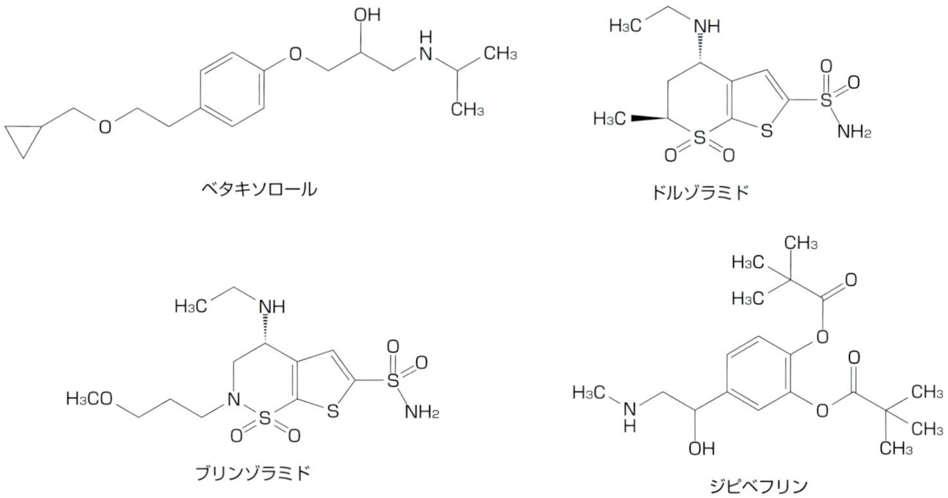

図 9-11　緑内障治療薬の構造式

表 9-8 緑内障を悪化させる薬物

分類	薬物
抗コリン作用をもつ薬物	〔アセチルコリン M 受容体遮断薬〕 　アトロピン，スコポラミン　など 〔抗ヒスタミン薬〕 　クロルフェニラミン，ジフェンヒドラミン　など 〔三環系抗うつ薬〕 　イミプラミン，アミトリプチリン　など 〔ベンゾジアゼピン系薬物〕 　ジアゼパム，オキサゾラム　など 〔抗不整脈薬〕 　ジソピラミド　など
その他	〔副腎皮質ステロイド薬〕 　プレドニゾロン，ヒドロコルチゾン　など 〔ニトロ化合物〕 　ニトログリセリン，ニコランジル　など 〔脱分極性筋弛緩薬〕 　スキサメトニウム（一過性筋収縮のため）

D 白内障治療薬

1. 白内障の病態と分類

　水晶体は直径約 10 mm の凸レンズの形状であり，瞳孔の後ろで，虹彩と硝子体の間に位置し，毛様体小帯（チン小帯）によって毛様体に固定される．水晶体は，水晶体嚢，水晶体上皮，水晶体線維（皮質部と核部）からなり，光の散乱を抑えるために α-クリスタリンという特殊なタンパク質からなる．

　① 病　態：水晶体が混濁して視力障害をもたらす疾患である．さまざまな要因で起こるが，加齢によるものが最も多い．水晶体タンパク質の変性によって混濁する．混濁部位により，① 皮質白内障，② 嚢白内障，③ 核白内障に分類される．また，発症原因でも分類される（表 9-9）．

　② 症　状：水晶体の周辺部が点状あるいは放射状に混濁する初発白内障から始まり，未熟白内障（混濁が瞳孔領まで進行）を経て成熟白内障（水晶体全体の白濁）に至る．自覚症状として，霧視，単眼複視（物がいくつにも見える），逆光下での光の乱反射・異常な眩しさなどがある．

　③ 発症原因：水晶体水溶性タンパク（α-クリスタリン）がトリプトファンやチロシンの代謝異常によって生じるキノイド（キノン類）により変性して不溶化する．α-クリスタリン中の SH 基が酸化されて不溶性タンパクとなる．

表 9-9 発症原因による白内障の分類

分類	原因と特徴
老人性白内障	加齢，最も多い
先天白内障	母体の風疹感染，ダウン症，ガラクトース血症
併発白内障	ぶどう膜炎，緑内障，網膜剥離などの眼疾患と併発
代謝異常に伴う白内障	糖尿病やガラクトース血症に伴い発症
全身疾患に伴う白内障	アトピー性皮膚炎，Werner 症候群など
物理的障害による白内障	放射線，紫外線，赤外線
薬物による白内障	ステロイド白内障
外傷性白内障	水晶体損傷

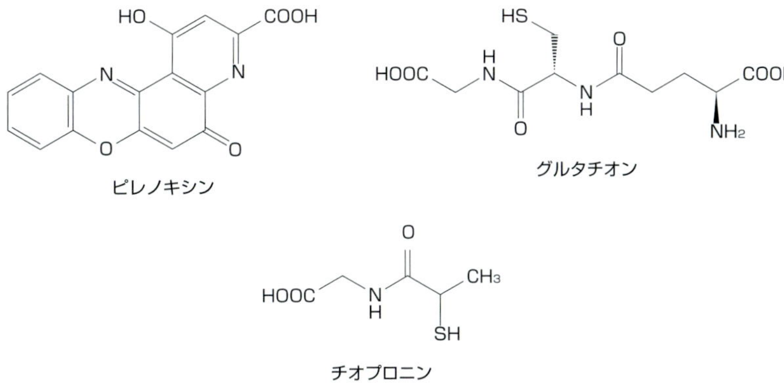

図 9-12 白内障治療薬の構造式

2. 白内障治療薬（図9-12）

白内障治療薬は，白内障を改善するのではなく，白内障の進行を抑制する．

① **ピレノキシン** pirenoxine（カタリン®，カリーユニ®）（点眼）：キノン体と水晶体タンパク質（α-クリスタリン）の結合を競合的に阻害して，水晶体タンパクの変性を抑制する．初期老人性白内障に適応がある．

② **グルタチオン** glutathion（タチオン®）（点眼）：グルタミン酸，システイン，グリシンからなるトリペプチドであり，チオール酵素および細胞内タンパク質の活性化や安定化を図る．これらの作用により眼組織の代謝を改善して，白内障の進行を抑制する．初期老人性白内障，角膜潰瘍，角膜上皮剥離，角膜炎に適応がある．

③ **チオプロニン** tiopronin（チオラ®）（経口）：チオール酵素および細胞内タンパク質の活性化や安定化を図る．初期老人性白内障に適応がある

④ **唾液腺ホルモン**（パロチン®）（経口）：初期老人性白内障に適応がある．

E　その他の眼科用薬(表9-10)

1. 散瞳薬

　　虹彩毛様体炎の治療（散瞳させることで虹彩と水晶体の癒着を防止）や眼底検査などに用いられる．

　　アドレナリンα受容体刺激薬は瞳孔散大筋のα_1受容体を刺激し，瞳孔散大筋を収縮させて散瞳を起こす．抗コリン薬（ムスカリン受容体遮断薬）は瞳孔括約筋のM_3受容体を遮断し，瞳孔括約筋を弛緩させて散瞳を起こす．また，毛様体筋のM_3受容体を遮断し，毛様体筋を拡張させて焦点を遠方に合わせる（遠視性調節麻痺）．緑内障に禁忌である．

2. 縮瞳薬

　　コリン作動薬，コリンエステラーゼ阻害薬は瞳孔括約筋のM_3受容体を刺激し，瞳孔括約筋を収縮させて縮瞳を起こす．毛様体筋のM_3受容体を刺激し，毛様体筋を収縮させて焦点を近方に合わせる（近視性調節麻痺）．緑内障を改善する．

3. その他

　　血管収縮薬は血管平滑筋のα_1受容体を刺激して血管を収縮させる．表在性充血の除去に適応がある．抗菌薬，抗真菌薬，抗ウイルス薬は，細菌性眼疾患，角膜真菌症，単純ヘルペスウイルス性角膜炎などに用いられる．その他，抗炎症薬，局所麻酔薬，筋弛緩薬，角膜保護薬，ビタミンなどがある．

表 9-10 主な点眼薬（緑内障，白内障，アレルギー性結膜炎治療薬を除く）

分類	薬物	適応
散瞳薬	〔α受容体刺激薬〕 　フェニレフリン 〔抗コリン薬〕 　トロピカミド，シクロペントラート，アトロピン	診断・治療を目的とする散瞳，調節麻痺
縮瞳薬	〔コリン作動薬〕 　ピロカルピン 〔コリンエステラーゼ阻害薬〕 　ジスチグミン，ネオスチグミン	診断・治療を目的とする縮瞳，調節麻痺，緑内障
血管収縮薬	〔α受容体刺激薬〕 　ナファゾリン	表在性充血
抗菌薬	ゲンタマイシン，ジベカシン，トブラマイシン，ミクロノマイシン，バンコマイシン，クロラムフェニコール，セフメノキシム，オフロキサシン，レボフロキサシン，ノルフロキサシン，ロメフロキサシン，ガチフロキサシン，トスフロキサシン，モキシフロキサシン	眼瞼炎，結膜炎，角膜炎などの細菌性眼疾患
抗真菌薬	ピマリシン	角膜真菌症
抗ウイルス薬	アシクロビル	単純ヘルペスウイルス性角膜炎
抗炎症薬	〔合成副腎皮質ステロイド薬〕 　ヒドロコルチゾン，ベタメタゾン，デキサメタゾン，プレドニゾロン，フルオロメトロン 〔非ステロイド性抗炎症薬〕 　インドメタシン，プラノプロフェン，ブロムフェナク，ジクロフェナク	外眼部および前眼部の炎症性疾患（眼瞼炎，結膜炎，角膜炎，術後炎症など）

3 めまい（眩暈）治療薬

A 耳の構造と機能

耳は，**外耳**（耳介から鼓膜まで），**中耳**（鼓膜の内側の空洞），**内耳**（音の振動と平衡の情報を感知する聴覚器と平衡覚器）からなる（図9-13）．外耳・中耳の障害による難聴を**伝音難聴**，内耳や中枢神経の障害による難聴を**感音難聴**という．

1. 外耳

外耳は，**耳介**と**外耳道**からなり，外耳道の長さは約3.5 cmである．外耳道にはアポクリン腺が発達している．外耳は音を鼓膜まで伝える役割を担っている．

2. 中耳

中耳とは，**鼓膜**の内側にある鼓室という空洞の部分であり，**耳小骨**（**ツチ骨**，**キヌタ骨**，**アブミ骨**）がある．鼓室は**耳管**によって咽頭と繋がっており，また，内耳に繋がる**前庭窓**（卵円窓）と**蝸牛窓**（正円窓）がある（図9-14）．鼓膜にはツチ骨がつき，アブミ骨は内耳の前庭窓（卵円窓）についている．中耳では，音による鼓膜の振動を，ツチ骨→キヌタ骨→アブミ骨を介して内耳（前庭窓）に伝えている．

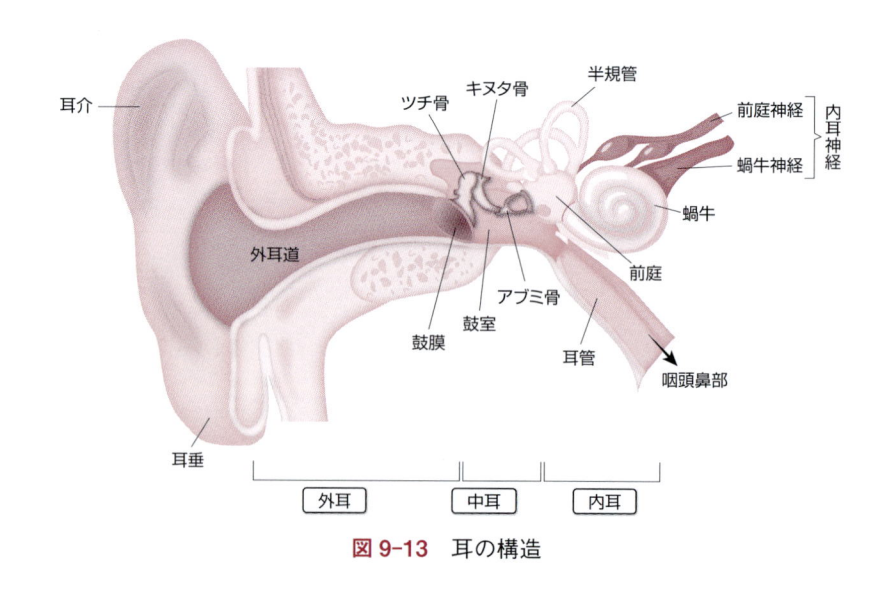

図9-13 耳の構造

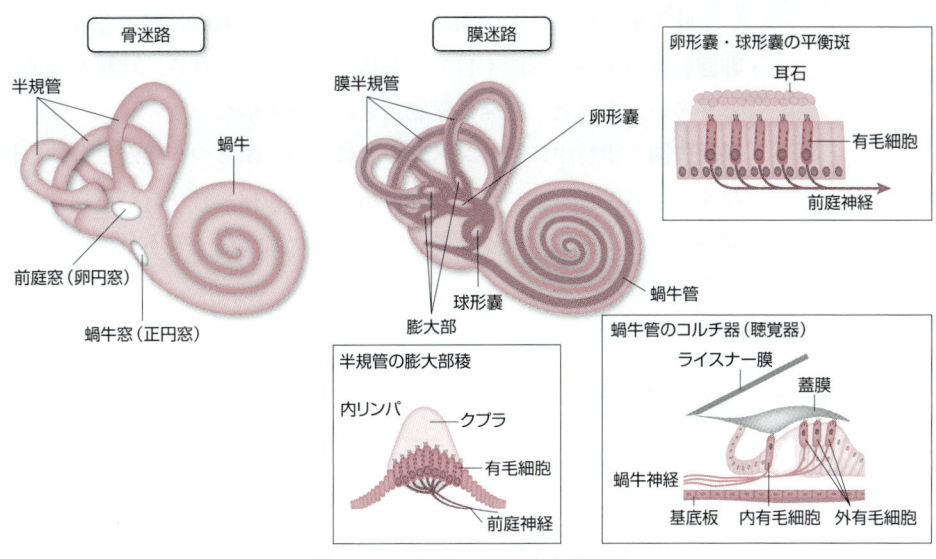

図 9-14 内耳の骨迷路と膜迷路

3. 内 耳

　内耳は，**骨迷路と膜迷路**からなる（図9-14）．骨迷路は**前庭**，**蝸牛**，**半規管**に分かれ，蝸牛のコルチ器は音の振動を感知し（**聴覚**），前庭の卵形嚢と球形嚢は上下・前後の直線加速度を，半規管では回転加速度を感知する（**平衡感覚**）．

　骨迷路と膜迷路の間には**外リンパ**，膜迷路内部には**内リンパ**があり，それぞれ異なるイオン組成である．蝸牛，前庭，半規管の膜迷路内部には感覚細胞（**有毛細胞**）がある．感覚細胞は，蝸牛では**コルチ器**（らせん器），前庭では**平衡斑**，半規管では**膨大部稜**にある．

B　めまいの病態

　①**病　態**：内耳（半規管，耳石器）からの情報，視覚からの情報，手足や首などの筋肉や関節からの情報が正確に脳に伝えられず，姿勢や動作の平衡バランスを誤って感じる状態を指す．自分および周囲のものが動いていないにもかかわらず，動いていると感じる錯覚または異常感覚をきたす．めまいは内耳障害，脳障害，その他の全身性疾病が原因となる（表9-11）．

　②**症　状**：めまいの症状は，回転性めまい，非回転性めまい，平衡失調，立ちくらみの4つのタイプに大別される．同時に耳鳴りや難聴を訴える人が多い．

　・**回転性めまい**：目の前がくるくる回り，歩き方がふらつき，立っていられな

い．吐き気を伴うことがある．メニエール病，前庭神経炎など．
- 非回転性めまい：周囲や自分の身体がふわふわ揺れる．症状が長期間となることが多い．内耳炎，突発性難聴，メニエール病など．
- 平衡失調：歩行中にバランスがとりにくい．ふらつき感が生じて転倒しやすくなる．メニエール病，良性発作性頭位めまい症，外リンパ瘻など．
- 立ちくらみ：立ち上がったときに目の前が暗くなってふらつく．高血圧，起立性低血圧など．

C めまい治療薬（図9-15）

めまいの治療は，薬物療法，平衡機能訓練，心理療法，外科的手術がある．主な治療薬は以下の通りである．そのほかにも病態に応じて，副腎皮質ステロイド薬，ビタミン，睡眠導入薬，抗不安薬などが用いられる．

1. 内耳や脳の血液循環改善

▶ **アデノシン三リン酸二ナトリウム** adenosine triphosphate disodium（トリノシン®）
  [禁忌] 脳出血直後（脳血管拡張により再出血）
  [適応] メニエール病，内耳障害に基づくめまい

▶ **イソプレナリン** isoprenaline（イソメニール®）
  [禁忌] 重症の冠動脈疾患（悪化），頭部および頸部外傷直後
  [適応] 内耳障害に基づくめまい

▶ **イブジラスト** ibudilast（ケタス®，ピナトス®）
  [禁忌] 頭蓋内出血後止血が完了していないと考えられる患者）
  [適応] 脳梗塞に伴う慢性脳循環器障害に基づくめまい

▶ **メクロフェノキサート** meclofenoxate（ルシドリール®）
  [適応] 頭部外傷後遺症に基づくめまい

▶ **ジフェニドール** difenidol（セファドール®）
  [禁忌] 重篤な腎障害
  [適応] 内耳障害に基づくめまい

▶ **ベタヒスチン** betahistine（メリスロン®）
  [作用] 内耳の微小循環循環の改善．内耳毛細血管の透過性を調節して内リンパ水腫を改善する
  [適応] メニエール病，メニエール症候群

3 めまい（眩暈）治療薬

表 9-11　めまいの原因による分類

	疾病名	原因
内耳障害	メニエール病	内耳の内リンパ液の増加（内リンパ水腫）による．原因不明の耳鳴り，難聴などの聴覚障害を伴った発作性のめまいをきたす．
	外リンパ瘻（ろう）	内耳窓の破裂により外リンパ液の漏れや流入で起こる．
	良性発作性頭位めまい症	特定の頭位で起こるめまい．耳石器からはずれた浮遊耳石が半規管のリンパ液の流れを乱すことで起こる．
	前庭神経炎	前庭神経の障害
	めまいを伴う突発性難聴	原因不明．ウイルス感染症や循環障害が原因との説がある．
脳障害	脳出血，脳梗塞，椎骨脳底動脈循環不全症	脳の血管障害
	小脳腫瘍	平衡感覚をつかさどる小脳の機能障害が起こる．
その他	房室ブロック，心房細動	3章参照
	高血圧，起立性低血圧	3章参照
	脊柱管狭窄症 後縦靱帯骨化症	
	低血糖	6章参照
	鉄欠乏性貧血 再生不良性貧血	10章参照

アデノシン三リン酸二ナトリウム　　　dl-イソプレナリン　　　イブジラスト

メクロフェノキサート　　　ベタヒスチン

アセタゾラミド　　　ジメンヒドリナート

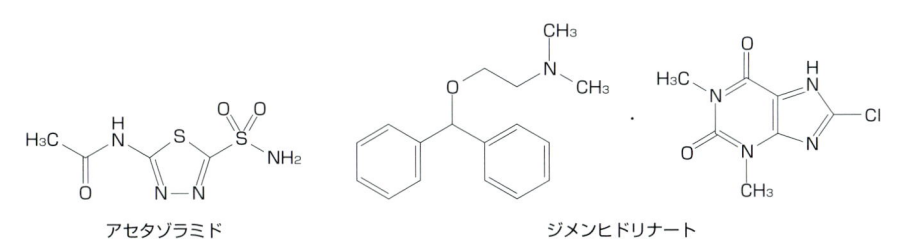

図 9-15　めまい治療薬の構造式

2. 内耳のむくみ除去

▶ **アセタゾラミド** acetazolamide（ダイアモックス®）
［適応］メニエール病，メニエール症候群

3. めまいに伴う嘔吐の抑制

▶ **ジメンヒドリナート** dimenhydrinate（ドラマミン®）
［禁忌］モノアミン酸化酵素（MAO）阻害薬投与中
［作用］迷路機能の亢進抑制，嘔吐中枢抑制
［適応］動揺病，メニエール病，メニエール症候群，放射線宿酔，手術後の悪心・嘔吐

4 耳鼻咽喉科用薬

　耳鼻咽喉科用薬としては，前述のメニエール病治療薬に加えて，**表 9-12** のような薬物がある．鼻炎などでの鼻粘膜の充血・うっ血による鼻閉には，アドレナリン α_1 受容体刺激作用による血管収縮作用をもつ**ナファゾリン** naphazoline（プリビナ®）などが点鼻投与される（図 9-16）．外耳炎や中耳炎は，細菌やウイルスの感染により炎症をきたした疾患であることから，抗菌薬や副腎皮質ステロイド薬が適用される．また，アレルギー性鼻炎には，以下のような各種抗アレルギー薬（11 章参照）が用いられる．

①ケミカルメディエーター遊離抑制薬：肥満細胞からのケミカルメディエーター遊離を抑制する．

②ヒスタミン H_1 受容体遮断薬

③ロイコトリエン受容体遮断薬：ロイコトリエンによる鼻粘膜の血管拡張，血管透過性亢進，好酸球遊走などの作用を抑制する．

④トロンボキサン A_2 受容体遮断薬：鼻粘膜の血管透過性亢進などを抑制する．

⑤Th2 サイトカイン阻害薬：2 型ヘルパー T（Th2）細胞からのインターロイキン（IL）-4 および IL-5 の産生を抑制することにより好酸球浸潤抑制，IgE 抗体産生抑制．

⑥副腎皮質ステロイド薬

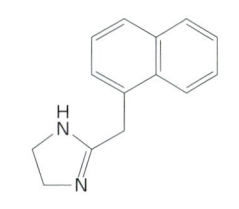

図 9-16 ナファゾリンの構造式

表 9-12　耳鼻咽喉科用薬

分類	薬物	適応
点鼻用局所血管収縮薬（アドレナリン α 受容体刺激薬）	ナファゾリン，テトリゾリン，トラマゾリン，オキシメタゾリン	諸疾患による充血・うっ血
抗菌薬	クロラムフェニコール，セフメノキシム，オフロキサシン，ロメフロキサシン，ホスホマイシン	外耳炎，中耳炎など
副腎皮質ステロイド薬	ベタメタゾン，デキサメタゾン	外耳炎，中耳炎，アレルギー性鼻炎など
アレルギー性鼻炎治療薬	ベクロメタゾンプロピオン酸エステル，フルチカゾンプロピオン酸エステル，フルチカゾンフランカルボン酸エステル，クロモグリク酸，イプラトロピウム，モメタゾンフランカルボン酸エステル，ケトチフェン，レボカバスチン，アンレキサノクス	アレルギー性鼻炎

9 章　　　　　荻田喜代一

10章

血液・造血器系の薬理

1 血液成分と造血薬

　血液は液体成分の血漿と固体成分の血液細胞からなる．血漿中にはタンパク質，脂質，糖質などの有機化合物やナトリウム，塩素などの無機イオンが存在する．血漿タンパク質として最も高濃度に存在するものはアルブミンとグロブリンである．アルブミンは栄養物，薬物などの運搬とともに血漿の膠質浸透圧の維持に重要であり，グロブリンは抗体など生体防御に不可欠である．血漿タンパク質にはこのほかにも，フィブリノゲンやプロトロンビンをはじめとする止血に重要な血液凝固に関わる分子，ホルモンの運搬に関わる分子など生体の機能維持に重要な種々の成分が含まれる．一方，血液細胞は赤血球，白血球および血小板に大別される．赤血球は主に細胞内分子のヘモグロビン（血色素）を介して酸素と炭酸ガスを運搬する役割を有し，白血球は生体防御をつかさどり，血小板は出血時の止血に重要な役割を果たす．

　ここでは，まず血液細胞について概説し，続いて，赤血球の数や機能の低下に伴う貧血について，その発症原因別の分類と発症機序，造血系の治療薬の薬理について解説する．

A　血液成分の種類と役割

　血液は成人では体重の約1/13を占め，体重50kgの成人では約4Lの血液が体内を循環している．血液中の液体成分を血漿 plasma といい，固体成分は主に赤血球 erythrocyte，白血球 leukocyte および血小板 platelet から構成されている．白血球はさらに，顆粒球 granulocyte，単球 monocyte およびリンパ球 lymphocyte に分類され，顆粒球はさらに好酸球 eosinophil，好中球 neutrophil および好塩基球 basophil に分けられる（図10-1）．

　血球は，胎生期には主に肝臓，脾臓および骨髄で造られるが，出生後は主に骨髄で多能性造血幹細胞から造られる．多能性造血幹細胞は，初期の段階で骨髄系幹細胞とリンパ球系幹細胞に分かれ，骨髄系幹細胞はさらに骨髄で赤血球，単球，好中球，好酸球，好塩基球，血小板へと分化する（図10-2）．この過程にはさまざまな造血因子や多くのインターロイキン interleukin（IL）などのサイトカインが関与している．造血因子には顆粒球コロニー刺激因子 granulocyte colony-stimulating factor（G-CSF），マクロファージコロニー刺激因子 macrophage colony-stimulating factor

1 血液成分と造血薬

図 10-1　血液の構成成分

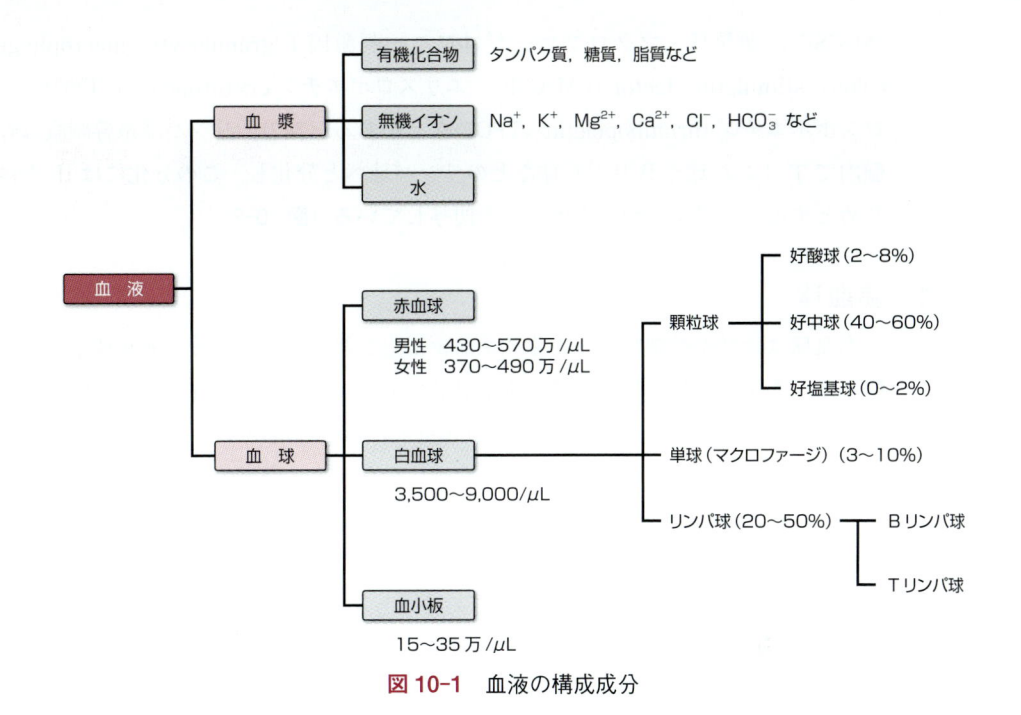

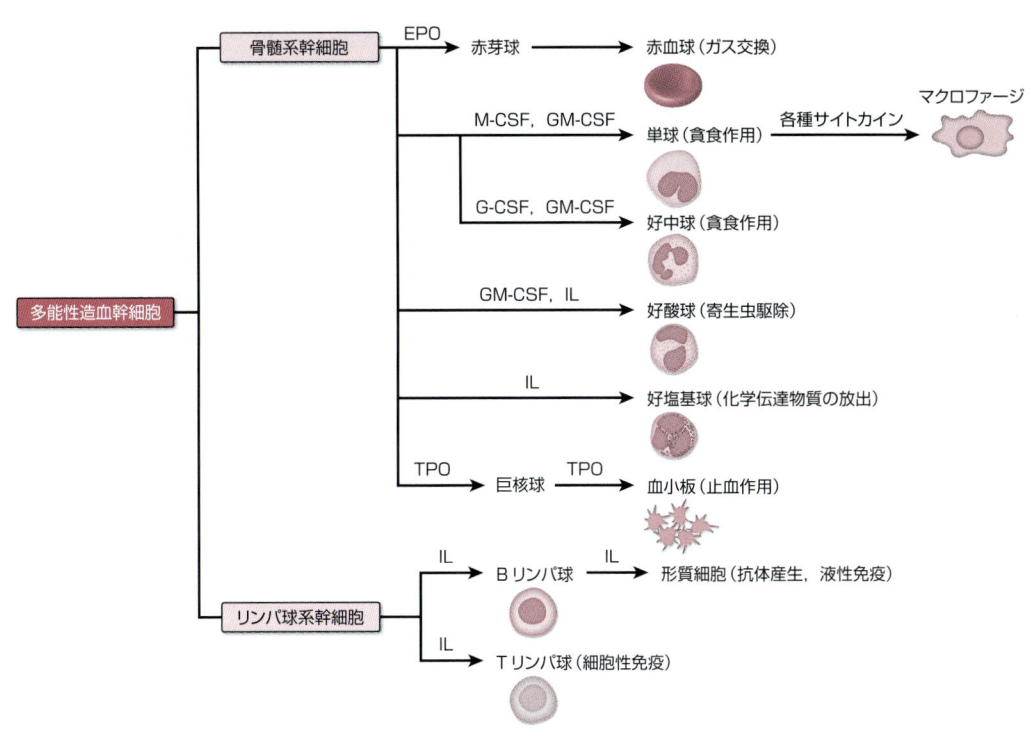

- 血液
  - 血漿
    - 有機化合物：タンパク質，糖質，脂質など
    - 無機イオン：Na^+, K^+, Mg^{2+}, Ca^{2+}, Cl^-, HCO_3^- など
    - 水
  - 血球
    - 赤血球
      - 男性　430〜570万/μL
      - 女性　370〜490万/μL
    - 白血球　3,500〜9,000/μL
      - 顆粒球
        - 好酸球（2〜8％）
        - 好中球（40〜60％）
        - 好塩基球（0〜2％）
      - 単球（マクロファージ）（3〜10％）
      - リンパ球（20〜50％）
        - Bリンパ球
        - Tリンパ球
    - 血小板　15〜35万/μL

図 10-2　血球の分化とそれぞれの役割

- 多能性造血幹細胞
  - 骨髄系幹細胞
    - EPO → 赤芽球 → 赤血球（ガス交換）
    - M-CSF, GM-CSF → 単球（貪食作用）→ 各種サイトカイン → マクロファージ
    - G-CSF, GM-CSF → 好中球（貪食作用）
    - GM-CSF, IL → 好酸球（寄生虫駆除）
    - IL → 好塩基球（化学伝達物質の放出）
    - TPO → 巨核球 → TPO → 血小板（止血作用）
  - リンパ球系幹細胞
    - IL → Bリンパ球 → IL → 形質細胞（抗体産生，液性免疫）
    - IL → Tリンパ球（細胞性免疫）

EPO：エリスロポエチン，M-CSF：マクロファージコロニー刺激因子，GM-CSF：顆粒球・マクロファージコロニー刺激因子，G-CSF：顆粒球コロニー刺激因子，IL：インターロイキン，TPO：トロンボポエチン

(M-CSF)，顆粒球・マクロファージコロニー刺激因子 granulocyte macrophage colony-stimulating factor (GM-CSF)，エリスロポエチン erythropoietin (EPO)，トロンボポエチン thrombopoietin (TPO) などがある．他方，リンパ球系幹細胞は骨髄内でTリンパ球やBリンパ球などのリンパ球へと分化し，この分化にはILをはじめとするさまざまなサイトカインが関与している（図10-2）．

1. 赤血球

　赤血球は骨髄系幹細胞から赤芽球系前駆細胞を経て生成される．赤芽球系前駆細胞には，より幼若な前期赤芽球系前駆細胞 burst forming unit-erythroid (BFU-E) や分化の進んだ後期赤芽球系前駆細胞 curst forming unit-erythroid (CFU-E) があり，CFU-EがEPOの作用により前赤芽球に分化する．骨髄で骨髄系幹細胞から前赤芽球，正赤芽球を経て脱核した後，未成熟な赤血球である網状赤血球となる．その後は血液中に放出されて，末梢血中で赤血球へと成熟し，この全過程には通常4〜6日かかる（後出図10-3参照）．

　ヒト赤血球は，直径約8μm，厚さ約2μmの中央部両面がくぼんだ円盤状をしており，無核細胞として血液中を循環している．赤血球は肺から末梢に酸素を運搬し，末梢から肺に二酸化炭素を運搬する役割をもち，赤血球内のヘモグロビンがその役割を担っている．赤血球数は，血液1μL中に男性では430〜570万個，女性では370〜490万個存在し，その寿命は約120日である．赤血球は老朽化すると代謝酵素が減少してATP濃度が低下し，変形能が衰えて壊れやすくなる．このような赤血球は，肝臓や脾臓のマクロファージなどの食細胞により捕食されて破壊され，その際にヘモグロビンはビリルビンに代謝される．ビリルビンは肝臓から胆汁中に排泄され，胆汁を黄色にする色素となる．血液中ではビリルビンは主にアルブミンと結合した間接型（非抱合型）として存在するが，血液中にビリルビンが蓄積すると皮膚などが黄色くなる黄疸となる．

2. 白血球

　白血球は，血液1μL中に3,500〜9,000個存在し，細胞質に顆粒を含む顆粒球と顆粒のない単球やマクロファージ，およびリンパ球がある．顆粒球は顆粒の色素染色性の違いにより，好酸球，好中球，好塩基球に分類され，そのうち最も多いのは好中球である．好中球は炎症部位に遊走し，その部位において細菌や異物を貪食し，細胞内の活性酸素や細胞質顆粒内に含まれる酵素によって消化処理を行う．好酸球は好中球と同様に遊走能と弱い貪食能を有し，細胞表面にはIgE受容体が存在する．その受容体を介して寄生虫を傷害する一方で，IgEが関わる免疫反応であるアレルギー反応に関係する．好塩基球は遊走能が乏しく貪食能もないため，炎症やアレルギー反応が起きたとき，ヒスタミンをはじめとする化学伝達物質を放出し，組織障害の拡大を制御する役割をもつ．このように，好酸球と好塩基球はアレルギー

反応に密接に関わっている．単球（単核白血球）末梢白血球の3〜6%を占め，感染防御に重要な役割を果たす．アメーバ様運動により移動して細菌などの異物を取り込み，細胞内酵素により消化する．この断片化した異物を細胞内のクラスⅡMHC分子と結合させて細胞表面に提示し，これをリンパ球に情報提供することによって免疫反応が開始される．リンパ球はTリンパ球とBリンパ球からなり，前者は主に細胞性免疫に，後者は抗体産生細胞である形質細胞となり，液性免疫に関与する．また単球は血管外の組織や体腔に遊走し，そこで組織固有のマクロファージに分化する．マクロファージは，骨では破骨細胞，肝臓ではクッパー細胞になるなど，存在する組織に適応した細胞になり，異物の貪食，液性免疫細胞への抗原提示，不要な体細胞の処理，各種サイトカインの放出，骨髄での赤血球の育成などさまざまな役割を果たす（図10-2）．

3. 血小板

血小板は，血液 $1\mu L$ 中に15〜35万個存在する核のない細胞であり，多能性造血幹細胞が骨髄系前駆細胞に分化した後，肝臓で産生されるTPOの作用によって生成した巨核球の細胞質がちぎれて生成される．後で述べるが，血小板は血管の傷害部位における止血と損傷組織の修復に重要な働きを有しており，傷害内皮下に露呈したコラーゲンによって活性化され，血小板凝集を起こして止血血栓を形成する（図10-2）．

B 貧血の種類と原因

貧血 anemia とは，血液中の赤血球数またはヘモグロビン濃度が健常人の示す基準値より低下した状態をいい，ヘモグロビン量として，男性では 13g/dL 未満，女性では 12g/dL 未満，小児や妊婦では 11g/dL 未満の濃度に低下したときに貧血と診断される．貧血では，体内の酸素不足に伴う立ちくらみ，動悸，息切れなどの症状が現れる．貧血には，図10-3および表10-1に示すように，腎性貧血，巨赤芽球性貧血，悪性貧血，鉄欠乏性貧血，鉄芽球性貧血，再生不良性貧血，溶血性貧血などがあるが，出血によって赤血球が体外に喪失した場合や脾臓の腫大により血液の体内分布が異常になっても貧血を起こす．

1. 腎性貧血

腎性貧血は，慢性腎不全などの腎機能の低下により，エリスロポエチン（EPO）の産生が低下することで起きる貧血である（図10-3）．EPOは，腎臓の傍糸球体細胞で産生され，赤血球の産生・分化に関与する．そのため，腎臓の酸素分圧が低下すると，EPOの産生が増加し，それにより骨髄での赤血球への分化が促進され，赤

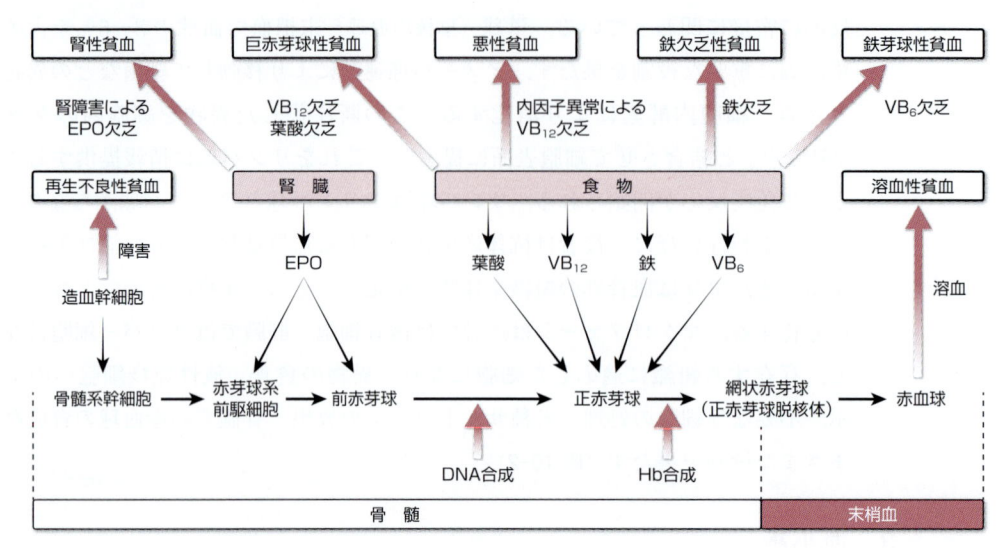

図10-3 赤血球の分化と貧血の原因
VB₁₂：ビタミンB₁₂，VB₆：ビタミンB₆，EPO：エリスロポエチン，Hb：ヘモグロビン

血球産生が増加する．しかし，腎不全時には酸素分圧低下に反応しにくくなり，赤血球産生が低下して腎性貧血となる．そのため腎性貧血ではEPOの投与が行われる（表10-1）．

2. 巨赤芽球性貧血

巨赤芽球性貧血は，**ビタミンB₁₂** vitamin B₁₂ または**葉酸** folate の欠乏により起こる（図10-3，表10-1）．ビタミンB₁₂は中心部にコバルト原子をもち，ヌクレオチドに結合したポルフィリン様の環構造を有する．葉酸はプテロイルグルタミン酸とも呼ばれ，プテリジンにパラアミノ安息香酸とグルタミン酸が結合した構造である（図10-4）．ビタミンB₁₂と葉酸はDNA合成に必要であり，これらが欠乏した場合，細胞核の成熟が遅れる．一方で，細胞質のヘモグロビン合成は正常に行われるため核と細胞質の成熟度に解離が生じ，その結果，容積の大きい巨赤芽球が多く出現する．

ビタミンB₁₂は微生物で合成され，食餌性には肉，卵，牛乳などの動物性食品に含まれるが，これらもまた微生物で合成されたものである．1日の必要量は約$2\mu g$で，通常の食事には$10\sim30\mu g$含まれ，体内では肝臓などに3～5mgが貯蔵されている．ビタミンB₁₂は回腸から吸収され，吸収の際に胃粘膜の壁細胞で産生分泌される糖タンパク質の内因子 intrinsic factor が必要である．

葉酸は，生体内では核酸塩基，特にプリン塩基とデオキシチミジル酸の合成に関与し，新鮮な緑黄色野菜，果物，動物性食品に含まれ，十二指腸などで吸収される．1日の必要量は約$50\mu g$で，体内では肝臓などにおいて約20mgが貯蔵されている．

これらのビタミンの不足は，摂取不足あるいは吸収障害が原因となる．ビタミン

1 血液成分と造血薬

表 10-1 貧血の分類とその原因および治療薬

貧血の種類	貧血の原因	治療薬
腎性貧血	腎機能障害による EPO 産生の低下	エリスロポエチン
巨赤芽球性貧血	ビタミン B_{12}（VB_{12}），葉酸欠乏	ビタミン B_{12} 製剤 葉酸製剤
悪性貧血	胃内因子異常による VB_{12} 欠乏	ビタミン B_{12} 製剤
鉄欠乏性貧血	鉄欠乏	鉄剤
鉄芽球性貧血	ビタミン B_6 欠乏	ビタミン B_6 製剤
再生不良性貧血	先天性異常，薬剤，放射線，肝炎	タンパク同化ステロイド 副腎皮質ステロイド
溶血性貧血	先天性：赤血球膜異常 　　　　赤血球酵素異常 　　　　ヘモグロビン異常	
	後天性：赤血球破壊の亢進	副腎皮質ステロイド 免疫抑制剤

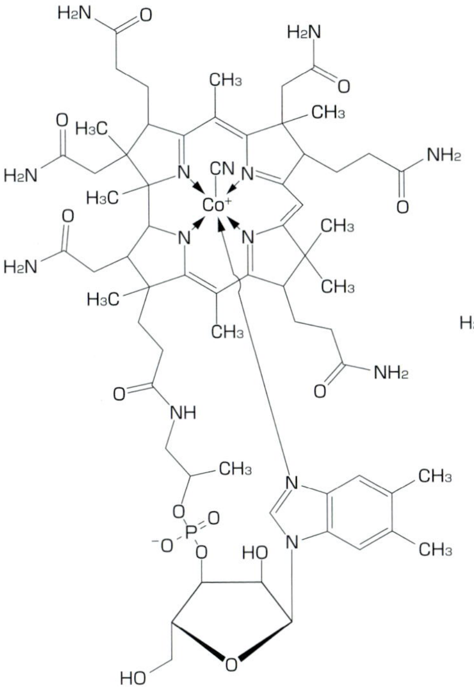

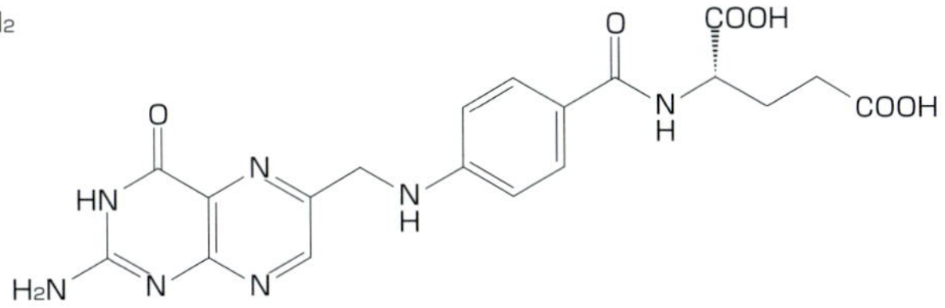

図 10-4 ビタミン B_{12}（左）と葉酸（右）の構造式

B_{12} 欠乏は，ビタミン B_{12} が動物性食品にしか含まれないため，完全菜食主義者，慢性アルコール中毒による偏食などが原因で起こる．前述のように，回腸におけるビタミン B_{12} の吸収には，胃壁から分泌される内因子が必要とされるので，胃粘膜萎縮や胃切除の場合などで回腸における吸収が障害された場合にも，ビタミン B_{12} 欠乏による貧血を生じる（これを悪性貧血という）．

葉酸は 1 日の必要量が多く，それに比較して体内備蓄量が少ないため，長期間にわたって摂取不足が続いたり，妊娠時のように需要が亢進したときに欠乏症をきた

す．ビタミン B_{12} 欠乏症，葉酸欠乏症ともに巨赤芽球性貧血を起こすが，ビタミン B_{12} 欠乏症では神経症状が認められるのに対し，葉酸欠乏症では，それが認められない．

3. 悪性貧血

巨赤芽球性貧血のうち，ビタミン B_{12} の吸収不全によって生じる貧血を悪性貧血といい（図 10-3），わが国の巨赤芽球貧血の大半は悪性貧血である．ビタミン B_{12} は胃壁細胞で産生される内因子と結合して小腸上部（回腸）から吸収されるため，経口投与が原則である．胃壁の内因子が欠乏したり，不足したりすると悪性貧血を発症する．内因子の欠乏は，胃壁細胞に対する自己抗体の産生や，内因子に対する自己抗体が産生される自己免疫疾患，胃切除などで生じる．したがって，悪性貧血の患者にはビタミン B_{12} の筋肉内投与が行われる（表 10-1）．

4. 鉄欠乏性貧血

鉄欠乏性貧血は，体内の鉄の欠乏により起こる（図 10-3，表 10-1）．赤血球細胞の大部分の容積を占めるのがヘモグロビンであり，酸素や二酸化炭素を運搬する役割を担う．ヘモグロビンは，2個の α サブユニットと2個の β サブユニットからなる4量体のグロビンタンパク質で，個々のサブユニットに4個のヘムが結合した構造を有し，ヘムには鉄が配位している．そのため，体内の鉄が欠乏すると，ヘム，さらにはヘモグロビンは合成されず，貧血となる．日常診療において，貧血の半数以上を鉄欠乏性貧血が占めるといわれる．健常人には体内に 3～4g の鉄が存在するが，このうちの約70%がヘモグロビン中のヘムに配位して存在し，約30%はフェリチンなどの貯蔵鉄として肝臓や脾臓の実質臓器内で貯蔵されている．鉄が欠乏したときには，まず鉄結合タンパク質のフェリチンに蓄えられている保存鉄がヘモグロビンの生成に動員され，次いで，ヘモグロビン中の鉄が動員される．通常，1日 1mg の鉄が消化管から漏出した赤血球，消化管粘膜や皮膚の上皮細胞の脱落により，便や汗などとともに失われる．一方で，食事から同量の鉄が小腸上部，特に十二指腸から取り込まれる．取り込まれた鉄は，鉄結合タンパク質の一種であるトランスフェリンと結合し，骨髄に運ばれ，赤血球に取り込まれた後，ヘモグロビン合成に使用される．一般的に，鉄の需要が増大する場合（妊娠，出産，成長，出血など）や，鉄の供給が減少する場合（胃腸障害，低栄養，偏食など）に鉄が欠乏しやすい．成人女性では，月経時に数十 mg 以上の鉄が失われるため，鉄が欠乏しやすい．男性では胃潰瘍や悪性新生物による二次性の血液喪失によるもの，小児では不適当な食事によることが多い．鉄欠乏性貧血の治療は主として鉄剤の投与により行われる（表 10-1）．

表10-2 溶血性貧血の分類

分類		原因
先天性溶血性貧血	遺伝性球状赤血球症	赤血球の膜異常
	遺伝性楕円赤血球症	赤血球の膜異常
	G6PD, PK 欠損症	赤血球の酵素異常
	鎌状赤血球症, サラセミア	ヘモグロビンの異常
後天性溶血性貧血	発作性夜間血色素尿症	赤血球の膜異常
	自己免疫性	自己抗体
	血液不適合輸血	輸血
	赤血球破壊症候群	機械的破壊（人工弁置換など）

G6PD：グルコース-6-リン酸脱水素酵素, PK：ピルビン酸キナーゼ

5. 鉄芽球性貧血

鉄芽球性貧血はビタミン B_6 の不足により起こる（図10-3）. ビタミン B_6 は, ヘムの合成における第一段階であるスクシニル CoA とグリシンからの δ-アミノレブリン酸への反応を触媒する δ-アミノレブリン酸合成酵素の補酵素として機能することから, その不足によりヘモグロビン合成が阻害されると, 鉄芽球性貧血になる. 抗結核薬であるイソニアジド投与の際にもビタミン B_6 欠乏により鉄芽球性貧血を起こすことがある. 鉄芽球性貧血の患者にはビタミン B_6 補給が行われる（表10-1）.

6. 再生不良性貧血

再生不良性貧血は, 造血幹細胞の傷害などが原因で起こる（図10-3）. 原因不明の特発性のものや抗てんかん薬などの薬物の副作用として現れるもの, 放射線照射によるもの, 肝炎で発症するものなどがある. タンパク同化ステロイド投与により造血幹細胞からの赤血球の産生を促したり, 自己免疫性の場合は, 副腎皮質ステロイドの投与が行われる（表10-1）. 重症の場合は骨髄移植の対象となる.

7. 溶血性貧血

溶血性貧血は, 赤血球の寿命が短縮して, 赤血球が壊れやすくなったために起こる貧血の総称である. 溶血性貧血は, 先天性と後天性に分類され, それぞれについて多くの原因が考えられる（表10-2）.

先天性溶血性貧血には, 赤血球膜の異常, 赤血球内酵素の異常, ヘモグロビンの異常などが原因となる. 赤血球膜の先天性異常には, 赤血球の細胞骨格を形成するタンパク質であるアンキリンなどの異常による遺伝性球状赤血球症や α-スペクトリンなどの分子異常による遺伝性楕円赤血球症などがある. 赤血球内酵素の先天性異常には, 赤血球内酵素であるグルコース-6-リン酸脱水素酵素（G6PD）欠損症やピルビン酸キナーゼ（PK）欠損症などがある. ヘモグロビンの異常として最もよく知られたものに鎌状赤血球症があり, ヘモグロビン中の β サブユニット中の1アミ

ノ酸置換により起こる．サラセミアはグロビンタンパク質の遺伝的な合成障害による先天性溶血性貧血であり，産生低下するサブユニット鎖の違いによりαサラセミアあるいはβサラセミアなどに分類される．

後天性の溶血性貧血には，補体感受性が亢進した赤血球が睡眠中に溶血性発作を起こす発作性夜間血色素尿症あるいは何らかの原因で自己の赤血球膜抗原に対する抗体が産生し，抗原抗体反応により赤血球が傷害され，血管外や血管内で溶血する自己免疫性溶血性貧血などがある．

先天性の溶血性貧血の場合，種々の遺伝子異常が貧血に関わるため決め手となる治療法がないのが現状であるが，自己抗体による赤血球の破壊が原因となる場合では，免疫抑制薬として副腎皮質ステロイドが投与される（表10-1）．

C 貧血の治療薬

1. 鉄　剤

鉄はヘムの構成成分であり，鉄欠乏性貧血はヘモグロビンの構成成分であるヘム合成時の鉄欠乏が原因で起こるため，不足している鉄を補う目的で鉄剤が投与される（図10-5）．原則的には経口鉄剤が投与される．紅茶・緑茶に含まれるタンニン酸，制酸薬などは鉄の吸収を阻害することもあるが，これらによって吸収阻害されるものはごく一部であることから，最近では，特に注意されない場合が多い．鉄剤の経口投与でよく見られる有害作用は，悪心・嘔吐，下痢，腹痛などで，これらの消化器症状が強く現れる場合，鉄の回腸での吸収が不良な場合，あるいは潰瘍性大腸炎，消化性潰瘍などで鉄剤の経口投与により増悪化する疾患を有する場合は，積極的に注射剤が用いられる．急激な鉄の血中濃度の上昇でショックを起こすことがあるので注意を要する．

鉄剤には，含糖酸化鉄（フェジン®・注射剤），コンドロイチン硫酸・鉄コロイド，硫酸鉄（スローフィー®，テツクール®・錠剤，徐放錠），クエン酸第一鉄ナトリウム（フェロミア®・錠剤，顆粒），フマル酸第一鉄（フェルム®・カプセル），溶性ピロリン酸第二鉄（インクレミン®，液剤）などが市販されている．継続服用により，便が黒色を呈することがある．このこと自体は臨床上問題ないが，胃腸管出血がある場合に隠されてしまう可能性がある．

2. ビタミンB_{12}・葉酸

プリン塩基の合成には5,10-メチレンテトラヒドロ葉酸が必要であり，また，DNAの合成にはデオキシチミジル酸が必要である．これらの物質の生成にはテトラヒドロ葉酸が不可欠であり，このテトラヒドロ葉酸の合成にはビタミンB_{12}と葉酸が必要となる．これらのビタミンが欠乏すると，ヘモグロビンは合成されるにも

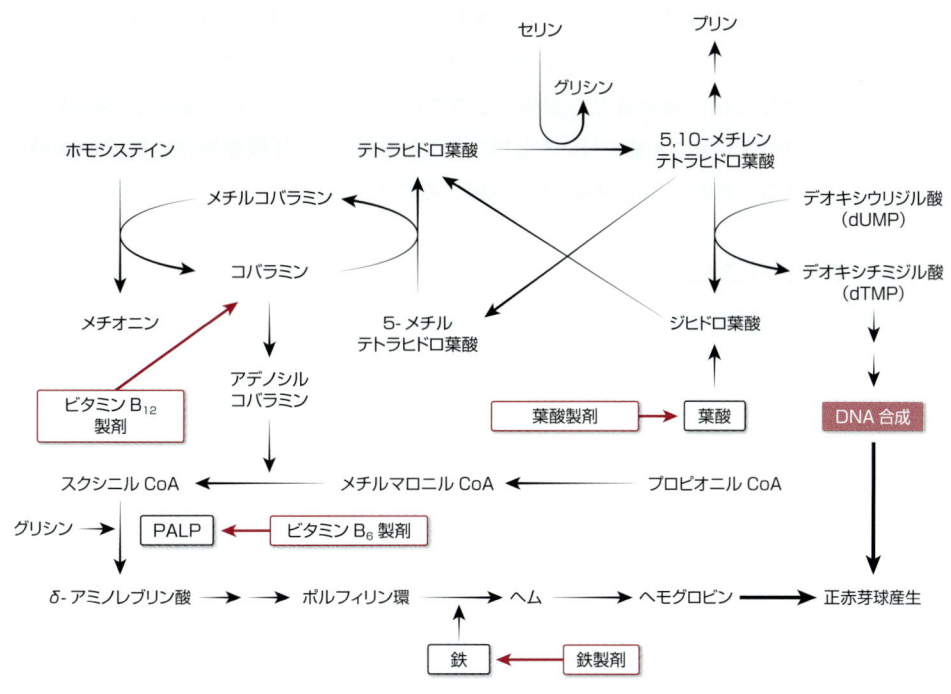

図10-5 正赤芽球産生の流れと各種貧血治療薬の作用点
PALP：ピリドキサールリン酸

かかわらず，テトラヒドロ葉酸の生成が低下してDNA合成が障害されるため，巨赤芽球性貧血を発症する（図10-5）．したがって，巨赤芽球性貧血の治療にはビタミンB_{12}製剤と葉酸製剤が用いられる．ビタミンB_{12}製剤には，シアノコバラミン（ビタミンB_{12}注"Z"），ヒドロキソコバラミン（フレスミン®S注射液，トリドセラン®配合錠），メコバラミン（メチコバール®），コバマミド（コバマイド®，ハイコバール®）などがあり，また，葉酸製剤には，葉酸（フォリアミン®）などがあり，錠剤，散剤，注射剤として使われる．ビタミンB_{12}，葉酸ともに水溶性ビタミンであるため，蓄積による副作用はほとんど見られない．葉酸製剤は，ビタミンB_{12}欠乏で起きる貧血を部分的あるいは完全に改善できるが，神経症状には効果がないので，葉酸製剤を使用する際には，ビタミンB_{12}製剤と併用する．経口投与した場合に胃部不快感，悪心などの症状があり，筋肉注射したとき，アナフィラキシーが起こることがある．

3. ビタミンB_6

ヘムを構成するポルフィリン環の生成には，スクシニルCoAからδ-アミノレブリン酸の合成が必要である．この反応はδ-アミノレブリン酸シンターゼが触媒し，この酵素は補酵素としてビタミンB_6の補酵素型であるピリドキサールリン酸（PALP）を必要とする．鉄芽球性貧血は，ビタミンB_6欠乏によるヘムの供給不足が原因となるため，治療にはビタミンB_6製剤が使用される（図10-5）．ビタミンB_6製

剤には，ピリドキシン（アデロキシン®），ピリドキサールリン酸エステル（ピリドキサール®）などがあり，錠剤，散剤，注射剤として使われる．ビタミンB_6の副作用としては，過敏症状（発疹などのアレルギー症状や光線過敏症），横紋筋融解症（新生児や乳幼児に大量に用いると起こることがある），肝機能異常，腹部膨満感，下痢，吐き気・嘔吐，食欲不振などが起こることがある．

4. エリスロポエチン

腎性貧血は，腎不全などによる腎からのエリスロポエチン（EPO）の分泌低下が原因で起こるため，その治療にはエリスロポエチン製剤が用いられる．エリスロポエチン製剤としては，エポエチンアルファ（エスポー®・注射剤），エポエチンベータ（エポジン®・注射剤），ダルベポエチンアルファ（ネスプ®・注射剤）などがある．ダルベポエチンはEPOの長時間作用型であり，EPO生物活性を改善するため2つの炭化水素鎖が付加され，その結果として半減期が著しく延長する．その一方で，作用発現が遅いため，急性治療には用いられない．有害作用として，血圧上昇と関節痛がある．

5. その他の貧血治療薬

溶血性貧血については，原因が多岐にわたり，特に先天性の溶血性貧血では，遺伝性球状赤血球症で脾臓摘出がなされる以外の有効な治療法はない．鎌状赤血球症ではハイドロキシウレアが症状改善に有効であると報告されている．後天性の溶血性貧血のうち，自己免疫性溶血性貧血ではプレドニゾロン（プレドニン®・散剤，錠剤），デキサメタゾン（デカドロン®・錠剤，注射剤）やベタメタゾン（リンデロン®・錠剤，散剤，注射剤）などの副腎皮質ステロイドが，免疫抑制薬として使用される．

再生不良性貧血では，男性ホルモンであるテストステロンエナント酸エステル（エナルモンデポー®），タンパク同化ステロイドであるメテノロンエステル（プリモボラン®），後述するG-CSF製剤が造血刺激薬として使用される．副腎皮質ステロイドとしては，前述のようにプレドニゾロン，デキサメタゾンやベタメタゾンなどがあり，免疫抑制薬として使用される．

6. 骨髄系成長因子

造血因子は，多能性造血幹細胞が成熟血球へ分化する過程で，種々の段階にある血球の分化・増殖を刺激する物質の総称である．多能性造血幹細胞から，赤血球，白血球，リンパ球はいずれも骨髄性幹細胞から分化して産生される．こうした細胞の増殖と分化は主としてこれらの細胞やその前駆細胞で作られる造血因子やサイトカインにより進められている．前述のEPOもその1つで，赤血球の前駆細胞からの赤血球への分化を促進する．G-CSF，M-CSFおよびGM-CSFは顆粒球やマクロファージの前駆細胞を成熟細胞へと分化・増殖させるとともに，骨髄からの好中球

の放出を促進して血中の好中球数を増加させる．造血因子の用途としては，骨髄移植時の好中球の増加促進，悪性腫瘍の化学療法による好中球の減少，あるいは再生不良性貧血に伴う好中球の減少などに用いる．レノグラスチム（ノイトロジン®），フィルグラスチム（グラン®），ナルトグラスチム（ノイアップ®）などがあり，すべて注射剤である．有害作用は，ショックのほか，筋肉痛，骨痛である．

2 血液凝固・線溶と止血薬・抗血栓薬

　血液は健康な人の傷口では速やかに凝固して止血する．しかし，種々の先天性（遺伝性）あるいは後天性の要因によって，血管，血小板，血液凝固系，血栓溶解（線維素溶解：線溶）系などに異常があり，血液が固まりにくくなった人では，傷口での止血が不十分となり，出血性疾患をきたす．

　一方，血液は健康な人の血管内では凝固せず，血液循環が保たれている．しかし，種々の先天性あるいは後天性の要因によって，血管，血小板，血液凝固系，線溶系などの異常により血液が固まりやすくなった人では，血管内で病的な血栓が形成され，さまざまな血栓性疾患をきたす．

　本項では出血疾患や血栓性疾患の発症に密接に関わる血管内皮，血小板，血液凝固因系と線溶系因子の機能と役割，それらの異常による病態，各病態に対する治療薬（止血薬，抗血栓薬）とその作用機序について解説する．

A 血管内皮の機能と病態

1. 血管内皮下組織の役割 — 止血と創傷治癒

　通常，血液が傷口で速やかに止血するのは，傷口に露呈する血管内皮下組織に強力な血小板活性化，血液凝固活性化，血管収縮，血管修復などの作用があるためである．

1）血小板の活性化作用

　血管内皮下組織には細胞接着分子のコラーゲン，フィブロネクチン，ラミニンなどが存在し，これらの接着分子は直接，あるいはコラーゲンに結合したフォン・ヴィレブランド因子 von Willebrand factor（VWF）を介して血小板を活性化する．

2）血液凝固系の活性化作用

　血管内皮下組織には血液凝固惹起因子の組織因子 tissue factor（TF）が大量に存在し，この TF に血中の凝固系第Ⅶa因子が結合して第Ⅹ因子を活性化し外因系凝固系が開始される．また，内皮下組織に存在する陰性荷電物質のコラーゲンは凝固系第Ⅻ因子を活性化し，生成した第Ⅻa因子は，第Ⅺ因子を限定分解して内因系凝固系が開始される．

3）血管収縮作用

　血管内皮下のコラーゲンなどで活性化された第Ⅻa因子は血中のプレカリクレインを活性化し，生成したカリクレインは高分子キニノゲンを限定分解してブラジキ

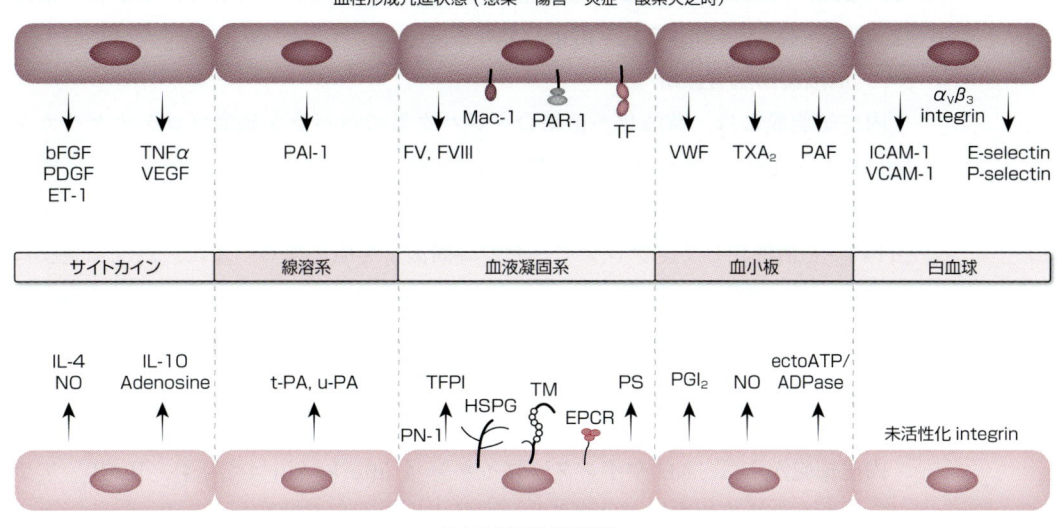

2 血液凝固・線溶と止血薬・抗血栓薬

図10-6 血管内皮の抗血栓性状態および感染・傷害・炎症・酸素欠乏時などにおける血栓形成亢進状態で発現する分子群

bFGF：塩基性線維芽細胞増殖因子，PDGF：血小板由来増殖因子，ET-1：エンドセリン-1，TNFα：腫瘍壊死因子α，VEGF：血管内皮増殖因子，PAI-1：プラスミノゲンアクチベータインヒビター-1，FV：凝固系第V因子，FⅧ：凝固系第Ⅷ因子，Mac-1：白血球接着分子，PAR-1：プロテアーゼ活性化受容体，TF：組織因子，VWF：フォン・ヴィレブランド因子，TXA₂：トロンボキサンA₂，PAF：血小板活性化因子，ICAM-1：細胞接着分子-1，VCAM-1：血管内皮細胞接着分子-1，αvβ3 integrin：αvβ3インテグリン，E-selectin：E-セレクチン，P-selectin：P-セレクチン，IL-4：インターロイキン-4，NO：一酸化炭素，IL-10：インターロイキン-10，Adenosine：アデノシン，t-PA：組織型プラスミノゲンアクチベータ，u-PA：ウロキナーゼ型プラスミノゲンアクチベータ，PN-1：プロテアーゼネキシン-1，TFPI：組織因子経路インヒビター，HSPG：ヘパラン硫酸プロテオグリカン，TM：トロンボモデュリン，EPCR：内皮細胞プロテインC受容体，PS：ホスファチジルセリン，PGI₂：プロスタサイクリン，ectoATP/ADPase：エクトATP/ADPアーゼ，integrin：インテグリン

ニンを産生する．ブラジキニンは血管収縮を起こして止血を促す．

4）血管修復作用

血管内皮下の平滑筋細胞には多くの増殖因子の受容体が存在する．傷害局所に凝集した活性化血小板から放出される血小板由来増殖因子 platelet derived growth factor（PDGF）は平滑筋細胞の増殖と遊走を促し，また，血管内皮増殖因子 vascular endothelial growth factor（VEGF）は内皮細胞の増殖と遊走を促して，血管の修復を進展させる．しかし，慢性的なPDGFやVEGFの作用は動脈硬化を招来する．

2. 血管内皮細胞の役割 ― 抗血栓作用

健康な人の血管内で血液が凝固しない理由は，血液が接する血管内皮細胞に強力な抗血栓作用が存在するためである．内皮細胞には血小板活性化阻止，血液凝固阻止，線溶促進などの機能が備わっている（図10-6）．

1）血小板活性化阻止作用

内皮細胞は一酸化窒素（NO）やプロスタサイクリン prostacyclin（PGI₂）を産生

し，また，内皮細胞膜には ADP 分解酵素である ADPase が存在し，血小板の活性化（粘着・凝集・放出反応）を阻止している．

2）血液凝固阻害作用

内皮細胞膜には，硫酸化多糖結合タンパク質のヘパラン硫酸プロテオグリカン heparan sulfate proteoglycan（HSPG）が存在し，血中のアンチトロンビン antithrombin（AT）や組織因子経路インヒビター tissue factor pathway inhibitor（TFPI）を活性化して，プロテアーゼ型凝固因子を阻害する．また，内皮細胞膜にはトロンビン機能変換物質のトロンボモデュリン thrombomodulin（TM）や内皮細胞プロテイン C 受容体 endothelial protein C receptor（EPCR）が存在し，プロテイン C protein C（PC）凝固制御系を活性化して，血液凝固を抑制している．

3）抗炎症作用

内皮細胞からは，NO やインターロイキン-4 interleukin-4（IL-4），IL-10，アデノシンなどの抗炎症物質が分泌され，血管内皮の炎症を抑制している．

4）線溶制御作用

内皮細胞は，肝臓由来のプラスミノゲンの活性化因子である組織型プラスミノゲンアクチベータ tissue plasminogen activator（t-PA）および t-PA 阻害因子であるプラスミノゲンアクチベータインヒビター-1 plasminogen activator inhibitor-1（PAI-1）を産生し，血管内壁上のフィブリン血栓の溶解を制御調節している．

3. 病態時の血管内皮細胞 ── 病的血栓の形成

血管内皮細胞が感染，傷害，炎症，うっ血性酸素欠乏などで傷害されると，内皮細胞の抗血栓作用は消失し，血小板活性化，凝固亢進，線溶阻害，炎症亢進，白血球接着亢進など血栓の形成を促進する作用が高まり，血管内で病的血栓が形成されやすい状態になる（図 10-6）．

1）血小板活性化作用

傷害内皮細胞からは，VWF，トロンボキサン A_2 thromboxan A_2（TXA_2），血小板活性化因子 platelet activating factor（PAF）などが産生され，血小板凝集塊からなる血小板血栓が形成される．

2）凝固亢進作用

傷害内皮細胞では，TF やプロテアーゼ活性化受容体 protease-activated receptor-1（PAR-1）などの発現が亢進し，また，凝固系第 V 因子や第 VIII 因子の産生が亢進する．さらに，正常時の血管内皮細胞に発現していた抗凝固物質のHSPG，TM，EPCR の発現量が低下して血液凝固反応が亢進し，フィブリン血栓が形成される．

3）炎症亢進作用

傷害内皮細胞からは，塩基性線維芽細胞増殖因子 basic fibroblast growth factor（bFGF），PDGF，エンドセリン-1 endothelin-1（ET-1）腫瘍壊死因子-α tumor necrosis factor-α（TNFα），VEGF，などの細胞増殖因子や血管収縮因子が分泌される．これらの物質は炎症促進作用をもち，血管内皮上の炎症を亢進する．

4）線溶阻害作用

傷害内皮細胞では線溶阻害因子であるPAI-1の産生が亢進し，血管内壁のフィブリン血栓の除去能が低下する．

5）白血球接着促進作用

傷害内皮細胞では，健常時の内皮細胞では潜在化していた白血球接着分子の細胞接着分子-1 intercellular adhesion molecule-1（ICAM-1），$\alpha_v\beta_3$インテグリン$\alpha_v\beta_3$ integrin，E-セレクチン E-selectin，P-セレクチン P-selectin，血管内皮細胞接着分子-1 vascular cell adhesion molecule-1（VCAM-1）などが活性化されて顕在化し，内皮細胞への白血球の接着や内皮下組織への侵入が起き，炎症と血栓形成が亢進する．この状態が慢性化すると動脈硬化をきたす．

B 血小板の役割と活性化機構

血小板は傷害血管における止血と組織修復に重要な血液細胞である．血中の血小板は未活性化時には楕円球形であるが，傷口や炎症血管内壁のコラーゲンなどで活性化されると細胞内骨格タンパク質のアクチンフィラメントを再構築させて形態変化が起き，多数の偽足が形成される．これにより，細胞間相互の連結が容易となり，血小板凝集塊（血小板血栓）が形成される．また，活性化血小板膜上に多数の凝固因子を結合させて凝固反応を亢進し，傷害組織での止血血栓の形成を促進する．

1）血小板の活性化機序

血小板は，コラーゲンやVWF，トロンビン，アドレナリン，ADP，TXA$_2$，セロトニン serotonin, 5-hydroxytryptamine（5-HT）などによって活性化される（図10-7）．各物質には特異的な受容体が存在する．例えば，ADPはP2Y$_{12}$受容体に結合し，トロンビンはPAR-1を限定分解して活性化する．血小板の活性化機序は多様であり，例えば，ADP，アドレナリン，セロトニンなどにより血小板が活性化されると血小板膜リン脂質からアラキドン酸が切り出され，シクロオキシゲナーゼ-1（COX-1）によりプロスタグランジンの中間代謝産物が生成され，そこから強力な血小板凝集作用と血管収縮作用をもつTXA$_2$が生成される．このTXA$_2$は近傍の血小板受容体に作用して細胞内の遊離型Ca^{2+}の濃度を増加させて血小板膜表面に存在する糖タンパク質 glycoprotein（GP）の1つであるGPⅡb/Ⅲa複合体（別名，インテグリンαⅡb/β_3）の立体構造を活性化型に変化させ，このGPⅡb/Ⅲaに血中のフィブリノゲンやVWFが結合して血小板凝集が惹起される．さらに，活性化血小板からはPDGFやVEGFなどの増殖因子が放出され，平滑筋細胞や内皮細胞の増殖を促し，傷害組織の修復を進展させる．

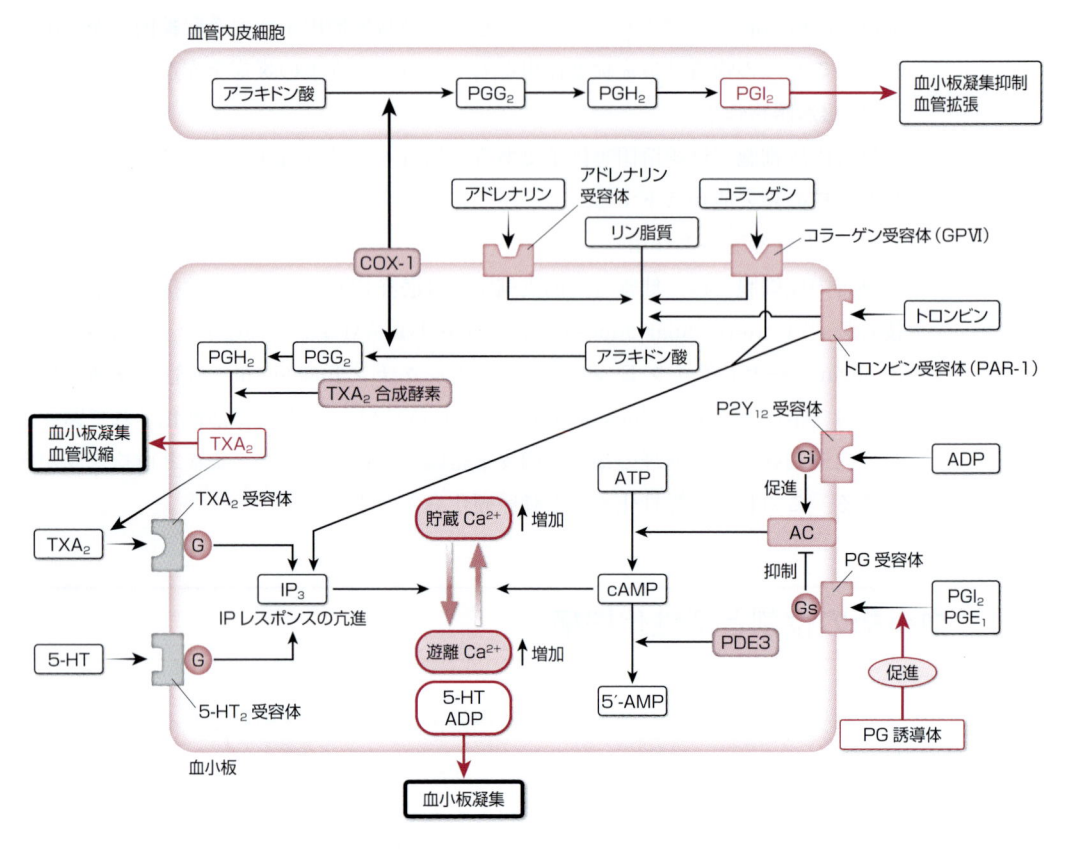

図10-7 血小板の活性化機序

TXA₂：トロンボキサンA₂，5-HT：セロトニン，COX：シクロオキシゲナーゼ，PGE₁・G₂・H₂：プロスタグランジンE₁・G₂・H₂，IP₃：イノシトール三リン酸，PGI₂：プロスタサイクリン，ATP：アデノシン三リン酸，ADP：アデノシン二リン酸，cAMP：サイクリックAMP，5'-AMP：アデノシン5'-リン酸，PDE：ホスホジエステラーゼ，AC：アデニル酸シクラーゼ，PAR-1：プロテアーゼ活性化受容体

2) 血小板の活性化に伴う形態と機能の変化

血小板の活性化に伴う特徴的な形態と機能の変化を図10-8に示す．

① **粘着反応**：血管傷害箇所の内皮下組織にコラーゲン線維が露呈すると，血小板は細胞膜のコラーゲン受容体であるGP Ⅵ あるいは GP Ⅰa/Ⅱa複合体を介してコラーゲン線維に弱く結合する（一時停滞）．その後，血流下で転がるような移動と停滞を繰り返し（tetheringと呼ばれる），さらに，コラーゲン線維に血中のVWFが結合すると，血小板は細胞膜のVWF受容体（GP Ⅰb/Ⅴ/Ⅸ複合体）を介してコラーゲン線維に強固に結合する（一連の現象は粘着反応と呼ばれる）．

② **放出反応**：血小板には特徴的な構造の開放小管系open canalicular systemと3種類の細胞内顆粒（濃染顆粒，α顆粒，リソソーム）が存在する．濃染顆粒にはADP，ATP，セロトニン，Ca^{2+}などが含まれ，α顆粒にはVWF，フィブリノゲン，第Ⅴ因子などの凝固因子，βトロンボグロブリン（βTG），血小板第4因子（PF4），PDGF，VEGFなどが含まれる．血小板に活性化シグナルが入ると血小板細

a. 粘着反応

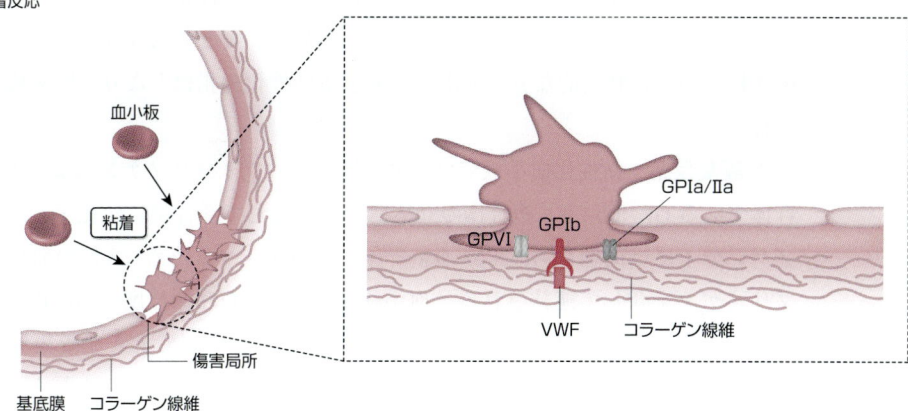

b. 放出反応・凝集反応・凝固系の活性化

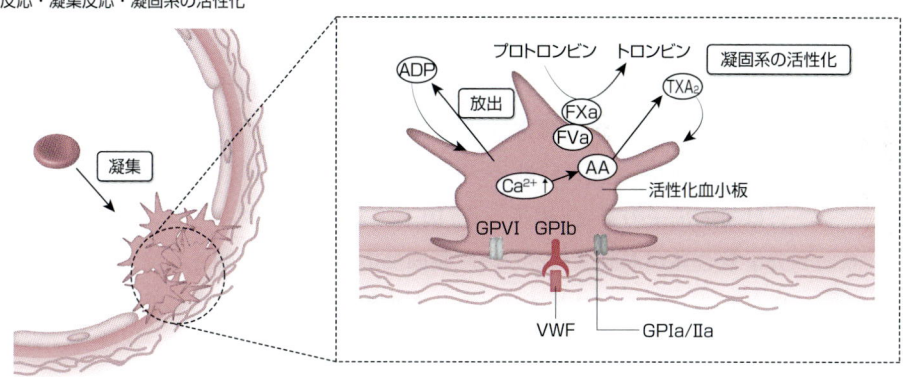

c. 止血血栓の形成

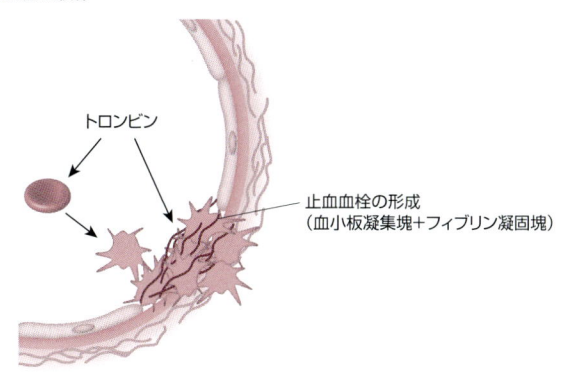

図 10-8 血小板の活性化に伴う形態と機能の変化
ADP：アデノシン二リン酸，GP：糖タンパク質，VWF：フォン・ヴィレブランド因子，FXa：血液凝固系第 Xa 因子，FVa：凝固系第 Va 因子，TXA_2：トロンボキサン A_2，AA：アラキドン酸

　　　　胞膜下の微小管が収縮して形態が変化し，細胞内顆粒の内容物が開放小管系を通じて押し出される（放出反応と呼ばれる）．活性化血小板ではアラキドン酸代謝系の活性化によって生成される TXA_2 のほか，濃染顆粒から放出される ADP，セロトニ

ン，ポリリン酸などによって周辺の血小板はさらに活性化される．また，α顆粒から放出される凝固因子や増殖因子は傷害組織の止血と修復を促進する．βTGやPF4は血小板に特異的な分子であり，血小板活性化の指標となり，臨床検査で用いられる．

③凝集反応：活性化血小板では，未活性化型のフィブリノゲンおよびVWFの受容体であるGP Ⅱb/Ⅲa複合体の立体構造が変化して活性型に変化する．フィブリノゲン分子には両端にGP Ⅱb/Ⅲa結合部位が存在するため，2個の血小板がフィブリノゲンを介して連結される．血小板膜上には1,000個程度のGP Ⅱb/Ⅲaが分布するため，血小板は多数のフィブリノゲン分子を介して大きな凝集塊を形成する．また，動脈硬化巣がある血管狭窄部では血流が異常に速くなるため，強い"ずり応力"が生じ，この強いずり応力によって血中のVWF分子は立体構造が変化して，血小板膜のGP ⅠbとGP Ⅱb/Ⅲaに結合し，VWFを架橋とした強固な凝集塊からなる血小板血栓（病的血栓）が形成される．

④凝固系の活性化：活性化血小板では未活性化血小板の細胞膜リン脂質二重層の内側に局在した陰性荷電リン脂質のホスファチジルセリン phosphatidyl serine (PS) が細胞膜表面に移動し（inside out現象），PSに富む箇所が出現する．このPSには凝固因子の第Ⅷa因子，Ⅴa因子，Ⅹa因子，プロトロンビンなどが結合して多分子複合体が形成されるため，凝固反応は著しく増幅されて大量のトロンビンが生成される．このトロンビンにより血小板の活性化がさらに進展するとともに血小板の周囲にフィブリン血栓が形成される．

3）血小板凝集惹起因子 VWF

VWFは血管内皮細胞で産生される分子量約20万のサブユニットが重合した高分子複合体（VWFマルチマー）であり，健常人の血中には，5～100個のサブユニットが重合した複合体として存在する．この複合体は傷害組織の血管内皮下のコラーゲンへの血小板の結合と血小板間の連結に不可欠であり，高分子量のVWFマルチマーほど血小板凝集活性が高い．VWF遺伝子の異常によりVWFの量的あるいは質的低下が起きる von Willebrand病（VWD）では，傷害組織への血小板の粘着能と凝集能が低下するため，皮膚の紫斑（点状出血や粘膜出血）が起きる．また，VWFは血中の第Ⅷ因子を結合して安定化させる役割を果たしており，VWF濃度が低下するVWDでは第Ⅷ因子が不安定になって分解されるため，血液凝固能が低下して，血友病Aに似た出血症状をきたす．

4）血小板凝集制御因子 ADAMTS13

ADAMTS13 (a disintegrin-like and metalloprotease with thrombospondin type 1 motif 13) は，肝臓で産生されるメタロプロテアーゼ（金属依存性タンパク質分解酵素）の1つである．血管内皮細胞で産生された直後のVWF前駆体はVWFサブユニットが数百個からなる超高分子量VWFマルチマー Ultra (unusual) large VWF multimer (UL-VWF) であり，異常に高い血小板凝集活性をもつ．ADAMTS13は，

このUL-VWFを流血中では血小板凝集を起こさず，傷害局所でのみ血小板に粘着・凝集反応を誘発する適切なサイズのVWFに切断する酵素である．したがって，ADAMTS13の遺伝子異常あるいは後天性に生じたADAMTS13に対する免疫抗体の出現によって血中のADAMTS13活性が低下すると，血中にUL-VWFが残存して，細小動脈内でUL-VWF誘発性の血小板血栓が形成され，血小板数の消費性低下による皮下出血（紫斑）を起こす血栓性血小板減少性紫斑病 thrombotic thrombocytopenia purpura（TTP）を発症する．

C 血液凝固機構

血液凝固系は開始機序の違いによって，外因系凝固系と内因系凝固系に分けられる（図10-9）．臨床検査では，外因系凝固能は，血漿に大量の組織トロンボプラスチ

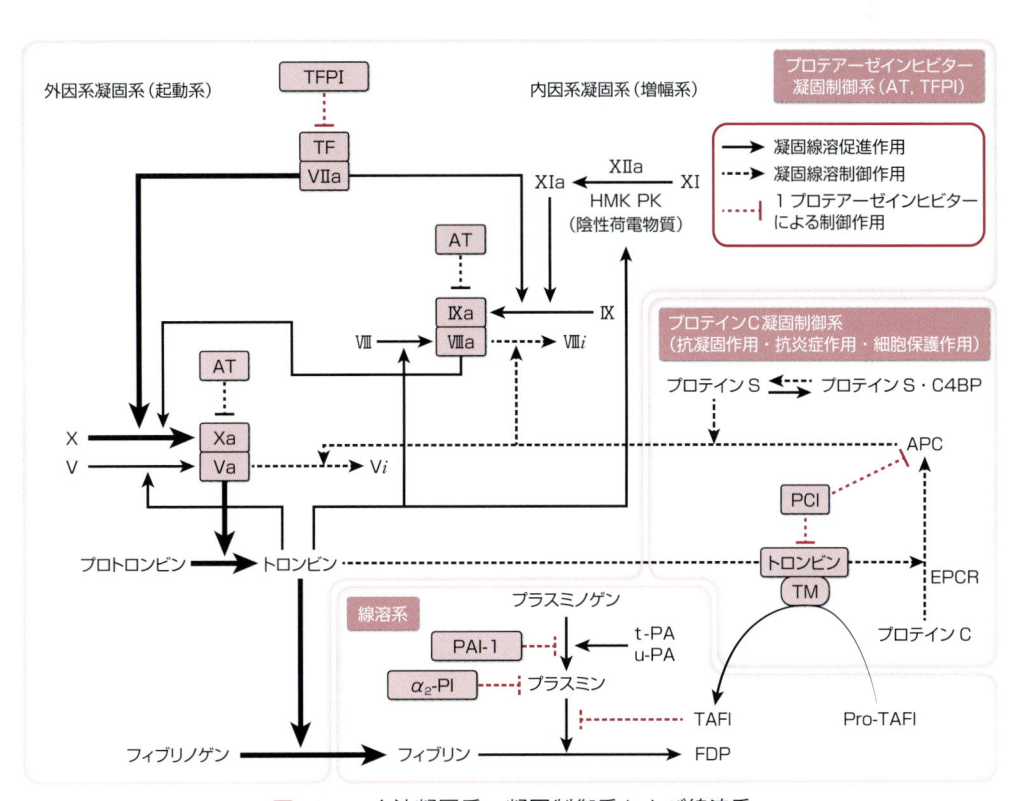

図10-9 血液凝固系，凝固制御系および線溶系

外因系凝固経路を太線で，内因系凝固経路を細線で示してある．
AT：アンチトロンビン，TFPI：組織因子経路インヒビター，TM：トロンボモデュリン，APC：活性化プロテインC，EPCR：内皮細胞プロテインC受容体，PCI：プロテインCインヒビター，C4BP：C4b結合タンパク質，TAFI：トロンビン活性化線溶阻害因子，t-PA：組織型プラスミノゲンアクチベータ，u-PA：ウロキナーゼ型プラスミノゲンアクチベータ，PAI-1：プラスミノゲンアクチベータインヒビター-1，α_2-PI：α_2-プラスミンインヒビター，FDP：フィブリン分解産物

ン（TFの別名）とリン脂質，CaCl₂を加え，フィブリン凝固塊が生成されるまでの時間であるプロトロンビン時間 prothrombin time（PT）で測定される．PTでは血漿中の第Ⅶ因子，第Ⅹ因子，第Ⅴ因子，プロトロンビンの濃度や機能が評価される．他方，内因系凝固能は，血漿に陰性荷電物質（エラジン酸など）とリン脂質，CaCl₂を加え，フィブリン凝固塊が生成されるまでの時間である活性化部分トロンボプラスチン時間 activated partial thromboplastin time（APTT）で測定される．APTTでは主にプレカリクレイン，高分子キニノゲン，第Ⅻ因子，第Ⅺ因子，第Ⅸ因子，第Ⅷ因子の濃度や機能が評価される．

1) 凝固開始反応

外因系凝固系は，血管内皮下組織の細胞膜に存在するTFに血中の第Ⅶa因子が結合して開始され，TF/第Ⅶa因子複合体が主に第Ⅹ因子を活性化する凝固機序である．

一方，内因系凝固系は，血管内皮下の陰性荷電物質のコラーゲン，血中のリポタンパク質，活性化血小板膜に出現するPSや血小板から放出されるポリリン酸，さらに体外の陰性荷電物質（硅酸土，エラジン酸，ガラスなど）に，血中の第Ⅻ因子が結合して活性化され開始される．第Ⅻ因子は血中では第Ⅺ因子・血漿プレカリクレイン（PK：plasma prekallikrein）・高分子キニノゲン（HMK：high molecular weight kininogen）からなる多分子集合体として存在しており，陰性荷電物質で活性化された第Ⅻa因子は第Ⅺ因子を活性化して凝固系を作動する．また第Ⅻa因子はプレカリクレインを活性化し，生成したカリクレインは第Ⅻ因子を活性化するとともに，高分子キニノゲンを限定分解してブラジキニンを遊離させて血管収縮を起こし，止血を促す．

2) 凝固増幅反応

外因系凝固系（TF依存性凝固系）および内因系凝固系（TF非依存性凝固系）で開始された凝固反応は，ともに傷害局所に粘着凝集した活性化血小板上で著しく増幅される．この分子機序は，活性化血小板の表面に存在する陰性荷電リン脂質のPSに凝固増幅因子の第Ⅴa因子と第Ⅷa因子，およびビタミンK依存性凝固因子の第Ⅸ因子（第Ⅸa因子），第Ⅹ因子，プロトロンビンがCa^{2+}を介して結合し，多分子集合体が形成されて凝固反応が著しく加速されることによる．例えば，第Ⅸa因子/第Ⅷa因子からなる複合体 Xase complex は，第Ⅸa因子単独に比較して10万倍以上の反応速度で第Ⅹ因子を第Ⅹa因子に変換する．また，第Ⅹa因子/第Ⅴa因子複合体 prothrombinase complex は，第Ⅹa因子単独に比較して30万倍以上の反応速度でプロトロンビンをトロンビンに変換する．また，トロンビンは，第Ⅺ因子，第Ⅷ因子，第Ⅴ因子を限定分解して活性化し，内因系凝固反応にポジティブフィードバックをかけて，さらに大量のトロンビンが生成される．近年，このトロンビンによる内因系凝固系の活性化が血栓形成に重要であることが示唆されている．

凝固増幅反応におけるビタミンK依存性凝固因子の重要性については，**表10-6**を参照のこと（p.653）．

3）フィブリン血栓の形成

傷害局所で生成されたトロンビンは，血中のフィブリノゲンをフィブリンモノマーに変換し，フィブリンモノマーは重合してフィブリンポリマー（フィブリン血栓）が形成される．また，トロンビンは第XIII因子を活性化し，第XIIIa因子はそのトランスグルタミナーゼ活性によりフィブリン分子間を架橋して強固なフィブリン血栓にする．また，第XIIIa因子はフィブリンを細胞外マトリックス分子（ラミニン，フィブロネクチンなど）に固定させ，さらにフィブリンに線溶阻害因子のα_2-PIを架橋させて血栓が容易に溶けないようにする．

D 血液凝固制御機構

一般に，止血血栓の形成は血管傷害局所に限定され，血管内での血栓形成は内皮細胞に備わる凝固制御機構によって阻止される．凝固制御機構には，プロテアーゼインヒビターによるプロテアーゼ凝固因子を阻害する機序，およびプロテアーゼが凝固系補助因子を分解する機序がある（図10-9）．

1）プロテアーゼインヒビターによる凝固制御機序

凝固反応を阻害する主なプロテアーゼインヒビターには，アンチトロンビンと組織因子経路インヒビターがあり，これらの因子は血管内皮のヘパラン硫酸プロテオグリカン（HSPG）に結合して活性化され，プロテアーゼ凝固因子を阻害する．

①**アンチトロンビン（AT）**：AT（かつてはAT IIIと記された）は肝臓で産生され，ほとんどのプロテアーゼ凝固因子を阻害するが，特にトロンビンと第Xa因子の制御に重要である．AT自体のプロテアーゼ阻害活性は弱いが，ATが内皮細胞上のHSPGや肥満細胞由来のヘパリンに結合すると，ATの活性部位の立体構造が変化して活性型になり，プロテアーゼ凝固因子を速やかに阻害する．抗凝固物質である未分画ヘパリンに含まれる高分子量ヘパリンは，ATとトロンビンの両分子に結合して，ATによるトロンビン阻害速度を数千倍高める．他方，ヘパリンは第Xa因子には結合しないため，ヘパリン結合ATによる第Xa因子の阻害はトロンビンの阻害に比較して弱い．

②**組織因子経路インヒビター（TFPI）**：TFPIは血管内皮細胞や肝臓で産生されるプロテアーゼインヒビターであり，内皮細胞上のHSPGに結合して，TF/第VIIa因子/第Xa因子複合体を選択的に阻害する．TFPIの多くは内皮細胞のHSPGに結合しており，傷害局所以外での外因系凝固経路の活性化を制御していると考えられている．

2）プロテアーゼによる凝固制御機序（プロテインC凝固制御系）

プロテインC（PC）凝固制御系は血中のプロテアーゼ前駆体であるPCの活性化によって開始される．血管内には微量のトロンビンが可溶性フィブリンなどに結合

して循環しており，このトロンビンは血管内皮細胞上のトロンボモデュリン（TM）に結合して，内皮細胞の PC 受容体 endothelial protein C receptor（EPCR）に結合した PC を活性化する．活性化 PC activated protein C（APC）は，プロテイン S の存在下に凝固反応を抑制する．また，EPCR に結合した APC は血管内皮細胞を保護する．他方，トロンビン/TM 複合体による PC の活性化と過剰な APC はプロテイン C インヒビター（PCI）によって制御される（図 10-10）．

① **プロテイン C（PC）**：PC は主に肝臓で産生されるビタミン K 依存性血漿タンパク質の1つで，プロテアーゼ前駆体である．血中の PC の一部は内皮細胞の EPCR に結合しており，EPCR に隣接している TM に結合したトロンビンの限定分解を受けて活性型の APC になる．APC は血小板や内皮細胞に結合したプロテイン S と複合体を形成し，凝固系増幅因子の第Ⅴa因子と第Ⅷa因子を分解して失活化し，凝固反応を抑制する．一方，EPCR に結合した APC は，EPCR に隣接する内皮細胞のプロテアーゼ活性化受容体（PAR-1）を限定分解して細胞内シグナル伝達系を作動させ，炎症性転写因子である NF-κB の活性化を阻止し，細胞の炎症や細胞死（アポトーシス）を抑制して細胞保護作用を示す．また，APC は細胞接着因子に結合して，炎症部位への好中球の移動，マクロファージの活性化と組織への浸潤を抑制する．さらに APC は壊死細胞から遊離された細胞毒の DAMPs（damage-associated molecular pattern molecules）の1つであるヒストンを分解して，炎症の進展を抑制する．

② **トロンボモデュリン（TM）**：TM は血管内皮細胞上のトロンビン機能変換分子であり，直接トロンビンの凝固促進作用（血小板活性化，フィブリン生成，第Ⅴ因子や第Ⅷ因子の活性化）を抑制するとともに，トロンビンによる PC の活性化を促進して凝固反応と炎症を抑制する．また，トロンビン/TM 複合体は，肝臓で産生されるカルボキシペプチダーゼ前駆体であるトロンビン活性化線溶阻害因子（thrombin-activated fibrinolysis inhibitor（TAFI）前駆体を活性化する．活性化 TAFI（TAFIa）は，フィブリン分子の C 末端に存在し t-PA とプラスミノゲンが結合するリジン残基を切除して，フィブリン分解（線溶反応）を抑制し，損傷局所のフィブリンを安定化させる．また，TAFIa は炎症部位で生成された補体系因子の C3a と C5a を分解して過度の炎症の進展を抑制する．なお，トロンビン/TM 複合体による TAFI の活性化は PCI によって制御される．

一方，TM は分子の NH_2 末端領域で，細菌由来の PAMPs（pathogen-associated molecular pattern molecules）の1つである脂質多糖体 lipopolysaccharide（LPS）や DAMPs の1つである HMGB-1（high mobility group box protein-1）を捕捉して，これらの物質による血管内皮の炎症を抑制する．

③ **プロテイン S**：プロテイン S は血管内皮細胞や肝臓で産生されるビタミン K 依存性血漿タンパク質の1つであり，APC による凝固制御作用（第Ⅴa因子，第Ⅷa因子の失活化）の際に不可欠な補助因子として機能する．一方，プロテイン S は血中

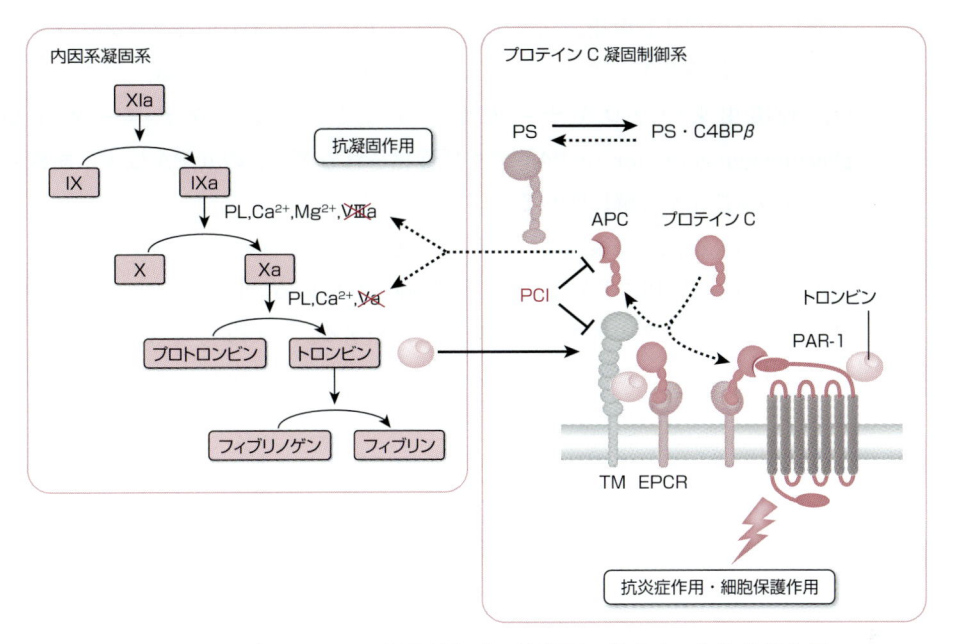

図 10-10 プロテイン C 凝固制御系の抗凝固・抗炎症・細胞保護作用

APC：activated protein C, PS：protein S, TM：thrombomodulin, PCI：protein C inhibitor, EPCR：endothelial protein C receptor, PRR-1：protease-activated receptor-1, C4Bβ：C4b-binding protein with β-chain

ではその約 40％は遊離型として，約 60％は補体系制御因子の C4b 結合タンパク質（C4BP）との結合体型として存在し，遊離型プロテイン S のみが APC の補助因子として機能する．プロテイン S 遺伝子の発現は女性ホルモンによって制御されており，妊婦では妊娠経過に伴い血中の女性ホルモンが増加するため，それに伴い血中のプロテイン S 濃度が低下し，妊娠中や出産時に高頻度でみられる凝固亢進状態（妊娠中毒症や流産，死産など）の原因になると考えられている．また，感染・炎症時には肝臓で C4BP の産生が亢進するため，遊離型プロテイン S 濃度が低下して PC 凝固制御系の機能が低下し，血栓傾向になる．

E 線溶機構

傷害局所での止血に重要なフィブリン血栓は，線溶系の働きにより，傷害組織の修復に伴って徐々に溶解され除去される．この線溶系の主な因子は肝臓で生成されるプラスミノゲンと α_2-PI，血管内皮細胞で生成される t-PA と PAI-1 であり，線溶反応は生成されたフィブリンへの t-PA とプラスミノゲンの結合が引き金となって開始される（図 10-9）．t-PA とプラスミノゲンはフィブリン分子の C 末端に存在するリジン残基に親和性をもつ構造（Lys-binding site：LBS）を有し，両因子は LBS

10章 血液・造血器系の薬理

を介してフィブリン血栓に結合する．フィブリン上の t-PA はプラスミノゲンをプラスミンに活性化し，このプラスミンがフィブリンを分解する．プラスミノゲンは，腎臓由来のウロキナーゼ型プラスミノゲンアクチベータ urokinase plasminogen activater（u-PA）でも活性化されるが，この u-PA は主に組織内タンパク質の活性化や分解に関わる．

線溶は傷害組織の修復程度に依存して進むように，過度の線溶反応は線溶阻害因子の PAI-1，α_2-PI，TAFI によって制御されている．PAI-1 は t-PA によるフィブリン上でのプラスミノゲンの活性化を抑制する．α_2-PI は第 XIIIa 因子によってフィブリンに結合され，プラスミンによるフィブリン血栓の溶解を抑制する．TAFI はトロンビン/TM 複合体によって活性化され，TAFIa はフィブリンの C 末端リジン残基を分解してフィブリンへの t-PA やプラスミノゲンの結合を阻止し，フィブリン血栓を安定化する．線溶系はフィブリン血栓の溶解だけでなく，組織修復や血管新生，排卵，炎症など多様な生理現象にも関与する．

F 出血性疾患と出血性素因

出血性疾患の原因となる出血性素因 haemophilia には，主に血管，血小板，凝固系因子および線溶系因子の異常があり，特定因子の遺伝子変異を原因とする先天性

表 10-3 血管の異常の病態と治療薬

病因		疾患・症候群	病態と薬理	治療薬
先天性血管異常	血管の奇形	出血性末梢血管拡張症	・皮膚・粘膜の毛細血管や最小血管の内皮細胞間隙が拡張して，出血症状をきたす． ・Fabry 病はスフィンゴ糖脂質代謝の異常により血管の奇形を生じる．	なし
		海綿状血管腫		なし
		Fabry 病（びまん性体部血管腫）		α-ガラクトシダーゼ
	結合組織の異常	Ehlers-Danlos 症候群	結合織を構成するコラーゲン，エラスチンなどの異常により血管壁が脆弱になり，出血症状，紫斑を生じる．	なし
		Marfan 症候群		なし
		骨形成不全症候群		なし
後天性血管異常	血管内圧亢進	痙攣発作時	力みなどにより胸腔内圧が急激に高まり静脈圧が亢進して，頭頸部や胸部に点状出血をきたす．	なし
		咳，嘔吐，分娩時		なし
		スポーツ時		なし
	血管壁の脆弱化	老人性紫斑	加齢によるコラーゲン減少，ビタミン C 欠乏によるコラーゲン形成の異常，過剰な糖質コルチコイドによる細胞外マトリックス成分の生成障害，血管壁へのアミロイド沈着などにより血管壁の脆弱化が起こる．	なし
		ビタミン C 欠乏症（壊血病）		ビタミン C
		糖質コルチコイド過剰症		なし
		アミロイドーシス		なし
	血管壁の傷害	外傷などの機械的刺激	・さまざまな原因による血管壁の傷害で紫斑が生じる． ・シェーンライン・ヘノッホ紫斑病は A 群 β 溶血性連鎖球菌やウイルス感染で起きる全身性血管炎で，関節・腎臓・胃腸が障害されるアナフィラキシー様紫斑病．	対症療法が基本．抗血小板療法，抗凝固療法，副腎皮質ステロイド療法などが行われる．
		重症感染症，凝固障害		
		薬剤・アレルギー性血管傷害		
		シェーンライン・ヘノッホ紫斑病		

表 10-4　血小板減少症の病態と治療薬

病因	疾患・症候群	病態と薬理	治療薬
血小板の産生異常	May-Hegglin 異常症	非筋肉ミオシン重鎖の遺伝子異常で巨大血小板の出現を伴う.	なし
	Gray platelet 症候群	α顆粒を欠損した遺伝性疾患で大型血小板の出現を伴う.	なし
	Wiskott-Aldrich 症候群	X染色体連鎖劣性遺伝病で血小板産生異常と免疫不全症を伴う.	なし
血小板の寿命短縮	薬剤性血小板減少症	造血障害性薬剤（抗がん薬, クロラムフェニコール, 金製剤, 抗てんかん薬, クロロチアジドなどや, 自己抗体による破壊を亢進する薬剤（ヘパリン, サルファ剤, リファンピシン, ペニシリン, アセトアミノフェンなど約80種類）の影響を受ける.	薬剤投与の中止
	免疫性血小板減少症	特発性血小板減少症（ITP）：血小板膜タンパク質のGPⅠb/GPⅨやGPⅡb/Ⅲaなどに対する自己抗体が血小板を破壊することによる.	副腎皮質ステロイド
	消費性血小板減少症	血栓性細小血管障害（TMA）：さまざまな原因により微小血管内で多発性血栓形成が起きることによる血小板の消耗性減少症の総称.	輸液投与, 血液透析抗菌薬投与など
		血栓性血小板減少性紫斑病（TTP）：先天性あるいは自己抗体産生によるADAMTS13欠損症を原因とする細小血管内での血栓形成による血小板の消耗性減少症.	自己抗体起因性の場合は, 血漿交換副腎皮質ステロイド投与
		溶血性尿毒症症候群（HUS）：腸管出血性大腸菌のO157：H7などが産生するベロ毒素による大腸炎の発症により, 下痢, 血便, 発熱を伴い, 急性腎炎, 血小板減少, 細小血管障害性溶血性貧血を起こす. ベロ毒素による血管内皮障害と血小板凝集, 凝固亢進が原因となる.	輸液投与, 血液透析, 抗菌薬投与, 遺伝子組換えトロンボモデュリン投与など
		播種性血管内凝固症候群（DIC）：感染症, 白血病, 悪性腫瘍, 産科疾患などにより多くの臓器の毛細血管や細小血管の内皮細胞が障害されて, 血液凝固反応と線溶反応が亢進し, 多臓器不全を起こす.	遺伝子組換えトロンボモデュリン, アンチトロンビン投与など

ITP：idiopathic thrombocytopenic purpura, TMA：thrombotic microangiopathy, TTP：thrombotic thrombocytopenic purpura, HUS：hemolytic uremic syndrome, DIC：disseminated intravascular coagulation, ADAMTS13: a disintegrin-like and metalloprotease with thrombospondin type 1 motif 13

出血性素因 hereditary hemophilia と不特定多数の要因が重なって起きる後天性出血性素因 acquired hemophilia からなる.

1. 血管の異常

血管の異常により紫斑などの止血異常をきたす疾患や病態を総称して血管性紫斑病 vascular purpura と呼び, 先天性異常症と後天性異常症に大別される.

先天性血管異常の原因には, ①血管の奇形と ②結合組織の異常がある. 後天性血管異常の原因には, ①血管内圧の亢進, ②血管壁の脆弱化, ③血管壁の傷害などがある. これらの病態に対する治療薬としてはビタミンC欠乏症（壊血病）に対するビタミンC以外にはほとんどなく, 多くは対症療法である（表10-3）.

2. 血小板の異常

血小板の異常によって, 皮膚や粘膜に紫斑などの表在性出血がみられる疾患では, 止血するまでの時間が延長する（止血時間遅延）. しかし, いったん, 血小板血

栓ができれば，凝固系が正常の場合は止血する．もし，血友病のように凝固系が異常の場合は，傷害局所から再び出血が起き（後出血），筋肉内や関節などの深部でも出血が起きる．出血を伴う血小板の異常の原因は，血小板減少症と血小板機能異常症に大別される．

1）血小板減少症

血小板減少症の主な原因には，①血小板の産生異常と ②血小板の寿命短縮がある．前者は先天性（遺伝性）の異常であり，有効な治療薬はない．後者には薬剤性血小板減少症，免疫性血小板減少症および消費亢進性血小板減少症などがあり，それぞれに適した治療薬による対症療法が行われる（表10-4）．

2）血小板機能異常症

血中の血小板数は正常でも，血小板の機能が異常であれば，出血や紫斑をきたす．機能異常症には先天性（遺伝子）異常症と後天性異常症がある．主な先天性異常症には，血小板膜の接着分子受容体の異常によるもの（Bernard-Soulier 症候群，

表 10-5　血小板機能異常症の病態と治療薬

病因	疾患・症候群	病態と薬理	治療薬
先天性異常症	Bernard-Soulier 症候群（GPⅠb/Ⅸ複合体欠損症）	・血小板膜上の GPⅠb 分子と GPⅨ 分子は複合体を形成し，von Willebrand 因子（VWF）の受容体として機能する． ・VWF は血小板のコラーゲンへの粘着とともに，血小板と血小板を連結する役割をもつため，GPⅠb 分子あるいは GPⅨ 分子の構造や機能が異常な症例では傷口への血小板粘着反応と血小板凝集反応が異常となり，傷害局所での止血異常（出血），粘膜や皮膚における紫斑が起きる． ・患者は幼少時から鼻出血や紫斑を起こし，女性では月経過多による鉄欠乏性貧血を起こす． ・本症と表裏一体をなすものは VWF 欠乏症（von Willebrand 病）である．	臨床症状に応じた血小板補充
	Glanzmann 症候群（GPⅡb/Ⅲa複合体欠損症，血小板無力症）	・血小板膜上の GPⅡb 分子と GPⅢa 分子は複合体を形成して，VWF やフィブリノゲンの受容体として機能する． ・GPⅡb 分子あるいは GPⅢa 分子の構造や機能が異常な症例では血小板凝集反応が異常となり，傷害局所での止血異常（出血），粘膜や皮膚における紫斑が起きる． ・患者は幼少時から鼻出血や紫斑を起こし，女性では月経過多による鉄欠乏性貧血を起こす．	臨床症状に応じた血小板補充
	血小板活性化機序の異常	・血小板活性化に関与するさまざまな血小板内代謝系の異常（TXA_2 の産生に関与するアラキドン酸代謝酵素の異常，ADP 受容体関連酵素の異常，カルシウム代謝系酵素の異常，α顆粒・濃染顆粒の生成異常や顆粒内容物質の欠乏（ストレージプール病）などによる． ・患者はコラーゲン凝集，ADP 凝集が低下して軽度出血傾向をきたす．	臨床症状に応じた血小板補充
後天性異常症	薬剤起因性機能異常症	・動脈血栓症に用いる抗血小板薬の過剰投与による出血副作用がある． ・主な抗血小板薬：(1) TXA_2 産生律速酵素のシクロオキシダーゼ（COX）阻害薬のアスピリン，インドメタシンなどの非ステロイド抗炎症薬；(2) cAMP/cGMP の細胞内濃度を高めるアデニル酸シクラーゼ活性化薬のプロスタサイクリン（PGI_2）アナログ，ホスホジエステラーゼ阻害薬のシロスタゾールやジピリダモール；(3) ADP 受容体阻害薬のクロピドグレル，チクロピジンなどのチエノピリジン系薬．	薬剤投与を控える

Glanzmann症候群など）と，血小板活性化異常によるものがある．一方，後天性異常症には，抗血小板薬などの薬剤起因性異常症と，尿毒症，異常タンパク血症，骨髄増殖性疾患，肝疾患などに合併する機能異常症がある（表10-5）．

3. 血液凝固・線溶系の異常

出血症状をきたす主な血液凝固系の異常には，先天性異常症として，血友病A（第Ⅷ因子欠損症），血友病B（第Ⅸ因子欠損症），von Willebrand病およびその他の各凝固因子の欠損症がある．また後天性凝固異常症には，①凝固因子の産生低下（肝疾患，ビタミンK欠乏），②凝固因子の代謝亢進（消費性亢進，自己抗体との複合体として半減期短縮），③活性阻害因子の出現（循環抗凝固因子）などがある．ここでは，ビタミンK欠乏症と循環抗凝固因子について記す．

一方，線溶系が亢進して出血症状をきたすこともある．これらの病態と治療薬を表10-6に示す．

表10-6　血液凝固・線溶系の異常の病態と治療薬

病因	疾患・症候群	病態と薬理	治療薬
先天性凝固異常症	血友病A（第Ⅷ因子欠損症） 血友病B（第Ⅸ因子欠損症）	・X染色体上の第Ⅷ因子遺伝子の異常による血友病Aと，第Ⅸ因子遺伝子の異常による血友病Bがある．どちらも伴性劣性遺伝し，母親（保因者）を介して男児に発症する．血友病患者の娘は保因者となり，通常出血症状はみられない．遺伝子異常には，遺伝子欠損，点変異，逆位などの構造異常があり，患者の約30％は両親からの遺伝ではなく，突然変異によって発症する．世界では約40万人の血友病患者がおり，わが国には約4,600人の血友病A患者と990人の血友病B患者がいる．血友病A患者は出生男性10万人あたり5～10人の頻度で，血友病Bはその約1/5の頻度である．患者は，血中タンパク質濃度が低下する欠乏症とタンパク質濃度に比較して活性値が低い機能異常症に大別される． ・一方，血友病Aおよび血友病B患者に対する欠損因子（第Ⅷ因子，第Ⅸ因子）の補充療法によって同種抗体（インヒビター）が生じた場合は，止血困難になる．現在，わが国では約100人のインヒビター保有患者がいる． ・血友病患者の臨床症状は，血小板減少症にみられる紫斑や皮膚・粘膜 出血とは異なり，関節や筋肉内の深部組織内の出血が特徴である．重症例では足関節やひざ関節に出血と炎症が繰り返され，腫脹を伴う関節の変形・固定化・筋肉拘縮などの後遺症（血友病関節症）をきたす．皮下出血や筋肉内出血も多く，筋肉内血腫による末梢神経圧迫により疼痛・麻痺・筋委縮などを起こす． ・臨床検査では，血小板の数と機能，毛細血管抵抗，出血時間，外因系凝固時間（プロトロンビン時間：PT）は正常であるが，全血凝固時間や内因系凝固時間（活性化部分トロンボプラスチン時間：APTT）が重症度に応じて延長する．第Ⅷ因子活性が低下するvon Willebrand病（VWD）との違いは出血時間とVWF活性を測定して鑑別する． ・血友病の治療には，欠損因子（凝固因子製剤）の補充療法が基本である．インヒビター保有患者には，プロトロンビン複合体製剤や活性型第Ⅶ因子製剤を用いたバイパス療法や免疫抑制療法が行われる．軽症～中程度の血友病A患者には，一過性に内皮細胞から第Ⅷ因子の分泌を促すDDAVPも投与される．	・モノクローナル抗体純化第Ⅷ因子製剤 ・遺伝子組換え第Ⅷ因子製剤 ・モノクローナル抗体純化第Ⅸ因子製剤 ・凝固第Ⅸ因子複合体（プロトロンビン複合体）製剤（PCC） ・活性化血液凝固因子抗体迂回複合体（プロトロンビン複合体）製剤（APCC） ・遺伝子組換え活性型第Ⅶ因子製剤（インヒビター用製剤） ・高度濃縮加熱第Ⅷ因子製剤 ・酢酸デスモプレシン-1（1-deamino-8-D-arginine vasopressin：DDAVP）

病因	疾患・症候群	病態と薬理	治療薬
先天性凝固異常症	von Willebrand 病 (VWD)（VWF 欠損症）	・VWD は血中の von Willebrand 因子（VWF）の量的欠乏あるいは質的（機能）異常により起こる．VWF は血小板のコラーゲンへの粘着と血小板同士を連結する役割をもつため，VWD では血小板の傷害血管内皮下への粘着能や血小板凝集能が低下し，傷害局所での止血異常を起こして皮下出血や鼻出血，歯肉出血，消化管出血，血尿，月経過多などをきたす． ・VWF は血小板膜の GPIb や GPIX を受容体とするため，これらの受容体の機能異常症である Bernard-Soulier 症候群と似た臨床症状を示す． ・VWF は血管内皮細胞や骨髄巨核球で産生される．産生直後の VWF は，分子量 270,000 の VWF モノマーが多数重合した，非常に強い血小板凝集活性を示す超高分子量の VWF マルチマーとして存在するが，通常は血中の特異酵素である ADAMTS13 によって速やかに分解されて，傷害局所でのみ血小板凝集を惹起する低分子量の VWF マルチマーになる．血栓性血小板減少性紫斑病の TTP は ADAMTS13 の量的・質的欠損症であり，血中に残存する超高分子量 VWF マルチマーが過度の血小板凝集を誘発することによって起こる疾患である． ・一方，血中の VWF は第Ⅷ因子を結合して安定化する役割があるため，VWD では第Ⅷ因子が不安定となって失活化するため，血友病 A と似た臨床症状を起こす． ・VWD の治療には VWF を大量に含む第Ⅷ因子濃縮製剤が用いられる．また，VWF の産生異常による欠乏症には DDAVP が用いられる．	・第Ⅷ因子濃縮製剤 ・酢酸デスモプレシン（DDAVP：l-deamino-8-D-arginine vasopressin）
	フィブリノゲン欠損症	・欠乏症では出生時に臍帯出血がみられ，皮膚粘膜出血や深部出血の両方がみられるが，血友病ほどの出血はみられない． ・機能異常症では出血だけでなく，まれに血栓症をきたす症例もある．臨床検査では，PT，APTT のいずれも遅延する． ・治療薬は臨床症状に応じて，新鮮凍結血漿やフィブリノゲン製剤が投与される．	・フィブリノゲン製剤 ・新鮮凍結血漿
	第Ⅶ因子欠損症	・本症のホモ接合体遺伝子異常症では，皮下出血や術後異常出血，月経過多などがみられ，臨床検査では PT の遅延がみられる．ヘテロ接合体異常症では症状はほとんどみられない． ・治療薬は，症状に応じて第Ⅶ因子製剤や新鮮凍結血漿が投与される．	・第Ⅶ因子製剤 ・フィブリノゲン製剤 ・新鮮凍結血漿
	共通系因子（プロトロンビン，第Ⅴ因子，第Ⅹ因子）欠損症	・本症のホモ接合体遺伝子異常症では，皮下出血や術後異常出血，月経過多などがみられ，臨床検査では PT と APTT の遅延がみられる．ヘテロ接合体異常症では症状はほとんどみられない． ・治療薬は，症状に応じて新鮮凍結血漿が投与される．	・フィブリノゲン製剤 ・新鮮凍結血漿
	第Ⅺ因子欠損症	・本症のホモ接合体異常症では，傷害時や術後に異常出血が起き，臨床検査では APTT の遅延がみられる． ・治療には，臨床症状に応じて，新鮮凍結血漿が投与される．	・フィブリノゲン製剤 ・新鮮凍結血漿
	内因系凝固開始因子（第Ⅻ因子，プレカリクレイン，高分子キニノゲン）欠損症	・内因系凝固開始反応に関与する第Ⅻ因子，プレカリクレイン，高分子キニノゲンの欠損症では，臨床的に顕著な出血傾向はみられない．臨床検査では，著明な APTT の延長がみられる． ・特定の治療薬はないが，必要に応じて新鮮凍結血漿が用いられる．	・フィブリノゲン製剤 ・新鮮凍結血漿
	第ⅩⅢ因子欠損症	・第ⅩⅢ因子はフィブリン安定化因子ともよばれ，フィブリン分子間を連結し，強固なフィブリン血栓の形成に不可欠であるため，その欠損症は出生時の臍帯出血と創傷治癒の遅延がみられる．外傷時にいったん止血した後に再度出血する後出血が特徴である．臨床検査で PT と APTT に異常はみられない． ・治療には臨床症状に応じて第ⅩⅢ因子濃縮製剤が投与される．	・第ⅩⅢ因子濃縮製剤

病因	疾患・症候群	病態と薬理	治療薬
後天性凝固異常症	ビタミンK欠乏症	・ビタミンK依存性凝固因子（プロトロンビン，第Ⅶ因子，第Ⅸ因子，第Ⅹ因子）は肝臓で還元型ビタミンKの存在下にγ-グルタミルカルボキシラーゼによって，分子のNH2末端にある約10個のグルタミン酸（Glu）がγ-カルボキシグルタミン酸（Gla）に変換される．Gla残基はCa^{2+}結合性を有し，このCa^{2+}を介して凝固因子を陰性荷電リン脂質に結合させて，凝固活性を発現できるようにする．したがって，ビタミンKの欠乏時には，Gla残基がなく凝固活性をもたない分子（protein-induced by vitamin K absence or antagonist: PIVKA）が生成される．Gla残基をもたないプロトロンビン前駆体はPIVKA-Ⅱと呼ばれ，ビタミンK欠乏の指標になるだけでなく，肝癌の腫瘍マーカーとして用いられる． ・ビタミンKは脂溶性ビタミンの1つで，食物（納豆，ホウレンソウ，キャベツなどの緑黄色野菜に豊富で，ヒトでは腸内細菌叢で合成される．ビタミンKは胆汁酸や膵液と混合されて小腸で吸収され，カイロミクロンに取り込まれて肝臓に移行する．ビタミンKの欠乏は，①経口摂取不良，②腸内細菌叢の破壊（抗菌薬の長期大量投与），③腸管からの吸収不全（先天性胆道閉鎖症，閉塞性黄疸，吸収不良症など），④ビタミンK拮抗薬のクマリン系薬剤の服用により起こる． ・ビタミンK欠乏状態や過剰なビタミンK拮抗薬剤の服用時には，凝固異常で出血傾向となり，皮膚紫斑，刺針部位からの出血，消化管出血（新生児メレナ）などをきたす．特に，乳児は腸内細菌叢が未発達のため，母乳中のビタミンK不足により頭蓋内出血を起こすことがあるため，出生時，出生1週間以内，1ヵ月健診時に活性型ビタミンKの投与が推奨されている． ・ビタミンK欠乏時の臨床検査ではPTの延長とPIVKA-Ⅱの出現がみられる．	・ビタミンK製剤 ・ビタミンK1（フィトナジオン） ・ビタミンK2（メナテトレノン）
	循環抗凝固因子	・後天性に血中に出現する抗凝固因子のほとんどは自己抗体であり，分娩後，関節リウマチ，リンパ増殖性疾患，膠原病の一種の全身性エリトマトーデス systemic lupus erythematosus（SLE）などで合併し，高齢者に出現することが多い．また，血友病などの凝固因子欠乏症に対する因子補充療法後に出現する同種抗体も抗凝固活性を示すことが多い（凝固インヒビター）． ・凝固反応を抑制する自己抗体（ループスアンチコアグラント lupus anticoagulant：LA）が出現するとその力価に応じて血中の凝固活性が減少し，紫斑，筋肉内出血，関節内出血，血尿などが現れる．また，リン脂質と血漿タンパク質の複合体に対する自己抗体は凝固時間（PT，APTT）を延長させるとともに，生体内で血栓形成を促して，血栓症を発症する抗リン脂質抗体症候群 anti-phospholipid syndrome（APS）の原因となる． ・治療は，抗体価が低い場合は，経過観察か免疫抑制療法を行う．高力価の場合は，抗体の半減期を考慮して血漿交換療法を行う．主な臓器に出血がみられる場合は，乾燥人血液凝固因子抗体迂回活性複合体の投与や外因系凝固系を活性化するバイパス療法（第Ⅶa因子製剤の投与）を行う．	・新鮮凍結血漿（バイパス療法） ・第Ⅶa因子製剤 乾燥人血液凝固因子 ・抗体迂回活性複合体
	線溶亢進による出血	・線溶はフィブリン血栓を除去する反応であり，その機序は，フィブリンに結合したt-PAがプラスミノゲンを活性化し，生成したプラスミンが傷害組織のフィブリン血栓を分解することによる．また，線溶系の亢進による出血が阻止されるように，t-PAはplasminogen activator inhibitor-1（PAI-1）で阻害され，プラスミンはα_2-plasmin inhibitor（α_2-PI）で阻害されている．したがって，線溶促進因子のt-PAやプラスミノゲンの過剰症とともに，線溶阻害因子のPAI-1とα_2-PIの欠損症は線溶が亢進し，出血症状をきたす．逆に，t-PAやプラスミノゲンの欠損症，線溶阻害因子のPAI-1やα_2-PIの増多症では線溶反応が低	（治療薬は次頁に掲載）

病因	疾患・症候群	病態と薬理	治療薬
	線溶亢進による出血（つづき）	下して血栓症をきたす． ・線溶亢進状態では，皮膚粘膜や体内深部での出血症状がみられ，先天性のPAI-1欠損症やα₂-PI欠損症では，外傷後にいったん止血しても数時間後に再び出血する後出血がみられる．こうした患者では，心筋梗塞や脳梗塞の治療で行われるt-PAの投与により刺針部から漏出性の出血がみられる．治療目的で，t-PAが投与されると血中フィブリノゲンの分解（一次線溶），血中や血管内壁のフィブリン血栓の分解（二次線溶）がみられる．一次線溶では血中フィブリノゲンの減少が，二次線溶ではフィブリン分解産物（FDP）の増加がみられる． ・治療では，一次線溶の亢進を阻止するためには，トラネキサム酸などの抗プラスミン薬が有効である．激しい出血症状を呈する播種性血管内凝固症候群 disseminated intravascular coagulation（DIC）でみられる二次線溶の治療には抗線溶薬の単独投与は禁忌であり，遺伝子組換えトロンボモデュリンやアンチトロンビンなどの抗炎症性抗凝固薬の併用が不可欠である．	一次線溶阻害薬 ・抗プラスミン薬 二次線溶阻害薬（DIC治療薬） ・遺伝子組換えトロンボモデュリン ・アンチトロンビン ・低分子ヘパリン

G 血栓性疾患と血栓性素因

　血栓性疾患は種々の疾患や病態から発症するが，血栓形成には，①血管内壁の異常，②血液成分（血小板，凝固因子，凝固制御因子，線溶因子）の異常，③血流の異常，が相互に密接に関与している．血栓症の成因，病態，予後は，血栓が形成される血管の種類（動脈，静脈，毛細血管），大きさ（大血管，小血管，微小循環），範囲（局所性，全身性），臓器（脳，心臓，下肢，腎臓，肺など）によって異なる．

　一般に，動脈血栓は，動脈硬化などによる内皮細胞傷害から，血小板の粘着と凝集，血液凝固系の活性化という過程を経るため，血小板主体の血栓が形成される．心筋梗塞，脳梗塞，末梢動脈疾患（閉塞性動脈硬化症）などの疾患では動脈硬化の進展から血栓症に至るまでの機序が共通することから，最近はアテローム血栓症 atherothrombosis と呼ばれている．通常，動脈血栓症〔血小板血栓（白色血栓とも呼ばれる）が主体〕に対しては抗血小板療法が行われる．

　他方，静脈血栓は，血流が遅く，血管内圧が低い下肢の深部静脈などで形成される．外傷，手術，炎症，カテーテル留置などによる血管内壁の傷害や血流のうっ滞によって凝固系が活性化されてフィブリン主体の血栓が形成されるもので，血小板の関与は小さい．実際には，先天性および後天性要因が相加的，相乗的に関与して血栓症を発症することが多い．通常，静脈血栓症〔凝固血栓（赤色血栓とも呼ばれる）が主体〕に対しては抗凝固療法が行われる．

　血栓性素因 thrombophilia は，血管の中で病的な血栓ができやすくなる疾患や病態を指すものであり，全身性あるいは特定の臓器にさまざまな虚血性障害をきたし，重篤な場合は死に至る．こうした血栓症の要因は，特定因子の遺伝子変異を原因とする先天性血栓性素因 hereditary thrombophilia と不特定多数の原因が重なっ

表 10-7　先天性血栓性素因

アンチトロンビン欠損症	血管内皮プロテインC受容体欠損症	異常フィブリノゲン血症
ヘパリンコファクターⅡ欠損症	APCレジスタンス（FV-Leiden）	プラスミノゲン欠損症
TFPI欠損症	プロトロンビン G20210A	PAI-1増加症
プロテインC欠損症	アンチトロンビン抵抗性プロトロンビン異常症	TTP（ADAMTS13欠損症）
プロテインS欠損症	第Ⅷ因子増加症	高ホモシステイン血症
トロンボモデュリン欠損症	フィブリノゲン増加症	Lp（a）増加症

TTP：血栓性血小板減少性紫斑病

て起こる後天性血栓性素因 acquired thrombophilia に大別される．しかし，実際に単一因子の異常のみで血栓症を発症することはまれであり，多くの場合，加齢や感染，妊娠，分娩，手術などの生理的，病理的要因が重なって発症する．

1. 先天性血栓性素因

　表10-7に主な先天性血栓性素因を示す．わが国で最も多いのは凝固制御系因子であるアンチトロンビン（AT），プロテインC，プロテインSの遺伝子異常症である．欧米白人では，APC（活性化プロテインC）レジスタンスが多く，民族によって異なるが，一般人の2～10％が遺伝子異常（FV-Leiden変異）をもつと推定されているが，東洋人にはこの遺伝子変異は報告されていない．通常，保因者は若年性に（40歳頃以前から）下肢深部静脈血栓症や肺塞栓症などの血栓症を発症し，その頻度は加齢とともに増加する．通常，健常人では血栓症を起こさないような外傷や手術，妊娠・分娩，感染症，経口避妊薬の服用などでも血栓症を発症する．血栓の形成部位は，下肢深部静脈（ふくらはぎのヒラメ筋内静脈）が最も多く，静脈内血栓が血流で移行して肺動脈を閉塞し，肺塞栓症を合併することが多い．まれに，下大静脈，腸間膜静脈，脳矢状静脈洞などで血栓症を発症することがある．

　このほかに，ADAMTS13活性の低下による血小板凝集の亢進症（TTP）や高ホモシステイン血症のように血管内皮傷害を原因とする血栓性素因がある．本素因の診断は，病態や家族歴を考慮して原因因子を特定する．一般に，因子の血中抗原（タンパク質）濃度が低下していれば因子欠乏症，抗原濃度に比較して活性値が著しく低下していれば機能異常症と呼ばれる．主な先天性血栓性素因の病態と治療薬を表10-8に示す．

2. 後天性血栓性素因

　表10-9に主な後天性血栓性素因を示す．本素因は複数遺伝子の異常，免疫異常，外傷，腫瘍，生活習慣病，さらには妊娠・出産など多様な遺伝要因，環境要因，生理的要因により血栓症を発症する多因子疾患であり，患者数は年々増加傾向にある．これらの疾患ではいずれも血液凝固反応や血小板の活性化が誘発されて，血栓症を発症する．代表的な血栓性疾患の病態と治療薬を表10-10に示す．

表10-8 主な先天性血栓性素因の病態と治療

疾患	病態	治療薬
アンチトロンビン（AT）欠損症	・AT遺伝子の変異により，肝臓におけるAT分子の産生低下（欠乏症）や機能異常分子の生成（トロンビン阻害能の低下，ヘパリン結合能の低下，トロンビン複合体形成能の低下など）を原因として凝固亢進状態をきたし，血栓症を発症する． ・遺伝子異常は日本人の0.2%程度が有し，静脈血栓症患者の1～2%を占める．	・アンチトロンビン製剤の補充 ・ワルファリン
プロテインC（PC）欠損症	・PC遺伝子の変異により，肝臓や血管内皮細胞におけるPCの産生低下（欠乏症）や抗凝固活性の低い機能異常分子の生成（PC活性化の異常，APCの機能異常，リン脂質結合異常など）を原因として，凝固亢進状態となり血栓症を発症する． ・遺伝子異常は日本人の0.2%程度が有し，静脈血栓症患者の8～9%を占める．	・プロテインC製剤の補充 ・ワルファリン
プロテインS（PS）欠損症	・PSは，抗凝固因子のAPCやTFPIの補助因子として機能する．PS遺伝子の変異による産生低下（欠乏症）や機能異常分子の生成を原因として血栓症を発症する． ・PS遺伝子異常症の発生頻度は，欧米白人に比較して，日本人を含む東洋人に高く，日本人の1～2%程度に存在し，静脈血栓症患者の約20%を占める．とりわけ日本人にはPS徳島変異（Lys194Glu）が多く，PS遺伝子異常症の30%程度を占める． ・肝臓におけるPSの産生は女性ホルモンの影響を受けるため，妊娠に伴う血中PSの低下は胎児の発育不全，妊娠高血圧腎症，早産などの妊娠合併症の一因となる．特に先天性PS欠損症では妊娠合併症の発症リスクが高く，胎児死亡や流産などの最大の要因に考えられている． ・また，経口避妊薬服用者では，血中のPS濃度が低下しており，血栓症の発症リスクが高い．	・ワルファリン ・プロテインS製剤はない．
血栓性血小板減少性紫斑病（TTP）	・本症は，VWFマルチマー分解酵素（ADAMTS13）の遺伝子変異によりADAMTS13の産生低下あるいは機能異常分子の生成によって起きる疾患であり，このADAMTS13活性の低下により，血中に増加した超高分子量VWFマルチマーが血小板過凝集を惹起して動脈血栓症を誘発するとともに，血小板の減少に伴う紫斑病を招来する． ・患者は100万人に数人程度である．	・2週間ごとに新鮮凍結血漿の輸注
高ホモシステイン血症	・本症は，シスタチオニンβ合成酵素などのメチオニン代謝系酵素の異常によって生じた血中の高濃度ホモシステインが，直接的に血管内皮細胞を傷害してその抗血栓性を低下させ，高頻度に各種の動脈血栓症や静脈血栓症を招来する． ・本症の先天性異常症には治療法は確立されていない．	・後天性異常症の原因は葉酸，ビタミンB_{12}・B_6の欠乏によることが多いため，これらを含む栄養補充を行う．

表10-9 後天性血栓性素因

抗リン脂質抗体症候群	高血圧症
ヘパリン起因性血小板減少症（HIT）	APCレジスタンス（非FV-Leiden型）
エコノミークラス症候群 （長時間旅行症候群）	鎌状赤血球症・タラセミア （ヘモグロビン異常症）
外科手術	妊娠・出産・経口避妊薬服用・ホルモン療法
長期臥床	凝固因子輸血
悪性腫瘍	心房細動性脳塞栓症
脂質異常症	TTP（ADAMTS13自己抗体など）
肥満症	播種性血管内凝固症候群（DIC）
糖尿病	加齢

表 10-10 主な後天性血栓性素因の病態と治療

疾　患	病　態	治療薬
抗リン脂質抗体症候群 anti-phospholipid antibody syndrome (APS)	・本症候群は，陰性荷電リン脂質に結合した血漿タンパク質〔β_2グリコプロテイン1（β_2GP1）などの塩基性タンパク質や凝固関連因子〕に対してできた自己抗体が血栓症を誘発する病態である． ・静脈・動脈系の両方に血栓の形成がみられ，四肢の静脈血栓症，脳梗塞，心筋梗塞などのほか，習慣性流産が特徴的である． ・特に凝固阻害抗体（ループスアンチコアグラント；LA）を有する患者は血栓症を発症しやすい． ・血栓症の発症機序は一様でなく，抗体ごとに異なるが，共通の機序として，抗原・抗体複合体が血管内皮細胞膜リン脂質（ホスファチジルセリンなど）に結合して細胞膜を傷害し，凝固反応を亢進すると考えられている． ・臨床検査では，凝固因子に対する自己抗体は，PTやAPTTを延長させる． ・本症候群ではβ_2GP1依存性カルジオリピン抗体の出現とLAの出現が診断の参考になる．	・急性期：抗凝固薬のヘパリンや血栓溶解薬のt-PA ・予防：ワルファリンやアスピリン ・上記抗凝固療法とともに，原因となる自己抗体の発生を阻止する抗免疫療法が必要．
ヘパリン起因性血小板減少症 heparin-induced thrombocytopenia (HIT)	・本症は，抗凝固療法の目的で投与されたヘパリンと血小板放出物質である血小板第4因子（PF4）の複合体に対してできた自己抗体が血小板を活性化して血小板凝集を惹起し血小板を減少させるとともに，この抗体が血管内皮のヘパラン硫酸とPF4の複合体に結合し，血管内皮傷害を惹起して血液凝固反応を亢進し，動脈・静脈血栓症を誘発する． ・ヘパリン使用患者の約10％にみられ，その1/3程度が血栓症を発症する．	・抗トロンビン薬（アルガトロバン） ・HITの治療にヘパリンは禁忌．
エコノミークラス症候群（長時間旅行症候群）	・本症候群は，長時間の非運動状態や臥床による血流低下などを原因として下肢深部静脈内に血栓を生じ，この血栓が肺の動脈を梗塞して肺塞栓症をきたす病態である． ・脂質異常症患者や高齢女性に多くみられ，発症機序には，静脈内の血流低下やうっ血によるずり応力の低下や酸素欠乏などによる血管内皮の抗血栓性機能の低下，さらには，白血球膜上のエラスターゼによる第IX因子の活性化に基づく凝固反応の亢進などが考えられている．	・抗凝固療法 ・発症予防：適度な運動と水分補給による血流の確保が重要．
生活習慣病（脂質異常症，肥満症，糖尿病，高血圧症など）	・生活習慣病は，それぞれ発症機序は異なるが，いずれも血管内皮傷害に起因する動脈硬化を基盤とする病態である． ・生活習慣病の患者では，静脈内皮の炎症や血液凝固能も亢進しており，静脈血栓症も発症しやすくなる． ・生活習慣病の進展によってみられる易血栓性病態はさまざまな臓器障害を誘発する．	・各種生活習慣病にみられる血栓塞栓症の発症予防：動脈系血栓症には抗血小板療法，静脈系血栓症には抗凝固療法が行われる． ・いずれも個々の原疾患の治療が不可欠．
心房細動性脳血栓塞栓症	・非弁膜症性心房細動は頻脈性不整脈の1つであり，加齢や高血圧，糖尿病，甲状腺機能亢進症などの合併症，精神的ストレスなどさまざまな要因によって，心臓の洞房結節で発生する電気信号や信号を心臓全体に伝える経路に異常が生じ，主に左心房が不規則あるいは高頻度に拍動する病態である． ・心房細動そのものは，直ちに生命を脅かすものではないが，心房内に血液が滞ることによりできた凝固血栓が脳血管を閉塞することにより発症する心房細動性脳塞栓症は，死亡や歩行障害などによる「寝たきり」や，言語障害などの後遺症をきたす頻度が非常に高い． ・現在，わが国には約80万人の非弁膜症性の心房細動性脳塞栓症患者がいるが，高齢人口の増加に伴い患者は年々増加しており，近い将来には100万人に達すると推定されている．	発症予防：ワルファリン，新規経口抗凝固薬（NOACs）を用いた抗凝固療法が推奨されている．
播種性血管内凝固症候群 disseminated intravascular coagulation (DIC)	・DICは，敗血症，白血病，悪性腫瘍，産科疾患など種々の基礎疾患を背景として起きる凝固・線溶亢進状態をきたす重篤な病態である． ・全身の微小血管に血栓が多発し，各種臓器での血栓形成による虚血性機能不全（多臓器不全）をきたす．その結果，血小板と凝固因子の消費性減少と線溶反応の活性化がみられ，出血傾向が現れる． ・DICの発症には全身の血管内皮の炎症性傷害が基盤となっており，治療には凝固反応の阻害と炎症の改善が重要である．	・基礎疾患の治療が重要である． ・基礎疾患が治療不可で，治療に時間のかかるときは，DICで致死しないための対症療法として抗凝固療法が行われる． ・薬剤としては凝固亢進を阻止するために，ヘパリンや合成プロテアーゼ阻害薬のほか，AT濃縮製剤などが用いられてきたが，最近では，凝固亢進と血管内炎症をともに抑える血管内皮細胞膜分子であるトロンボモデュリン（TM）の遺伝子組み換えタンパク質（rTM）が用いられ，その高い抗血栓・抗炎症効果と低い出血性副作用が証明されている． ・血小板や凝固因子の消費が著しいときは，抗凝固療法を併用しながら，新鮮凍結血漿や血小板濃厚液の補充が必要である． ・DICに伴う線溶亢進に対して抗線溶薬（抗プラスミン薬）の単独投与は血栓を増大させるため禁忌であり，必ず抗凝固薬を併用する．

H　止血薬の分類・種類・作用機序

　止血薬には，毛細血管が脆弱で紫斑や出血をきたす患者などに対して血管を強化する薬剤，血小板数の低下や機能異常，あるいは血液凝固能が異常で出血傾向を示す患者の凝固能を改善する薬剤，線溶系を抑制する薬剤，手術時の出血を一時的に防ぐための薬剤などがある．主な止血薬の種類と適応疾患を**表10-11**に示す．

1. 血管強化薬（血管補強薬）

　血管強化薬としては，カルバゾクロムスルホン酸ナトリウム，ビタミンC製剤がよく用いられるが（図10-11），そのほかに塩化リゾチーム製剤，結合型エストロゲン製剤，副腎皮質ステロイド薬などがある．

▶ **カルバゾクロムスルホン酸ナトリウム** carbazochrome sodium sulfonate（アドナ®）

　本剤は，毛細血管に作用して血管透過性亢進を抑制し，毛細血管抵抗を増強して出血時間を短縮し，止血を促進する．毛細血管透過性を低下させる機序として，t-PAの産生低下が示唆されているが，詳細な作用機序は明らかでない．毛細血管が脆弱で起こる皮膚の紫斑，粘膜・内膜からの出血，眼底・腎臓・子宮からの出血に対する治療や予防に用いる．手術中や手術後の異常出血の治療に用いることもある．血液凝固系や線溶系には影響を与えず，呼吸や血圧にも影響しない．

▶ **アスコルビン酸** ascorbic acid（**ビタミンC** vitamin C）

　アスコルビン酸のL体がビタミンCである．ヒトは体内でアスコルビン酸を合成できないため，ビタミンCはビタミンC欠乏で起きる壊血病の治療薬として用いる．身体の結合組織のコラーゲンは，真皮，血管，靭帯，腱，骨，軟骨などを構成するタンパク質の1つとして重要であり，ヒトでは全タンパク質のほぼ30％を占める．コラーゲンは3本のペプチド鎖から構成され，ペプチド鎖を構成するアミノ酸配列は　グリシン（Gly）-X-Yを基本とする．アミノ酸Xとしてはプロリン（Pro）が，アミノ酸Yとしてヒドロキシプロリン（hydroxy-Pro）やヒドロキシリジン（hydroxy-Lys）であることが多く，この3本のペプチド鎖がお互いに巻きついてらせん構造を形成している．hydroxy-Proとhydroxy-Lysはいずれもペプチド鎖内のProとLysが酸化酵素によって翻訳後修飾で生成される．この反応にはビタミンCが補酵素として不可欠なため，ビタミンCを欠いた食事を続けると正常なコラーゲン合成ができずに結合組織に異常をきたし，血管などが脆弱となり，皮膚や粘膜から出血をきたす壊血病が誘発される．ビタミンCを壊血病ではない病態に投与しても血管強化には繋がらない．

2. 止血促進薬，凝固促進薬，線溶抑制薬

　止血促進薬と凝固促進薬は，種々の要因により止血障害を起こした患者に止血を促

2 血液凝固・線溶と止血薬・抗血栓薬

表 10-11 止血薬の分類・種類・主な適応

分類	種類	主な適応
血管強化薬（血管補強薬）	カルバゾクロムスルホン酸ナトリウム	毛細血管の脆弱による紫斑，粘膜・内膜からの出血，眼底，腎臓，子宮からの出血に対する予防・治療
	アスコルビン酸（ビタミンC）	壊血病
止血促進薬，凝固促進薬，線溶抑制薬	血小板濃厚液	以下の病態・疾患の止血困難時の血小板輸血：活動性出血，外科手術の術前，人工心肺使用手術時の周術期管理，大量輸血時，播種性血管内凝固症候群（DIC）の急性期，種々の血液疾患*
	新鮮凍結血漿	凝固因子の補充（PT または APTT が延長する出血傾向の場合） 凝固阻害因子や線溶因子の補充（血栓傾向の場合） 血漿因子の補充（PT，APTT が正常な場合）
	第Ⅷ因子濃縮製剤	血友病 A・VWF の止血管理
	第Ⅸ因子濃縮製剤	血友病 B の止血管理
	血友病インヒビター治療用止血製剤	凝固インヒビターを有する血友病の止血管理
	酢酸デスモプレシン（抗利尿ホルモン）	軽度 VWD の治療
	トロンビン製剤	結紮で止血困難な小血管，毛細血管，および実質臓器からの出血の治療
	ビタミン K 製剤	新生児・幼若乳児，低栄養，胆道系疾患，重症下痢遷延，抗生剤長期間投与などで起きるビタミン K 欠乏症における血液凝固能の低下改善
	トラネキサム酸	出血傾向（白血病，再生不良性貧血，紫斑病，術中・術後の異常出血），肺出血，鼻出血，性器出血，腎出血，前立腺手術中・手術後の出血の阻止 蕁麻疹，扁桃炎，口内炎，血管浮腫，外科手術などで身体に侵襲を加えた後の浮腫の治療

*①造血器腫瘍の急性白血病・悪性リンパ腫などでの寛解導入療法施行時，②再生不良性貧血・骨髄異形成症候群，③特発性血小板減少性紫斑病（ITP）で外科的処置の施行時，④ITP の母親から生まれた新生児で重篤な血小板減少症，⑤血小板機能異常症，⑥固形腫瘍で強力な化学療法の施行時，⑦造血幹細胞移植（骨髄移植等）で造血幹細胞移植後に骨髄機能が回復するまでの期間など

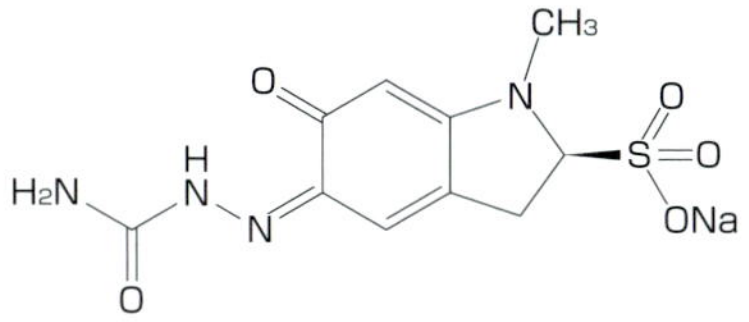

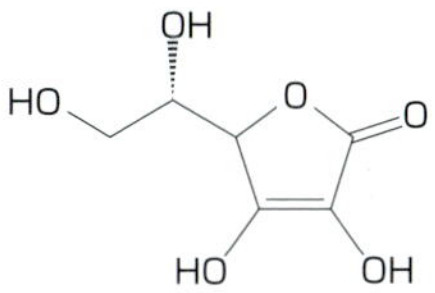

カルバゾクロムスルホン酸ナトリウム　　アスコルビン酸

図 10-11 血管強化薬の構造式

す目的に用いる．血小板濃厚液 platelet concentrates，新鮮凍結血漿 fresh frozen plasma（FFP），第Ⅷ因子濃縮製剤 factor Ⅷ concentrate，第Ⅸ因子濃縮製剤 factor Ⅸ concentrate，酢酸デスモプレシン（DDAVP），血友病インヒビター（第Ⅷ因子／第Ⅸ因子抗体）治療用止血製剤，トロンビン製剤，ビタミン K 製剤などがある．また，線溶系の異常亢進による止血障害を起こした患者にはトラネキサム酸（トランサミン®）などがある

▶ **血小板濃厚液**

血小板輸血は，血小板を補充することで止血を促す，または出血を防止することを目的として行うもので，血小板数が1万/μL 未満，あるいは1〜5万/μL で止血困難な場合に必要となる．通常，血小板数が5万/μL 以上を維持するように努める．

血小板濃厚液の主な適応疾患を表10-11に示す．

なお，血栓性血小板減少性紫斑病（TTP）および溶血性尿毒症症候群（HUS）は原則として血小板輸血の適応とはならない．ヘパリン起因性血小板減少症（HIT）では血小板輸血は禁忌である．

▶ 新鮮凍結血漿

新鮮凍結血漿にはすべての凝固関連因子が含まれるため，これらの因子が著しく欠乏した場合の補充を目的とし，ほかに安全で効果的な血漿分画製剤あるいは代替医薬品（遺伝子組み換え製剤など）がない場合にのみ適応となる．以下の病態時に用いるが，投与にあたっては，投与前に血漿凝固時間（PT，APTT）を測定し，大量出血ではフィブリノゲン値も測定する．

①凝固因子の補充（PTまたはAPTTが延長している疾患）：重度の肝機能障害により複数の凝固因子活性が低下し出血傾向のある場合，L-アスパラギン要求性の急性白血病や悪性リンパ腫の治療などL-アスパラギナーゼ投与関連疾患で肝臓での凝固因子・凝固阻害因子・線溶因子の産生低下がみられる場合，DICによるPT，APTTの延長のほか，フィブリノゲン値が100mg/dL未満の場合，外傷などの救急患者で大量の輸血が必要な場合，特定の濃縮製剤のない凝固因子欠乏症（第V因子，第XI因子のいずれかの欠乏症またはこれらを含む複数の欠乏症で出血症状を示している場合，クマリン系薬剤（ワルファリンなど）の効果を緊急に補正する場合（「濃縮プロトロンビン複合体製剤」を使用できる場合は除く），低フィブリノゲン血症（100mg/dL未満）の場合に新鮮凍結血漿を用いる．

②凝固阻害因子や線溶因子の補充：プロテインCやプロテインSの欠乏症における血栓症の発症時に必要に応じて新鮮凍結血漿を用いる．AT欠乏症ではAT製剤を用いる．α_2-PI欠乏による出血症状に対しては抗線溶薬を併用し，効果が不十分な場合には新鮮凍結血漿を投与する．

③血漿因子の補充（PT，APTTが正常な場合）：後天性血栓性血小板減少性紫斑病（TTP）に対しては新鮮凍結血漿を置換液とした血漿交換療法を行う．先天性TTPでは新鮮凍結血漿の単独投与で十分な効果がある．後天性溶血性尿毒症症候群（HUS）では新鮮凍結血漿を用いた血漿交換療法は必ずしも有効ではない．

▶ 第Ⅷ因子濃縮製剤

血友病A（先天性第Ⅷ因子欠損症）の止血管理に用いる．第Ⅷ因子濃縮製剤には，①ヒト血漿由来第Ⅷ因子製剤と，②ヒト血漿を材料としない遺伝子組み換え第Ⅷ因子製剤がある．ヒト血漿由来第Ⅷ因子製剤には，VWFを含む第Ⅷ因子製剤とVWFを含まないモノクローナル抗体精製高純度第Ⅷ因子製剤がある．前者は血友病A患者とVWD患者に用いられ，後者は血友病A患者のみに用いられる．遺伝子組み換え第Ⅷ因子製剤は，ヒト第Ⅷ因子遺伝子を組み込んだ動物細胞を培養して，第Ⅷ因子を産生させたのち，これをイオン交換樹脂や特異抗体を用いたクロマトグラフィーなどで純化し製剤化したもので，VWFは含まれないため，血友病A患者の

みに用いられる．最近は遺伝子組み換え製剤が主に用いられる．

なお，重篤な血友病A患者にとっては，投与する第Ⅷ因子は未知のタンパク質であるため，第Ⅷ因子に対する同種抗体（凝固インヒビター）が産生されることがある．このようなときの止血管理には，外因系凝固系を活性化して止血するバイパス製剤と呼ばれる第Ⅶ因子製剤（ノボセブン®，ファイバなど）が必要になる（後述する）．

▶ 第Ⅸ因子濃縮製剤

血友病B（先天性第Ⅸ因子欠損症）の止血管理に用いる．第Ⅸ因子製剤には，①ヒト血漿由来の第Ⅸ因子複合体製剤と，②モノクローナル抗体精製高純度第Ⅸ因子製剤がある．前者には，第Ⅸ因子のほかに，第Ⅱ因子（プロトロンビン），第Ⅶ因子（プロコンバーチン），第Ⅹ因子（スチュワート因子）が含まれているため，これらの頭文字をとってPPSB製剤（Bは血友病Bに由来している）とも呼ばれる．後者は，第Ⅸ因子に対するモノクローナル抗体を用いて，血漿から第Ⅸ因子を純化し製剤化したものである．両製剤ともに，血友病B患者の止血管理に有効であるが，前者は血友病B患者に不要な第Ⅱ因子，第Ⅶ因子，第Ⅹ因子を含むため，現在では主に後者が使用されている．第Ⅸ因子製剤は，第Ⅷ因子製剤の場合と同様に同種抗体インヒビターの産生があり得るが，血友病Aの場合と比較するとはるかに少ない．

▶ 血友病インヒビター（第Ⅷ因子／第Ⅸ因子抗体）治療用止血製剤

第Ⅷ因子に対する同種抗体（凝固インヒビター）ができた血友病A患者の止血管理には，外因系凝固系を活性化して止血する（バイパス治療）製剤が用いられる．①乾燥人血液凝固因子抗体迂回活性複合体と，②遺伝子組み換え型活性化第Ⅶ因子（FⅦa）製剤がある．前者（ファイバ）は，血友病B患者の治療に用いる第Ⅸ因子複合体製剤に含まれる凝固因子を活性化処理した製剤であり，そこに含まれるトロンビン，第Ⅶa因子，第Ⅹa因子がインヒビターの影響を受けずに止血効果を示す．他方，後者（ノボセブン®）は，ヒト第Ⅶ因子遺伝子を用いた遺伝子組み換え型第Ⅶa因子製剤であり，第Ⅷ因子や第Ⅸ因子のインヒビターの有無にかかわらず，患者の傷害組織に発現する組織因子（TF）と複合体を形成して外因系凝固系を活性化し止血効果を発揮する．本剤は，第Ⅷ因子や第Ⅸ因子のインヒビターのない患者，DICや心筋梗塞，急性血栓塞栓症を発症している患者には適用できない．

▶ 酢酸デスモプレシン（DDAVP）（抗利尿ホルモン）

DDAVPは，血管内皮細胞からVWFを放出させるとともに，第Ⅷ因子活性を高める作用があるため，軽度のVWD患者に対して有効である．DDAVPは，中枢性尿崩症の治療薬として，長時間作用し，かつ向血管作用（昇圧作用）を軽減するように開発された抗利尿ホルモンのL-アルギニンバソプレシン（AVP）の合成誘導体である．その作用機序はDDAVPが血管内皮細胞のAVP受容体に結合して，cAMPによるシグナル伝達を活性化し，Weibel Palade体からVWFを放出することによる．第Ⅷ因子活性が上昇する機序は，血管内皮細胞からVWFとともに発現され

る，あるいは VWF の分泌により血中の第Ⅷ因子の安定性が高まるためと考えられている．このように内因性の VWF と第Ⅷ因子活性が増加することにより，VWD 患者で止血効果が得られる．しかし，重度の VWD には限界があり，また，繰り返して DDAVP を使用すると，放出される VWF が枯渇し，効果が減弱してくる．

▶ **トロンビン製剤**

通常の結紮で止血困難な小血管，毛細血管および実質臓器からの出血（外傷に伴う出血，手術中の出血，骨性出血，膀胱出血，抜歯後の出血，鼻出血，上部消化管からの出血など）に対して，本剤を出血局所に噴霧，灌注，または散布する．上部消化管出血の場合には，緩衝剤で希釈した液（トロンビン：200〜400 単位/mL）を経口投与するが，出血の部位と程度により適宜増減する．重篤な肝障害，播種性血管内凝固症候群（DIC）など網内系機能の低下が考えられる病態時には血管内血栓を形成する可能性があるので用いない．

併用禁忌の薬品として，凝固促進薬のヘモコアグラーゼとレプチラーゼ，線溶阻害薬のトラネキサム酸（トランサミン®）などがある．

▶ **ビタミン K（VK）製剤**

VK は，プロトロンビン，第Ⅶ因子，第Ⅸ因子，第Ⅹ因子などの VK 依存性凝固因子の NH_2 末端側に存在するグルタミン酸（Glu）残基を γ-カルボキシグルタミン酸（Gla）に変換する VK 依存性 γ-グルタミルカルボキシラーゼの補酵素として機能する．したがって VK の欠乏時には正常な VK 依存性凝固因子が生成されず，出血異常をきたす（ワルファリンの項を参照）．

VK 製剤は，新生児・幼若乳児，低栄養，胆道系疾患，重症下痢遷延，抗菌薬長期間投与などで起きる VK 欠乏症における血液凝固能の低下を改善する目的で用いられる．VK 製剤には，VK_1（フィトナジオン）と VK_2（メナテトレノン）があり，経口投与や静注投与（VK_2 のみ）が行われる．投与後の血漿凝固時間（PT や APTT）の短縮が治療的診断として有用である．幼若乳児では頭蓋内出血の頻度が高く，VK_2 の予防投与が重要である．ワルファリン治療中の出血性合併症の救急処置には，ワルファリンを中止し VK_2 投与を行うが，緊急時には新鮮凍結血漿（FFP）を投与する．

▶ **トラネキサム酸** tranexamic acid（トランサミン®）（図 10-12）

トラネキサム酸は線溶阻害薬（抗プラスミン薬）であり，プラスミン活性を阻害するとともに，プラスミノゲンのフィブリンへの結合も阻害して活性化を阻害し，フィブリンの分解亢進による出血を抑制する．線溶反応の亢進が原因と考えられる出血傾向（白血病，再生不良性貧血，紫斑病，術中・術後の異常出血），肺出血，鼻出血，性器出血，腎出血，前立腺手術中・手術後の出血の阻止に用いられる．抗炎症・抗アレルギー作用があり，蕁麻疹，扁桃炎，口内炎，血管浮腫，外科手術などで身体に侵襲を加えた後の浮腫などに用いられる．喉の痛みも緩和するが，解熱作用はない．美白効果もあるとされ，シミなどの治療に用いる化粧品に配合されているこ

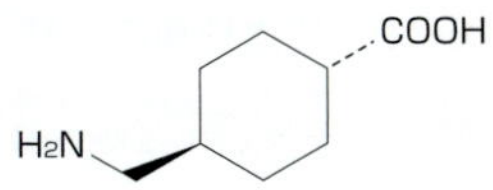

図 10-12　トラネキサム酸の構造式

とが多い．歯茎の出血・炎症を抑えるとして，歯磨剤などにも配合されている．線溶活性化が強いタイプの DIC に対して，ヘパリンと併用されることもあるが，それ単独で DIC に用いることは禁忌である．

抗血栓薬の分類・種類・作用機序

抗血栓薬の抗血小板薬と抗凝固薬は血栓症の発症（再発）を予防する目的で用いられ，また，線溶促進薬はいったん，動静脈にできた血栓を溶解する目的で用いられる．一般に，動脈血栓は血小板血栓が主体と考えられ，治療と予防には抗血小板薬が用いられる．他方，静脈血栓はフィブリン凝固血栓が主体と考えられ，治療と予防に抗凝固薬が用いられる．しかし，実際には血小板だけの血栓やフィブリンだけの血栓は存在せず，血栓の形成には血小板と凝固系の両者が密接に関与しているため，最近では，大規模臨床試験による科学的な根拠とともに，血栓形成の分子病態学的な知見を踏まえて，薬剤を選択することが勧められている．主な抗血栓薬の分類と種類および主な効果・臨床応用を表 10-12 に示す．

1. 抗血小板薬（表 10-12）

血小板機能を抑制することにより血管内での病的血栓形成を抑制することを目的として用いられる．通常，血流速度の速い動脈では血小板の活性化が血栓形成に重要な役割を果たしており，動脈硬化を基盤として発症する心筋梗塞，脳梗塞，閉塞性動脈硬化症などの動脈血栓症では抗血小板療法が適用となる．血小板は，ADP などのアゴニストやずり応力によって活性化されると，TXA$_2$ の産生やタンパク質リン酸化などが起こり，血小板膜受容体にフィブリノゲンやVWF などが結合して血小板と血小板が架橋され，血小板凝集が惹起される．

抗血小板薬は，この血小板の活性化経路のさまざまな段階を阻害する薬物であり，主なものに，シクロオキシゲナーゼ-1 cyclooxygenase-1 (COX-1) 阻害薬であるアスピリン，ADP 受容体 P2Y$_{12}$ 阻害薬であるチクロピジン，クロピドグレルがある．そのほかにホスホジエステラーゼ phosphodiesterase (PDE$_3$) 阻害薬であるシロスタゾール，セロトニン受容体 (5-HT$_2$) 阻害薬であるサルポグレラート，PGI$_2$ 誘導体であるベラプロスト，TXA$_2$ 合成酵素阻害薬のオザグレルなどがある（図 10-13）．また，わが国では認可されていないものに注射薬の GPⅡb/Ⅲa 阻害薬

表 10-12　抗血栓薬の分類・種類・主な適応

分 類	種 類		主な効果・臨床適応など
抗血小板薬	アスピリン		動脈血栓症の再発を抑制する二次予防効果.
	トロンボキサン（TXA$_2$）合成酵素阻害薬	オザグレル	くも膜下出血後の脳血管攣縮とこれに伴う脳虚血症状の改善，急性期脳血栓症に伴う運動障害の改善.
	チクロピジン塩酸塩 クロピドグレル硫酸塩		急性冠症候群に有効．脳および末梢の血管における血小板血栓の形成阻止，血流障害の改善.
	シロスタゾール		慢性動脈閉塞症による潰瘍や間欠性跛行などの症状の改善．ラクナ梗塞などの心原性脳梗塞以外の脳梗塞の再発防止.
	サルポグレラート		末梢血管の血流改善，慢性動脈閉塞症に伴う潰瘍，疼痛，冷感などの虚血性諸症状の軽減.
	プロスタサイクリン誘導体	ベラプロスト，イロプロストなど	閉塞性動脈硬化症，肺高血圧症，強皮症.
	エイコサペンタエン酸エチル		脂質異常症，閉塞性動脈硬化症.
	GPⅡb/Ⅲa阻害薬	Abciximab, Eptfibatide, Tirofiban（本邦未承認）	経皮的冠動脈形成術（PCI）の術後血栓形成や急性心筋梗塞の予防.
抗凝固薬	ヘパリン類	未分画ヘパリン	①血栓塞栓症（静脈血栓症，心筋梗塞症，肺塞栓症，脳塞栓症，四肢動脈血栓塞栓症，術中・術後の血栓塞栓症など）の治療と予防．② DIC の治療．③血液透析・人工心肺その他の体外循環装置使用時の血液凝固の防止．④血管カテーテル挿入時の血液凝固の防止．⑤輸血および血液検査の際の血液凝固の防止など.
		低分子ヘパリン（ダルテパリン，エノキサパリン）	下肢整形外科手術（股関節全置換術，膝関節全置換術，股関節骨折手術）患者の静脈血栓塞栓症の発症予防や DIC の治療，人工透析時の体外循環の維持.
		ダナパロイド	DIC．欧州ではヘパリン起因性血小板減少症（HIT）や深部静脈血栓症（DVT）に適応.
		フォンダパリヌクス	股関節・膝関節の全置換手術後の静脈血栓塞栓症（VTE）の発症予防.
	アンチトロンビン（AT）		先天性 AT 欠乏症における血栓傾向の是正，消費性に AT 低下を伴う DIC.
	合成プロテアーゼ阻害薬	ガベキサートメシル酸塩	膵炎の急性症状（急性膵炎，慢性膵炎の急性増悪，術後の急性膵炎，膵管造影後の急性膵炎，外傷性膵炎）の改善目的，DIC の出血性病変の治療.
		ナファモスタットメシル酸塩	膵炎の急性症状の治療，出血傾向を有する患者の血液体外循環時の灌流血液の凝固防止（血液透析およびプラスマフェレーシス），線溶亢進型 DIC（急性白血病，転移性前立腺癌，腹部大動脈瘤などを基礎疾患とする DIC）の出血性病変の治療.
		アルガトロバン	①慢性動脈閉塞症（バージャー病，閉塞性動脈硬化症）における四肢潰瘍，安静時疼痛や冷感の改善．②発症後 48 時間以内の脳血栓症急性期に伴う神経症候（運動麻痺），日常生活動作（歩行，起立，坐位保持，食事）の改善．③ AT 低下を伴う患者における血液体外循環時の灌流血液の凝固防止（血液透析）．④ヘパリン起因性血小板減少症（HIT，凝固亢進型）の治療.

分 類	種 類		主な効果・臨床適応など
抗凝固薬	経口抗凝固薬	ワルファリン	血栓塞栓症全般の治療と予防．心臓弁膜症に対する機械弁を用いた弁置換術後や心房細動性脳塞栓症の予防，深部静脈血栓症による肺塞栓症の予防，抗リン脂質抗体症候群による血栓症の予防．
		経口直接トロンビン阻害薬（ダビガトランエテキシラート）	非弁膜症性心房細動患者の脳塞栓症予防，整形外科術後（股関節全置換術，膝関節全置換術）の静脈血栓塞栓症予防．深部静脈血栓症（DVT）や急性冠症候群（ACS）の治療薬として開発が進行中．
		経口直接Xa因子阻害薬	・リバーロキサバン，アピキサバン：非弁膜症性心房細動に伴う脳塞栓症の予防，整形外科手術（膝関節全置換術，股関節全置換術，股関節骨折手術など）後の静脈血栓塞栓症の発症予防． ・エドキサバン：整形外科手術後の静脈血栓塞栓症の予防，非弁膜症性心房細動性脳塞栓症の予防，深部静脈血栓症・肺塞栓症患者における静脈血栓塞栓症の発症予防．
	プロテインC凝固制御系薬剤	活性化プロテインC（APC）	先天性プロテインC欠損症に伴う電撃性紫斑病（皮膚の広範な皮下出血による紫斑と壊死を繰り返し，眼や脳内の出血などを合併して，失明や運動発達の遅れをきたす重篤な疾患），深部静脈血栓症，急性肺血栓塞栓症の治療．
		トロンボモデュリン アルファ（遺伝子組換え）	敗血症・白血病，悪性腫瘍，産科疾患などの種々の基礎疾患に合併するDICに適応．造血幹細胞移植後の合併症である静脈閉塞性疾患，血栓性微小血管症（TMA）である溶血性尿毒症症候群（HUS）や血栓性血小板減少性紫斑病（TTP）などのDIC様症状を示すさまざまな血管内皮障害性疾患に有効．
	血栓溶解薬（線溶薬）	ウロキナーゼ型プラスミノゲンアクチベータ（u-PA）	明確に診断された脳血栓症と末梢動静脈閉塞症．
		組織型プラスミノゲンアクチベータ（t-PA）	・すべてのt-PA製剤：急性冠症候群（急性心筋梗塞）の血栓溶解療法に適用． ・アルテプラーゼ：虚血性脳血管障害（脳梗塞）の血栓溶解療法に適用． ・モンテプラーゼ：急性肺塞栓症に適用．

（抗体薬）がある．

▶ **アスピリン** aspirin

　アスピリンは，1897年に開発され，長く消炎鎮痛薬として使用されていたが，現在では抗血小板薬（COX-1阻害薬）としても用いられている．内服したアスピリンは消化管で吸収され，腸肝循環で速やかに血小板COX-1と不可逆的に結合（COX-1のセリン残基をアセチル化）して酵素活性を阻害し，血小板活性化に伴うTXA_2の産生を抑制する．この血小板COX-1の阻害には消炎鎮痛目的で用いるよりも少量のアスピリンで十分であり，実臨床では75～150mgが抗血小板薬として使用されている．アスピリンの血中半減期は20～30分と短いが，血小板COX-1と不可逆的に結合するため，血小板機能の抑制は血小板寿命まで持続する．大手術の際には術前

1週間程度前から中止する必要がある．抜歯などの小手術の際にはアスピリン内服のまま処置することも多い．他方，血管内皮細胞のCOX-1はアスピリン感受性が低く，また，内皮細胞ではCOX-1は速やかに再合成されるため，内皮細胞における抗血小板物質であるプロスタサイクリン（PGI_2）の合成には大きな影響は与えない（図10-13）．

臨床上，アスピリンは動脈血栓症の再発を20～25%抑制する二次予防効果が認められている．アスピリンの副作用には消化性潰瘍，気管支喘息発作の誘発などがある．アスピリン投与による出血合併症の頻度は年間に服用者の0.4%程度である．

▶ トロンボキサン（TXA_2）合成酵素阻害薬

TXA_2は強力に血小板凝集を促進し血管を攣縮させるが，このTXA_2合成酵素の選択的阻害薬として開発されたものが**オザグレル** ozagrel（カタクロット®，キサンボン®）である（図10-13, 10-14）．オザグレルはTXA_2の産生を抑制して血小板凝集を抑制するが，コラーゲン惹起性の血小板凝集抑制作用は弱い．オザグレルは注射剤として，くも膜下出血後の脳血管攣縮とこれに伴う脳虚血症状の改善，急性期脳血栓症に伴う運動障害の改善に適応されている．

▶ チクロピジン ticlopidine（パナルジン®）
クロピドグレル clopidogrel（プラビックス®）

チエノピリジン系に属するチクロピジンとクロピドグレルは血小板のADP受容体（$P2Y_{12}$）の阻害薬で，急性冠症候群に有効な抗血栓薬として用いられる．ともにプロドラッグで，CYP（シトクロムP450）代謝系で活性型に変化する．ADPはアデニル酸シクラーゼの活性を抑制し，cAMP生成を低下させて遊離型Ca^{2+}濃度を上昇させ，血小板を活性化するが，チエノピリジン系薬物はこのADPの$P2Y_{12}$受容体への結合を阻害することにより，細胞内の遊離型Ca^{2+}濃度を低下させて，GP Ⅱb/Ⅲa受容体の活性化を抑制し，血小板の二次凝集や放出を抑制する（図10-13, 10-15）．ADP受容体には血小板の形状変化に関わるサブタイプも存在し，これが抑制されることにより，一次凝集も抑制する．

本剤は，血小板機能が亢進している患者への経口投与により，ADPのほかにコラーゲン，アドレナリン誘導性の血小板活性化を抑制する．また，赤血球の変形能増大などの血液レオロジー的性状（赤血球変形能増強，血液粘度低下）も改善する．これらの作用により，脳および末梢の血管における血小板血栓の形成を抑制し，血流障害を改善する．チクロピジンには，投与開始後2ヵ月以内に，下痢，悪心，嘔吐などの消化器症状や発疹のほか，まれに血栓性血小板減少性紫斑病（TTP），無顆粒球症，肝機能障害などの重篤な副作用が現れ，死に至る例もある．クロピドグレルの副作用はチクロピジンより低頻度であると報告されている．チエノピリジン系であるプラスグレル prasugrel や，$P2Y_{12}$の直接的阻害薬であるカングレロル cangrelor などの開発も行われている．

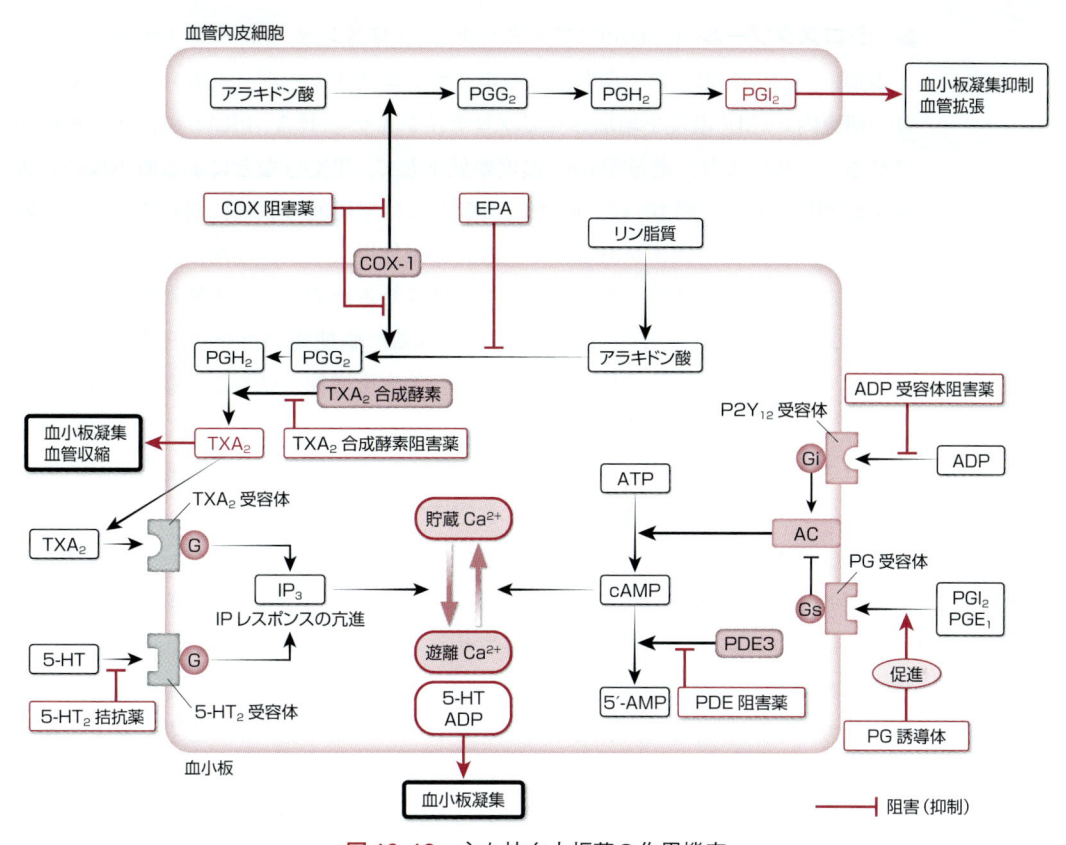

図 10-13　主な抗血小板薬の作用機序

TXA₂：トロンボキサン A₂，5-HT：セロトニン，COX：シクロオキシゲナーゼ，PGE₁・G₂・H₂：プロスタグランジン E₁・G₂・H₂，IP₃：イノシトール三リン酸，PGI₂：プロスタサイクリン，EPA：エイコサペンタエン酸，ATP：アデノシン三リン酸，ADP：アデノシン二リン酸，cAMP：サイクリック AMP，5'-AMP：アデノシン 5'-リン酸，PDE：ホスホジエステラーゼ，AC：アデニル酸シクラーゼ

図 10-14　オザグレルの構造式

図 10-15　チクロピジン（左）とクロピドグレル（右）の構造式

▶ **シロスタゾール** cilostazol（プレタール®，シロスレット®，プレトモール®）

　本剤は，cAMPの分解に関わる3型ホスホジエステラーゼ（PDE₃）の阻害薬であり，細胞内cAMP濃度を増加させてプロテインキナーゼA（PKA）の活性型を増加させる．これにより，遊離型 Ca^{2+} 濃度が低下して，TXA₂などによる血小板の二次凝集が抑制される（図10-13，10-16）．PKAには平滑筋の収縮に関わるミオシン軽鎖キナーゼを抑える働きがあるため，血管拡張作用も示す．本剤は，慢性動脈閉塞症による潰瘍や間欠性跛行などの症状を改善させるため，ラクナ梗塞などの心原性脳梗塞以外の脳梗塞患者の治療にも用いられる．脳梗塞の再発防止効果に関しては，アスピリンとの比較試験において出血合併症を増加させることなく脳血管疾患を予防することが示されている．

　シロスタゾールの作用は可逆的で48時間以内に，血小板凝集抑制作用が消失する．主にシトクロムP450の1種であるCYP3A4やCYP2C19によって代謝されるため，CYP3A4を阻害するイトラコナゾールやケトコナゾール，エリスロマイシン，ジルチアゼム，またCYP2C19を阻害するプロトンポンプ阻害薬のオメプラゾールはシロスタゾールの濃度を上昇させる．グレープフルーツジュースも血中濃度を上昇させるといわれている．シロスタゾールの副作用としては頭痛が最も多く，そのほかに下痢や頻脈，動悸などがある．うっ血性心不全の患者に対する使用は禁忌である．

▶ **サルポグレラート** sarpogrelate（アンプラーグ®）

　セロトニン5-hydroxytryptamine（5-HT）は血小板や血管平滑筋にある5-HT₂受容体に結合して，細胞内にイノシトール三リン酸（IP₃）を産生する．IP₃は細胞内 Ca^{2+} 濃度を上昇させて血小板凝集や血管収縮を促進する．サルポグレラートは，セロトニンと拮抗して5-HT₂受容体の働きを阻害する（図10-13，10-17）．抗血小板作用はそれほど強くないが，セロトニン拮抗作用にもとづく血管収縮抑制作用を併せもつ点が特徴的である．その結果，末梢血管の血流が改善し，慢性動脈閉塞症に伴う潰瘍，疼痛，冷感などの虚血性諸症状が軽減する．副作用として，出血（消化管，肺，脳，眼底）や出血傾向，血便，吐血，血痰，頭痛，めまい，しびれ，片側の麻痺などがある．また，血小板減少症として皮下出血，歯肉出血，血尿，止血低下などがある．

▶ **プロスタサイクリン誘導体** PGI₂ analog

　プロスタサイクリン（PGI₂）はアラキドン酸カスケード代謝経路の1つであり，主に血管内皮細胞で産生される．PGI₂はその受容体を介して細胞内アデニルシクラーゼを活性化し，cAMPを増加させて，遊離型 Ca^{2+} 濃度を低下させ，TXA₂などによる血小板凝集を強く抑制する（図10-13，10-18）．また，血管平滑筋弛緩作用を有する．しかし，PGI₂は体内に入ると速やかに分解されるため，治療薬としては持続静注する必要がある．このためPGI₂の安定化誘導体（プロスタノイド）として，**ベラプロスト** beraprost（プロサイリン®，ドルナー®），**イロプロスト** iloprost（日本未

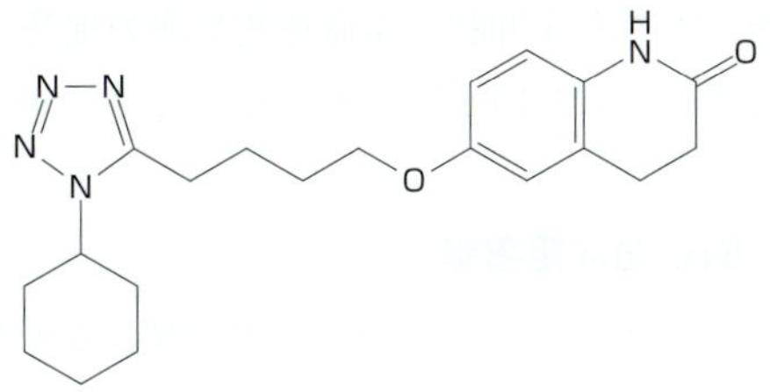

図 10-16 シロスタゾールの構造式

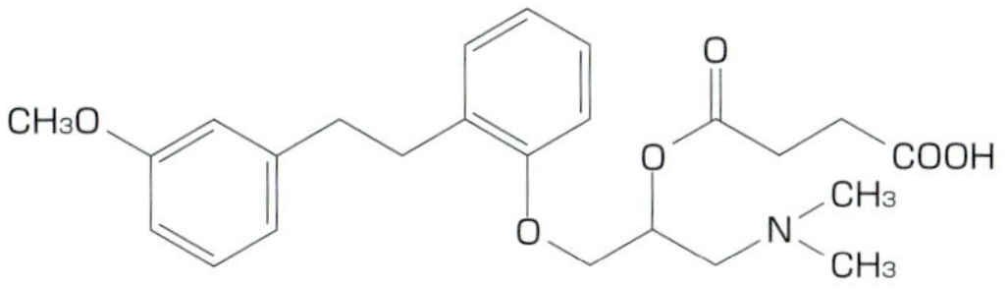

図 10-17 サルポグレラートの構造式

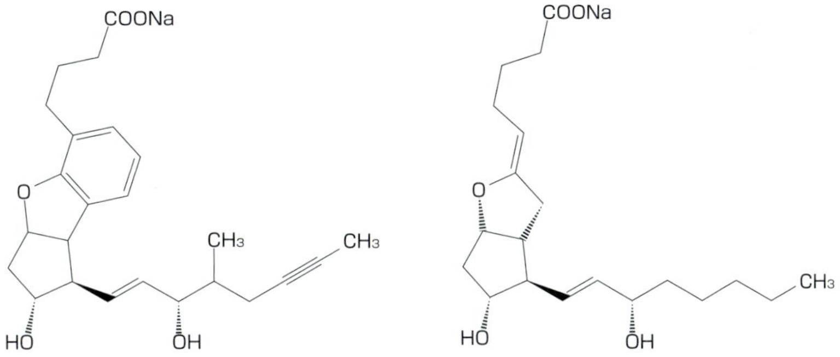

ベラプロストナトリウム　　エポプロステノールナトリウム

図 10-18 主なプロスタサイクリン誘導体の構造式

承認），**エポプロステノール** epoprostenol（フローラン®），**トレプロスチニル** treprostinil（トレプロスト®）などが開発され，静脈注射のほか，吸入，経口投与が可能になった．一例として，ベラプロストはわが国で開発された経口剤であり，迅速に吸収されて血行動態を改善する．わが国では閉塞性動脈硬化症に使われ，また，肺高血圧症の第一選択薬になっているが，米国などでは肺高血圧症では使用されていない．強皮症に対する有効性も知られている．副作用には血圧低下，顔面紅潮などがある．

▶ **エイコサペンタエン酸エチル** ethyl eicosapentaenoate（EPA-E）

　魚油の EPA や DHA（docosa hexaenoic acid）は，抗酸化活性を有する n-3 系多価不飽和脂肪酸の一種である．これらの脂肪酸は，アラキドン酸に拮抗的に作用して TXA_2 の生成を抑制するとともに，血小板凝集作用の弱い TXA_3 に代謝されるため，結果として血小板凝集を抑制する（図 10-13）．EPA-E 製剤（経口）は血管拡

張，血管内皮の炎症抑制，赤血球変形能の促進，動脈硬化抑制などの作用を有するため，脂質異常症と閉塞性動脈硬化症に適応される．過度の摂取は出血副作用を呈する．

▶ GP Ⅱb/Ⅲa 阻害薬

血小板活性化物質（アゴニスト）の種類にかかわらず，活性化血小板が凝集するためには，VWFやフィブリノゲンが血小板膜表面の糖タンパク質であるGP Ⅱb/Ⅲaに結合する必要がある．このGP Ⅱb/Ⅲaへのフィブリノゲンの結合を阻害するヒト化モノクローナル抗体が究極の抗血小板薬として開発され，米国では3種類の製剤 Abciximab，Eptfibatide，Tirofiban が承認されている．本剤は，心臓の冠状動脈に生じた動脈硬化による血管内腔狭窄部をバルーンカテーテルやステントを用いて拡張し，血流の増加を図る治療法である経皮的冠動脈形成術 percutaneous coronary intervention（PCI）の術後の血栓形成や急性心筋梗塞の予防に適応されている．出血性副作用が強いため，わが国では承認されていない．

2. 抗凝固薬（表10-12）

抗凝固薬は，血液凝固因子の活性化を抑制し，または活性型凝固因子を阻害して，血栓症を治療し予防する目的で用いられる．主な抗凝固薬には，薬剤の性状と作用機序により，ヘパリン類（未分画ヘパリン，低分子ヘパリン，フォンダパリヌクス，ダナパロイド），アンチトロンビン（AT），合成プロテアーゼ阻害薬（ガベキサートメシル酸塩，ナファモスタットメシル酸塩，アルガトロバン），経口抗凝固薬（ワルファリン，ダビガトラン，リバーロキサバン，アピキサバン，エドキサバン），プロテインC凝固制御系薬剤（活性化プロテインC，トロンボモデュリン）などに分けることができる．投与方法は，経口投与薬以外はすべて皮下注射あるいは静脈注射である．

1）ヘパリン類

現在，わが国で使用可能な主なヘパリン類としては，未分画ヘパリン，低分子ヘパリン，ダナパロイド，化学合成薬のフォンダパリヌクスの4種類がある．これらの薬剤は，いずれもAT依存性に抗凝固活性を発揮する．分子量のほかに，抗Xa因子／トロンビン活性比，半減期などに違いがみられる．**表10-13**にヘパリンおよびその類似薬品の性状とわが国における適応症を示す．

▶ 未分画ヘパリン unfractionated heparin（UFH）

標準ヘパリンとも呼ばれる未分画ヘパリンは，β-D-グルクロン酸あるいはα-L-イズロン酸とD-グルコサミンが1,4結合により重合したもので，ヘパラン硫酸よりも硫酸基の量が多い多糖体である．ヘパリンそれ自体には抗凝固作用はないが，血中のATに結合してその立体構造を変えて活性型にし，ATによるプロテアーゼ凝固因子（第Ⅻa因子，第Ⅺa因子，第Ⅶa因子，第Ⅸa因子，第Ⅹa因子，トロンビン）の阻害速度を高め，抗凝固作用を発現する．

通常用いられるヘパリンは豚の腸粘膜からの精製物で，分子量は3,000〜35,000に

2 血液凝固・線溶と止血薬・抗血栓薬

表10-13 ヘパリンおよびヘパリン類似薬物の性状と適応症

ヘパリン類	未分画ヘパリン（標準ヘパリン）	低分子ヘパリン（ダルテパリン／エノキサパリン）	ダナパロイド	フォンダパリヌクス
商品名	ヘパリン	フラグミン クレキサン	オルガラン	アリクストラ
適応症	・DIC ・体外循環の血液凝固防止（透析） ・血栓症の予防と治療	・フラグミン：DIC，血液体外循環時の還流血液の凝固防止（欧米ではDVTも） ・クレキサン：下肢整形外科手術施行患者の静脈血栓塞栓症の発症抑制（股関節全置換術，膝関節全置換術，股関節骨折手術）	DIC（欧州ではDVTも）	下肢整形外科および腹部外科術後のVTE発症抑制
抗Xa因子/トロンビン比	1：1	2〜5：1	22：1	7,400：1
半減期	0.5〜1時間	2〜4時間	20時間	17時間
用法・用量	5〜10単位/kg/時間持続点滴注射（DIC治療）	・フラグミン：75単位/kg/24時間点滴注射（DIC治療） ・クレキサン：2,000IU（20mg）×2回皮下注射（術後のDVT予防）	1,250単位×2回 静脈注射（DIC治療）	2.5mg（1.5mg）×1回皮下注射（術後のDVT予防）

分布している（平均分子量：12,000）．この中の高分子量のヘパリンはATとトロンビンの両者に結合して，ATによるトロンビンの阻害速度を数千倍高める．ヘパリンは直接第Xa因子には結合しない．

ヘパリンの用途は非常に広く，①血栓塞栓症（静脈血栓症，心筋梗塞症，肺塞栓症，脳塞栓症，四肢動脈血栓塞栓症，術中・術後の血栓塞栓症など）の治療と予防，②DICの治療，③血液透析・人工心肺その他の体外循環装置使用時の血液凝固の防止，④血管カテーテル挿入時の血液凝固の防止，⑤輸血および血液検査の際の血液凝固の防止などに用いられる．

しかし，ヘパリンには出血性副作用があり，次の患者には原則用いない．①出血性疾患の患者（血小板減少性紫斑病，血管障害による出血傾向，血友病，DICを除く凝固異常，月経期間中，消化管潰瘍，尿路出血，喀血，流早産・分娩直後などの性器出血を伴う妊産褥婦，頭蓋内出血が疑われる症例），②出血する可能性のある患者（内臓腫瘍，消化管の憩室炎，大腸炎，亜急性細菌性心内膜炎，重症高血圧症，重症糖尿病の症例），③重篤な肝障害あるいは腎障害のある患者，④中枢神経系の手術または外傷後日の浅い患者，⑤本剤に対し過敏症の既往歴のある患者，⑥ヘパリン起因性血小板減少症（HIT）の既往歴のある患者など．

▶ **低分子ヘパリン** low molecular weight heparin（LMWH）

本剤は，ヘパリンの出血性副作用の減弱を目指し，トロンビンへの結合能を低下

させる目的でヘパリン糖鎖を酵素処理によって短くしたものである（分子量4,000〜6,000）．ATによるトロンビン阻害の促進作用は弱く，相対的に第Ⅹa因子阻害作用が高められている．

　本剤は，下肢整形外科手術（股関節全置換術，膝関節全置換術，股関節骨折手術）患者の静脈血栓塞栓症の発症予防やDICの治療，人工透析時の体外循環の維持などに用いられる．わが国では，低分子ヘパリンとして，**ダルテパリン** dalteparin（フラグミン®）（図10-19）と**エノキサパリン** enoxaparin（クレキサン®）（図10-20）が承認されている．本剤は，皮下注射により投与され，未分画ヘパリンよりも半減期が長い．その消失は一相性であり，血中濃度の予測が容易であるため投与頻度も未分画ヘパリンよりも少なくて済む．また，本剤はPTを延長するが，APTTは延長しない．低分子ヘパリンには抗血栓作用と出血性副作用を示す用量に乖離がみられ，いわゆる治療域が広いため，患者ごとに投与量を調整する必要がなく，定用量での投与が可能である．副作用には，ヘパリン起因性血小板減少症（HIT），骨多孔症などがある

▶ **ダナパロイド** danaparoid sodium（DS）（オルガラン®）

　本剤は，低分子ヘパリン（分子量5,500以下）の1つで，ヘパラン硫酸84％，デルマタン硫酸12％，コンドロイチン硫酸4％の混合物である（図10-21）．抗Ⅹa因子／トロンビン活性比が高く（22倍：標準ヘパリンは1倍），主に腎排泄のため，血中半減期が長い（20時間：標準ヘパリンは0.5〜1時間）ことが特徴である．低分子ヘパリンと同様に，AT依存性に第Ⅹa因子を阻害する．わが国における保険適用はDICのみであるが，欧州ではヘパリン起因性血小板減少症（HIT）や深部静脈血栓症（DVT）に対して用いられている．

▶ **フォンダパリヌクス** fondaparinux（アリクストラ®）

　本剤は，ヘパリンや低分子ヘパリンがATと結合するのに必要な最小5糖構造（ペンタサッカライド）を化学合成したものであり（図10-22），ATのもつ第Ⅹa因子阻害活性のみを増強する第Ⅹa因子特異的阻害薬である（抗Ⅹa因子／トロンビン比：7,400対1）．低分子ヘパリンと比較した臨床試験において，フォンダパリヌクスは出血性副作用のリスクを増大させない用量で下肢の静脈血栓塞栓症（VTE）の発症を予防するため，整形外科領域の股関節や膝関節の全置換手術後のVTE予防に用いられる．本剤は血中半減期が長く，ヘパリンに対するプロタミンのような中和薬がないため，出血性副作用が出やすい手術直後，高齢者，低体重者，腎機能低下例，消化性潰瘍の既往や消化管出血の可能性が高い患者，ワルファリン・抗血小板薬・非ステロイド系消炎鎮痛薬（NSAIDs）との併用には注意が必要である．

2）アンチトロンビン（AT）

　本剤は，先天性AT欠乏症における血栓傾向の是正と，ATの消費性低下を伴うDICに対して用いられる．先天性AT欠乏症では血管内皮上の凝固制御機能が著しく低下するため，血栓症を発症しやすくなる．ATヘテロ欠乏症（50％程度に低下）

2 血液凝固・線溶と止血薬・抗血栓薬

$n = 3～20$
R = SO$_3$Na or H   R^1 = SO$_3$Na or COCH$_3$
R^2 = H and R^3 = COONa or R^2 = COONa and R^3 = H

図 10-19 ダルテパリンナトリウムの構造式

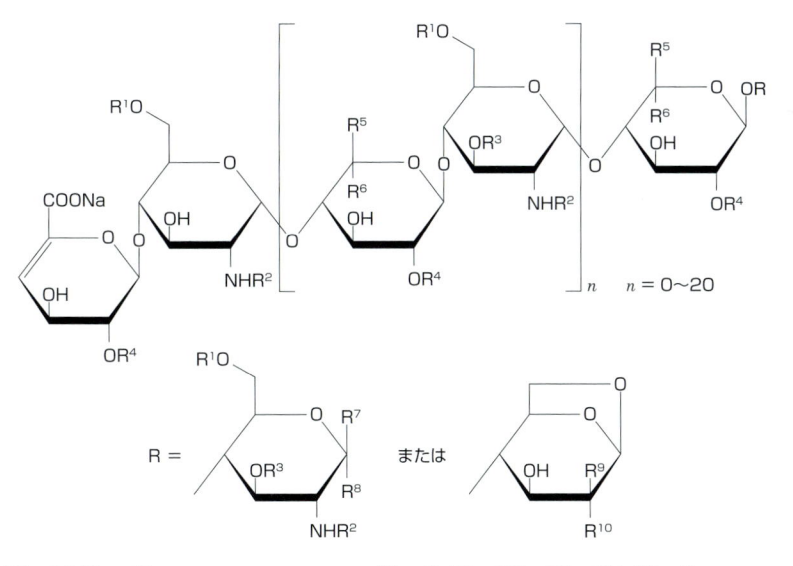

$n = 0～20$

R^1, R^3, R^4 = SO$_3$Na or H
R^2 = SO$_3$Na or COCH$_3$
R^5 = CO$_2$Na, R^6 = H or R^5 = H, R^6 = CO$_2$Na

R^7 = H, R^8 = OH or R^7 = OH, R^8 = H
R^9 = H, R^{10} = NHSO$_3$Na or R^9 = NHSO$_3$Na, R^{10} = H

図 10-20 エノキサパリンナトリウムの構造式

ヘパラン硫酸   デルマタン硫酸 R^1 = SO$_3^-$ コンドロイチン硫酸
コンドロイチン-4-硫酸：R^1 = SO$_3^-$, R^2 = H
コンドロイチン-6-硫酸：R^1 = H, R^2 = SO$_3^-$

図 10-21 ダナパロイドナトリウムの構造式

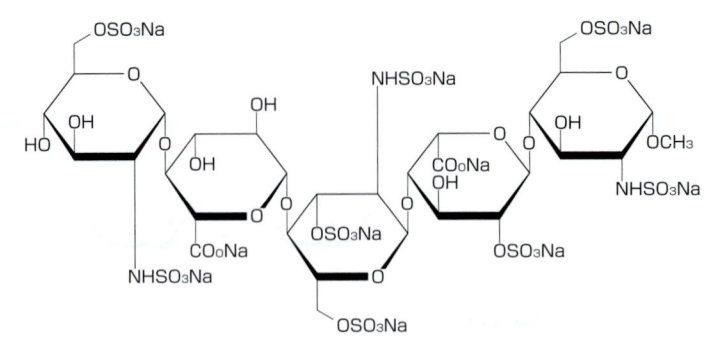

図10-22 フォンダパリヌクスの糖鎖構造式

の患者が血栓症を発症した場合，通常，ヘパリンやワルファリンなどの抗凝固薬で治療されるが，血栓症の発症急性期あるいは妊娠，手術のような血栓症のリスクがある場合には，補充療法としてAT製剤の投与が行われる．投与量は，1日1,000〜3,000単位（または20〜60単位/kg）である（1単位は健常人の血漿1mLに含まれるAT量に相当）．

DICでは凝固亢進が著しく，血中のATが消費されて低AT状態となり，その結果，凝固反応がさらに進行するため，このような病態時の抗凝固療法としてAT製剤が使用されている．この場合は，通常1日1,500単位（または30単位/kg），産科的・外科的DICなどの緊急処置として使用する場合は1日40〜60単位/kgを投与する．

最近，DICの基礎疾患の1つである重症敗血症におけるATの治療効果（死亡率の低下）をみる大規模臨床試験（KyberSept trial：2,300症例以上）において，ATの大量（30,000単位）投与でも生存率の改善を確認することはできなかったと報告された．しかし，ヘパリン併用例を除いたサブグループ解析で，AT治療群では，90日目の生存率が改善していた．こうした結果に基づき，DICの治療に非常に高用量のAT投与を行っている医療機関もある．

3）合成プロテアーゼ阻害薬

▶ **ガベキサートメシル酸塩** gabexate mesilate（レミナロン®）

本剤は，トリプシン型タンパク質分解酵素（トリプシン，カリクレイン，プラスミンなど）の阻害薬である（**図10-23**）．膵炎の急性症状（急性膵炎，慢性膵炎の急性増悪，術後の急性膵炎，膵管造影後の急性膵炎，外傷性膵炎）の改善を目的として用いられるほか，DICの出血性病変の治療にも適応されている．しかし，DICそのものの治療には有効でないとの報告もある．

副作用としては，ショック，アナフィラキシー症状（血圧低下，呼吸困難，意識消失，咽・喉頭浮腫など），高カリウム血症，低ナトリウム血症，血小板減少，白血球減少，無顆粒球症などを生じることがあるので，異常が認められた場合には直ちに投与を中止し，適切な処置を行う必要がある．また，本剤を大量投与すると，血管内壁を傷害し注射部位の皮膚潰瘍・壊死が起こることがある．

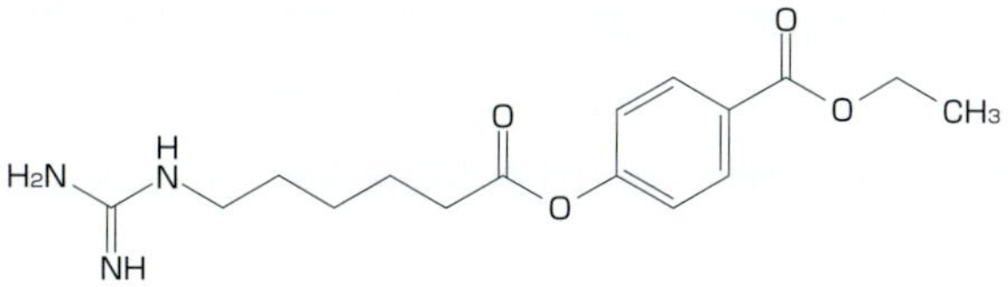

図 10-23　ガベキサートの構造式

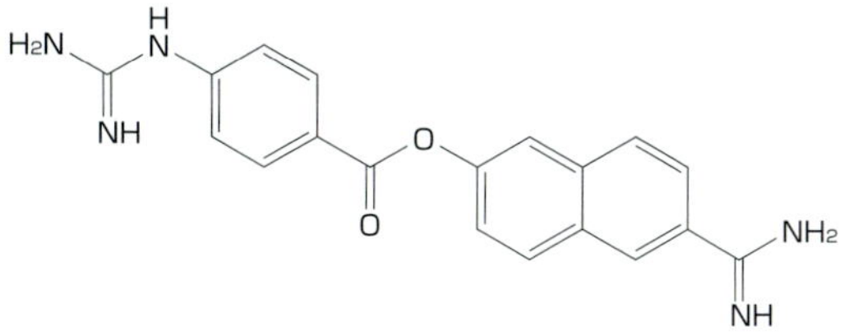

図 10-24　ナファモスタットの構造式

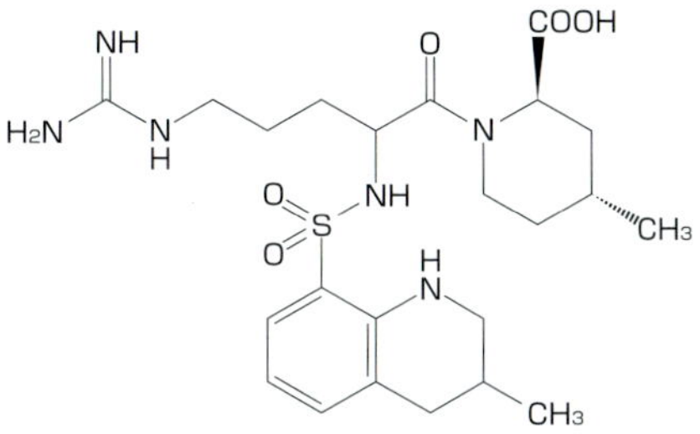

図 10-25　アルガトロバンの構造式

▶ **ナファモスタットメシル酸塩** nafamostat mesilate（ナファタット®，フサン®）

　本剤は，トリプシン型タンパク質分解酵素（トリプシン，カリクレイン，プラスミンなど）の阻害薬である（図 10-24）．膵炎の急性症状の治療，出血傾向を有する患者の血液体外循環時の灌流血液の凝固防止（血液透析およびプラスマフェレーシス）のほか，線溶亢進型 DIC（急性白血病，転移性前立腺癌，腹部大動脈瘤などを基礎疾患とする DIC）の出血性病変の治療などに用いられる．

　副作用としては，主にショック，アナフィラキシー症状（血圧低下，呼吸困難，意識消失，咽・喉頭浮腫など），高カリウム血症などが報告されている．

▶ **アルガトロバン** argatroban（ノバスタン®，スロンノン®）

　本剤はトロンビンの標的アミノ酸であるアルギニンの類似構造を活性基にもち，トロンビンの活性中心に高い親和性で結合し，トロンビンによる基質分解を特異的に拮抗的に阻害する（図 10-25）．本剤は，トロンビンによるフィブリン生成，血小板凝集，血管収縮を抑制し，①慢性動脈閉塞症（バージャー病，閉塞性動脈硬化症）における四肢潰瘍，安静時疼痛や冷感の改善，②発症後 48 時間以内の脳血栓症急

性期に伴う神経症候（運動麻痺），日常生活動作（歩行，起立，坐位保持，食事）の改善，③ AT 低下を伴う患者における血液体外循環時の灌流血液の凝固防止（血液透析），および④ヘパリン起因性血小板減少症（HIT，凝固亢進型）の治療に適用される．

主な副作用には，出血性脳梗塞，脳出血，消化管出血，ショック，アナフィラキシーショック，劇症肝炎，肝機能障害，黄疸，出血，血尿，貧血（赤血球，ヘモグロビン，ヘマトクリット値の減少），白血球増多，白血球減少，血小板減少などがある．高齢者，産婦，小児等への投与には過量投与の可能性があり，注意が必要である．妊婦，授乳婦へは投与しないことが望まれている．

4) 経口抗凝固薬

経口抗凝固薬には，これまで長い間血栓性疾患の治療と予防に用いられてきたワルファリンのほか，最近開発された経口抗凝固薬 NOACs (new oral anticoagulants, または non-vitamin K dependent anticoagulants の略称) あるいは直接経口抗凝固薬 DOACs (direct oral anticoagulants の略称) と呼ばれる直接トロンビン阻害薬のダビガトラン，および直接 Xa 因子阻害薬のリバーロキサバン，アピキサバン，エドキサバンがある．

▶ **ワルファリン** warfarin（ワーファリン®）

本剤はビタミン K の構造類似体であり，ビタミン K に拮抗して，肝臓において酸化型ビタミン K を還元型ビタミン K に変換するビタミン K エポキシド還元酵素を阻害することにより還元型ビタミン K の生成を阻害する．その結果，γ-グルタミルカルボキシラーゼ（エポキシラーゼ）によるデカルボキシ凝固因子前駆体（Glu 残基をもつプロトロンビン，第Ⅶ因子，第Ⅸ因子，第Ⅹ因子など）から正常な凝固因子（Gla 残基をもつプロトロンビン，第Ⅶ因子，第Ⅸ因子，第Ⅹ因子など）への変換が阻害されて，凝固活性のない凝固因子が生成され，血液凝固機能が抑制される（図 10-26）．ワルファリンの抗凝固作用は主にプロトロンビンの活性低下によるもので，十分な効果発現には 3～4 日かかり，内服を中止しても 4～5 日効果が持続する．

本剤は，血栓塞栓症全般の治療と予防，心臓弁膜症に対する機械弁を用いた弁置換術後や心房細動性脳塞栓症の予防，あるいは深部静脈血栓症による肺塞栓症の予防のほか，抗リン脂質抗体症候群での血栓症予防のために用いられる．本剤の抗凝固作用の発現は速効的でないため，下肢血栓塞栓症や肺塞栓症の急性期，あるいは DIC など緊急に凝固系の抑制を必要とする場合には効果が期待できない．このような場合にはヘパリンを経静脈投与する．ただし脳塞栓症などで早期離床を目的として慢性期治療に早めに移行したいときには，急性期のうちからヘパリン投与と並行してワルファリンの内服を開始する．本剤は抗血栓効果を示す有効濃度と出血性副作用をきたす過剰濃度の乖離が十分でないため，定期的な凝固検査を必要とする．凝固検査には，世界的にプロトロンビン時間（PT）の INR (international normalized ratio) 値を用いることが推奨されている．

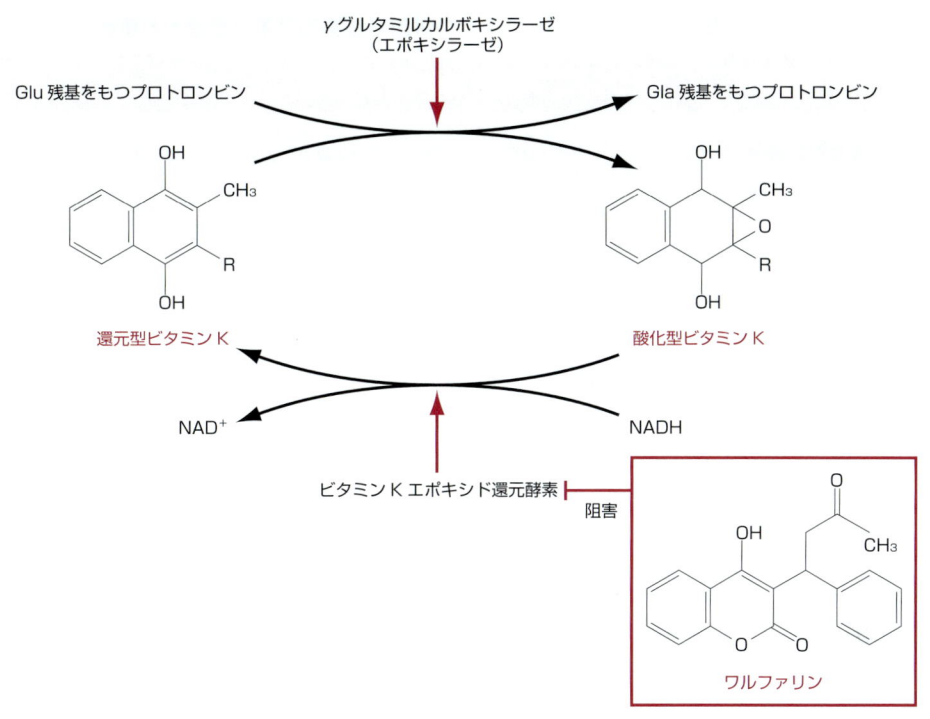

図10-26 ワルファリンの構造およびビタミンK依存性γグルタミルカルボキシラーゼによるGlu含有プロトロンビンからGla含有プロトロンビンへの修飾反応におけるビタミンKエポキシド還元酵素のワルファリンによる阻害

本剤の重大な副作用としては，脳出血，消化管出血などのほかに，骨催奇形性がある．ビタミンK依存性タンパク質（Gla含有タンパク質）には，凝固因子だけでなく，プロテインC，プロテインSなどの凝固制御因子や，骨形成に重要なGla含有タンパク質のオステオカルシン，マトリックスGlaタンパク質などがあり，ワルファリンはこれらの骨関連タンパク質の生成を阻害して胎児の骨形成に悪影響を及ぼすため，妊婦への使用は禁忌である．抗凝固療法が必要な妊婦には，低用量アスピリンの経口投与，ヘパリンの経皮投与などを行う．

また，先天性プロテインC欠損症へのワルファリン投与により起きる皮膚壊死も重大な副作用である．プロテインCの血中半減期（6～8時間）はプロトロンビン（60時間）に比べて著しく短いため，ワルファリン投与開始1～2日後にプロテインC活性が急激に低下して過凝固状態となり，微小血栓が多発して電撃性紫斑病と呼ばれる皮膚壊死 warfarin-induced skin necrosis を起こすことがある．

本剤の服用が禁じられている病態には，出血性疾患（頭蓋内出血，出血性脳梗塞，血小板減少性紫斑病，血管傷害による出血傾向，血友病，その他の凝固障害，月経期間中，手術時，消化管出血，尿路出血，喀血，流早産や分娩直後に性器出血を伴う妊産婦など），脳塞栓症のおそれや重大な意識障害を伴う脳梗塞，本剤過敏歴のある患者などがある．

表 10-14　ワルファリンとの併用で抗凝固効果が増減する薬物

薬効分類	抗凝固薬作用が増強する薬剤	抗凝固薬作用が減弱する薬剤
脂質異常症治療薬	クリノフィブラート，クロフィブラート，シンバスタチン，シンフィブラート，デキストラン硫酸ナトリウム，フルバスタチンナトリウム，ベザフィブラート	コレスチラミン
血液凝固関連薬	ヘパリン（抗凝固薬）	ビタミンK（凝固促進薬）
その他の血液・体液用薬	抗血小板作用を有する薬剤（エイコサペンタエン酸エチル，サルポグレラート塩酸塩，チクロピジン塩酸塩，オザグレルナトリウム，シロスタゾール，ベラプロストナトリウム，リマプロスト アルファデクスなど）　ミコナゾール（抗真菌薬）	グリセオフルビン（抗真菌薬）バルビツレート（鎮静剤）リファンピシン（抗結核薬）
酵素製剤	血栓溶解剤（ウロキナーゼ，t-PA製剤など），ブロナーゼ，ブロメライン	
抗がん薬	タモキシフェンクエン酸塩，トレミフェンクエン酸塩，フルオロウラシル系製剤（テガフール，フルオロウラシルなど）およびその配合剤，フルタミド，メルカプトプリン	アザチオプリン　メルカプトプリン

また，本剤の服用を慎重に行うべき病態には，出血の可能性がある疾患（消化管潰瘍，内臓腫瘍，消化管の憩室炎，大腸炎，亜急性細菌性心内膜炎，重症高血圧症，重症糖尿病），血小板減少症，抗凝固薬・血小板凝集抑制作用を有する薬剤・血栓溶解薬・フィブリノゲン低下作用を有する酵素製剤の投与中，脳出血の既往歴のある患者などである．なお，本剤は小児への服用は安全性が確立していないため，適用外である．本剤との併用で抗凝固効果が増減する主な薬剤を表 10-14 に示す．

ワルファリンの効果は，納豆，クロレラ，緑色野菜などのビタミンK含有量の多い食品を大量に摂取すると低下する．また，ワルファリンの主な代謝酵素は肝のCYP2C9であるが，抗結核薬のリファンピシンは代謝酵素を誘導してワルファリンの効果を減弱するため，併用注意である．他方，抗真菌薬であるミコナゾールは代謝を強力に阻害し，ワルファリンの効果が致死的に増大するため，併用は注意を要する．

▶ 経口直接トロンビン阻害薬（ダビガトランエテキシラート）

ダビガトランエテキシラート dabigatran etexilate（プラザキサ®）はプロドラッグであり，体内の加水分解酵素によって活性型に変換される．活性型ダビガトラン（以下，ダビガトランと略）の活性基は，アルガトロバンと同様に，アルギニン類似構造であり，トロンビンの活性中心に結合して，トロンビンの基質分解を拮抗的に阻害する（図 10-27）．

ダビガトランの薬理的プロファイルを表 10-15 に示す．本剤はプロドラッグであるため，生物学的利用率は 6.5%と低い．また，肝臓でのCYP代謝を受けないので薬物相互作用は少ないが，腎臓でのP糖タンパク質の基質となり，腎排泄型薬剤であるため，腎機能の影響を受けやすく，中等度の腎障害（クレアチニンクリアランス 30〜50 mL/min）のある患者や高齢者（75歳以上）では減量を考慮する必要がある．

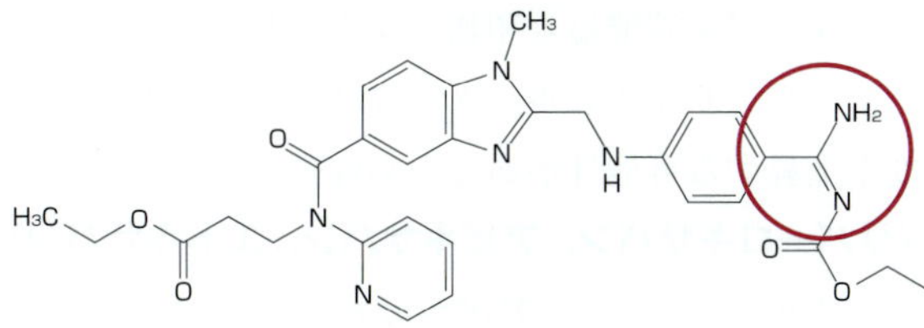

ダビガトランエテキシラート

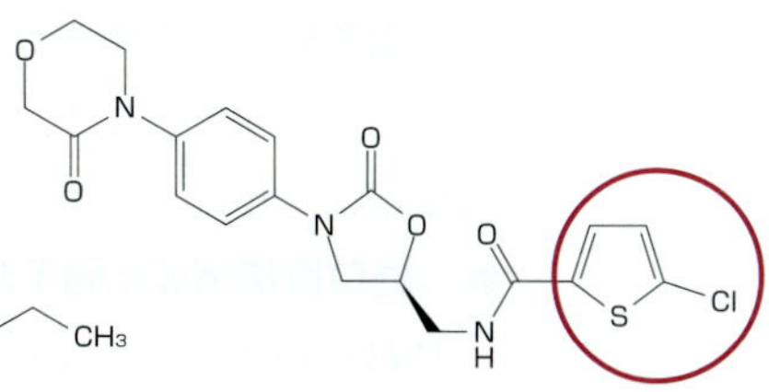

リバーロキサバン

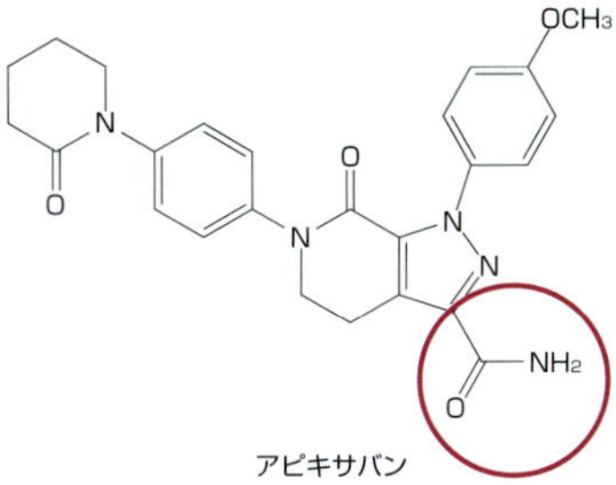

アピキサバン

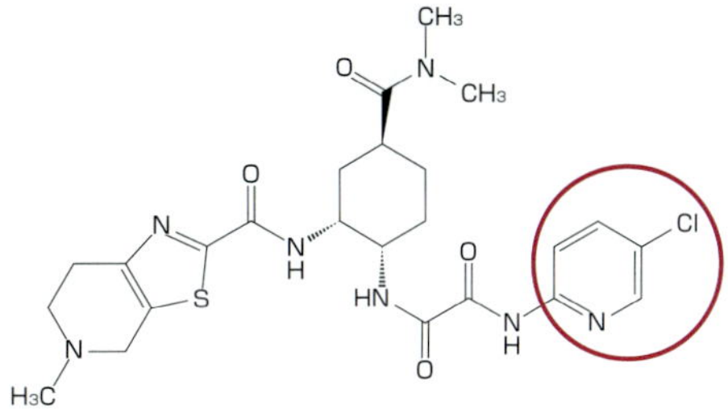

エドキサバン

図 10-27 経口直接抗凝固薬の構造式

○：活性基

表 10-15 経口直接抗凝固薬の薬理的プロファイル

標的因子	トロンビン	第 Xa 因子		
薬剤名	ダビガトラン	リバーロキサバン	アピキサバン	エドキサバン
Tmax	1.25～3 時間	2～4 時間	1～4 時間	1～3 時間
生物学的利用率	6.50%	80～100%	50%	62%
薬物相互作用の可能性	P 糖タンパク質阻害薬	CYP3A4/P 糖タンパク質阻害薬	CYP3A4/P 糖タンパク質阻害薬	P 糖タンパク質阻害薬
タンパク結合率	35%	92～95%	87%	54%
半減期	12～14 時間	8～11 時間	8～15 時間	9～10 時間
腎排泄	80%	66%	25%	50%

本剤は，非弁膜症性心房細動患者の脳塞栓症予防，整形外科術後（股関節全置換術，膝関節全置換術）の静脈血栓塞栓症予防に適応されており，また，深部静脈血栓症（DVT）や急性冠症候群（ACS）の治療薬として開発が進んでいる．低分子ヘパリンに比較して高い抗血栓効果と低い出血性副作用が特徴の１つであり，とりわけ脳出血の副作用はワルファリンに比較して有意に低いことが報告されている．この理由は，脳には大量の組織因子が存在して出血を阻止しているが，ワルファリンは凝固反応の開始に必要な第Ⅶ因子の生成を阻害するため出血を起こしやすいのに対して，ダビガトランには第Ⅶ因子に対する阻害活性がないため，正常な止血が起こると考えられている．

ダビガトランの薬剤特性として，P 糖タンパク質阻害薬（経口薬）のうち，抗真菌薬イトラコナゾールとの併用ではダビガトランの血中濃度が上昇し，出血のリスクが増大するため禁忌である．その他のP糖タンパク質阻害薬（経口薬）であるベラパ

ミル塩酸塩，アミオダロン塩酸塩，キニジン硫酸塩水和物，タクロリムス，シクロスポリン，リトナビル，ネルフィナビル，サキナビル，クラリスロマイシンなどとの併用はダビガトランの血中濃度が上昇する可能性があるため注意を要する．

▶ 経口直接第Ⅹa因子阻害薬（リバーロキサバン，アピキサバン，エドキサバン）

リバーロキサバン rivaroxaban（イグザレルト®），**アピキサバン** apixaban（エリキュース®），**エドキサバン** edoxaban（リクシアナ®）は，AT非依存性の経口直接第Ⅹa因子阻害薬であり，血中の遊離型第Ⅹa因子だけでなく，プロトロンビナーゼ複合体中の第Ⅹa因子も阻害し，トロンビン生成を抑制するため，効果的に血栓形成を阻止する．また，ダビガトランと同様に，第Ⅹa因子阻害薬は，ワルファリンに比較して脳出血の副作用が低いことも報告されている．

これらの第Ⅹa因子阻害薬は，タンパク質立体構造情報に基づく薬剤設計にSBDD（structure-based durg desin）によって合成されたため，その活性基はアルギニン類似構造ではなく，リバーロキサバンはクロロチオフェン，アピキサバンはピラゾールカルボキサミド基，エドキサバンはクロロピリジニル基が推定されている（図10-27）．

リバーロキサバン，アピキサバン，エドキサバンの薬理的プロファイルを**表10-15**に示す．

経口直接第Ⅹa因子阻害薬の適応疾患は，リバーロキサバンとアピキサバンは非弁膜症性心房細動に伴う脳塞栓症の予防に適用され，現在，整形外科手術（膝関節全置換術，股関節全置換術，股関節骨折手術など）後の肺塞栓症や静脈血栓塞栓症の発症予防への適用申請が行われている．わが国で開発されたエドキサバンは整形外科手術後の静脈血栓塞栓症の予防および非弁膜症性心房細動性脳塞栓症の予防や深部静脈血栓症，肺塞栓症患者における血栓塞栓症の再発予防（二次予防）に適用されている．

薬剤特性については，経口抗凝固薬の血中濃度が上昇して出血性副作用の増加が懸念されるCYP3A4/P糖タンパク質の強度阻害薬（HIVプロテアーゼ阻害薬：リトナビル・アタザナビル・インジナビル，アゾール系抗真菌薬：イトラコナゾール・ボリコナゾール・ケトコナゾールなど）は併用禁忌であり，CYP3A4阻害薬のフルコナゾールやCYP3A4/P糖タンパク質の中程度阻害薬のクラリスロマイシン，エリスロマイシンは併用注意である．他方，血中濃度が低下して抗血栓効果が低下する可能性があるCYP3A4/P糖タンパク質誘導薬のリファンピシンやCYP3A4誘導剤のフェニトイン，カルバマゼピン，フェノバルビタールの併用，また，セイヨウオトギリソウ（St. John's Wort）含有食品の併用は注意を要する．

5）プロテインC凝固制御系薬剤

▶ 活性化プロテインC（APC）（アナクト®C）

APCは，プロテインSの存在下に，凝固系増幅因子の第Ⅷa因子と第Ⅴa因子を選択的に限定分解して凝固反応を阻害する．また，血管内皮細胞や白血球の細胞膜

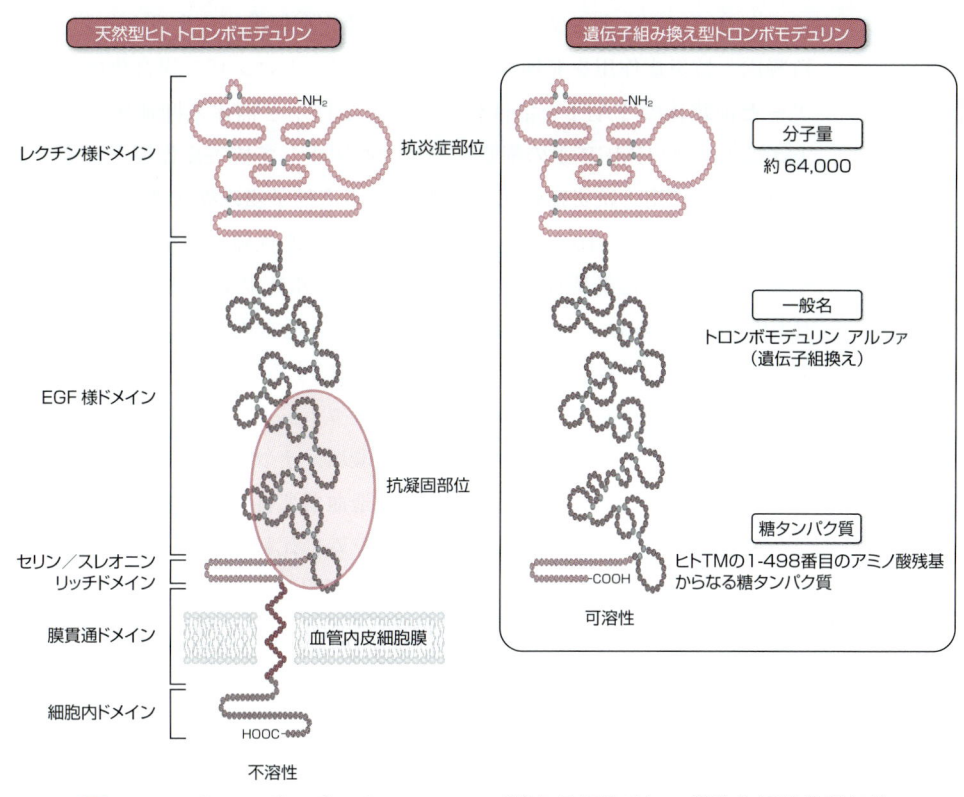

図10-28 トロンボモデュリン アルファ（遺伝子組換え）の構造と活性発現部位

上に存在するAPC受容体のEPCRに結合して隣接するプロテアーゼ活性化受容体（PAR-1）を活性化して血管内皮の炎症を抑制し，血液流動性を改善する．現在，わが国では，血漿由来の精製APC製剤が点滴静脈注射剤として，先天性プロテインC欠損症の血栓塞栓症の発症予防に適用されている．なお，先天性プロテインC欠損症のホモ接合体患者は新生児期に電撃性紫斑病（皮膚の広範な皮下出血による紫斑と壊死を繰り返し，眼や脳内の出血などを合併して，失明や運動発達の遅れをきたす重篤な疾患）や深部静脈血栓症，急性肺血栓塞栓症を高頻度に発症する．

米国では遺伝子組み換えAPCが重症敗血症に伴う播種性血管内凝固症候群（DIC）の治療薬として適用承認されたが，最近，再評価でこの臨床効果が認められなかったことから適用除外された．

APCの副作用としては，アナフィラキシー様ショックがある．その他の副作用としては，肝機能検査値（AST，ALT）の上昇，頭痛，嘔気・嘔吐，倦怠感，熱感等の報告されている．

▶ **トロンボモデュリン アルファ（遺伝子組換え）**（リコモジュリン®）

トロンボモデュリン（TM）は血管内皮細胞上のトロンビン機能変換分子であり，トロンビンの凝固促進活性（血小板活性化，フィブリン生成など）を阻害するととも

に，トロンビンによるプロテインCの活性化を促進し，生成されたAPCを介して抗凝固・抗炎症作用を発揮する．また，TM・トロンビン複合体は線溶阻害プロテアーゼ前駆体のTAFIを活性化して抗炎症作用と補体系抑制作用を示す．さらにTMはLPSやHMGB-1の細胞への結合を阻止して抗炎症作用を示す．こうした多彩な抗凝固作用と抗炎症作用を示すTMの遺伝子組み換えタンパク質（トロンボモデュリン アルファ（遺伝子組み換え）が，造血器悪性腫瘍や重症敗血症，固形癌などを基礎疾患とする播種性血管内凝固症候群（DIC）の治療薬として用いられている（図10-28）．本剤は，点滴静脈注射剤であり，通常成人には，1日1回380U/kgを約30分間で点滴静注し，症状に応じ適宜減量する．

DIC治療の既存薬には，ヘパリンナトリウム，ダルテパリンナトリウム，ダナパロイドナトリウム，ガベキサートメシル酸塩，ナファモスタットメシル酸塩，乾燥濃縮人アンチトロンビン製剤があるが，造血器悪性腫瘍や敗血症を基礎疾患とするDICに対して，本剤は，ヘパリンナトリウムに比較して，DIC離脱率と出血性副作用の改善の両面で有意に優れていることが証明されている（他の治療薬はヘパリンと同程度と推定されている）．

なお本剤は，造血幹細胞移植後の合併症である静脈閉塞性疾患，血栓性微小血管症（TMA）である溶血性尿毒症症候群（HUS）や血栓性血小板減少性紫斑病（TTP）などのDIC様症状を示すさまざまな血管内皮傷害性疾患にも有効であることが報告されている．

本剤の副作用には，低頻度であるが，頭蓋内出血（0.5％），肺出血（0.4％），消化管出血（0.8％）などがある．また，既存DIC治療薬やウロキナーゼ，t-PA，抗血小板薬（アスピリン，ジピリダモール，チクロピジン塩酸塩，非ステロイド系抗炎症薬など）との併用には注意が必要である．

6）血栓溶解薬（線溶薬）

血栓溶解薬はプラスミノゲンを活性化し，生成したプラスミンによるフィブリン血栓の溶解を促す薬剤である．血栓溶解薬は血管内の病的血栓を溶解するだけでなく，傷害個所の止血血栓も溶かし，出血を招来する可能性があるので注意を要する．

▶ **ウロキナーゼ型プラスミノゲンアクチベータ（u-PA）**

u-PAには1本鎖u-PAと2本鎖u-PA（ウロキナーゼ）があるが，ウロキナーゼはフィブリン血栓に対する親和性は弱く，主に血中のプラスミノゲンをプラスミンに活性化して血栓を溶解する．1本鎖u-PAは血栓に対する親和性があり，主にフィブリン血栓上で活性化されてプラスミノゲンを活性化する．u-PAはt-PAに比較してフィブリン特異性が低くフィブリノゲンの分解を促進するため，治療薬としてのu-PAの適用は，明確に診断された脳血栓症と末梢動静脈閉塞症に限定されている．

▶ **組織プラスミノゲンアクチベータ（t-PA）**

t-PAによるプラスミノゲンの活性化速度はフィブリンの存在下に数百倍に亢進

される．これは，t-PAはフィブリン結合性が高くフィブリン血栓上でプラスミノゲンを活性化し，生じたプラスミンが効果的にフィブリン血栓を溶解するためである．現在，わが国で臨床応用されているt-PA製剤はすべて遺伝子組み換えt-PA（rt-PA）であり，アルテプラーゼalteplase（グルトパ®，アクチバシン®），モンテプラーゼmonteplase（クリアクター®）の2種類がある．アルテプラーゼは天然型t-PA（血管内皮細胞由来のt-PA）と同じ構造であり，モンテプラーゼは構成アミノ酸の一部を他のアミノ酸に置換し，半減期を延長させたものである．両t-PA製剤は急性冠症候群（心筋梗塞など）の血栓溶解療法に用いられるとともに，アルテプラーゼは虚血性脳血管障害（脳梗塞）の血栓溶解療法に，モンテプラーゼは急性肺塞栓症に適用があり，ショック，右心不全合併症例に用いられる．t-PA製剤は，早期の血栓溶解作用や血行動態の改善効果は優れるが，予後改善効果はヘパリンと比較して有意差はない．

血栓溶解薬が禁忌な症例には，止血処置が困難な患者（頭蓋内出血，喀血，後腹膜出血），2ヵ月以内に頭蓋内手術，脊髄の手術を受けた患者，動脈瘤がある患者，重篤な意識障害を伴う患者，脳塞栓の疑いがある者などがある．また，原則的に禁忌な症例は，心房細動（特に僧帽弁狭窄症），感染性心内膜炎，心筋梗塞（陳旧性），人工弁使用者，瞬間完成型の神経症状がある者などである．さらに抗凝固薬（ヘパリン，ワルファリン，アルガトロバンなど），抗血小板薬剤（アスピリン，チクロピジン塩酸塩，ジピリダモールなど），他の血栓溶解薬，アプロチニン製剤との併用には注意を要する．

10章 参考文献

1) 松尾　理 編：よくわかる病態生理5　血液疾患，日本医事新報社，2007.
2) 浦部晶夫 他編：今日の治療薬2012　南江堂，2012.
3) 柳澤輝行，丸山　敬 監訳：リッピンコットシリーズ　イラストレイテッド薬理学 原書第4版，丸善，2009.
4) 石崎泰樹，丸山　敬 監訳：リッピンコットシリーズ　イラストレイテッド生化学 原書第4版，丸善，2008.
5) 柳澤輝行 他監訳：カッツング薬理学 原著10版，丸善，2009.
6) 一瀬白帝，鈴木宏治 編：図説分子病態学 4版，中外医学社，2008.
7) 高久史麿 他監修：新臨床内科学 第9版，医学書院，2009.
8) 冨士武史，左近賢人 編：静脈血栓塞栓症 予防ハンドブック－エキスパートオピニオン－，南江堂，2010.
9) 日本検査血液学会 編：スタンダード検査血液学 第2版，医歯薬出版，2012.
10) 奥村　謙 編：脳卒中予防のための心房細動管理マニュアル，医薬ジャーナル社，2013.

10章…………林 辰弥／鈴木宏治

11章

免疫・アレルギー系の薬理

1 免疫のしくみと異常

　外からウイルスや細菌などが侵入したとき，免疫系はそれらを排除する．免疫系は，自分自身や種を維持していくために進化してきた「生体防御システム」である．しかし免疫系は，自分の成分と外来異物とをきちんと識別しているにもかかわらず，ときとして自己成分に対して反応してしまうことがある．その結果引き起こされる病気を自己免疫疾患という．一方，それ単独では病気を引き起こさない異物（例えば精製した無毒な異種タンパク質）を注射すると，局所的に出血や発赤や組織の壊死が起こることが100年以上も前から知られている．ときには，注射された実験動物がショック症状を起こして死んでしまうこともある．これらはアレルギー反応やアナフィラキシーショックという．最もよく知られているアレルギー反応の例が花粉症である．本来，生体にとって何の作用ももたないはずの花粉が，生体の免疫系がそれを排除しようとして涙や鼻水を出させるために不愉快な症状を起こしてしまう．本章では，免疫反応やアレルギー反応の機序とともに，これらの反応によって引き起こされる代表的な疾患およびその予防薬や治療薬について解説する．

A 自然免疫と獲得免疫

1. 自然免疫と獲得免疫の違い

　自然免疫とは，生体が生まれつきもっている免疫能のことで，病原体などが侵入したときに，すばやく応答して防御機能を果たす．一方，獲得免疫は，特異的な反応を誘導して異物を排除すると同時に将来同一の病原体が侵入したときに即座に強く反応できるよう，免疫学的記憶をもつ免疫能のことである．これらを簡単にまとめて比較したのが**表11-1**である．

　自然免疫は侵入した病原体を排除するときに働き，多くはこの段階で病原体を排除できる．しかし，自然免疫で働いたマクロファージなどの食細胞は，同時に獲得免疫の成立にも重要な役割を果たす．例えば病原体を処理したマクロファージはリンパ管を経由してリンパ節に移動し，そこで病原体由来の抗原断片をT細胞に提示する．その結果，特異的な免疫応答（キラーT細胞の誘導や抗体産生）と免疫学的記憶の維持が誘導される（**図11-1**）．

表 11-1 自然免疫と獲得免疫の比較

	自然免疫	獲得免疫
免疫学的記憶	ない	ある
抗原認識の特異性	ない	ある
主たる機能細胞	好中球，マクロファージ，NK 細胞	リンパ球（T 細胞，B 細胞）
受容体	パターン認識分子（TLR など）	T 細胞抗原受容体，B 細胞抗原受容体（膜結合型抗体）
受容体が認識する分子	微生物に特有な共通構造（PAMPs）	それぞれの微生物がもつ分子の構造
主たる機能分子	自然抗体，補体，サイトカイン	抗体，サイトカイン
反応開始までの時間	速い（即時）	遅い（早くても 4〜6 日）
反応の強さ	＋（獲得免疫に比べて弱い）	＋＋（自然免疫に比べて強い）

NK：natural killer，TLR：Toll-like receptor，PAMPs：pathogen-associated molecular patterns

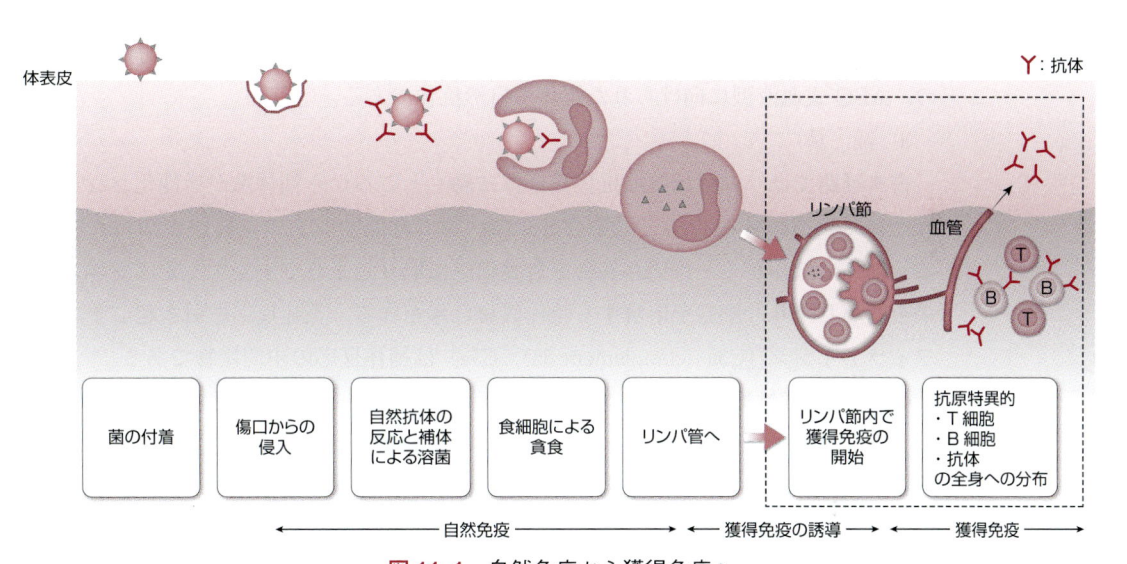

図 11-1 自然免疫から獲得免疫へ

抗体がくっついた菌や菌体成分は，食細胞（マクロファージなどの抗原提示細胞）に取り込まれる．食細胞は近くのリンパ節に移行し，獲得免疫が始まる．

2. 自然免疫系で働くいろいろなバリアー

外来の病原体から生体をまもる機序として，物理的，化学的，生物学的バリアーが働く（図 11-2）．

1）物理的バリアー

皮膚の**角質層**，呼吸器や消化管の粘膜や**粘膜上皮細胞**，そこから分泌される**粘液**．

2）化学的バリアー

汗の**塩分**や**低い pH**，汗や皮脂腺から分泌される**脂肪酸**，胃液中の酸，粘膜から分泌される**ムコ多糖**など．

3）生物学的バリアー

涙，鼻汁，唾液，気道，消化管，生殖尿路系で働く**リゾチーム**，母乳や涙，唾液

に含まれる**ラクトフェリン**，**塩基性ペプチド**（ディフェンシンなどの抗菌性ペプチド），正常微生物叢（皮膚，消化管，腟などに常在する細菌）．

3. 自然免疫系で働く主な細胞や分子

自然免疫には，さまざまな細胞や分子が働いている．

1）食細胞

自然免疫の主役である．**マクロファージ**，**好中球**は食機能を専門とした細胞で，抗菌ペプチドや消化酵素，活性酸素に曝されて細菌は殺される．

2）自然抗体

外来の抗原刺激を受ける前から血中に存在する抗体のこと．獲得免疫でできる抗体と構造上の違いはない．多様なB細胞が分化・成熟する過程で自然に分泌したもの．ABO式血液型に向けられた抗体も自然抗体である．

3）補体

古典経路では，補体は抗原抗体複合体に働くところから補体系が活性化される．ほかに，抗原抗体複合体を出発点としない第二経路やレクチン経路が知られている．補体は抗体がくっついた異物を貪食細胞に取り込まれやすくするオプソニン効果を誘導したり，細胞を溶解する膜侵襲複合体を作る．炎症反応を引き起こすアナフィラトキシン〔C3a（complement 3a），C5a〕は補体反応の中間産物である．

4）細胞傷害性細胞

ナチュラルキラー細胞 natural killer cell（**NK細胞**）は，抗原非特異的にウイルス感染細胞を殺す．また細胞上の抗原に付着した抗体にくっついて細胞を壊す（ADCC：antibody-dependent cellular cytotoxicity）のもNK細胞である．

5）パターン認識分子

この中で最も大切な分子は，**Toll様受容体** Toll-like receptor（TLR）と呼ばれる一群の受容体で，RNAや細菌由来のDNA（CpG DNA），細菌のリポタンパク質やリポ多糖がもつ共通の構造（PAMPs：pathogen-associated molecular patterns）を認識し，マクロファージや樹状細胞を活性化する．これら細胞では免疫能の増強はじめ，**炎症性サイトカイン**（p.691）の産生が強く誘導される．

4. 獲得免疫系で働く主な細胞

獲得免疫系の最大の特徴は，免疫学的特異性と免疫学的記憶をもつことである．この役割を果たしているのは**T細胞**と**B細胞**である．T細胞は骨髄由来の前駆細胞が胸腺に移行してそこで分化・成熟を遂げる．一方，B細胞は骨髄中で分化・成熟する．いずれのリンパ球も，**抗原特異的な受容体分子**をその細胞表面に発現している．B細胞の受容体分子は抗体分子そのものであり，膜結合型の構造をしている．B細胞は分化して抗体産生細胞になると，細胞表面上の抗体分子と同じ特異性をもつ抗体分子を細胞外に分泌する（図11-3a）．

1 免疫のしくみと異常

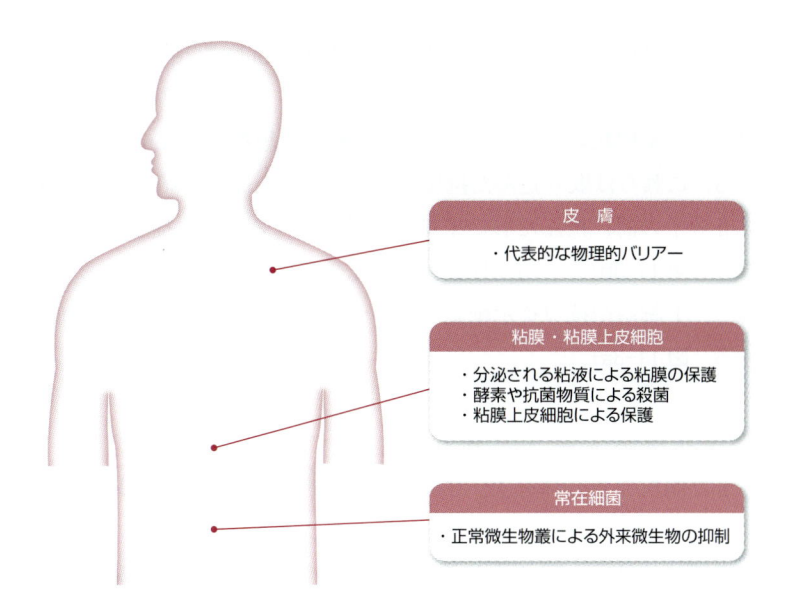

図 11-2　いろいろなバリアー

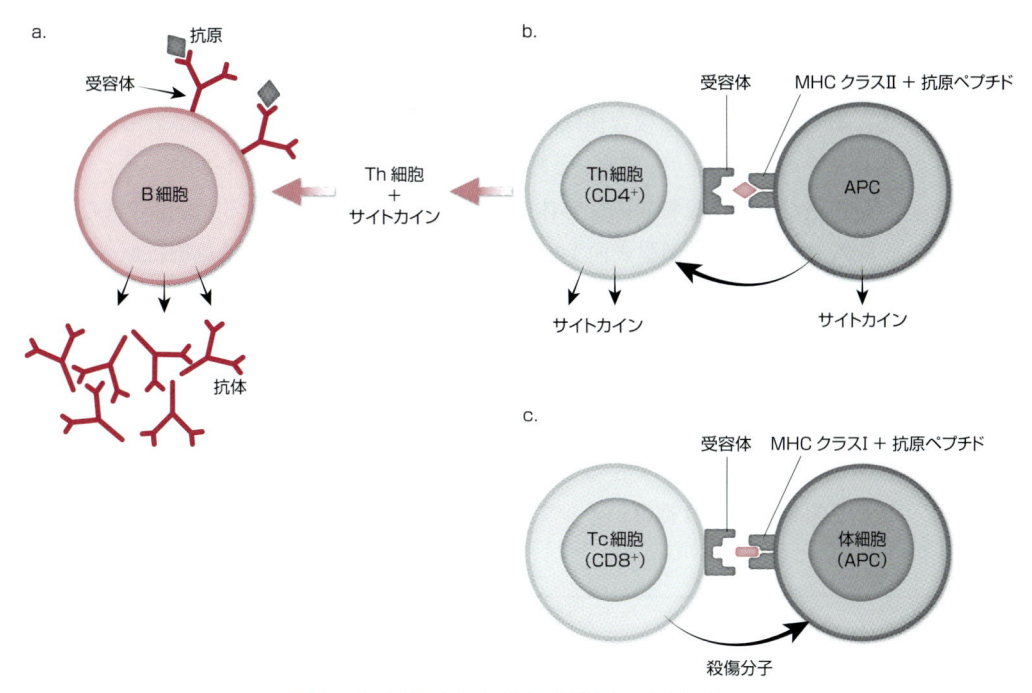

皮膚
・代表的な物理的バリアー

粘膜・粘膜上皮細胞
・分泌される粘液による粘膜の保護
・酵素や抗菌物質による殺菌
・粘膜上皮細胞による保護

常在細菌
・正常微生物叢による外来微生物の抑制

図 11-3　T 細胞と B 細胞の抗原認識と活性化

a. 抗原は，それに特異的な受容体分子（細胞表面抗体）をもつ B 細胞を刺激し，抗体産生を引き起こす．獲得免疫で B 細胞が抗体を産生するときは，Th 細胞（ヘルパー T 細胞）の助けを受ける．
b. 抗原を取り込んだ抗原提示細胞（APC）は，抗原を消化すると同時に抗原の一部を MHC クラス II 分子の間に挟んだ複合体を細胞表面に発現する．Th 細胞は特異的な抗原受容体でこの複合体を認識し活性化される．この後 Th 細胞は同じ複合体をもつ B 細胞にくっついて，あるいは近距離からのサイトカイン刺激で B 細胞に抗体産生を促す．
c. 一方，細胞自身が作る抗原や感染したウイルス由来抗原は MHC クラス I 分子に挟まる．Tc 細胞（細胞障害性 T 細胞もしくはキラー T 細胞という）の抗原受容体はこの複合体を認識する．Tc 細胞は殺傷分子（グランザイムやパーフォリンなど）を放出して，標的体細胞を破壊する．

Th：helper T cell，MHC：major histocompatibility complex，APC：antigen presenting cell，Tc：cytotoxic T cell

T細胞の抗原特異的な受容体分子はT細胞抗原受容体という．受容体分子はT細胞が成熟しても分泌型になることはない．T細胞に抗原情報を提供するのがマクロファージや樹状細胞，B細胞などの**抗原提示細胞** antigen presenting cell（APC）である．これらは取り込んだ抗原分子をMHC（major histocompatibility complex）クラスⅡ分子の間に挟んだ形でT細胞を活性化する．抗原提示細胞は抗原特異性をもたない（図11-3b）．一方，B細胞は抗原受容体分子が抗体であるため，抗原単独を認識し，T細胞や抗原提示細胞由来のサイトカインの助けを得て抗体産生細胞に分化する（図11-3a）．

5. 獲得免疫系で働く主な分子

T細胞抗原受容体分子，B細胞抗原受容体分子（抗体）以外に，T細胞を活性化するときに働くMHC **クラスⅠ抗原**と**クラスⅡ抗原**が重要である．クラスⅡ抗原はその溝に，外から取り込んだ抗原ペプチドを挟み，できた複合体をT細胞が認識する．このT細胞をヘルパーT細胞（Th細胞）と呼び，CD4（cluster of differentiation 4）陽性である（図11-3b）．一方，細胞内で不要になったタンパク質や感染したウイルス由来タンパク質は細胞内のプロテアソームで分解され，小胞体に移行する．小胞体では生合成されたクラスⅠ分子の溝に抗原ペプチドを挟み，細胞表面に移行する．細胞表面に現れた複合体は抗原特異的なT細胞によって認識される．このT細胞はキラーT細胞（Tc細胞）と呼び，CD8陽性である（図11-3c）．

B細胞がもつ抗原特異的受容体は，抗体分子そのものである．分泌されたIgMは5量体であるが，B細胞表面上にあるときは単量体である．T細胞抗原受容体もB細胞抗原受容体も，V遺伝子とJ遺伝子断片（および一部の分子ではD遺伝子断片）とがDNA上で不可逆的にくっつく**遺伝子再構成**機構によって，その**多様性の拡大**を獲得している（図11-4）．遺伝子再構成の際には，V遺伝子とJ遺伝子断片の間の配列は切り取られて捨てられる．T細胞もB細胞も，その抗原受容体分子の種類は理論上100億種類以上できると考えられる．これだけの多様性を生み出せるのは，遺伝子再構成という機構によって初めて成し遂げられる．

B　サイトカイン

1. サイトカインとは

サイトカインとは，リンパ球や単球（組織ではマクロファージ）をはじめ，さまざまな細胞が産生するペプチド性生理活性物質の総称で，細胞間の情報伝達を担う分子のことである．なお，生理活性に基づいた分類上，細胞を近くに呼び寄せる活性をもつサイトカインをケモカインと呼ぶことになっている．

サイトカインの作用の特徴は次のようにまとめることができる．

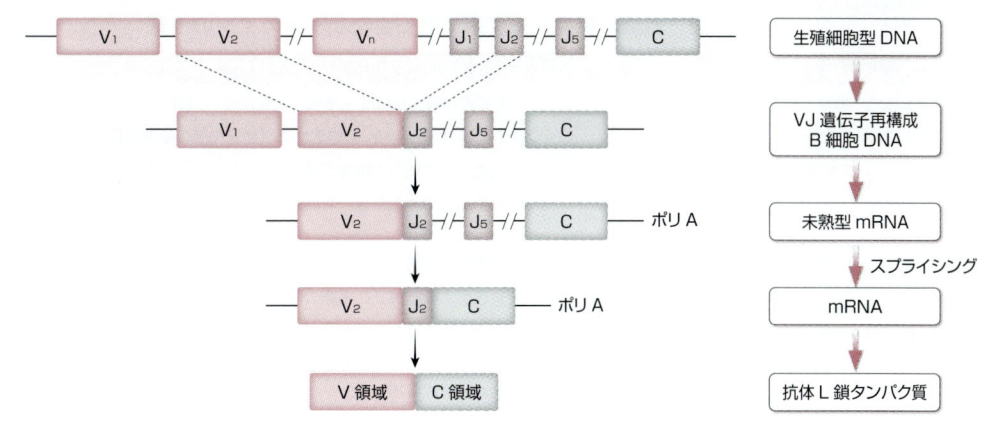

図11-4　抗体L鎖の遺伝子再構成

多数あるV遺伝子の1つとJ遺伝子断片の1つがVJ遺伝子再構成を起こす．くっついたV2-J2遺伝子が読みとられmRNAができる．この時は複数の不要な遺伝子が含まれているが（未熟型mRNA）スプライシングを経て完成型のmRNAになり，タンパク質に翻訳される．

① 微量で効果を発揮する
② 標的細胞には特異的な受容体がある
③ ホルモンと違って，産生局所で作用することが多い
④ 異なるサイトカインが類似した生理活性をもつことがある（重複性という）
⑤ 同じサイトカインが異なった作用を示すことがある（多能性という）

サイトカインが重複性や多能性をもつことは，1つのサイトカインが産生できないようになってもほかがそれを肩代わりできるフェイルセーフ機構である．

2. さまざまなサイトカイン

サイトカインには沢山の種類がある．ここでは代表的なサイトカインについて，産生細胞と主たる作用をまとめた（表11-2）．

3. サイトカインによる相互作用

このようにさまざまなサイトカインを眺めてみると，それぞれの生理活性の様子から，いくつかのサイトカイン群に分類できる．

1）炎症性サイトカイン

IL-1，IL-6，TNFαなどは，多くの炎症反応の誘導や増悪に働く原因サイトカインであり，また関節リウマチの病態形成の主役である．IL-8はマクロファージが産生し，好中球を呼び寄せる．遊走してきた好中球が炎症反応を増強するので，IL-8も炎症性サイトカインの仲間に加えることがある．なおIL-1には決めるIL-1αとIL-1βの2種類があるが，生物活性はほとんど同じである．単球やマクロファージはIL-1βを多量に産生するので，ここでIL-1と表記するのはIL-1βのことである．

表11-2 血液・免疫・炎症系で働く主なサイトカインの性質

名　称	主たる産生細胞	作用・特徴
IL-1	単球・マクロファージ	T細胞増殖，抗体産生増強，炎症反応の誘導，発熱作用
IL-2	T細胞	T細胞の増殖，NK細胞活性化【血管肉腫の治療薬】
IL-3	T細胞	造血系前駆細胞の増殖促進
IL-4	T（Th2）細胞	Th2細胞の増殖促進，Th1細胞抑制，B細胞活性化，B細胞のIgEクラススイッチ誘導
IL-5	T細胞	好酸球の増殖・分化の促進
IL-6	単球・マクロファージ，内皮細胞　ほか	炎症反応の誘導，B細胞の活性化，形質細胞の増殖
IL-8	単球・マクロファージ，好中球　ほか	局所に好中球を呼び寄せ炎症反応を増強する（ケモカインの一種）
IL-10	T（Th2）細胞，単球・マクロファージ	T（Th1）細胞からのサイトカイン産生抑制，マクロファージの活性化の抑制，抗炎症作用
IL-12	単球・マクロファージ	NK細胞からのIFN-γ産生誘導，Th1細胞への分化誘導
IL-13	T（Th2）細胞	B細胞に対しIL-4様の活性を示す
IL-17	T（Th1）細胞	Th17細胞の誘導に働き，炎症反応のきっかけを作る
IFNα	単球・マクロファージ	抗ウイルス作用，抗腫瘍作用【ウイルス肝炎の治療薬】
IFNβ	線維芽細胞，上皮細胞	抗ウイルス作用，抗腫瘍作用【ウイルス肝炎の治療薬】
IFNγ	T（Th1）細胞，NK細胞	抗ウイルス作用，Th1細胞の増殖促進，Th2細胞抑制
TNFα	T細胞，単球・マクロファージ，肥満細胞	炎症反応の誘導，腫瘍細胞障害，発熱作用
GM-CSF	T細胞，線維芽細胞，内皮細胞　ほか	骨髄球（単球，好中球，好酸球，好塩基球の前駆細胞）の増殖分化
M-CSF	線維芽細胞，内皮細胞　ほか	単球前駆細胞の増殖分化
G-CSF	線維芽細胞，内皮細胞　ほか	顆粒球前駆細胞の増殖分化【造血細胞の動員，顆粒球減少症の治療薬】
TPO	肝臓	巨核球の増殖分化（血小板の産生）
EPO	腎臓，肝臓	赤芽球の増殖（赤血球の産生）【腎性貧血の治療薬】
TGFβ	単球・マクロファージ	細胞増殖の抑制活性

IL：インターロイキン（interleukin），IFN：インターフェロン（interferon），TNF：腫瘍壊死因子（tumor necrosis factor），CSF：コロニー刺激因子（colony-stimulating factor），TPO：トロンボポエチン（thrombopoietin），EPO：エリスロポエチン（erythropoietin），TGF：トランスフォーミング増殖因子（transforming growth factor）
現在医薬品として使用されているサイトカインは【・・・】で適用を示した．

2）免疫応答制御性サイトカイン

IL-2, IL-4, IFNγなどは，Th細胞の増殖分化，特にTh1細胞（細胞性免疫を増強）やTh2細胞（体液性免疫を増強）への分化や増殖の制御に働く．IL-10やIL-12は，Th1とTh2のバランスを決める役割も果たす．IL-10はTh1機能を抑制する方向に働くので，抗炎症作用をもつ．

3）造血性サイトカイン

IL-3, GM-CSF, M-CSF, G-CSF, TPO, EPOなどは，血液系幹細胞からの血液細胞分化に働く．IL-6にも巨核球増多活性がある．

サイトカインを介した細胞間の相互作用の一例を図に示した（図11-5）．

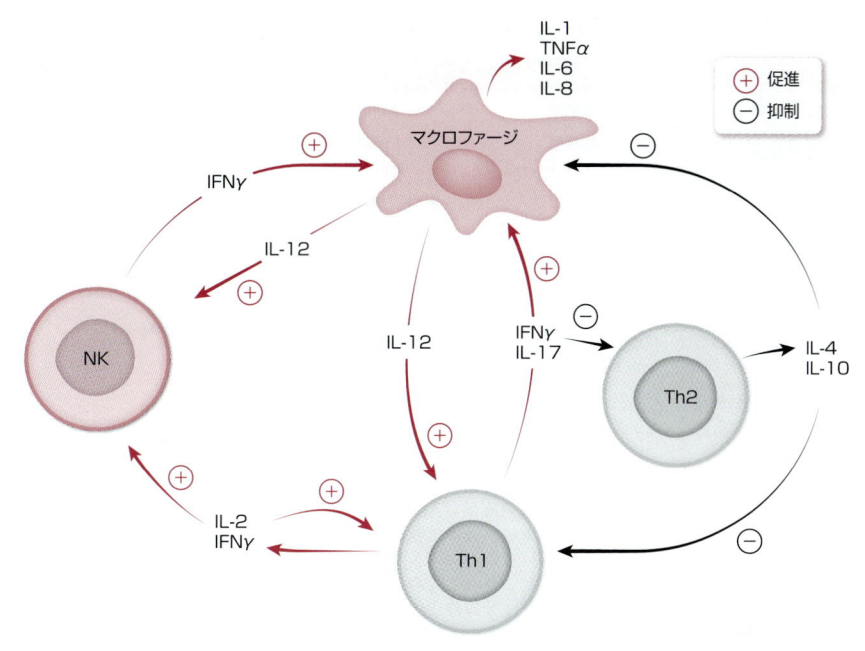

図11-5 サイトカインを介した細胞間の相互作用

マクロファージはさまざまなサイトカインを産生する．IL12産生が優位になるとTh1やNKが活性化され，細胞性免疫が増強される．Th1が産生するIFNγはTh1自身やNKを増強し，Th2活性を抑制する．一方IL12産生が低くIL10産生が高まるとTh2が活性化され，その結果液性免疫が増強されてIgE産生も高まる．Th2が産生するIL4は自身を増強すると同時にTh1を抑制する．このように免疫系はさまざまなサイトカインや細胞間相互作用を介してバランスを保っている．
NK：natural killer cell，IFNγ：interferon-γ，IL：interleukin，TNFα：tumor necrosis factor-α，Th：helper T cell

C アレルギー反応

1. アレルギーとは

　異物は免疫反応によって排除される．例えば細菌やウイルスに感染すると，熱や咳が出る．これは異物を排除するときに起こる生体反応であり，臨床症状として理解されている．ウイルスや細菌のように，ヒトに危害を及ぼすような異物を排除するとき，われわれの体にいくつかの異変，すなわち臨床症状が出ても，やむを得ないと思うことが多い．しかし花粉のように，別段生体にとって危害を及ぼすことがないような異物が入ってきても，くしゃみ，鼻水，涙，鼻づまりなどの症状が出る．こうした症状を**アレルギー反応**と呼んでいる．本来，生体をまもるために働くはずの免疫系が，生体に不都合な病的状態を引き起こしてしまう現象のことである．また薬やハチ毒に対する反応の結果起こってしまう**アナフィラキシーショック**は，アレルギー反応が急激に生じて引き起こされる致死的な反応である．アレルギーを引き起こす抗原物質を**アレルゲン**と総称する．

表11-3 クームスとゲルによるアレルギーの分類

	I型アレルギー	II型アレルギー	III型アレルギー	IV型アレルギー
反応までの時間	分単位	時間単位	時間（・日）単位	2～3日
時間による分類	即時型 （アナフィラキシー）[1]	即時型 細胞傷害型	即時型 免疫複合体型	遅延型 ツベルクリン型
作用因子	抗体（IgE）	抗体（IgM，IgG）	抗体（IgM，IgG）	T細胞
補体の関与	－	＋	＋	－
主な関連疾患	気管支喘息 アレルギー性鼻炎 薬物アレルギーの一部 花粉症 食物アレルギー	血液型不適合輸血	血清病 急性糸球体腎炎	接触皮膚炎 移植片拒絶反応
類似した機序で引き起こされる自己免疫疾患[2]	ない[3]	自己免疫性溶血性貧血 特発性血小板減少性紫斑病（ITP）	ループス腎炎（SLE）	いくつかの自己免疫疾患で複合的に働いていると考えられる[4]

1) アナフィラキシー反応はI型アレルギーの全身症状で，ショック症状を示す．気管支平滑筋の収縮や末梢血管の拡張により呼吸困難や血圧低下が起こる．気道確保（Airway），呼吸管理（Breath），循環血管理（Circulation）のABCが重要である．薬物による対症療法は，末梢血管の拡張による血圧低下からまもるために，エピネフリンが投与（多くは筋注）される．
2) アレルギーは外来抗原によって引き起こされる免疫反応であり，したがって抗原がなくなると症状は消えてしまうのが普通である．気管支喘息は原因抗原が十分に除去できないために反応が慢性化していると考えられる．一方，自己免疫疾患は，自己成分に対する免疫反応であるため抗原が消失してしまうことはない．したがって症状は持続的であり炎症反応は慢性化する．しかしアレルギーも自己免疫疾患も，いずれも免疫反応であるという点で非常に類似した機序で病態が進行する．そのため自己免疫疾患の発症の様子をアレルギーと同じように扱うことがある．アレルギーと自己免疫を混同しないようにしたい．
3) I型アレルギーに類似した機序で引き起こされる自己免疫疾患は知られていない．
4) 自己免疫疾患は病態の進行過程で複数の機序が働くことがある．特にIII型やIV型が時間経過とともに複合的に働くことがあるので，1つの型で説明することがむずかしいことがある．

2. アレルギーの分類

1968年，クームス（R. Coombs）とゲル（P. Gell）は，アレルギー反応を4つの型に分類した．このおかげでアレルギー反応の様子が理解しやすくなっている（表11-3，図11-6）．

3. I型アレルギーの即発相と遅発相

マスト細胞上のFcε受容体に結合したIgEが抗原によって架橋され，マスト細胞からさまざまなオータコイド（p.696参照）が放出され，症状が現れる．反応は**即発相**と**遅発相**に分けられる．即発相ではマスト細胞が脱顆粒し，顆粒に含まれていたヒスタミンなどによって平滑筋の収縮と血管透過性の亢進が起こる．1～2時間で反応は消失するが，8～10時間後にゆっくりとロイコトリエン leukotriene（LT）やプロスタグランジン prostaglandin（PG），トロンボキサン thromboxane（TX）などのエイコサノイドが分泌され，平滑筋の収縮，血管透過性の亢進，末梢血管拡張などが起こる．この反応をI型アレルギーの遅発相と呼び，炎症反応が強まる原因となる（図11-7）．エイコサノイドは顆粒中に蓄積されていたものが放出されるのではなく，リポキシゲナーゼやシクロオキシゲナーゼの作用で新たに生合成されるもので

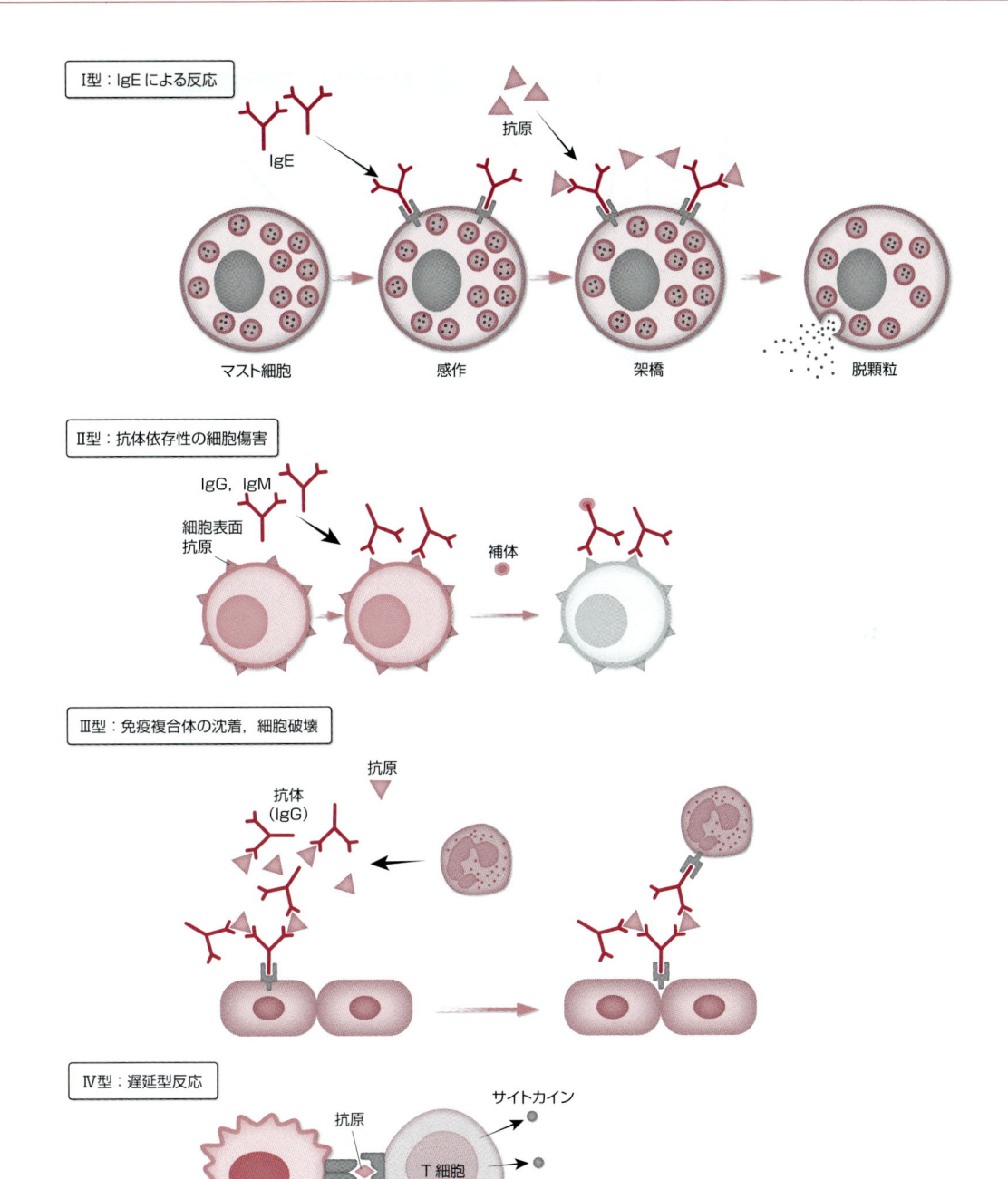

図 11-6　アレルギー反応による組織傷害の発生機序

　Ⅰ型アレルギー：IgE はマスト細胞上の受容体にくっつく．そこに抗原（アレルゲン）がくっつくと，マスト細胞は顆粒中にもっているさまざまなケミカルメディエーターを放出しアレルギー症状を引き起こす．
　Ⅱ型アレルギー：細胞表面の分子に抗体が反応し，補体が活性化されて細胞が壊れる．血液型不適合輸血が代表例である．ある種の抗体医薬もこのような機序で働く．
　Ⅲ型アレルギー：抗原抗体複合体（免疫複合体）が引き起こすアレルギーで，複合体が血管や組織に沈着すると，補体が活性化され組織を壊したり，また集まってきた好中球が放出するタンパク質分解酵素などで局所の炎症反応が引き起こされる．
　Ⅳ型アレルギー：抗体ではなくて T 細胞が働いて起こされるアレルギーで，接触皮膚炎やツベルクリン反応がその代表例である．T 細胞が放出する種々のサイトカインでマクロファージやその他の白血球が集まってきて炎症反応が引き起こされる．
　MHC：major histocompatibility complex

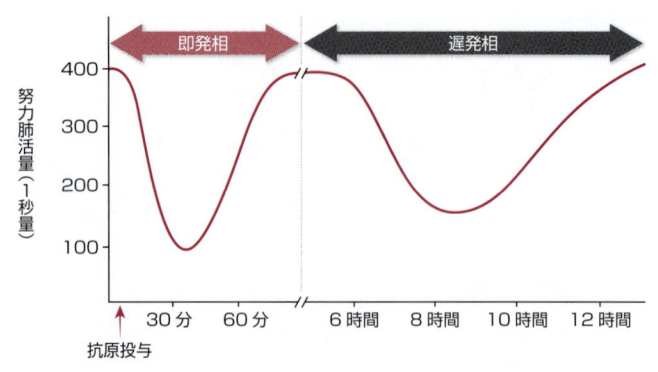

図 11-7　I型アレルギーの反応経過

実験動物でI型アレルギーを起こさせたときの気管支の収縮の様子を図式化した．抗原投与後短い時間内に分泌されるヒスタミンにより気道収縮が起こり，努力肺活量（FEV₁）が減少する．この反応はしばらくすると元に戻るが，8～10時間後に，刺激がきっかけで生合成されたエイコサノイドが遊離され，ジンワリと気道収縮が起こる．前者が即発相の反応で，後者が遅発相の反応である．

ある．したがってヒスタミンとは異なって，放出されるまでに時間がかかる遅発相の反応である．

また，遅発相では，LTB₄（leukotriene B₄）（「12章 炎症系の薬理」p.713，**表12-2**を参照）やケモカインによって好中球（多形核白血球）が炎症局所に呼び寄せられ，好中球による組織傷害も引き起こされる．オータコイドやケモカインが遊離された後，好中球が遊走してくるまでに時間がかかるので，この反応も遅発相で起こる．

D　オータコイド

オータコイド autacoid は，血液細胞，血管内皮細胞，胃腸管などの細胞で刺激により生成・遊離されて，近傍の細胞に働く低分子の生理活性物質のことをいう．局所ホルモンともいう．オータコイドとは，ギリシャ語（*autos*=self，*akos*=drug）に由来し，自分自身を調節する物質という意味である．なお，アレルギー反応を誘発する低分子の生理活性物質を総称して**ケミカルメディエーター**と呼ぶこともある．

代表的なオータコイドはヒスタミン，セロトニン，ブラジキニン，エイコサノイド（PG，LT，TX）などである．I型アレルギーの即発相では主としてヒスタミンが，遅発相でアラキドン酸から生合成され遊離されるエイコサノイドが働く．

表 11-4　代表的な自己免疫疾患

| 全身性自己免疫疾患 || 臓器特異的自己免疫疾患 ||
疾患名	障害臓器・症状	疾患名	障害臓器・症状
全身性エリテマトーデス（SLE）	・皮膚・血管，腎臓 ・二本鎖DNAなどを抗原とした免疫複合体が組織に沈着 ・皮膚症状，血管炎，特に腎炎が致命的	1型糖尿病	・膵β細胞破壊
関節リウマチ（RA）	・全身の関節炎，心肺障害，間質性肺炎，神経障害など ・抗原は不明	多発性硬化症	・中枢神経の脱髄による神経症状
強皮症	・全身の皮膚の硬化 ・肺線維症が致命的 ・原因抗原は不明	グレーブス病（バセドウ病）	・抗TSH受容体抗体による甲状腺機能亢進
多発性筋炎	・全身の骨格筋，皮膚 ・免疫複合体の沈着やTcによる筋障害	橋本病（慢性甲状腺炎）	・チログロブリン抗体などによる甲状腺機能低下
シェーグレン症候群	・涙腺，唾液腺の炎症で分泌能が低下する ・SLEやRAに合併することがある ・原因抗原は不明	重症筋無力症	・ACh受容体に対する自己抗体が骨格筋のACh受容体を阻害

Tc：キラーT細胞，TSH：甲状腺刺激ホルモン，ACh：アセチルコリン

E　自己免疫疾患

　アレルギー反応と違って自己免疫疾患は，自己抗原が体の中に永続的に存在するため，アレルギー性の炎症反応が持続的に働くことによって引き起こされ，組織の機能障害に至ることも多い．したがって多くの自己免疫疾患は難治性であり，対症療法よりはむしろ免疫抑制を中心とした寛解を目指した治療方針が大切である．

　自己免疫疾患は，全身性の疾患と臓器特異的な疾患に大別できる．代表的な自己免疫疾患についてまとめた（**表 11-4**）．

　全身性自己免疫疾患は，**全身性エリテマトーデス** systemic lupus erythematosus（SLE）と**関節リウマチ** rheumatoid arthritis（RA）が代表的である．SLEは何らかの理由でできた自己抗体が自己抗原と免疫複合体を形成し，皮膚，腎，脳など，複数の臓器組織を同時に侵す．特に糸球体腎炎（ループス腎炎）はSLEの三大死因（ほかには感染症と脳血管障害がある）の1つである．治療には副腎皮質ステロイド薬や免疫抑制薬が用いられる．また，関節リウマチは関節滑膜に起こる慢性の炎症性疾患であり，関節に限定された臓器特異的自己免疫疾患にみえるが，症状が進行すると肺病変をはじめ多くの臓器での病変が現れるので全身性自己免疫疾患に分類されている．最近は早期からのDMARDs（disease-modifying antirheumatic drugs）や免疫抑制薬の使用が勧められている．抗体医薬（抗TNFαや抗IL-6受容体）も用いられる．

　臓器特異的自己免疫疾患はそれぞれの疾患での病態がさまざまなので，臓器に応じた治療が進められている．自己免疫疾患の原因は分かっていない．遺伝的要因，

環境要因などが複合的に働いているといわれる．遺伝的要因については，近年，多くの原因候補遺伝子が探索されているが，まだ確定的なものはない．

F 免疫不全症

　免疫不全症は，原発性（先天性）免疫不全症と続発性（後天性）免疫不全症に大別される（表11-5）．原発性は免疫応答に関わる分子の遺伝子変異などで引き起こされる免疫不全症で，その治療法は骨髄移植が主流である．X連鎖性無ガンマグロブリン血症（ブルトン型免疫不全症ともいう）はB細胞の分化・成熟に必須の酵素遺伝子が変異するために，抗体ができなくなってしまう疾患である．アデノシンデアミナーゼ欠損症は，アデノシンが蓄積することでリンパ球が死んでしまうため，重症の免疫不全症を示す．現在，欠損遺伝子の補充を目指した遺伝子治療法が試みられており，良好な成績もある．ディジョージ症候群は非常にまれな病気であるが，胸腺形成異常が原因で起こるT細胞成熟不全症である．

　続発性（後天性）免疫不全症は，がん，薬物，慢性疾患，加齢，感染症などで生体の免疫能が低下するために起こる免疫不全症をいう．感染が原因で起こる免疫不全症の中で特に重要なのは，**HIV**（ヒト免疫不全症ウイルス human immunodeficiency virus）感染が原因で起こる**後天性免疫不全症候群** acquired immune deficiency syndrome（**AIDS**）である．HIVはレトロウイルス科レンチウイルス属に分類され，エンベロープをもつ＋鎖RNAウイルスである．HIVはT細胞表面のCD4分子に結合した後，細胞内に侵入し細胞を破壊する．このためCD4陽性T細胞が次々と感染を受け，免疫不全状態に陥り，本来排除できるような真菌などによる日和見感染が起こってしまう．CD4分子は少量ながらもマクロファージにも発現されているので，HIV感染ではマクロファージ機能も低下することがある．治療にはHIVの特性をもとに，**逆転写酵素阻害薬やプロテアーゼ阻害薬**が用いられる．HIVはCD4陽性T細胞上でケモカイン受容体CCR5（C-C chemokine receptor type 5）にも結合するので，CCR5結合阻害薬も活用されている．CD4陽性T細胞の値が500個/μL

表11-5　代表的な免疫不全症

原発性（先天性）免疫不全症	・X連鎖性無ガンマグロブリン血症 ・X連鎖性重症複合免疫不全症 ・常染色体性重症複合免疫不全症 ・アデノシンデアミナーゼ欠損症 ・ディジョージ症候群
続発性（後天性）免疫不全症	・後天性免疫不全症候群（AIDS） ・腫瘍 ・薬物療法 ・慢性疾患 ・加齢

表 11-6　AIDS の治療薬

核酸系逆転写酵素阻害薬（NRTIs）	ジドブジン，ジダノシン，サニルブジン，ラミブジン など
非核酸系逆転写酵素阻害薬（NNRTIs）	ネビラピン，エファビレンツ，テラビルジン など
プロテアーゼ阻害薬（PIs）	インジナビル，サキナビル，リトナビル など

HAART*療法の基本
・核酸系逆転写酵素阻害薬（NRTIs）から 2 種
　　　　　　　＋
・非核酸系逆転写酵素阻害薬（NNRTIs）から 1 種
　　　　　もしくは
・プロテアーゼ阻害薬（PIs）から 1 種
（合剤がいくつか発売されており，使いやすくなっている）

他の治療薬
・インテグラーゼ阻害薬：ラルテグラビル
・侵入阻害薬（CCR5 阻害薬）：マラビロク（ケモカイン受容体 CCR5 に結合して，HIV が CD4 に結合する過程を抑える ⇒ 感染初期にのみ有効）

NRTIs：nucleoside analogue reverse transcriptase inhibitor, NNRTIs：non-nucleoside reverse transcriptase inhibitor, PIs：protease inhibitor, HAART：highly active anti-retroviral therapy, CCR5：C-C chemokine receptor type 5, HIV：human immunodeficiency virus.

を下回ったら抗ウイルス薬投与が推奨される．なお健常人の CD4 陽性細胞数は，800〜1,200 個/μL である．最近は **HAART 療法** highly active anti-retroviral therapy と呼ばれる **多剤併用療法**（表 11-6）が功を奏している．薬物療法のおかげで，以前に比べ感染から発症までの期間が大幅に延長されている．

2 抗アレルギー薬

　Ⅰ型アレルギーの患者数は多く，古くから対症療法としての薬物治療が進んでいる．ここでいう抗アレルギー薬は主としてⅠ型アレルギーの予防や治療に用いる薬であり，本項ではこれらの特徴について解説する．

A　抗アレルギー薬の作用点

　Ⅰ型アレルギー反応で重要な役割を果たすのは**マスト細胞**（肥満細胞ともいう）である．産生されたIgEはマスト細胞上のFcε受容体に結合する．ここに抗原（アレルゲン）が反応することでシグナルが入り，蓄えられていた顆粒からヒスタミンやセロトニンなどのオータコイドが遊離される．その後エイコサノイドの生合成が始まり，遅発相のオータコイドであるエイコサノイド（PG，LT，TX）が分泌され，炎症反応が増強される．ほかにはIgE産生に必要なTh2細胞の機能を抑える薬も開発されている（図11-8，表11-7）．

　抗アレルギー薬を作用様式で分類すると，
　① メディエーター遊離抑制薬
　② ヒスタミン H_1 受容体拮抗薬
　③ トロンボキサン A_2 阻害薬
　④ ロイコトリエン受容体拮抗薬
　⑤ Th2サイトカイン阻害薬

などがある．これら以外に，最近ヒトIgEに特異的に結合し，IgEのFcε受容体への結合を阻害する抗体医薬，**オマリズマブ** omalizmab（ゾレア®）が開発された．

B　メディエーター遊離抑制薬

　炎症反応を誘発するさまざまな生理活性分子を総称して，**メディエーター**（媒介物質）と呼んでいる．その中にはオータコイドや，サイトカインをはじめとしたペプチド性分子が含まれる．これら生理活性物質が細胞から遊離されるのを抑える薬はメディエーター遊離抑制薬と総称される．

　これには，**クロモグリク酸** cromoglicic acid（インタール®），**トラニラスト** tranilast

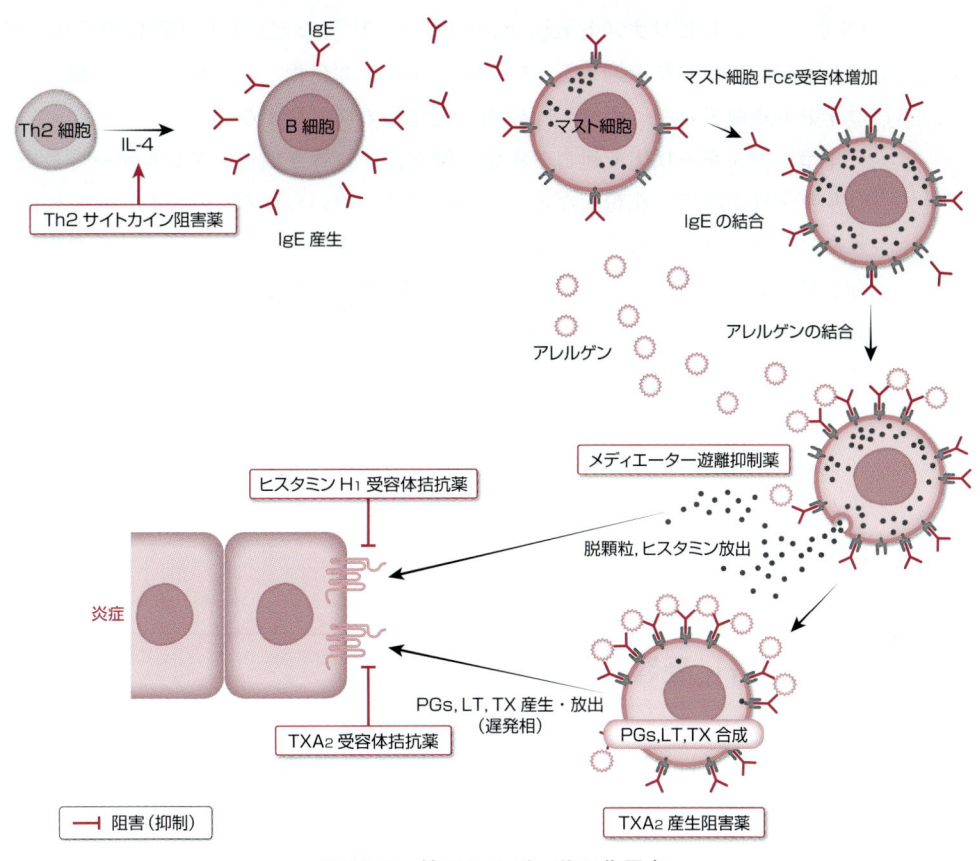

図 11-8 抗アレルギー薬の作用点

Th2：type 2 helper T cell, IL-4：interleukin-4, PGs：prostaglandins, LT：leukotriene, TX：thromboxane, TXA$_2$：thromboxane A$_2$

表 11-7 さまざまな抗アレルギー薬

分類			抗アレルギー薬
メディエーター遊離抑制薬			クロモグリク酸，トラニラスト，イブジラスト，レピリナスト など
受容体拮抗薬 合成阻害薬	抗ヒスタミン薬	第一世代	ジフェンヒドラミン，クロルフェニラミン など
		第二世代	メキタジン，ケトチフェン，アゼラスチン，オキサトミド，エバスチン など
	トロンボキサンA$_2$阻害薬	合成阻害薬	オザグレル
		受容体拮抗薬	セラトロダスト，ラマトロバン
	抗ロイコトリエン薬		プランルカスト，ザフィルルカスト，モンテルカスト など
Th2サイトカイン阻害薬			スプラタスト

（リザベン®），**レピリナスト** repirinast（ロメット®）などがあり（図 11-9），いずれもマスト細胞の脱顆粒を抑える．脱顆粒しないと即発相，遅発相いずれに働くオータコイドも遊離されないので，即発相，遅発相の反応も出ない．

　Ⅰ型アレルギー反応で起こる疾患，例えば，気管支喘息，アレルギー性鼻炎，アレルギー性結膜炎，花粉症などの治療や予防に用いられる．ただし，すでに放出されたヒスタミン作用に対しては抑制作用をもたないために，急性の喘息発作時に投与しても効果は弱い．喘息発作時は気管支拡張のために β_2 刺激薬を用いる．また喘息の治療や予防には，吸入型のステロイド性抗炎症薬が用いられる．最近はステロイド性抗炎症薬と長期作動型 β_2 刺激薬を合剤にした吸入薬（サロメテール・フルチカゾン合剤など）が市販されている．

　Ⅰ型アレルギーが起こったときの気管支の収縮の様子を，クロモグリク酸ナトリウムやエイコサノイド合成阻害薬（抗炎症薬）（後述）を投与したときと比較すると，図 11-10 のようになる．

C　ヒスタミン H_1 受容体拮抗薬

　ヒスタミン受容体には，H_1，H_2，H_3，H_4 の 4 つのサブタイプが存在する．ヒスタミン H_1 受容体拮抗薬は一般に**抗ヒスタミン薬**と呼ばれ，ヒスタミン H_1 受容体と拮抗的（可逆的）に結合することで，ヒスタミンの受容体への結合を阻害し，その結果，アレルギー反応の即発相を抑える．

　抗ヒスタミン薬は，第一世代と第二世代に分類される．第一世代の抗ヒスタミン薬は中枢への移行作用が強いために**中枢神経抑制作用**があり，鎮静作用や眠気を引き起こす．このため乗り物酔いの薬としても用いられる．またアセチルコリン受容体に結合して抗コリン作用を発揮するため，緑内障や前立腺肥大患者への投与は禁忌である．

　これらの副作用を回避するため第二世代の抗ヒスタミン薬が開発され，カルボキシル基やアミノ基を薬物に導入して脂溶性を下げ，血液脳関門の通過を抑えた．第二世代抗ヒスタミン薬は，中枢神経抑制作用，鎮静作用や抗コリン作用などの副作用が減弱されている．

D　トロンボキサン A_2 阻害薬

　アラキドン酸代謝経路（「12 章 炎症系の薬理」p.719，図 12-5 参照）では，細胞膜リン脂質を出発材料として，ホスホリパーゼ A_2，シクロオキシゲナーゼ，5-リポキシゲナーゼなどの酵素作用で，プロスタグランジン，ロイコトリエン，トロンボキサン

2 抗アレルギー薬

図 11-9 メディエーター遊離抑制薬の構造式

（クロモグリク酸／トラニラスト／レピリナスト）

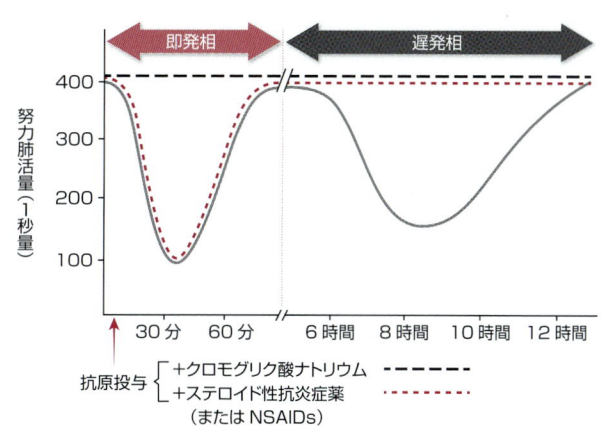

図 11-10 抗アレルギー薬の作用様式

先に示した実験モデル（図 11-7）で，抗原を投与する前にクロモグリク酸ナトリウムを処置しておくと，メディエーターが遊離されないため，即発相，遅発相いずれの気道収縮も抑制される．一方，副腎皮質ステロイド性抗炎症薬や非ステロイド性抗炎症薬（NSAIDs）を前処置しておくと，エイコサノイドの生合成が抑制されるため，遅発相の気道収縮のみが抑制される．

など，不飽和脂肪酸に由来する強力な生理活性物質であるエイコサノイドが産生される．これらは，平滑筋収縮，炎症，アレルギーなど，さまざまな局面において細胞間の伝達物質としての役割を果たしている（「12章 炎症系の薬理」p.713，**表 12-2** 参照）．トロンボキサン A_2（TXA_2）はプロスタグランジン H_2 から産生され，TXA_2 受容体を介して，血管収縮，気道収縮に働く．TXA_2 阻害薬には，TXA_2 合成阻害薬と TXA_2 受容体拮抗薬があり，気管支喘息，アレルギー性鼻炎などに用いられる．TXA_2 合成阻害薬としては，**オザグレル** ozagrel（ベガ®，ドメナン®），TXA_2 受容体拮抗薬としては**セラトロダスト** seratrodast（ブロニカ®），**ラマトロバン** ramatroban（バイナス®）がある（図 11-11）．

ほかに，**ロイコトリエン受容体拮抗薬**（抗ロイコトリエン薬とも呼ばれる）として，受容体に結合してロイコトリエン作用を阻害する薬〔**プランルカスト** pranlukast（オノン®）など〕も抗アレルギー薬として使用される（図 11-12）．

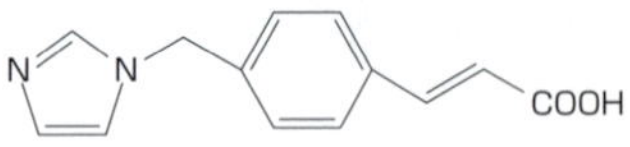

オザグレル 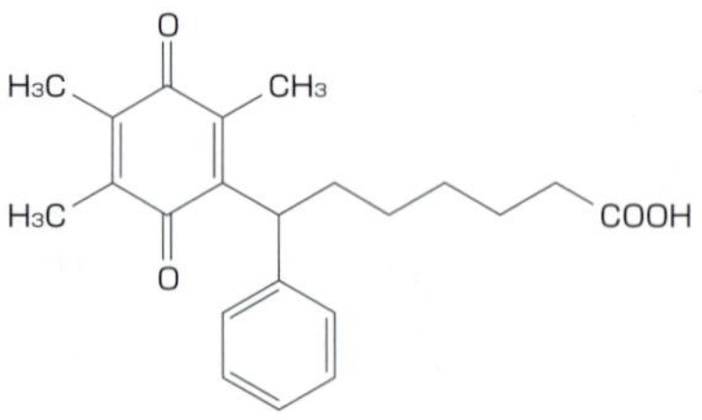　　　セラトロダスト 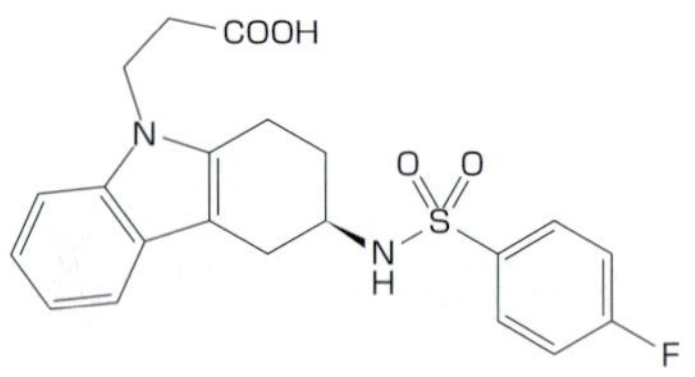　　　ラマトロバン

図 11-11　トロンボキサン A₂ 阻害薬の構造式

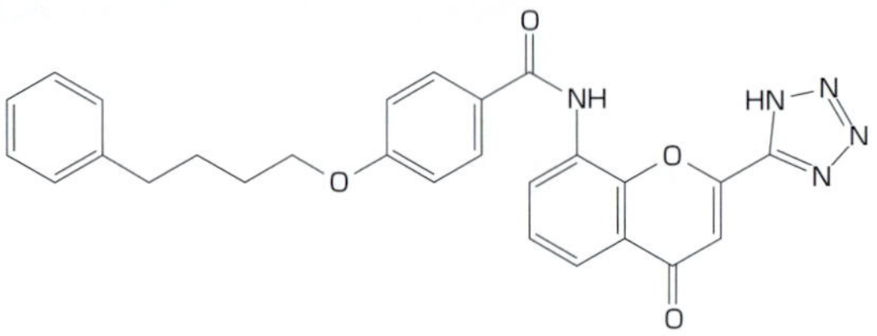

プランルカスト

図 11-12　ロイコトリエン受容体拮抗薬の構造式

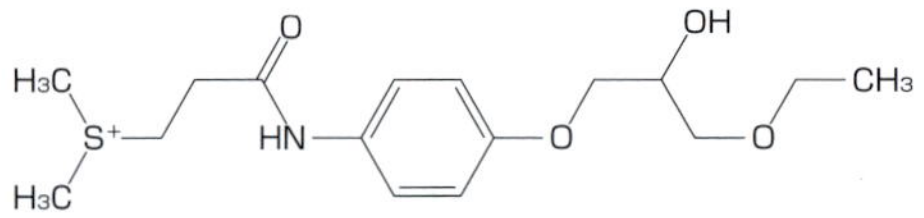

スプラタスト

図 11-13　Th2 サイトカイン阻害薬の構造式

E　Th2 サイトカイン阻害薬

　Th 細胞は免疫系の司令塔として働くが，細胞性免疫を担当する Th1 細胞と体液性免疫に働く Th2 細胞の 2 種類がある．I 型アレルギー反応は，Th2 細胞→B 細胞→IgE 産生→マスト細胞への結合→メディエーターの放出，という一連の情報伝達で成立しているが，Th2 サイトカイン阻害薬として開発された**スプラタスト** suplatast（アイピーディ®）（**図 11-13**）は，Th2 細胞から放出されるサイトカイン IL-4 と IL-5 の産生を抑制することで，IgE 産生抑制と好酸球浸潤抑制作用を発揮する．

3 免疫抑制薬

免疫抑制薬は，自己免疫疾患の治療や臓器移植の拒絶反応を抑える目的で用いられる．その作用機序は，

① 免疫系細胞の増殖・活性化を抑制する

② T 細胞に作用して，IL-2 などのサイトカイン産生を阻害する

③ Th 細胞膜上のタンパク質の機能を阻害することで活性化を抑制する

など，大きく分けて 3 つに分類できる．いずれの作用も，抗原提示細胞から始まって，Th 細胞の活性化へと連なる免疫系の細胞間・細胞内情報伝達系を抑制することによるものである．

A 細胞増殖阻害薬

細胞増殖阻害薬は次のように分けられる．

① 核酸合成阻害薬（核酸塩基代謝拮抗・葉酸代謝拮抗・アルキル化など）

② IL-2 による細胞増殖刺激の阻害

アザチオプリン azathioprine（アザニン®，イムラン®）はプロドラッグであり（**図 11-14**），体内で代謝されて 6-メルカプトプリンとなり，DNA 合成のプリン代謝を阻害することで細胞増殖を阻害する．**メトトレキサート** methotrexate（MTX）（リウマトレックス®）は葉酸代謝拮抗薬で，核酸塩基の *de novo* 合成過程を阻害する（12 章 p.725，**図 12-10** 参照）．**ミゾリビン** mizoribine（ブレディニン®）（12 章 p.725，**図 12-10** 参照）や**ミコフェノール酸モフェチル** mycophenolate mofetil（セルセプト®）も，プリン体合成系を阻害することに基づいている（**図 11-14**）．また**シクロホスファミド**

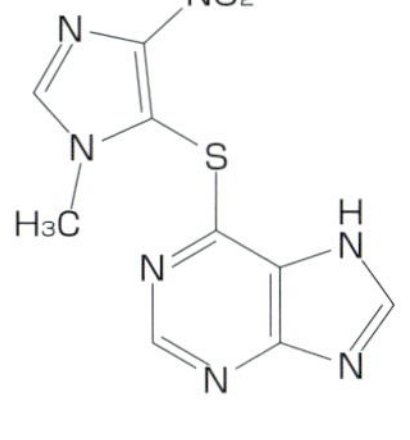

アザチオプリン

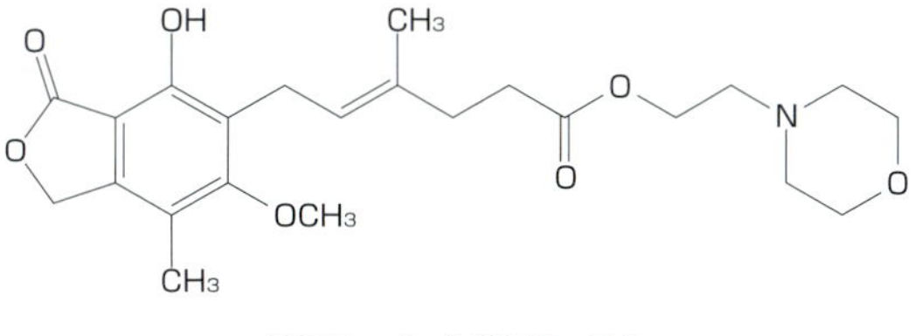

ミコフェノール酸モフェチル

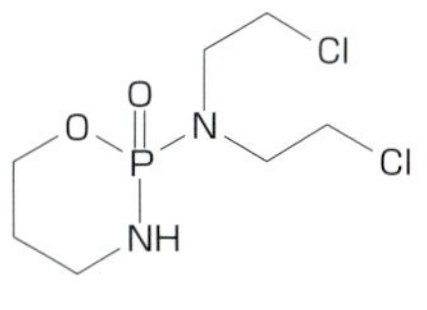

シクロホスファミド

図 11-14 主な細胞増殖阻害薬の構造式

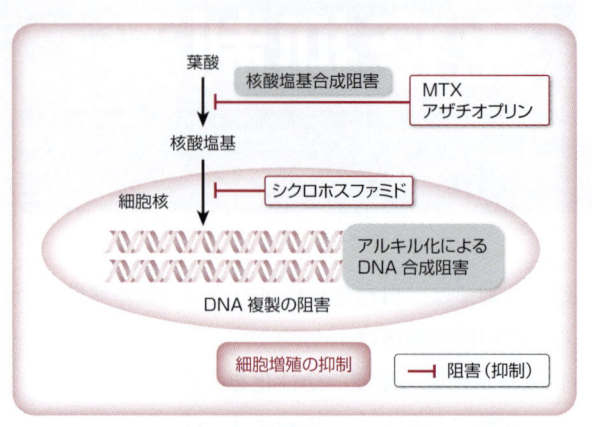

図11-15　細胞増殖阻害型免疫抑制薬の作用点

メトトレキサート（MTX）やアザチオプリンは塩基合成を阻害することで，またシクロホスファミドはDNAをアルキル化することで細胞増殖を抑える．

cyclophosphamide（エンドキサン®）はアルキル化剤の一種で（図11-14），DNAをアルキル化することでDNA複製を阻害する．いずれも免疫系細胞の増殖のみを阻害するわけではないので，骨髄抑制による感染症以外にも，肝・腎機能障害，間質性肺炎，脱毛などの副作用を生じやすい（図11-15）．

B　リンパ球機能阻害薬

　抗原提示細胞で刺激されたTh細胞は，T細胞抗原受容体を介して細胞内の情報伝達系を活性化する．その経路の中で，**カルシニューリン** calcineurin は不活型のリン酸化 NF-AT（nuclear factor of activated T cells）（転写因子）を脱リン酸化して活性型に変換し，これが核内でサイトカイン IL-2 遺伝子の転写を引き起こす．**シクロスポリン** cyclosporin（サンディミュン®）と**タクロリムス** tacrolimus（プログラフ®，グラセプター®）（図11-16）は，それぞれシクロフィリン，FKBP12（FK506 binding protein-12）と複合体を形成して，カルシニューリンの脱リン酸化能を阻害する．

　これらのリンパ球機能阻害型免疫抑制薬は，抗原提示細胞からの刺激を受けたT細胞抗原受容体分子からのシグナルが入って初めて始動するカルシニューリン系を阻害するという特徴がある．すなわち抗原で刺激が入った特異的なT細胞のみを抑制するので，従来の細胞増殖阻害型免疫抑制薬とは全く異なった機序で作用することに注意したい（図11-17）．なお，これらの薬が開発されたおかげで臓器移植の成功率が大きく改善され，さまざまな自己免疫疾患の治療にも適用が拡大している．

Abu ＝（2S）-2-アミノ酪酸
MeGly ＝ N-メチルグリシン
MeLeu ＝ N-メチルロイシン
MeVal ＝ N-メチルバリン

シクロスポリン

タクロリムス

図 11-16 リンパ球機能阻害薬の構造式

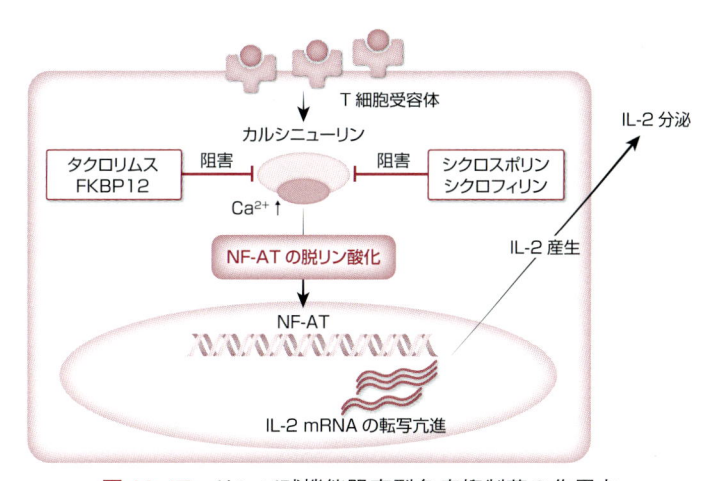

図 11-17 リンパ球機能阻害型免疫抑制薬の作用点

タクロリムスやシクロスポリンは，T細胞内でそれぞれFKBP12やシクロフィリンにくっついて複合体を形成する．この複合体がカルシニューリンにくっつくと，リン酸化NF-AT（不活型）の脱リン酸化が抑えられNF-ATが働かなくなる．

C　生物学的製剤

　ここでいう生物学的製剤は，サイトカインや細胞表面抗原に対する抗体やキメラ分子を用いることで，免疫細胞の活性化を抑制する薬物である．**ムロモナブ** muromonab は，T 細胞表面抗原 CD3 に対するマウスモノクローナル抗体で，T 細胞は抗体依存性細胞性細胞傷害機構 antibody-dependent cellular cytotoxicity（ADCC）で壊される．**バシリキシマブ** basiliximab（シムレクト®）は IL-2 受容体 α 鎖（CD25）に対するヒト／マウスキメラ型モノクローナル抗体で，IL-2 受容体を介する作用を抑制することで免疫抑制作用を発揮する．いずれの抗体医薬品も腎移植後の急性拒絶反応の抑制に用いられる．

11章…………山元　弘／鷹野正興

12章

炎症系の薬理

1 炎症反応

　炎症反応とは，生体に有害な刺激が加わったときに起こる生体防御反応の総称である．有害な刺激とは，必ずしも外的な刺激だけではなく，内的な刺激もある．本章では，炎症の一般的な性状や，炎症を引き起こす細胞や生理活性分子，およびそれらが誘発する炎症反応の発現機序を解説する．さらに炎症を抑える薬である抗炎症薬の薬理作用を解説し，炎症反応が病態の主たる原因である関節リウマチについて理解することを目的とする．

A 炎症反応の原因・分類と臨床症状

　炎症反応はさまざまな外的あるいは内的刺激によって引き起こされる．外的刺激の結果引き起こされる反応の代表例に免疫反応がある．外来の抗原物質を排除するときにはさまざまな細胞が活性化され，その結果として好中球やマクロファージなどの炎症性細胞の浸潤が起こり，炎症反応が誘発される．異物を排除するために引き起こされるアレルギー反応の機序は炎症反応の機序そのものである．一方，物理的・化学的刺激でも局所に炎症反応が起こるが，これは非免疫学的な機序で起こる炎症反応である（**表 12-1**）．

　炎症反応は，臨床的には**発赤**（血管拡張による充血），**腫脹**（血管透過性の亢進による浮腫），**発熱**（血流量の増加），**疼痛**（発痛物質による痛み）の症状を指し，これらを炎症の**四大主徴**という．慢性的な炎症反応の結果組織の修復がうまく進行しなくなり，組織の**機能障害**が引き起こされる．これを含めて炎症の**五大主徴**ともいう．炎症が慢性化して，本来の組織修復とは異なった不完全な修復が起こることを**リモデリング** remodeling と呼ぶ*．気管支喘息では，アレルギー性炎症反応が持続するために，気道の線毛上皮細胞や線維芽細胞，平滑筋細胞が増殖するため，気道狭窄や気道過敏性の亢進を起こし，喘息の難治化を導く．早期に治療介入することが望まれている．

　炎症反応が進行する様子を図示した（**図 12-1**）．

---

* 成熟骨では骨破壊と骨形成が恒常的に行われている．このような正常な組織のターンオーバーもリモデリングということがある．

表 12-1 炎症反応の分類

	非免疫学的刺激による炎症の例	免疫学的刺激による炎症の例
急性炎症反応	・打撲などの外傷, やけど, 紫外線 ・化学物質の短期的な曝露　など	・微生物感染 ・アレルゲン[1]　など
慢性炎症反応	・異常代謝産物, 細胞の機能異常[2] ・死細胞や種々細胞の構成成分 ・腫瘍に伴う種々の環境変化 ・化学物質の長期的な曝露　など	・自己免疫反応[3] ・微生物などの慢性(持続)感染[4] ・アレルゲンの長期的な曝露　など

1) 抗原物質がなくなると免疫・アレルギー性の炎症反応は収まる. したがって多くのアレルギー反応は**急性炎症反応**の原因となる. しかしアレルギー反応が持続的に起こることがある. 例えば気管支喘息の一部は慢性的なアレルゲンの吸引と考えられ, アレルゲンが**慢性炎症反応**を引き起こす例である.
2) 動脈血管壁に刺激が加わると局所的な炎症反応が起こり, 内皮細胞や平滑筋細胞のリモデリングの結果, **動脈硬化**が起こると考えられている.
3) アレルギーとは違って, 自己免疫反応の抗原物質は生体が恒常的に産生している物質であるため, 抗原がなくなることはない. したがって自己抗原に対する炎症反応は一般的に慢性化することが多く, 慢性炎症を原因とする機能障害, すなわち自己免疫疾患を起こす.
4) ウイルス性肝炎の場合, 1〜3ヵ月で終息する場合を急性肝炎, また6ヵ月以上肝機能障害が続く場合を慢性肝炎と分類している. 原因となるウイルスを排除できないために引き起こされる慢性のアレルギー性炎症の例である.

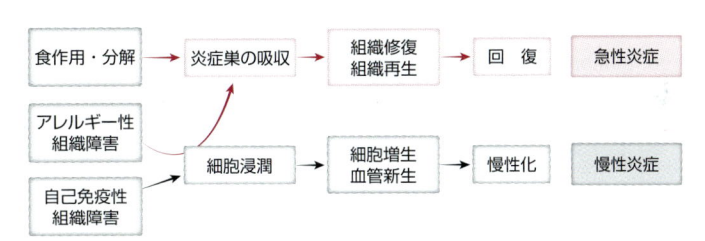

図 12-1　炎症反応の進行

B　炎症反応の経過

1. 炎症反応のきっかけと白血球の遊走

　急性の炎症反応では, 刺激に応じて局所の血流の増加が起こる. すぐに**血管透過性**が亢進し, その結果, 体液が血管外に漏出することで**浮腫**がみられるようになる. こうした刺激で, 局所の血管内皮細胞では**セレクチン**[*1]の発現誘導が起こる. 好中球(多形核白血球)をはじめとしたさまざまな白血球はこれらの**リガンド**[*2]であるCD15[*3](CDはcluster of differentiationの略)を発現しているので, 血液中を流れながらも血管内皮細胞に弱い結合を起こし, 白血球の流れにブレーキがかかる. 結合が弱く血流のために動くのでこの接着の様子を**ローリング**という(図12-2a). セレクチンとCD15の相互作用で弱く接着した好中球は, 内皮細胞上にくっついたケモカインで活性化され, **インテグリン**(LFA-1)を発現する. 一方, 内皮細胞はLFA-1のリガンドであるICAM-1を発現しているので, 内皮細胞と好中球との間

*1:細胞接着分子の1つで, インテグリン, LFA-1, ICAM-1などもその仲間. 細胞間での相互作用に働く.
*2:受容体に特異的にくっついて機能する分子をリガンドという.
*3:ルイスX糖鎖のこと. この糖鎖をもつタンパク質は, ほとんどの白血球の細胞表面に発現している.

に強い結合（**細胞接着**）が起こる（図 12-2b）．

その後，好中球は内皮細胞の間隙から血管外へ移動する（図 12-2c, d）．炎症部位に達した好中球はタンパク質分解酵素を分泌し，組織の修復に働く．また細菌感染の場合は，好中球は侵入した細菌を貪食し，細胞内で**リゾチームやペルオキシダーゼ，ディフェンシン，活性酸素**などで殺菌する．好中球に限らず，リンパ球やマクロファージを含むほとんどすべての白血球は同様の機序で炎症局所に滲出し，サイトカイン，ケモカイン，オータコイドや種々の炎症性物質（活性酸素，ペルオキシダーゼなど）を産生し，炎症反応の増強や修復に働く（図 12-2d）．

2. 炎症反応でのオータコイドの働き

炎症局所に浸潤した好中球，マクロファージや組織に存在するマスト細胞からは，さまざまな炎症反応誘導物質が産生・放出される．これらは炎症性サイトカイン〔interleukin-1（IL-1），IL-6，tumor necrosis factor-α（TNFα）〕，ケモカイン〔IL-8, monocyte chemotactic protein-1（MCP-1）など〕，オータコイドなどに分けられる．これらを併せて**炎症(性)メディエーター**という．

オータコイドのうちのエイコサノイドは，さまざまな生理活性をもつ類似した構造の，一群の脂質メディエーターである．その中には互いに拮抗し合う作用をもつものや，作用を増強し合うものもある（表 12-2）．

3. 炎症反応でのサイトカインなどの働き

炎症性サイトカイン（「11章 免疫・アレルギー系の薬理」p.691 参照）に分類される IL-1, IL-6, TNFα は，炎症反応の誘導や増強に多様な働きを示す．いずれも主としてマクロファージが産生するサイトカインである．炎症性サイトカインの生理活性を以下にまとめる．

1）急性期タンパク質誘導

炎症を診断する上で臨床検査診断学的に重要な血中マーカータンパク質の一群．CRP（C 反応性タンパク質），血清アミロイド，α_1-アンチトリプシン，ハプトグロビンなど，炎症に伴って肝で産生され，血中に増加する．IL-6 は特にそのタンパク質誘導活性が強い．

2）発熱作用

IL-1 と TNFα は発熱作用を示す．視床下部の発熱中枢での PGE$_2$（prostaglandin E$_2$）産生を誘導し体温調節のセットポイントを変えるためである．

3）接着分子発現

白血球細胞表面上の細胞接着分子の発現を誘導する．炎症組織への細胞浸潤がさらに高まり，炎症が増強される．

4）サイトカイン産生

それぞれが互いの産生を増強し合っている．

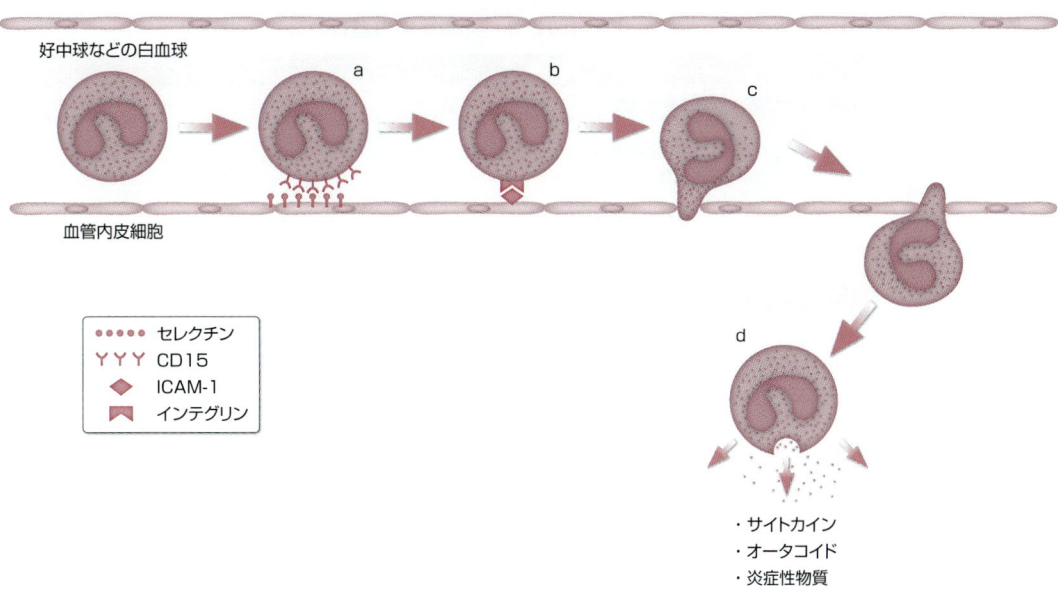

図 12-2 炎症細胞の遊走
ICAM-1：intercellular adhesion molecule 1

表 12-2 種々のオータコイドの代表的な作用

種類	生理活性
ヒスタミン	血管拡張，血管透過性亢進，気管支平滑筋収縮，胃酸分泌刺激
PGI$_2$	血管拡張，血管透過性亢進，胃酸分泌抑制，血小板凝集抑制
PGD$_2$	血小板凝集抑制
PGE$_2$	抗潰瘍作用（胃酸分泌抑制，粘液分泌促進，胃粘膜血流改善），気管支拡張，血管透過性亢進，血小板凝集抑制，発熱（高温側にリセット）
PGF$_2\alpha$	気管支平滑筋収縮
TXA$_2$	血管収縮，気管支平滑筋収縮，血小板凝集
LTB$_4$	炎症部位への好中球遊走促進
LTC$_4$	血管透過性亢進，気管支平滑筋収縮
LTD$_4$	血管透過性亢進，気管支平滑筋収縮

PGI$_2$, D$_2$, E$_2$, F$_2\alpha$：prostaglandin I$_2$, D$_2$, E$_2$, F$_2\alpha$, TXA$_2$：tromboxane A$_2$,
LTB$_4$, C$_4$：leukotriene B$_4$, C$_4$, D$_4$

5）ケモカイン産生

IL-8をはじめとしたさまざまなケモカインの産生が誘導され，白血球の集積がさらに高まる．

6）エイコサノイド産生

種々のエイコサノイド産生を誘導する．特にIL-1とTNFαは，PGE$_2$やPGI$_2$産生誘導能が強い．炎症性サイトカインはシクロオキシゲナーゼ-2 cyclooxygenase-2（COX-2）を発現誘導し，エイコサノイドの産生を強める．

表 12-3 炎症反応の進行

	病態	原因物質
I期　血管拡張と血管透過性亢進		
血管拡張	・細動脈の拡張 ・充血	・ヒスタミン ・プロスタグランジン ・ロイコトリエン
血管透過性亢進	・血管内皮細胞の変化 ・血小板の活性化 ・発痛物質の産生	・ブラジキニン ・血小板活性化因子（PAF） ・サイトカイン　　　　など
II期　細胞浸潤と活性化		
好中球浸潤	・局所でのケモカイン産生 ・炎症性細胞の遊走と組織浸潤	・ロイコトリエン ・アナフィラトキシン（C3a, C5a） ・ケモカイン　　　　など
免疫反応	・食細胞（好中球やマクロファージ）による異物処理 ・リンパ球による免疫応答の始動	・リソソーム酵素（消化酵素） ・活性酸素 ・抗体や補体 ・サイトカイン　　　　など
III期　組織の修復と再生		
間質細胞増殖[1]	・間質細胞（線維芽細胞，内皮細胞など）の増殖による組織の修復 ・結合組織や肉芽組織の増殖	・線維芽細胞増殖因子（FGF） ・トランスホーミング増殖因子（TGFβ） ・血管内皮細胞増殖因子（VEGF）などのサイトカイン
血管新生	・血管内皮細胞の増殖 ・微小血管の造生	

1) ここでいう間質細胞とは，その組織を構築する主たる細胞（これを実質細胞という）以外の細胞のことをいう．例えば肝で肝細胞を実質細胞とすると，網内系の細胞や血管を構成する細胞などは間質細胞である．
PAF：platelet-activating factor, FGF：fibroblast growth factor,
TGFβ：transforming growth factor, VEGF：vascular endothelial growth factor

7）免疫機能亢進

IL-1 は T 細胞を増殖させ，IL-6 は B 細胞の増殖・分化に働く．TNFα は T・B 両細胞に働いて増殖・分化を促進する．

4. 炎症反応の進行

炎症反応が進行する様子を順を追って並べると，表 12-3 のようになる．

2 抗炎症薬

炎症反応を抑制する薬を抗炎症薬と総称する．抗炎症薬は大別すると副腎皮質ステロイド薬と非ステロイド性抗炎症薬 non-steroidal anti-inflammatory drugs（NSAIDs）とがある．

A 抗炎症薬の分類・種類と適応

抗炎症薬は，主に**副腎皮質ステロイド薬**と**非ステロイド性抗炎症薬**（NSAIDs）に分類される．前者は**ホスホリパーゼA_2** phospholipase A_2（PLA_2）を阻害し，炎症反応の際に生じる血管拡張，血管透過性亢進，炎症性細胞の組織浸潤，結合組織の増殖や血管新生などの炎症反応の五大主徴（p.710参照）をすべて抑える強力な作用を発揮する．しかし副作用も強く，使用にあたっては細心の注意が必要である．

一方，後者の NSAIDs は，ステロイド骨格をもたず，ステロイド薬とは全く異なった作用機序で炎症反応を抑える．**シクロオキシゲナーゼ** cyclooxygenase（COX）を阻害し，エイコサノイドの合成を抑制する．化学構造に応じて，サリチル酸系，アリール酢酸誘導体，プロピオン酸誘導体，フェナム酸誘導体，オキシカム系，塩基性抗炎症薬，パラアミノフェノール誘導体，ピラゾロン誘導体，COX-2選択的阻害薬などに分類される．COXのサブタイプへの抑制効果の違いによって，抗炎症作用も異なっている．

抗炎症薬の理解において重要なことは，いずれの抗炎症薬も，あくまでも炎症メディエーターの産生を抑制することにあるので，原因となった侵襲刺激がなくなるわけではない．

B 副腎皮質ステロイド薬

副腎皮質ステロイドは，本来は副腎で生合成されるホルモンである．したがって副腎皮質ステロイド薬は，体内で合成されたホルモンである**グルココルチコイド** glucocorticoid（糖質コルチコイド）としての作用と副作用をもつ．副腎皮質ステロイド薬は，必ず作用・副作用の根本が糖質コルチコイドホルモンの生理作用に基づいているということを理解しておきたい．

グルココルチコイドの生理作用を以下にまとめた．
① **糖代謝**：肝での糖代謝の亢進，他臓器での糖利用を抑制し血糖値を上昇．
② **タンパク質代謝**：タンパク質を分解・代謝し，糖新生を促進．
③ **脂質代謝**：脂肪の分解を促進．
④ **抗炎症作用**：ホスホリパーゼ A_2 の抑制．
⑤ **免疫抑制作用**：サイトカイン生合成抑制，マクロファージ・Th 細胞抑制．
⑥ **骨代謝**：骨芽細胞のアポトーシスを誘導，腸管からのカルシウム吸収を抑制．
副腎皮質ステロイド薬の副作用はこれら機能の亢進による．

1. 副腎皮質ステロイド薬の作用機序

グルココルチコイドの作用機序は，大きく分けて2つのしくみがあると考えられている．1つは，それ自体が炎症に対して抑制的に働くタンパク質リポコルチン1（アネキシン A1）や IκB（inhibitor κB）などの発現を促進すること，もう1つは炎症反応亢進の重要な転写調節因子 NFκB（nuclear factor κB）や炎症性サイトカインの発現を抑制することである．

グルココルチコイドはステロイド骨格を有して両親媒性をもつために，細胞膜を透過し，熱ショックタンパク質に結合して不活化されているグルココルチコイド受容体と結合し，2量体を形成して核内へ移行する．そして特定の DNA のプロモーター領域に結合して，① 抗炎症性のタンパク質の転写を亢進し，タンパク質を合成する，また逆に，② 炎症促進因子，NFκB やサイトカインの転写を抑制することで，これら炎症促進因子を抑制する．そのほか，③ NFκB とグルココルチコイド受容体複合体が相互作用することで，IL-2，TNFα などの炎症性サイトカインの発現誘導を抑制する，と考えられている．

37κDa のタンパク質リポコルチン1は，アラキドン酸代謝経路の上流に位置するホスホリパーゼ A_2 活性を阻害する．そのため炎症メディエーターであるプロスタグランジン（PG）やロイコトリエン（LT）の産生が抑制されて，炎症の進行が抑制される（図12-3）．注意しなければならないのは，副腎皮質ステロイド薬の作用は抗炎症作用となる側面と，免疫系の細胞の働きを抑える免疫抑制作用が表裏一体になっていることである．このことは，炎症を抑制するための副腎皮質ステロイド薬の投与が免疫を抑制することで，感染症の増悪を招くことがある．また副腎皮質ステロイド薬の連続・大量投与は，本来の副腎からの副腎皮質ホルモンの産生を低下させる．このため急に投与を中止すると，強い倦怠感，吐き気，頭痛，血圧低下などの**ステロイド離脱症候群**と呼ばれる症状が現れることに留意しなければならない．

2. 副腎皮質ステロイド薬の種類

副腎皮質ステロイドホルモンであるコルチゾールは，グルココルチコイドとしての抗炎症作用とミネラル（鉱質）コルチコイドの電解質代謝作用の両方を示す．そ

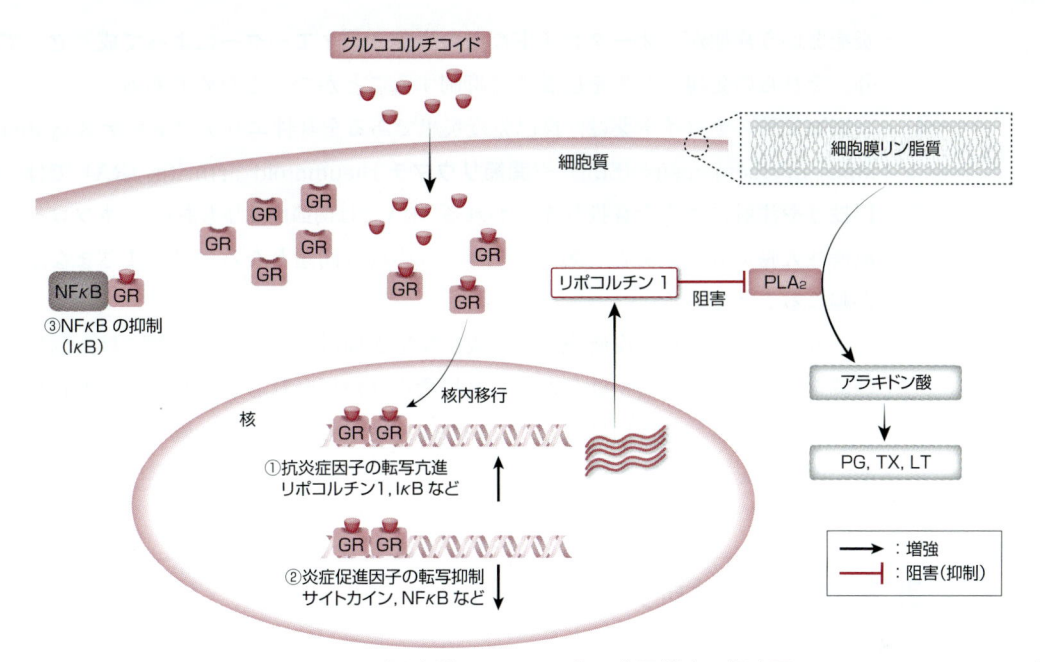

図 12-3　副腎皮質ステロイド薬の作用機序の概念図

リポコルチン1は，グルココルチコイドで誘導される抗炎症性タンパク質の1つで，ホスホリパーゼ A_2 を阻害し，細胞膜からのアラキドン酸の遊離を阻害するため，プロスタグランジンの産生を抑制する．
GR：glucocorticoid receptor, PLA_2：phospholipaseA_2, PG：prostaglandin, TX：thronboxane, LT：leukotriene

図 12-4　副腎皮質ステロイド薬の構造式

プレドニゾロン

のため，医薬品として用いられる副腎皮質ステロイド薬は，コルチゾールの骨格を修飾した誘導体が用いられる．臨床的によく用いられる**プレドニゾロン** prednisolone（プレドニン®）（**図 12-4**）はグルココルチコイド作用がコルチゾールの4倍，ミネラルコルチコイド作用は0.8倍の力価で，抗炎症薬として必要な作用であるグルココルチコイド作用を増強し，不必要なミネラルコルチコイド作用は弱められている（**表 12-4**）．

3. 副腎皮質ステロイド薬の適用

炎症性疾患における副腎皮質ステロイド薬の適用は多岐にわたっている．それは

炎症という病態が，オータコイドなどの**炎症メディエーター**によって成り立っており，それらの発現，産生を広範囲に抑制することができるためである．

副腎皮質ステロイド薬は，自己免疫疾患である全身性エリテマトーデス systemic lupus erythematosus (SLE) や**関節リウマチ** rheumatoid arthritis (RA) では，経口投与や注射による全身投与が行われる (RA では関節内投与もある)．ネフローゼや潰瘍性大腸炎も対象疾患である．全身投与の場合問題となるのはさまざまな副作用が起こることである．

一方，気管支喘息や皮膚炎など，炎症反応が局所にとどまる病態では，副作用の軽減を考慮して吸入薬や軟膏剤として局所投与が行われる．これらの局所投与は全身投与と比べると副作用は生じにくいが，注意が必要である．副腎皮質ステロイド薬の副作用を**表 12-5** にまとめた．

C 非ステロイド性抗炎症薬

非ステロイド性抗炎症薬（NSAIDs）は，プロスタグランジンを産生する COX を阻害することで抗炎症作用と鎮痛解熱作用をもつ医薬品全体を指す．アスピリンをはじめとして，歴史的に古く，さまざまな炎症にも効力を発揮するために，一般用医薬品，医療用医薬品を問わず，よく用いられる薬の代表格である．アラキドン酸代謝系での副腎皮質ステロイド薬と NSAIDs の作用点を**図 12-5** に示した．

1. NSAIDs の作用機構

炎症の進行過程は複雑であるが，主役は免疫系の細胞と炎症性サイトカイン，プロスタグランジン（PG）に代表される炎症性生理活性物質の産生，それらによる炎症巣周辺細胞の活性化である．

NSAIDs は，アラキドン酸から PGH_2，PGE_2 を産生する COX を阻害することで PG 産生を抑制し，炎症を抑える．このことから NSAIDs は PG 産生以外の炎症進行過程には抑制作用をもたないため，副腎皮質ステロイド薬に比べて抗炎症作用は弱い．また，COX には COX-1 と COX-2 の 2 種類のアイソザイムが存在する．COX-1 は恒常的に発現されている酵素（**構成酵素**）であるが，COX-2 は炎症性サイトカインなどの炎症メディエーターが働くことで新たに発現が誘導される**誘導酵素**である．

多くの NSAIDs は COX-1，COX-2 両方に対して阻害作用をもつ．そのため胃粘膜の保護作用をもつ PGE_2 の産生まで阻害し，胃粘膜の障害などの強い副作用を生じる．その点を改良した**ロキソプロフェン** loxoprofen（ロキソニン®）（**図 12-6**）のようなプロドラッグは，胃粘膜における吸収前では活性をもたないために胃腸障害作用が出にくい．また，COX-2 の選択的阻害薬，**セレコキシブ** celecoxib（セレコッ

表12-4 副腎皮質ステロイド薬の力価比較

	副腎皮質ステロイド薬	グルココルチコイド作用	ミネラルコルチコイド作用	備考
短時間作用型	ヒドロコルチゾン	1	1	ミネラルコルチコイド作用があり，臨床的にはあまり用いられない．
	コルチゾン	0.7	0.7	
中時間作用型	プレドニゾロン	4	0.8	半減期が程度でミネラルコルチコイド作用も弱いため，よく用いられる．
	メチルプレドニゾロン	5	ー（ほとんどない）	
	トリアムシノロン	5	ー（ほとんどない）	
長時間作用型	デキサメタゾン	25	ー（ほとんどない）	作用は強力だが，副腎萎縮などの副作用が強い．
	ベタメタゾン	25	ー（ほとんどない）	

表12-5 副腎皮質ステロイド薬の代表的な副作用

重症副作用	軽症副作用
・感染症の誘発 ・消化性潰瘍 ・糖尿病の増悪 ・骨粗鬆症，骨折 ・副腎不全，ステロイド離脱症候群 ・動脈硬化の増悪 ・精神障害	・異常脂肪沈着 ・皮膚萎縮，皮膚線条，多毛，皮下出血 ・浮腫，高血圧，不整脈，心不全 ・月経異常 ・白血球増多 ・白内障，緑内障

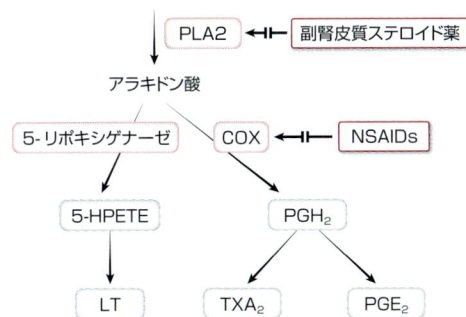

図12-5 アラキドン酸代謝系における抗炎症薬の作用点

PLA2：phospholipase A2, COX：cyclooxygenase, 5-hydroperoxy eicosatetraenoic acid, PGH₂, E₂：prostaglandin H₂, LT：leukotriene, TXA₂：tromboxane A₂

図12-6 非ステロイド性抗炎症薬の構造式

ロキソプロフェン　セレコキシブ　アスピリン

表 12-6　代表的な NSAIDs とその特徴

分類		代表的な NSAIDs	特徴
サリチル酸系薬		アスピリン	歴史的に古くから使われた．血液凝固阻害の目的でも使用される．
アリール酢酸誘導体	インドール酢酸誘導体	インドメタシン	抗炎症作用が強く，頻用されるが，胃腸障害，腎障害などの副作用も強い．
	フェニル酢酸誘導体	ジクロフェナク	よく使われる NSAIDs である．鎮痛効果が強い．
	ナフタレン誘導体	ナブメトン	比較的 COX-2 選択性が高い．
プロピオン酸誘導体		イブプロフェン	消炎・鎮痛・解熱作用のバランスがよいのでよく使われる．
フェナム酸誘導体		メフェナム酸	鎮痛作用が強いが消化管への副作用も強い．
オキシカム系薬		ピロキシカム	COX-2 選択性が高い．
COX-2 選択的阻害薬		セレコキシブ	COX-2 選択的阻害薬として開発されたが，心血管系へのリスクが疑われている．

クス®）（図 12-6）が開発され，副作用の少ない抗炎症・鎮痛薬として期待されたが，心血管系の障害リスクを高める可能性があることが分かり，汎用されるには至っていない．このほか，最も古典的な NSAIDs である**アスピリン** aspirin（図 12-6）は，血小板の COX-1 をアセチル化することで不可逆的に阻害するために，血小板凝集を起こすトロンボキサン A_2 tromboxaneA_2（TXA_2）を阻害し，そのため長期間低容量を服用することで脳梗塞や心筋梗塞の予防薬として用いられる．

2. NSAIDs の種類と特徴

化学的構造や選択性に基づいて分類した，代表的な NSAIDs とその特徴を表にまとめた（表 12-6）．

また，NSAIDs に共通する代表的な有害作用を以下にまとめた．

1）消化管障害

胃障害，胃出血のリスク．胃粘膜の防御因子である PGE_2 の産生が阻害されることによる（表 12-2 参照）．

2）皮膚反応

スティーブンス・ジョンソン症候群（皮膚粘膜眼症候群）を起こすことがある．

3）腎不全

PGE_2 を介した代償的血管拡張の阻害による．多くは可逆的である．

4）アスピリン喘息の誘発

COX 経路が抑えられるのでロイコトリエン leukotriene（LT）合成経路が優位になり，LTC_4，LTD_4 による気管支平滑筋収縮が生じる．

3 関節リウマチと抗リウマチ薬

　関節リウマチは代表的な自己免疫疾患の1つで，寛解と再燃を繰り返しながら慢性かつ進行性に経過する原因不明の多発性関節炎である．有病率は人口の0.4〜0.5％（70〜100万人）で30〜50歳の女性が多い（男女比1：5）．朝の関節のこわばりとリウマトイド結節や対称性の関節炎が現れ，臨床検査学的にはリウマトイド因子（IgGのFc部分に対する自己抗体）や抗CCP抗体（抗環状シトルリルペプチド抗体）が陽性になる．難治性の疾患であるが，近年早期からの薬物治療や新しい生物学的製剤が良好な治療成績を示すようになった．本項では，関節リウマチの治療薬について解説する．

A 関節リウマチの病態

　関節リウマチは何らかの原因によって自己抗原に対して反応するTh細胞が生じ，それによってマクロファージをはじめとした炎症性細胞が活性化されるために起こる．炎症性サイトカインは関節の滑膜細胞に慢性炎症を起こし，さらに異常増殖した滑膜細胞が関節に浸潤することで軟骨や骨が破壊・変形する病気である．進行すると，激しい痛み，関節の変形，日常の生活が困難になり，関節以外の臓器にも病変を引き起こす（図12-7）．
　関節リウマチの発症機構についてはほとんど分かっていない．マクロファージや滑膜細胞がIL-1，IL-6，TNFαなどの炎症性サイトカインを放出することで，さら

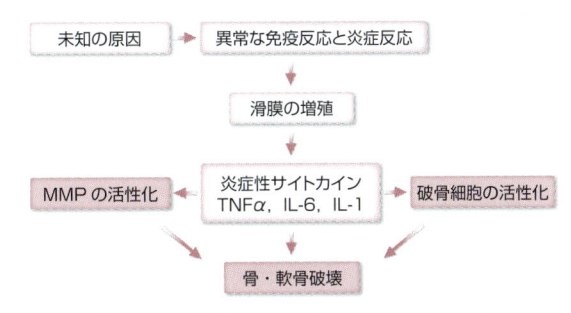

図12-7　関節リウマチの病態形成の様子

MMP：matrix metalloproteinase，TNFα：tumor necrosis factor-α，IL-6, -1：interleukin-6, -1

に炎症や細胞の浸潤が加速すると考えられる．症状が進行するにつれて滑膜細胞が軟骨や骨を浸潤し，激しい痛みとともに関節が変形していく．医薬品によるリウマチのコントロールは基本的に，炎症反応の抑制と免疫系の調節・抑制によって行われる．

関節リウマチの薬物治療は，以前は消炎・鎮痛作用を期待したNSAIDsから始めて徐々に強い薬へシフトする方法が採用されてきたが，近年では発症初期から強力な抗リウマチ薬である**メトトレキサート** methotrexate〔MTX（リウマトレックス®）（図 12-10 参照）〕などの疾患修飾性抗リウマチ薬を投与することで，進行を止める方法へ大きく転換した．また多くの自己免疫疾患のように根本的な治療は難しいと考えられてきたが，副腎皮質ステロイド薬，抗リウマチ薬の投与法の進歩，抗体医薬など生物学的製剤の発達によって，コントロール可能な病気になっている（図 12-8）．

B 抗リウマチ薬の分類と薬理

関節リウマチに用いられる薬は以下のように分類されている．
① 非ステロイド性抗炎症薬 non-steroid anti-inflammatory drugs（NSAIDs）
② 疾患修飾性抗リウマチ薬 disease-modifying anti-rheumatic drugs（DMARDs）
③ 副腎皮質ステロイド薬
④ 生物学的製剤

どの薬も，基本的には自己免疫疾患である関節リウマチの炎症過程の抑制，もしくは免疫系の抑制がその作用点である．NSAIDsと副腎皮質ステロイド薬の関節リウマチにおける主な作用は抗炎症作用である．現在ではNSAIDsは一時的な治療にとどめ，副腎皮質ステロイド薬やDMARDsで早期に治療介入することが薦められている．

C 疾患修飾性抗リウマチ薬

抗リウマチ薬は疾患修飾性抗リウマチ薬（DMARDs）とも呼ばれ，関節リウマチの免疫異常をコントロールする薬物である．抗炎症作用は弱いために，ステロイドなどと併用され，寛解状態まで関節リウマチを抑える症例も多い．その作用から，免疫機能を正常化する免疫調節薬と，免疫機能を抑える免疫抑制薬とに大別される．DMARDsの作用機序について表 12-7 にまとめた．

3 関節リウマチと抗リウマチ薬

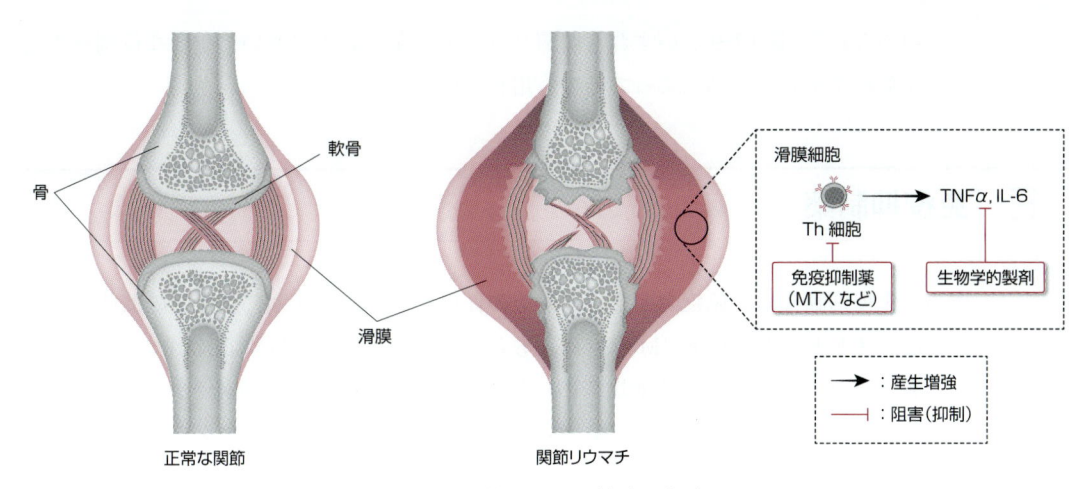

図12-8 関節リウマチ治療の概念図

表12-7 いろいろな疾患修飾性抗リウマチ薬（DMARDs）の作用機序

分類	一般名	作用機序
免疫調節薬	金チオリンゴ酸ナトリウム（金製剤）	機序は明確ではない．マクロファージや好中球の貪食能の抑制や抗体産生抑制と考えられている．
	オーラノフィン（金製剤）	
	ペニシラミン（SH基剤）	還元作用によるIgM抗体産生抑制，T細胞増殖抑制などとされるが詳細な機序は明確ではない．
	ブシラミン（SH基剤）	
	ロベンザリットニナトリウム	免疫抑制作用があるが機序は明確ではない．
	サラゾスルファピリジン	サイトカイン産生，滑膜増殖，抗体産生などを抑制
免疫抑制薬	メトトレキサート	核酸塩基合成阻害
	レフルノミド	ピリミジン合成阻害
	ミゾリビン	S期においてDNA合成を阻害
	タクロリムス，シクロスポリン	抗原特異的T細胞抑制

D 免疫調節薬

　免疫調節薬としては，**金コロイド製剤**や**SH基剤**などがある．これらの薬剤は，メトトレキサートの登場までは，関節リウマチの治療薬として主に使われていた．しかし，関節破壊の進行を止めるまでには至らず，現在では以前ほど使われなくなっている．作用機序については不明な点が多いが，金コロイド製剤はマクロファージの活性化を抑制，**ペニシラミン** penicillamine（メタルカプターゼ®）や**ブシラミン** bucillamine（リマチル®）はSH基をもち，キレート作用によってTh細胞の活性化を抑制すると考えられている．ほかに**ロベンザリット** lobenzarit（カルフェニール®）や**サラゾスルファピリジン** salazosulfapyridine（アザルスファン®）なども

723

用いられる（図12-9）．いずれも関節リウマチの発症過程において重要な役割を果たす免疫系細胞の抑制によってその作用を発揮する．

E　免疫抑制薬

　免疫抑制薬は，免疫調節薬よりもその作用が強く，広範囲に免疫系の機能を抑える．**メトトレキサート**（MTX）は，もともと葉酸代謝に拮抗する抗がん薬として開発された（図12-10）．核酸塩基の一部の炭素原子は葉酸から供給される．MTXは葉酸と類似構造をもつために葉酸を代謝するジヒドロ葉酸レダクターゼと結合し，その活性を阻害する．がん細胞を含めて，活発に増殖する細胞はDNA合成を盛んに行うために，核酸塩基の合成を阻害することで細胞増殖を阻害することができる．関節リウマチにおいては，現在の治療指針では第一選択薬といっても過言ではなく，免疫細胞の活性化，増殖を抑えることで効力を発揮する．MTXの積極的な投与法の確立によって関節リウマチの治療は進歩し，寛解に近い症例も増加した．

　このほか**レフルノミド** leflunomide（アラバ®）や**ミゾリビン** mizoribine（ブレディニン®）も核酸合成の阻害薬で，MTXと同等の効果をもつと考えられている（図12-10）（タクロリムスやシクロスポリンの作用機序については11章 p.706参照）．

F　生物学的製剤

　関節リウマチの発症や病態の進行には，TNFαやIL-6などの炎症性サイトカインが中心的な役割を果たしている．Th細胞の活性化，滑膜細胞やマクロファージの活性化と増殖，これらの関節への浸潤など，関節破壊に繋がるほとんどすべてのプロセスにおいて炎症性サイトカインが働いている．これらサイトカインを選択的に抑制するために，キメラ型抗TNFαモノクローナル抗体，**インフリキシマブ** infliximab（レミケード®）が開発された．これはTNFαが受容体に結合するのを抗体によって阻止することで関節リウマチの進行を止めるという作戦である．インフリキシマブは関節症状の進行を抑え，骨や軟骨破壊を予防する．また，**トシリズマブ** tocilizumab（アクテムラ®）はIL-6の受容体に向けられたモノクローナル抗体で，受容体にIL-6が結合するのを阻害する（図12-11）．

　インフリキシマブは，遺伝子工学的手法を用いて，マウスのモノクローナル抗体の可変部のみを残して，定常部をすべてヒトIgG遺伝子に置き換えた**キメラ抗体**として開発された．**アダリムマブ** adalimumab（ヒュミラ®）は，ヒト抗体遺伝子ライブラリーから見出された完全ヒト型抗TNFαモノクローナル抗体で，**トシリズマブ**は，抗原への結合領域部分以外をすべてヒトIgG部分に置き換えた**ヒト化抗体**で

3 関節リウマチと抗リウマチ薬

図 12-9　免疫調節薬の構造式

ペニシラミン　ブシラミン　ロベンザリット　サラゾスルファピリジン

図 12-10　免疫抑制薬の構造式

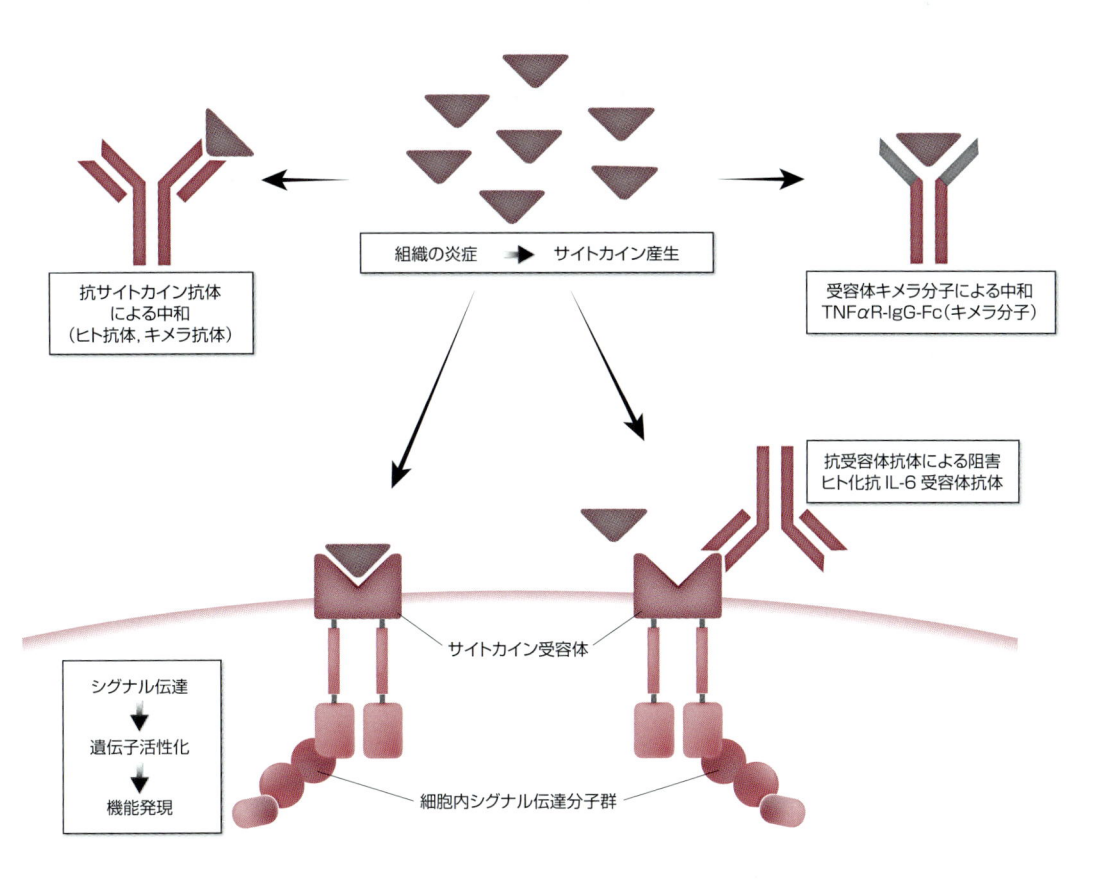

メトトレキサート　レフルノミド　ミゾリビン

図 12-11　生物学的製剤の作用機序

表 12-8 関節リウマチに用いられる生物学的製剤

	インフリキシマブ	エタネルセプト	アダリムマブ	トシリズマブ
商品名	レミケード	エンブレル	ヒュミラ	アクテムラ
構造	抗TNFα抗体（キメラ型）	TNFαR-IgG-Fcキメラ	抗TNFα抗体（ヒト型）	抗IL-6-R抗体（ヒト化型）
標的分子	TNFα	TNFα/β	TNFα	IL-6受容体
半減期	8〜10日	約4日	12〜14日	約6日
投与量	3mg/kg	10〜25, 50mg/回	40mg/回	8mg/回
投与法	点滴静注	皮下注	皮下注	点滴静注

ある．一方，**エタネルセプト** etanercept（エンブレル®）は，ヒトTNFα受容体遺伝子をヒトIgGのFc部分の遺伝子に結合して作ったもので，同じ生物学的製剤には分類されるが**抗体医薬**とは違って**キメラ分子**あるいは**おとり受容体分子**という．同じ受容体に働くTNFβ*に対しても阻害活性をもっている（**表12-8**）．

このような性質上，インフリキシマブでは中和抗体である抗マウス抗体が産生され，患者にアレルギー反応を誘発する可能性があるので，投与時は免疫抑制薬であるMTXを併用することになっていることに注意したい．

これら抗体医薬は，いずれも正常な免疫反応の結果としての炎症反応も抑えるため，活動性の感染症や潜在性の種々感染症を悪化させる副作用をもっている．

12章………山元　弘／鷹野正興

＊ TNFβはリンフォトキシンとも呼ばれるサイトカインで，主として活性化リンパ球から産生され細胞傷害活性をもつ．

13章

抗感染症薬の薬理

1 感染症と抗菌薬

　感染症の化学療法は，「**宿主**（host）−**寄生菌**（parasite）−**抗菌薬**（drug：antibacterial agent）の関係」を理解することが重要である．病原体（寄生菌）は宿主に感染し，宿主は寄生菌を免疫機構により排除する．抗菌薬は寄生菌に抗菌作用を示し，寄生菌は耐性を獲得して抵抗する．また，抗菌薬は宿主内で吸収，分布，代謝，排泄という体内動態を受ける一方，宿主に副作用（有害作用）を誘発する（図 13-1）．

A 感染症の分類と主な原因菌

　感染症 infectious disease は，ウイルス，細菌，真菌，寄生虫などの病原体の感染により宿主に起こる病気のことである．感染症は法的分類のほか，病態，感染部位，病原微生物などに分類される（図 13-2）．

　感染症の**法的分類**では，**一類感染症**〔エボラ出血熱，クリミア・コンゴ出血熱，天然痘（痘瘡），南米出血熱，ペスト，ラッサ熱，マールブルグ病〕，**二類感染症**〔急性灰白髄炎（ポリオ），結核，ジフテリアなど7種〕，**三類感染症**〔コレラ，細菌性赤痢など5種〕，**四類感染症**（現在44種），**五類感染症**（現在47種）があり，診断した医師は一類から四類感染までは直ちに，五類感染症では一部（風疹，麻疹，侵襲性髄膜菌感染症）は直ちに，その他は7日以内に保健所に届け出る必要がある（図 13-2）．

　病態分類では，最初の病原体による感染を**一次感染**，続いて別の病原体による感染を**二次感染**，同一宿主に2種類以上の病原体による感染を**混合感染**という．また，病原体が生体から排除されずに症状がおさまっている状態を**持続感染**（このような状態の人を保菌者），病原体に感染しても発症しない場合を**不顕性感染**，病原体に感染して発症していない状態を**潜伏感染**（その期間を潜伏期間）という．

　感染部位分類では，敗血症のように病原体が血行性で全身に広がって症状が出る**全身感染**と病原体が侵入・定着部位に限局して病変を起こす**局所感染**に分けられ，さらに**中枢神経系感染症**（髄膜炎，脳炎など），**耳鼻咽喉科感染症**（中耳炎，副鼻腔炎など），**呼吸器感染症**〔上気道感染症：咽頭炎，扁桃炎など（耳鼻咽喉科感染症と重複），下気道感染症：肺炎，結核など〕，**心血管外科感染症**（感染性心内膜炎，敗血症など），**肝・胆道感染症**（胆嚢炎，肝膿瘍など），**消化管感染症**（胃炎，腸炎，腹膜炎など），**尿路感染症**（膀胱炎，腎盂腎炎など），**産婦人科感染症**（子宮内膜炎，腟炎など），**性感染症**〔尿道炎（尿路感染症と重複），子宮頸管炎（産婦人科感染症と重複），性器ヘルペス，尖圭

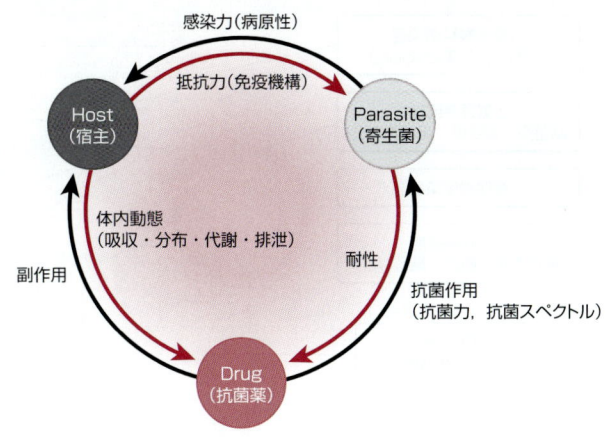

図 13-1　微生物と感染症（Host-Parasite-Drug の関係）

感染症の分類
- 法的分類：一類感染症，二類感染症，三類感染症，四類感染症，五類感染症
- 病態分類：一次感染，二次感染，混合感染，持続感染，不顕性感染，潜伏感染
- 感染部位分類：全身感染（敗血症など），局所感染（上気道感染症，尿路感染症など）
- 病原微生物分類：ウイルス感染症，細菌感染症，真菌感染症，寄生虫感染症

感染症の法的分類
- 一類感染症：感染力・重篤度・危険性がきわめて高く，早急な届出が必要になる
  エボラ出血熱，クリミア・コンゴ出血熱，天然痘（痘瘡），南米出血熱，ペスト，ラッサ熱，マールブルグ病
- 二類感染症：感染力・重篤度・危険性が高く，早急な届出が必要になる
  急性灰白髄炎（ポリオ），結核，ジフテリア，重症急性呼吸器症候群（SARS，コロナウイルスに限る），中東呼吸器症候群（MERS），鳥インフルエンザ（H5N1），鳥インフルエンザ（H7N9）
- 三類感染症：感染力・重篤度・危険性は高くはないものの，集団発生を起こす可能性が高いため，早急な届出が必要になる
  コレラ，細菌性赤痢，腸管出血性大腸菌感染症（O-157 など），腸チフス，パラチフス
- 四類感染症：人同士の感染はないが，動物・飲食物などを介して人に感染するため，早急な届出が必要になる
  E 型肝炎，ウエストナイル熱，A 型肝炎，エキノコックス症，黄熱，オウム病，鳥インフルエンザ（H5N1 は除外）など 44 種
- 五類感染症：国家が感染症発生動向の調査を行い，国民・医療関係者・医療機関に必要な情報を提供・公開し，発生および蔓延や伝染を防止する必要がある感染症
  インフルエンザ，ウイルス性肝炎（A 型・E 型を除外），後天性免疫不全症候群（エイズ），風疹，麻疹，破傷風など 47 種

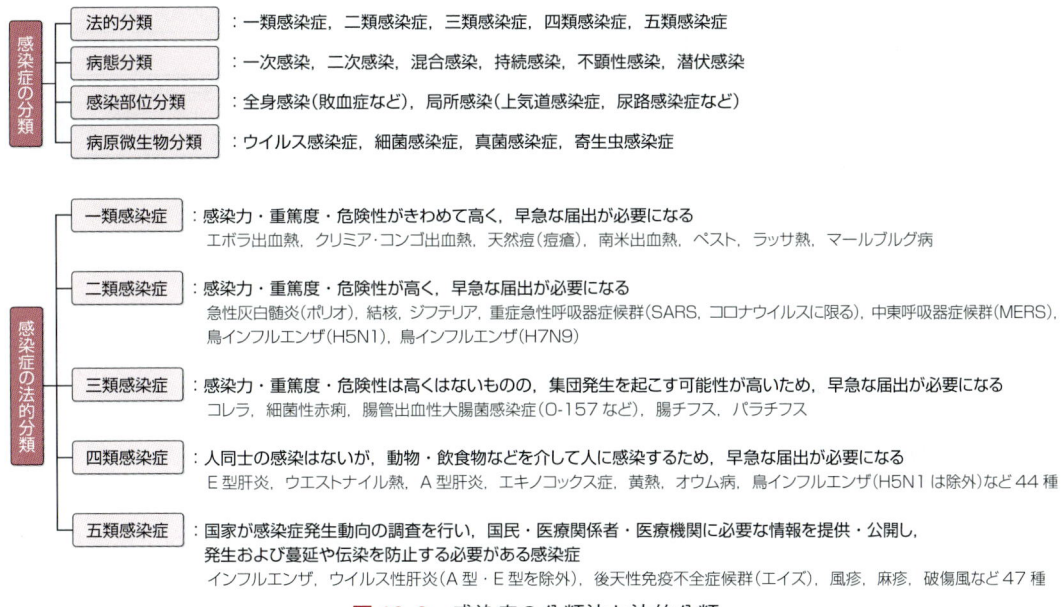

図 13-2　感染症の分類法と法的分類

コンジローマなど〕，**整形外科感染症**（化膿性骨髄炎，化膿性関節炎など），**皮膚科感染症**〔癤，癰，伝染性膿痂疹，丹毒，蜂窩織炎，白癬，帯状疱疹など〕，**眼科感染症**（結膜炎，角膜炎など），**歯性感染症**（歯周組織炎，顎炎など）と多岐に分類される（図13-3）．

　病原微生物分類では，微小なものから順にウイルス感染症，細菌感染症，真菌感染症，寄生虫感染症に分類される（図13-4）．**ウイルス感染症**の原因菌は，1 本鎖 DNA ウイルスのパルボウイルス，2 本鎖 DNA ウイルスのヘルペスウイルス，アデノウイルス，B 型肝炎ウイルス，パピローマウイルス，痘瘡（天然痘）ウイルスなど，1 本鎖 RNA ウイルスのインフルエンザウイルス，RS ウイルス，ライノウイル

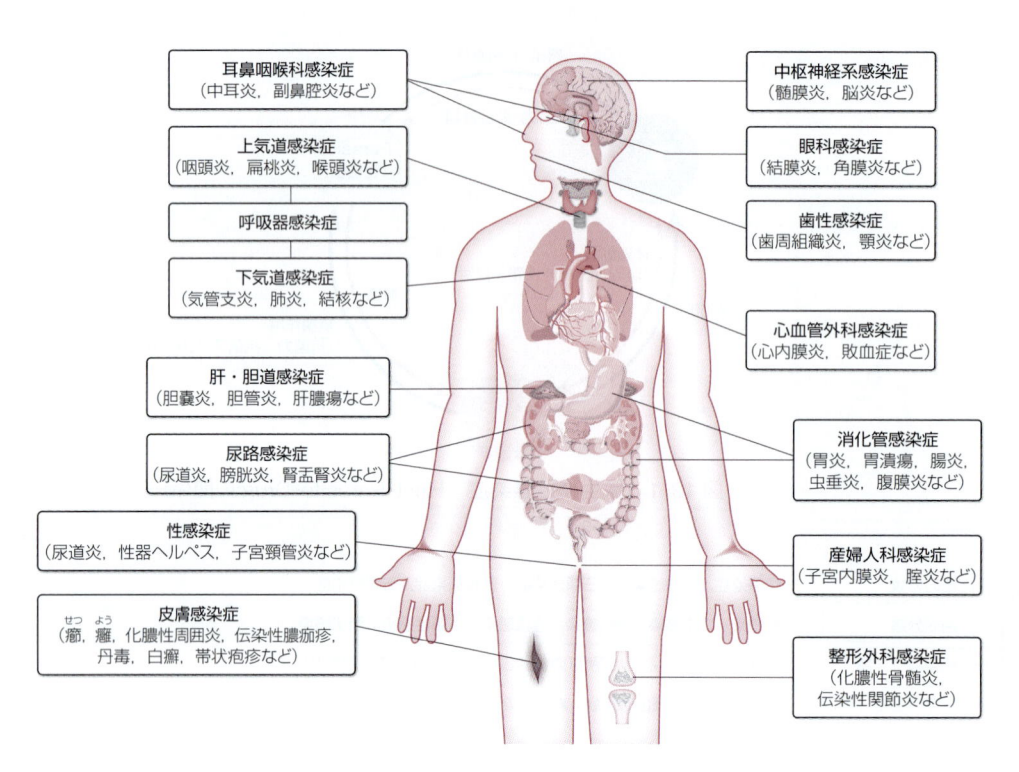

図13-3 感染症の部位別分類

ス，A型・C型肝炎ウイルス，ノロウイルス，ポリオウイルス，エンテロウイルス，コクサッキーウイルス，風疹ウイルス，麻疹ウイルス，日本脳炎ウイルス，ヒト免疫不全ウイルス（HIV）など，2本鎖RNAウイルスのロタウイルスなど多種多様である（図13-4）.

細菌感染症では，**マイコプラズマ**（細胞壁なし）感染症，**クラミジア**感染症，**リケッチア**感染症（微小順）を一般細菌の感染症と区別して分類することもある．細菌感染症の原因菌は，厚い多重層のペプチドグリカンシートの細胞壁を有する**グラム陽性菌**〔球菌：ブドウ球菌，連鎖球菌，肺炎球菌，腸球菌など，桿菌：結核菌，らい（癩）菌，ジフテリア菌，リステリア菌など〕と，単層のペプチドグリカンシートの外側に外膜を有する細胞壁をもった**グラム陰性菌**〔球菌：淋菌，髄膜炎菌，モラクセラ菌など，桿菌：大腸菌，サルモネラ菌，赤痢菌，セラチア菌，変形菌（プロテウス菌），肺炎桿菌（クレブシエラ菌），コレラ菌，腸炎ビブリオ菌，インフルエンザ菌，緑膿菌，アシネトバクター，レジオネラ菌，カンピロバクターなど〕に分類される（図13-4, 13-5）. グラム陰性桿菌の中でも大腸菌，サルモネラ菌，赤痢菌，セラチア菌，変形菌，肺炎桿菌などは**腸内細菌科**の細菌に分類される．また，酸素を必要とする**好気性菌**（偏性好気性菌：緑膿菌，結核菌，レジオネラ菌，モラクセラ菌，アシネトバクターなど，微好気性菌：カンピロバクター，ヘリコバクターなど）と酸素を必要としない**嫌気性菌**

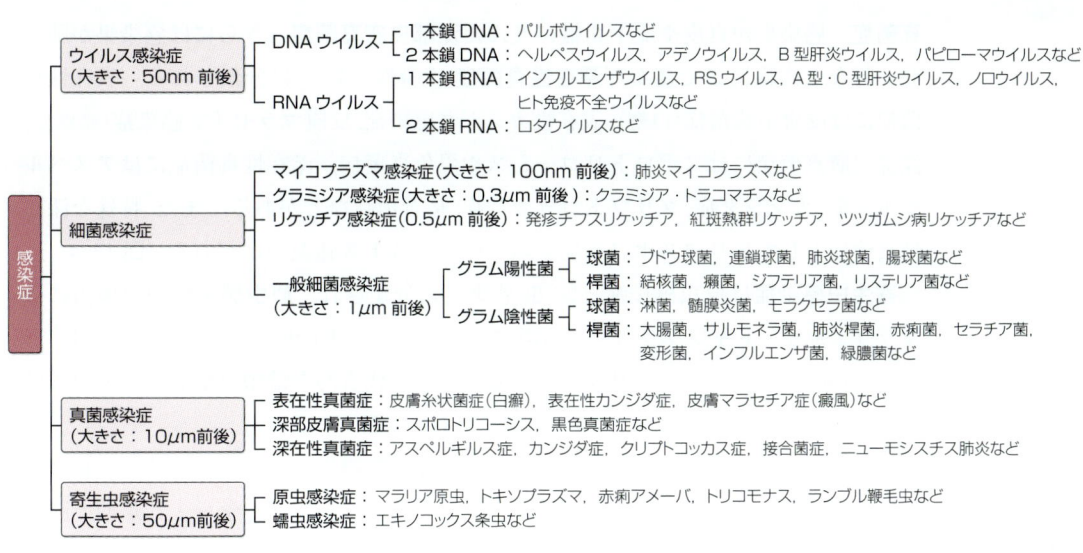

図 13-4　病原微生物による感染症の分類

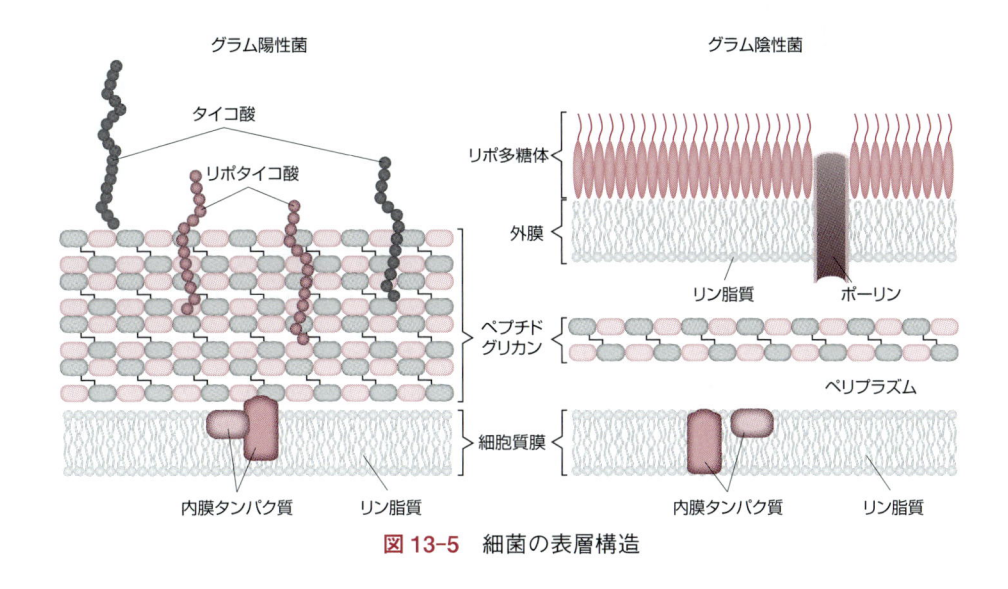

図 13-5　細菌の表層構造

に分類され，嫌気性菌は酸素存在下で発育できる**通性嫌気性菌**（大部分の一般細菌）と酸素存在下で発育できない**偏性嫌気性菌**（ボツリヌス菌，破傷風菌，ガス壊疽菌，ディフィシル菌，バクテロイデスなど）に分けられる．さらに，細胞内では増殖できず，細胞外でのみ増殖する（偏性）**細胞外増殖菌**（大部分の一般細菌）と細胞内増殖菌に分類され，**細胞内増殖菌**は細胞内と細胞外の両方で増殖可能な**通性細胞内増殖菌**（結核菌，癩菌，サルモネラ菌，レジオネラ菌など）と細胞内でのみ増殖し，細胞外で増殖できない**偏性細胞内増殖菌**（リケッチア，クラミジアなど）に分けられる（図 13-4）．

真菌感染症は，真菌感染が皮膚の表皮（毛，爪も含む）や粘膜に限定される**表在性**

真菌症，感染巣が真皮や皮下組織に及んだ**深部皮膚真菌症**，さらには感染巣が肺，肝，腎など内臓にまで及んだ**深在性真菌症**（全身性真菌症）に分類される．表在性真菌症には皮膚糸状菌症（白癬），表在性カンジダ感染症，皮膚マラセチア感染症（癜風），深部皮膚真菌症にはスポロトリコーシスや黒色真菌症，深在性真菌症にはアスペルギルス症，カンジダ症，クリプトコッカス症，接合菌症などがある．また，特殊な深在性真菌症としてトリコスポロン症やニューモシスチス肺炎などがある（図13-4）．

寄生虫感染症は原虫感染症と蠕虫感染症に分類され，**原虫感染症**の原因菌にはマラリア原虫，トキソプラズマ，赤痢アメーバ，トリコモナス，ランブル鞭毛虫（ジアルジア症），クリプトスポリジウムなどがあり，代表的な**蠕虫感染症**の原因菌にはエキノコックス条虫（エキノコックス症）がある（図13-4）．

各感染症の主な原因菌は，中枢神経系感染症の**髄膜炎**では，新生児期で大腸菌，連鎖球菌など，乳幼児期でインフルエンザ菌，肺炎球菌など，学童・壮年期で肺炎球菌，髄膜炎菌など，老年期で肺炎球菌，リステリア菌など年齢により異なる．耳鼻咽喉科感染症の原因菌は，**急性中耳炎**では多くはウイルス性上気道炎から続発し，肺炎球菌，インフルエンザ菌など，**急性副鼻腔炎**ではウイルス感染に続発して肺炎球菌，インフルエンザ菌など，**急性扁桃炎**ではウイルス感染のほか，A群連鎖球菌，黄色ブドウ球菌など，**急性咽頭・喉頭炎**ではウイルス感染のほか，A群連鎖球菌，インフルエンザ菌などである（図13-6）．なお，上気道感染症の**風邪様症候群**の原因ウイルスは，インフルエンザウイルス，ライノウイルス，コクサッキーウイルスなどである．下気道感染症の原因菌は，**気管支炎**ではウイルス感染（RSウイルス，インフルエンザウイルスなど）のほか，マイコプラズマ，肺炎球菌，インフルエンザ菌など，肺炎の中の**市中肺炎**では肺炎球菌，インフルエンザ菌，マイコプラズマなど，**院内肺炎**では黄色ブドウ球菌〔主にMRSA（メチシリン耐性黄色ブドウ球菌）〕，腸球菌，緑膿菌，腸内細菌，アスペルギルス（真菌）などである（図13-6）．

心血管外科感染症の原因菌は，**敗血症**ではブドウ球菌（MRSAを含む），腸球菌，大腸菌，緑膿菌，カンジダ（真菌）など，**感染性心内膜炎**ではブドウ球菌（MRSAを含む），緑色連鎖球菌などである．肝・胆道感染症の原因菌は，**胆嚢炎や胆管炎**では腸球菌，大腸菌，肺炎桿菌など，**細菌性肝膿瘍**では大腸菌，肺炎桿菌など，**アメーバ性肝膿瘍**では赤痢アメーバである．消化管感染症の原因菌は，**消化性胃潰瘍**ではヘリコバクター・ピロリ（ピロリ菌），**腸管感染症**ではサルモネラ菌，腸炎ビブリオ菌，黄色ブドウ球菌，腸管病原性大腸菌，カンピロバクター，ロタウイルス，ノロウイルスなど，**原発性腹膜炎**では大腸菌，肺炎桿菌，肺炎球菌など，**続発性腹膜炎**ではバクテロイデス，大腸菌，腸球菌などである（図13-6）．

尿路感染症の原因菌は，**単純性尿路感染症**では大腸菌が約8割を占め，残りは変形菌，肺炎桿菌など，**複雑性尿路感染症**では大腸菌，腸球菌，緑膿菌などである．産婦人科感染症の原因菌は，**子宮内膜炎**では大腸菌，腸球菌，連鎖球菌など多種多様で，**骨盤内炎症性疾患**では多くは性感染由来で淋菌やクラミジアなど，**腟炎**では

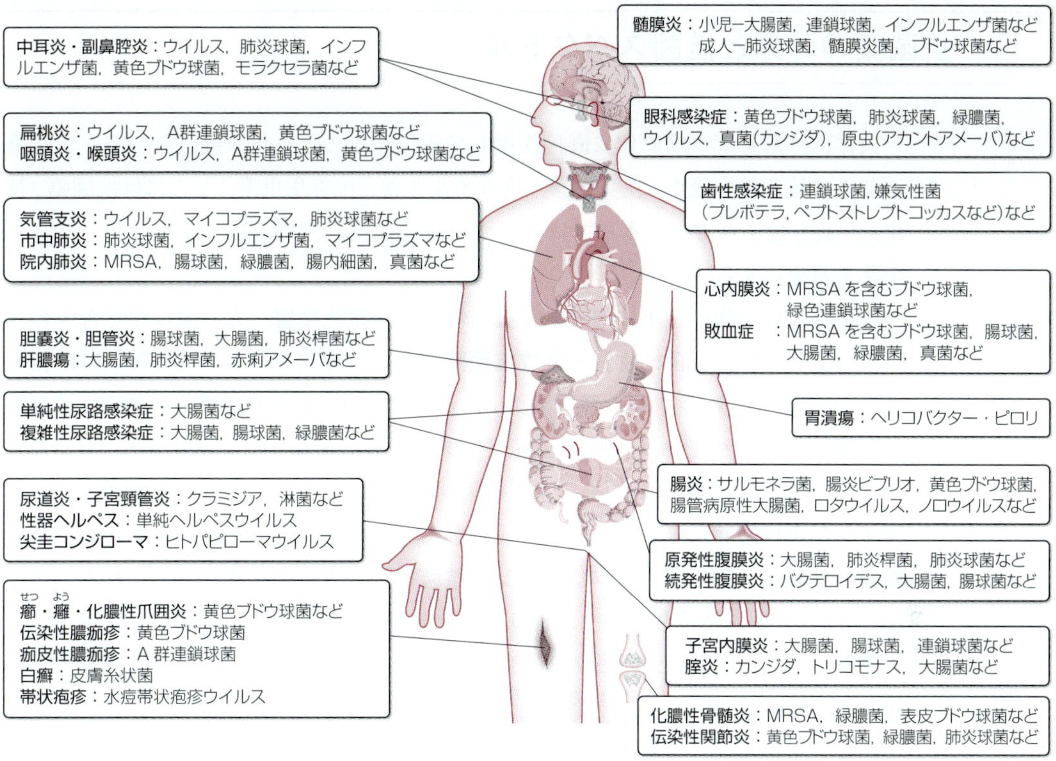

図13-6　感染症の原因菌

　　カンジダ（真菌），トリコモナス（原虫），大腸菌などである．性感染症の原因菌は，**尿道炎**や**子宮頸管炎**では淋菌とクラミジアが大部分を占め，**性器ヘルペス**では単純ヘルペスウイルス，**尖圭コンジローマ**ではヒトパピローマウイルスである（図13-6）．

　　整形外科感染症の原因菌は，**化膿性骨髄炎**では黄色ブドウ球菌（主にMRSA），緑膿菌など，**化膿性関節炎**では黄色ブドウ球菌，緑膿菌などである．皮膚科感染症の原因菌は，**毛包炎**，**癤**，**癰**，**化膿性汗腺炎**，**化膿性爪囲炎**および**蜂窩織炎**では主に黄色ブドウ球菌，**伝染性膿痂疹**では大部分は黄色ブドウ球菌（**水疱性膿痂疹**），一部分はA群連鎖球菌（**痂皮性膿痂疹**），**白癬**では真菌（皮膚糸状菌），**帯状疱疹**では水痘帯状疱疹ウイルスである．

　　眼科感染症の原因菌は黄色ブドウ球菌，肺炎球菌，緑膿菌，ウイルス（エンテロウイルス，アデノウイルス，ヘルペスウイルスなど），真菌（カンジダ，糸状菌など），原虫（アカントアメーバ）などである．

　　歯性感染症の原因菌は連鎖球菌，プレボテラ，ペプトストレプトコッカス，ポルフィロモナス，フソバクテリウムなどの嫌気性菌である（図13-6）．

B　抗菌薬の分類と抗菌スペクトル

　人体に作用せず，病原体に直接作用して治療することを化学療法という．化学療法剤には抗菌薬のほか，抗真菌薬，抗ウイルス薬，抗寄生虫薬，さらには抗腫瘍（抗がん）薬も含まれるが，本章では抗菌薬を中心に抗真菌薬，抗ウイルス薬，抗寄生虫薬を対象にする．

　抗菌薬は微生物の産生に由来する抗菌性物質を**抗生物質**，人工的に化学合成のみによって得られた抗菌性物質を**合成抗菌薬**といって分類される．抗生物質は，化学構造の相違から**β-ラクタム系抗菌薬，アミノグリコシド系抗菌薬，マクロライド系抗菌薬，テトラサイクリン系抗菌薬，ペプチド系抗菌薬，リンコサミド（リンコマイシン）系抗菌薬，ホスホマイシン系抗菌薬，ストレプトグラミン系抗菌薬，リファマイシン系抗菌薬**に分類される．合成抗菌薬は，化学構造の相違から**キノロン系抗菌薬，サルファ剤，オキサゾリジノン系抗菌薬，合成抗結核薬**に分類される．さらに，β-ラクタム系抗菌薬はペニシリン（ペナム）系薬，セフェム系薬，カルバペネム系薬，ペネム系薬およびモノバクタム系薬，マクロライド系抗菌薬は14員環，15員環および16員環，ペプチド系抗菌薬は**グリコペプチド系薬**と**ポリペプチド系薬**，キノロン系抗菌薬は**オールドキノロン系薬**と**ニューキノロン（フルオロキノロン）系薬**に分類される．さらに，ペニシリン系抗菌薬は狭域ペニシリン系薬と広域ペニシリン系薬，セフェム系抗菌薬は第一世代，第二世代，第三世代，第四世代に分類される（図13-7）．

　抗菌薬が有効な増殖阻止作用を示す微生物の範囲を**抗菌スペクトル**（あるいは**抗菌スペクトラム**）といい，多種類の微生物に対し抗菌活性をもつ薬剤を**広域（スペクトル）抗菌薬**，限られた範囲の微生物にのみ有効な薬剤を**狭域（スペクトル）抗菌薬**という．一般的に，広域スペクトル抗菌薬は起因菌が同定できない場合の治療に有効であるが，多くの常在菌も死滅させるため**菌交代症**を起こす可能性が高く，耐性菌の増加を誘導する恐れがある．起因菌が判明した場合に狭域スペクトル抗菌薬に変更すること（**デ・エスカレーション療法**）で，菌交代症や耐性菌のリスクを防ぐことができる．

　β-ラクタム系抗菌薬における**ペニシリン系抗菌薬**の**狭域ペニシリン系薬**は，主にグラム陽性菌に抗菌スペクトルを示し，**広域ペニシリン系薬**はグラム陰性菌まで抗菌スペクトルを広げ，一部（ピペラシリンなど）のペニシリン系薬は嫌気性菌やグラム陰性菌の緑膿菌まで抗菌スペクトルを示す．**セフェム系抗菌薬**の**第一世代セフェム系薬**は，主にグラム陽性菌に抗菌スペクトルを示し，**第二世代セフェム系薬**はグラム陰性菌や嫌気性菌まで抗菌スペクトルを広げ，**第三世代セフェム系薬**はグラム陰性菌の菌種をさらに広げる一方，ブドウ球菌などグラム陽性菌の抗菌活性が弱まる．**第四世代セフェム系薬**は，グラム陽性菌，グラム陰性菌，嫌気性菌と広域

図 13-7　抗菌薬の分類

```
抗菌薬 ─┬─ 抗生物質 ─┬─ β-ラクタム系抗菌薬 ─┬─ ペニシリン系薬 ─┬─ 狭域ペニシリン系薬
        │            │                      │                 └─ 広域ペニシリン系薬
        │            │                      ├─ セフェム系薬 ─┬─ 第一世代
        │            │                      │               ├─ 第二世代
        │            │                      │               ├─ 第三世代
        │            │                      │               └─ 第四世代
        │            │                      ├─ カルバペネム系薬
        │            │                      ├─ ペネム系薬
        │            │                      └─ モノバクタム系薬
        │            ├─ アミノグリコシド系抗菌薬
        │            ├─ マクロライド系抗菌薬 ─┬─ 14員環
        │            │                        ├─ 15員環
        │            │                        └─ 16員環
        │            ├─ テトラサイクリン系抗菌薬
        │            ├─ ペプチド系抗菌薬 ─┬─ グリコペプチド系薬
        │            │                    └─ ポリペプチド系薬
        │            ├─ リンコマイシン系抗菌薬
        │            ├─ ホスホマイシン系抗菌薬
        │            ├─ ストレプトグラミン系抗菌薬
        │            └─ リファマイシン系抗菌薬
        └─ 合成抗菌薬 ─┬─ キノロン系抗菌薬 ─┬─ オールドキノロン系薬
                      │                    └─ ニューキノロン系薬
                      ├─ サルファ剤
                      ├─ オキサゾリジノン系抗菌薬
                      └─ 合成抗結核薬
```

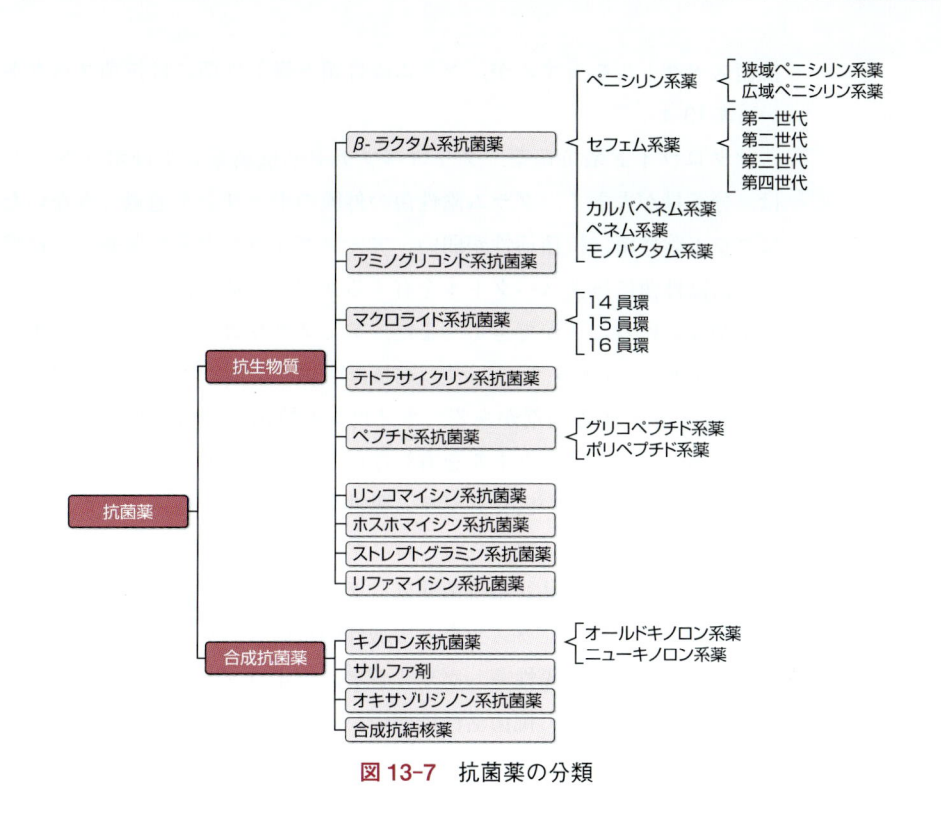

表 13-1　抗菌薬の抗菌スペクトル

抗菌薬	マイコプラズマ	クラミジア	リケッチア	グラム陽性菌	グラム陰性菌	嫌気性菌	抗酸菌
ペニシリン系				◎	○	○	
セフェム系				◎	◎	◎	
カルバペネム系				◎	◎	◎	
モノバクタム系					◎		
アミノグリコシド系				○	◎		○
キノロン系*	○	◎	○	◎	◎	○	
テトラサイクリン系	◎	◎	◎	○	○		
マクロライド系	◎	◎		◎	△	○	
リンコマイシン系	○			◎	△	◎	
ホスホマイシン系				□	◎		
グリコペプチド系				□			
リポペプチド系				□			
オキサゾリジノン系				□			

◎：多くの薬剤，○：一部の薬剤，□：一部の細菌，△：一部の薬剤と一部の細菌
*キノロン系：対象はニューキノロン（フルオロキノロン）系抗菌薬

なスペクトルを有し，緑膿菌にも抗菌スペクトルを示す．**カルバペネム系薬**は第四世代セフェム系薬以上にグラム陽性菌，グラム陰性菌（緑膿菌を含む），嫌気性菌と広域性スペクトルを有する．**モノバクタム系薬**はグラム陰性菌（緑膿菌を含む）には

抗菌スペクトルを有するが，グラム陽性菌と嫌気性菌には抗菌スペクトルを有しない（表 13-1）．

　マクロライド系抗菌薬，グリコペプチド系抗菌薬およびポリペプチド系抗菌薬は，分子量が大きく，グラム陰性菌の外膜のポーリンを通過できないため，基本的にグラム陰性菌に抗菌活性が弱い．アミノグリコシド系抗菌薬は，緑膿菌を中心にグラム陰性菌に抗菌スペクトルを有する薬剤と緑膿菌には抗菌スペクトルを有しない薬剤に分けることができる．また，アミノグリコシド系抗菌薬の中には狭域抗菌スペクトル〔ストレプトマイシン（結核菌），スペクチノマイシン（淋菌），アルベカシン（MRSA）〕を有する薬剤がある．キノロン系抗菌薬のオールドキノロン系薬はグラム陰性菌しか抗菌スペクトルを有しないが，ニューキノロン（フルオロキノロン）系薬は抗菌スペクトルが広く，グラム陽性菌やグラム陰性菌のほか，嫌気性菌，クラミジア，マイコプラズマ，さらにはリケッチアまで抗菌スペクトルを有する薬剤がある．テトラサイクリン系抗菌薬は，グラム陽性菌，グラム陰性菌，リケッチア，クラミジア，マイコプラズマなど広域性の抗菌スペクトルを有する．マクロライド系抗菌薬は，グラム陽性菌，クラミジア，マイコプラズマに抗菌スペクトルを有するが，グラム陰性菌の抗菌活性は弱い．しかし，クラリスロマイシンがカンピロバクター，アジスロマイシンがレジオネラ菌に抗菌活性を示すように特殊なグラム陰性菌に抗菌活性をもつ薬剤がある．リンコマイシン系抗菌薬は，グラム陽性菌と嫌気性菌に抗菌スペクトルを有し，マイコプラズマに抗菌活性を有する薬剤もあるが，グラム陰性菌の抗菌活性は弱い．ホスホマイシン系抗菌薬は，グラム陰性菌に抗菌スペクトルを有するが，グラム陽性菌にはブドウ球菌しか抗菌活性を示さない．グリコペプチド系抗菌薬，ポリペプチド系抗菌薬およびオキサゾリジノン系抗菌薬は狭域抗菌薬で，MRSA に抗菌スペクトルを有する（表 13-1）．

C　抗菌作用のメカニズム

　抗菌薬は，人体に毒性を示さず細菌に毒性を示す物質，すなわち**選択毒性**を示す物質である．そのため，抗菌薬の作用機序は，細菌と動物の細胞の構造や反応の相違を利用しており，大きく分けて5つに分類される．その機序は，**細胞壁合成阻害**，**タンパク質合成阻害**，**核酸合成阻害**，**葉酸合成阻害**，**細胞膜合成阻害**などであり，人体にない細胞壁の合成阻害，人体のリボソームと異なるタンパク質の合成阻害，人体のポリメラーゼと異なる核酸の合成阻害の3つの作用機序は特に選択毒性が強く，化学療法剤として優れている．細胞壁合成阻害薬にはβ-ラクタム系抗菌薬，グリコペプチド系抗菌薬，ホスホマイシン系抗菌薬など，タンパク質合成阻害薬にはアミノグリコシド系抗菌薬，マクロライド系抗菌薬，リンコマイシン系抗菌薬，オキサゾリジノン系抗菌薬，ストレプトグラミン系抗菌薬など，核酸合成阻害薬には

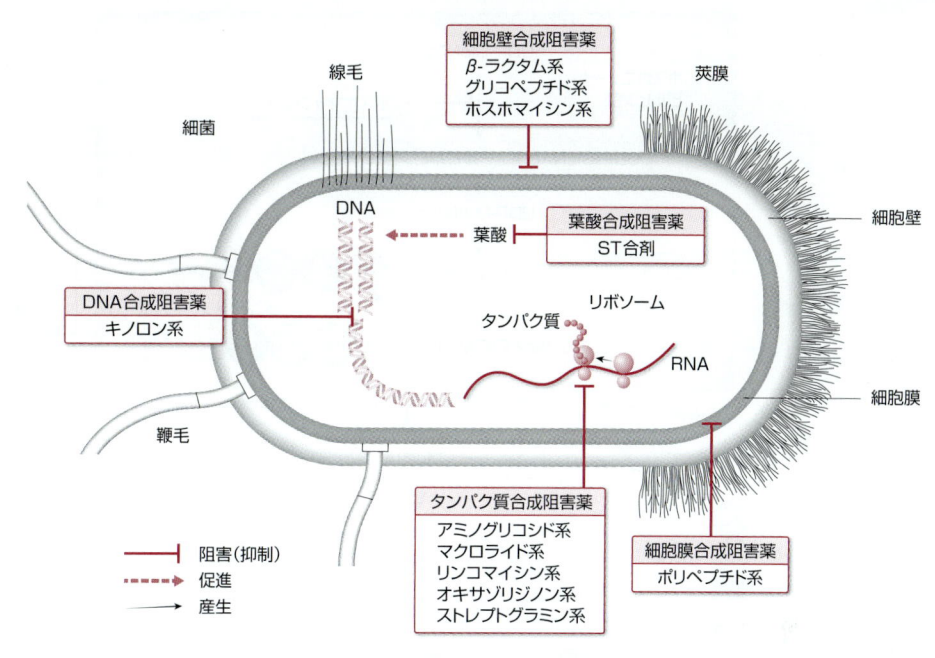

図 13-8　抗菌薬の作用部位

キノロン系抗菌薬，リファマイシン系抗菌薬など，葉酸合成阻害薬にはスルファメトキサゾール／トリメトプリム（ST）合剤など，細胞膜合成阻害薬にはポリペプチド系抗菌薬などがある（図 13-8）．

1. 細胞壁合成阻害

　細菌の細胞壁は網目構造で，多糖の**ペプチドグリカン（ムレインともいう）**で構成され，縦糸は N-アセチルムラミン酸（MurNAc）と N-アセチルグルコサミン（GlcNAc）が交互に結合したポリマーで形成され，横糸は N-アセチルムラミン酸に結合したペンタペプチドが架橋 cross-link することで形成されている．ペンタペプチドはトランスグリコシダーゼ transglycosidase によりペプチドグリカンの伸長点に転移され，トランスペプチダーゼ transpeptidase によりペンタペプチド末端のジアラニン（D-Ala-D-Ala）とほかのペンタペプチドのアミノ酸が結合して cross-link が形成される（図 13-9）．これらの酵素は**ペニシリン結合タンパク質** penicillin binding proteins（**PBPs**）と呼ばれ，トランスグリコシダーゼ活性とトランスペプチダーゼ活性の 2 機能を有する酵素である．

　β-ラクタム系抗菌薬は，ペプチドグリカンの最終段階で合成阻害し，PBPs と結合することにより細胞壁の合成を阻害する．β-ラクタム環の構造とジアラニン（D-Ala-D-Ala）の構造が類似しているため，β-ラクタム系抗菌薬が PBPs と結合して PBPs の作用を阻害する（図 13-9，13-10）．

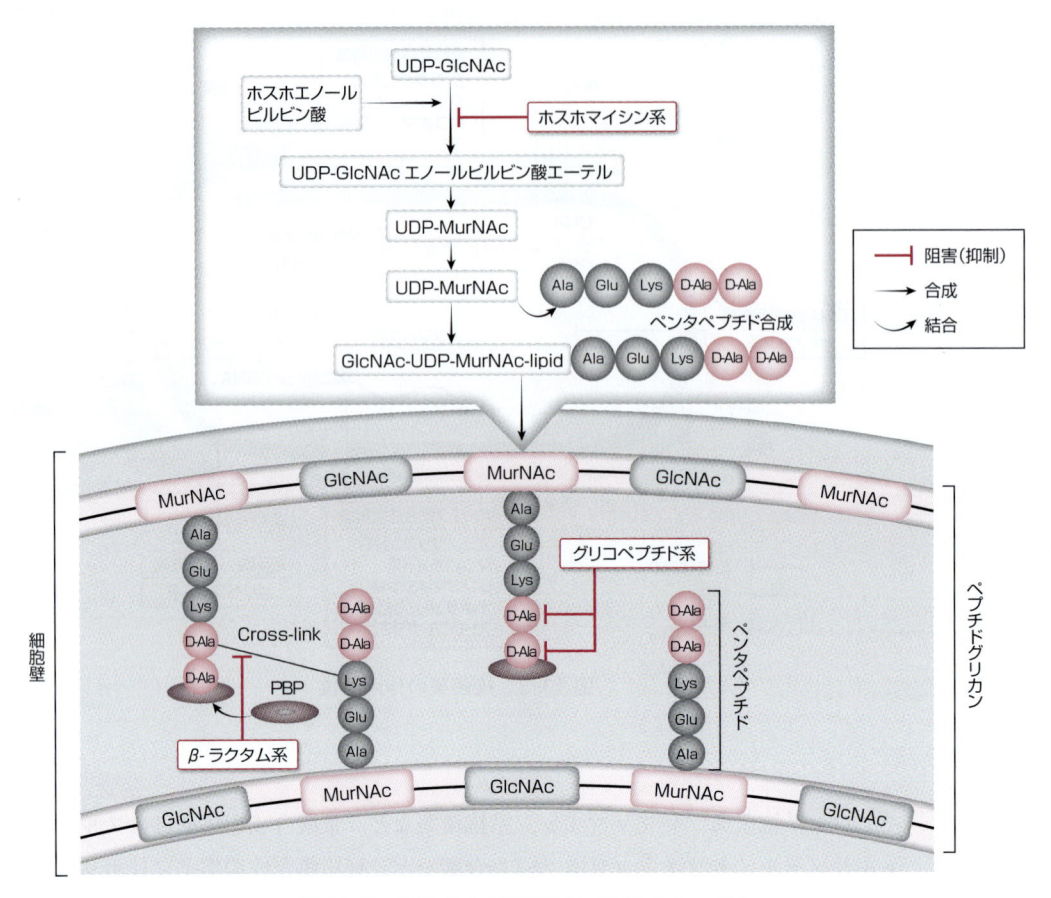

図13-9　細胞壁合成阻害薬の作用メカニズム

PBP：ペニシリン結合タンパク質，UDP：ウリジンニリン酸，GlcNAc：N-アセチルグルコサミン，MurNAc：N-アセチルムラミン酸

　PBPsはそれぞれの細菌に複数の種類が存在する．大腸菌には7種類（PBP1A，PBP1B，PBP2，PBP3，PBP4，PBP5，PBP6）のPBPsがあり，PBP1Bは主要な架橋酵素でトランスペプチダーゼ活性とトランスグリコシダーゼ活性を有して細胞壁の伸長に関与し，PBP1AはPBP1Bの代替酵素で，PBP2はトランスペプチダーゼ活性を有して細胞壁の伸長開始に関与，PBP3はトランスグリコシダーゼ活性を有して隔壁形成，PBP4はカルボキシペプチダーゼであることが明らかになっている（図13-11）．
　β-ラクタム系抗菌薬の中でもペニシリン系薬は，PBPsのPBP1を強く阻害し，細菌を**スフェロプラスト** spheroplast（球形）化あるいは**バルジ** bulge 形成して殺菌する（図13-11）．ペニシリン系薬は一般的にグラム陽性球菌に対する抗菌作用は強いが，グラム陰性桿菌に対する抗菌作用は弱い傾向がある（表13-1）．セフェム系薬およびモノバクタム系薬は，PBPsのPBP3を強く阻害し，細菌を**フィラメント** filament 化して殺菌する（図13-11）．セフェム系薬は一般的にグラム陰性桿菌に対

図13-10　β-ラクタム系抗菌薬の基本構造（ペニシリン：左）とジアラニン（D-Ala-D-Ala：右）の構造類似性

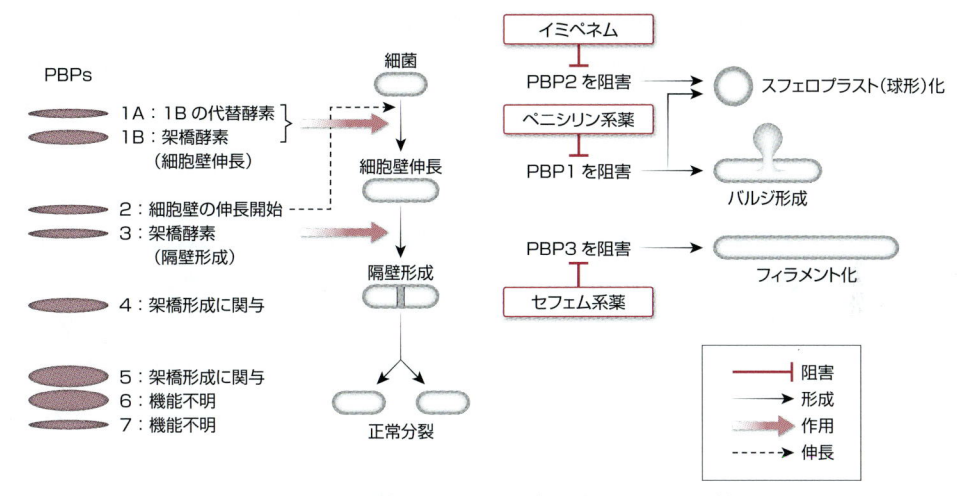

図13-11　大腸菌のPBPsの電気泳動とPBPsの機能

する抗菌作用は強いが，グラム陽性球菌に対する抗菌作用は弱い傾向がある（表13-1）．

　グリコペプチド系抗菌薬は，細菌の細胞壁のペプチドグリカンの構成成分のN-アセチルムラミン酸（MurNAc）につく横糸形成のペンタペプチド末端のジアラニン（D-Ala-D-Ala）に水素結合5つで結合してほかのペンタペプチドのアミノ酸との結合を阻害し，細胞壁の合成を阻害する（図13-9）．グリコペプチド系抗菌薬はβ-ラクタム系抗菌薬と作用機序が異なるため，交叉耐性はない．

　細菌の細胞壁のペプチドグリカン合成の初期段階でウリジン二リン酸-N-アセチルグルコサミン（UDP-GlcNAc）にホスホエノールピルビン酸が付加してUDP-GlcNAc-エノールピルビン酸エーテルが合成され，順次UDP-N-アセチルムラミン酸（UDP-MurNAc），ペンタペプチドが合成される．ホスホマイシン系抗菌薬は，ホスホエノールピルビン酸と化学構造が類似しているため，UDP-GlcNAcへのホスホエノールピルビン酸の付加反応を阻害し，結果的にMurNAcとGlcNAcの縦糸形成を阻害する（図13-9）．

2. タンパク質合成阻害

タンパク質合成はリボソームで行われるが，細菌のリボソームの沈降係数は 70S（30S サブユニットと 50S サブユニット）で，ヒトの真核細胞のリボゾームの 80S（40S サブユニットと 60S サブユニット）と異なる．細菌のタンパク質合成は，DNA から遺伝情報を受け取った mRNA がリボソームの 30S サブユニットに結合し，開始アンチコドンをもつホルミルメチオニル tRNA が 50S リボソームとともに 30S リボソームに結合し，70S 開始複合体が形成される．次に，2 番目のアンチコドンをもつアミノアシル tRNA が 50S リボソームの受容部位 A に結合し，供与部位 P にあるペプチジル tRNA とペプチド結合し（ペプチド反応），ペプチジル tRNA の A 部位から P 部位の移動に伴い mRNA も移動し（転座），再び A 部位に 3 番目のアンチコドンをもつアミノアシル tRNA が結合し，同じプロセスを繰り返してタンパク質が合成される（図 13-12）．

アミノグリコシド系抗菌薬は，細菌の **30S リボソーム**に結合し，70S 開始複合体の解離あるいは mRNA コドンの誤読を引き起こしてタンパク質合成を阻害する（図 13-12）．そのほか，転座反応の阻害や細胞膜の障害を起こす薬剤もある．

テトラサイクリン系抗菌薬は，細菌の 30S リボソームに結合し，アミノアシル tRNA が mRNA に結合するのを阻害して，タンパク質合成を阻害する（図 13-12）．テトラサイクリン系抗菌薬は真核生物のリボソームにも作用するが，リボソーム RNA（rRNA）の構造が異なり，細菌細胞ではテトラサイクリン系抗菌薬の能動輸送系により高濃度に蓄積されるため選択毒性となる．

マクロライド系抗菌薬は，細菌のタンパク質合成の終期で **50S リボソーム**（23S rRNA ドメイン V の 2058 位と 2059 位のアデニン残基）に結合し，ペプチジル tRNA が A 部位から P 部位へ転座するのを阻害してペプチド鎖の伸長反応を阻止する（図 13-12）．

リンコマイシン系抗菌薬は，マクロライド系抗菌薬の作用点とほぼ同じ位置の 50S リボソーム（23S rRNA ドメイン V の 2058 位と 2059 位のアデニン残基）に結合し，ペプチジルトランスフェラーゼを阻害する（図 13-12）．

オキサゾリジノン系抗菌薬は，細菌の 50S リボゾーム（A 部位）に結合し，70S 開始複合体の形成を阻害する（図 13-12）．

ストレプトグラミン系抗菌薬は，細菌の 50S リボゾームのタンパク質合成を阻害する（図 13-12）．ダルホプリスチンはキヌプリスチンの細菌リボソームへの結合親和性を高め，相乗的な殺菌効果を示す．

3. 核酸合成阻害

1）DNA 合成阻害薬

DNA の複製に重要な酵素として**トポイソメラーゼ**がある．トポイソメラーゼに

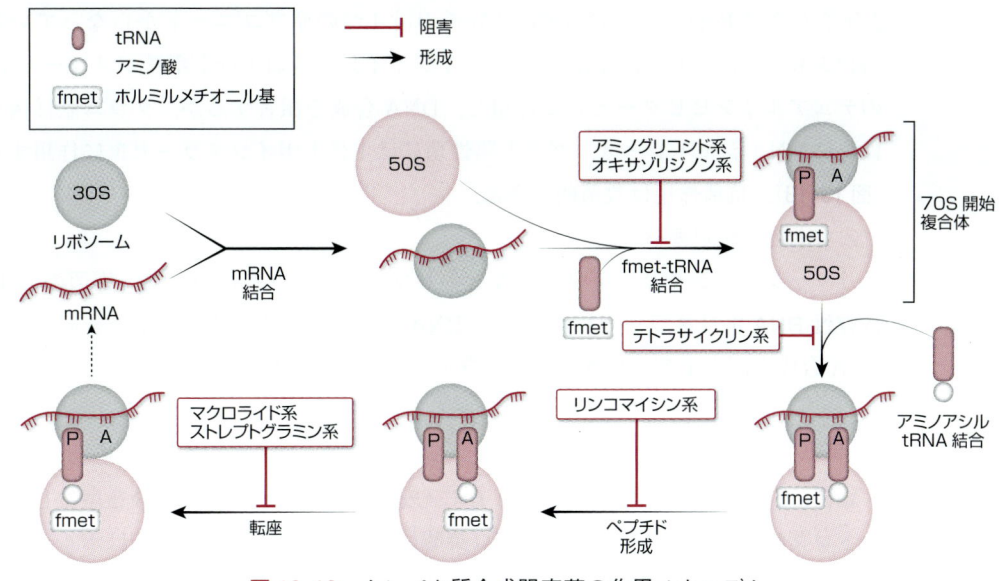

図 13-12　タンパク質合成阻害薬の作用メカニズム

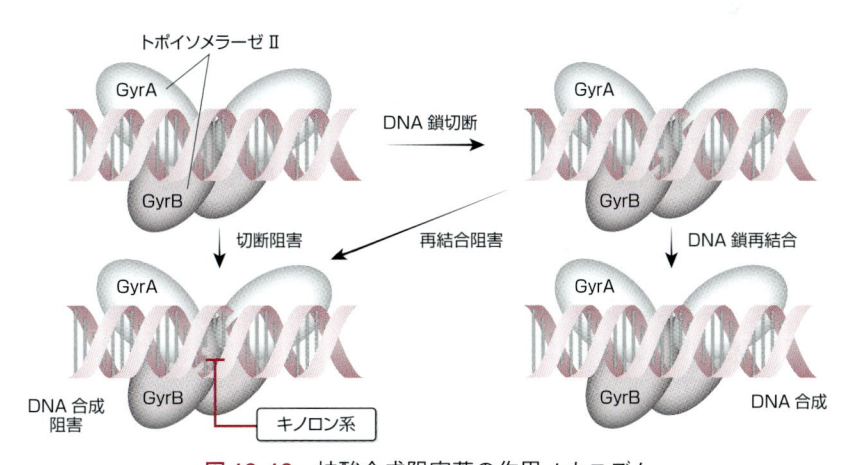

図 13-13　核酸合成阻害薬の作用メカニズム

は人の細胞増殖に必須な I 型と細菌の増殖に必須な II 型があり，I 型トポイソメラーゼにはトポイソメラーゼ I と III のサブユニットがあり，II 型トポイソメラーゼにはトポイソメラーゼ II（細菌では DNA ジャイレースと呼ばれる）と IV のサブユニットがある．DNA ジャイレース（gyrase, Gyr）は 2 本鎖 DNA の高次構造（ねじれのらせん構造）を変化させて DNA を複製する役割を果たし，サブユニット A（GyrA）2 分子とサブユニット B（GyrB）2 分子からなるホロ酵素で，GyrA は DNA 鎖の切断・再結合作用，GyrB は ATPase 活性をもちエネルギー変換を担っている．トポイソメラーゼ IV は複製後に絡み合った 2 本鎖 DNA の切断と再結合を行うことによって，分裂後の細胞に DNA を効率よく分配する役割を担い，ParC（または GrlA）

2分子およびParE（またはGrlB）2分子の計4つのサブユニットからなっている（図13-13）．キノロン系抗菌薬は，DNAジャイレースおよびトポイソメラーゼIVのデュアルインヒビターとして作用し，DNA合成を阻害するが，グラム陰性菌には主にDNAジャイレース，グラム陽性菌には主にトポイソメラーゼIVに作用する（図13-13）．抗菌作用は殺菌的である．

2) RNA合成阻害薬

リファンピシンやリファブチンなどのリファマイシン系抗菌薬は，細菌の**DNA依存性RNAポリメラーゼ**に結合してRNAポリメラーゼのDNA結合を阻害し，RNA合成を阻害する．動物のポリメラーゼには作用しない．

4. 葉酸合成阻害

細菌はジヒドロプテリジンとパラアミノ安息香酸からジヒドロ葉酸を産生し，ジヒドロ葉酸は還元されてテトラヒドロ葉酸になる．テトラヒドロ葉酸はホルミルトランスフェラーゼの補酵素として核酸合成に関与する．スルファメトキサゾール／トリメトプリム（ST）合剤中のサルファ剤の**スルファメトキサゾール**はパラアミノ安息香酸と化学構造が類似しているため，**ジヒドロプテロイン酸合成酵素**を阻害してジヒドロプテロイン酸の合成を阻害する．また，抗生物質の**トリメトプリム**は**ジヒドロ葉酸還元酵素**を阻害してテトラヒドロ葉酸の合成を阻害する．したがって，ST合剤は2段階で葉酸合成を阻害する（図13-14）．

5. 細胞膜合成阻害

動物と細菌に限らず，細胞膜はリン脂質の二重層で構成されており，細胞の生存に必要な物質の透過を支配している．ポリペプチド系抗菌薬はリン脂質と結合し，ホスホリパーゼを活性化してリン脂質を分解し，細胞質膜の透過性に変化をきたし，細胞内成分を放出させ，殺菌的に作用する．細胞質膜は動物にも存在するため，選択毒性が低く，副作用が発現しやすいため主に局所に用いられる．

D 耐性菌と耐性機構

薬剤耐性 drug resistance は，生物が何らかの作用をもった薬剤に対して抵抗性をもち，薬剤が効かなくなる現象を指す．微生物学の分野では病原性微生物が抗菌薬に対して抵抗力をもち，抗菌薬が効かない，あるいは効きにくくなることを意味し，抗菌薬に対して抵抗性をもった病原菌を**薬剤耐性菌**という．原則的に抗菌薬を使用する限り薬剤耐性菌は出現し，現在では多くの耐性遺伝子をもつ**多剤耐性菌**が問題となっている．

薬剤耐性には，緑膿菌やセラチア菌のようにもともと薬剤低感受性の**自然耐性**も

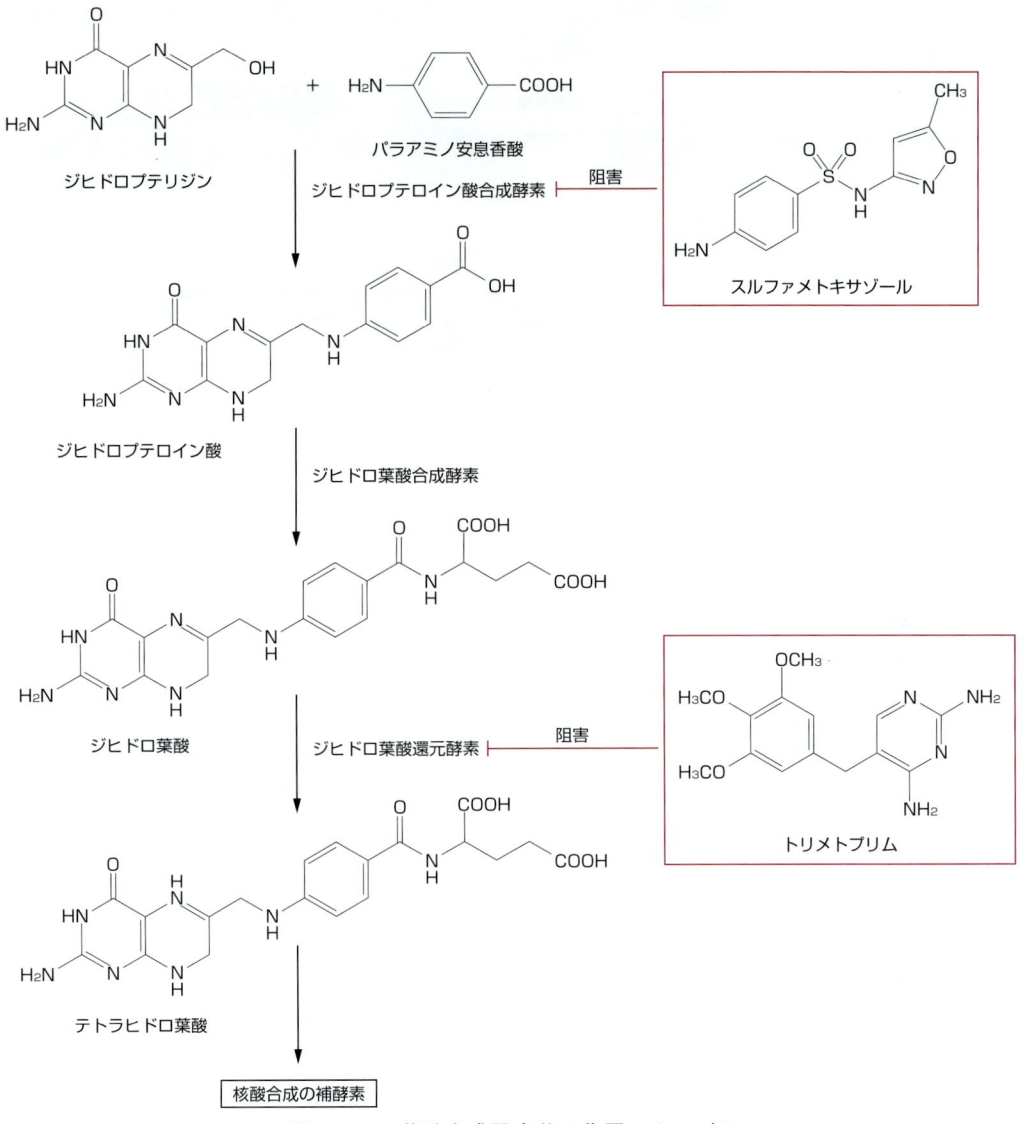

図13-14 葉酸合成阻害薬の作用メカニズム

ある（p.749，図13-21参照）．しかし，多くの細菌は抗菌薬に接することで遺伝子の発現が誘導されて耐性を獲得する**獲得耐性**である．**耐性遺伝子**は，Rプラスミドを介する**接合伝達**，ファージを介する**形質導入**や**形質転換**によって獲得され，耐性遺伝子の伝達には転移因子の**トランスポゾン**や可動性遺伝子の**インテグロン**が重要な役割を担っている．

耐性化のメカニズムは，① **抗菌薬の不活化**，② **抗菌薬の作用点の変化**，③ **抗菌薬の細胞内濃度の低下**の3つに分類される．③の耐性機構を獲得すると多剤耐性になる場合が多い（図13-15）．

① 抗菌薬の不活化

分解または修飾酵素により抗菌薬を不活する.

② 抗菌薬の作用点の変化

抗菌薬が作用する箇所を変化する.

③ 抗菌薬の細胞内濃度低下

抗菌薬の細胞内侵入を抑制する.

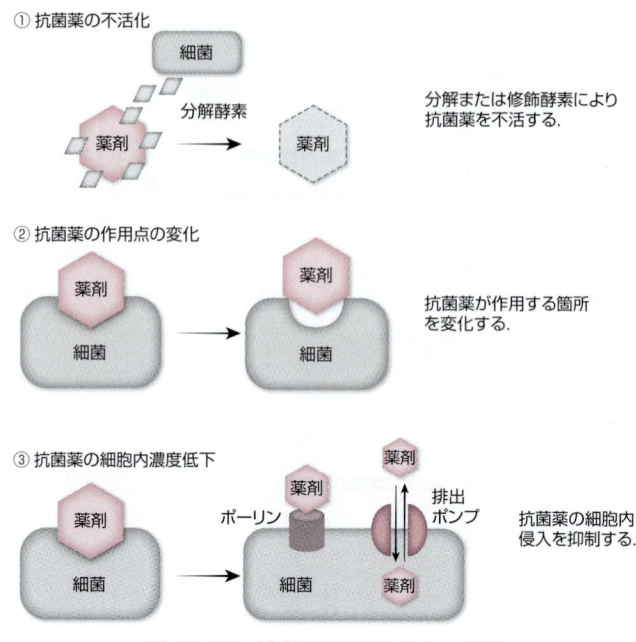

図 13-15 抗菌薬の耐性メカニズム

1. 抗菌薬の不活化

薬剤耐性菌の多くは抗菌薬を分解または修飾する酵素を産生する．ペニシリナーゼやセファロスポリナーゼなど β-ラクタム系抗菌薬を加水分解する酵素は **β-ラクタマーゼ**と総称される（図 13-16, 13-17）．また，アミノグリコシド系抗菌薬をリン酸化，アデニリル化，アセチル化する**アミノグリコシド修飾酵素**も臨床上問題となる．これらの不活化酵素をコードする遺伝子はプラスミド上に存在するものが多く，菌種を超えて伝播され，各種抗菌薬の薬剤耐性を引き起こしている．

1) β-ラクタマーゼ

β-ラクタマーゼは，酵素の活性部位がセリンの**セリン-β-ラクタマーゼ**と活性部位が亜鉛の**メタロ-β-ラクタマーゼ**の2つに分けられる．また，**Ambler**の分類では，アミノ酸配列に基づいてクラス A～D の4クラスに分類される．クラス A, クラス C, クラス D の3種類はセリン-β-ラクタマーゼであり，クラス B はメタロ-β-ラクタマーゼである（図 13-17）．

クラス Aは**ペニシリナーゼ**と呼ばれ，黄色ブドウ球菌やグラム陰性菌が産生してペニシリン系抗菌薬を分解する．**クラス B**はメタロ-β-ラクタマーゼ metallo-β-lactamase（MBL）またはカルバペネム系抗菌薬を分解することからカルバペネマーゼとも呼ばれ，緑膿菌やセラチア菌などが産生してモノバクタム系抗菌薬を除く β-ラクタム系抗菌薬を分解する．**クラス C**は**セファロスポリナーゼ**〔または **Amp**(ampicillin-resistance gene) **C 型 β-ラクタマーゼ** AmpC β-lactamase（AmpC）〕と呼ばれ，グラム陰性桿菌が産生してペニシリン系，第一世代セフェム系，第二世セ

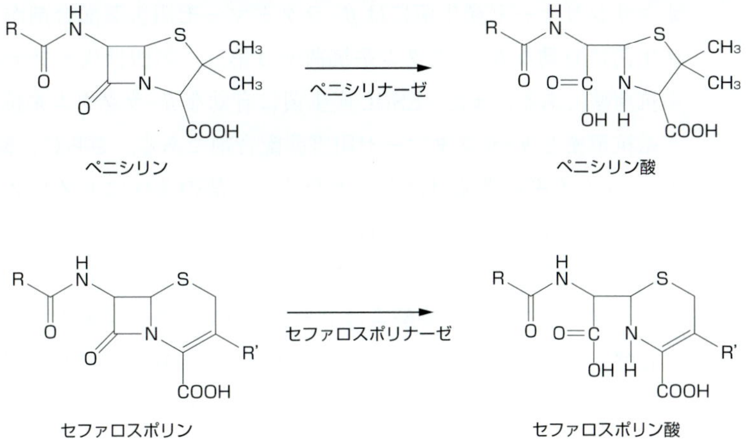

図13-16 β-ラクタマーゼによるβ-ラクタム系抗菌薬の分解

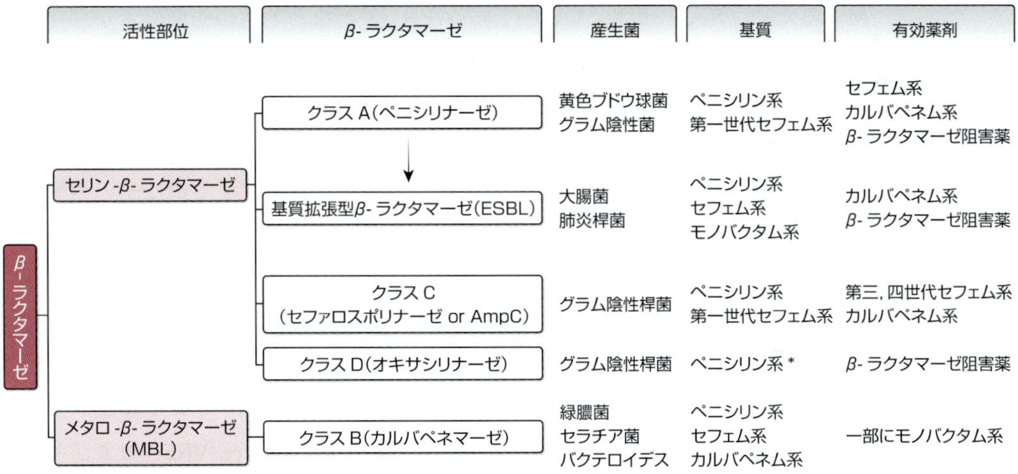

活性部位	β-ラクタマーゼ	産生菌	基質	有効薬剤
セリン-β-ラクタマーゼ	クラスA（ペニシリナーゼ）	黄色ブドウ球菌 グラム陰性菌	ペニシリン系 第一世代セフェム系	セフェム系 カルバペネム系 β-ラクタマーゼ阻害薬
セリン-β-ラクタマーゼ	基質拡張型β-ラクタマーゼ（ESBL）	大腸菌 肺炎桿菌	ペニシリン系 セフェム系 モノバクタム系	カルバペネム系 β-ラクタマーゼ阻害薬
セリン-β-ラクタマーゼ	クラスC（セファロスポリナーゼ or AmpC）	グラム陰性桿菌	ペニシリン系 第一世代セフェム系	第三, 四世代セフェム系 カルバペネム系
セリン-β-ラクタマーゼ	クラスD（オキサシリナーゼ）	グラム陰性桿菌	ペニシリン系*	β-ラクタマーゼ阻害薬
メタロ-β-ラクタマーゼ（MBL）	クラスB（カルバペネマーゼ）	緑膿菌 セラチア菌 バクテロイデス	ペニシリン系 セフェム系 カルバペネム系	一部にモノバクタム系

*ペニシリン系：一部にセフェム系, カルバペネム系, モノバクタム系も分解するという報告がある

図13-17 β-ラクタマーゼの分類

フェム系抗菌薬（一部）およびβ-ラクタマーゼ阻害薬を分解する．**クラスDはオキサシリナーゼ**と呼ばれ，グラム陰性桿菌が産生してペニシリナーゼ抵抗性のオキサシリン系のペニシリン系抗菌薬を分解する．また，オキサシリナーゼがセフェム系，カルバペネム系およびモノバクタム系抗菌薬を分解することが報告されている．

クラスA（一部はクラスD）から変異した**基質拡張型β-ラクタマーゼ** extended spectrum β-lactamase（**ESBL**）があり，ESBLは大腸菌や肺炎桿菌が産生してペニシリン系抗菌薬，セフェム系抗菌薬およびモノバクタム系抗菌薬を分解する（図13-17）．

ペニシリナーゼ産生菌にはセフェム系抗菌薬やβ-ラクタマーゼ阻害薬配合剤，

オキサシリナーゼ産生菌にはβ-ラクタマーゼ阻害薬配合剤が有効であり，AmpC産生菌に有効なβ-ラクタム系抗菌薬は第三，第四世代セフェム系とカルバペネム系抗菌薬である．また，ESBL産生菌に有効なβ-ラクタム系抗菌薬は，カルバペネム系抗菌薬とβ-ラクタマーゼ阻害薬配合剤である．さらに，MBL産生菌に有効なβ-ラクタム系抗菌薬はほとんどなく，一部の菌株にモノバクタム系抗菌薬が安定性を示すだけである（図13-17）．

2）アミノグリコシド修飾酵素

アミノグリコシド修飾酵素はアセチル-CoAを利用するアミノグリコシドアセチル化酵素 aminoglycoside acetyltransferase（AAC），ATPを利用するアミノグリコシドリン酸化酵素 aminoglycoside phosphortransferase（APH），アミノグリコシドアデニリル化酵素 aminoglycoside adenylyltransferase（AAD）の3種類がある．修飾酵素は，それぞれプラスミド上の遺伝子 *aac*，*aph*，*aad* にコードされ，菌種を超えて伝達される．分子内に多数存在する水酸基やアミノ基などの位置を認識して置換するため，AAC（6'），AAD（4'），APH（3"）など多数の修飾酵素が存在する．

2. 抗菌薬の作用点の変化

細菌自体が抗菌薬の作用点を変化させて抗菌薬に対する親和性を低下して耐性を獲得する場合がある．作用点の変化には，作用点をコードする遺伝子の変異，修飾酵素の産生，代替酵素の産生などがある．

1）遺伝子の変異による作用点の変化

遺伝子の変異による作用点の変化では，**ペニシリン耐性肺炎球菌** penicillin-resistant *Stpreptococcus pneumoniae*（**PRSP**），**β-ラクタマーゼ非産生アンピシリン耐性** β-lactamase negative ampicillin resistant（**BLNAR**）**インフルエンザ菌**，**バンコマイシン耐性腸球菌** vancomycin-resistant Enterococci（**VRE**）およびキノロン系抗菌薬耐性菌がある．

肺炎球菌は6種類のPBPs（1a，1b，2x，2a，2b，c）が存在するが，PRSPは外来遺伝子の導入によってPBPsに変異が入り，5個の高分子量PBPsの内3以上のPBPに変異が起こり，ペニシリンに対する結合性が著しく低下したものである（図13-18）．現在，臨床で分離される肺炎球菌の約6割がPRSPであり，肺炎の半数以上を占める起炎菌である肺炎球菌感染症ではPRSPに有効な抗菌薬の選択が必要となる．PRSPに有効な抗菌薬は第三世代セフェム系抗菌薬，カルバペネム系抗菌薬およびニューキノロン系抗菌薬である．

BLNARはβ-ラクタマーゼを産生しないでアンピシリンに耐性を示す菌の総称であるが，インフルエンザ菌に特に多く認められるため，一般的にインフルエンザ菌を指す．BLNARはPBP3をコードする *fts*（filamenting temperature-sensitive）*I* 遺伝子に変異が入り，β-ラクタム系抗菌薬のPBP3への親和性が低下したものである．現在，臨床で分離されるインフルエンザ菌の約3割がBLNARであり，インフ

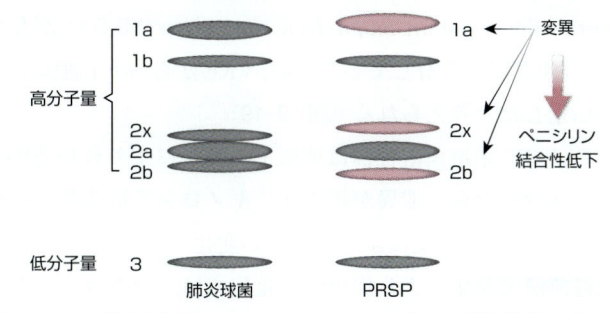

図 13-18 肺炎球菌とPRSPにおけるPBPの電気泳動の模式図
1a, 2x, 2bの変異によりペニシリンの結合性が低下する.
PRSP：ペニシリン耐性肺炎球菌，PBP：ペニシリン結合タンパク質

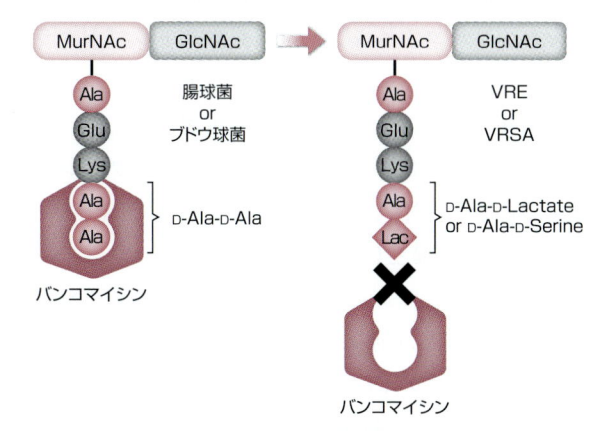

図 13-19 バンコマイシン耐性腸球菌（VRE）とバンコマイシン耐性黄色ブドウ球菌（VRSA）
MurNAc：N-アセチルムラミン酸，GlcNAc：N-アセチルグルコサミン

ルエンザ菌は小児感染症では最も重要な起炎菌であるため，小児感染症ではBLNARの治療法が重要となる．BLNARには第三世代セフェム系抗菌薬やニューキノロン系抗菌薬が有効である．

VREはvan（vancomycin resistance gene）A，vanB，vanCのいずれかの耐性遺伝子を保有し，バンコマイシンの作用点のジアラニン（D-Ala-D-Ala）をvanAやvanB遺伝子タイプはD-Ala-D-Lactate，vanC遺伝子タイプはD-Ala-D-Serineに変化させてバンコマイシンの結合を阻害する．vanA遺伝子はプラスミド上に存在し，トランスポゾンにより伝達される．vanB遺伝子タイプのVREは同じグリコペプチド系抗菌薬のテイコプラニンでも有効であるが，ほかの耐性遺伝子を保有するVREにはオキサゾリジノン系抗菌薬のリネゾリドとストレプトグラミン系抗菌薬のキヌプリスチン／ダルホプリスチンの適用となる．2002年に**バンコマイシン耐性黄色ブドウ球菌** vancomycin-resistant *Staphylococcus aureus*（**VRSA**）が分離された．VRSAはプラスミド上にVREがもつvanA遺伝子とメチシリン耐性黄色ブドウ球菌

747

methicillin resistant *Staphylococcus aureus*（MRSA）がもつ *mec*（methicillin resistance gene）*A* 遺伝子を有しているため，VREから *vanA* 遺伝子を担うプラスミドがMRSAに伝達したと考えられる（図13-19）．

キノロン系抗菌耐性菌は遺伝子の変異により作用点のDNAジャイレースやトポイソメラーゼⅣに変異が起こり，キノロン系抗菌薬との結合性が低下する．

2）修飾酵素産生による作用点の変化

修飾酵素産生による作用点の変化では，マクロライド系抗菌薬耐性菌とテトラサイクリン系抗菌薬耐性菌があげられる．マクロライド系抗菌薬耐性菌は，rRNAメチラーゼを産生し，作用点の23S rRNAをジメチル化してマクロライド系抗菌薬の結合を回避する．マクロライド系抗菌薬の作用点がジメチル化されると，同じ作用点をもつリンコマイシン系抗菌薬やストレプトグラミン系抗菌薬も耐性を示すようになる．このようにある細菌（生物）が1種類の抗菌薬に耐性を獲得すると別の種類の抗菌薬にも耐性を示すことを**交差耐性**という．テトラサイクリン系抗菌薬耐性菌は，作用点の30Sリボソームのテトラサイクリン結合部にプロテクションタンパク質を結合させ，tRNAがリボソーム上のmRNAと結合するのを阻害して耐性化する．

3）代替酵素産生による作用点の変化

代替酵素産生による作用点の変化では，**メチシリン耐性黄色ブドウ球菌（MRSA）**がある．MRSAは通常の4つのPBPに加えて *mecA* 遺伝子によりβ-ラクタム系抗菌薬に低親和性のPBP2'（またはBPB2aと表記）という代替酵素を産生して耐性化し，β-ラクタム系抗菌薬存在下でも細胞壁のペプチドグリカン合成を行うことができる（図13-20）．現在，院内で分離される黄色ブドウ球菌の6割がMRSAと報告されており，MRSAは易感染者に腸炎，腹膜炎，肺炎および骨髄炎，さらには心内膜炎や敗血症の重症感染症を引き起こし，院内感染症で最も注意を要する起炎菌である．MRSAにはグリコペプチド系抗菌薬のバンコマイシンやテイコプラニンが有効である．

3. 抗菌薬の細胞内濃度の低下

抗菌薬の細胞内濃度の低下の原因は，抗菌薬の外膜透過性低下と能動的排出である．

1）膜透過性の低下

抗菌薬は細菌内の作用点に必要量が到達して初めて効果を発揮するが，細胞内に到達するためは細胞膜を通過する必要がある．グラム陰性菌は外側に外膜が存在し，外膜には**ポーリン**と呼ばれる親水性物質の経路が存在する．大腸菌のポーリン〔Omp（outer membrane protein）F，OmpC，OmpAなど〕は分子量600まで通過させるが，緑膿菌のポーリン〔Opr（outer membrane porin）B，OprC，OprDなど，カルバペネム系抗菌薬はOprDポーリンから細胞内侵入〕は分子量400以下の大きさのため，多くの抗菌薬への自然耐性の要因になっている（図13-21）．さらに，緑膿菌はポーリンを通過するカルバペネム系抗菌薬に対してポーリンの減少あるいは欠損に

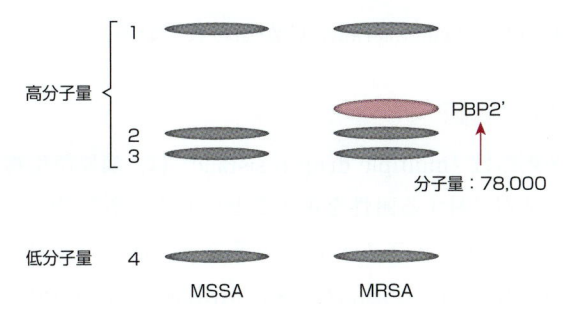

図 13-20 MSSA と MRSA における PBPs の電気泳動の模式図
MSSA：メチシリン感受性黄色ブドウ球菌，MRSA：メチシリン耐性黄色ブドウ球菌，PBP2'：ペニシリン結合タンパク質 2'

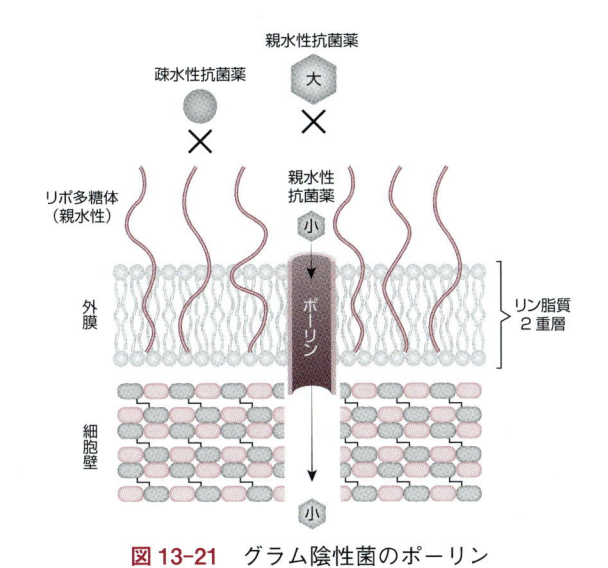

図 13-21 グラム陰性菌のポーリン
疎水性抗菌薬はリポ多糖体の外層（O 抗原）が親水性のため通過しにくく，分子量の大きい抗菌薬は外膜のポーリンを通過できない．

より耐性化する．

2）能動的排出（エフラックス機構）

抗菌薬が細胞内に透過しても，細胞膜には**薬剤排出ポンプ**が存在し，抗菌薬をエネルギー依存的（ATP を利用して細胞外から）に排出する（**図 13-22**）．このシステムは**エフラックス機構**と呼ばれ，能動的な排出ポンプはどの細胞の細胞膜にも多数存在する．元来，不要になった二次代謝物や異物を排出するためのもので，異物となる抗菌薬も積極的に排出する．大多数は抗菌薬の接触による誘導や調節遺伝子の変異により高発現になり耐性を獲得する．エフラックス機構は基質特異性が低く，類似構造でない複数の抗菌薬を排出する多剤排出ポンプであるため，多剤耐性化の要因になる．排出ポンプは，緑膿菌では Mex（multidrug resistance efflux pump）AB-OprM や MexXY-OprM，黄色ブドウ球菌では Nor（norfloxacin resistance efflux pump）A，大腸菌では Acr（ampicillin and chloramphenicol resistance efflux pump）

AB-Tol（colicin-tolerant）Cが知られている．

4. 多剤耐性菌

　多剤耐性（multiple drug resistanc）は，病原微生物が作用機序の異なる2種類以上の薬剤に対する耐性を示すことである．多剤耐性の発生機序は，突然変異や耐性遺伝子を持つプラスミドの伝達などがある．多剤耐性菌に関しては，上記したAmpC産生菌，ESBL産生菌，MBL産生菌，PRSP，MRSA，VRSAおよびVREなどが該当し，2010年頃に話題になった**多剤耐性アシネトバクター**のニューデリー・メタロ-β-ラクタマーゼ1（**NDM-1**）も該当する（グリシルサイクリン系抗菌薬の項p.782参照）．抗菌薬療法の臨床で多剤耐性化が最も深刻な問題となっているのは，**多剤耐性緑膿菌**（multidrug-resistant *Pseudomonas aeruginosa*: **MDRP**）と**多剤耐性結核菌**（multidrug resistant *Tuberculosis*: **MDR-TB**）である．なお，多剤耐性結核菌は「⑨ 抗結核薬の項p.791」参照のこと．

　ここでは，**MDRP**に限定して解説する．緑膿菌は外膜のポーリンが小さく抗菌薬に自然耐性を持っており，バイオフィルムを形成しやすく，薬剤が浸透しにくい性質を有する．カルバペネム系抗菌薬，抗緑膿菌用アミノグリコシド系抗菌薬およびニューキノロン系抗菌薬は緑膿菌感染症にも有効視されているが，これら3系統の抗菌薬すべてに耐性（イミペネムのMIC≧16μg/mL，アミカシンのMIC≧32μg/mL，シプロフロキサシンのMIC≧4μg/mL）を獲得した緑膿菌を多剤耐性緑膿菌（MDRP）という．MDRPの耐性メカニズムは，前述した耐性機構が組み合わさったものである．すなわち，カルバペネム系抗菌薬に対する耐性は，MBLを産生し，外膜ポーリンであるOprDを減少する．アミノグリコシド系抗菌薬に対する耐性は，アミノグリコシド修飾酵素（AAC A4'）を産生し，エフラックスシステムにより多剤排出ポンプを亢進する．ニューキノロン系抗菌薬に対する耐性は，DNAジャイレースやトポイソメラーゼIVの変異により作用部位を変化させ，エフラックスシステムによる多剤排出ポンプを亢進する．

　現在，MDRPに有効な薬剤はポリペプチド系抗菌薬のポリミキシンBとコリスチンである．ポリペプチド系抗菌薬は作用機序が細胞膜合成阻害であるため，MDRPの持つ耐性機構に影響されにくいためである．しかし，ポリミキシンBは腎毒性が強くて注射剤として全身投与することはできないため，コリスチンの注射剤は，MDRPに対して臨床の有効率が70%以上と報告されており，MDRPに一部感受性を示すモノバクタム系抗菌薬のアズトレオナム，β-ラクタマーゼ阻害薬配合のピペラシリン/タゾバクタム，アミノグリコシド系抗菌薬のアミカシン，キノロン系抗菌薬のシプロキサシンなどとの併用療法もさらに有効率を上げることが期待される．ただし，コリスチンはポリミキシンBほどなくとも腎毒性があるので，投与中は腎機能を評価し，投与期間中は3日毎を目安に腎機能のモニタリングを行う必要がある．

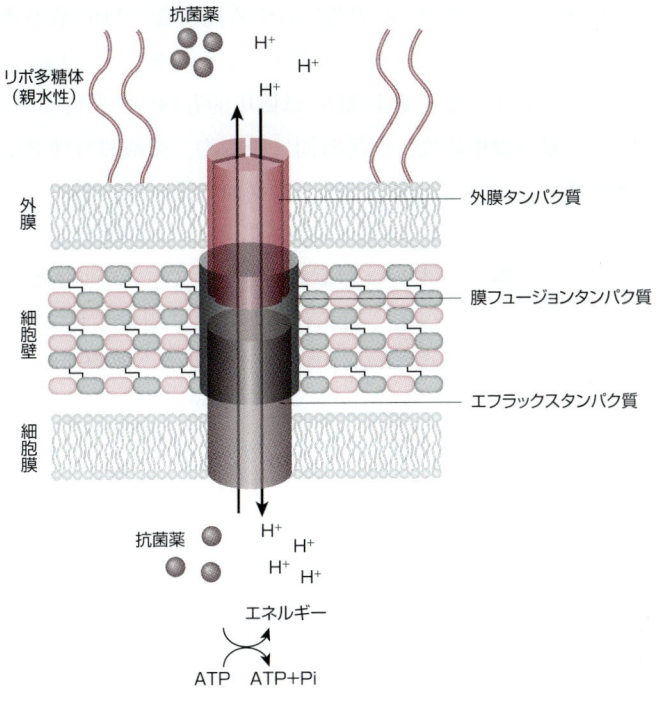

図 13-22　グラム陰性菌のエフラックスシステム
生体の ATP を利用して，細胞外からプロトン（水素イオン）を取り込み，pH 勾配と電気勾配により細胞質内物質を排出する．

E　抗菌薬の作用と PK/PD パラメータ

1．MIC，MBC およびブレイクポイント MIC

　抗菌薬の**薬剤感受性試験**は**ディスク拡散法**と**希釈法**の 2 種類がある．ディスク拡散法の一濃度ディスク法は感性あるいは耐性を定性的に判定するもので，検定菌を接種した寒天平板培地に一定量の抗菌薬を含有したディスクを置いてディスク周辺にできる阻止円の大きさで感受性を判定し，抗菌スペクトルや治療に有効な抗菌薬の選択を目指している（図 13-23）．なお，**連続濃度ディスク法**（E-test）は抗菌薬を 2 倍希釈系列の濃度勾配にコーティングした細長いディスクを用いて**最小発育阻止濃度** minimum inhibitory concentration（**MIC**）を求めることができる（図 13-23）．
　一方，希釈法は寒天培地希釈法と液体培地希釈法があり，MIC を求める方法であるが，**最小殺菌濃度** minimum bactericidal concentration（**MBC**）も求めることができる（図 13-24）．MIC は微生物の発育を阻止するのに必要な抗菌薬の最小濃度であり，MBC は微生物が生存できない抗菌薬の最小濃度である．MIC 値が小さいほど抗菌力が強く，MBC 値と MIC 値が近いほど殺菌力が強いことを意味する．
　MIC は試験管内で求められた値であるため，MIC だけで臨床効果を予測すること

はできない．そこで，原因菌に対する抗菌薬の MIC 値が感染症の治療に有効かどうかの判断の基準としてブレイクポイント MIC breakpoint（BP）MIC が設定されている．ブレイクポイント MIC は臨床的有効性が期待できる各種抗菌薬の MIC 値を示し，最高血中濃度，作用時間（半減期），組織移行性および抗菌薬の特性の 4 項目を考慮して求める．すなわち，最高血中濃度（Cmax）より規定される定数 Cm を 6 ランク（1, 2, 4, 8, 16, 32），半減期（$t_{1/2}$）より規定される定数 t を 3 ランク（0.25, 0.5, 1），組織移行性（R＝最高組織内濃度/Cmax）より規定される定数 Rtr を 5 ランク（0.25, 0.5, 1, 2, 4），抗菌作用特性より規定される定数 A を 3 ランク（0.5, 1, 2）に分類し，BP＝Cm×t×Rtr×A で求める．原因菌の MIC 値がブレイクポイント MIC より低い場合，臨床効果として 80％以上の有効率が期待できる．

2. 抗菌作用，sub-MIC 効果および PAE

抗菌作用には殺菌（的）作用と静菌（的）作用がある．**殺菌作用**は菌を死滅させる効果を指し，アミノグリコシド系抗菌薬，ニューキノロン系抗菌薬および β-ラクタム系抗菌薬が殺菌作用を有する．ただし，アミノグリコシド系抗菌薬とキノロン系抗菌薬は**濃度依存的**に殺菌作用を示すが，β-ラクタム系抗菌薬は**時間依存的**に殺菌作用を示す．**静菌作用**は菌の増殖を抑制する効果を指し，テトラサイクリン系抗菌薬，マクロライド系抗菌薬，リンコマイシン系抗菌薬が静菌作用を有する（表 13-2）．抗菌薬療法は原則的に宿主の免疫機構を利用する（p.729，図 13-1 参照）が，静菌作用の抗菌薬療法では特に宿主の免疫能が重要となる．また，静菌的な抗菌薬も高濃度になれば殺菌作用を示すようになる．

sub-MIC 効果は，抗菌薬が MIC 値以下であっても細菌に対して何らかの影響を及ぼすことを意味し，多核白血球の走化性と食菌能の増強効果，血清の殺菌作用の増強効果，細菌の粘膜上皮細胞への接着能，バイオフィルム形成および病原性の抑制効果などがある．例えば，14 および 15 員環マクロライド系抗菌薬は，ほとんど感受性を示さない緑膿菌に対してバイオフィルム形成を阻害（多糖体アルギン酸産生抑制）して生体の免疫能の感受性を高め，菌体表層構造に変化を引き起こし，補体による殺菌機構の感受性を上げる作用がある．さらに，14 員環マクロライド系抗菌薬は菌体外毒素による多核白血球の炎症性サイトカインであるインターロイキン interleukin（IL）-1 や IL-8（CXCL8）の産生能を抑制することが明らかになっている（図 13-25）．臨床では血中・組織内濃度は MIC 以下に推移する時間の方が多いため，抗菌薬療法における sub-MIC 効果は臨床上重要である．sub-MIC 効果は濃度依存性で，sub-MIC 領域が大きい程長時間持続し，使用間隔を延長できる．

Postantibiotic effect（**PAE**）は，抗菌薬が微生物と短時間接触した後，持続してみられる菌の増殖抑制効果を指し，PAE を有する抗菌薬は，血中もしくは組織内からその薬剤が消失した後も微生物の増殖を一定期間抑制できる．*in vitro* の PAE 測定は，微生物に 5〜10 倍 MIC の薬剤を 1 時間以上接触させ，その薬剤を除去後微

1 感染症と抗菌薬

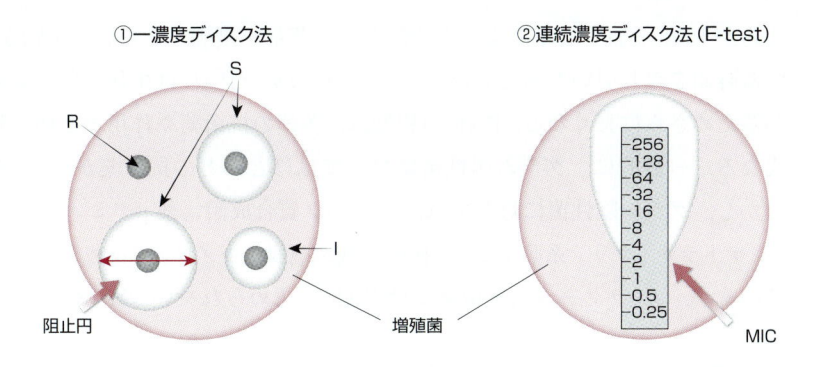

①一濃度ディスク法　　②連続濃度ディスク法（E-test）

S：sensitive（感受性），I：intermediate（中間），R：resistant（耐性）

図 13-23　ディスク拡散法
①抗菌薬含有ディスクによる発育阻止円を計測することにより感性か耐性かを定性的に判定．
②抗菌薬を細長いディスクに濃度勾配をもたせて含有させ MIC 値を測定．

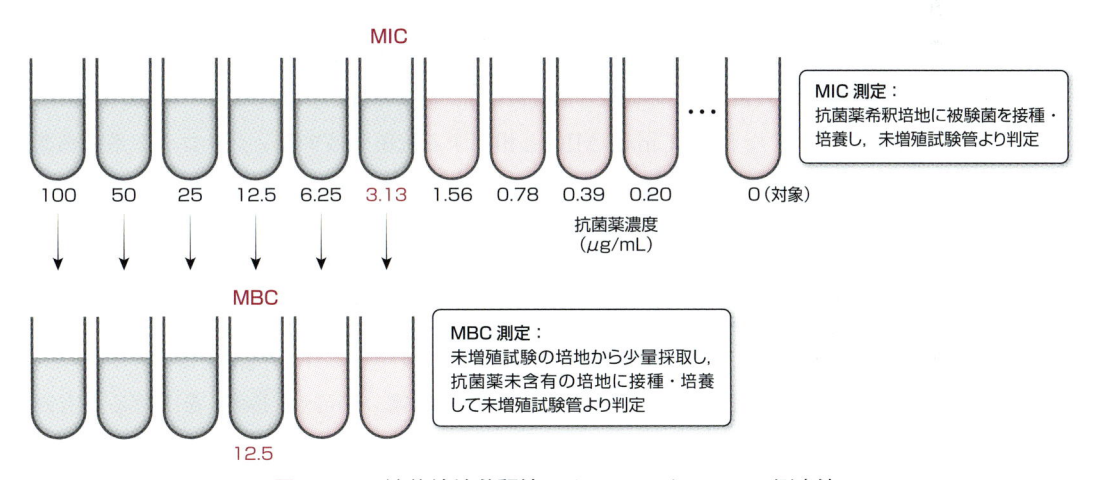

図 13-24　液体培地希釈法による MIC と MBC の測定法

表 13-2　抗菌薬の抗菌作用

抗菌効果		抗菌薬	PAE（in vivo，時間）	
			グラム陽性菌	グラム陰性菌
殺菌的作用	濃度依存性 持続効果長い	アミノグリコシド系	4〜10	2〜8
		ニューキノロン系		
	時間依存性 持続効果短い	β-ラクタム系	2〜6	<1
		グリコペプチド系		—
静菌的作用	時間依存性 持続効果長い	テトラサイクリン系	4〜10	2〜8
		マクロライド系		—
		リンコマイシン系		

—：抗菌効果なし，PAE：postantibiotic effect

生物が10倍増加するのに要する時間から，薬剤を接触させない微生物が10倍増殖する時間を差し引いた値で算出するが，*in vivo* のPAEは生体の免疫防御機構が加わるためさらに長くなる．PAEの程度は，各種の抗菌薬や作用する微生物によって異なる．一般的に，グラム陽性菌に対してはほとんどの抗菌薬がPAEを有する．しかし，グラム陰性菌に対しては，タンパク質合成阻害薬（アミノグリコシド系抗菌薬，テトラサイクリン系薬など）や核酸合成阻害薬（キノロン系抗菌薬など）はPAEを認めるが，β-ラクタム系抗菌薬ではPAEは認められない（**表13-2**）．

3. PK/PDパラメータによる抗菌薬投与法

抗菌薬の投与計画に際しては，**薬物動態学** pharmacokinetics（**PK**）的特性と**薬力学** pharmacodynamics（**PD**）的特性を生かした**PK/PD分析**が行われている．PKパラメータとして最高血中濃度（Cmax）と血中濃度曲線下面積 area under the curve（AUC），PDパラメータとして抗菌活性を示すMICを用い，PK/PDパラメータはCmax/MIC，AUC/MIC（AUCは通常24時間値AUC_{24}で表示）および血中濃度がMICを超えている時間（time above MIC，T > MIC or TAM；通常24時間に対するパーセントで表示）を用いている．PK/PDパラメータと抗菌薬の効果は，抗菌薬の抗菌作用（濃度依存的殺菌作用，時間依存的殺菌作用，静菌作用）と持続時間（半減期やPAE）に相関する．すなわち，Cmax/MICと相関する抗菌薬はアミノグリコシド系抗菌薬とキノロン系抗菌薬の一部，AUC/MICと相関性する抗菌薬はキノロン系抗菌薬の一部，テトラサイクリン系抗菌薬，アジスロマイシン（AZM）などのマクロライド系抗菌薬およびオキサゾリジノン系抗菌薬，TAMと相関する抗菌薬はβ-ラクタム系抗菌薬である（**図13-26**）．

Cmax/MICタイプの典型的薬剤であるアミノグリコシド系抗菌薬は，濃度依存的に殺菌作用を示すため血中濃度のピーク値（最高値；Cmaxを指す）を上げると有効性を高め，PAEが長いため血中濃度のトラフ値（最低値）をMIC以上に保つ必要はない．また，アミノグリコシド系薬による腎障害の発現はトラフ値，聴器障害の発現は累積投与量・投与期間との関連性が指摘されている．そこで，アミノグリコシド系薬は1日1回の投与法が有効性と安全性から推奨される．フルオロキノロン系抗菌薬は，Cmax/MICタイプ（またはAUC/MICタイプ）の薬剤である．Cmax/MICに基づく1日1回投与法は，レボフロキサシン（LVFX），モキシフロキサシン（MFLX）およびガレノキサシン（GRNX）に適用されている．アミノグリコシド系抗菌薬はCmax/MIC≧8，ニューキノロン系抗菌薬はCmax/MIC≧10が有効性の目標値になっている．

AUC/MICタイプの薬剤は，ニューキノロン系抗菌薬，テトラサイクリン系抗菌薬，一部のマクロライド系抗菌薬およびにオキサゾリジノン系抗菌薬に適用し，曝露量を高めることが有効性に重要であるため，総投与量が問題となる．ニューキノロン系抗菌薬は，肺炎球菌に対してAUC/MIC≧25，グラム陰性桿菌に対して

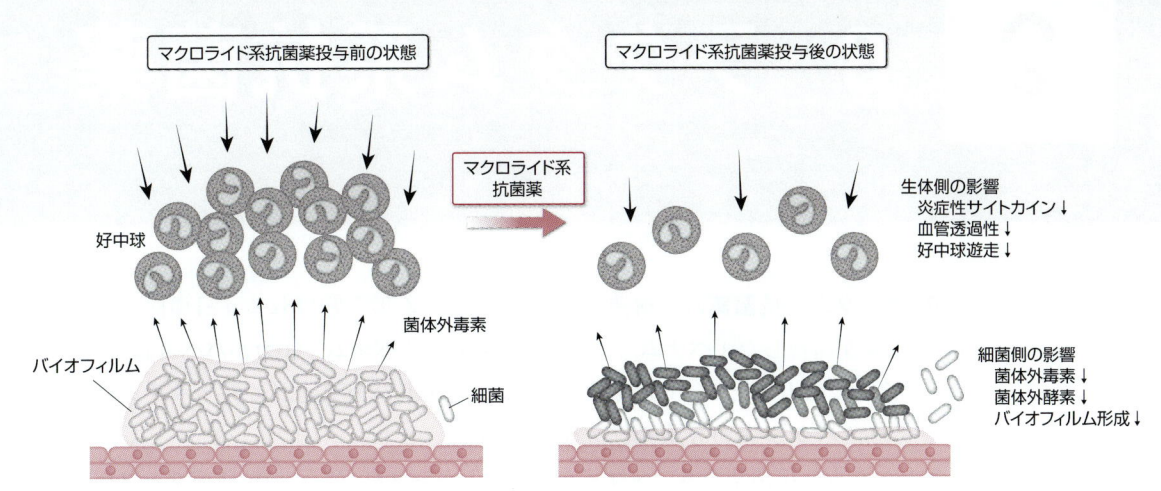

図13-25 マクロライド系抗菌薬の sub-MIC 効果

マクロライド系抗菌薬は生体の炎症性サイトカイン産生や好中球遊走を抑制して抗炎症作用を示し，菌体の外毒素産生やバイオフィルム形成を抑制して抗菌作用を増強する．

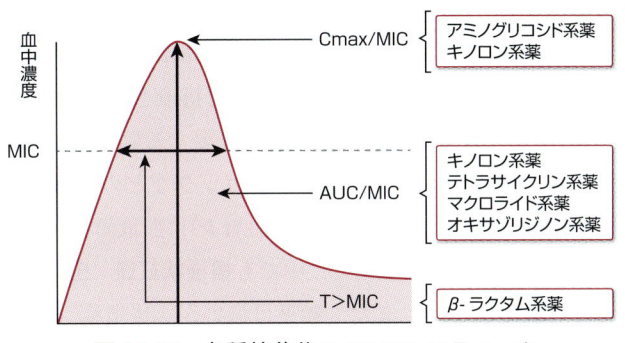

図13-26 各種抗菌薬の PK/PD パラメータ

濃度依存的殺菌作用を有する薬剤は Cmax/MIC，時間依存的殺菌作用を有する薬剤は T > MIC，持続効果が長い静菌作用を有する薬剤は AUC/MIC が PK/PD パラメータになる．

AUC/MIC ≧ 100 が有効性の目標値になっている．

　TAM（T > MIC） タイプの典型的薬剤である β-ラクタム系抗菌薬は，時間依存的に殺菌作用を示すことから血中濃度が MIC 以上の時間が長く保持されていることが有効性を示す上で重要である．そのため，1回の投与量を上げるよりも頻回に投与を繰り返してトラフ値が一定水準を下回らないようにすることが大切である．したがって，β-ラクタム系抗菌薬は1日4回の投与方法が推奨される．一般的に，カルバペネム系薬は TAM ≧ 30％ で静菌作用，TAM ≧ 50％ で殺菌作用を示すといわれている．

2　β-ラクタム系抗菌薬

　β-ラクタム系抗菌薬は，構造的にはβ-ラクタム環と呼ばれる4員環構造を有し，5員環が結合した①ペナム，②オキサペネム，③ペネム，④カルバペネム，6員環が結合した⑤セフェム，⑥オキサセフェム，⑦カルバセフェム，β-ラクタム環のみの⑧モノバクタムの8系統に分類されるが，セフェムの7α位にメトキシ基（-OCH$_3$）をもつ抗菌薬を**セファマイシン**，メトキシ基を有しない抗菌薬を**セファロスポリン**といい，区別する場合がある（**図13-27**）．β-ラクタム系抗菌薬は選択毒性が高く，有効性および安全性が高いため，日本では最も汎用され，70種類以上が認可されている．抗菌作用は時間依存的に殺菌作用を示し，PK/PD解析ではTAMであるため，投与間隔を短くした分割投与が有効である．水溶性であるため，組織移行性は良好とはいえないが，腎や尿路は良好で，薬剤の種類よっても異なる．肝で代謝を受けず，未変化体のままで腎排泄されるものが多い．

　β-ラクタム系抗菌薬で最も注意を要する副作用は**過敏反応**である（**表13-3**）．過敏症状は**皮疹**，**発熱**（薬剤熱），**ショック**などのほかに，肝障害，肺障害（間質性肺炎や好酸球性肺炎），腎障害（間質性腎炎），血液障害（血球減少）など多種多様であるが，皮疹の頻度が最も高く，中でも**播種状紅斑**（丘疹紅斑）が最も多く，次に多形紅斑や蕁麻疹が多い．また，頻度は低いが，後遺症（失明）や生命に危険を及ぼす**スティーブンス・ジョンソン症候群** Stevens-Johnson syndrome（SJS）（別名 皮膚粘膜眼症候群）や**中毒性表皮壊死症** toxic epidermal necrosis（TEN）（別名 ライエル症候群）などの重症型もあるので注意を要する．さらに，生命の危険に直結するアナフィラキシーショックもβ-ラクタム系抗菌薬に注意が必要な副作用である．アレルゲン（抗原）性は，セフェム系薬よりペニシリン系薬の方が高い．

A　ペニシリン系抗菌薬

　ペニシリン系抗菌薬は4員環のβ-ラクタム環と5員環のチアゾリン環が結合したペナム骨格をもち，6-アミノペニシラン酸 6-aminopenicillanic acid（6-APA）を母核とし，6位側鎖の置換基により各種の抗菌薬が半合成されている（**図13-27, 3-28**）．ペニシリン系抗菌薬はβ-ラクタマーゼに不安定である．ペニシリン系抗菌薬は，抗菌スペクトルと性質の相違から天然ペニシリン，ペニシリナーゼ耐性ペニシリン，広域ペニシリン，抗緑膿菌用ペニシリンの4グループに分類される．

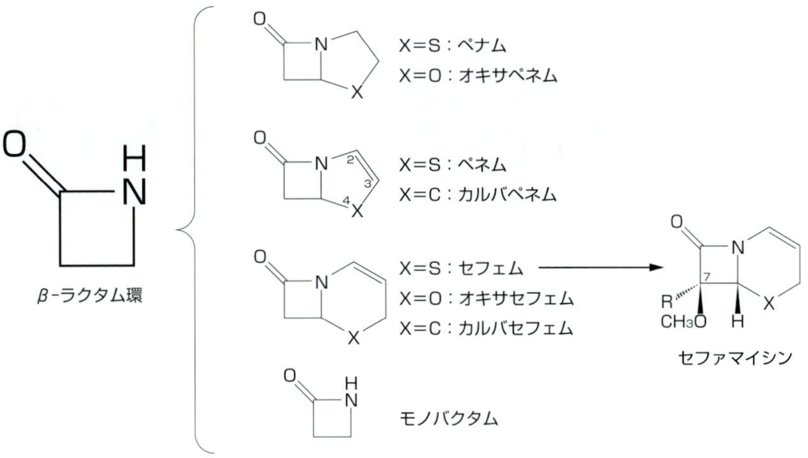

図 13-27 β-ラクタム環とβ-ラクタム系抗菌薬の基本骨格（母核構造）

表 13-3 各種抗菌薬の主な副作用

抗菌薬	過敏反応	肝障害	腎障害	肺障害	聴力障害	神経障害	その他
ペニシリン系	●						
セフェム系	●						出血傾向
カルバペネム系	●					●	
ホスホマイシン系		●					
グリコペプチド系			●		●		レッドネック症候群
オキサゾリジノン系							骨髄抑制
ストレプトグラミン系	●	●					注射部反応
アミノグリコシド系			●		●	●	
マクロライド系		●					
リンコマイシン系		●					偽膜性大腸炎
テトラサイクリン系	●	●		●			消化管障害，歯牙の着色，光線過敏症
キノロン系						●	横紋筋融解症，光線過敏症，血糖上昇

注）過敏反応はどの薬剤群でも起こるが，●は頻度が高く，特に注意を要する薬剤群．

1. 天然ペニシリン

　天然ペニシリンは，1929 年にフレミングが青カビから発見した最初の抗生物質である**ベンジルペニシリン** benzylpenicillin（PCG）（注射用ペニシリン G カリウム）のことである（図 13-28）．PCG はグラム陽性球菌の連鎖球菌と肺炎球菌，グラム陰性球菌の髄膜炎菌や淋菌，および梅毒トレポネーマに対して抗菌力を示す（表 13-4）．黄色ブドウ球菌の多くはペニシリナーゼを産生するため，無効である．胃酸に不安定で，経口吸収が悪いため，注射剤で用いる．経口剤にはベンジルペニシリンベンザチン水和物（バイシリン®G）が用いられる．

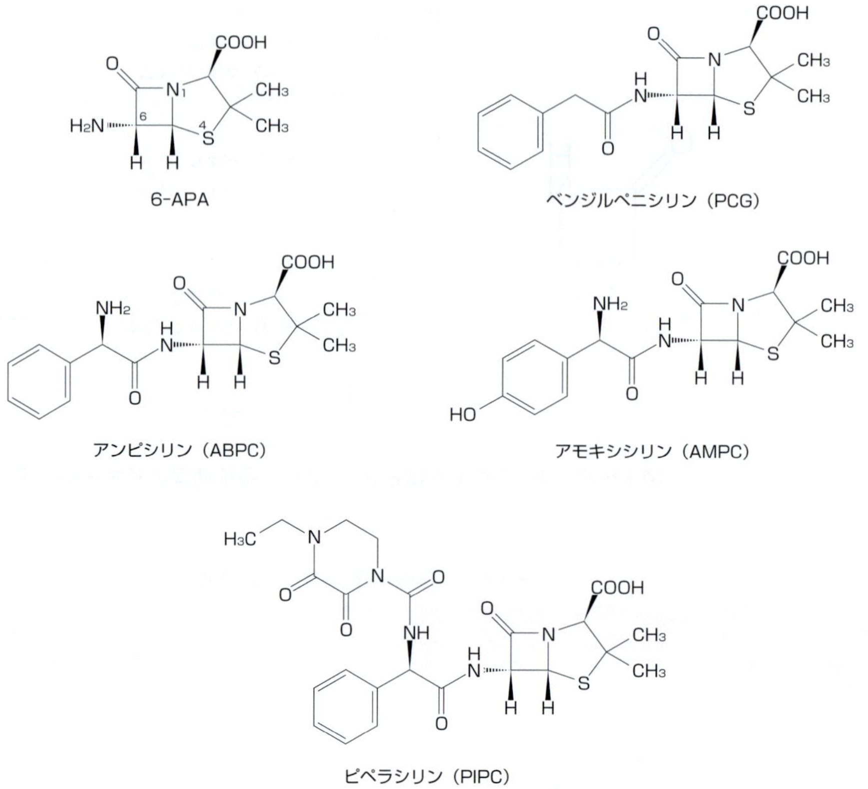

図 13-28　6-アミノペニシラン酸（6-APA）と代表的なペニシリン系抗菌薬の構造式

2. ペニシリナーゼ耐性ペニシリン

　メチシリン methicillin（DMPPC）はペニシリナーゼ産生菌に分解されないペニシリンとして誕生し，その他数種類の薬剤が開発されたが，抗菌スペクトルの狭域性とMRSAの出現により現在ほとんど用いられていない．ほかに，**オキサシリン** oxacillin（MPIPC）や**クロキサシリン** cloxacillin（MCIPC）などがある．

3. 広域性ペニシリン

　広域性ペニシリンの代表的な薬剤に**アンピシリン** ampicillin（ABPC）（ビクシリン®）と**アモキシシリン** amoxicillin（AMPC）（サワシリン®）がある．ABPCは別名アミノベンジルペニシリンといわれ，PCGの6位側鎖のベンジル基にアミノ基が導入されている（図13-28）．PCGの抗菌スペクトルに加え，グラム陽性の腸球菌，グラム陰性の大腸菌，赤痢菌，変形菌，インフルエンザ菌と抗菌スペクトルが拡大した（表13-4）．ABPCはB群連鎖球菌やリステリア菌による髄膜炎の第一選択薬である．ABPCは注射剤と経口剤があるが，経口では吸収が悪い．ABPCの2位のカルボキシル基をエステル化したプロドラッグ（腸管エステラーゼで加水分解されてABPCとなる）が**バカンピシリン** bacampicillin（BAPC）（ペングッド®）である．

表 13-4 β-ラクタム系抗菌薬の抗菌スペクトル

分類	一般名	略名	投与経路
ペニシリン系	ベンジルペニシリン	PCG	注射
	アンピシリン	ABPC	経口/注射
	アモキシシリン	AMPC	経口
	ピペラシリン	PIPC	注射
	クラブラン酸/アモキシシリン	CVA/AMPC	経口
	スルバクタム/アンピシリン	SBT/ABPC	注射
	スルタミシリン	SBTPC	経口
	タゾバクタム/ピペラシリン	TAZ/PIPC	注射
セフェム系	セファゾリン	CEZ	注射
	セフォチアム	CTM	注射
	セフメタゾール	CMZ	注射
	セフォタキシム	CTX	注射
	セフメノキシム	CMX	注射
	セフトリアキソン	CTRX	注射
	セフォペラゾン/スルバクタム	CPZ/SBT	注射
	セフタジジム	CAZ	注射
	セフェピム	CFPM	注射
	セフピロム	CPR	注射
	セフォゾプラン	CZOP	注射
	セファクロル	CCL	経口
	セフジニル	CFDN	経口
	セフジトレンピボキシル	CDTR-PI	経口
	セフカペンピボキシル	CFPN-PI	経口
カルバペネム系	イミペネム/シラスタチン	IPM/CS	注射
	パニペネム/ベタミプロン	PAPM/BP	注射
	メロペネム	MEPM	注射
	ビアペネム	BIPM	注射
	ドリペネム	DRPM	注射
	テビペネムピボキシル	TBPM-PI	経口
ペネム系	ファロペネム	FRPM	経口
モノバクタム系	アズトレオナム	AZT	注射

　AMPCは6位側鎖のベンゼン環にヒドロキシ基（-OH）を導入した薬剤で，腸管吸収に優れ，ABPCに代わる経口剤として汎用されている（図13-28）．マクロライド系抗菌薬のクラリスロマイシンとプロトンポンプ阻害薬との3剤併用でヘリコバクター・ピロリ *Helicobactor pylori* の除菌に用いられる．

4. 抗緑膿菌用ペニシリン

　抗緑膿菌用ペニシリンの代表的な薬剤は**ピペラシリン** piperacillin（PIPC）（ペントシリン®）である（図13-28）．PIPCは，AMPCのアミノ基にピペラジン構造を導入して極性を上げ，外膜の透過性を高め，これまでペニシリン系抗菌薬が効かなかった緑膿菌を含めたグラム陰性菌や嫌気性菌にも広い抗菌スペクトルをもつようになった（表13-4）．しかし，一部のペニシリナーゼに不安定である．

B セフェム系抗菌薬

　セフェム系抗菌薬は，1948年に真菌の *Cephalosporium acremonium* の抽出物から精製されたセファロスポリンCの母核である7-アミノセファロスポラン酸 7-aminocephalosporanic acid（7-ACA）の誘導体である．7-ACAは4員環のβ-ラクタム環と6員環のジヒドロチアジン環をもち，6員環にSを導入したものを**セフェム**（または**セファロスポリン** cephalosporin）という（図13-27，13-29）．セファロスポリンの7α位にメトキシ基（-OCH$_3$）をもつものを**セファマイシン** cephamycin，6員環のSの代わりにOを導入したものを**オキサセフェム** oxacephem と呼ぶ（図13-27，13-29）．

　セフェム系抗菌薬は抗菌活性と抗菌スペクトルから第一世代から第四世代に分類される．グラム陽性菌に対する抗菌活性は第一世代が高く，第三世代が向かって低くなるが，グラム陰性菌に対する抗菌活性第一世代から第三世代に向かって高くなる．第四世代セフェム系薬はグラム陽性菌とグラム陰性菌にも抗菌活性をもつ．また，β-ラクタマーゼに対する安定性は第一世代から第四世代になるに向かって高くなる．

1. 第一世代セフェム系抗菌薬

　第一世代セフェム系薬の代表的な注射剤は，**セファゾリン** cefazolin（CEZ）（セファメジン®）である（図13-29）．CEZの抗菌スペクトルは狭く，グラム陽性のブドウ球菌，連鎖球菌，肺炎球菌とグラク陰性の肺炎桿菌，大腸菌，インフルエンザ菌であるが，CEZは黄色ブドウ球菌の抗菌力が強いため，周術期感染予防の第一選択薬として用いられる．CEZはペニシリナーゼには安定であるが，セファロスポリナーゼで分解される．第一世代セフェム系薬の経口剤には**セファレキシン** ephalexin（CEX）（ケフレックス®），**セフロキサジン** cefroxadine（CXD）（オラスポア®），および**セファクロル** cefaclor（CCL）（ケフラール®）があるが，近年は耐性菌が増加し，使用頻度は低くなっている．

2. 第二世代セフェム系抗菌薬

　第二世代セフェム系薬の注射剤には**セフォチアム** cefotiam（CTM）（パンスポリン®）と**セフメタゾール** cefmatazol（CMZ）（セフメタゾン®）がある（図13-29）．CTMは第一世代セフェム系薬のグラム陽性菌に対する抗菌力を維持し，グラム陰性の腸内細菌とインフルエンザ菌に抗菌活性を示すが，セファロスポリナーゼには不安定である．セファマイシン系のCMZはグラム陽性菌に対する抗菌力は第一世代セフェム系薬に劣るが，グラム陰性の腸内細菌と嫌気性菌に抗菌活性を示し，セファロスポリナーゼに比較的安定である．しかし，ESBL（extended-spectrum

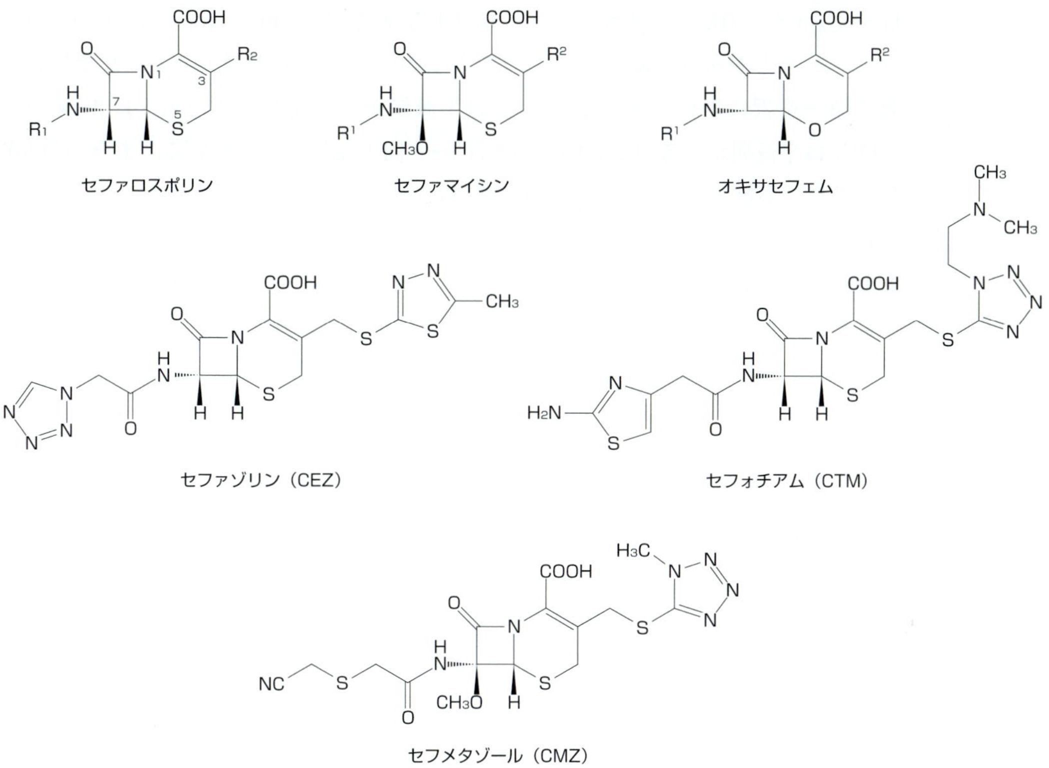

図13-29 セフェム系抗菌薬の基本構造と代表的な第一,第二世代セフェム系抗菌薬の構造式

β-lactamase）や MBL（metallo-β-lactamase）には分解される．第二世代セフェム系薬には，その他セファマイシン系の**セフミノクス** cefminox（CMNX）（メイセリン®），オキサセフェム系の**フロモキセフ** flomoxef（FMOX）（フルマリン®）がある．第二世代セフェム系薬の経口剤には，プロドラッグの**セフロキシム アキセチル** cefuroxime axetil（CXM-AX）（オラセフ®）があるが，耐性菌の問題により使用頻度が低くなっている．

3. 第三世代セフェム系抗菌薬

　第三世代セフェム系薬は，グラム陰性菌の膜透過性とPBPへの親和性が増強し，β-ラクタマーゼに対する安定性が増した一方，グラム陽性菌のPBPへの結合性が低下し，抗菌活性が減弱した．また，第三世代セフェム系薬の乱用によりMRSAの出現率が高まり，日本で院内感染の拡大の端緒となった．なお，β-ラクタマーゼに安定であるが，ESBLやMBLには分解される．
　第三世代セフェム系注射剤は抗緑膿菌活性の有無で分類することができる．抗緑膿菌活性をもたない注射剤には，**セフォタキシム** cefotaxime（CTX）（クラフォラン®），**セフメノキシム** cefmenoxime（CMX）（ベストコール®），**ラタモキセフ**

761

latamoxef（LMOX）（シオマリン®），**セフトリアキソン** ceftriaxone（CTRX）（ロセフィン®）などがある（**図13-30**）．CTXとCTRXは髄液移行性が高く，化膿性髄膜炎の第一選択に用いられるが，CTXは半減期が1時間と短いため1日3～4回，CTRXは半減期が7時間と長いため1日1～2回の投与法が行われる．また，CTRXはキノロン系抗菌薬耐性の淋菌に有効である．

抗緑膿菌作用をもつ注射剤には，**セフタジジム** ceftazidime（CAZ）（モダシン®）と**セフォペラゾン** cefoperazone（CPZ）（セフォペラジン®）である．CAZは抗緑膿菌活性が強く，ほかのグラム陰性菌に対する抗菌活性も良好である．CPZは胆道移行性が高く，胆道感染症に用いられるが，β-ラクタマーゼに不安定であるため，β-ラクタマーゼ阻害薬の**スルバクタム** sulbactam（SBT）との合剤（CPZ／SBT）（スルペラゾン®）として用いられる（p.768）．

第二世代セフェム系薬のCMZ，CMNXと第三世代セフェム系薬のCPZ，LMOX，CMXは，出血傾向とジスルフィラム様症状に注意する必要がある．この原因は上記の薬剤が3位側鎖に**N-メチルテトラゾールチオール** N-methyl-tetrazolethiol（**NMTT**）基を有しているためである．NMTT基による出血傾向は，NMTT基がビタミンKの再利用に必要なビタミンKエポキシド還元酵素を阻害するためである．そのため，腎不全，悪性腫瘍，肝疾患，術後患者，新生児，乳児および高齢者のようなリスクの高い患者には，NMTT基を有する抗菌薬の投与は避ける方が望ましい．

また，アルコールは肝でアルコール脱水素酵素 alcohol dehydrogenase（ADH）によりアセトアルデヒドに代謝され，さらにアルデヒド脱水素酵素 aldehyde dehydrogenase（ALDH）により酢酸になり，最終的に炭酸ガスと水に分解される（**図13-31**）．ジスルフィラムはALDHを阻害してアセトアルデヒドを蓄積させ，重篤な二日酔い症状（顔面紅潮，悪心・嘔吐，心悸亢進，めまい，頭痛など）を惹起する．セフェム系薬の3位側鎖に存在するMNTT基はジスルフィラム様化学構造を有し，ジスルフィラム様症状を誘発する．そのため，NMTT基を有するセフェム系薬のCMZ，CMNX，CPZ，LMOXおよびCMXを使用後7日間禁酒が必要である（**図13-31**）．

第三世代セフェム系薬の経口剤には，**セフィキシム** cefixime（CFIX）（セフスパン®），**セフチブテン** ceftibuten（CETB）（セフテム®），**セフジニル** cefdinir（CFDN）（セフゾン®），プロドラッグとして**セフテラム ピボキシル** cefteram pivoxil（CFTM-PI）（トミロン®），**セフポドキシム プロキセチル** cefpodoxime proxetil（CPDX-PR）（バナン®），**セフジトレン ピボキシル** cefditoren pivoxil（CDTR-PI）（メイアクト®），**セフカペン ピボキシル** cefcapene pivoxi（CFPN-PI）（フロモックス®）がある（**図13-30**）．CDTR-PIは主に上気道感染症あるいは軽度の下気道感染症，CFPN-PIは単純性尿路感染症に用いられる．

注射剤

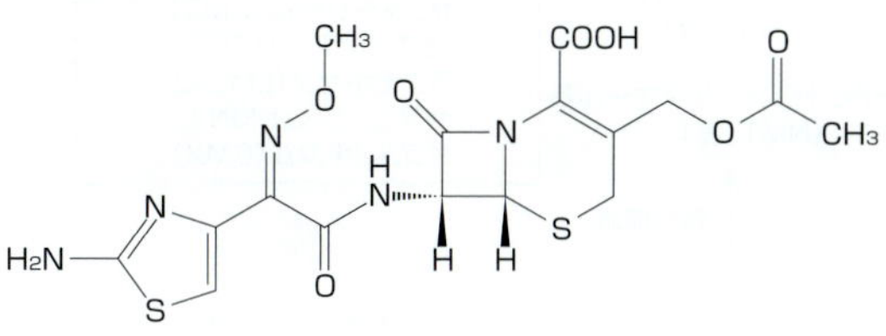

セフォタキシム（CTX） 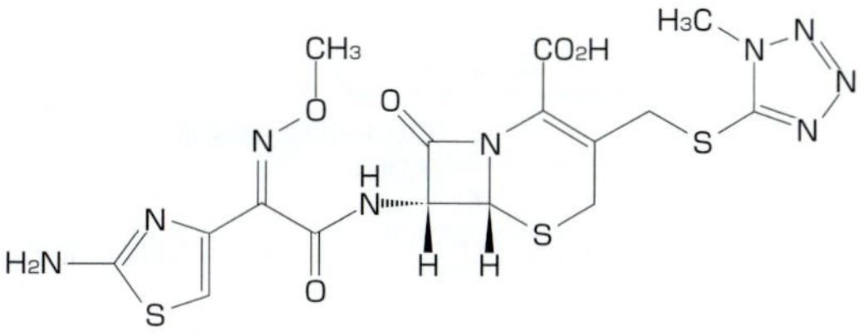 セフメノキシム（CMX）

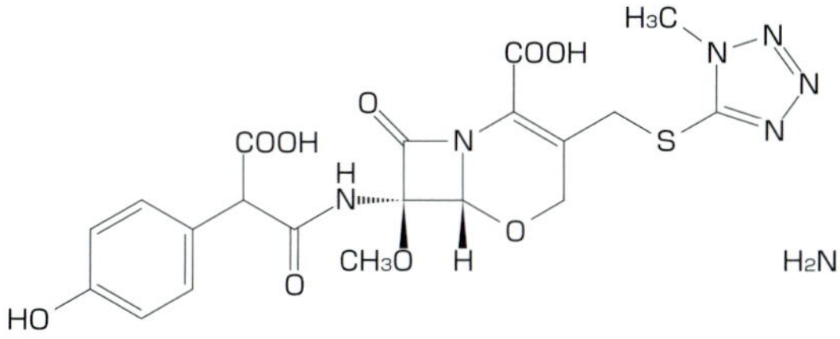

ラタモキセフ（LMOX） 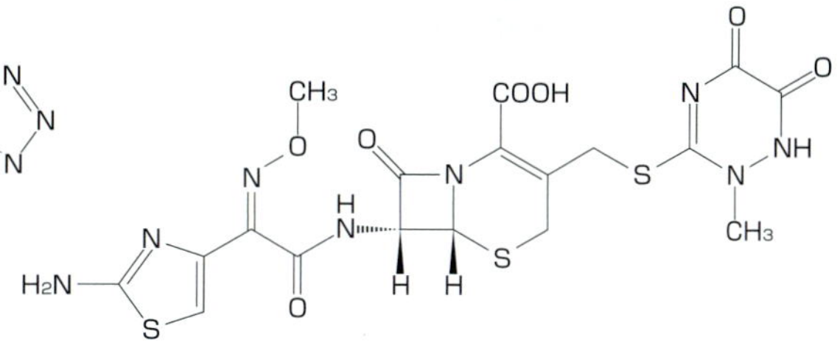 セフトリアキソン（CTRX）

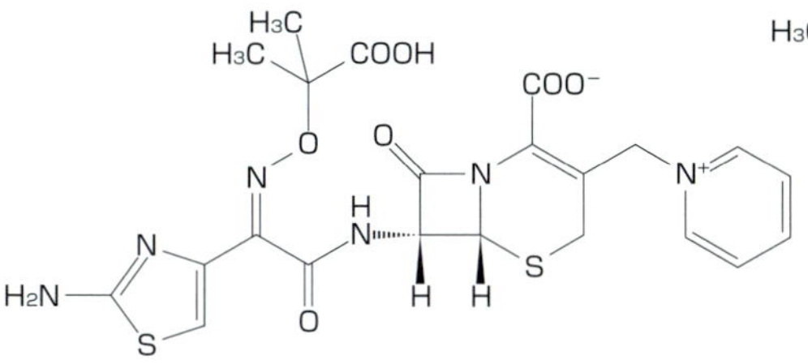

セフタジジム（CAZ） 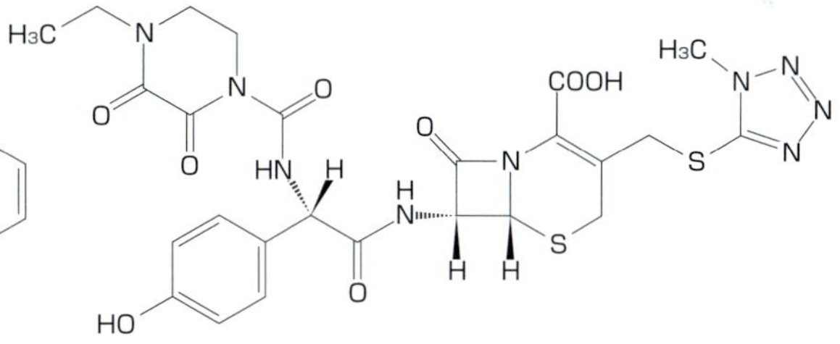 セフォペラゾン（CPZ）

経口剤

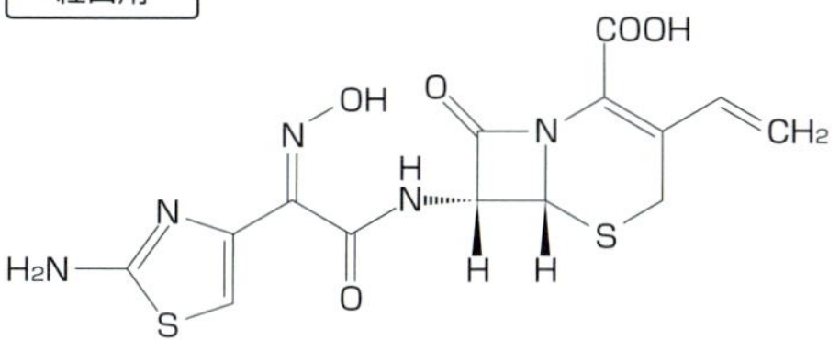

セフジニル（CFDN） 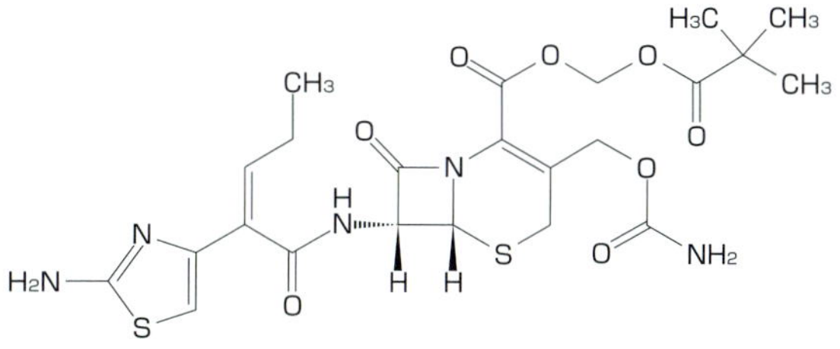 セフカペン ピボキシル（CFPN-PI）

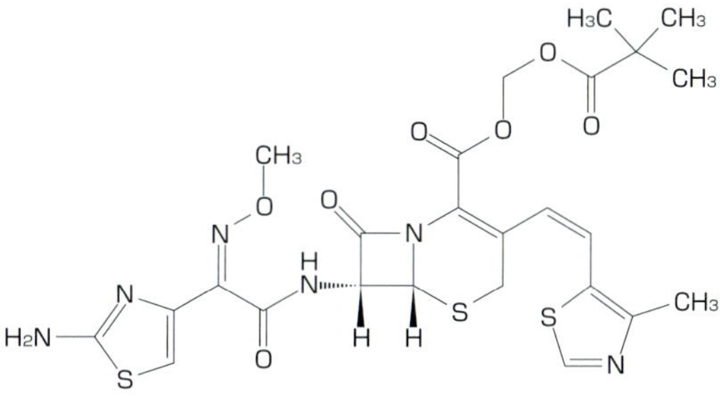

セフジトレン ピボキシル（CDTR-PI）

図 13-30　代表的な第三世代セフェム系抗菌薬の構造式

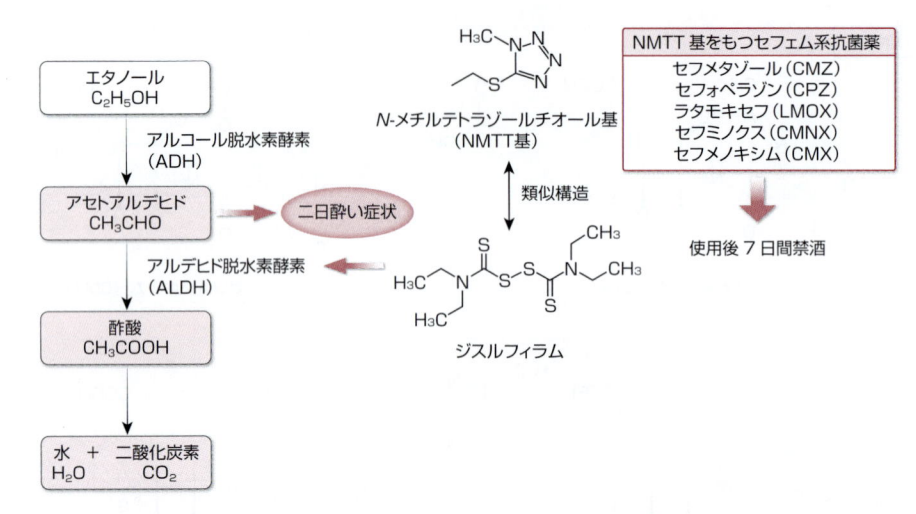

図13-31 N-メチルテトラゾールチオール基によるジスルフィラム作用

図13-32 代表的な第四世代セフェム系抗菌薬の構造式

4. 第四世代セフェム系抗菌薬

　第四世代セフェム系薬は，第三世代セフェム系薬の黄色ブドウ球菌と緑膿菌に対する抗菌力不足を補うために開発され，グラム陽性菌，緑膿菌を含むグラム陰性菌，嫌気性菌に対して広域抗菌スペクトルを有し，**セフェピム** cefepime（CFPM）（マキシピーム®），**セフピロム** cefpirome（CPR），**セフォゾプラン** cefozopran（CZOP）（ファーストシン®）があるが，すべて注射剤である（図13-32）．CPRとCZOPは腸球菌にも抗菌活性がある．ただし，第三世代セフェム系薬と同様に，β-ラクタマーゼに安定であるが，ESBLやMBLには分解される．

C カルバペネム系・ペネム系抗菌薬

1. カルバペネム系抗菌薬

　　カルバペネム系抗菌薬は，1976年に放線菌から発見されたチエナマイシンの骨格から開発された薬剤で，ペナム系（ペニシリン系抗菌薬）のチアゾリン環の4位のS

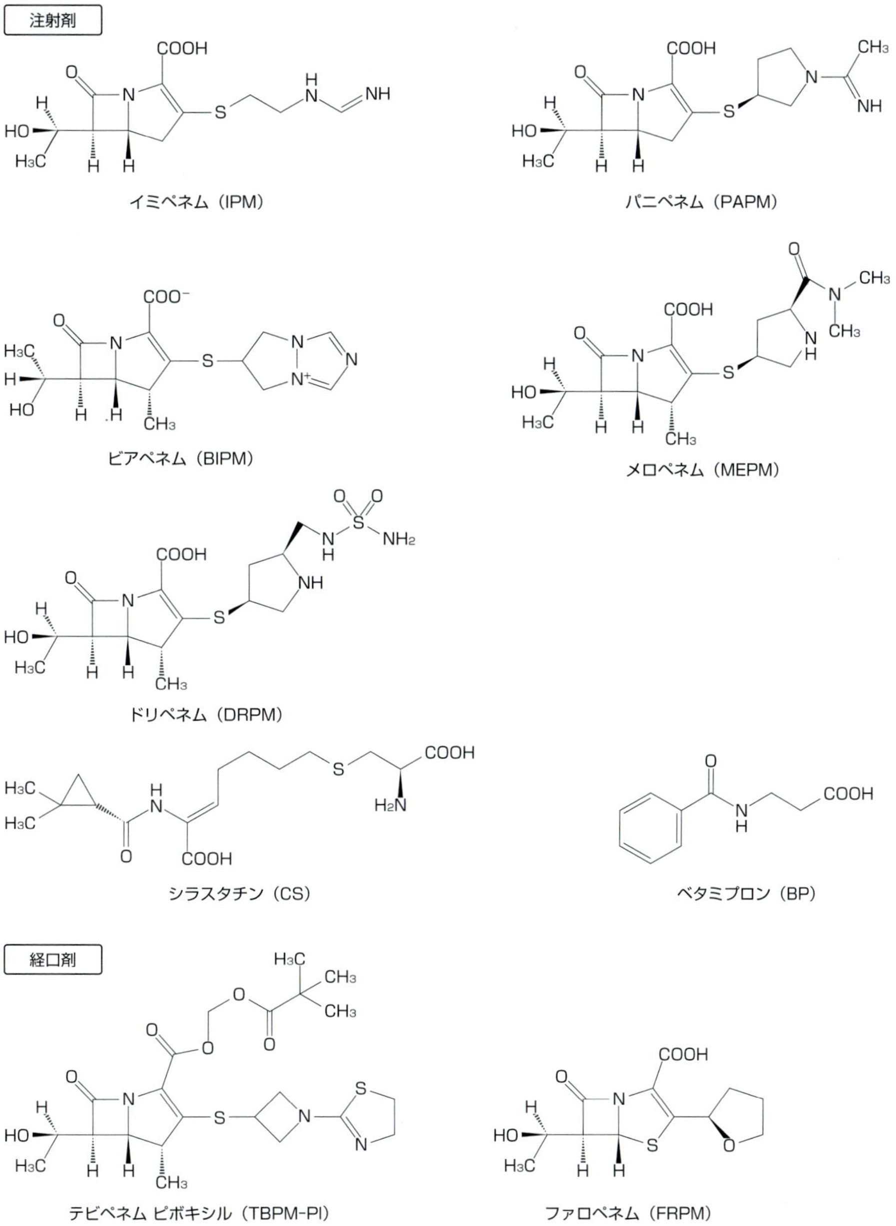

注射剤

イミペネム（IPM）　　　　　　　　　　　　　パニペネム（PAPM）

ビアペネム（BIPM）　　　　　　　　　　　　メロペネム（MEPM）

ドリペネム（DRPM）

シラスタチン（CS）　　　　　　　　　　　　ベタミプロン（BP）

経口剤

テビペネム ピボキシル（TBPM-PI）　　　　ファロペネム（FRPM）

図 13-33　カルバペネム系抗菌薬とその配合剤とペネム系抗菌薬の構造式

をCに置換し，2位と3位に2重結合を導入した抗菌薬である（図13-27）．カルバペネム系抗菌薬はグラム陽性菌，緑膿菌を含むグラム陰性菌，嫌気性菌に対して広域抗菌スペクトルを有し，β-ラクタマーゼ（ESBLを含む）に安定である．カルバペネム系抗菌薬は，ペニシリン系抗菌薬やセフェム系抗菌薬より強い抗菌力をもち，短時間で殺菌作用を示し，ペニシリナーゼ，セファロスポリナーゼおよびESBLに安定なため，重症感染症の経験的治療（エンピリックセラピー empiric therapy）の初期治療に用いられる．しかし，カルバペネム系抗菌薬はMBLで分解されるため，長期使用によりMBLを誘導し，多剤耐性緑膿菌（MDRP）が出現する要因にもなるため，院内感染対策として使用管理が必要である．

カルバペネム系抗菌薬は，緑膿菌のPBP結合性からPBP2＞PBP4＞PBP1親和性の**イミペネム** imipenem（IPM），**パニペネム** panipenem（PAPM），**ビアペネム** biapenem（BIPM）（オメガシン®）のグループとPBP3＞PBP1＞PBP4親和性の**メロペネム** meropenem（MEPM）（メロペネム®），**ドリペネム** doripenem（DRPM）（フィニバックス®）のグループに分けられる（図13-33）．抗菌力は，グラム陽性菌に対してIPM＝PAPM≧BIPM≧MEPM＝DRPM，グラム陰性菌に対してMEPM＝DRPM≧BIPM＝IPM＞PAPM，緑膿菌に対してDRPM≒MEPM≧BIPM≧IPM＞PAPMの順である．また，IPMは腎のデヒドロペプチダーゼ-I dehydropeptidase-I（DHP-I）で加水分解を受けて効力低下と腎毒性を示すため，DHP-I阻害薬の**シラスタチン** cilastartin（CS）（腎毒性軽減作用も有する）と1：1の配合剤IPM/CS（チエナム®）として臨床応用されている（図13-33）．同様に，PAPMは連続投与で腎毒性を示すため，腎毒性軽減作用を有する有機アニオン輸送阻害薬の**ベタミプロン** betamipron（BP）と1：1の配合剤PAPM/BP（カルベニン®）として用いらる（図13-33）．一方，MEPM，DRPMおよびBIPMは単剤である．

カルバペネム系抗菌薬の経口剤は**テビペネム　ピボキシル** tebipenem-pivoxil（TBPM-PI）（オラペネム®）である（図13-33）．TBPM-PIは，抗菌スペクトルでは注射剤と異なり黄色ブドウ球菌，連鎖球菌，肺炎球菌のグラム陽性菌とモラクセラ菌，インフルエンザ菌のグラム陰性菌であるため，小児の気道感染症に限定されいる．しかし，TBPM-PIは注射剤と同等以上の抗菌力を示し，PK/PD解析ではAUC/MICに相関するため，1日2回の投与法が用いられる．また，耐性菌の出現リスクを考慮して，ほかの抗菌薬で効果が期待できない症例に限定されている．

カルバペネム系抗菌薬の副作用は，β-ラクタム系抗菌薬共通の副作用である過敏反応のほかに，痙攣や意識障害などの中枢神経障害である．特に，腎障害や中枢神経障害のある患者に起こりやすいので，注意が必要である．この機序は抑制性伝達物質のγ-アミノ酪酸（GABA）受容体の阻害である．カルバペネム系薬の中でも，MEPMやDRPMは中枢神経作用が軽減されている．また，カルバペネム系抗菌薬は，バルプロ酸ナトリウムを併用すると肝臓のUGP-グルクロン酸転移酵素（UGT）を活性化してバルプロ酸ナトリウムのグルクロン酸抱合を促進し，バルプロ

酸ナトリウムの血中濃度を最大40%まで低下して痙攣を再発させるため，併用禁忌である．

2. ペネム系抗菌薬

ペネム系抗菌薬は，ペナム系（ペニシリン系抗菌薬）のチアゾリン環の2位と3位に2重結合を導入した抗菌薬で，経口剤の**ファロペネム** faropenem（FRPM）（ファロム®）のみである（**図 13-33**）．β-ラクタマーゼに安定で，細菌のPBPと親和性が高く，広域抗菌スペクトルをもち，グラム陽性菌，特にペニシリン耐性肺炎球菌，インフルエンザ菌などグラム陰性菌，嫌気性菌にも強い抗菌活性を有するが，抗緑膿菌活性はない．

D モノバクタム系抗菌薬

モノバクタム系抗菌薬はβ-ラクタム環の単環構造の抗菌薬で，代表的な薬剤は1978年に発見された注射剤の**アズトレオナム** aztreonam（AZT）（アザクタム®）である（**図 13-34**）．抗菌スペクトルはグラム陰性菌のみであるが，緑膿菌に抗菌活性がある．MBLに対して比較的安定な唯一のβ-ラクタム系抗菌薬であるが，ESBLでは分解される．安全性が高く，特にβ-ラクタム系抗菌薬の中ではアレルギーの頻度が低いとされる．

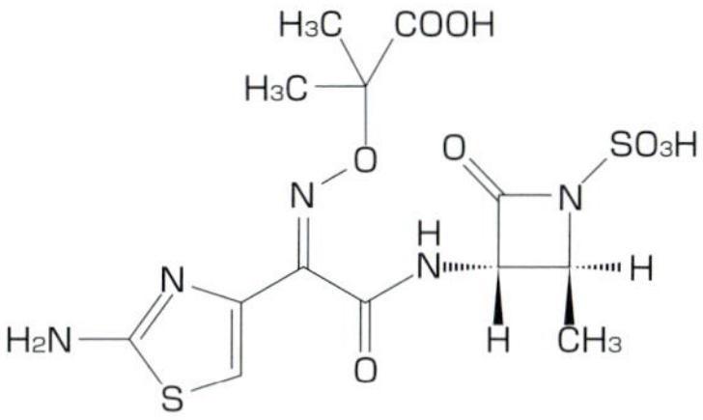

アズトレオナム（AZT）

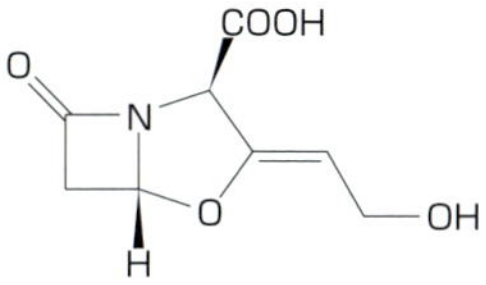

クラブラン酸（CVA）

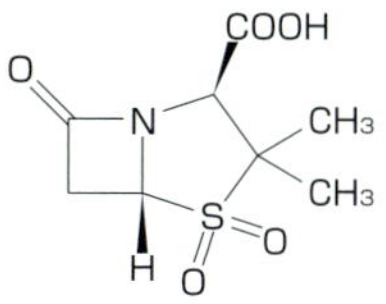

スルバクタム（SBT）

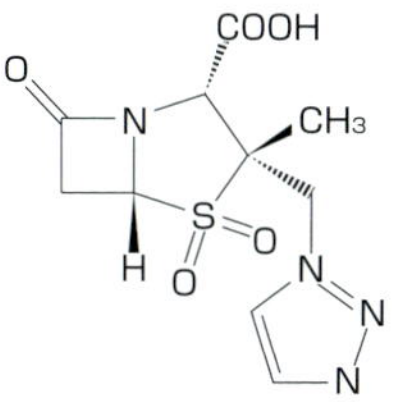

タゾバクタム（TAZ）

図 13-34 モノバクタム系抗菌薬とβ-ラクタマーゼ阻害薬の構造式

E　β-ラクタマーゼ阻害薬

　β-ラクタマーゼ阻害薬は，それ自体 PBP に結合性はなく抗菌活性を示さないが，β-ラクタマーゼと結合して失活させる．β-ラクタマーゼ阻害薬には，**クラブラン酸** culavulanic acid（CVA），**スルバクタム** sulbactam（SBT），**タゾバクタム** tazobactam（TAZ）があり（**図 13-34**），CVA はペニシリナーゼの阻害作用が強く，β-ラクタマーゼのクラス A，クラス D および ESBL に有効である（**表 13-5**）．一方，TAZ はセファロスポリナーゼの阻害作用が強く，クラス A，クラス C および ESBL に有効である．また，SBT はクラス A および ESBL に有効である（**表 13-5**）．

表 13-5　β-ラクタマーゼ阻害薬による阻害活性

分類		阻害活性		
		クラブラン酸 (CVA)	スルバクタム (SBT)	タゾバクタム (TAZ)
クラス A	ペニシリナーゼ	++	+	++
	ESBL	+	+	+
クラス B	カルバペネマーゼ	−	−	−
クラス C	セファロスポリナーゼ (AmpC)	−	±	+
クラス D	オキサシリナーゼ	+	±	±

++：強活性，+：中活性，±：弱活性，−：活性なし
ESBL：extended-spectrum β-lactamase

　β-ラクタマーゼ阻害薬の配合剤には，**スリタミシリン** sultamicillin（SBTPC）（ユナシン®），**アンピシリン・スルバクタム**（ABPC/SBT）（スルバシリン®），**アモキシシリン・クラブラン酸**（AMPC/CVA）（オーグメンチン®），**ピペラシリン・タゾバクタム**（PIPC/TAZ）（ゾシン®），**セフォペラゾン・スルバクタム**（CPZ/SBT）（スルペラゾン®）がある．SBTPC と AMPC/CVA は経口剤であり，SBTPC はアンピシリンとスルバクタムがエステル結合したプロドラッグで，腸管内でエステラーゼにより分解されて薬効を示す．ABPC/SBT，PIPC/TAZ および CPZ/SBT は注射剤である．また，ペニシリナーゼ耐性ペニシリンのクロキサシリンも β-ラクタマーゼ阻害薬としてアンピシリンとの合剤（ABP/MCIPC）（ビクシリン S®）で用いられる．

　さらに，オーグメンチンは AMPC：CVA ＝ 2：1 であるが，CVA は下痢の誘発率が高いため，AMPC：CVA ＝ 14：1 にして AMPC の割合を高く，CVA の割合を低くして抗菌活性を高め，下痢の副作用の軽減した配合剤（クラバモックス®）が小児用として用いられている．

3 アミノグリコシド系抗菌薬

1943年にワックスマンによって放線菌から**ストレプトマイシン** streptomycin（SM）が発見されて以来，**カナマイシン** kanamycin（KM），**ゲンタマイシン** gentamicin（GM）など次々に開発された．糖と糖以外の化合物が結合したものを配糖体（グリコシド）と呼び，アミノ基がグリコシド結合した構造をアミノ配糖体（アミノグリコシド）という．アミノグリコシド系抗菌薬はアミノ置換基を含む6員環構造のアミノシクリトールに2個以上の糖鎖がグリコシド結合している（図13-35）．

ほかのタンパク質合成阻害薬は静菌的であるが，アミノグリコシド系抗菌薬は殺菌的作用を有し，優れたPAEを示して濃度依存的に効果を発揮する（p.753，表13-2参照）．本来の静菌作用に加えて，誤読によりできた異常タンパク質が細胞膜障害を起こすため，殺菌的作用を示すと考えられている．アミノグリコシド系抗菌薬はβ-ラクタム系抗菌薬との併用で相乗効果を認め，両剤による併用治療が重症感染症に有効である．ただし，両剤を混和すると活性の低下が起こるため，同一ボトルでの混注は避ける必要がある．アミノグリコシド系抗菌薬は水溶性であるため，腸管感染症に用いるKM以外は注射薬である．血漿タンパク質との結合率は低く，半減期は2〜4時間である．組織移行性，細胞内移行性はよくない．体内で代謝されずほぼ100％が未変化のまま，腎排泄される．

アミノグリコシド系抗菌薬は腎毒性と耳毒性があり，副作用に最も注意を要する薬剤の1つである（p.757，表13-3参照）．アミノグリコシド系抗菌薬は近位尿細管の上皮細胞の脂質代謝酵素（ホスホリパーゼA_1など）を阻害してホスホリピドーシスを誘発し，上皮細胞の壊死を引き起こし，β_2ミクログロブリンやN-アセチル-β-D-グルコサミニダーゼの尿中排泄を増加させる．アミノグリコシド系抗菌薬の腎毒性の程度は，GM＞トブラマイシン tobramycin（TOB）＞アミカシン amikacin（AMK）≒ KM＞SMであり，GMやTOBに特に注意が必要である．さらに，アミノグリコシド系抗菌薬は，第8脳神経を障害して難聴や耳鳴などの症状を呈する蝸牛障害と眩暈を呈する前庭障害を誘発する（蝸牛障害が多い）．アミノグリコシド系抗菌薬の耳毒性の程度は，GM＞TOB＞KM＞AMK＞SMの順で，腎毒性と同様にGMとTOBに特に注意が必要である．

アミノグリコシド系抗菌薬は緑膿菌を含むグラム陰性菌に有効な薬剤，緑膿菌以外のグラム陰性菌に有効な薬剤，結核に有効な薬剤，MRSAに有効な薬剤がある（表13-6）．

A 緑膿菌を含むグラム陰性菌に有効なアミノグリコシド系抗菌薬

緑膿菌を含むグラム陰性菌に有効なアミノグリコシド系抗菌薬には，**トブラマイシン（TOB）**（トブラシン®），**アミカシン（AMK）**（アミカシン硫酸塩），**ゲンタマイシン（GM）**（ゲンタシン®），**ジベカシン** dibekacin（DKB）（パニマイシン®），**イセパマイシン** isepamicin（ISP）（イセパシン®）などがある（表13-6，図13-35）．AMKはアミノグリコシド修飾酵素に修飾されやすい水酸基やアミノ基を除去して修飾酵素による不活化を回避するために開発されているため，GM耐性菌にも有効であり，緑膿菌感染症に多用されている．ISPはGMの誘導体で，腎毒性や耳毒性が比較的少ない．

B 緑膿菌以外のグラム陰性菌に有効なアミノグリコシド系抗菌薬

緑膿菌以外のグラム陰性菌に有効なアミノグリコシド系抗菌薬には，**リボスタマイシン** ribostamycin（RSM）（ビスタマイシン®）と**フラジオマイシン** fradiomycin（FRM）（ソフラチュール®）がある．RSMはグラム陽性菌にも抗菌スペクトルを有するが，主に腸内細菌（肺炎桿菌，大腸菌，変形菌）に有効な注射剤である．FRMはグラム陽性および陰性菌に有効であるが，臓器毒性が強いため外用剤のみである．

C MRSAに有効なアミノグリコシド系抗菌薬

MRSAに有効なアミノグリコシド系抗菌薬は**アルベカシン** arbekacin（ABK）（ハベカシン®）である（表13-6，図13-35）．ABKはMRSAが産生するアミノグリコシド修飾酵素に抵抗性を示すように改良されたDKBの誘導体である．緑膿菌を含むグラム陰性桿菌にも有効であるが，耐性菌の出現率を抑えるために，MRSA薬のみの適応になっている．

D 淋菌に有効なアミノグリコシド系抗菌薬

淋菌に著効を示すアミノグリコシド系抗菌薬は，**スペクチノマイシン** spectinomycin（SPCM）（トロビシン®）である．SPCMはペニシリン系抗菌薬やニューキノロン系抗菌薬に耐性をもつ淋菌感染症の治療に用いられる．

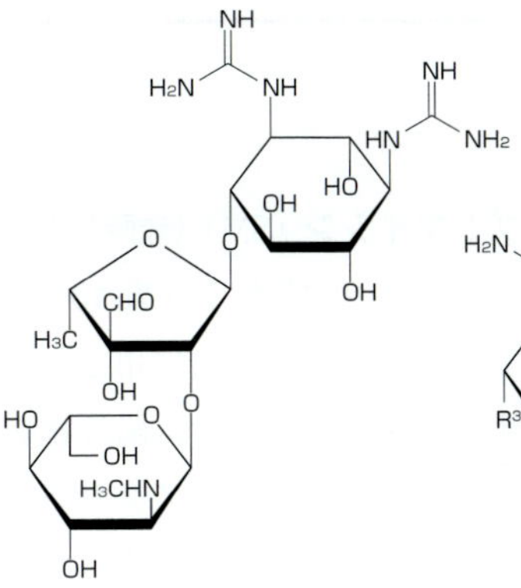

3 アミノグリコシド系抗菌薬

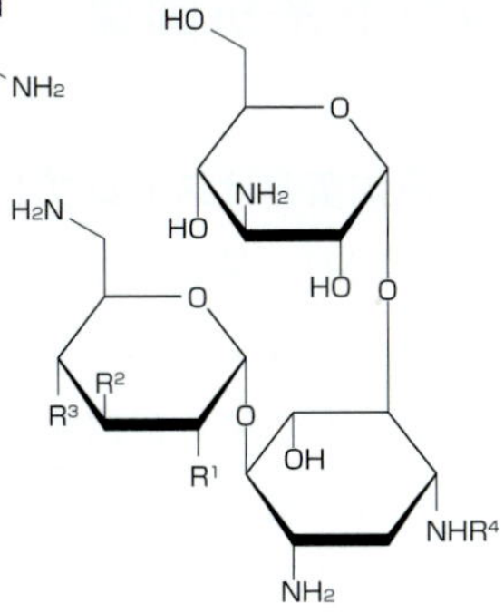

カナマイシン類

	R¹	R²	R³	R⁴
カナマイシン（KM）	OH	OH	OH	H
トブラマイシン（TOB）	NH₂	H	OH	H
アミカシン（AMK）	OH	OH	OH	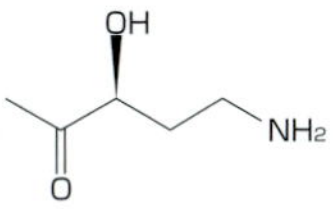 (側鎖)
アルベカシン（ABK）	NH₂	H	H	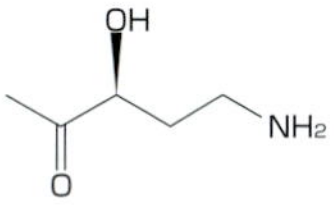 (側鎖)

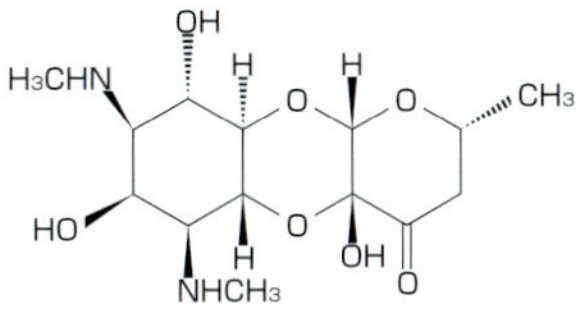

ストレプトマイシン（SM）
カナマイシン類
スペクチノマイシン（SPCM）

ゲンタマイシン類

	R1	R2
ゲンタマイシン C₁	CH₃	NHCH₃
ゲンタマイシン C₂	CH₃	NH₂
ゲンタマイシン C₁ₐ	H	NH₂

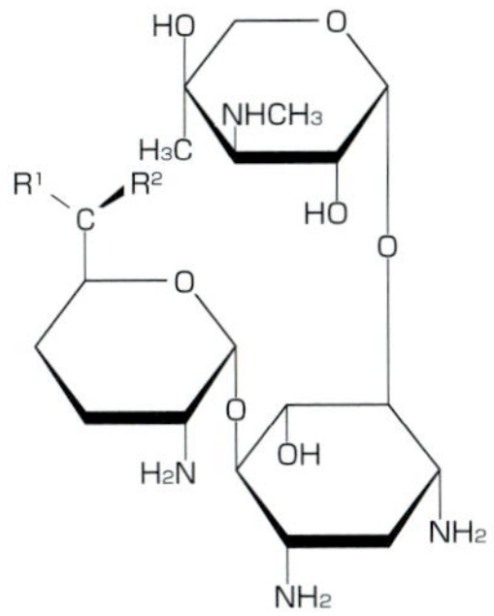

ゲンタマイシン（GM）類

図 13-35 アミノグリコシド系抗菌薬の構造式

表 13-6 アミノグリコシド系抗菌薬の抗菌スペクトル

一般名	略名	投与経路	グラム陽性菌 球菌：ブドウ球菌	連鎖球菌	肺炎球菌	桿菌：炭疽菌	破傷風菌	グラム陰性菌 球菌：淋菌	髄膜炎菌	モラクセラ菌	桿菌 腸内細菌科：大腸菌	肺炎桿菌	赤痢菌	サルモネラ菌	セラチア菌	変形菌	エンテロバクター	シトロバクター	腸炎ビブリオ	カンピロバクター	インフルエンザ菌	レジオネラ菌	緑膿菌	百日咳菌	バクテロイデス	梅毒トレポネーマ	結核菌	リケッチア	クラミジア	マイコプラズマ
ストレプトマイシン	SM	注射																									●			
カナマイシン	KM	経口									●	●				●					●									
		注射	●	●	●		●				●	●		●							●	●					●			
リボスタマイシン	RSM	注射	●	●	●		●				●	●		●																
スペクチノマイシン	SPCM	注射						●																						
アルベカシン	ABK	注射	●																											
ゲンタマイシン	GM	注射	●								●	●			●	●	●						●							
トブラマイシン	TOB	注射									●	●			●	●							●							
ジベカシン	DKB	注射	●																											
アミカシン	AMK	注射									●	●			●	●	●						●							
イセパマイシン	ISP	注射									●	●			●	●	●	●					●							

E 結核に有効なアミノグリコシド系抗菌薬

　結核に有効なアミノグリコシド系抗菌薬は**ストレプトマイシン**（SM）（硫酸ストレプトマイシン）と**カナマイシン**（KM）（硫酸カナマイシン）である（**表 13-6**，**図 13-35**）．SM は広域抗菌スペクトルを有するが，主に結核治療に多剤併用される注射剤である．KM は結核菌感染症治療の第二選択薬の注射剤で，グラム陽性菌および緑膿菌を含むグラム陰性菌と広域抗菌スペクトルを有するが，アミノグリコシド修飾酵素による耐性菌には無効である．KM の経口剤は，腸管吸収されず，腸管感染症や腸内殺菌で使用され，肝性脳症の一因であるアンモニアを産生する腸内細菌の殺菌に用いられる．

4 キノロン系抗菌薬

1962年に抗マラリア薬のクロロキン合成の副産物として合成された**ナリジクス酸** nalidixic acid（NA）は，グラム陰性菌に抗菌活性を示した．その後，緑膿菌にも効果を示す**ピペミド酸** pipemidic acid（PPA）（ドルコール®）なども開発されたが，初期のキノロン系抗菌薬は尿路感染症に限定され，オールドキノロンと呼ばれた．1980年代に日本で開発された**ノルフロキサシン** norfloxacin（NFLX）（バクシダール®）は，母核の6位にフッ素（F）を導入することにより抗菌活性の増強と抗菌スペクトルの拡大を実現した．これ以降に開発された薬剤はニューキノロン（別名 フルオロキノロン）と呼ばれた．キノロン系抗菌薬は，ピリドンカルボン酸を基本骨格として2個の環状構造で構成される（図13-36）．ニューキノロン系抗菌薬の代表的薬剤である**オフロキサシン** ofloxacin（OFLX）（タリビッド®）は光学異性体のラセミ体であるが，**レボフロキサシン** levofloxacin（LVFX）（クラビット®）は抗菌活性が強く，副作用が少ない光学活性体S(−)体のみを精製したものである．また，**ガレノキサシン** garenoxacin（GRNX）（ジェニナック®）のように6位にフッ素をもたないニューキノロン系抗菌薬も開発されているが，抗緑膿菌作用を有していない．

ニューキノロン系抗菌薬は広域抗菌スペクトル，殺菌的作用，良好な組織移行性，高い選択毒性と抗菌薬の長所をもち合わせており，多くの抗菌薬が開発され，特にLVFXは抗菌スペクトル，体内動態，安全性に優れ，抗菌薬の中で最も汎用されている（図13-36，表13-7，13-8）．また，小児の適用はNFLXのみであったが，**トスフロキサシン** tosufloxacin（TFLX）（オゼックス®）のプロドラッグが追加され，小児の呼吸器感染症の薬物治療が前進した．

ニューキノロン系抗菌薬でも尿路や胆道感染症に限定される薬剤，全身投与が可能な薬剤およびレスピラトリーキノロンに分類される．血中濃度が低く，組織移行性が低いため，尿路や胆道感染症に限定されるニューキノロン系抗菌薬はNFLXや**ロメフロキサシン** lomefloxacin（LFLX）（ロメバクト®）の経口剤である．

組織・細胞内移行性に優れ全身投与が可能なニューキノロン系抗菌薬は，LVFXの経口剤と注射剤，**シプロフロキサシン** ciprofloxacin（CPFX）（シプロキサン®）の経口剤と注射剤および**パズフロキサシン** pazufloxacine（PZFX）（パシル®）の注射剤である．

肺への移行性が高く，呼吸器感染症の起因菌への殺菌効果が高いレスピラトリーキノロン系抗菌薬は，LVFX（高用量），TFLX，**モキシフロキサシン** moxifloxacin（MFLX）（アベロックス®），GRNXおよび**シタフロキサシン** sitafloxacin（STFX）（グ

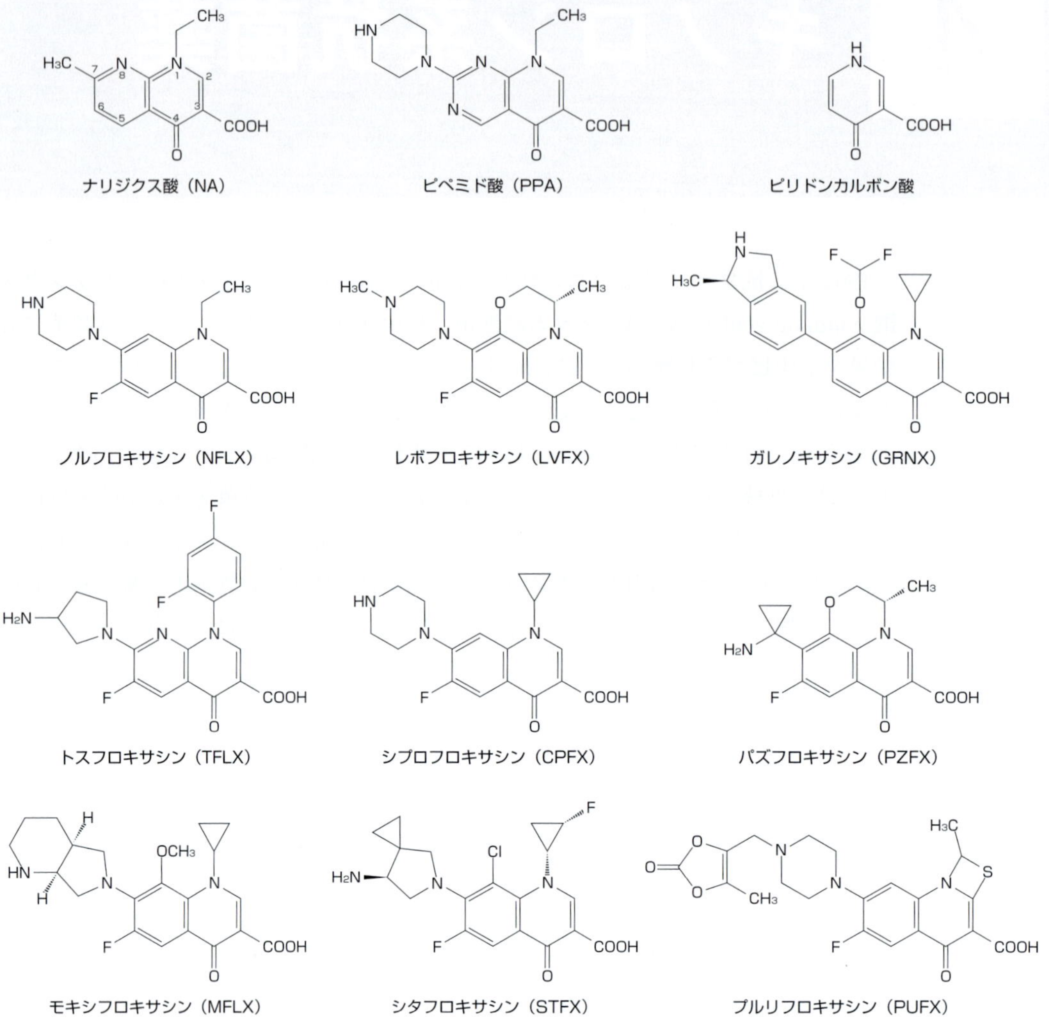

図13-36 キノロン系抗菌薬の構造式

レースビット®)である（図13-36）．レスピラトリーキノロンは，濃度依存的殺菌的作用を有し，グラム陽性菌および陰性菌に比較的長いPAEをもち，PK/PD分析ではCmax/MICが効果の指標となるため，LVFX，MFLX，GRNXおよびSTFXは1日1回の投与法が推奨される．また，MFLXとGRNXは呼吸器感染症に限定されるが，LVFX，TFLXおよびSTFXは全身の感染症にも効果を発揮する．

キノロン系抗菌薬は中枢神経障害（痙攣），光線過敏症，横紋筋融解症などの副作用と薬物相互作用に注意が必要である．キノロン系抗菌薬は，γ-アミノ酪酸（GABA）と競合的に拮抗してGABA受容体へのGABAの結合を阻害し，痙攣を誘発する．GABA受容体結合の阻害作用の強さは薬剤により異なり，阻害作用の強いNFLXやCPFXに注意が必要である（表13-8）．また，非ステロイド性抗炎症薬non-steroidal anti-inflammatory drugs（NSAIDs）との相加作用により痙攣の誘発性が

4 キノロン系抗菌薬

表 13-7 キノロン系抗菌薬の抗菌スペクトル

一般名	略名	投与経路	ブドウ球菌	連鎖球菌	肺炎球菌	腸球菌	炭疽菌	破傷風菌	ジフテリア菌	淋菌	髄膜炎菌	モラクセラ菌	大腸菌	肺炎桿菌	赤痢菌	サルモネラ菌	セラチア菌	変形菌	シトロバクター	エンテロバクター	カンピロバクター	腸炎ビブリオ	インフルエンザ菌	緑膿菌	レジオネラ菌	百日咳菌	バクテロイデス	梅毒トレポネーマ	結核菌	リケッチア	クラミジア	マイコプラズマ
ナリジクス酸	NA	経口								●			●	●	●	●		●														
ピロミド酸	PPA	経口								●			●	●	●			●					●									
ノルフロキサシン	NFLX	経口	●	●	●					●			●	●	●	●	●	●	●	●			●	●								
シプロフロキサシン	CPFX	経口／注射	●	●	●					●			●	●	●	●	●	●	●	●	●	●	●	●	●		●					
レボフロキサシン	LVFX	経口／注射	●	●	●	●				●		●	●	●	●	●	●	●	●	●	●	●	●	●	●	●	●				●	●
トスフロキサシン	TFLX	経口	●	●	●					●			●	●	●	●	●	●	●	●			●	●	●	●						
パズフロキサシン	PZFX	注射	●	●	●								●	●	●	●	●	●	●	●			●	●								
プルリフロキサシン	PUFX	経口	●	●	●								●	●	●	●	●	●	●	●			●	●								
モキシフロキサシン	MFLX	経口	●	●	●								●	●	●	●	●	●	●	●			●								●	●
ガレノキサシン	GRNX	経口	●	●	●								●	●	●	●	●	●	●	●			●								●	●
シタフロキサシン	STFX	経口	●	●	●								●	●	●	●	●	●	●	●			●	●							●	●

表 13-8 各種キノロン系抗菌薬の有害作用の誘発性

有害作用	作用点	誘発性
痙攣	GABA 受容体結合阻害	NFLX > CPFX > TFLX ≧ OFLX ≧ LVFX
NSAIDs 併用による痙攣	GABA 受容体結合阻害の相加作用	NFLX > CPFX >> OFLX ≧ LVFX > TFLX
テオフィリン濃度に及ぼす影響	CYP1A2 阻害	PPA > TFLX ≧ CPFX > NFLX > OFLX ≧ LVFX
光線過敏症	光による活性酸素産生	LFLX > TFLX > CPFX ≒ NFLX ≒ OFLX ≒ LVFX
血糖降下作用	ATP 感受性カリウムイオンチャネル阻害	強：LFLX 弱：CPFX，LVFX
横紋筋融解症	骨格筋細胞の融解・壊死	多くのキノロン系抗菌薬で報告

NFLX：ノルフロキサシン，CPFX：シプロフロキサシン，TFLX：トスフロキサシン，OFLX：オフロキサシン，LVFX：レボフロキサシン，LFLX：ロメフロキサシン，PPA：ピペミド酸

高くなり，NFLX と**プルリフロキサシン** preulifloxacin（PUFX）（スオード®）は NSAIDs のフェンブフェンやフルルビプロフェン，CPFX は NSAIDs のケトプロフェンと併用禁忌である．キノロン系抗菌薬は薬物代謝酵素のシトクロム P450 cytochrome P450（CYP）の分子種の CYP1A2 を阻害するため，CYP1A2 の基質であるテオフィリンの血中濃度に影響を与える（表 13-8）．特に CPFX は CYP1A2 の基質である筋弛緩薬のチザニジンの血中濃度を上昇させ血圧低下，めまい，傾眠などを引き起こすため，併用禁忌である．

キノロン系抗菌薬は光毒性反応と光アレルギー反応で光線過敏症を起こす可能性がある（表 13-8）．特に，LFLX は光線過敏症に注意が必要である．キノロン系抗菌薬は膵の β 細胞の膜上に存在する ATP 感受性カリウムチャネルを阻害し，低血糖を引き起こす恐れがある（表 13-8）．特に，LFLX は血糖降下作用が強いため注意を

表13-9 キノロン系およびテトラサイクリン系抗菌薬と金属カチオンの同時服用の可否

抗菌薬	金属カチオン			
	Al	Mg	Fe	Ca
キノロン系薬				
ノルフロキサシン	×	×	×	×
シプロフロキサシン	×	×	×	×
プルリフロキサシン	×	×	×	×
トスフロキサシン	×	×	×	×
シタフロキサシン	×	×	×	×
ガレノキサシン	×	×	×	×
モキシフロキサシン	×	×	×	—
レボフロキサシン	×	×	×	—
テトラサイクリン系薬	×	×	×	×

×：同時服用禁忌，—：添付文書に記載なし

要する．さらに，キノロン系抗菌薬は低頻度であるが，骨格筋細胞の融解・壊死により横紋筋融解症を誘発する場合があるので注意が必要である．

また，キノロン系抗菌薬は，金属カチオン（アルミニウム，マグネシウム，鉄，カルシウムイオンなど）とキレート錯体を形成して腸管吸収が抑制される．制酸剤や鉄剤を同時服用する場合は，キノロン系薬服用2時間後に金属カチオンを含む製剤を服用する必要がある．なお，最も影響を受けやすいNFLXなどは，カルシウムイオンを含む牛乳でも影響が出るので注意を要する（表13-9）．

5 マクロライド系抗菌薬・リンコマイシン系抗菌薬

A マクロライド系抗菌薬

マクロライド系抗菌薬の**エリスロマイシン** erythromycin（EM）（エリスロシン®）は，1952年に放線菌の代謝産物から発見され，その後改良を加えた薬剤が次々に開発された．マクロライド系抗菌薬は，大環状のラクトン環にアミノ糖が結合した構造で，ラクトン環を構成する炭素原子の数で14員環，15員環，16員環および18員環マクロライドと呼ぶ．14員環マクロライドにはEM，**クラリスロマイシン** clarithromycin（CAM）（クラリシッド®）および**ロキシスロマイシン** roxithromycin（RXM）（ルリッド®）がある．15員環マクロライドには**アジスロマイシン** azithromycin（AZM）（ジスロマック®）（アザライド系マクロライドとも呼ばれる）がある．16員環マクロライドには**ジョサマイシン** josamycin（JM）（ジョサマイ®），**スピラマイシン** spiramycin（SPM）（アセチルスピラマイシン®）などがある．18員環マクロライドには**フィダキソマイシン** fidaxomicin（FDX）（ダフクリア）がある（**図 13-37**）．

マクロライド系抗菌薬は分子量が大きいため，原則的にグラム陰性菌の外膜のポーリンを通過できないためグラム陰性菌の抗菌活性は低いが，グラム陽性菌のほか，マイコプラズマや細胞内寄生菌のクラミジアやレジオネラに抗菌スペクトルを有する（**表 13-10**）．組織移行性が高く，特に肺への移行性に優れ，呼吸器感染症の第一選択薬として使われるが，静菌的作用のため軽症の感染症に限定される．安全性が高く，小児や妊婦の感染症に適用し，β-ラクタム系抗菌薬アレルギーの代替薬として用いられる．マクロライド系抗菌薬は疎水性がきわめて高く，経口吸収がよく，ほとんどが経口剤（EMは経口剤と注射剤がある）で，肝の代謝酵素であるシトクロムP450のCYP3A4で代謝されて，ほとんどが肝から胆汁排泄される．

マクロライド系抗菌薬はびまん性汎細気管支炎 diffuse panbronchiolitis（DPB）の治療，慢性閉塞性肺疾患 chronic obstructive pulmonary disease（COPD）の増悪予防および好中球性炎症性疾患の治療など抗菌作用以外の効果が注目されている．しかし，マクロライド系抗菌薬の汎用に伴い耐性菌も増加しており，市中肺炎の起因菌である肺炎球菌やマイコプラズマのマクロライド耐性化が進行している．

マクロライド系抗菌薬はCYP3A4の薬物代謝の競合的阻害作用を有するとともにCYP3A4とマクロライド・ニトロソアルカン複合体を形成してCYP3A4の機能

13章 抗感染症薬の薬理

マクロライド系

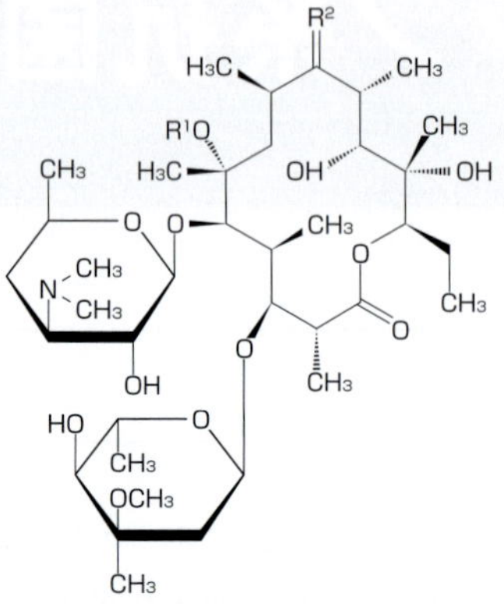

14員環マクロライド系	R¹	R²
エリスロマイシン(EM)	H	O
クラリスロマイシン(CAM)	CH₃	O
ロキシスロマイシン(RXM)	H	N～O～O～OCH₃

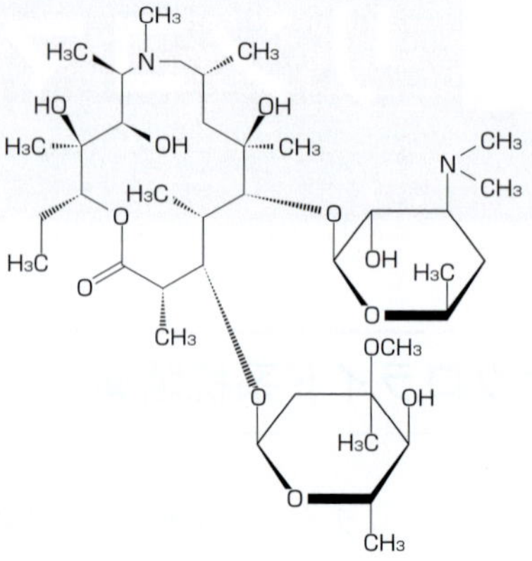

15員環マクロライド系
アジスロマイシン（AZM）

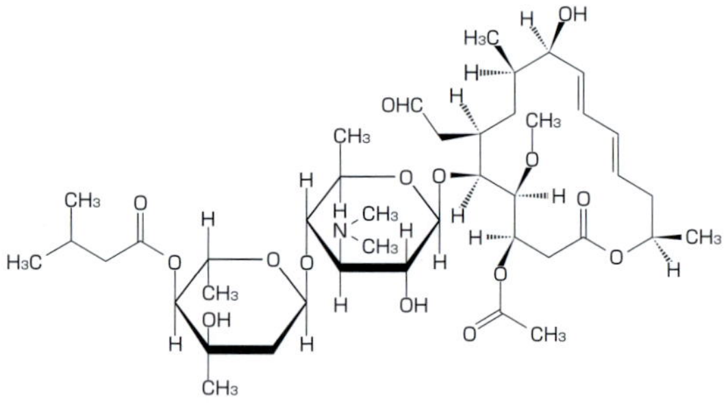

16員環マクロライド系
ジョサマイシン（JM）

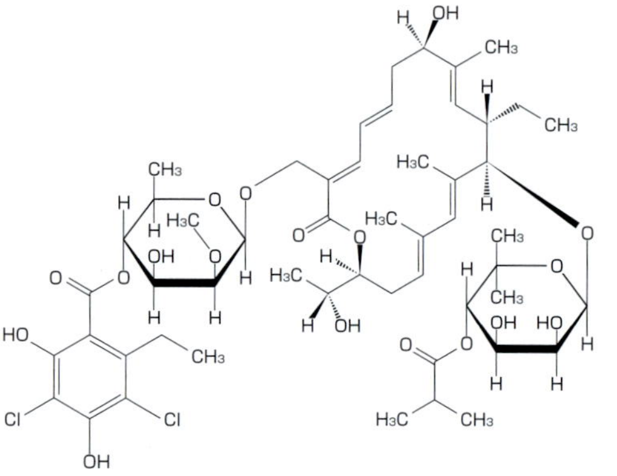

18員環マクロライド
フィダキソマイシン（FDX）

リンコマイシン系

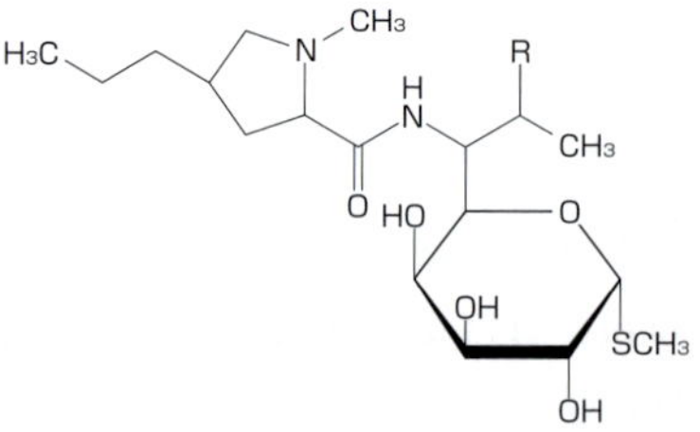

	R
リンコマイシン(LCM)	OH
クリンダマイシン(CLDM)	Cl

図13-37 マクロライド系およびリンコマイシン系抗菌薬の構造式

5 マクロライド系抗菌薬・リンコマイシン系抗菌薬

表 13-10 マクロライド系・リンコマイシン系抗菌薬の抗菌スペクトル

一般名	略名	投与経路	グラム陽性菌 球菌 ブドウ球菌	連鎖球菌	肺炎球菌	桿菌 腸球菌	炭疽菌	破傷風菌	ディフィシル菌	グラム陰性菌 球菌 淋菌	髄膜炎菌	モラクセラ菌	桿菌 腸内細菌科 大腸菌	赤痢菌	肺炎桿菌	サルモネラ菌	セラチア菌	変形菌	エンテロバクター	シトロバクター	腸炎ビブリオ	カンピロバクター	インフルエンザ菌	緑膿菌	レジオネラ菌	百日咳菌	バクテロイデス	梅毒トレポネーマ	結核菌	リケッチア	クラミジア	マイコプラズマ
エリスロマイシン	EM	経口 注射	● ●	● ●	● ●		●			●	● ●	●														●		●			●	●
クラリスロマイシン	CAM	経口	●	●	●							●											●	●		●	●					●	●
ロキシロマイシン	RXM	経口	●	●	●																												●
アジスロマイシン	AZM	経口 注射	●	●	●																		●	●		●						●	●
ジョサマイシン	JM	経口	●	●	●							●																					
スピラマイシン	SPM	経口																									●						
フィダキソマイシン	FDX	経口							●																								
リンコマイシン	LCM	経口 注射	●	●	●																							●					
クリンダマイシン	CLDM	経口 注射	●	●	●																							●					

を抑制する．そのため，マクロライド系抗菌薬のEM，CAMおよびJMはCYP3A4の基質薬であるエルゴタミン製剤（クリアミン®）と併用するとエルゴタミンの血中濃度を上昇させ四肢の虚血や血管攣縮を誘発するため，併用禁忌である．さらに，14員環マクロライドのEMとCAMは，CYP3A4の阻害作用が強いため，抗精神病薬のピモジドと併用するとQT間隔の延長を引き起こし，心室性不整脈を誘発するので併用禁忌である．その他，EMとCAMは抗C型肝炎ウイルス薬のアスナプレビルと併用禁忌であり，さらにCAMは抗悪性腫瘍薬のイブルチニブ，高脂血症治療薬のロミタピド，抗血栓薬のチカグレロルなど多くの薬剤と併用禁忌である．

1. 14員環マクロライド系抗菌薬

EMはグラム陽性菌，一部のグラム陰性菌，および梅毒トレポネーマ，マイコプラズマ，クラミジアなど広域抗菌スペクトルを有するが，グラム陰性菌の抗菌活性は低い（表13-10）．胃酸に不安定で，腸管からの吸収率が低く，胃腸障害など副作用の頻度も高い．なお，DPBの治療やCOPDの増悪予防にEMの長期少量療法が用いられている．

CAMとRXMはEMの欠点を補う形で改良されたニューマクロライドである．特に，CAMはレジオネラ菌やカンピロバクターにも有効であり（表13-10），MAC（Mycobacterium avium complex）症を含む非結核性抗酸菌症の治療，アモキシシリンamoxicillin（AMPC）とプロトンポンプ阻害薬との3剤併用投与でヘリコバクター・ピロリの除菌，さらに好中球性炎症性疾患の治療という特有の治療効果を発揮する．CAMはマクロライド系抗菌薬の中では尿中排泄率が高い（30〜40％）．

2. 15員環マクロライド系抗菌薬

AZMはグラム陽性菌のほか，マイコプラズマ，クラミジア，レジオネラ菌に有

効である（**表 13-10**）．組織・細胞内移行性がきわめて高く，血中濃度に比べて組織内濃度が 100 倍にも到達する．高濃度に組織内に取り込まれて効果を発揮するため，68 時間と長い半減期と長い PAE をもつことができる．1 日 1 回 500mg を 3 日間投与して 7 日間効果が持続する．除放性製剤は 1 日 1 回 1 錠（2g）投与して 1 週間効力が持続し，患者の QOL とコンプライアンスを向上させる．肝臓で代謝されるが，代謝酵素 CYP3A4 を阻害しないため薬物相互作用が認められない．

3. 16 員環マクロライド系抗菌薬

JM はグラム陽性菌のほか，赤痢菌，インフルエンザ菌，マイコプラズマに抗菌スペクトルを有し（**表 13-10**），SPM は梅毒トレポネーマや原虫感染症のトキソプラズマ症にも有効である．

4. 18 員環マクロライド系抗菌薬

FDX は他のマクロライド系抗菌薬と異なり，細菌の RNA ポリメラーゼ阻害作用を有し，抗菌スペクトルが狭く，正常な腸内細菌叢を攪乱しにくい特性がある．院内感染や抗菌薬関連腸炎の起炎菌の *C. difficile* に抗菌作用を示して芽胞形成や Toxin 産生を阻害するため，感染性腸炎（偽膜性大腸炎を含む）に適用される．用法は 1 日 2 回で投与期間は原則 10 日間である．主な副作用は，便秘，悪心・嘔吐などの胃腸障害である．

B　リンコマイシン系抗菌薬

リンコマイシン系抗菌薬はリンコサミド系抗菌薬ともいわれ，1962 年に放線菌の代謝産物から**リンコマイシン** lincomycin（LCM）（リンコシン®）が発見され，ピロリジン環に糖が結合した構造を有し，その後 7 位に塩素を導入した**クリンダマイシン** clindamycin（CLDM）（ダラシン®）が開発された（**図 13-37**）．LCM はグラム陽性球菌と嫌気性菌のバクテロイデス属に抗菌スペクトルを有し，CLDM はそれに加えマイコプラズマにも抗菌スペクトルを有し，抗菌活性も強い（**表 13-10**）．リンコマイシン系抗菌薬はマクロライド系抗菌薬と構造は異なるが，作用点が同じであるため，マクロライド系抗菌薬と交叉耐性を示す．リンコマイシン系抗菌薬は主に嫌気性菌感染症に用いられるが，劇症型 A 群連鎖球菌感染症にも有効である．また，長期投与により腸内の嫌気性菌など常在細菌が死滅し，耐性のクロストリジウム・ディフィシル菌 *Clostridium difficile* による菌交代症が起こり，*C. difficile* が異常に増殖し，産生された**毒素**（エンテロトキシン）によって大腸粘膜が傷害され，下痢や腹痛を起こし，大腸粘膜表面で偽膜を形成して出血便を認める**偽膜性大腸炎**を誘発する場合がある．

6 テトラサイクリン系抗菌薬

テトラサイクリン系抗菌薬の**テトラサイクリン** tetracyline（TC）（アクロマイシン®）が1948年に放線菌から発見された後，改良を加えた**ドキシサイクリン** doxycycline（DOXY）（ビブラマイシン®），**ミノサイクリン** minocycline（MINO）（ミノマイシン®）が開発された．テトラサイクリン系抗菌薬は4つの6員環が連なった多環性の基本骨格をもち（**図13-38**），グラム陽性菌，グラム陰性菌，炭疽菌，マイコプラズマ，クラミジアおよびリケッチアなど広域抗菌スペクトルを有する（**表13-11**）が，耐性菌の出現率も高くなっている．また，原虫感染症のマラリアや人畜共通感染症のライム病にも用いられる．DOXYは経口剤のみであるが，MINOは経口剤と注射剤がある．両薬剤とも脂溶性で腸管からの吸収は非常によく，バイオアベイラビリティは100%に近い．

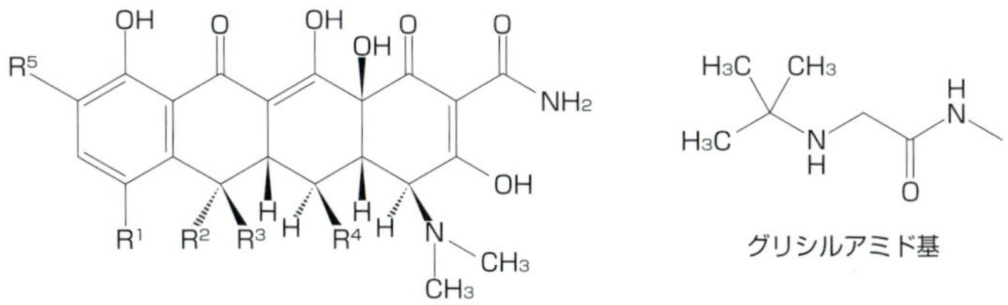

	R1	R2	R3	R4	R5
テトラサイクリン(TC)	H	OH	CH_3	H	H
ドキシサイクリン(DOXY)	H	H	CH_3	OH	H
ミノサイクリン(MINO)	$N(CH_3)_2$	H	H	H	H
チゲサイクリン(TGC)	$N(CH_3)_2$	H	H	H	グリシルアミド基

図13-38　テトラサイクリン系抗菌薬の構造式

表13-11　テトラサイクリン系・クロラムフェニコール系抗菌薬の抗菌スペクトル

一般名	略名	投与経路	グラム陽性菌							グラム陰性菌																		梅毒トレポネーマ	結核菌	リケッチア	クラミジア	マイコプラズマ
			球菌				桿菌			球菌			桿菌																			
													腸内細菌科																			
			ブドウ球菌	連鎖球菌	肺炎球菌	腸球菌	炭疽菌	破傷風菌	ディフィシル菌	淋菌	髄膜炎菌	モラクセラ菌	大腸菌	肺炎桿菌	赤痢菌	サルモネラ菌	セラチア菌	変形菌	エンテロバクター	シトロバクター	アシネトバクター	カンピロバクター	インフルエンザ菌	緑膿菌	レジオネラ菌	百日咳菌	バクテロイデス					
テトラサイクリン	TC	経口	●	●	●	●	●			●			●	●				●					●			●				●	●	●
		注射	●	●	●	●							●	●				●														
デメチルクロルテトラサイクリン	DMCTC	経口	●	●	●	●	●			●			●	●				●					●			●				●	●	●
ドキシサイクリン	DOXY	経口	●	●	●	●	●			●			●	●																●	●	●
ミノサイクリン	MINO	経口	●	●	●	●	●			●			●	●	●			●	●	●				●				●		●	●	●
		注射	●	●	●	●	●					●	●	●				●	●				●	●	●					●	●	●
チゲサイクリン	TGC	注射											●	●					●	●	●											
クロラムフェニコール	CP	経口	●	●	●	●				●	●		●	●	●	●		●					●			●				●	●	
		注射	●	●	●	●				●	●		●	●	●	●		●					●			●				●	●	

チゲサイクリン tigecycline（TGC）（タイガシル®）はMINOの誘導体でテトラサイクリン系抗菌薬と基本骨格が同じであるが，9位側鎖にグリシルアミド基を有してグリシルサイクリン系抗菌薬として別に分類され，リボソーム30Sサブユニットへの結合部位が従来のテトラサイクリン系抗菌薬と異なるため，耐性機構を克服している．

テトラサイクリン系抗菌薬は胆汁排泄のため腎障害時の用法・用量は特に問題とならないが，注射剤の副作用には注意が必要である．主な副作用は，歯芽の着色，エナメル質形成不全，消化管障害，肝障害，腎障害，過敏反応，光線過敏症などである（p.757，**表13-3** 参照）．歯牙形成への色素沈着（＝歯牙黄染）やエナメル質形成不全，および一過性の骨発育不全を起こすため，妊婦・授乳中の母親，8歳以下の小児への投与は避ける．経口剤は悪心・嘔吐，食欲不振などの消化管障害，さらに食道に停留し，崩壊するとまれに食道潰瘍を起こすことがあるため，多めの水で服用することと就寝直前の服用を避けることが望ましい．さらに，肝障害，過敏反応および光毒性にも注意が必要である．

また，テトラサイクリン系抗菌薬は2価および3価の金属カチオンとキレートを形成して吸収が低下するため，金属カチオンを含有する制酸剤や鉄剤，牛乳などは同時に服用しないよう注意する必要がある（**表13-9**）．

グリシルサイクリン系抗菌薬のTGCは，30SリボソームサブユニットH 16S rRNAのA部位のサブユニットであるH34残基にグリシルアミド基が結合し，リボソーム阻害により抗菌作用を発揮し，ESBL，AmpC（セファロスポリナーゼ），MBL（カルバペネマーゼ），NDM-1など多剤耐性のアシネトバクターに有効性を示すため，適用が他の抗菌薬耐性の場合に限定される．TGCは1日2回・1回50mg（初回100mg）で30～60分かけて点滴し，主な副作用は悪心・嘔吐・下痢などの胃腸障害であるが，肝障害やプロトロンビン時間の延長にも注意が必要である．

7 抗MRSA薬

A 抗MRSA薬

　抗メチシリン耐性黄色ブドウ球菌 methicillin-resistant *Staphylococcus aureus*（MRSA）薬には，グリコペプチド系抗菌薬の**バンコマイシン** vancomycin（VCM）と**テイコプラニン** teicoplanin（TEIC）（タゴシット®），アミノグリコシド系抗菌薬の**アルベカシン** arbekacin（ABK）（ハベカシン®）（p.771参照），オキサゾリジノン系抗菌薬の**リネゾリド** linezolid（LZD）（ザイボックス®）と**テジゾリド** tedizolid（TZD）（シベクトロ®）およびリポペプチド系抗菌薬の**ダプトマイシン** daptomycin（DAP）（キュビシン®）がある．抗MRSA薬の使用で重要なことは，MRSA感染とMRSA保菌者との区別であり，MRSA感染症のみに抗MRSA薬による化学療法を行うのが原則である．また，菌の耐性化の回避，薬剤の有効性と安全性の確保から適正な用量・用法を設定するために**治療薬物モニタリング** therapeutic drug monitoring（TDM）が必要となる．

B グリコペプチド系抗菌薬

　グリコペプチド系抗菌薬は7個のアミノ酸からなるペプチド骨格に糖鎖が結合したグリコペプチド構造を有し，**バンコマイシン**（VCM）は1955年に放線菌から単離され，その後**テイコプラニン**（TEIC）が開発された．VCMは7つのアミノ酸からなる環状ペプチドとアミノ糖を含む2分子の糖がグリコシド結合した巨大分子で，MRSA感染症の第一選択薬である．VCMは注射剤と経口剤があり，注射剤はMRSAとペニシリン耐性肺炎球菌 penicillin-resistant *Streptococcus pneumoniae*（PRSP）に用いられる（表13-12）．経口剤は腸管から吸収されず，腸内濃度が保持されるため，MRSAやクロストリジウム・ディフィシル菌の感染性腸炎の治療や骨髄移植時の消化管内殺菌に適用される（表13-12）．TEICは純粋な物質ではなく，ペプチド骨格に結合した糖の種類が異なる6種類のグリコペプチドを主成分とした混合物（図13-39）であり，注射剤のみでMRSA感染症に用いられる（表13-12）．
　グリコペプチド系抗菌薬はペプチドグリカン前駆体のペンタペプチドの末端に結合して細胞壁合成を阻害するため，β-ラクタム系抗菌薬と交差耐性はない．グリコペプチド系抗菌薬は体内で代謝されず，未変化で腎排泄される．副作用には，腎障害，聴覚障害（第8脳神経障害），レッドネック（またはレッドマン）症候群，アナフィ

表 13-12 抗 MRSA 薬とその他の抗菌薬の抗菌スペクトル

分類	一般名	略名	投与経路	グラム陽性菌 球菌 ブドウ球菌	連鎖球菌	肺炎球菌	腸球菌	桿菌 炭疽菌	破傷風菌	ディフィシル菌	グラム陰性菌 球菌 淋菌	髄膜炎菌	モラクセラ菌	桿菌 腸内細菌科 大腸菌	肺炎桿菌	赤痢菌	サルモネラ菌	セラチア菌	変形菌	エンテロバクター	シトロバクター	腸炎ビブリオ	カンピロバクター	インフルエンザ菌	緑膿菌	レジオネラ菌	百日咳菌	バクテロイデス	梅毒トレポネーマ	結核菌	リケッチア	クラミジア	マイコプラズマ
グリコペプチド系	バンコマイシン	VCM	経口							●																							
			注射	●	●																												
	テイコプラニン	TEIC	経口	●																													
オキサゾリジノン系	リネゾリド	LZD	経口				●																										
			注射				●																										
	テジゾリド	TZD	経口																														
			注射																														
リポペプチド系	ダプトマイシン	DAP	経口																														
ホスホマイシン系	ホスホマイシン	FOM	経口											●	●		●	●							●								
			注射											●	●		●	●							●								
ポリペプチド系	コリスチン	CL	経口											●											●								
	ポリミキシンB	PL-B	経口											●											●								
ストレプトグラミン系	キヌプリスチン・ダルホプリスチン	QPR/DPR	注射	●																													
サルファ薬	スルファメトキサゾール・トリメトプリム	ST	経口	●										●	●	●	●							●									

ラキシーがある．有効性および安全性の観点から TDM を行う必要がある．VCM は尿細管上皮細胞に蓄積して腎障害を引き起こすため，腎障害患者では用法・用量を調整する必要がある．また，VCM は好塩基球や肥満細胞からヒスタミンを遊離し，静注や短時間で点滴静注を行うとレッドネック症候群（顔，頸，躯幹の紅斑性充血や瘙痒などを発現）やアナフィラキシー（血圧低下など）を引き起こすため，1 時間以上かけてゆっくりと点滴静注を行う必要がある．

C　オキサゾリジノン系抗菌薬

　オキサゾリジノン系抗菌薬の**リネゾリド**（LZD）と**テジゾリド**（TZD）は，蛋白合成阻害薬のうち，オキサゾリジノン骨格を持つ全合成抗菌薬である（図 13-39）．適用は LZD が VRE（*E. faecium* のみ）感染症と MRSA 感染症，TZD が MRSA 皮膚感染症で LZD の方が広い（表 13-12）．オキサゾリジノン系抗菌薬は注射剤と経口剤があり，バイオアベイラビリティが 100％近いため注射剤と経口剤を同用量で投与でき，組織移行性が良く，腎臓や肝臓への影響が少ない．用法では薬物動態学的に LDZ は 1 日 2 回であるが，TZD は 1 日 1 回でよい．リネゾリド耐性黄色ブドウ球菌（LRSA）の出現も報告されている．オキサゾリジノン系抗菌薬は，骨髄抑制作用を有し，血小板減少，貧血（赤血球減少）および白血球減少を引き起こすので，血液障害（血球減少）に注意が必要である．

D　リポペプチド系抗菌薬

　ダプトマイシン（DAP）は，*Streptomyces roseosporus* の発酵産物から見出された天然物質の環状リポペプチドで，グラム陽性菌の細胞膜に結合して細胞膜からカ

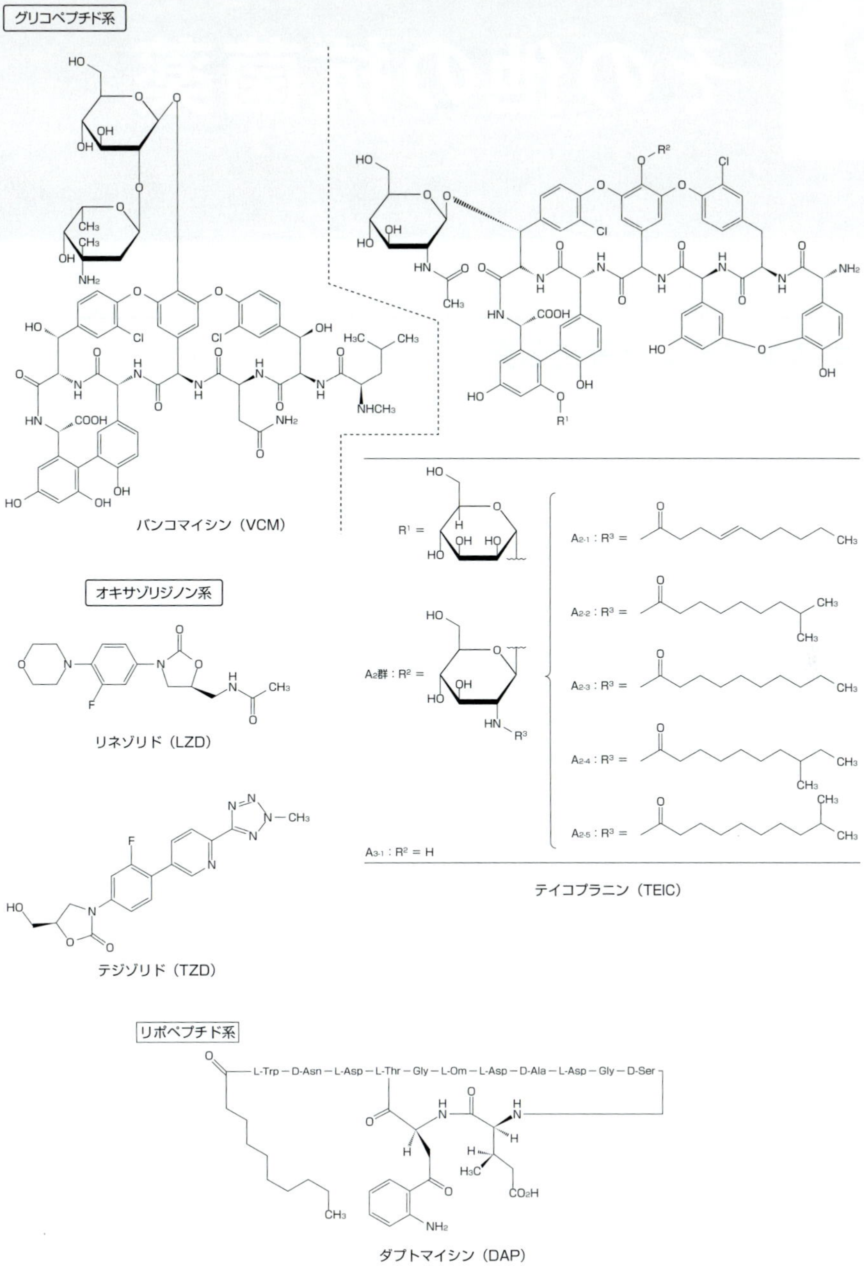

図 13-39 グリコペプチド系抗菌薬，オキサゾリジノン系抗菌薬およびリポペプチド系抗菌薬の構造式

リウムイオンを流出させて膜電位の脱分極を起こす機序と細菌の DNA・RNA・蛋白質合成を阻害する機序で殺菌作用を有する．そのため，適用は MRSA 感染症であるが，MRSA だけでなくグリコペプチド耐性菌やリネゾリド耐性菌にも抗菌活性があり，MRSA と他のグラム陽性球菌の混合感染にも有効性が認められる．用法は 1 日 1 回（皮膚感染症：4mg/kg，敗血症・心内膜炎：6mg/kg）で，主な副作用は下痢，発疹，肝障害などであるが，アナフィラキシーにも注意が必要である．

8 その他の抗菌薬

A ホスホマイシン系抗菌薬

　ホスホマイシンfosfomycin（FOM）（ホスミシン®）は，1973年に放線菌から開発され，エポキシプロピル基にリン酸が結合した単純な構造をしており（図13-40），分子量182（Na塩）と低分子のためアレルゲン性も低く，アレルギー反応を起こしにくい抗菌薬である．また，血漿タンパク質との結合性が低く，組織移行性に優れている．抗菌スペクトルもブドウ球菌，腸内細菌，緑膿菌およびカンピロバクターと広域性を示す（p.784, 表13-12）が，抗菌力が弱いため，注射剤は他剤との併用で用いられる．併用薬がもつ腎毒性や聴器毒性の軽減作用がある．ただし，経口剤は小児の細菌性腸管感染症では第一選択薬である．また，抗アレルギー作用や抗炎症作用などの免疫修飾作用を有する．

B サルファ剤（ST合剤を含む）

　最初のサルファ剤のプロントジルはペニシリンより古く1935年に臨床に登場したが，抗菌活性はプロントジル自体にはなく，スルホンアミド基にあることが明らかになり，スルホンアミド基をもつ化合物をサルファ剤と呼んだ．サルファ剤は類似構造のパラアミノ安息香酸に拮抗してジヒドロ葉酸合成を阻害する（p.743, 図13-14）．サルファ剤は細菌感染症に長期にわたり使用され，耐性菌が拡大して単独で用いられることは少ない．
　スルファメトキサゾール・トリメトプリム sulfamethoxazole-trimethoprim（ST）合剤（バクタ®）は，配合比5：1で組み合わせた経口剤で，活性化葉酸であるテトラヒドロ葉酸合成経路の異なる2ヵ所を阻害して相乗的な抗菌作用を示す（図13-14）．ST合剤は腸球菌，腸内細菌，インフルエンザ菌に抗菌スペクトルを有し（p.784, 表13-12），経口剤と注射剤がある．経口剤は呼吸器疾患，尿路感染症，感染性腸炎，注射剤はHIV患者に発症する真菌のニューモシスチス・イロヴェチ *Pneumocystis jiroveci* によるニューモシスチス肺炎に適用される．サルファ剤の耐性は作用点のジヒドロプテロイン酸合成酵素の変異や膜透過性の低下，トリメトプリムの耐性は作用点のジヒドロ葉酸還元酵素の変異により獲得される．副作用に再

8 その他の抗菌薬

ニトロイミダゾール系

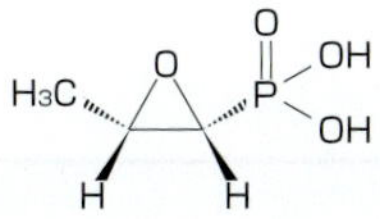

ホスホマイシン（FOM） 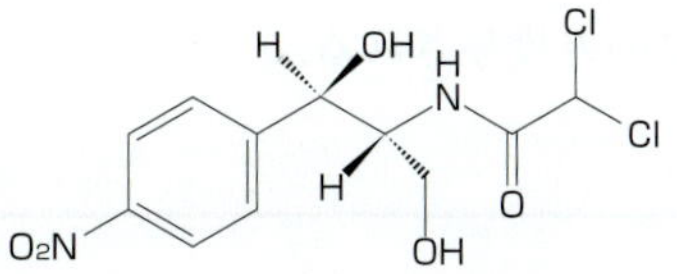　　クロラムフェニコール（CP） 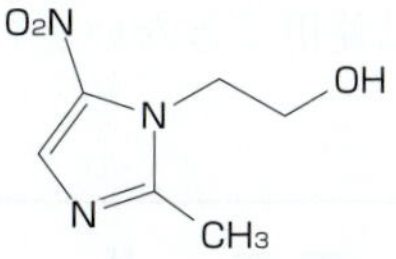　　メトロニダゾール（MNZ） 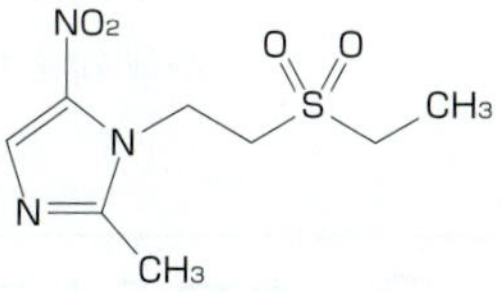　　チニダゾール（TNZ）

ストレプトグラミン系

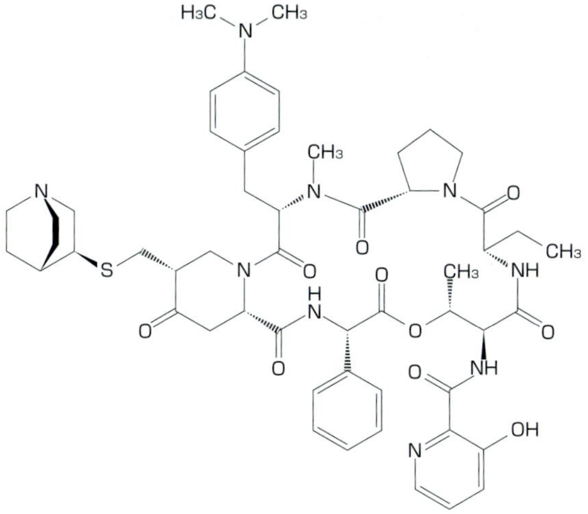

キヌプリスチン（QPR） 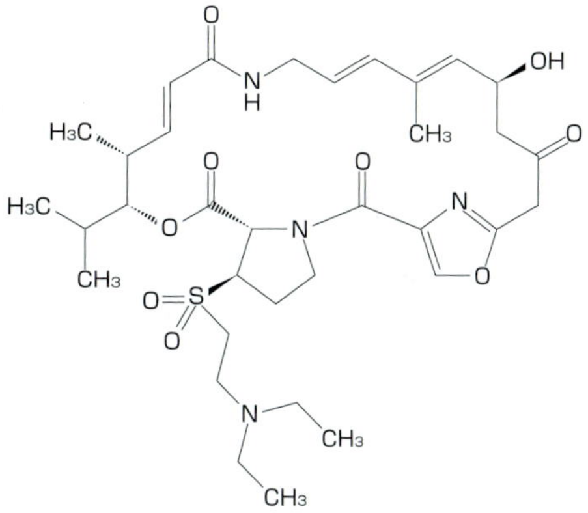　　ダルホプリスチン（DPR）

ポリペプチド系

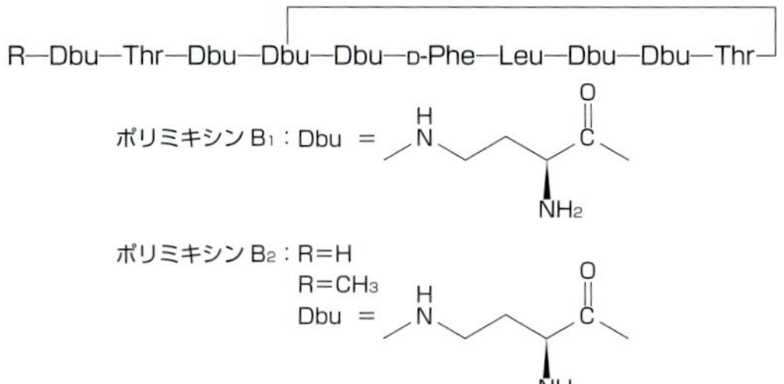

R—Dbu—Thr—Dbu—Dbu—Dbu—D-Phe—Leu—Dbu—Dbu—Thr

ポリミキシン B₁：Dbu =

ポリミキシン B₂：R=H
　　　　　　　　R=CH₃
　　　　　　　Dbu =

ポリミキシン B（PL-B）

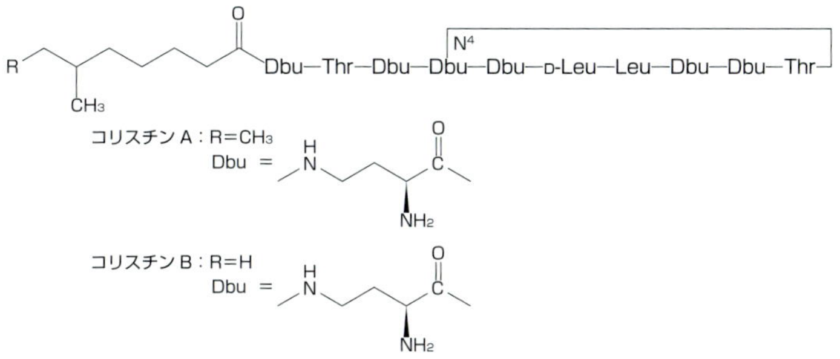

R—Dbu—Thr—Dbu—Dbu—Dbu—D-Leu—Leu—Dbu—Dbu—Thr

コリスチン A：R=CH₃
　　　　　　Dbu =

コリスチン B：R=H
　　　　　　Dbu =

コリスチン（CL）

図 13-40　その他の抗菌薬の構造式

生不良性貧血をはじめとする血液障害やショックなどの重篤な副作用があり，他剤が無効または使用できない場合にのみ投与される．

C クロラムフェニコール

　クロラムフェニコール chloramphenicol（CP）（クロロマイセチン®）は，*Streptomyces venezuelae* の産生物質で1947年に発表された古い抗菌薬である．CPは細菌の50Sリボソームサブユニットに可逆的に結合することによりタンパク質合成を阻害して静菌作用を示し，グラム陽性・陰性菌に加えてリケッチアやクラミジアなど広域スペクトルを有し（p.781，表13-11），適用も皮膚感染症，呼吸器感染症，尿路感染症，歯科感染症，感染性腸炎，性病性（鼠径）リンパ肉芽腫，発疹チフス，つつが虫病，腸チフス・パラチフスなど多岐に亘るが，哺乳動物細胞のミトコンドリアのタンパク質合成も阻害し，骨髄抑制が強く再生不良性貧血など重大な副作用を起こすため，先進国では腸チフスなど生命の危機がある感染症や多剤耐性のため本剤以外に選択肢がない場合にのみ用いられる．

D ニトロイミダゾール系抗菌薬

　ニトロイミダゾール系抗菌薬には**メトロニダゾール** metronidazole（MNZ）（経口・膣剤：フラジール®，注射：アネメトロ®）と**チニダゾール** tinidazole（TNZ）（チニダゾール®）があり，原虫の一種である抗トリコモナス薬である（図13-40）．MNZは1961年に開発された分子量171と低分子であり，受動拡散で菌体内に到達してニトロ基が還元されて抗菌活性を持った還元型メトロニダゾールとなり，DNAに結合し核酸合成を阻害して静菌的作用を示す．ニトロ基還元酵素は原虫，嫌気性菌または微好気性菌しか有していない．微好気性菌のヘリコバクター・ピロリ菌もニトロ基還元酵素を有しており，ヘリコバクター・ピロリ菌の除菌にも有効である．そのため，MZNの経口剤の適用はトコリコモナス症だけなく，他の原虫のアメーバ赤痢症やランブル鞭毛虫症，嫌気性菌感染症，感染性腸炎（偽膜性大腸炎を含む），ヘリコバクター・ピロリ感染症と多岐にわたる．さらに，適応外として口臭除去，歯周組織炎，クローン病，プロピオン酸血症，メチルマロン酸血症にも用いられる．ただし，注射剤は嫌気性菌感染症，感染性腸炎（偽膜性大腸炎を含む）およびアメーバ赤痢症のみの適用である．主な副作用は中枢神経障害（ふらつき，歩行障害，意識障害など），末梢神経障害（四肢のしびれ，異常感など），血液障害（白血球・血小板減少など）であり，またジスルフィラム様作用を示すことがあるため，投与中および投与後は禁酒が必要である．

E　ストレプトグラミン系抗菌薬

　ストレプトグラミンは放線菌から産生された大環状化合物で，ストレプトグラミンA群のキヌプリスチンは大環状ラクトン構造，B群のダルホプリスチンは環状デプシペプチド構造を有し（図13-40），**キヌプリスチン／ダルホプリスチン** quinupristin/dalfopristin（QPR/DPR）（シナシッド®）の配合比3：7の合剤で注射剤として開発された．キヌプリスチンは50Sリボゾームのタンパク質合成を阻害するが，ダルホプリスチンはキヌプリスチンの細菌リボソームへの結合親和性を高めて相乗的な殺菌効果を示す．本剤は腸球菌のほか，ブドウ球菌でも相乗的に殺菌的な抗菌力を有するが，日本ではバンコマイシン耐性エンテロコッカス・フェシウム感染症に限り適用される（p.784，表13-12）．作用部位はマクロライド系抗菌薬とほぼ同じ作用点であるため，マクロライドと交差耐性を示す．また，注射部位の炎症・疼痛などの副作用防止のため，60分以上かけて点滴静注する．肝のCYP3A4の代謝を阻害するため，ピポジド，キニジン，シサプリドとの併用は禁忌である．

F　ポリペプチド系抗菌薬

　ポリペプチド系抗菌薬の代表的薬剤は，**コリスチン** colistin（CL）（オルドレブ®）と**ポリミキシンB** polymyxin B（PL-B）（硫酸ポリミキシン®）である（図13-40）．ポリペプチド系抗菌薬は，緑膿菌を含むグラム陰性菌の細胞膜成分に強く結合し，リン脂質を分解して細胞膜障害を起こす．グラム陽性菌に適応はない（表13-12）．ポリペプチド系抗菌薬は選択毒性が低く，腎毒性や神経毒性が強い．CLとPL-Bの経口剤は腸管で吸収されないため，CLは大腸菌や赤痢菌による感染性腸炎，PL-Bは白血病治療時の腸内殺菌に適用される．CLの注射剤の多剤耐性緑膿菌（MDRP）に対する有効性が認められており（p.750），他剤耐性の大腸菌，シトロバクター，クレブシエラ，エンテロバクター，緑膿菌，アシネトバクターに適用される．CLの注射剤は腎障害などの副作用を最小限に抑えるために用量の調節やTDMなど経過観察が必要となる．

9 抗結核薬

　結核菌 *Mycobacterium tuberculosis* の細胞壁は，ペプチドグリカンの外側にアラビノガラクタン，長鎖脂肪酸のミコール酸が結合した構造をとり（図13-41），マクロファージ内で増殖し，増殖速度がきわめて遅いため，結核は感染後に一定の潜伏期を経て発症する慢性の進行性感染症で，肺（湿性咳，胸痛，呼吸困難が出現）に最も好発する．結核治療の目標は，結核患者の体内の結核菌を撲滅することであるが，結核菌は細胞内寄生菌で，増殖が遅く，肉芽腫を形成するため，抗菌薬が効きにくく，長期間の抗菌薬治療が必要となる．

　結核の第一選択薬は**イソニアジド** isoniazid（INH）（イスコチン®），**ピラジナミド** pyrazinamide（PZA）（ピラマイド®），**リファンピシン** rifampicin（RFP）（リファジン®），**リファブチン** rifabutin（RBT）（ミコブティン®）**ストレプトマイシン** streptmycin（SM）（硫酸ストレプトマイシン），**エタンブトール** ethambutol（EB）（エサンブトール®）である．なかでも INH，PZA，RFP，RBT は殺菌作用による強力な抗結核作用を有する．結核の第二選択薬（多剤併用で効果が期待される薬剤）は**エチオナミド** ethionamid（ETH）（ツベルミン®），**パラアミノサリチル酸** *p*-aminosalicylic acid（PAS）（ニッパスカルシウム®），**カナマイシン** kanamycin（KM）（硫酸カナマイシン），**エンビオマイシン** enviomycin（EVM）（ツベラクチン®），**サイクロセリン** cycloserine（CS），**レボフロキサシン** levofloxacin（LVFX）（クラビット®）の6系統の薬剤である〔図13-42，SMとKMは図13-35（p.771），LVFXは図13-36（p.774）参照〕．さらに，多剤耐性肺結核薬に**デラマニド** delamanid（DLM）（デルティバ®），**ベダキリン** bedaquiline（BDQ）（サチュロ®）がある（図13-42）．

　結核の「標準的治療法」は，長期の抗菌薬投与（最短でも6ヵ月間）により結核菌の耐性化が起こってくるため，多剤併用療法が行われる．耐性化防止の観点から活動性結核の治療はすべて3剤以上の併用療法を原則とし，強力な抗菌作用を示して結核菌の撲滅に必須の薬剤である RFP（もしくは RBT）＋ INH ＋ PZA に，第一選択薬との併用で効果が期待される SM あるいは EB を加えて4剤で2ヵ月間，その後 RFP ＋ INH で4ヵ月間投与する計6ヵ月（180日）間の治療法である．PZA が使用不可の場合に RFP ＋ INH ＋ SM（あるいは EB）を2ヵ月間，その後 RFP ＋ INH で7ヵ月間投与する計9ヵ月（270日）間の治療法である（図13-43）．

　結核治療の基本は投与設計薬が確実に継続服薬されることであるため，直接服薬確認療法 directly observed treatment（DOT，直接観察療法または対面服薬療法 directly observed therapy ともいう）の導入が求められ，有効血中濃度と DOT 推進の

図 13-41
抗結核薬の作用点

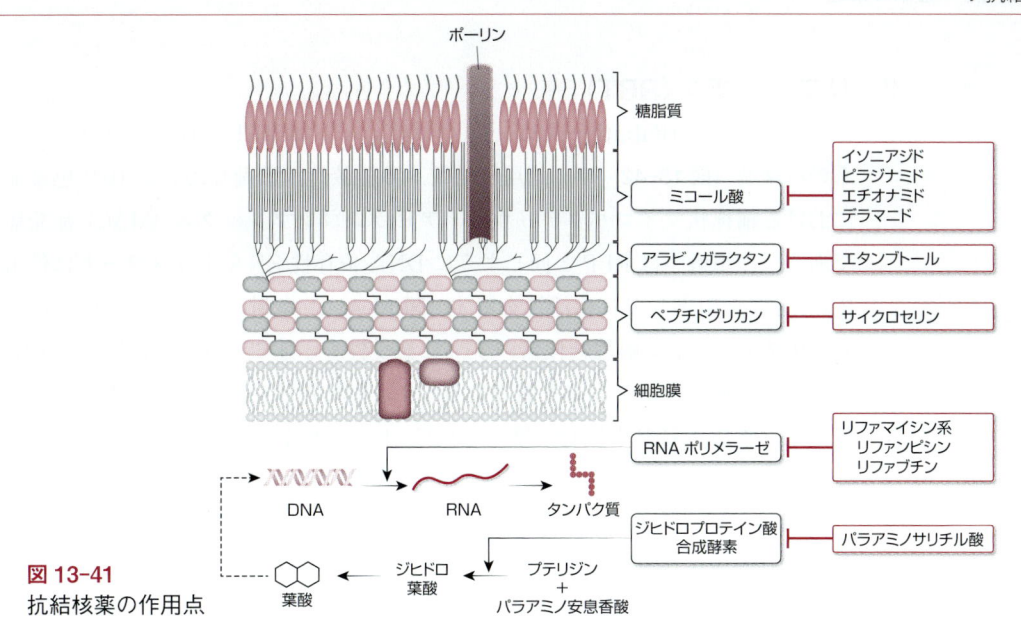

観点から1日1回の投与法が推奨されている．

結核菌は薬剤がなくても突然変異で抗結核薬に対する耐性菌が出現する．第一選択薬であるINHとRFPに同時に耐性を獲得した結核菌を多剤耐性結核菌 multidrug resistant *Tuberculosis*（MDR-TB）と呼び，MDR-TBの中で第二選択薬の6系統（p.790参照）のうち，3つ以上に耐性をもっている結核菌を超多剤耐性結核菌 extensively drug resistant *Tuberculosis*（XDR-TB）と定義されている．通常の結核の標準療法による治癒率は80％であるが，MDR-TBでは50％，XDR-TBでは30％にまで低下すると報告されている．結核菌の多剤耐性化は服薬コンプライアンスの低さに関連するため，DOTの推進が重要である．

1. リファンピシン（RFP）

RFPはリファマイシン系の抗菌薬（図 13-42）で，グラム陽性菌，グラム陰性菌および抗酸菌と広域抗菌スペクトルを有するが，わが国での適用は結核，ハンセン病および非結核性抗酸菌症である．適用外でMRSAにも用いられる．作用機序は細菌のDNA依存性RNAポリメラーゼに選択的に作用し，RNA合成を阻害する（図 13-41）．分裂期および休止期の結核菌に殺菌的作用を示す．耐性菌の出現率は高く，耐性は作用部位の変異によって起こる．RFPは経口剤で1日1回朝食前に服用するが，空腹時の経口吸収率は98％と高く，脂溶性のため組織・細胞内移行性もよく，マクロファージ内の結核菌にも殺菌的に作用する．主に胆汁排泄であるが，本剤自体が橙赤色で服用中は尿や便，唾液，汗，コンタクトレンズなどが着色する．主な副作用は肝障害，過敏症および胃腸障害で，重篤な肝障害や胆道閉塞症の患者には禁忌である．また，RFPは肝のCYP3A4の誘導作用があり，HIV感染症治療薬，ボリコナゾール，プラジカンテルおよびタダラフィルとの併用は効果を減弱させるため禁忌である．

2. リファブチン(RBT)

　リファブチン rifabutin（RBT）（ミコブティン®）はRFPと同様にリファマイシン系の抗菌薬（**図13-42**）で，適用は結核，非結核性抗酸菌症およびHIV感染症患者における播種状マイコバクテリウム・アビウムコンプレックス（MAC）症発症予防である．作用機序はRFPと同じようにDNA依存性RNAポリメラーセに作用し，RNA合成を阻害して抗菌活性を示す（**図13-41**）．本剤は経口剤で殺菌的作用を有し，リファンピシン耐性結核菌の30％に感受性を示すことから，耐性結核菌にRFPの代わりに使用することが可能である．主な副作用は白血球減少症などの血液障害である．また，RFPと同様に肝のCYP3A4の誘導作用があるが，その作用はRFPに比べ穏やかで併用禁忌薬はボリコナゾールだけである．

3. イソニアジド(INH)

　INHは合成抗菌薬で，別名 イソニコチン酸ヒドラジドと呼ばれ，イソニコチン酸をエステル化したヒドラジンと反応させて合成した薬剤（**図13-42**）で，適用は結核と非結核性抗酸菌症である．作用機序は細菌のカタラーゼで活性化されてイソニコチン酸となり，細胞壁のミコール酸合成に関わる脂肪酸合成酵素Ⅱを阻害する（**図13-41**）．分裂期は殺菌的，休止期は静菌的に作用する．耐性菌の出現頻度は高く，作用部位の変異やカタラーゼの変異によって耐性化する．INHは経口剤と注射剤があり，経口吸収は良好で，体液，細胞内によく移行し，肝で代謝され腎排泄される．INHは肝でN-アセチル転移酵素2 N-acetyltransferase（NAT2）によりアセチル化代謝産物になり腎から体外に排出されるが，NAT2には遺伝子多型が存在し，rapid acetylator（RA），intermediate acetylator（IA），slow acetylator（SA）の3群の表現型に分けられる．SAの人は通常の経路で代謝せず，ヒドラジンを産生し，生体高分子と共有結合して肝障害を引き起こす．SAのNAT2の遺伝子多型を有する人は白人では50％であるが，日本人では10％以下である．しかし，重篤な劇症肝炎の報告がまれにあり，定期的な肝機能検査が必要である．INHの服用によりビタミンB_6欠乏による末梢神経炎を起こすため，ビタミンB_6が同時に投与される．

4. ピラジナミド(PZA)

　PZAは合成抗菌薬（**図13-42**）で，適用は結核のみである．作用機序は酸性（pH 5.0〜5.5）下でピラジナミダーゼにより活性型のピラジン酸に変換され，ピラジン酸が脂肪酸合成酵素Ⅰに作用して細胞壁のミコール酸合成を阻害する（**図13-41**）．結核菌が存在する病変部やマクロファージのファゴソーム内は酸性である．分裂期は殺菌的，休止期は静菌的に作用し，INHと相乗効果が認められる．本剤は経口剤のみで，吸収は良好で体内に広く分布する．主な副作用は肝障害や間質性腎炎で，肝障害患者には禁忌である．

5. エタンブトール(EB)

　EBは合成抗菌薬（**図13-42**）で，適用は結核と非結核性抗酸菌症である．作用機序はアラビノース転移酵素に作用して細胞壁成分のアラビノガラクタン合成を阻害す

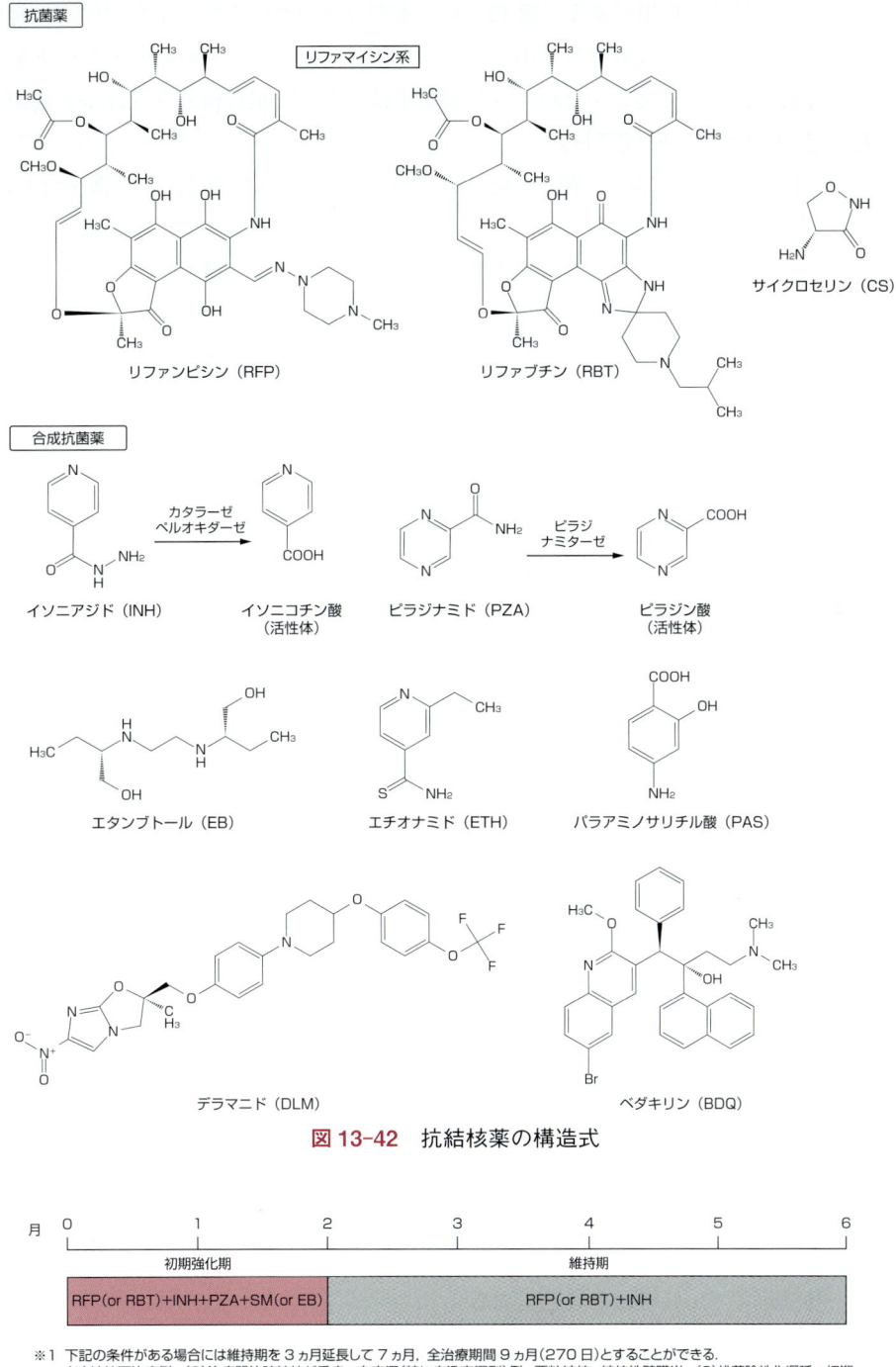

図 13-42　抗結核薬の構造式

図 13-43　結核の標準的治療法（2018 年改訂）

※1　下記の条件がある場合には維持期を3ヵ月延長して7ヵ月，全治療期間9ヵ月（270日）とすることができる．
　　　(1)結核再治療例，(2)治療開始時結核が重症：有空洞（特に広汎空洞型）例，粟粒結核，結核性髄膜炎，(3)排菌陰性化遅延：初期2ヵ月の治療後も培養陽性，(4)免疫低下を伴う合併症：HIV感染，糖尿病，塵肺，関節リウマチ等の自己免疫疾患など，(5)免疫抑制剤等の使用：副腎皮質ステロイド剤，その他の免疫抑制剤，(6)その他：骨関節結核で病巣の改善が遅延している場合など

※2　標準治療が行えない場合の治療法
　　①PZA使用不可：初期強化期はRFP+INH+SM(or EB)で2ヵ月，維持期はRFP+INHで7ヵ月で全治療期間9ヵ月とする．
　　②INH使用不可：RFP+PZA+LVFX，SM(or KM or EVM)，EBから1剤以上選び6ヵ月以上，RFP+LVFX，SM(or KM or EVM)，EBから2剤以上選び3ヵ月以上で合計9ヵ月，かつ菌陰性化後6ヵ月以上治療する．
　　注）その他，③INH・PZA使用不可，④RFP使用不可，⑤RFP・PZA使用不可，⑥RFP・INH使用不可の治療法が「日本結核病学会」で示されている．

るが，静菌的作用である（図13-41）．本剤は経口剤のみで，主な副作用は視神経炎や視力低下など視覚障害である．この原因はEBが体内の亜鉛とキレートを形成して低亜鉛血症を起こすためで，EB服薬中は定期的な眼科検診を受ける必要がある．

6. エチオナミド（ETH）

ETHは合成抗菌薬（図13-42）で，適用は結核のみである．作用機序はINHと同じく，脂肪酸合成酵素Ⅱに作用してミコール酸合成を阻害するが，活性化するカタラーゼが異なる酵素のためINHと交差耐性を示さない（図13-41）．本剤は抗結核菌活性がINHの1/5～1/10と弱く，第二選択薬として用いる．副作用として胃腸障害と肝障害を高率に発現するため，定期的な肝機能検査が必要である．

7. パラアミノサリチル酸（PAS）

PASは，1946年にレーマンによって抗結核作用が発表された古い合成抗菌薬（図13-42）で，RFP導入前の標準療法であるSM＋INH＋PASの3剤併用の1剤である．作用機序はサルファ薬と同じようにパラアミノ安息香酸と拮抗して葉酸合成を阻害する（図13-41）．本剤は経口剤で，静菌的作用で抗菌力が弱いため併用薬で補助薬として用いられ，INHやSMの効果を増強する．

8. サイクロセリン（CS）

CSは放線菌から産生された抗菌薬（図13-42）で，抗酸菌やクラミジアに抗菌スペクトルを有するが，適用は結核のみである．作用機序は開環して D-アラニンのアナログとなり，細胞壁のペプチドグリカン前駆体の末端であるジアラニン（D-Ala-D-Ala）の合成に必要な酵素のアラニンラセマターゼとジアラニン合成酵素に競合阻害する（図13-41）．本剤は静菌的作用を示し，第二選択薬として用いられる経口剤である．主な副作用に痙攣発作があり，てんかん患者には禁忌である．

9. デラマニド

DLMは新系統（ニトロイミダゾール系）の多剤耐性肺結核（MDR-TB）薬である（図13-42）．作用機序は結核菌特有のニトロ還元酵素により一酸化窒素を産生し，細胞壁のミコール酸の合成を阻害する（図13-41）．MDR-TBや超多剤耐性肺結核（XDR-TB）に対して標準治療＋DLM6ヵ月以上併用群では74.5％，標準治療＋DLM2ヵ月未満併用あるいは併用なし群では55.0％良好であり，MDR-TBやXDR-TBに有効性を認めている．しかし，DLMに新たな耐性獲得も認められている．主な副作用は，QT延長（特に注意），吐気・嘔吐などの胃腸障害，不眠・頭痛などの神経障害で，妊婦には禁忌である．

10. ベダキリン

BDQは新系統（ジアリルキノリン系）のMDR-TB薬である（図13-42）．作用機序は抗酸菌のATP合成酵素を特異的に阻害し，増殖期・休眠期に殺菌作用を有する．MDR-TBに対して標準治療＋BDQ83日併用群では78.8％，プラセボ（標準治療）群では57.6％良好であり，MDR-TBに有効性を認めている．主な副作用は，QT延長（特に注意），吐気・嘔吐などの胃腸障害，頭痛・めまいなどの神経障害，肝障害である．

10 抗真菌薬

　真菌は細菌と異なり真核生物で，核を有する点では動物細胞と同じであるが，エルゴステロールを含む細胞膜およびβ-グルカンを含む細胞壁をもつ点で動物細胞とは異なる（**図13-44**）．真菌症は病原真菌による感染症を指し，表在性皮膚真菌症（口腔，食道，腟を含む），深在性皮膚真菌症および全身性真菌症（深在性内臓真菌症）に分類される．表在性皮膚真菌症には皮膚糸状菌症（白癬），皮膚カンジダ症，皮膚マラセチア症（癜風），深在性皮膚真菌症にはスポロトリコーシス，黒色真菌症，全身性真菌症にはアスペルギルス症，カンジダ症，クリプトコッカス症，ムコール症

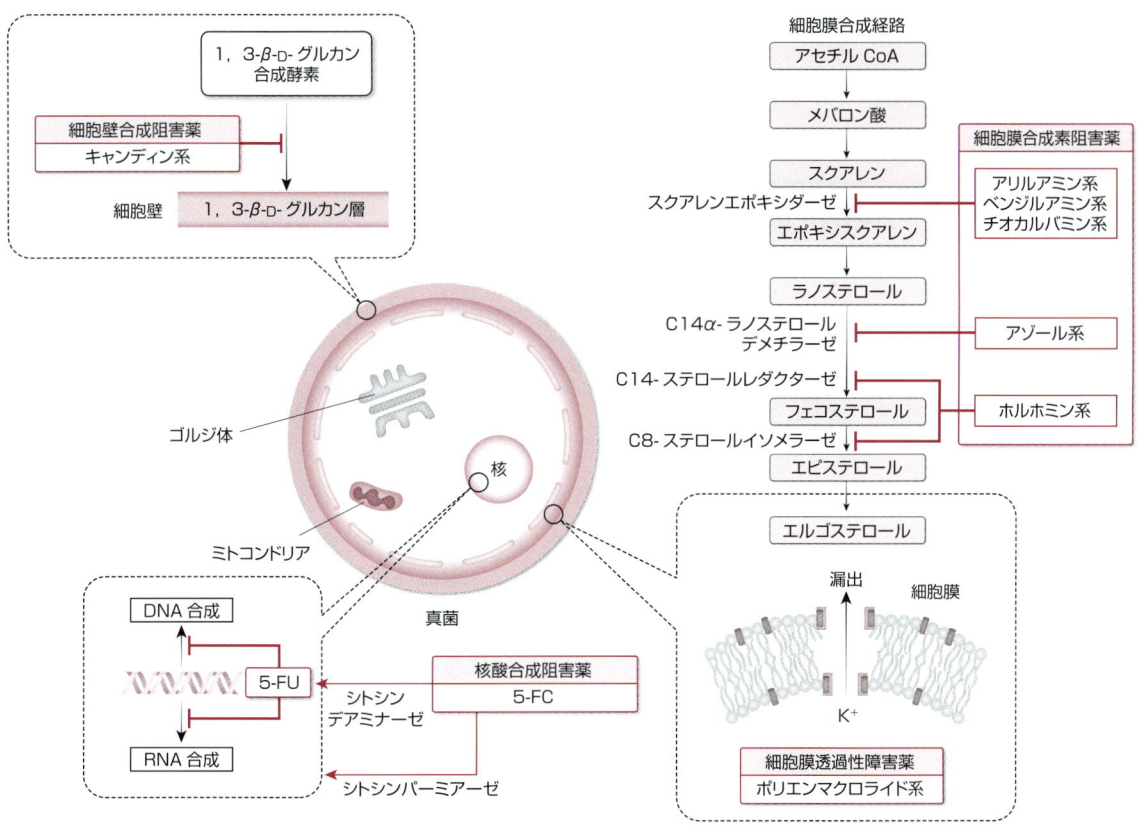

図13-44 抗真菌薬の作用メカニズム
5-FC：5-フルオロシトシン，5-FU：5-フルオロウラシル

などがある（表13-13）. 黒色真菌症には，結節を示すクロモミコーシスと皮下腫瘤を示すフェオヒフォミコーシスがある. 全身性真菌症は広域抗菌薬, ステロイド薬, 抗悪性腫瘍薬, 免疫抑制薬, 留置カテーテルなどの使用, および血液悪性疾患, AIDS患者などの細胞性免疫低下患者に注意が必要である.

抗真菌薬はアゾール系抗真菌薬, ポリエンマクロライド系抗真菌薬, キャンディン系抗真菌薬, フルオロピリミジン系抗真菌薬, その他の抗真菌薬に分類される. 最も薬剤の種類が多いアゾール系抗真菌薬はイミダゾール系とトリアゾール系に分けられ, その他の抗真菌薬にはアリルアミン系, ベンジルアミン系, モルホミン（モルホリン）系, チオカルバミン（チオカルバメート）系の抗真菌薬がある（表13-13, 図13-45〜13-50）. 表在性皮膚真菌症の治療にはイミダゾール系, アリルアミン系, ベンジルアミン系, モルホミン系, チオカルバミン系抗真菌薬の外用剤, 深在性皮膚真菌症の治療にはトリアゾール系, フルオロピリミジン系およびアリルアミン系抗真菌薬の経口剤, 全身性真菌症の治療にはポリエンマクロライド系, イミダゾール系, トリアゾール系, キャンディン系およびフルオロピリミジン系抗真菌薬の注射剤や経口剤が用いられる（表13-13）.

抗真菌薬の作用点は，細胞壁障害がキャンディン系抗真菌薬, 細胞膜透過性障害がポリエンマクロライド系, 細胞膜合成阻害がアリルアミン系, ベンジルアミン系, チオカルバミン系, アゾール系, モルホミン系抗真菌薬, 核酸合成阻害がフルオロピリミジン系抗真菌薬である（図13-44）.

A　アゾール系抗真菌薬

アゾール系抗真菌薬は，アゾール環（窒素を1つ以上含む5員環構造）をもつ抗真菌薬で，イミダゾール環（窒素2個）を有するイミダゾール系抗真菌薬とトリアゾール環（窒素3個）を有するトリアゾール系抗真菌薬に分けられる（図13-45, 13-46）. アゾール系抗菌薬の作用機序は，ラノステロールからエピステロールへの変換に作用する酵素であるC14α-ラノステロールデメチラーゼを阻害して真菌の細胞膜のエルゴステロールの生合成を阻害する（図13-44）. アゾール系抗真菌薬は広い抗真菌スペクトルを有し，腸管から吸収もよく，組織移行性にも優れ，血中濃度の半減期も長く，経口投与が可能であるが，肝の薬物代謝酵素CYP3A4の阻害作用が強いため多くの併用禁忌薬が存在し，妊婦には禁忌である. アゾール系抗真菌薬の外用剤は表在性皮膚真菌症, 経口剤は深在性皮膚真菌症, 注射剤は全身性真菌症に用いるのが基本的原則である.

1. イミダゾール系抗真菌薬

イミダゾール系抗菌薬の代表的薬剤はミコナゾール miconazole（MCZ）（フロリー

表 13-13　抗真菌薬の抗真菌スペクトル

分類		一般名	略名	投与経路	皮膚真菌症 表在性 皮膚糸状菌症（白癬）	皮膚真菌症 表在性 皮膚カンジダ症	皮膚真菌症 表在性 皮膚マラセチア症（癜風）	皮膚真菌症 深在性 スポロトリコーシス	皮膚真菌症 深在性 黒色真菌症	全身性真菌症（深在性内臓真菌症） アスペルギルス症	全身性真菌症（深在性内臓真菌症） カンジダ症	全身性真菌症（深在性内臓真菌症） クリプトコッカス症	全身性真菌症（深在性内臓真菌症） ムコール症
アゾール系	イミダゾール系	ミコナゾール	MCZ	外用	●	●	●						
				注射	●	●	●			●	●	●	
		ケトコナゾール	KCZ	外用	●	●	●						
	トリアゾール系	フルコナゾール	FLCZ	経口							●	●	
				注射							●	●	
		イトラコナゾール	ITCZ	経口	●	●	●	●	●	●	●	●	
				注射						●	●	●	
		ボリコナゾール	VRCZ	経口		○				●	●	●	
				注射						●	●	●	
ポリエンマクロライド系		アムホテリシン B	AMPH-B	経口		△							
				注射						●	●	●	●
キャンディン系		ミカファンジン	MCFG	注射						●	●		
フルオロピリミジン系		フルシトシン	5-FC	経口					●	●	●	●	
アリルアミン系		テルビナフィン	なし	外用	●	●	●						
				内服	●	●	●	●	●				
ベンジルアミン系		ブテナフィン	なし	外用	●		●						
モルホミン系		アモロルフィン	なし	外用	●	●	●						
チオカルバミン系		リラナフタート	なし	外用	●								

○：食道カンジダ症のみ，△消化管カンジダ異常増殖のみ

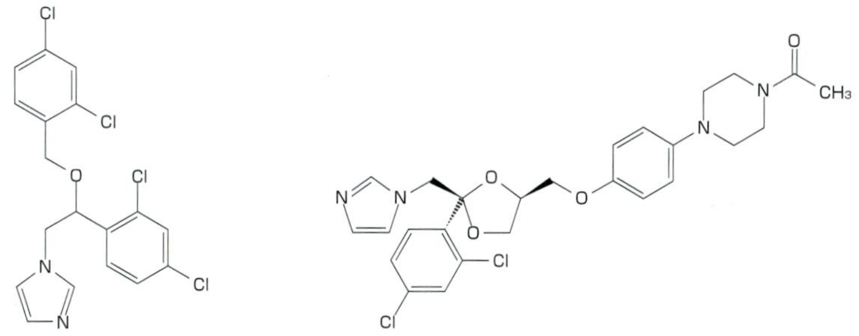

ミコナゾール（MCZ）　　ケトコナゾール（KCZ）

図 13-45　イミダゾール系抗真菌薬の構造式

ド®）である（**図 13-45**）．MCZ は外用剤，経口用ゲル剤，膣坐剤および注射剤があり，外用剤は白癬，カンジダ症，癜風，経口用ゲル剤は口腔カンジダ症や食道カンジダ症，膣坐剤はカンジダ起因性膣炎，注射剤はカンジダ，アスペルギルス，クリプトコッカスおよびコクシジオイデスによる真菌血症，肺真菌症，消化管真菌症，尿路真菌症および真菌髄膜炎に用いられる（**表 13-13**）．併用禁忌薬（CYP3A4 阻害による併用薬の作用増強）はピモジド，キニジン，シンバスタチン，トリアゾラム，アゼルニジピン，ニソルジピン，エルゴタミン，ジヒドロエルゴタミンである．ほかにイミダゾール系抗菌薬には**ケトコナゾール** ketoconazle（KCZ）（ニゾラール®）など多くの薬剤があるが，すべて外用剤で表在性皮膚真菌症の治療にしか適用しない（**表 13-13**，**図 13-45**）．

2. トリアゾール系抗真菌薬

　トリアゾール系抗真菌薬の代表的薬剤は**フルコナゾール** fluconazole（FLCZ）（ジフルカン®，ミコシスト®），**ボリコナゾール** voriconazole（VRCZ）（ブイフェンド®），**イトラコナゾール** itraconazole（ITCZ）（イトリゾール®）である（**図 13-46**）．FLCZ は経口剤と注射剤があり，さらに投与量の少量化が可能なプロドラッグの**ホスフルコナゾール** fosfluconazole（F-FLCZ）（プロジフ®）がある．適用はカンジダやクリプトコッカスによる真菌血症，呼吸器真菌症，消化管真菌症，尿路真菌症，真菌髄膜炎および造血幹細胞移植患者の深在性真菌症予防である．併用禁忌薬（CYP3A4 阻害による併用薬の作用増強）はピモジド，キニジン，トリアゾラム，エルゴタミン，ジヒドロエルゴタミンである．

　VRCZ は経口剤と注射剤があり，適用は重症または難治性のカンジダ症，アスペルギルス症，クリプトコッカス症，フサリウム症，スケドスポリウム症であるが，食道カンジダ症は経口剤のみの適用である（**表 13-13**）．併用禁忌薬は，本剤の作用減弱薬ではリファンピシン，リトナビル，カルバマゼピン，長時間型バルビツール酸誘導体，本剤の作用減弱と併用薬の作用増強薬ではリファブチン，エファビレンツ，併用薬の作用増強薬ではピモジド，キニジン，トリアゾラム，エルゴタミン，ジヒドロエルゴタミンである．また，フェニトインとの併用では本剤の用量調整やフェニトインの TDM が必要となり，タクロリムス，シクロスポリンとの併用では，併用薬をそれぞれ 1/3，1/2 に減量する必要がある．

　ITCZ は経口剤と注射剤があり，経口剤は主に表在性・深在性皮膚真菌症に用いられ，注射剤は主にカンジダ，アスペルギルス，クリプトコッカスによる内臓真菌症，ブラストミセス症，ヒストプラズマ症および発熱性好中球減少症に用いられる（**表 13-13**）．併用禁忌薬（CYP3A4 阻害による併用薬の作用増強）はピモジド，キニジン，シンバスタチン，ベプリジル，トリアゾラム，アゼルニジピン，ニソルジピン，エルゴタミン，ジヒドロエルゴタミン，バルデナフィル，シルデナフィル，エプレレノン，ブロナンセリン，タダラフィル，アリスキレン，コルヒチン，ダビガトランと多数存在する．また，注射剤は Ccr が 30mL/min 未満の患者には禁忌である．

B　ポリエンマクロライド系抗真菌薬

　ポリエンマクロライド系抗真菌薬は，分子内に多数の共役二重結合を含む大環状ラクトン環構造を有し，代表的な薬剤に**アムホテリシン B** amphotericin B（AMPH-B）（ファンギゾン®）がある（**図 13-47**）．作用機序は，真菌の細胞膜のエルゴステロールと結合し，細胞膜を変性させ小孔を形成することにより膜透過性を亢進させ，殺菌的に作用する（**図 13-44**）．しかし，ヒトの細胞膜成分コレステロール

フルコナゾール（FLCZ）　　ボリコナゾール（VRCZ）

イトラコナゾール（ITCZ）

図 13-46　トリアゾール系抗真菌薬の構造式

アムホテリシン-B（AMPH-B）

ナイスタチン（NYS）

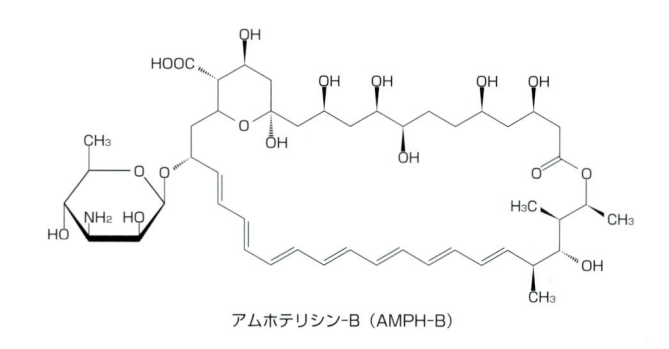

図 13-47　ポリエンマクロライド系抗真菌薬の構造式

にも影響を与えるため，重篤な副作用に注意が必要である．AMPH-B は経口剤と注射剤があり，経口剤は消化管のカンジダの異常増殖に適用し，注射剤はアスペルギルス，カンジダ，クリプトコッカス，ムコールなど多くの全身性真菌症に適用される（**表 13-13**）．また，AMPH-B は副作用軽減のためドラッグデリバリーシステムを利用したリポゾーム製剤（AMPH-B をリポゾームの脂質二分子膜内に封入した凍結乾燥製剤）が開発されて有用性を高めている．主な副作用は，腎障害，肝障害，消

化管障害，過敏症，発熱などである．なお，AMPH-B は生理食塩水などの電解質溶液との配合で沈殿を生じるので配合禁忌ある．

AMPH-B 以外のポリエンマクロライド系抗真菌薬に**ナイスタチン** nystatin（NYS）（図 13-47）と**ピマリシン** pimaricin（PIM）があるが，NYS は消化管カンジダ症に経口剤で用いられ，PIM は外用剤で用いられる．

C　キャンディン系抗真菌薬

キャンディン系抗真菌薬は環状ヘキサペプチドに脂肪アシル側鎖が結合したリポペチド構造を有し，**ミカファンギン** micafungin（MCFG）（ファンガード®）と**カスポファギン** caspofugin（CSFG）（カンサイダス®）があるが，両薬剤とも注射剤であり，ヒスタミン遊離作用があるため 1 時間以上かけて点滴を行う．キャンディン系抗真菌薬の作用機序は，真菌の細胞壁の β-グルカンの合成に関わる 1,3-β-D-グルカン合成酵素を阻害して抗真菌活性を示し，全身性真菌症治療薬の中では安全性が高く，小児の使用が認められている．

MCFG は塩基性溶液や光に不安定なため，配合変化の注意や遮光（点滴が 6 時間を超える場合）が必要で，泡立ちが強いため強く振とうしないなどの対応が必要であり，適用はアスペルギルスやカンジダによる真菌血症，呼吸器真菌症，消化管真菌症と造血幹細胞移植におけるアスペルギルス症やカンジダ症の予防であり，主な副作用は好中球減少，過敏症状，高血圧，胃腸障害などである．

CSFG の適用は真菌感染が疑われる発熱性好中球減少症，食道カンジダ症，侵襲性カンジダ症および侵襲性アスペルギルス症であり，主な副作用は肝障害，眼瘙痒症，高血圧，胃腸障害などである．キャンディン系抗真菌薬は，他に**アニデュラファンギン** anidulafungin が日本で治験中である．

D　フルオロピリミジン系抗真菌薬

フルオロピリミジン系抗真菌薬の**フルシトシン** flucytosine（5-FC）（アンコチル®）は，別名 5-フルオロシトシンといわれ，核酸塩基類体の開発過程で発見された薬剤である（図 13-49）．5-FC の作用機序はシトシンパーミアーゼにより真菌内に取り込まれた後，シトシンデアミナーゼにより 5-フルオロウラシル 5-fluorouracil（5-FU）になり，ウラシルと拮抗してチミジン転移酵素を阻害し，真菌の DNA 合成を阻害する（図 13-44）．動物にはシトシンパーミアーゼやシトシンデアミナーゼが存在しないため，5-FC は選択毒性が高く，アスペルギルス，カンジダ，クリプトコッカスなどによる全身性真菌症や黒色真菌症に適用される（表 13-13）が，耐性化しや

ミカファンギン（MCFG）

カスポファンギン（CPFG）

図 13-48　キャンディン系抗真菌薬の構造式

フルシトシン（5-FC）

図 13-49　フルオロピリミジン系抗真菌薬の構造式

アリルアミン系
テルビナフィン

ベンジルアミン系
ブテナフィン

モルホリン系
アモロルフィン

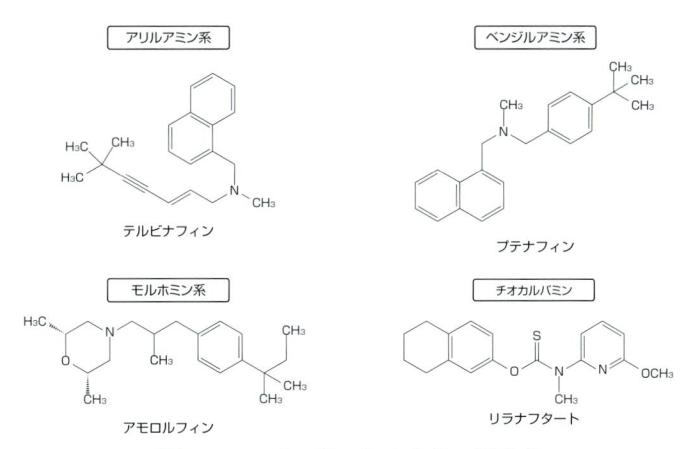

チオカルバミン
リラナフタート

図 13-50　その他の抗真菌薬の構造式

すいため他剤併用で用いられる．主な副作用は消化管障害，血液障害，発疹なのである．また，抗がん薬のテガフール・ギメラシル・オテラシル配合剤と併用する

と，ギメラシルが5-FUの異化代謝を阻害するため血中の5-FUが上昇し，重篤な血液障害や消化管障害を発現する恐れがあるのでテガフール・ギメラシル・オテラシル配合剤投与中および投与中止後7日以内は投与禁忌である．

E その他の抗真菌薬

1. アリルアミン系抗真菌薬

アリルアミン系抗真菌薬の**テルビナフィン** terninafine（ラミシール®）は，アセチレン側鎖をもつ特有な構造（図13-50）で，白癬菌に対して強力な殺真菌作用を有する．テルビナフィンの作用機序はスクアレンエポキシダーゼを阻害してスクアレンからラノステロールの合成過程を阻害し，結果的に真菌細胞膜の主成分であるエルゴステロールの生合成を阻害する（図13-44）．テルビナフィンは外用剤で白癬，皮膚カンジダ症，癜風，経口剤で表在性真菌症に加えてスポロトリコーシスとクロモミコーシスに適用される（表13-13）．主な副作用は，経口剤で血液障害と重篤な肝障害，外用剤で接触皮膚炎，発赤，刺激感などである．

2. ベンジルアミン系抗真菌薬

ベンジルアミン系抗真菌薬の**ブテナフィン** butenafine（ボレー®）は，テルビナフィンの類似体構造（図13-50）で，作用機序もテルビナフィンと同じようにスクアレンエポキシダーゼ阻害作用によりエルゴステロールの合成を阻害する（図13-44）．ブテナフィンは外用剤で，白癬と癜風に適用され（表13-13），副作用は接触皮膚炎，発赤，刺激感などである．

3. モルホミン系抗真菌薬

モルホミン系抗真菌薬の**アモロルフィン** amorolfine（ペキロン®）はフェニルプロピルモルホリン誘導体（図13-50）で，作用機序はC14-ステロールレダクターゼとC8-ステロールイソメラーゼの2段階を阻害してエルゴステロール合成を阻害する（図13-44）．アモロルフィンは外用剤で，白癬，皮膚カンジダ症，癜風に適用され（表13-13），副作用は接触皮膚炎，発赤，刺激感などである．

4. チオカルバミン系抗真菌薬

チオカルバミン系抗真菌薬の**リラナフタート** liranaftate（ゼフナート®）は，前開発のトルナフタートの誘導体（図13-50）で，作用機序はテルビナフィンと同じようにスクアレンエポキシダーゼ阻害作用によりエルゴステロールの合成を阻害する（図13-44）．リラナフタートは外用剤で，白癬のみに適用され（表13-13），副作用は接触皮膚炎，発赤，瘙痒などである．

11 抗ウイルス薬

　ウイルスは核酸とその外被（タンパク質，糖，脂質）で構成され，宿主の相違から動物ウイルス，植物ウイルス，細菌ウイルス（バクテリオファージ），核酸の種類からDNAウイルスとRNAウイルスに分類され，感染することで宿主の恒常性に影響を及ぼし，病原体としてふるまう．ウイルスは宿主細胞に吸着して細胞内に侵入し，脱殻して宿主細胞の核内に入り込み，新しいウイルス粒子を形成し，出芽して宿主細胞を脱出するライフサイクルを繰り返すため，抗ウイルス薬はこのライフサイクルのプロセスを阻害する（図13-51）．しかし，ウイルスは進化の系譜が細胞を有する生物と異なり，個々のウイルスの分子生物学的な形質の多様性が著しく高

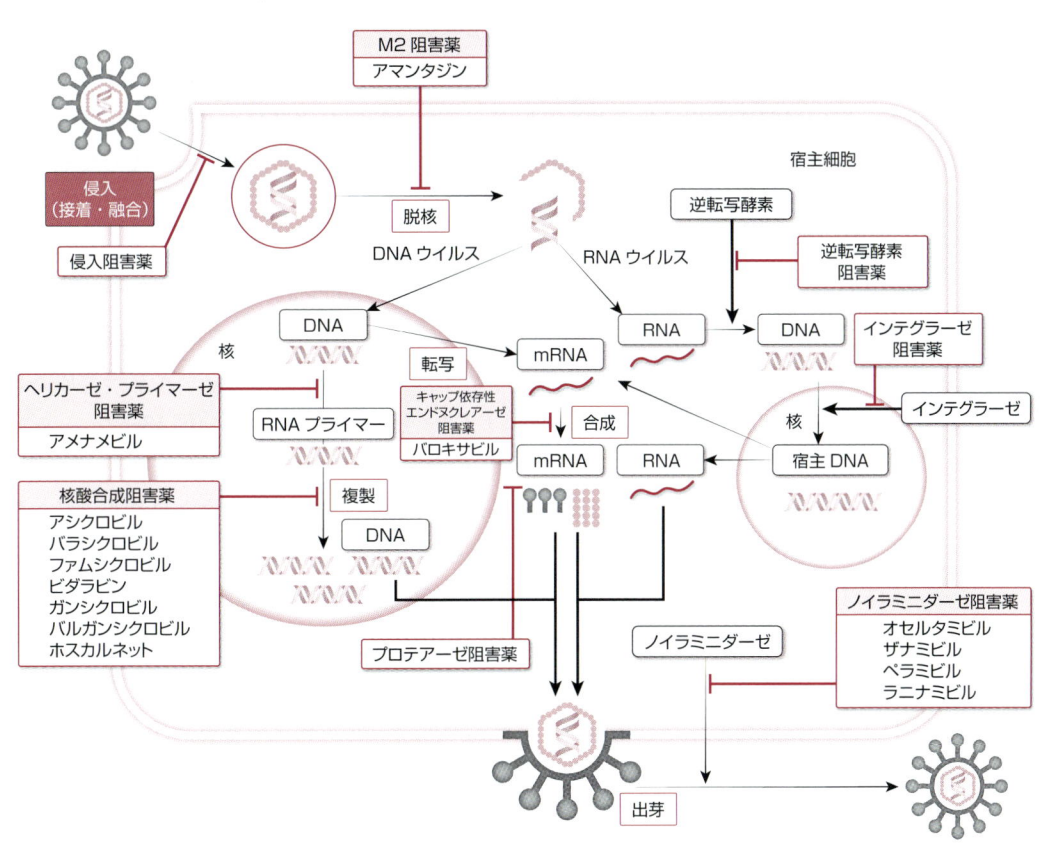

図13-51　抗ウイルス薬の作用メカニズム
M2：マトリックスタンパク質2

く，それぞれのライフサイクルや転写因子が異なっているため，各ウイルスに対する治療薬が必要となる．

現在開発されている抗ウイルス薬は，**抗ヘルペスウイルス薬**，**抗サイトメガロウイルス薬**，**抗インフルエンザウイルス薬**，**抗ヒト免疫不全ウイルス** human immunodeficiency virus（HIV）**薬**，**抗肝炎ウイルス薬**などである（図13-52）．本項では抗ヘルペスウイルス薬，抗サイトメガロウイルス薬および抗インフルエンザウイルス薬について解説する．

A 抗ヘルペスウイルス薬

ヘルペスウイルスは2本鎖DNAウイルスで，人に感染するヘルペスウイルスは1型〜8型 human herpesvirus 1〜8（HHV-1〜8）までの8種類あるが，単純ヘルペスウイルス1型（HHV-1），単純ヘルペスウイルス2型（HHV-2），水痘帯状疱疹ウイルス varicella zoster virus（VZV or HHV-3）の3種類は皮膚に水疱を発現する．HHV-1とHHV-2による水疱は単純疱疹と呼ばれ，顔面，特に口の周囲（口唇ヘルペス）に発症する．また，陰部（性器ヘルペス）や角膜（ヘルペス性角膜炎）に発現する場合がある．HHV-3であるVZVによる水疱は帯状疱疹（帯状ヘルペス）と呼ばれ，広い範囲に帯状に発赤と小水疱が右または左側だけブロック状に発症する．帯状疱疹はピリピリした激しい痛みを伴い，水疱が治っても数ヵ月にわたって痛みを伴うことがある（ヘルペス後神経痛）．

抗ヘルペスウイルス薬には，プリン骨格を有するグアニン誘導体の**アシクロビル** accilovir（ACV）（ゾビラックス®），**バラシクロビル** valaciclovir（VACV）（バルトレックス®），**ファムシクロビル** famciclovir（FCV）（ファムビル®），アデニン誘導体の**ビダラビン** vidarabine（Ara-A）（シオスナール®），ヘリカーゼ・プライマーゼ阻害薬の**アメナメビル** amenamevir（AMNV）（アメナリーフ®）がある（図13-52）．

ACVの作用機序は，ウイルス性由来のチミジンキナーゼによりアクシロビル一リン酸，感染細胞のキナーゼによりアクシロビル二リン酸，アクシロビル三リン酸となり，デオキシグアノシン三リン酸と拮抗してウイルスのDNAポリメラーゼを阻害し，DNA鎖伸長停止によりウイルスの増殖を抑制する（図13-51, 13-53）．ACVは外用剤，経口剤，注射剤があり，外用剤は単純疱疹，経口剤は単純疱疹，帯状疱疹，水痘および性器ヘルペス，注射剤はHHV-1〜HHV-3に起因する免疫機能低下状態の単純疱疹，帯状疱疹，水痘，脳炎および髄膜炎に適用されるが，帯状疱疹や水痘では単純疱疹の3倍の投与量が用いられる．ACVの主な副作用は，経口剤や注射剤では腎障害と消化管障害であるが，腎障害や高齢者では精神神経系症状が発現しやすいので投与間隔の延長や減量が必要である．VACVはACVのプロドラッグであり，バリンとACVがエステル結合した経口剤で，肝のエステラーゼで

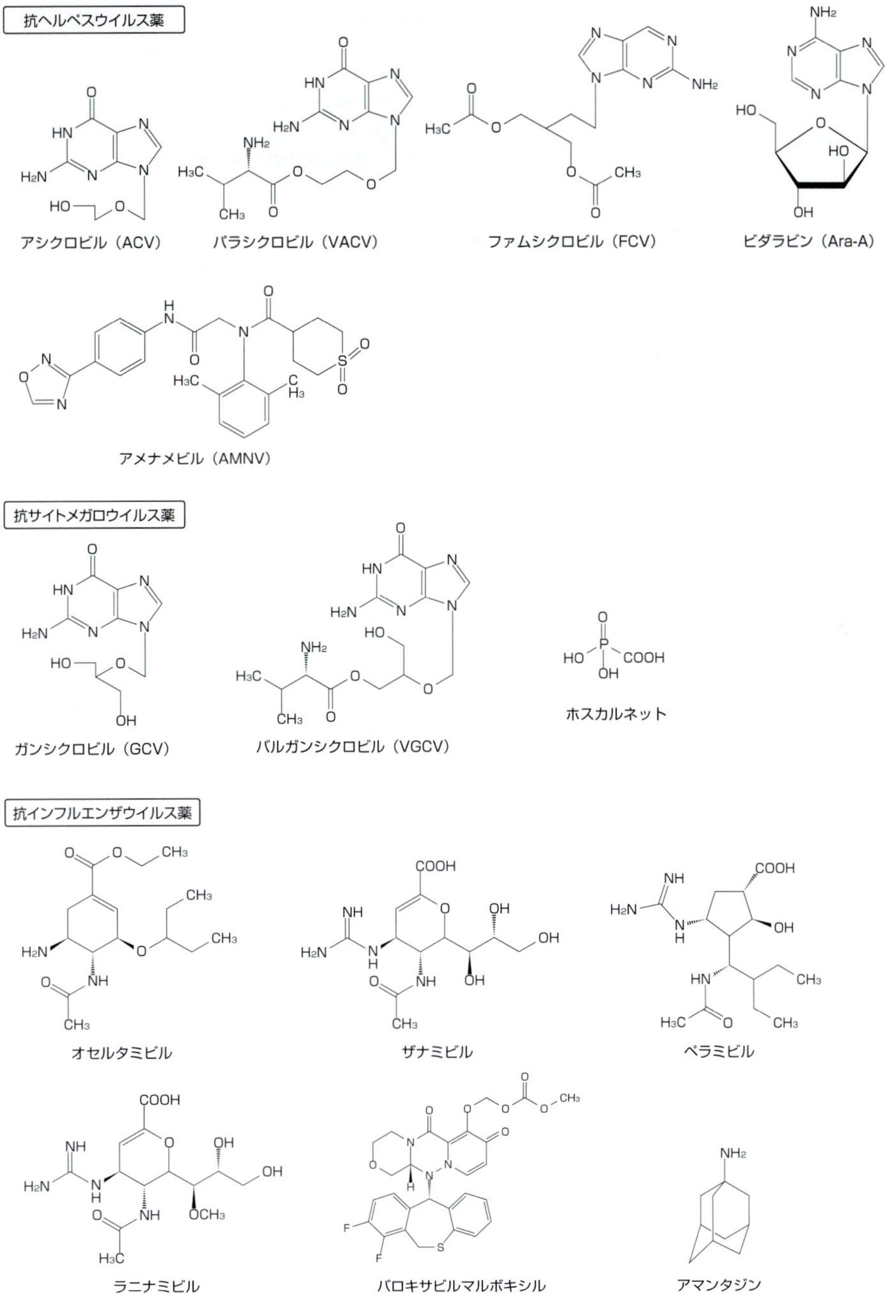

11 抗ウイルス薬

図 13-52 抗ウイルス薬の構造式

抗ヘルペスウイルス薬：アシクロビル（ACV）、バラシクロビル（VACV）、ファムシクロビル（FCV）、ビダラビン（Ara-A）、アメナメビル（AMNV）

抗サイトメガロウイルス薬：ガンシクロビル（GCV）、バルガンシクロビル（VGCV）、ホスカルネット

抗インフルエンザウイルス薬：オセルタミビル、ザナミビル、ペラミビル、ラニナミビル、バロキサビルマルボキシル、アマンタジン

代謝されてACVになり効果を示し，適用や副作用もACVとほぼ同じあるが，ACVの経口剤より吸収率が高く，生体利用率が高い．FCVはペンシクロビルのプロドラッグ（図13-51）で，肝で代謝（脱アセチル化）されてペンシクロビルになり，作用機序はACVと同じであるが，帯状疱疹にのみ用いられ，主な副作用は精神神経

13章 抗感染症薬の薬理

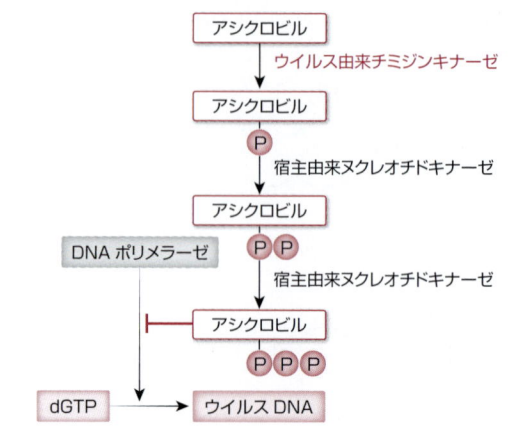

図13-53　アシクロビルのリン酸化による抗ヘルペス作用

症状や皮膚障害がある.

　Ara-Aはアラビノースarabinoseとアデニンadenineが結合したアデニンアラビノシドで略名の由来になっており，アデノシンの構造類似体である（図13-52）.Ara-Aの作用機序は，ウイルスのDNA依存DNAポリメラーゼを強力に阻害してウイルスの増殖を抑制する（図13-51）.Ara-Aは注射剤と外用剤があり，注射剤は単純ヘルペス脳炎や免疫抑制患者における帯状疱疹，外用剤は単純疱疹や帯状疱疹に用いられる．注射剤の主な副作用は，精神神経障害，骨髄抑制，肝障害，腎障害などであるが，ペントスタチンとの併用はAra-Aの代謝酵素であるアデノシンデアミナーゼを阻害するため，Ara-Aの血中濃度が高まり腎不全，肝不全，神経毒性などの重大な副作用を発現する恐れがあるので禁忌である．

　AMNVは他の核酸類似体と異なる化学構造を有し，その作用機序はヘルペスウイルスDNA複製に必須酵素のヘリカーゼ・プライマーゼ複合体の活性を阻害し，二本鎖DNAの開裂やRNAプライマーの合成を抑制して抗ウイルス作用を示すため，他の抗ヘルペスウイルス薬と交叉耐性を生じない（図13-51, 13-52）.AMNVは経口剤で帯状疱疹に適応され，主に胆汁排泄（74.6％）のため腎機能の影響が少ない．主な副作用はβ-NアセチルDグルコサミニダーゼやα₁ミクログロブリンの増加などであり，またAMNVは抗結核薬のリファンピシン（RFP）との相互作用でCYP3A誘導作用により相互の血中濃度が低下するためRFPとの併用は禁忌である．

B　抗サイトメガロウイルス薬

　サイトメガロウイルスcytomegalovirus（CMV）は，ヒトヘルペスウイルス5型

(HHV-5) で2本鎖 DNA であり，伝染性単核球症あるいは新生児や免疫機能低下患者に重度の感染症を発症する．抗サイトメガロウイルス薬には**ガンシクロビル** ganciclovir（GCV）（デノシン®），**バルガンシクロビル** valganciclovir（VGCV）（バリキサ®），**ホスカルネット** foscarnet（ホスカビル®）がある（図 13-52）．

GCV は ACV と同じようにプリン骨格を有するグアニン誘導体（図 13-52）で，作用機序はウイルス由来のプロテインキナーゼによりガンシクロビル一リン酸となり，感染細胞由来のプロテインキナーゼによりリン酸化されてガンシクロビル三リン酸となり，デオキシグアノシン三リン酸の取り込みを競合的に拮抗してウイルスの DNA ポリメラーゼを阻害し，DNA 伸長停止によりウイルスの増殖を抑制する．GCV は注射剤で CMV 感染症に適用され，主な副作用は骨髄抑制による血球減少（貧血，白血球減少，血小板減少など）であるため，頻回に血液検査をする必要がある．VGCV は GCV のバリンエステル体で GCV のプロドラッグ（図 13-52）であり，腸管および肝のエステラーゼにより加水分解されて GCV に代謝されるが，生体利用率を GCV の約 10 倍上げることができるため，経口剤として用いられる．VGCV の作用機序および副作用は GCV と同じである．

ホスカルネットは無機ピロリン酸の構造類似体（図 13-52）で，ウイルスの DNA ポリメラーゼのピロリン酸結合部位に結合して，DNA ポリメラーゼ活性を直接阻害して，ウイルスの増殖を抑制する（静ウイルス作用）．ホスカルネットは注射剤で，後天性免疫不全症候群 acquired immune deficiency syndrome（AIDS）患者の CMV 網膜炎や造血幹細胞移植患者の CMV 感染症に適用され，主な副作用は急性腎不全，血栓性静脈炎，痙攣発作，血液障害などで，特に腎障害のために頻回に腎機能検査，電解質異常に伴う痙攣発作のために定期的に血清電解質の測定を実施する必要がある．また，ペンタミジンとの併用は相加作用により重篤な腎障害や低カルシウム血症を発現する恐れがあるので禁忌である．

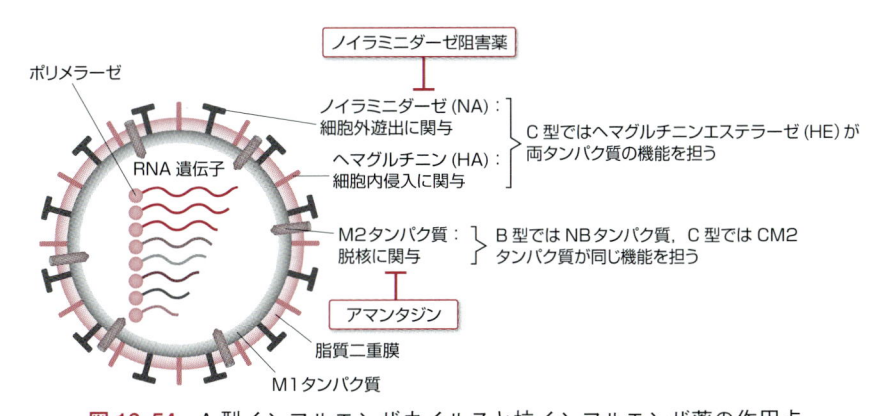

図 13-54 A 型インフルエンザウイルスと抗インフルエンザ薬の作用点
M1, M2：マトリックスタンパク質 1, 2, NB：ヌクレオチド結合部位, CM2：C 型イオンチャネルタンパク質

C 抗インフルエンザウイルス薬

インフルエンザウイルスは1本鎖RNAウイルスで，A型，B型，C型の3種類があり，A型ウイルスはヒト，トリ，ブタ，ウマなどの哺乳類に感染するが，B型とC型ウイルスはヒトだけである．また，A型ウイルスには，吸着と融合に関与する**ヘマグルチニン** haemagglutinin（HA）と細胞外放出に関与する**ノイラミニダーゼ** neuraminidase（NA）の分子種の相違により複数の亜型があり，A香港型（H3N2），ソ連型（H1N1），新型（H1N1，H5N1）などがある（図13-54）．インフルエンザウイルスは鼻咽頭粘膜に感染し，短い潜伏期間（1～4日）を経て上気道から下気道にかけて急速に増殖し，高熱，悪寒，咽頭痛，咳嗽，筋肉痛，関節痛，全身倦怠感，食欲不振などの症状を発症する．高齢者や易感染者は細菌の二次感染による肺炎，幼児はインフルエンザ脳症を発症して重篤な病態に進行する可能性があるので注意を要する．

抗インフルエンザウイルス薬には，ノイラミニダーゼ阻害薬の**オセルタミビル** oseltamivir（タミフル®），**ザナミビル** zanamivir（リレンザ®），**ペラミビル** peramivir（ラピアクタ®），**ラニナミビル** laninamivir（イナビル®），キャップ依存性エンドヌクレアーゼ阻害薬の**バロキサビルマルボキシル** baloxavir marboxil（ゾフルーザ®）と古くから使用されてきたイオンチャネル阻害薬の**アマンタジン** amantadine（シンメトレル®）がある（図13-52）．

オセルタミビルはシアル酸類似体（図13-52）でエチルエステル化によりプロドラッグにした経口剤であり，作用機序は吸収後肝のエステラーゼにより活性体となり，NAに選択的に結合し，NAのシアル酸破壊を阻害し，ウイルスの出芽を抑制して増殖を阻害する（図13-51，13-54）．オセルタミビルはA型とB型インフルエンザウイルス感染症および感染予防に適用されるが，症状発現から2日以内に服用する必要がある．主な副作用は，腹痛や下痢などの消化器症状であるが，ハイリスク患者を除いて10歳以上の未成年者には原則的に使用を控える必要がある（インフルエンザ脳症でも同様な症状が起こり，因果関係は明らかでないが，オセルタミビル服用後異常行動を発現したとの報告がある）．使用した場合は，少なくとも2日間は1人にしないように配慮する．

ザナミビルはシアル酸類似体（図13-52）で吸入剤として感染・増殖部位である気道粘膜上皮細胞の表面に直接付着して，オセルタミビルと同じ作用機序と適用を示す（図13-51，13-54）．主な副作用は下痢などで，局所剤であるためオセルタミビルより少ないが，小児には吸入可能な場合に限定され，10歳以上の未成年者には少なくとも2日間は1人にしないように配慮する必要がある．また，慢性呼吸器疾患患者では，吸入薬を併用する場合本剤の前に使用し，本剤による気管支痙攣の発現に注意する必要がある．

ペラミビルはシアル酸類似体（図13-52）でオセルタミビルと作用機序は同じであるが，注射剤であるため速効性に優れ，重症患者の有効性が期待できる．一方，副作用は下痢などの消化管症状に加えて白血球減少，肝障害，腎障害の発現性が高くなるため，Ａ型・Ｂ型インフルエンザウイルス感染症に限定され，予防の適用はない．

　ラニナミビルは3-アシル体と2-アシル体の位置異性体の混合物（図13-52）で，吸入剤であるがオクタン酸エステル体のプロドラッグであるため，吸入後気管や肺のエステラーゼで加水分解され，活性代謝産物のラニナミビルになり，オセルタミビルと同じ作用機序で抗ウイルス作用を示す（図13-51, 13-54）．適用はＡ型・Ｂ型インフルエンザウイルス感染症であるが，オセルタミビル耐性ウイルスや鳥インフルエンザ（H5N1）にも有効性が期待できる．また，ラニナミビルは半減期が長く，持続性があるため，単回投与で完結できる利便性がある．主な副作用は消化管障害である．

　バロキサビルマルボキシルは，ノイラミニダーゼ阻害薬と異なる化学構造を有し（図13-52），プロドラッグで体内（小腸，血液，肝臓）のエステラーゼにより加水分解され活性体となる．作用機序はインフルエンザウイルス特有酵素のキャップ依存性エンドヌクレアーゼの活性を選択的に阻害し，ウイルスのmRNA合成を阻害してウイルス増殖抑制作用を示す（図13-51）．適応はＡ型・Ｂ型インフルエンザウイルス感染症で，単回投与（経口剤）で有効性が期待できるが，耐性化が問題視されている．主な副作用は下痢や肝障害である．

　アマンタジンはトリシクロ環をもつアミン類（図13-52）で，作用機序はＡ型インフルエンザウイルスのM2タンパク質がつくる膜内イオンチャネルに結合してその機能を阻害し，ウイルスの脱核を阻害する（図13-51, 13-54）．適用はＡ型インフルエンザウイルス感染症だけで，耐性化も進んでいる．アマンタジンは抗パーキンソン薬（ドパミン遊離促進）でもあるため，興奮や不安，あるいは頭痛やめまいなどの精神神経症状の副作用がある．

13章………宇野勝次

14章

抗がん薬の薬理

1 抗がん薬による薬物治療

A がんの種類

正常細胞ががん化すると，細胞は無秩序に分裂を繰り返し，過剰に増殖して**腫瘍**を形成する．**がん（悪性腫瘍）**は成長にともなって他の正常な組織へ**浸潤**したり，リンパ系や血管系を介して身体の各所へ**転移**し，生命を脅かす（図14-1）．がんは発生した組織や細胞の種類によって，**上皮癌**（上皮性組織由来）と**非上皮癌**（非上皮性組織由来）に大別される（表14-1）．上皮癌は**癌腫**とも呼ばれ，胃癌，肺癌，乳癌，肝癌，子宮癌などの**固形癌**の多くを占める．一方，非上皮癌には，筋肉や結合組織などに由来する**肉腫**や**脳腫瘍**のほか，悪性リンパ腫，白血病，多発性骨髄腫などの**血液がん**がある（表14-1）．がん治療の目的は，がん細胞の増殖・転移を阻止し，腫瘍を縮小してがん患者の生存期間を延長し，延命に寄与することである．抗がん薬による薬物治療は，外科的ながん組織の摘出や放射線治療とともに，がん治療の主要な位置を占めている．

B 抗がん薬の分類と作用点

抗がん薬はその作用機序や化学構造などによって，①アルキル化薬，②代謝拮抗薬，③植物アルカロイド，④抗がん性抗生物質，⑤プラチナ（白金）製剤，⑥ホルモン剤，⑦分子標的薬に分類される．このうち①〜⑤は**殺細胞性抗がん薬**（細胞障害性抗がん薬）とも呼ばれ，がん細胞の増殖に必要な核酸，DNA，RNAおよびタンパク質などの生合成を阻害し，抗がん作用を示す（表14-2）．しかし，殺細胞性抗がん薬は，細胞分裂の頻度を指標に標的細胞を識別して殺細胞作用を示すため，分裂速度の速い正常細胞（骨髄細胞，消化管上皮細胞，毛根細胞など）に対しても強い毒性を与えてしまう．このため，①**血液障害**（白血球減少，血小板減少など），②**消化管症状**（嘔吐，激しい下痢など），③**脱毛**など，重篤な副作用が誘発される．一方，近年になって，がん細胞に発現する特異的なタンパク分子を標的とする**分子標的薬**が多く開発され，抗がん薬の薬物治療は大きく進歩してきた．

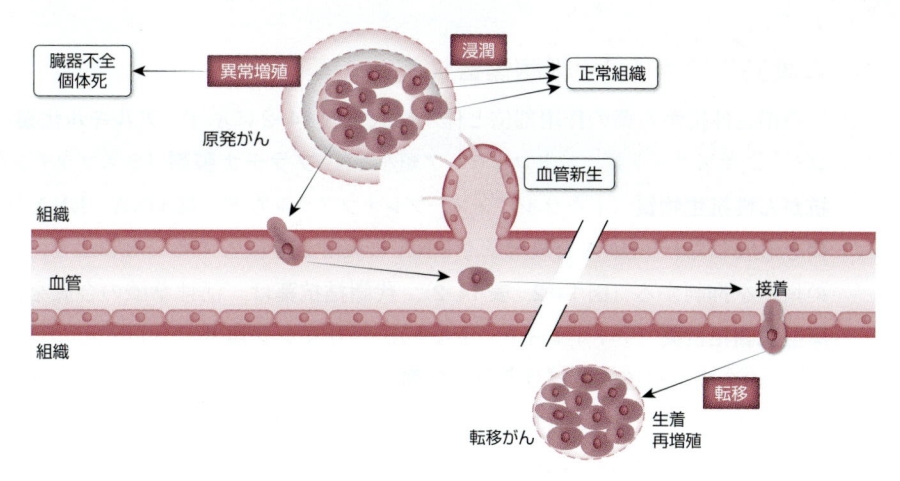

図 14-1 がん細胞の増殖，浸潤および転移

表 14-1 がんの種類

	がんの種類		発生部位
上皮癌	固形癌	扁平上皮癌	皮膚，食道，咽喉，肺，子宮頸部　など
		腺上皮癌	胃，大腸，肺，乳房，肝臓，腎臓，膵臓，卵巣，子宮体部，前立腺　など
非上皮癌	固形癌	肉腫	筋肉，骨
		脳腫瘍	脳組織
	血液がん（液性がん）	悪性リンパ腫	リンパ球，脾臓
		白血病	骨髄（骨髄細胞，リンパ球）
		多発性骨髄腫	骨髄（形質細胞）

表 14-2 殺細胞性抗がん薬の分類

分類		殺細胞性抗がん薬
アルキル化薬	ナイトロジェンマスタード類	シクロホスファミド，イホスファミド，ブスルファン，メルファラン，ベンダムスチン
	ニトロソウレア類	ラニムスチン，ニムスチン
	トリアゼン類	ダカルバジン，テモゾロミド
代謝拮抗薬	葉酸代謝拮抗薬	メトトレキサート，ペメトレキセド
	ピリミジン代謝拮抗薬	フルオロウラシル，テガフール，ドキシフルリジン，カペシタビン，シタラビン，エノシタビン，ゲムシタビン
	プリン代謝拮抗薬	メルカプトプリン，フルダラビン，クラドリビン
植物アルカロイド	微小管阻害薬	ビンクリスチン，ビンブラスチン，ビンデシン，ビノレルビン，パクリタキセル，ドセタキセル，エリブリン
	トポイソメラーゼ阻害薬	イリノテカン，ノギテカン，エトポシド
抗がん性抗生物質		ドキソルビシン，ダウノルビシン，エピルビシン，ミトキサントロン，ブレオマイシン，マイトマイシンC
プラチナ製剤		シスプラチン，カルボプラチン，オキサリプラチン

1. 殺細胞性抗がん薬（細胞傷害性抗がん薬）

殺細胞性抗がん薬の作用部位と作用様式を図14-2に示す．**アルキル化薬**（ナイトロジェンマスタード類，ニトロソウレア類など），**プラチナ製剤**（シスプラチンなど），**抗がん性抗生物質**（ドキソルビシン，ブレオマイシンなど）はDNA，RNA分子と架橋を形成したり，DNA合成酵素やRNA合成酵素を阻害することにより，がん細胞の増殖を抑制する（図14-2，表14-2）．**代謝拮抗薬**は，活性葉酸の合成を阻害する**葉酸代謝拮抗薬**（メトトレキサートなど），ピリミジン塩基（シトシン，チミン，ウラシル）の合成を阻害する**ピリミジン代謝拮抗薬**（フルオロウラシルなど），プリン塩基（アデニン，グアニン）の合成を阻害する**プリン代謝拮抗薬**（メルカプトプリンなど）などに分類され，核酸合成を阻害してがん細胞を殺傷する（図14-2，表14-2）．また，シトシンアラビノシド系抗がん薬のシタラビンはDNAポリメラーゼを阻害することにより，アスパラギナーゼはタンパク質合成に必要なアスパラギン酸を分解することにより，がん細胞を殺傷する．一方，**植物アルカロイド類**には，有糸分裂に関わる微小管の機能を阻害する**微小管阻害薬**（ビンカアルカロイド類やタキソイド系化合物）や，DNA合成に関わるトポイソメラーゼを阻害する**トポイソメラーゼ阻害薬**（イリノテカン，エトポシドなど）がある（図14-2，表14-2）．

2. ホルモン剤

ホルモン剤は，その増殖が性ホルモンに依存する**前立腺癌**や**乳癌**の治療に用いられる（表14-3）．男性ホルモン依存性の前立腺癌の治療では，**アンドロゲン受容体拮抗薬**（フルタミド，ビカルタミド）や**エストロゲン薬**のエストラムスチンなどが用いられる．一方，女性ホルモン依存性の乳癌の治療では，**エストロゲン受容体拮抗薬**（タモキシフェン，トレミフェン）や**プロゲステロン薬**（メドロキシプロゲステロン）が用いられる．閉経後の乳癌には**アロマターゼ阻害薬**（アナストロゾール，レトロゾール，エキセメスタン）が使用される．また，**黄体化ホルモン放出ホルモン**（LHRH）のアゴニストであるゴセレリン，リュープロレリンは，LHRH受容体を脱感作して黄体化ホルモン（LH）や卵胞刺激ホルモン（FSH）の分泌を低下させ，乳癌，前立腺癌に有効性を示す．

3. 分子標的薬

分子標的薬は，がん細胞の増殖や転移に関わるタンパク分子に特異的に作用するため，その作用選択性が高く，正常細胞に対する障害作用が弱い．表14-4に，主な分子標的薬の種類を示す．標的分子に基づく分類から，①がん組織の血管新生に関わる血管内皮増殖因子受容体 vascular endothelial growth factor receptor（VEGFR）を阻害する**血管新生阻害薬**（**VEGFR拮抗薬**など），②がん細胞の増殖に関わる上皮増殖因子受容体 epidermal growth factor receptor（EGFR）ファミリーを

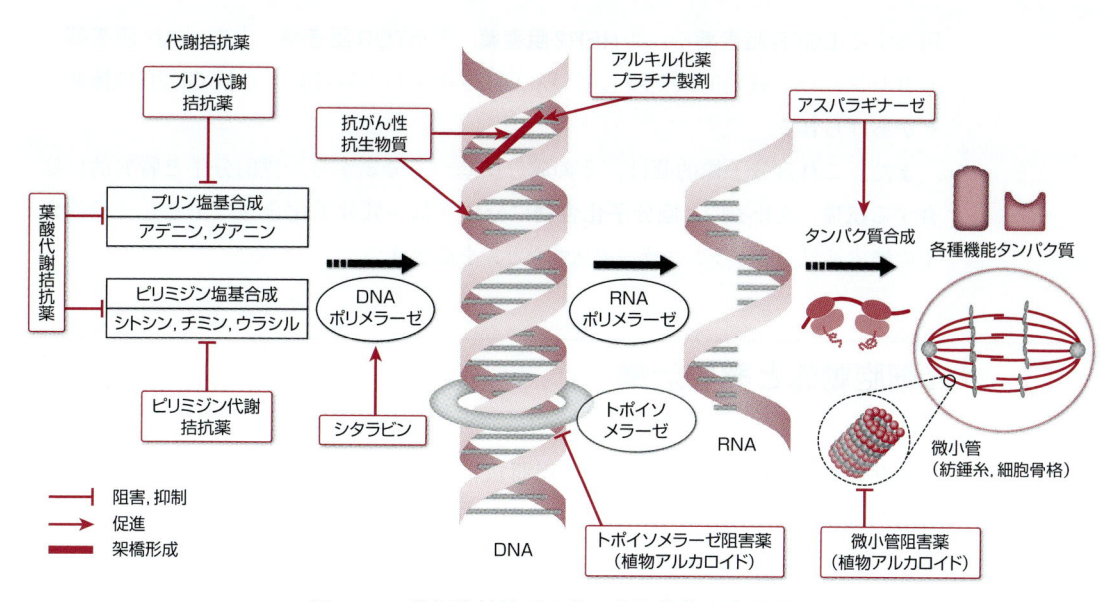

図 14-2 殺細胞性抗がん薬の作用部位と作用様式

表 14-3 ホルモン剤の分類

分類		ホルモン剤
抗アンドロゲン薬	アンドロゲン受容体拮抗薬	フルタミド,ビカルタミド
	エストロゲン薬	エストラムスチン
抗エストロゲン薬	エストロゲン受容体拮抗薬	タモキシフェン,トレミフェン
	プロゲステロン薬	メドロキシプロゲステロン
	アロマターゼ阻害薬	アナストロゾール,レトロゾール,エキセメスタン
LHRH アゴニスト		ゴセレリン,リュープロレリン

LHRH：黄体化ホルモン放出ホルモン〔ゴナドトロピン（性腺刺激ホルモン）放出ホルモンともいわれる〕

表 14-4 分子標的薬の分類

分類		分子標的薬
血管新生阻害薬	抗体	ベバシズマブ
	低分子	スニチニブ,ソラフェニブ
EGFR 阻害薬	抗体	セツキシマブ,パニツムマブ
	低分子	ゲフィチニブ,エルロチニブ
HER2 阻害薬	抗体	トラスツズマブ
	低分子	ラパチニブ
mTOR 阻害薬	低分子	テムシロリムス,エベロリムス
Bcr/Abl 阻害薬	低分子	イマチニブ,ニロチニブ,ダサチニブ
抗 CD20 抗体薬	抗体	リツキシマブ,イブリツモマブ・チウキセタン

阻害する **EGFR 阻害薬**や，③**HER2 阻害薬**，④**mTOR 阻害薬**，⑤**Bcr/Abl 阻害薬**，⑥Bリンパ球に特異的に発現している CD20 タンパク質に対する**抗 CD20 抗体薬**などがあげられる．

また，これら分子標的薬は，その成分に基づく分類から，標的分子と特異的に結合する**抗体（大分子）**と**低分子化合物**に分類され，低分子化合物は主として標的分子の酵素活性（チロシンキナーゼ活性など）を阻害する．

C　がん細胞動態と薬物治療

生体細胞は，図 14-3 に示す細胞周期 cell cycle に従って分裂する．DNA の複製は有糸分裂を準備する細胞の特定の時期に行われ，これを S 期（DNA 合成期）と呼ぶ．S 期の細胞は，大量の DNA ポリメラーゼおよび核酸合成酵素を含んでいる．S 期の前後はそれぞれ G_1 期（DNA 合成前期）および G_2 期（DNA 合成後期）と呼ばれ，この間には DNA は合成されない（図 14-3）．細胞は S 期および G_2 期を経て M 期（分裂期）に入り，有糸分裂して 2 個の娘細胞が誕生する．細胞分裂を繰り返さない場合には G_1 期から G_0 期（休止期）に入り，細胞分裂は休止する．また，老化した細胞や損傷を受けた細胞はアポトーシス（自然死）により死滅する．一方，がん細胞においては，細胞分裂の制御が壊れており，際限なく増殖が繰り返される．通常，臨床で検出可能ながんの大きさ（がん細胞数）は 10^9 個（1g 前後）といわれ，10^{10} 個（10g 前後）になると，多くの身体症状が現れてくる．また，がん細胞は一部でも残存する限り再発を繰り返すため，抗がん薬による治療では，がん細胞をできるだけ完全に殺傷する目的で，反復投与がなされる．

多くの抗がん薬は細胞分裂を抑制する殺細胞性抗がん薬であるため，その作用と細胞周期との関係を理解しておく必要がある．図 14-3 に示すとおり，抗がん薬は細胞周期の一部に特異的に作用する**細胞周期特異性薬**と，細胞周期全体を通じて作用する**細胞周期非特異性薬**に分類される．例えば，核酸代謝を拮抗し DNA 合成を抑制する代謝拮抗薬は主として S 期に作用し，有糸分裂における紡錘糸形成を阻害する微小管阻害薬は M 期に作用する．これらの薬物は細胞周期特異性薬に分類され，その作用発現は**時間依存性**を示す（図 14-3）．これら薬物では，さまざまな細胞周期のがん細胞を殺傷するために，有効血中濃度をその作用周期になるまで長時間持続させる必要がある．このため，臨床的には少量分割投与法や持続投与法などがとられる．一方，アルキル化薬，プラチナ製剤および一部の抗がん性抗生物質（マイトマイシンCなど）は細胞周期非特異性薬に分類され，細胞周期によらず，**濃度依存的**に細胞傷害作用を示す（図 14-3）．このため，患者が耐えうる最大量（最大耐薬量）を投与することによって，最大の治療効果を得ることができるが，副作用発現には注意を要する．

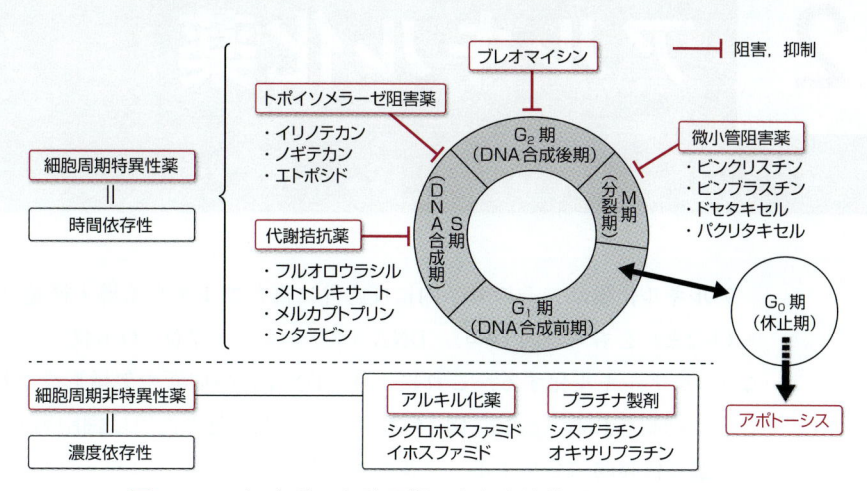

図14-3 がん細胞の細胞周期と殺細胞性抗がん薬の作用時期

　実際の抗がん薬による治療では，抗がん薬の単剤療法，多剤併用療法あるいは複合療法（外科手術や放射線療法との複合）が行われるが，一般的には，①有効性を高める（異なる作用機序薬，複数の細胞周期作用薬などを用いる），②副作用を分散させる，③薬剤耐性の発現を遅延させることを目的に，多剤併用療法がなされる場合が多い．また，がん細胞の増殖は腫瘍サイズの小さい発病初期に大きく，腫瘍サイズが大きくなると低下するため，抗がん薬の臨床効果は，発病早期の方が高いと考えられている．

2 アルキル化薬

　アルキル化薬は，その分子内に反応性に富むアルキル基導入構造（－CH_2－CH_2－Clなど）をもち（**図14-4**），DNA（グアニンのN-7位，O-6位，アデニンのN-3位など）をアルキル化する．これにより，DNA鎖の切断や架橋形成が起こり，DNA合成は抑制される（p.815，**図14-2**）．アルキル化薬の作用は**細胞周期非特異性**であり，**濃度依存的**に発現する．アルキル化薬には，ナイトロジェンマスタード類，ニトロソウレア類，トリアゼン類がある（**表14-5**）．

　ナイトロジェンマスタード類には**シクロホスファミド** cyclophosphamide（エンドキサン®），**イホスファミド** ifosfamide（イホマイド®），**ブスルファン** busulfan（マブリン®，ブスルフェクス®），**ベンダムスチン** bendamustine（トレアキシン®），**メルファラン** melphalan（アルケラン®）などがあり，白血病，悪性リンパ腫，多発性骨髄腫などの血液がんや，乳癌，子宮癌，卵巣癌など多くの固形癌に使用される（**表14-5**）．副作用としては，骨髄抑制，出血性膀胱炎，間質性肺炎，消化管粘膜障害，脱毛などがある．シクロホスファミド，イホスファミドによる出血性膀胱炎の発症には**アクロレイン** acrolein と呼ばれる代謝物が関与しており，副作用を予防する目的で，アクロレインを無毒化する**メスナ**（MESNA, 2-mercaptoethanesulfonate）が併用投与される場合がある．

　ニトロソウレア類には**ニムスチン** nimustine（ニドラン®）と**ラニムスチン** ranimustine（サイメリン®）がある（**表14-5**）．ニムスチンは脳腫瘍，消化器癌，肺癌などに用いられ，ラニムスチンは膠芽腫，骨髄腫，悪性リンパ腫などに使用される．

　その他のアルキル化薬として**ダカルバジン** dacarbazine，**テモゾロミド** temozolomide（テモダール®）があり，悪性黒色腫，ホジキンリンパ腫に適用がある．

2 アルキル化薬

ナイトロジェンマスタード類

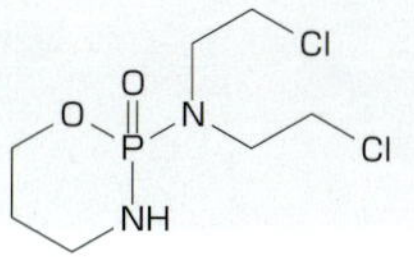

シクロホスファミド 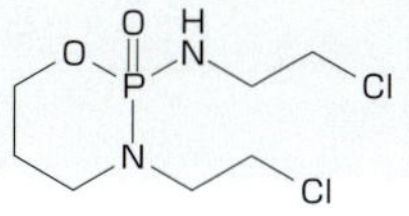　　イホスファミド 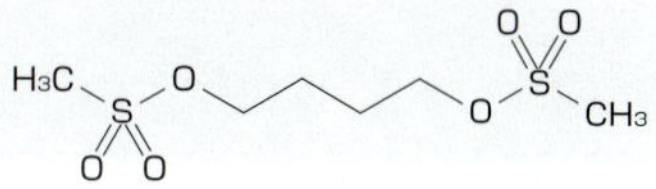　　ブスルファン

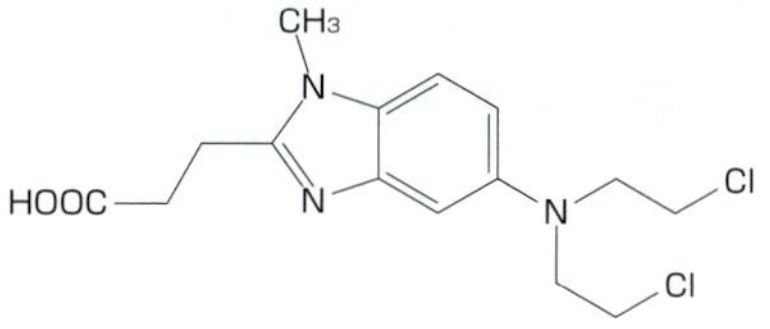

ベンダムスチン 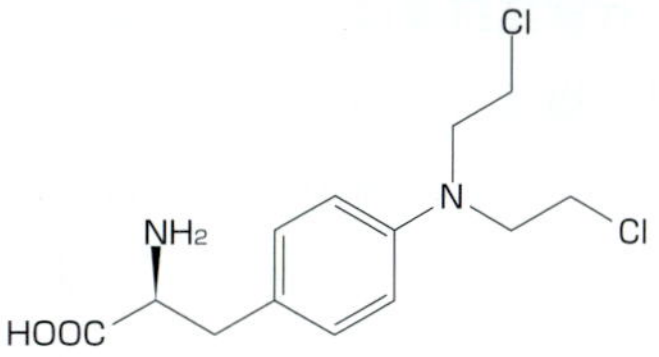　　メルファラン

ニトロソウレア類

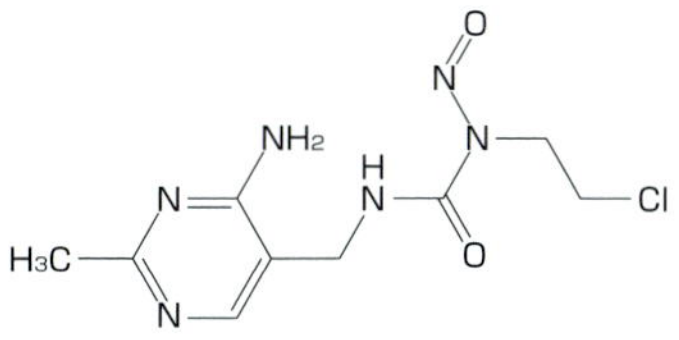

ニムスチン 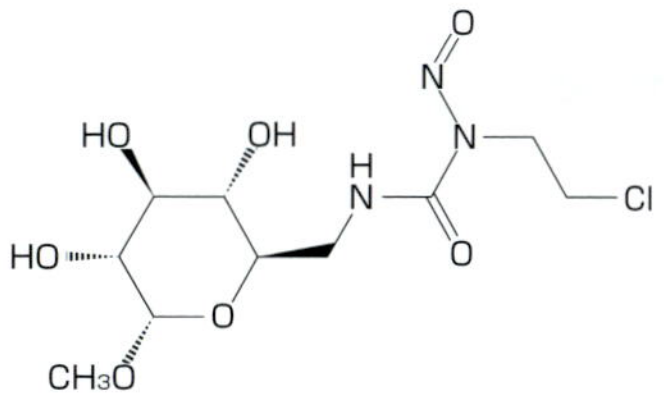　　ラニムスチン

トリアゼン類

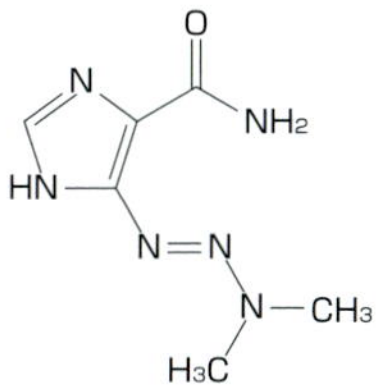

ダカルバジン 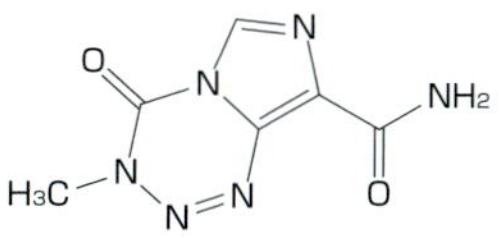　　テモゾロミド

図 14-4　アルキル化薬の構造式

表 14-5　アルキル化薬

薬　物		主な適用	主な副作用	作用機序
ナイトロジェンマスタード類	シクロホスファミド	白血病，悪性リンパ腫，多発性骨髄腫，乳癌，肺癌　など	骨髄抑制 出血性膀胱炎 間質性肺炎 など	DNA（グアニンのN-7位，O-6位，アデニンのN-3位など）をアルキル化し，DNA合成を阻害する
	イホスファミド	小細胞肺癌，前立腺癌 子宮頸癌　など		
	ブスルファン	慢性骨髄性白血病		
	メルファラン	多発性骨髄腫		
ニトロソウレア類	ニムスチン	脳腫瘍，消化器癌，肺癌		
	ラニムスチン	膠芽腫，骨髄腫，悪性リンパ腫		
トリアゼン類	ダカルバジン	悪性黒色腫，ホジキンリンパ腫		

3 代謝拮抗薬

　代謝拮抗薬は，活性葉酸，ピリミジン塩基（チミン，ウラシル，シトシンなど），プリン塩基（アデニン，グアニンなど）などの合成を阻害し，DNAやRNA合成を抑制する（p.815，図14-2）．代謝拮抗薬は**細胞周期特異性**抗がん薬であり，主にS期（DNA合成期）に作用して**時間依存的**に抗がん作用を示す（p.817，図14-3）．代謝拮抗薬は葉酸代謝拮抗薬，ピリミジン代謝拮抗薬，プリン代謝拮抗薬に分類される（図14-5，表14-6）．

A 葉酸代謝拮抗薬

　葉酸代謝拮抗薬である**メトトレキサート** methotrexate（メソトレキセート®）は，ジヒドロ葉酸還元酵素を阻害することにより，活性葉酸であるテトラヒドロ葉酸の合成を抑制する．これにより，核酸塩基およびDNA合成が阻害され，がん細胞の増殖は抑制される（p.815，図14-2）．メトトレキサートは白血病，絨毛癌，乳癌などに用いられるほか，フルオロウラシル（5-FU）との併用で胃癌の治療に適用される（表14-6）．また，免疫抑制作用を有し，少量ではリウマチの治療にも使用される．副作用としては，骨髄抑制，肝障害，腎不全，間質性肺炎などがある．白血病や骨肉腫の治療においてメトトレキサートを大量投与する場合には，その毒性を軽減する目的で，活性葉酸誘導体である**ホリナートカルシウム** calcium folinate（ロイコボリン®，ユーゼル®）が併用投与される（救援療法）．

　ペメトレキセド pemetrexed（アリムタ®）は，ジヒドロ葉酸還元酵素阻害作用のほかに，チミジル酸合成酵素を阻害し，DNA合成を抑制する．悪性胸膜中皮腫，肺癌などに使用される．副作用には骨髄抑制，間質性肺炎，下痢，腎機能低下などがある（表14-6）．

B ピリミジン代謝拮抗薬

　フルオロウラシル fluorouracil（5-FU）はフッ化ピリミジン誘導体であり，胃癌，直腸癌，食道癌などの消化器癌をはじめ，乳癌，肺癌などの治療に広く用いられる（表14-6）．フルオロウラシルは体内で活性代謝物の**5-フルオロデオキシウリジル酸**

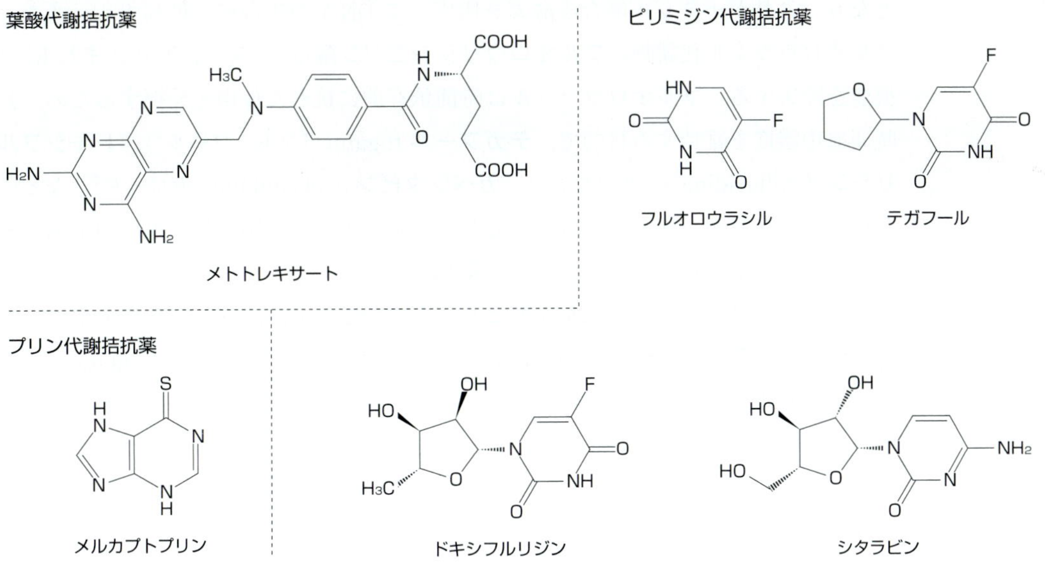

3 代謝拮抗薬

葉酸代謝拮抗薬

メトトレキサート

ピリミジン代謝拮抗薬

フルオロウラシル　テガフール

プリン代謝拮抗薬

メルカプトプリン　ドキシフルリジン　シタラビン

図14-5　代謝拮抗薬の構造式

表14-6　代謝拮抗薬

分類	薬物	主な適用	主な副作用	作用機序
葉酸代謝拮抗薬	メトトレキサート	急性白血病, 乳癌, 絨毛癌, 胃癌　など	悪心・嘔吐, 骨髄抑制, 肝障害, 腎不全, 間質性肺炎　など（ホリナートカルシウムによりメトトレキサートの毒性は軽減）	ジヒドロ葉酸→テトラヒドロ葉酸の過程に関与するジヒドロ葉酸還元酵素を阻害し, DNA合成を抑制
	ペメトレキセド	悪性胸膜中皮腫, 肺癌	悪心・嘔吐, 骨髄抑制, 間質性肺炎, 下痢, 腎機能低下　など	ジヒドロ葉酸還元酵素の阻害　チミジル酸合成酵素の阻害
ピリミジン代謝拮抗薬	フルオロウラシル（5-FU）テガフール* ドキシフルリジン* カペシタビン*	消化器癌, 乳癌, 肺癌, 子宮癌　など	悪心・嘔吐　骨髄抑制　激しい下痢→脱水症状　心不全, 腎不全　など	活性代謝物の5-フルオロデオキシウリジル酸がチミジル酸合成酵素を阻害し, DNAの生合成を抑制　代謝物のフルオロウリジン三リン酸がRNAに取り込まれ機能障害を引き起こすことによりRNA機能を障害
	シタラビン シタラビンオクホスファート* エノシタビン*	急性白血病, 消化器癌	悪心・嘔吐　骨髄抑制　間質性肺炎　肝障害, 脱毛　など	腫瘍細胞内でリン酸化され, シトシンアラビノシド三リン酸（Ara-CTP）となり, dCTPと拮抗してDNAポリメラーゼを阻害
	ゲムシタビン	肺癌, 膵癌, 乳癌　など		
プリン代謝拮抗薬	メルカプトプリン（6-MP）フルダラビン	急性白血病, 慢性骨髄性白血病	悪心・嘔吐　骨髄抑制　肝障害　過敏症　など	生体内で活性型のチオイノシン酸となり, プリン塩基合成系の初期段階（イノシン酸からアデニル酸やグアニル酸の生成）を阻害し, DNAの生合成を抑制
その他	アスパラギナーゼ	急性白血病, 悪性リンパ腫	悪心・嘔吐　意識障害　骨髄抑制　など	がん細胞の増殖に必要なアスパラギン酸を加水分解

＊プロドラッグを示す.

となり，これがチミジル酸合成酵素を阻害してDNAの生合成を抑制する．また，フルオロウラシル代謝物の**フルオロウリジン三リン酸**は，RNAに取り込まれRNA機能を障害する．フルオロウラシルは時間依存的に抗がん作用を発揮するため，長時間血中濃度を維持する目的で，**テガフール** tegafur（フトラフール®），**ドキシフルリジン** doxifluridine（フルツロン®），**カペシタビン** capecitabine（ゼローダ®）などのプロドラッグ製剤が使用される場合も多い．副作用には骨髄抑制，重度の下痢，脱水症状，心不全，腎不全などがある（表14-6）．

シトシンアラビノシド系抗がん薬として**シタラビン** cytarabine（キロサイド®，スタラシド®），**エノシタビン** enocitabine（サンラビン®），**ゲムシタビン** gemcitabine（ジェムザール®）がある（表14-6）．シタラビン，エノシタビンは白血病を中心に用いられ，ゲムシタビンは肺癌，膵癌，胆道癌，乳癌などの固形癌にも有効性を示す．これらシトシンアラビノシド系抗がん薬は，DNAポリメラーゼを阻害して，DNA合成を抑制する（p.815，図14-2）．

C　プリン代謝拮抗薬

メルカプトプリン mercaptopurine（6-MP）（ロイケリン®）は，体内で活性型の**チオイノシン酸**（6-メルカプトプリンリボシド）となり，イノシン酸（プリン塩基生合成系の中間体）からアデニル酸あるいはグアニル酸への生成を阻害し，DNA合成を抑制する（p.815，図14-2，表14-6）．メルカプトプリンは急性白血病，慢性骨髄性白血病などに用いられる．同様の作用機序を有するものに**フルダラビン** fludarabine（フルダラ®）がある（表14-6）．

D　その他の代謝拮抗薬

アスパラギナーゼ asparaginase（ロイナーゼ®）は，がん細胞が増殖の際に必要とされるアスパラギン酸を加水分解する酵素であり，急性白血病，悪性リンパ腫に適応される（p.815，図14-2）．

4 植物アルカロイド

植物アルカロイド由来の抗がん薬には，細胞内の微小管機能を阻害するビンカアルカロイド類，タキサン類およびトポイソメラーゼ阻害薬がある（図 14-6，表 14-7）．

A 微小管阻害薬

微小管 microtubules は，チュブリンの重合から形成される細胞骨格タンパク質であり，がん細胞が分裂する際（M 期）に紡錘糸を形成するとともに，細胞内における微小器官の配置や物質輸送に重要な役割を果たしている．**微小管阻害薬**は微小管の機能を阻害し，がん細胞の分裂を抑制する（p.815，図 14-2）．微小管阻害薬は**細胞周期特異性**抗がん薬であり，主に M 期（細胞分裂期）に作用して**時間依存的**に抗がん作用を示す（p.817，図 14-3）．

キョウチクトウ科の植物（ニチニチ草）に含まれるビンカアルカロイド類に由来する**ビンクリスチン** vincristine（オンコビン®），**ビンブラスチン** vinblastine（エクザール®），**ビンデシン** vindesine（フィルデシン®），**ビノレルビン** vinorelbine（ナベルビン®），**エリブリン** eribulin（ハラヴェン®）は微小管タンパク質のチュブリンと結合し，微小管の重合を阻害してがん細胞の有糸分裂を抑制する（図 14-6，表 14-7）．ビンクリスチンは悪性リンパ腫，白血病，小児固形癌に，ビンブラスチンは精巣腫瘍に，ビンデシンおよびビノレルビンは肺癌に用いられる．副作用には末梢神経障害，骨髄抑制，消化管出血などがある．

イチイ科の植物（太平洋イチイなど）に含まれるタキサン類に属する**パクリタキセル** paclitaxel（タキソール®，アブラキサン®），**ドセタキセル** docetaxel（タキソテール®）はチュブリンと結合してチュブリンの重合を促進（脱重合阻害）する（図 14-6，表 14-7）．これにより，微小管の過剰形成が起こり，細胞分裂は抑制される．これらの薬物は乳癌，肺癌，胃癌，卵巣癌などに使用される．パクリタキセルの副作用としては末梢神経障害が知られ，ドセタキセルについては骨髄抑制があげられる．

微小管阻害薬

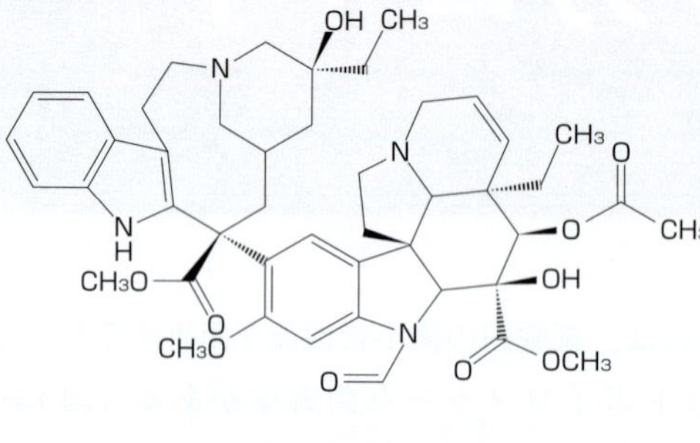

　　　ビンクリスチン 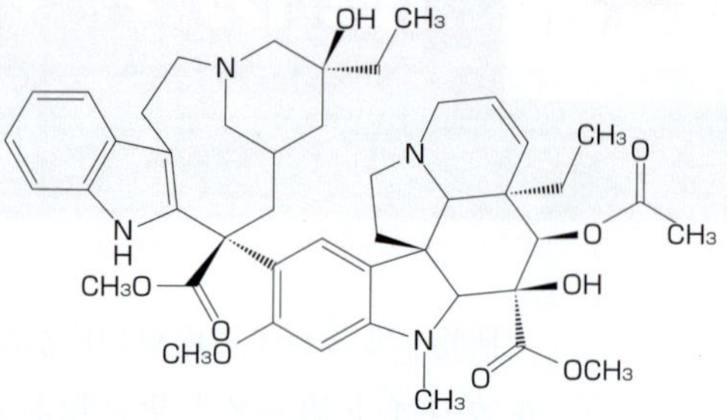　　　　　　　　　　　ビンブラスチン

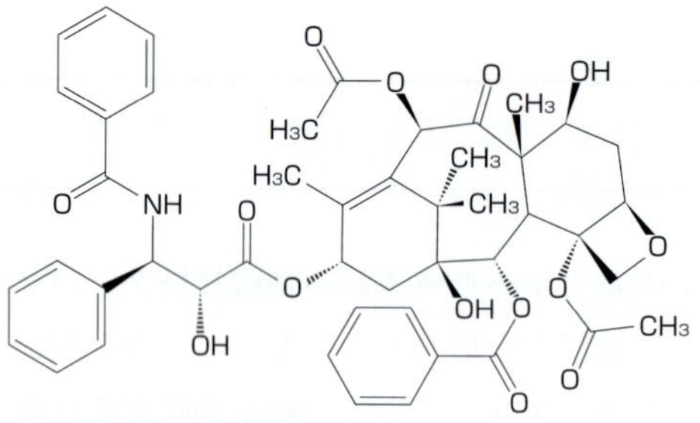

　　　パクリタキセル 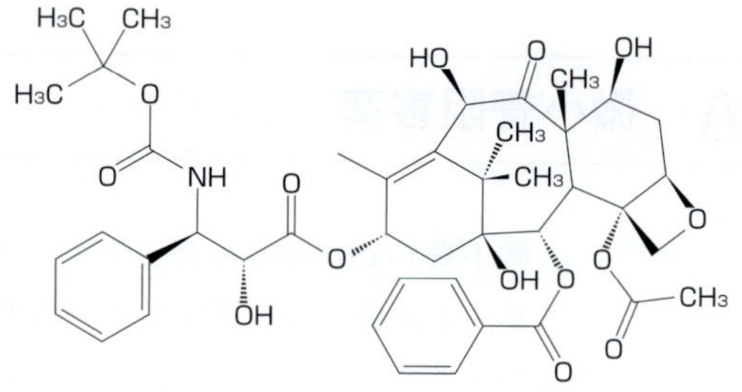　　　　　　　　　　　ドセタキセル

トポイソメラーゼ阻害薬

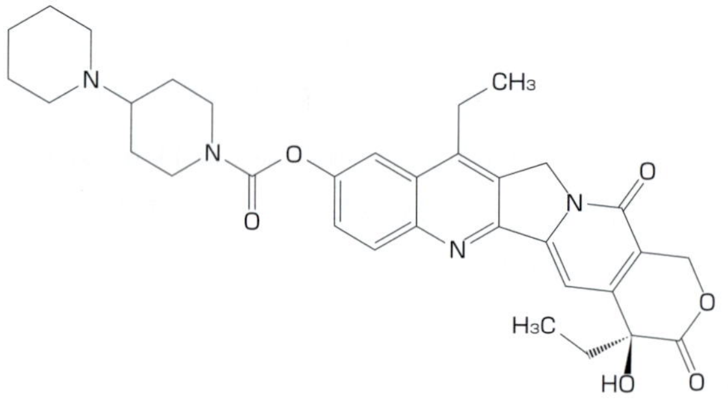

　　　イリノテカン 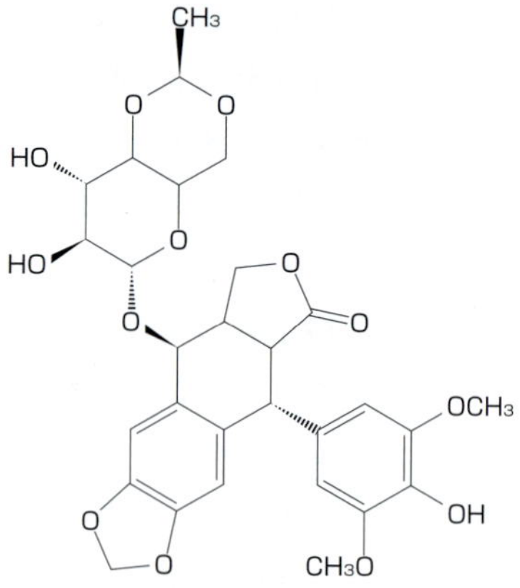　　　　　　　　　　　　エトポシド

図 14-6　抗がん性植物アルカロイドの構造式

B　トポイソメラーゼ阻害薬

　　トポイソメラーゼは，細胞分裂のDNA合成期（S期）においてDNAを一時的に切断・再結合させ，DNA鎖の超らせん構造のねじれをほぐす．1本鎖DNAのみに

4 植物アルカロイド

表14-7 植物アルカロイド

薬物		主な適用	主な副作用	作用機序
微小管阻害薬	ビンクリスチン	悪性リンパ腫，白血病，小児固形癌 など	末梢神経障害 骨髄抑制 消化管出血 など	微小管タンパク質のチュブリンと結合し，微小管の重合を阻害してがん細胞の有糸分裂を抑制
	ビンブラスチン	精巣腫瘍		
	ビンデシン ビノレルビン エリブリン	肺癌，乳癌 など		
	パクリタキセル ドセタキセル イクサベピロン	乳癌，肺癌，胃癌，卵巣癌 など	末梢神経障害 骨髄抑制 など	チュブリンの重合を促進して，微小管の過剰形成を起こし，がん細胞の分裂を抑制
トポイソメラーゼ阻害薬	イリノテカン ノギテカン	胃癌，子宮癌，肺癌，直腸結腸癌 など	骨髄抑制 激しい下痢 間質性肺炎 など	生体内でカルボキシエステラーゼにより活性体SN-38に変換され，トポイソメラーゼIを阻害してDNAの生合成を抑制
	エトポシド	肺癌，精巣腫瘍，悪性リンパ腫，急性白血病 など	骨髄抑制 脱毛 間質性肺炎 など	トポイソメラーゼIIを阻害してDNAの生合成を抑制

働くトポイソメラーゼIと，2本鎖DNAに働くトポイソメラーゼIIがある．**トポイソメラーゼ阻害薬**はトポイソメラーゼIあるいはトポイソメラーゼIIを阻害することによりDNA合成を抑制し，がん細胞の分裂を阻止する（p.815，図14-2）．トポイソメラーゼ阻害薬は**細胞周期特異性**抗がん薬であり，主にS期に作用して**時間依存的**に抗がん作用を示す（p.817，図14-3）．

1. トポイソメラーゼI阻害薬

カンレンボク（旱蓮木）由来の抗がん性アルカロイドである**イリノテカン** irinotecan（トポテシン®，カンプト®）（図14-6）は，生体内でカルボキシエステラーゼによりSN-38と呼ばれる活性体に変換され，トポイソメラーゼIを阻害して強い抗がん活性を示す．胃癌，子宮癌，肺癌，直腸結腸癌などに広く使用されている（**表14-7**）．副作用として，骨髄抑制，激しい下痢，間質性肺炎などが起こる．イリノテカンと類似の作用を有するものに**ノギテカン** nogitecan（ハイカムチン®）がある．

2. トポイソメラーゼII阻害薬

メギ科植物由来のポドフィロトキシン類を原料に合成された**エトポシド** etoposide（ラステット®，ベプシド®）（図14-6）は，トポイソメラーゼIIを阻害して抗がん活性を示す．肺癌，精巣腫瘍，悪性リンパ腫，急性白血病などに使用される．副作用としては，骨髄抑制，脱毛，間質性肺炎などがあげられる（**表14-7**）．また，**アントラサイクリン系抗がん性抗生物質**（次項参照）もトポイソメラーゼII阻害作用を有する．

5 抗がん性抗生物質

　抗生物質の中には強い抗がん作用を示すものがある（figure 14-7，表 14-8）．これら抗がん性抗生物質は DNA 鎖に取り込まれて架橋や複合体を形成して，DNA ポリメラーゼ，RNA ポリメラーゼ，トポイソメラーゼⅡの活性を阻害したり，DNA 鎖を切断して，殺細胞作用を示す．

　ドキソルビシン doxorubicin（アドリアシン®，ドキシル®），**エピルビシン** epirubicin（ファルモルビシン®），**ミトキサントロン** mitoxantrone（ノバントロン®），**ダウノルビシン** daunorubicin（ダウノマイシン®）などの**アントラサイクリン系抗生物質**は DNA 鎖と複合体を形成し，DNA ポリメラーゼ，RNA ポリメラーゼ，トポイソメラーゼⅡを阻害して DNA・RNA 合成を抑制する（p.815，図 14-2，表 14-8）．ドキソルビシンは悪性リンパ腫，乳癌，消化器癌，骨肉腫などに用いられ，その他の薬物は主に血液がんに用いられる．副作用としては，骨髄抑制，脱毛などに加え，不可逆的な心筋障害を誘発することがあるので注意を要する．

　ブレオマイシン bleomycin（ブレオ®）はフリーラジカルの産生を促し，DNA 鎖を切断する．食道癌，皮膚癌，悪性リンパ腫などに使用されるが，間質性肺炎やアナフィラキシーショックなどに注意する必要がある．**マイトマイシン C** mitomycin C（マイトマイシン®）はアルキル化作用を有し，DNA 鎖に架橋を形成して DNA 合成を阻害する（表 14-8）．白血病，乳癌，消化器癌に使用されるが，副作用として骨髄抑制が強い．

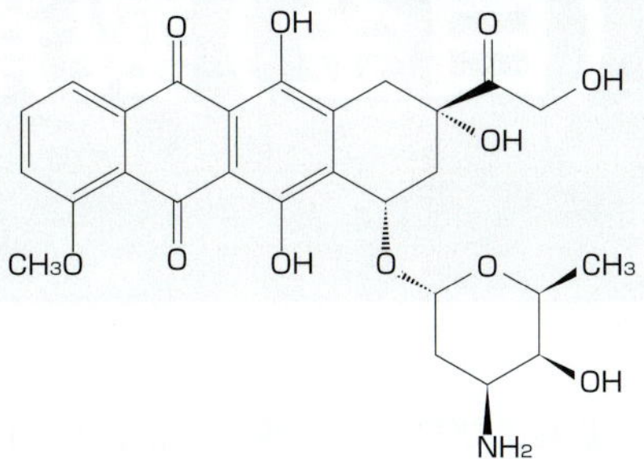

5 抗がん性抗生物質

ドキソルビシン

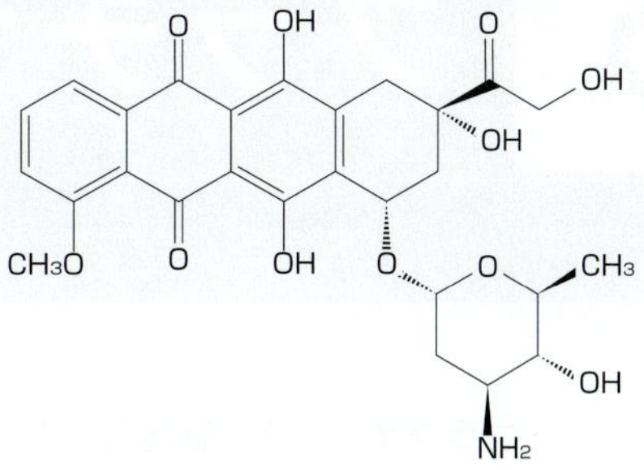

エピルビシン

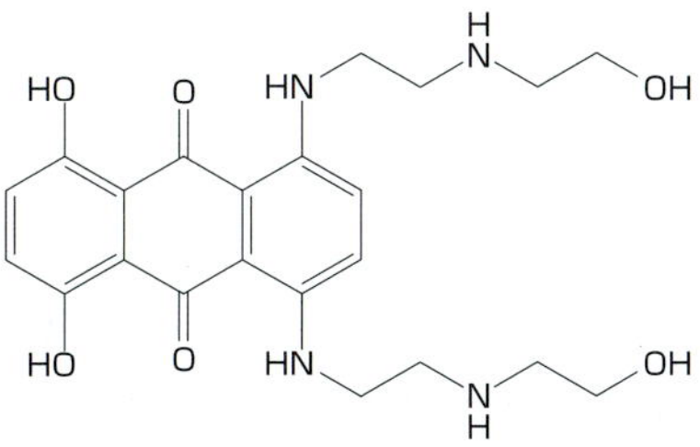

ミトキサントロン

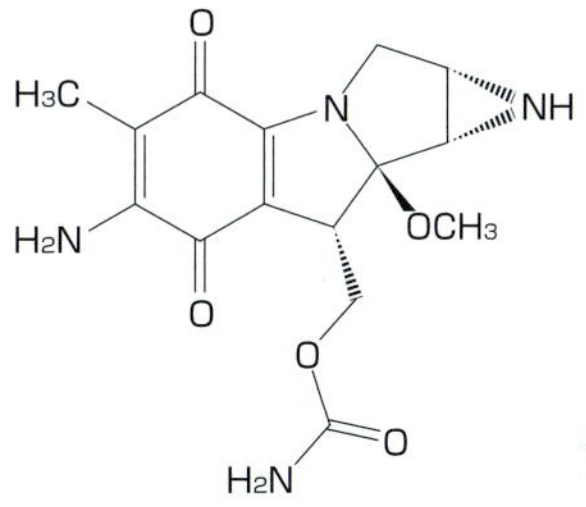

マイトマイシン C

図 14-7 抗がん性抗生物質の構造式

表 14-8 抗がん性抗生物質

薬物		主な適用	主な副作用	作用機序
抗がん性抗生物質	ドキソルビシン エピルビシン ミトキサントロン	悪性リンパ腫, 白血病, 乳癌, 消化器癌, 骨肉腫 など	心筋障害, 心不全 骨髄抑制 など	DNA 鎖と複合体を形成し, DNA ポリメラーゼ, RNA ポリメラーゼ, トポイソメラーゼⅡを阻害
	ダウノルビシン	白血病		
	ブレオマイシン	食道癌, 皮膚癌, 悪性リンパ腫 など	間質性肺炎 アナフィラキシーショック など	DNA 鎖を切断し, DNA 合成を阻害
	マイトマイシン C	白血病, 消化器癌, 乳癌 など	骨髄抑制 間質性肺炎 など	アルキル化作用により, DNA 鎖に架橋を形成

6 プラチナ（白金）製剤

プラチナ（白金）製剤は，グアニン残基およびアデニン残基と結合し，DNA鎖内に架橋を形成し，DNAの合成を阻害する（p.815, 図14-2）．これら薬物は**細胞周期非特異性**抗がん薬であり，**濃度依存的**に抗がん作用を示す（p.817, 図14-3, 図14-8）．

シスプラチン cisplatin（ブリプラチン®，ランダ®，アイエーコール®）は消化器癌，泌尿・生殖器癌，肺癌など多くの固形癌に対して広い抗がん活性を有する（表14-9）．主な副作用に腎毒性があり，これを防ぐために大量の補液がなされる．また，骨髄抑制や催吐作用も強く，嘔吐に対してはオンダンセトロンなどの5-HT$_3$受容体拮抗薬（制吐薬）が併用される．腎毒性を軽減した類似薬に**カルボプラチン** carboplatin（パラプラチン®），**オキサリプラチン** oxaliplatin（エルプラット®），**ネダプラチン** nedaplatin（アクプラ®）がある．

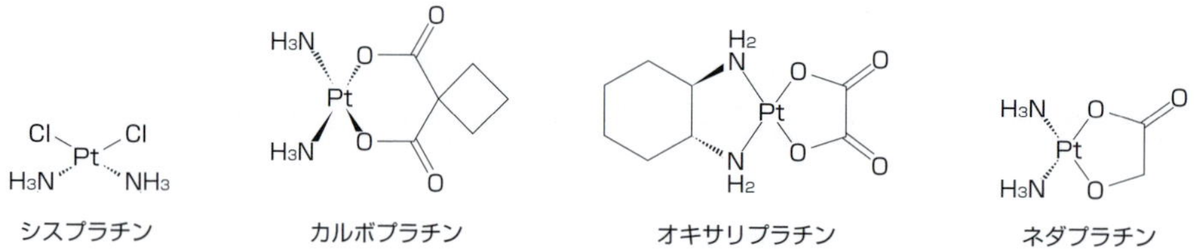

図14-8　プラチナ製剤の構造式

表14-9　プラチナ製剤

	薬物	主な適用	主な副作用	作用機序
プラチナ製剤	シスプラチン カルボプラチン オキサリプラチン ネダプラチン	食道癌，泌尿・生殖器癌　など	急性腎不全，骨髄抑制 内耳障害，嘔吐　など	DNA鎖に架橋形成し，DNA合成を阻害

7 ホルモン剤

　がん細胞の増殖がホルモンにより制御を受ける前立腺癌や乳癌に対しては，ホルモン剤を用いた治療がなされる（図14-9）．男性ホルモン（アンドロゲン）依存性の**前立腺癌**では，アンドロゲン受容体拮抗薬や**女性ホルモン薬**などの抗アンドロゲン薬が用いられる．一方，女性ホルモン（エストロゲン）依存性の**乳癌**の治療では，**エストロゲン受容体拮抗薬**，**プロゲステロン薬**，**アロマターゼ阻害薬**が抗エストロゲン薬として使用される．また，脳下垂体から分泌される**黄体化ホルモン放出ホルモン（LHRH）のアゴニストは抗エストロゲン作用および抗アンドロゲン作用を示し，前立腺癌，乳癌の両方に有効である．

A 抗アンドロゲン薬

　前立腺は膀胱の下にある精液の一部をつくる臓器で，前立腺にできる悪性腫瘍を前立腺癌という．前立腺癌の発生には老化による性ホルモンのバランス失調が影響していると考えられており，50歳以降から増え始め，加齢に伴って発症率は増加する．

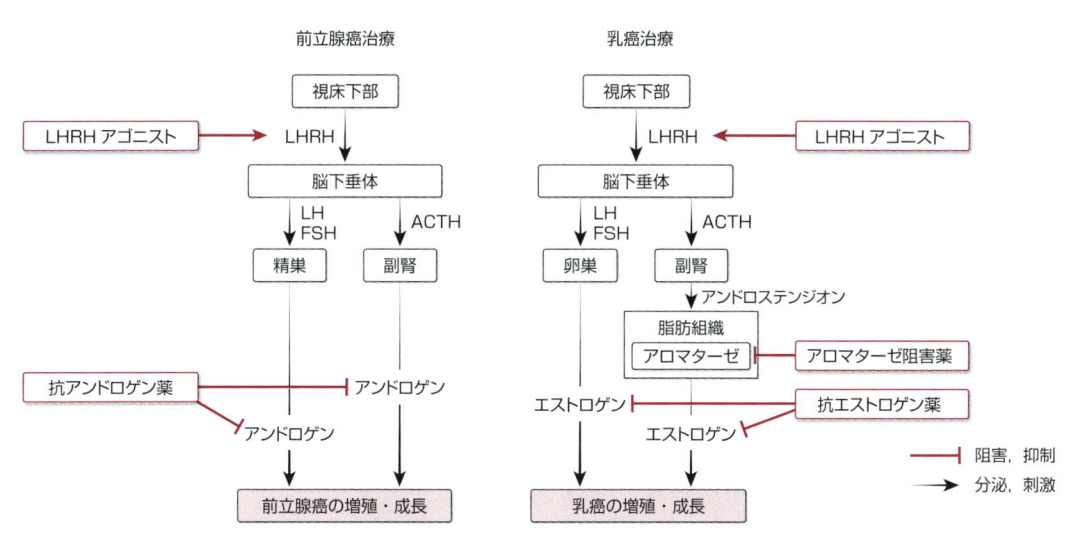

図14-9　前立腺癌，乳癌治療におけるホルモン剤の作用様式

LHRH：黄体化ホルモン放出ホルモン，ACTH：副腎皮質刺激ホルモン，LH：黄体化ホルモン，FSH：卵胞刺激ホルモン

前立腺癌の増殖は男性ホルモンに強く影響されるため，**アンドロゲン受容体拮抗薬**，**エストロゲン薬**，**LHRHアゴニスト**を用いたホルモン療法がなされる（図14-9）．

1. アンドロゲン受容体拮抗薬

フルタミド flutamide（オダイン®），**ビカルタミド** bicalutamide（カソデックス®）は**アンドロゲン受容体拮抗薬**であり，アンドロゲンによる受容体の活性化を阻害し，前立腺癌の増殖を抑制する（図14-10）．これらの薬物の副作用には，肝障害，性欲減退，ほてり感，排尿困難，女性化乳房などがある（図14-9，表14-10）．

2. エストロゲン薬

エストラムスチン estramustine（エストラサイト®）はエストラジオールとナイトロジェンマスタードを結合させた化学構造をもつ（図14-10）．生体内でエストラジオールに変換され，これによりアンドロゲンの作用を抑制するとともに，DNAアルキル化による殺細胞効果を示す（表14-10）．

B 抗エストロゲン薬

エストロゲンに依存して増殖する乳癌に対しては，エストロゲン受容体拮抗薬，アロマターゼ阻害薬，プロゲステロン薬などの**抗エストロゲン薬**および**LHRHアゴニスト**が有効である（図14-9，表14-10）．これら乳癌のホルモン療法では，乳癌細胞にエストロゲン受容体もしくはプロゲステロン受容体が認められることが必須であり，これらホルモン受容体の陽性患者が治療対象となる．また，ホルモン療法の有効性は閉経の前後で大きく異なるため，治療薬の選択には注意を要する．

1. エストロゲン受容体拮抗薬

タモキシフェン tamoxifen（タスオミン®，ノルバデックス®），**トレミフェン** toremifene（フェアストン®）は**エストロゲン受容体拮抗薬**であり，エストロゲンによる乳癌細胞の増殖刺激を抑制する（図14-9，14-10，表14-10）．閉経の時期によらず使用できるが，視力障害，無月経，ほてり感，体重増加など副作用に注意を要する．

2. アロマターゼ阻害薬

アロマターゼ阻害薬である**アナストロゾール** anastrozole（アリミデックス®），**レトロゾール** letrozole（フェマーラ®），**エキセメスタン** exemestane（アロマシン®）は，閉経後の乳癌患者の脂肪組織などにおけるエストロゲン合成に関与するアロマターゼを阻害し，抗エストロゲン作用を示す（図14-9，14-10，表14-10）．閉経後の乳

抗アンドロゲン薬

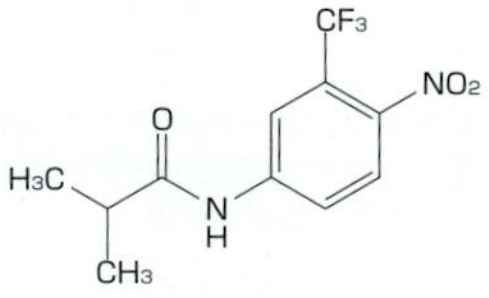

フルタミド 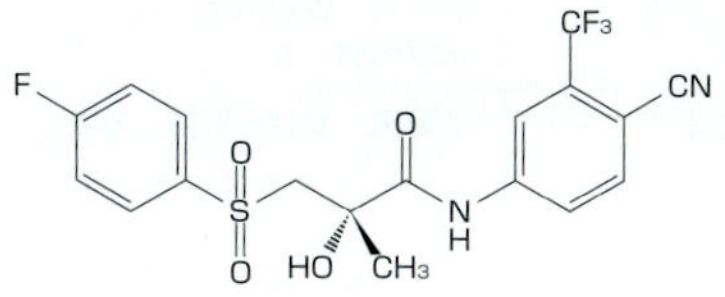　　　ビカルタミド 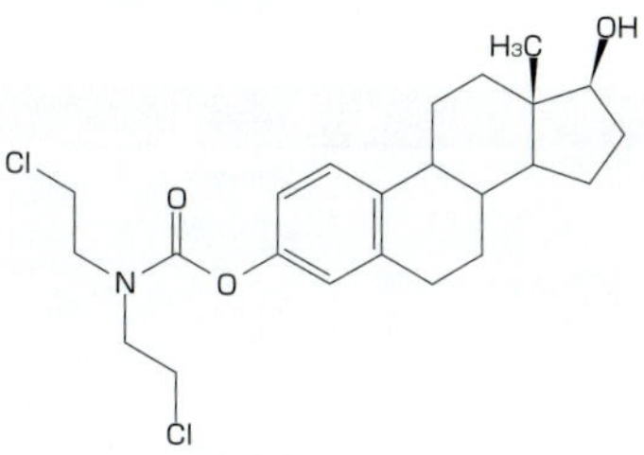　　　エストラムスチン

抗エストロゲン薬

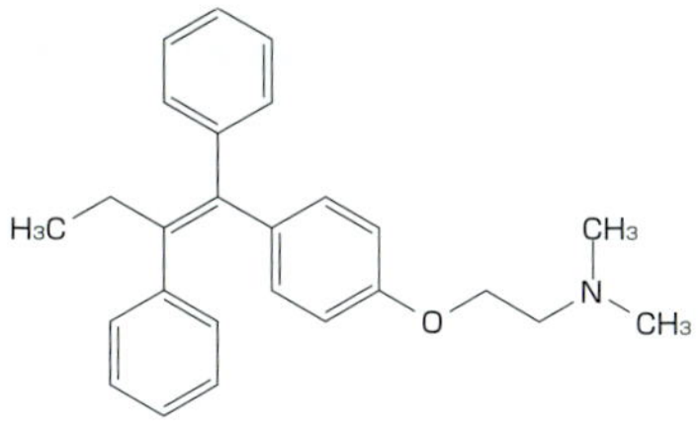

タモキシフェン 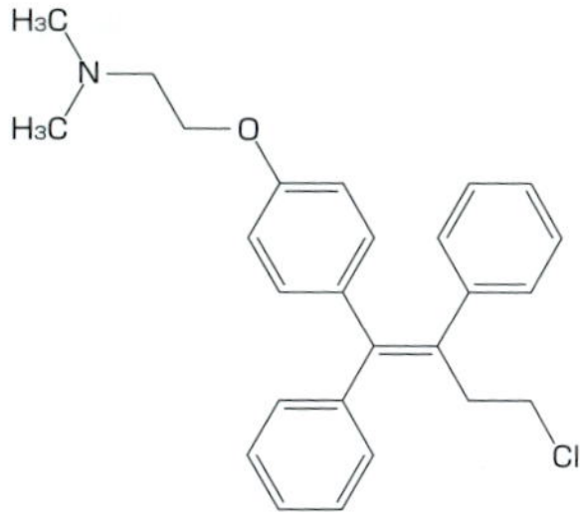　　　トレミフェン 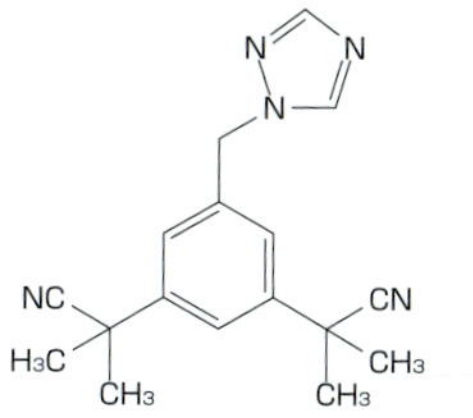　　　アナストロゾール

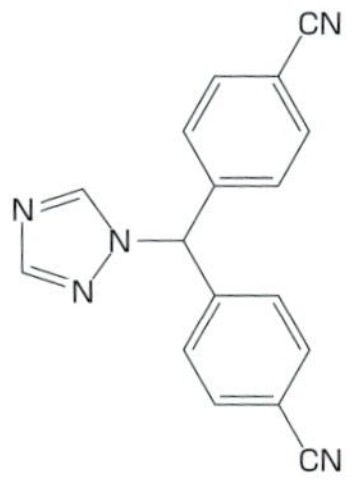

レトロゾール 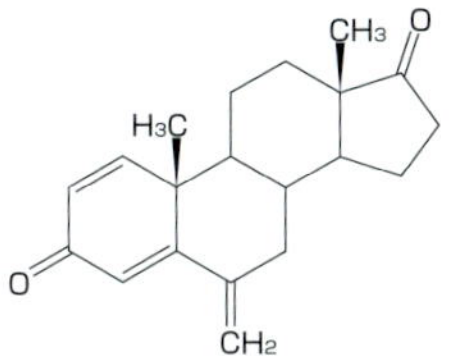　　　エキセメスタン 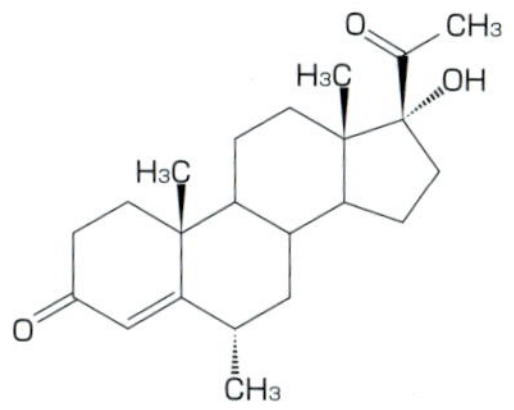　　　メドロキシプロゲステロン

LHRH アゴニスト

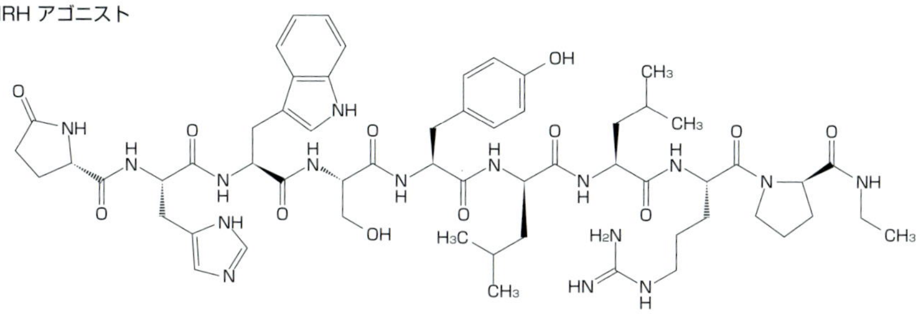

リュープロレリン

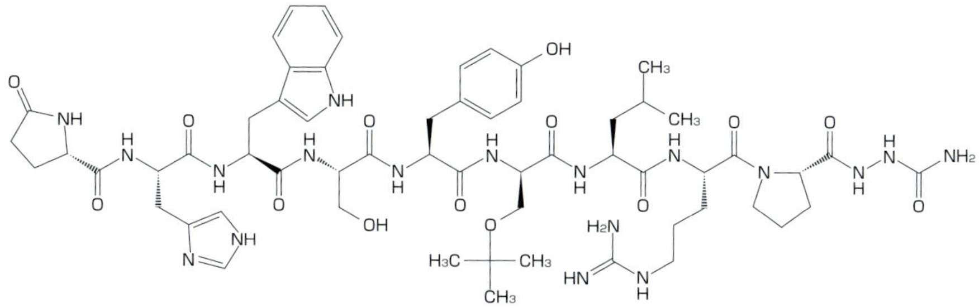

ゴセレリン

図 14-10　ホルモン剤の構造式

14章 抗がん薬の薬理

表 14-10 ホルモン剤

薬物		主な適用	主な副作用	作用機序
抗アンドロゲン薬	フルタミド ビカルタミド	前立腺癌	肝障害, 性欲減退, ほてり感, 排尿困難 など	アンドロゲン受容体の拮抗
	エストラムスチン	前立腺癌	心障害, 女性化乳房 など	エストラジオールとアルキル化薬を合わせた構造⇒抗アンドロゲン作用, 殺細胞作用
抗エストロゲン薬	タモキシフェン トレミフェン	乳癌	視力障害, 無月経, ほてり感, 体重増加 など	エストロゲン受容体の拮抗
	アナストロゾール レトロゾール エキセメスタン	閉経後の乳癌	血栓塞栓症, 浮腫, 嘔吐, ほてり感, 脂質代謝異常 など	アロマターゼ阻害によるエストロゲンの合成抑制
	メドロキシプロゲステロン	乳癌, 子宮癌	血栓形成, 心不全, 体重増加, むくみ, 嘔吐 など	プロゲステロン薬としてエストロゲンの作用抑制
LHRH アゴニスト	リュープロレリン ゴセレリン	前立腺癌 閉経前乳癌	女性:多汗, ほてり感, 無月経, うつ状態 など 男性:睾丸萎縮, 性欲減退, 排尿障害 など	LHRH 受容体を脱感作させることにより, LHRH の作用を抑制⇒エストロゲンおよびアンドロゲンの合成・分泌を抑制

癌患者に使用され, 副作用としては血栓塞栓症, 血管浮腫, 悪心・嘔吐, ほてり感, 頭痛, 脂質代謝異常など, 多彩な症状がみられる.

3. プロゲステロン薬

プロゲステロン薬である**メドロキシプロゲステロン** medroxyprogesterone (プロベラ®, ヒスロン®) は抗エストロゲン作用を有し, 乳癌, 子宮癌の治療に用いられる (図14-9, 14-10, 表14-10). 血栓形成, 心不全, 体重増加, むくみ, 悪心・嘔吐などに注意を要する.

C LHRH アゴニスト

視床下部ホルモンである **LHRH** はゴナドトロピン (性腺刺激ホルモン) 放出ホルモンともいわれ, 脳下垂体に働いて LH と FSH を分泌し, エストロゲンおよびアンドロゲンの合成・分泌を促進する (図14-9). **リュープロレリン** leuprorelin (リュープリン®), **ゴセレリン** goserelin (ゾラデックス®) は LHRH アゴニストであり, 慢性的な刺激により LHRH 受容体を脱感作させることにより抗 LHRH 作用を示し, 卵巣でのエストロゲン分泌および精巣でのアンドロゲン分泌を抑制する (図14-10). これにより, 閉経前の乳癌治療および進行した前立腺癌治療に使用される (表14-10). 副作用としては, 女性では多汗, ほてり感, 無月経, うつ状態などが, 男性では睾丸萎縮, 性欲減退, 排尿障害などが現れる場合がある.

8 分子標的薬

分子標的薬はがん細胞に特異的に発現する標的分子に作用し，抗がん作用を示す．このため，従来の殺細胞性抗がん薬に比べて作用の選択性が高まり，正常細胞に対する毒性も軽減された．しかし，重篤な副作用（ゲフィチニブによる間質性肺炎など）の報告も多くなされていることから，その使用に際しては依然として注意を要する．分子標的薬には，標的分子に対する**抗体製剤**と，標的分子のシグナル伝達を阻害する**低分子化合物**がある．

A EGFR 阻害薬

EGFR は受容体型チロシンキナーゼであり，上皮増殖因子 epidermal growth factor（EGF）により活性化され，細胞増殖を促進する．がん細胞では EGFR（HER1

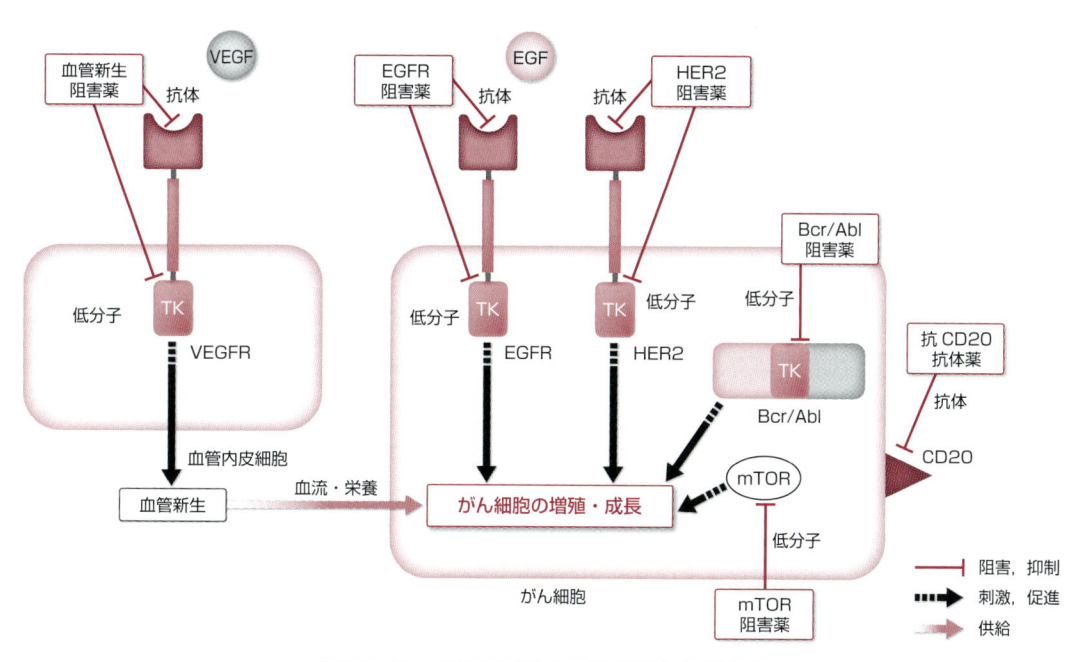

図 14-11　分子標的薬の作用部位と作用様式

VEGF：vascular endothelial growth factor, VEGFR：VEGF receptor, EGF：epidermal growth factor, EGFR：EGF receptor, HER2：human EGF receptor 2, Bcr/Abl：breakpoint cluster region/abelson leukemia, mTOR：mammalian target of rapamycin, CD20：cluster of differentiation 20, TK：tyrosine kinase

14章 抗がん薬の薬理

表 14-11 分子標的治療薬

薬物		主な適用	主な副作用	作用機序
EGFR 阻害薬	セツキシマブ パニツムマブ	大腸癌	下痢，悪心・嘔吐，口内炎 など	EGFR のモノクローナル抗体 ⇒ EGF による EGFR の活性化を阻害
	ゲフィチニブ エルロチニブ	肺癌	肺障害，間質性肺炎，肝障害，重度の下痢，消化性潰瘍 など	EGFR のチロシンキナーゼ活性を阻害
HER2 阻害薬	トラスツズマブ	乳癌	心不全，間質性肺炎，肝障害 など	HER2 に対するヒト型抗体 ⇒ 免疫系を賦活化して HER2 発現細胞を死滅
	ラパチニブ	乳癌	肝障害，間質性肺炎，下痢，心障害 など	HER2 および EGFR のチロシンキナーゼ活性を阻害
血管新生阻害薬	ベバシズマブ	大腸癌，肺癌	消化管穿孔，血栓塞栓症，高血圧脳症，間質性肺炎 など	VEGF に対するヒト型モノクローナル抗体 ⇒ VEGF の機能阻害，血管新生抑制
	スニチニブ	腎癌，消化管間質腫瘍	骨髄抑制，感染症，血栓塞栓症，高血圧症，心不全，間質性肺炎，痙攣 など	VEGFR，PDGFR および c-Kit のチロシンキナーゼ活性を阻害
	ソラフェニブ	腎癌，肝癌		
抗 CD20 抗体薬	リツキシマブ	非ホジキンリンパ腫	肺障害，心障害，肝障害，血栓塞栓症，間質性肺炎 など	B 型リンパ球表面抗原 CD20 のキメラ抗体 ⇒ 免疫系を賦活化して CD20 発現細胞を死滅
その他	イマチニブ ニロチニブ ダサチニブ	白血病，消化管間質腫瘍	心不全，心筋梗塞，間質性肺炎，消化管出血 など	Bcr/Abl，PDGFR および c-Kit のチロシンキナーゼ活性を阻害
	テムシロリムス エベロリムス	腎癌	肝不全，間質性肺炎 など	mTOR の阻害

EGFR：epidermal growth factor (EGF) receptor，HER2：human EGF receptor 2，CD20：cluster of differentiation 20，VEGF：vascular endothelial growth factor，VEGFR：VEGF receptor，PDGFR：platelet-derived growth factor receptor，Bcr/Abl：breakpoint cluster region/abelson leukemia，mTOR：mammalian target of rapamycin

とも呼ばれる）が過剰に発現しており，**EGFR 阻害薬**は EGFR を介するシグナル伝達を阻害することにより，特異的にがん細胞の増殖を抑制する．

セツキシマブ cetuximab（アービタックス®），**パニツムマブ** panitumumab（ベクティビックス®）は EGFR のモノクローナル抗体であり，EGFR 陽性の大腸癌の標準薬となっている（図 14-11，表 14-11）．EGFR のリガンド結合部位に高い親和性を有し，EGF の結合を阻害して EGFR の活性化を抑制し，抗がん作用を示す．副作用には下痢，悪心・嘔吐，口内炎などがある．

ゲフィチニブ gefitinib（イレッサ®），**エルロチニブ** erlotinib（タルセバ®）は低分子チロシンキナーゼ阻害薬で（図 14-12），特異的に EGFR のチロシンキナーゼ活性を抑制する（図 14-11，表 14-11）．わが国では肺癌に用いられる．これらの薬物では，重篤な副作用として急性肺障害，間質性肺炎が起こることがあり，ゲフィチニブでは発売当初に多くの患者が死亡したことから，社会問題となった．その他の副作用としては，肝障害，重度の下痢，消化性潰瘍，スティーブン・ジョンソン症候群などがある．

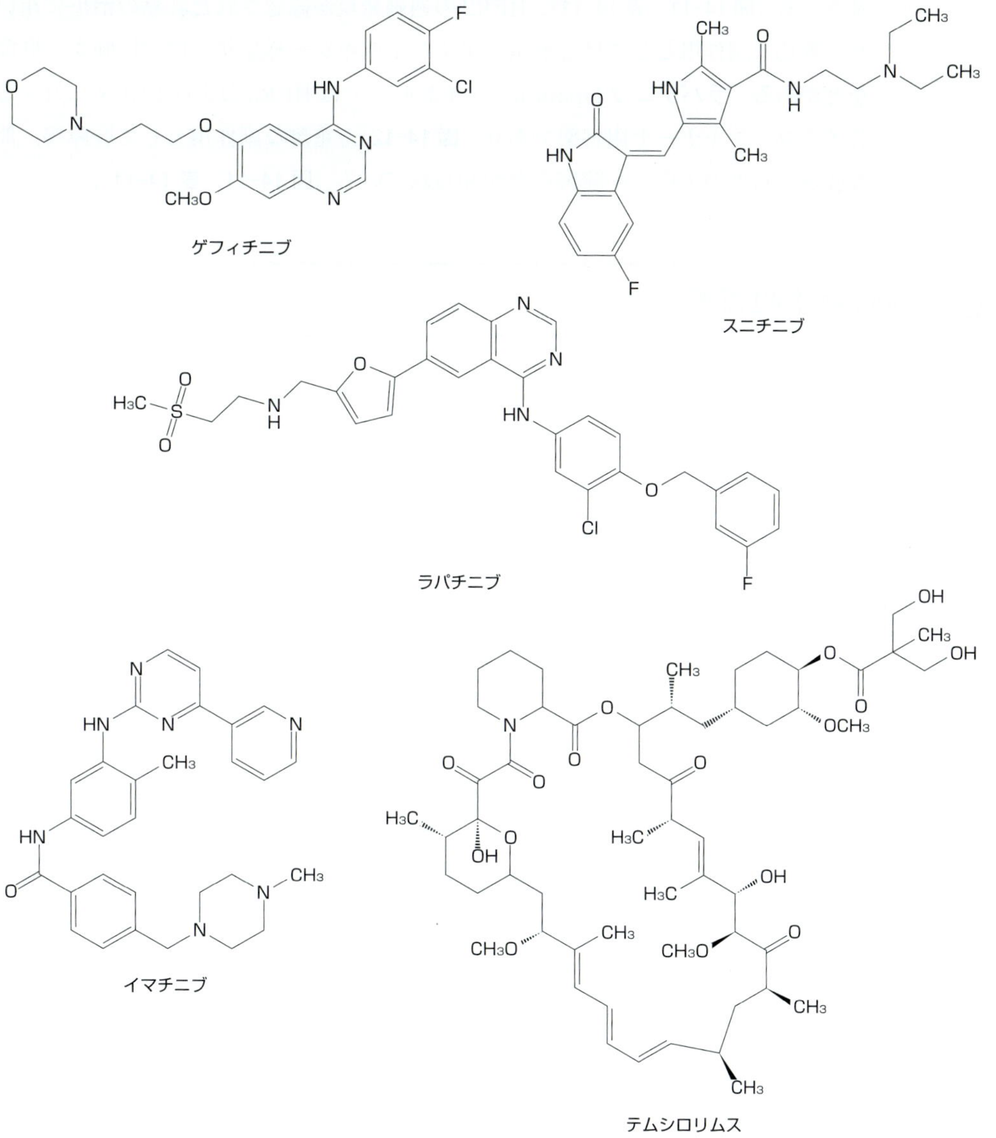

ゲフィチニブ

スニチニブ

ラパチニブ

イマチニブ

テムシロリムス

図 14-12 分子標的薬（低分子型）の構造式

B HER2 阻害薬

　HER2（ハーツー，human EGF receptor 2）は EGFR ファミリーの受容体型チロシンキナーゼであり，がん細胞の成長・増殖を促進する．

　トラスツズマブ trastuzumab（ハーセプチン®）は HER2 に対するヒト型抗体であり，抗原である HER2 と特異的に結合し，免疫系を賦活化して HER2 発現細胞を死

減させる（図14-11，表14-11）．HER2の過剰発現が確認された乳癌の治療に用いられ，重篤な副作用としては心不全，アナフィラキシー様症状，間質性肺炎，肝障害などがある．**ラパチニブ** lapatinib（タイケルブ®）はHER2およびEGFRに対する低分子チロシンキナーゼ阻害薬であり（図14-12），重篤な副作用として肝障害，間質性肺炎，重度の下痢，心障害などが知られている（図14-11，表14-11）．

C 血管新生阻害薬

VEGFRは血管内皮細胞増殖因子 vascular endothelial growth factor（VEGF）に対する受容体型チロシンキナーゼであり，血管新生および脈管形成を促進する．がん細胞はVEGFを産生して，がん組織に血管を引き込み，酸素・栄養の補給をはかる．こうした血管新生を抑制することによりがん細胞を死滅させる目的で，VEGFおよびVEGFRの阻害薬が用いられる．

ベバシズマブ bevacizumab（アバスチン®）はVEGFに対するヒト型モノクローナル抗体であり，VEGFと結合してVEGF機能を抑制する（図14-11，表14-11）．大腸癌，肺癌に用いられ，重篤な副作用には消化管穿孔，アナフィラキシー様症状，血栓塞栓症，高血圧脳症，間質性肺炎などがある．

スニチニブ sunitinib（スーテント®），**ソラフェニブ** sorafenib（ネクサバール®）はVEGFRに対する低分子チロシンキナーゼ阻害薬である（図14-11，14-12，表14-11）．スニチニブは腎癌，消化管間質腫瘍（GIST）に，ソラフェニブは腎癌，肝癌に用いられる．これら薬物はVEGFR以外にも，血管新生に関与する血小板由来増殖因子受容体 platelet-derived growth factor receptor（PDGFR）や細胞の分化・増殖に関与する c-Kit など，複数の受容体型チロシンキナーゼに対して阻害作用を示す．副作用としては骨髄抑制，感染症，血栓塞栓症，高血圧症，心不全，間質性肺炎，痙攣発作などある．

D 抗CD20抗体薬

リツキシマブ rituximab（リツキサン®）は，B細胞の特異的表面抗原であるCD（cluster of differentiation）20タンパク質に対するキメラ抗体である．CD20と特異的に結合することにより，抗原－抗体反応を介して免疫系を賦活化し，CD20を発現するB細胞のみを殺傷する（図14-11，表14-11）．CD20陽性のB細胞性非ホジキンリンパ腫に対して有効である．重篤な副作用にはアナフィラキシー様症状，重度の肺障害，心障害，肝障害，血栓塞栓症，高血圧脳症，間質性肺炎などがある．また，**イブリツモマブ チウキセタン** ibritumomab tiuxetan（ゼヴァリン®）は，抗CD20

マウス抗体にβ線を放射する^{90}Y（イットリウム）を結合させた薬物であり，CD20陽性B細胞を標的とした放射線免疫療法に使用される．

E　その他の分子標的薬

　イマチニブ imatinib（グリベック®），**ニロチニブ** nilotinib（タシグナ®），**ダサチニブ** dasatinib（スプリセル®）はいずれも低分子チロシンキナーゼ阻害薬であり，慢性骨髄性白血病の原因とされる Bcr/Abl，血管新生に関わる PDGFR，GIST の発症に関わる c-Kit などに作用し，これら受容体型チロシンキナーゼを阻害して抗がん作用を示す（図 14-11，表 14-11）．イマチニブは慢性骨髄性白血病，急性白血病，GIST に使用され，ニロチニブおよびダサチニブはイマチニブ耐性の慢性骨髄性白血病に用いられる．心不全，心筋梗塞，間質性肺炎，消化管出血など重篤な副作用が起こることがあるので，注意を要する．

　テムシロリムス temsirolimus（トーリセル®），**エベロリムス** everolimus（アフィニトール®）は，細胞増殖に関わるセリン・スレオニンキナーゼの mTOR（エムトール，mammalian target of rapamycin）を阻害することにより，抗がん作用を示す（図 14-11，14-12，表 14-11）．腎臓細胞癌に適応があり，肝不全，間質性肺炎などの副作用に注意する必要がある．

9 その他の抗がん薬

　サイトカインである**インターフェロン** interferon（IFN）製剤や**インターロイキン-2**（IL-2）製剤は，マクロファージやT細胞を賦活化し，生体の細胞性免疫機能を高めることにより抗がん作用を示す．**IFNα**は腎癌，多発性骨髄腫，慢性骨髄性白血病に，**IFNβ**は皮膚悪性黒色腫，膠芽腫，髄芽腫に，**IFNγ**は腎癌に用いられる．また，IL-2製剤である**セルモロイキン** celmoleukin（セロイク®）および**テセロイキン** teceleukin（イムネース®）は血管肉腫などに使用される．

　サリドマイド thalidomide（サレド®）は1960年代に催眠薬として繁用されたが，服用した妊婦から多くの奇形児が生まれたことから，世界的な薬害（催奇形）問題を引き起こした（図14-13）．しかし，最近になってサリドマイドが血管新生阻害作用を有することが明らかとなり，厳重な服薬管理のもとで，多発性骨髄腫に対して使用が認可された．

　そのほか，ビタミンA誘導体である**トレチノイン** tretinoin（ベサノイド®）および**タミバロテン** tamibarotene（アムノレイク®）が急性前骨髄球性白血病に使用されるが，これら薬物も催奇形性を有しており，妊婦・妊娠可能な女性には投与不可となっている（図14-13）．

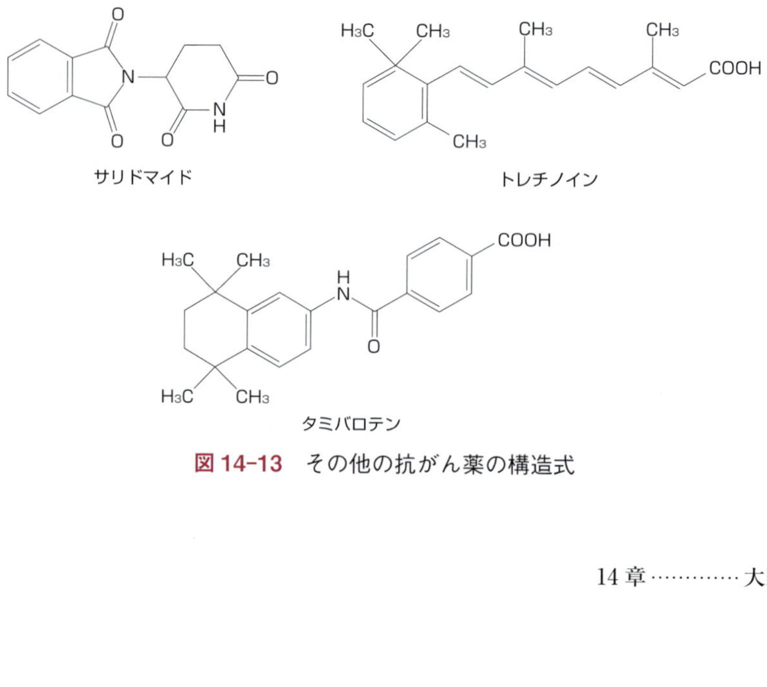

図14-13　その他の抗がん薬の構造式

14章 …………大野行弘

15章

薬理学の臨床への応用

1 薬理学研究の現状と意義

A 薬理学研究の現状

　薬理学研究は「行動で始まり，行動で終わる」といわれている．すなわち，薬物を動物に投与してその反応を解析し，その後，作用メカニズムの解明のため，作用点となる標的分子の検討を行う．そして，その結果を受け，再び動物に薬物を投与して作用メカニズムを実証することで完結する．

　一方，医薬品の開発において，多くの新規化合物を最初から動物で実験することは動物愛護の精神に反し，また使用量が多いため合成面から考えると大規模になり困難である．薬理学研究は実験動物を多く用いるが，まず代替実験ができないか（Replacement），できなければ実験動物の使用数を最小限にし（Reduction），さらに苦痛などを与えないように実験条件を改善する（Refinement）という"3R"を遵守し，動物愛護に努めなければならない．そこで，動物愛護の精神，またサンプルも少量ですむ摘出臓器や培養細胞を用いる薬理作用の代替評価法の開発が望まれ，薬理作用の細胞レベルでの代替評価法も開発されてきているが，まだまだ十分とはいえない．したがって，組織や培養細胞を用いる代替試験法をさらに展開し，多くの薬理学的検討を可能にするための努力を今後も継続的に行わなければならない．

　さらに，このような摘出臓器や培養細胞を用いる代替試験の限界もしっかり捉え，そのような場合の対処法も明確にしておかなければならない．したがって，摘出臓器や培養細胞で解明できる実験系と，動物実験を用いないと評価できない実験系を明らかにする必要がある．特に，中枢神経機能に関する研究は神経ネットワークやグリア細胞，ホルモン系による調節などがあることから，薬物の作用を細胞レベルのみで解明することは困難である．

　これらの中でも，グリア細胞に関する研究の進歩は凄まじいものがある．グリア細胞にはオリゴデンドロサイト，アストロサイトおよびミクログリアがあり，これらは神経細胞の支持体として栄養物を供給し，老廃物を排泄していると考えられていた．しかし，最近ではグリア細胞上にはさまざまな受容体やトランスポーターも存在し，さらにサイトカインなど種々の活性物質も遊離し，グリア細胞がもっと積極的に神経系の活動に関わっていることが明らかになってきている．このようなことから，グリア細胞を標的にした研究や医薬品開発なども増加している．

　さらに，薬理学研究の進歩に伴い，薬物の作用点である受容体，イオンチャネ

ル，酵素などについての研究も活発に行われている．特に，遺伝子工学の進歩により薬物の標的となる受容体，イオンチャネル，酵素などのノックアウトマウスの作製が可能となった．これらのノックアウトマウスを用いることにより受容体，イオンチャネル，酵素などの機能を明確にし，さらに薬物の作用機序を解明することが可能になった．ノックアウトマウスを用いて受容体，イオンチャネル，酵素などの機能を解明する場合，行動薬理学的手法を用いることが多いが，動物を扱える研究者が減少し，企業研究所などで問題となっている．分子生物学，遺伝子工学，電気生理学，行動薬理学などに精通したバランスのよい研究者を養成することも課題である．

B トランスレーショナルリサーチとしての薬理学研究の意義

　薬理学分野でもトランスレーショナルリサーチ translational research が注目されている．トランスレーショナルリサーチとは，基礎研究から臨床応用への「橋渡し研究」のことであり，基礎研究の成果を臨床に応用することを目的に行う研究である．薬理学において最も身近なトランスレーショナルリサーチは，現在使用されている医薬品の新たな薬理作用を基礎研究で見出し，これを臨床応用に繋げることであると思われる．現在でも，適切な治療薬が存在しない病気は数多く，さらに副作用のため治療薬の使用が制限される医薬品も少なくない．このような問題を克服するために新たな治療薬の開発も活発に行われているが，医薬品の開発には約20年もの歳月を要する．したがって，治療薬のない病気や副作用の多い医薬品を使用している目前の患者の治療には間に合うはずもない．

　現在，医薬品として使用されている薬物は，その安全性がすでに確認されている．また，薬物は1つの薬理作用だけでなく，複数の薬理作用をもっている．既存の医薬品の中から，薬物療法で難渋している患者にとって治療薬となり得る医薬品を探索することも薬理学の大きな課題であり，これもトランスレーショナルリサーチである．例えば，あのサリドマイドが安全管理手順の遵守を条件に，日本でも多発性骨髄腫に対する治療薬として承認されている．

　がん疼痛治療薬としてモルヒネ徐放性製剤，フェンタニル貼付剤，オキシコドン徐放性製剤などの麻薬性鎮痛薬が導入され，多くのがん患者が激しい疼痛から解放されるようになってきた．しかし，麻薬性鎮痛薬は神経障害性疼痛に抵抗性を示すことから，神経障害性疼痛をもつ患者には鎮痛補助薬を併用することがWHO方式がん疼痛治療法で推奨されている．鎮痛補助薬としては抗うつ薬，抗痙攣薬，局所麻酔薬，NMDA受容体拮抗薬などが使用されている．例えば，モルヒネ投与により眠気が出ているにもかかわらず，患者の痛みが取れていない場合には，モルヒネが効きにくい神経障害性疼痛を含む痛みと考えられるので，鎮痛補助薬を用いる．こ

のような場合にNMDA受容体拮抗薬であるケタミンが高頻度にモルヒネと併用され，神経障害性疼痛に効果を発揮している．ところが，ケタミンは精神症状を呈し，また精神依存を形成することから，2007年より麻薬として規制されるようになった．ケタミンの適応症は手術，検査・処置時の全身麻酔，吸入麻酔の導入であり，鎮痛は含まれていない．したがって，ケタミンをがん疼痛治療において鎮痛補助薬として使用することは，麻薬を適応外使用することになる．このような背景から，精神症状を示さず，精神依存も形成しないケタミン様の薬物の開発が医療現場から強く求められた．そこで，トランスレーショナルリサーチが開始された．

現在，わが国で医薬品として使用されているケタミン以外のNMDA受容体拮抗薬には，デキストロメトルファンとイフェンプロジルなどがある．そこで，これらの薬物の精神依存，感覚効果および鎮痛作用が検討された．ケタミンとデキストロメトルファンには幻覚発現作用があり，かつNMDA受容体拮抗薬で幻覚発現作用の強いフェンサイクリジンと類似の感覚効果を示し，精神依存も形成する．しかし，イフェンプロジルはフェンサイクリジン様の感覚効果は示さず，精神依存の形成も認められない．また，これら3つのNMDA受容体拮抗薬はモルヒネの鎮痛効果を有意に増強させる．一方，成熟したラットの脳内には主にNR1/NR2AとNR1/NR2Bサブユニットから構築されている2種類のNMDA受容体が分布している．ケタミンとフェンサイクリジンはNR1/NR2AとNR1/NR2Bから構築されているNMDA受容体を非選択的に拮抗する．デキストロメトルファンはNR1/NR2Aを，イフェンプロジルはNR1/NR2Bから構築されているNMDA受容体を比較的選択的に拮抗する．NR1/NR2Aから構築されているNMDA受容体を拮抗するフェンサイクリジン，ケタミンおよびデキストロメトルファンは幻覚などの精神症状ならびに精神依存を発現し，NR1/NR2Bから構築されているNMDA受容体を拮抗するイフェンプロジルは，精神症状も精神依存も引き起こさない（表15-1）[1,2]．イフェンプロジルは1970年代に脳循環・代謝改善薬として開発された薬物であるが，現在は脳梗塞後遺症・脳出血後遺症に伴うめまいの改善を適応症としている．イフェンプロジルは臨床において30年以上の使用経験があり，副作用も少なく，安全性の高い薬物である．このような基礎研究によるイフェンプロジルの安全性と神経障害性疼痛に対する有用性に関する報告をもとに，臨床研究が行われ，イフェンプロジルががん患者の神経障害性疼痛に対し，有用な鎮痛補助薬になることが明らかにされた．イフェンプロジルの剤形が錠剤で，使用しやすいこともあり，神経障害性疼痛を含むがん疼痛に対し，第一選択薬として使用している施設もある．さらに，イフェンプロジルがアルコール性神経障害性疼痛にも有用であることが明らかにされている．アルコール性神経障害性疼痛に有用な治療薬がないことから，今後の展開にも期待したい．

表 15-1 各種 NMDA 受容体拮抗薬の NR2A および NR2B サブユニットに対する選択性

選択性	薬物	副作用
NR2A ＞ NR2B	デキストロメトルファン（メジコン®）	幻覚，妄想 WHO/ECDD*規制検討
NR2A ＝ NR2B	ケタミン（ケタラール®）	幻覚，妄想 2007 年麻薬指定
NR2A ＜＜ NR2B	イフェンプロジル（セロクラール®）	精神症状は示さない

＊世界保健機関/薬物依存専門委員会

　このように将来の新薬開発のみでなく，現在目前で苦しんでいる患者を救うために既存の医薬品から有効な作用を詳細に検討することも薬理学の醍醐味であり，この種のトランスレーショナルリサーチを強化していく必要がある．

2 臨床現場における薬理学の重要性

　どのような医薬品にも薬理作用は複数存在し，治療に繋がる主作用とそれ以外の副作用がある．したがって，臨床現場で医薬品を使いこなすためには薬理学が必須となる．そこで，オピオイド鎮痛薬の副作用を例にあげ，臨床現場における薬理学の重要性を示す．

　モルヒネなどのオピオイド鎮痛薬は非常に強い鎮痛効果を示すものの，その副作用から十分な疼痛コントロールを妨げることが臨床現場で問題となっている．特に，便秘，悪心・嘔吐および眠気は，重大な副作用として頻度も高く，モルヒネの三大副作用といわれている．これまで，これらの副作用は一律に発現すると思われていたが，モルヒネの用量により発現する副作用が大きく異なることから，図15-1に示すような副作用ラダーが動物実験の結果を基に作成された．

　モルヒネの鎮痛用量を1としたとき，便秘は鎮痛用量の1/50用量という極低用量から発現することが分かった．また，悪心・嘔吐は鎮痛用量の1/10用量から発現し，鎮痛用量まで増加させると発現頻度はむしろ減少することも明らかになった．このように，動物実験の結果からがん疼痛治療にモルヒネを処方する際，怖々と低用量から処方すると，患者の痛みは取れず，便秘や悪心・嘔吐などの副作用が加わり，患者を一層苦しめることになる．したがって，タイトレーションを行い，速やかに十分な鎮痛用量を投与することが重要である．

　さらに，もう1つの三大副作用である眠気は鎮痛用量の2.6倍用量で発現することが動物実験で明らかになった．したがって，モルヒネを服用している患者が眠気を呈し，十分な鎮痛効果が現れている場合は，モルヒネの用量が過剰であることから，減量を試みることにより，眠気は消失する．一方，モルヒネを服用している患者が眠気を呈しているにもかかわらず，十分な鎮痛効果が現れていない場合には，患者の痛みにモルヒネが抵抗性を示す神経障害性疼痛が含まれていることが考えられるので，神経障害性疼痛に有効な鎮痛補助薬（抗うつ薬，抗痙攣薬，NMDA受容体拮抗薬など）を併用し，モルヒネの用量を減少することにより眠気は消失する．さらに，多くの医療者が不安を抱くモルヒネによる呼吸抑制は，鎮痛用量の10.4倍用量で発現することから，鎮痛用量との間に大きな差があることが分かる[3]．このように動物実験から作成した副作用ラダーは広く臨床現場で使用され，薬理学の重要性が再認識されている．

　一方，健常人にオピオイド鎮痛薬を投与すると多幸感が引き起こされ，強い精神依存，さらには繰り返し投与により身体依存が引き起こされる．しかしながら，が

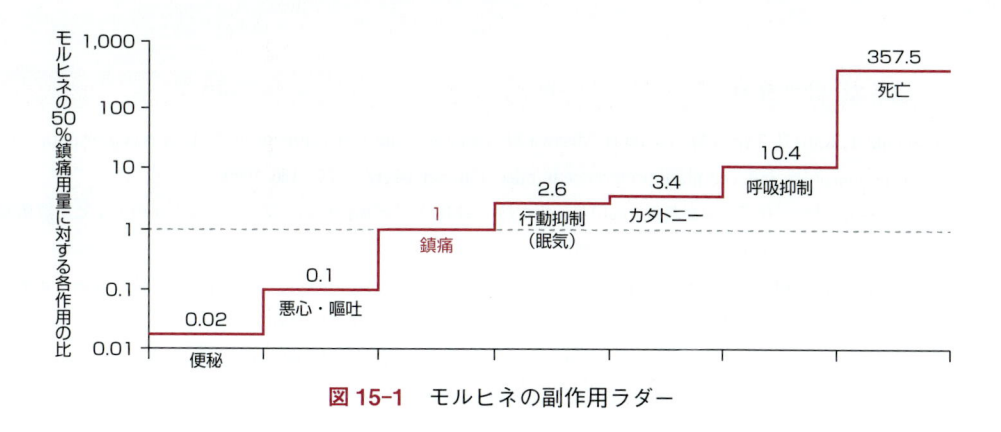

図15-1 モルヒネの副作用ラダー

ん疼痛下では，オピオイド鎮痛薬による精神依存はほとんど問題にならないことが長年の臨床経験から分かっている．動物実験においても，疼痛下ではモルヒネなどのオピオイド鎮痛薬の精神依存形成が抑制される[4]．炎症性疼痛下では精神依存の発現に深く関わっている中脳辺縁ドパミン作動性神経系の投射先である側坐核において，ダイノルフィン作動性神経系が活性化され，遊離されたダイノルフィンが神経終末のκ受容体に結合してドパミンの遊離を抑制する．一方，神経障害性疼痛の場合には，中脳辺縁ドパミン作動性神経系の起始核である腹側被蓋野において，βエンドルフィンが過剰に遊離されてμ受容体に結合する結果，μ受容体の機能が低下し，ドパミンの遊離が抑制される[5]．このように，疼痛下ではオピオイド鎮痛薬による中脳辺縁ドパミン作動性神経系の過活動は起きにくく，精神依存が発現しにくい．

　これら基礎研究の成果により，医療者は安心してオピオイド鎮痛薬を処方することができ，また患者は依存症に対する恐怖を取り除くことができる．

　以上，オピオイド鎮痛薬によるがん疼痛治療の推進に薬理学が大いに貢献している例を示した．このように領域によっては臨床現場において薬理学が大きな役割を果たしているが，ほとんど受け入れられていない領域もある．今後さらなる取り組みに期待したい．

15章 参考文献

1) Suzuki T, Kato H, Tsuda M, Suzuki H, Misawa M：Effects of the non-competitive NMDA receptor antagonist ifenprodil on the morphine-induced place preference in mice. Life Sci, 64(12)：151-156, 1999.
2) 加藤英明，目時三保子，矢島義識，成田年，鈴木勉：NMDA受容体拮抗薬イフェンプロジルのモルヒネ鎮痛補助薬としての有用性．緩和医療学，2(3)：85-95, 2000.
3) 鈴木勉，武田文和：モルヒネの低用量投与では，なぜ副作用しか出ないのか？．オピオイド治療 課題と新潮流，鎮痛薬・オピオイドペプチド研究会 編，エルゼビア・サイエンス ミクス，25-34, 2001.
4) Suzuki T, Kishimoto Y, Misawa M：Formalin- and carrageenan-induced inflammation attenuates place preferences produced by morphine, methamphetamine and cocaine. Life Sci, 59(19)：1667-1674, 1996.
5) Niikura K, Narita M, Butelman ER, Kreek MJ, Suzuki T：Neurophathic and chronic pain stimuli downregulate central mu-opioid and dopaminergic transmission. Trends in Pharmacol Sci, 31(7)：299-305, 2010.

15章 ………………… 鈴木　勉

事項索引

数字

Ⅰ型アレルギー　694, 696, 700, 704
1型糖尿病　462
Ⅰ型トポイソメラーゼ　741
2型糖尿病　462, 464
Ⅱ型トポイソメラーゼ　741
3量体Gタンパク質　30
5-アミノサリチル酸製剤　535
5α還元酵素　581, 584
5α還元酵素Ⅱ型阻害薬　452
5α還元酵素阻害薬　584
5-HT$_{1A}$自己受容体　171
5-HT$_{1A}$受容体作動薬　108, 165, 171
5-HT$_2$受容体拮抗薬　110, 663
5-HT$_3$受容体　540
5-HT$_3$受容体拮抗薬　530, 538, 541, 542, 828
14員環マクロライド系抗菌薬　779
15員環マクロライド系抗菌薬　779
16員環マクロライド系抗菌薬　780
50％致死量　10
50％中毒量　10
50％有効濃度　10
50％有効量　10

A

α-グルコシダーゼ　476, 514
α-グルコシダーゼ阻害薬　469, 476
α-シヌクレイン　218
α遮断薬　347, 350, 360
α$_1$遮断薬　580, 583, 584, 590, 609
α$_1$受容体　610, 614, 621
α$_{1A}$受容体　580
α$_{1B}$受容体　580
α$_{1D}$受容体　580
αセクレターゼ　230
αβ遮断薬　359, 360, 610
A型インフルエンザウイルス　807
AADC阻害薬　222
ABCトランスポーター　48
ACE　246, 249
ACE阻害薬　72, 318, 321, 325, 327, 336, 351, 568
acetylcholine　107
ACTH　404, 427
ACTH受容体　427
ADP受容体　312
ADP受容体P2Y$_{12}$阻害薬　663
ADP受容体阻害薬　666
AIDS　698, 807
Amblerの分類　744
AMP活性化プロテインキナーゼ　476
AMPA受容体　232
ANP　336, 337
APC受容体　681

Apo E　230
ARB　327, 365, 568
ATP　527
ATP感受性K$^+$チャネル　46, 291, 303, 463
ATP製剤　46
AUC　754
AUC/MIC　754
AVP　661

B

β-エンドルフィン　144, 412
β-グルカン　795
β細胞　462
β刺激薬　572, 573
β$_2$刺激薬　388, 578, 702
β遮断薬　158, 280, 281, 290, 293, 297, 298, 299, 300, 301, 306, 314, 318, 322, 329, 351, 358, 360, 610
β$_1$受容体　299, 560
β$_2$受容体　578, 610
βセクレターゼ　230
β溶血性連鎖球菌　308
β-ラクタマーゼ　744, 762, 766, 768
β-ラクタマーゼ阻害薬　768
β-ラクタム系抗菌薬　58, 69, 734, 756
B型慢性肝炎　546
B細胞　688, 704, 836
B細胞性非ホジキンリンパ腫　836
Bリンパ球　626, 627
Bernard-Soulier症候群　650
BG薬　476
BNP　336, 337
BPSD　230, 234

C

C型慢性肝炎　546
C細胞　459
Ca^{2+}感知受容体　454, 459
Ca^{2+}結合タンパク質　345
Ca^{2+}チャネル阻害薬　274
Ca^{2+}ポンプ　345
Ca^{2+}チャネル　44, 104
Ca^{2+}トランスポーター　50, 51
cAMP　256, 335
cAMP応答配列結合タンパク質　402
catechol-O-methyltransferase　224
CD4分子　698
CD15　711
cGMP　336
cGMP依存性タンパク質リン酸化酵素　293, 346
chemoreceptor trigger zone　150
Cl$^-$チャネル　47
Cmax　754

Cmax/MIC　754
COMT　224
COMT阻害薬　224, 554
COPD　375, 376, 380
COX　313, 718
COX阻害薬　312
COX-1　310, 524, 663, 718
COX-2　310, 524, 718
COX-2選択的阻害薬　720
Bcr/Abl阻害薬　816
craving　82
CREB　402
CRH　427
CTZ　150, 222, 540
CYP　64
――1A2　65
――2A6　65
――2B6　65
――2C19　65
――2C8　65
――2C9　65
――2D6　65
――2E1　65
――3A4　65

D

D$_2$受容体拮抗薬　530, 541
DAA　546
DHA　669
DIC　662, 682
DMARDs　697, 722
DNA依存性RNAポリメラーゼ　742, 791
DNAウイルス　803
DNA合成阻害薬　740
DNAジャイレース　741, 750
DNAポリメラーゼ　814
Dopamine System Stabilizer　110
dose-response curve　10
downregulation　78
DPP-4　464
DPP-4阻害薬　469, 474
DSS　110

E

EC$_{50}$　10
ED　589
EGFR阻害薬　816, 833, 834
EPA　669

F

Fcε受容体　694, 700
Frank-Starlingの法則　319
FSH　414, 440, 814

847

G

γ-アミノ酪酸　106
γ-グロブリン　432
γセクレターゼ　230
Gタンパク質　345
Gタンパク質共役型K⁺チャネル　285
Gタンパク質共役型受容体　23, 30, 102, 310, 402
Gタンパク質共役型受容体キナーゼ　78
Gタンパク質制御K⁺チャネル　46
GABA　21, 104, 106
GABA受容体　766, 774
GABA$_A$受容体　28, 163, 180
GABA$_A$受容体-Cl⁻チャネル複合体　128
GH分泌不全低身長症　415
Glanzmann症候群　651
GLP-1　464
GLP-1アナログ　469, 474
GLUT4　462
GnRH　405, 440
GPⅡb/Ⅲa阻害薬　670
GPCR　32

H

H$_1$受容体　540
H$_1$受容体拮抗薬　70, 702
H$_2$受容体拮抗薬　554
HAART療法　699
HCG　414
Helicobacter pylori　524
HER2　835
HER2阻害薬　816, 835
histamine　107
H⁺/K⁺-ATPase　21, 517
HIV感染症　416, 698
HMG-CoA　484
HMG-CoA還元酵素　20, 484, 489
HMG-CoA還元酵素阻害薬　70, 489
hung-over　176

I

IBS　538
IgE　626, 694, 700, 704
IL-5　704
INR　676
IP$_3$受容体　346
ISA　358

K

K⁺チャネル　46, 104, 282, 283, 286, 346, 357
K⁺チャネル開口薬　290, 291, 302, 350
K⁺チャネル阻害薬　274, 282

L

L-アルギニンバソプレシン　661
L型Ca²⁺チャネル　331
LD$_{50}$　10
LD$_{50}$/ED$_{50}$　11
LDL　482
LDLコレステロール低下薬　489
lerned tolerance　79
LH　405, 414, 440, 814
LHサージ　414
LHRHアゴニスト　830, 832
Litchfield Wilcoxon法　11

M

μ受容体　531
μ受容体刺激薬　378, 534, 538
μ受容体遮断薬　378
M$_1$受容体　578
M$_3$受容体　578, 614
MAC　118, 125
MAO　222
MAO-B阻害薬　219, 222
MARTA　110, 188, 192
MBC　751
Meyer-Overtonの法則　118, 125
MIC　751
MRSA　748, 758, 770
mTOR阻害薬　816

N

n-3系不飽和脂肪酸　496, 669
Na⁺チャネル　44, 104, 275, 279, 280, 325, 357
Na⁺/Ca²⁺交換体　258, 331, 332, 345
Na⁺/Cl⁻共輸送体　325
Na⁺/K⁺/2Cl⁻共輸送体　325
Na⁺/K⁺-ATPase　331, 357
Na⁺チャネル阻害薬　274, 275
NaSSA　198
NDM-1　750
NF-κB　536
NK細胞　688
NMDA型グルタミン酸受容体　120, 129
NMDA受容体　232
NMDA受容体拮抗薬　155
NMDA受容体非競合的拮抗薬　232
NNRTI　669
NO　244, 296, 303, 590, 637, 638
NOACs　676
No-on/delayed-on現象　222
NRTI　669
NSAIDs　108, 500, 502, 715, 718, 720, 722
NYHA分類　320, 330

O

On/off現象　222

P

P糖タンパク質　62, 70
P糖タンパク質阻害薬　679
P2X受容体ファミリー　28
P2Y$_{12}$受容体　639
P2Y$_{12}$阻害薬　666
PD　754
pD$_2$値　13
PDE$_3$阻害薬　663
PDE5阻害薬　590
PGF$_{2α}$製剤　609
PGI$_2$　291
pharmacodynamics tolerance　78
pharmacokinetic tolerance　79
PI　669
PI3K/Akt経路　36
PK/PD　751
poor metabolizer　73
PPARα　494
PPARγ　478
PPSB製剤　661
PRSP　746
PSA　584
PTH製剤　512

R

Ras/Raf/MAPK経路　36
Rhoキナーゼ阻害薬　42
RNAウイルス　803
RNA合成阻害薬　742

S

safety margin　11
SAS　376
schizophrenia　183
SDA　110, 188, 191
SERM　510
SGLT　478
SGLT2阻害薬　469, 478
SH基剤　723
SIADH　197, 198
Sicilian Gambitの分類　279
SIRS　376
SJS→スティーブンス・ジョンソン症候群
SLCトランスポーター　52
SNRI　110, 197
SSRI　72, 110, 165, 172, 197, 235
ST合剤　786
ST上昇　264
ST低下　264
sub-MIC効果　752
SU薬　472

T

TAM（T＞MIC） 755
TD₅₀ 10
TDM 783
TEN →中毒性表皮壊死症
Th2 サイトカイン阻害薬 394, 704
Th 細胞 692, 704, 705
therapeutic index 11
TNFα 466, 478, 535, 536, 639
TNFα 受容体 536
Toll 様受容体 688
t-PA 245, 308, 467, 682
TRH 404
TRH 受容体 422
TRP チャネル 47, 456
TXA₂ 310, 312, 639, 703
TXA₂ 合成酵素阻害薬 663, 666
TXA₂ 合成阻害薬 393, 703
TXA₂ 受容体 703
TXA₂ 受容体遮断薬 393, 703
TXA₂ 阻害薬 702, 703
T 細胞 686, 688, 698, 705, 706, 838
T 細胞抗原受容体 690, 706
T 細胞成熟不全症 698
T 細胞表面抗原 708
T リンパ球 626, 627

U

uncoupling 78
up and down 法 11
URAT1 494

V

Vaughan Williams の分類 275
VEGFR 836
VEGFR 拮抗薬 814
von Wilbrand 因子 309, 636
von Willebrand 病 642, 651
VRE 746
VRSA 747

W

Wearing-off 現象 222
WHO 三段階除痛ラダー 154

あ

アイソザイム 73, 718
亜鉛華軟膏 599
アクアポリン 347, 417, 560, 569
悪性胸膜中皮腫 820
悪性高血圧 364
悪性黒色腫 601, 818
悪性症候群 186, 197, 198
悪性新生物 630
悪性貧血 630
悪性リンパ腫 434, 660, 812, 818, 822, 823
アクチン 256, 345
アゴニスト 12
アジソン病 432
アシドーシス 562, 572
アスピリンジレンマ 314
アスピリン喘息 312, 500
アセチルコリン 16, 20, 21, 96, 107, 232
アセチルコリン M 受容体刺激薬 608
アセチルコリンエステラーゼ 232
アセチルコリンエステラーゼ阻害薬 16
N-アセチルトランスフェラーゼ 74
アゾール系抗真菌薬 796
圧受容器 248, 349, 594
アディポネクチン 466, 478
アデニル酸シクラーゼ 31, 310
アデノシン受容体 226, 285, 286
アデノシン受容体拮抗薬 220, 226
アデノシンデアミナーゼ欠損症 698
アテローム血栓症 654
アテローム性動脈硬化 316, 487
アテローム性プラーク 289
アトピー性皮膚炎 598
アドレナリン 16, 104, 105, 399, 400, 639
アドレナリン受容体 113
アナフィラキシーショック 9, 84, 686, 693
アポタンパク質 482, 484, 494
アポトーシス 468, 646
アポリポタンパク質 E 230
アミド型局所麻酔薬 134, 136
アミノグリコシド系抗菌薬 564, 734, 770
アミノ酸 21, 429, 552, 558
アミノ酸系神経伝達物質 106
アミノ酸製剤 586
アミノ酸トランスポーター 58, 62
アミノ酸誘導体ホルモン 399, 400
アミラーゼ 514
アミロイドβタンパク質 229, 236
アミロイド前駆体タンパク質 230, 236
アミロライド 44
アミロライド感受性 Na⁺ チャネル 104
アメーバ性肝膿瘍 732
アラキドン酸 310, 432, 641, 696, 718
アリルアミン系抗真菌薬 802
アリール酢酸誘導体 720
アルカローシス 573
アルキル化薬 706, 812, 814, 818
アルコール 77, 79
アルコール依存症 168
アルコール性肝疾患 544
アルツハイマー病 5, 229, 236, 578
アルドース還元酵素阻害薬 480

アルドステロン 249, 319, 325, 328, 336, 347, 357, 430, 557, 559, 566
アルドステロン受容体 357, 566
アルドステロン受容体拮抗薬 321, 330
アルブミン 62, 558, 560, 624, 626
アレルギー 313, 693
アレルギー性炎症反応 710
アレルギー性結膜炎 702
アレルギー性接触皮膚炎 598
アレルギー性鼻炎 393, 434, 598, 702, 703
アレルギー性皮膚炎 602
アレルギー性薬疹 84
アレルギー反応 626, 686, 693, 702, 710
アレルゲン 693
アロディニア 141
アロマターゼ 442
アロマターゼ阻害薬 448, 814, 829, 830
アンジオテンシン変換酵素 20, 246, 249, 318, 437
アンジオテンシン変換酵素阻害薬 58, 69, 306, 314, 322, 352, 480, 568
アンジオテンシンⅡ受容体 327
アンジオテンシンⅡ受容体拮抗薬 314, 322, 325, 327, 352, 365, 480
安静型狭心症 289
安全域 11
アンタゴニスト 14
アンチトロンビン 245, 638, 645, 655, 672
安定狭心症 289, 290, 291, 297
アントラサイクリン系抗がん性抗生物質 825
アンドロゲン 581, 584, 832
アンドロゲン受容体 450, 581, 584
アンドロゲン受容体遮断薬 452, 814, 829, 830

い

胃アトニー 578
胃炎 528
イオンチャネル 20, 42, 49, 101, 104, 271
イオンチャネル型グルタミン酸受容体 27
イオンチャネル内蔵型受容体 22, 26, 103
イオントランスポーター 48
イオンポンプ 48, 264
イオン輸送 49
胃潰瘍 516, 524, 525, 630
胃癌 525, 590, 812, 820, 823
異型狭心症 289
胃酸 516, 528, 552
胃酸分泌抑制薬 73, 519, 521, 522, 552
意識 115
意識障害 367, 766
萎縮 598

849

異常脳波診断薬　214
胃食道逆流症　514, 516
痛み　140
痛み抑制神経回路　145
一次求心性感覚神経　141
一次刺激性接触皮膚炎　598
一次性頭痛　157
一過性作用　6
一酸化窒素　244, 293, 527, 590, 637
一般作用　6
遺伝子　73
遺伝子多型　71
遺伝的要因　9, 66
胃粘膜局所麻酔薬　526
胃粘膜細胞　518
胃粘膜保護薬　524
イプリフラボン製剤　511
イミダゾール系抗真菌薬　796
医薬品開発　840
医療事故　7, 9
陰イオン交換樹脂　491
インクレチン　464, 474
インスリン　399, 404, 462, 464, 552, 554, 572
インスリン感受性　466
インスリン受容体　464
インスリン製剤　468, 469
インスリン抵抗性　462
インスリン非分泌系薬　469, 476
インスリン分泌増強薬　474
インスリン分泌促進薬　469, 472
インスリン様成長因子　415, 506
陰性症状　183
陰性変時　358
陰性変力　358
インターフェロン　838
インターフェロン製剤　545
インターロイキン　505, 621, 624
インターロイキン-2製剤　838
インテグリン　711
インテグロン　743
インドール酢酸誘導体　720
院内感染症　748
院内肺炎　732
インバースアゴニスト　13
インフルエンザウイルス　808
インフルエンザ菌　746
インフルエンザ脳症　808

う
ウイルス　686, 728, 803
ウイルス感染症　729
ウイルス性肝炎　544
ヴォン・ヴィルブランド因子　309, 636
うっ血症状　321
うっ血性心不全　296
うつ病　194, 546
ウレアーゼ　525

ウロキナーゼ型プラスミノゲンアクチベータ　648, 682
運動神経　94

え
エイコサノイド　398, 694, 696, 700, 712, 713, 715
エイズ　10, 416
液性調節　527
エキソサイトーシス　21
エコノマイズ効果　222
エステル型局所麻酔薬　134, 136
エストラジオール　440
エストロゲン　440, 442, 444, 506, 832
エストロゲン依存性悪性腫瘍　510
エストロゲン受容体　510, 830
エストロゲン受容体型ファミリー　26
エストロゲン受容体拮抗薬　447, 448, 829, 830
エストロゲン薬（製剤）　814, 830
エストロン　440
エフラックス機構　749
エリスロポエチン　556, 560, 626, 627, 634
エリテマトーデス　434
エルゴステロール　795, 798
塩基性薬物トランスポーター　62
遠近調節　606
エンケファリン　148
炎症性サイトカイン　432, 536, 688, 691, 712, 716, 718, 721
炎症性神経ペプチド　158
炎症性腸疾患　535, 536
炎症性疼痛　141
炎症（性）メディエーター　142, 432, 537, 718
炎症反応　694, 697, 710, 712, 715
延髄　92, 374
延髄興奮薬　377
エンドサイトーシス　420
エンドゼピン　161
エンドモルフィン　144
塩類下剤　532, 533, 539

お
オイル/ガス分配係数　118
黄体化ホルモン　814
黄体化ホルモン放出ホルモン　814, 829
黄体機能不全　444
黄体形成ホルモン　404, 405, 408, 414, 440
黄体ホルモン　440, 444
嘔吐　540
嘔吐中枢　540
横紋筋融解症　490, 494
オキサセフェム系薬　756
オキサゾリジノン系抗菌薬　734, 784
オキサペネム系薬　756

オキシカム系薬　720
オキシトシン　404, 408, 418, 444
オキシトシン受容体　418
オータコイド　12, 516, 694, 696, 700, 712, 718
オピオイド　83
オピオイド系鎮痛薬　122
オピオイド受容体　142, 540
オピオイド受容体完全作動薬　148
オピオイド受容体拮抗薬　150
オピオイド受容体作動薬　144, 534
オピオイド受容体部分作動薬　152
オピオイドローテーション　156
オプソニン効果　688
オリゴマー　230
オールドキノロン系薬　734

か
外因性コレステロール　484
壊血病　649, 658
外呼吸　370
外耳炎　621
概日リズム　404
咳嗽　370, 380
回転性めまい　617
海馬　232
潰瘍　597
潰瘍性大腸炎　515, 535, 536, 718
潰瘍性大腸炎治療薬　535
カイロミクロン　482
化学受容器（受容体）　349, 374
化学受容器引き金帯　150, 540
化学の拮抗　18
化学療法　728, 734
化学療法剤　734
過活動膀胱　578
過感受性　4
下気道感染症　728
角化細胞　594, 595
角化症　600
核酸アナログ　545
核酸系逆転写酵素阻害薬　699
核酸合成阻害薬　536
学習の耐性　79
覚せい（醒）剤　78, 81, 82
覚せい剤精神病　81
角層細胞　595
喀痰　370, 384
拡張期　242
拡張期血圧　341
拡張末期容積　319
獲得耐性　743
獲得免疫　686
獲得免疫系　690
核内受容体　25, 402, 504
核内受容体スーパーファミリー　25
下行性疼痛抑制経路　145
下肢血栓塞栓症　676
下肢深部静脈血栓症　655

850

下垂体　398, 406
下垂体後葉ホルモン　416
下垂体性巨人症　415
下垂体性小人症　409, 415
下垂体前葉ホルモン　406, 412
ガス性麻酔薬　126
ガストリン　514, 516, 517, 522, 526
カチオンチャネル　527
喀血　380
褐色細胞腫　361
活性型凝固因子　670
活性型ビタミン D_3　454, 458, 504, 505, 560
活性型ビタミン D_3 製剤　506
活性型ビタミン D_3 外用薬　600
活性化部分トロンボプラスチン時間　644
活性酸素　688, 712
活性薬　13
活動性結核　790
活動電位　258, 259
渇望　82
カテコール-O-メチルトランスフェラーゼ　219, 224
カテコール-O-メチルトランスフェラーゼ阻害薬　224, 554
カテコールアミン　78, 104, 333, 340
カテーテルアブレーション　273
寡動　220
化膿性関節炎　733
化膿性汗腺炎　733
化膿性骨髄炎　733
化膿性爪囲炎　733
痂皮　597
痂皮性膿痂疹　733
過敏症　139
過敏性腸症候群　528, 530, 531, 532, 538
過敏反応　756, 766
カプサイシン　47, 522
下部尿路結石　587
過分極　456
過分極誘発性陽イオンチャネル　47
花粉症　702
壁細胞　519
鎌状赤血球症　634
可溶性 TNFα　536
空咳　380
辛味健胃薬　528
カリウムチャネル　104
カリウム保持性利尿薬　322, 325, 330, 352, 357, 438, 561, 566, 567, 572, 573
カリクレイン　246, 560, 636, 644
顆粒球　624, 626, 634
顆粒球コロニー刺激因子　624
顆粒層　594
過量投与　8
カルシウム　504
カルシウムイオンチャネル　579

カルシウム拮抗薬　104, 158, 274, 283, 291, 293, 295, 301, 351, 364, 365
カルシウム結石　588
カルシウム製剤　508
カルシウム代謝　504
カルシウムチャネル　104
カルシトニン　400, 419, 459, 504, 505
カルシトニン受容体　459, 505
カルシトニン製剤　510
カルシトリオール　504
カルシニューリン　706
カルシニューリン阻害薬　42
カルバセフェム系薬　756
カルバペネム系抗菌薬　734, 735, 765
カルモジュリン　345
がん　812
眼圧　606
肝炎　545
感音難聴　616
感覚器受容体　23, 35
感覚神経（系）　94, 111
肝癌　544, 812
肝機能　74
冠血流量　90, 301
肝硬変　544, 545, 548
幹細胞　594
間質細胞刺激ホルモン　408, 450
間質性肺炎　10, 375, 546, 564, 820, 833
肝初回通過効果　74
乾性咳嗽　380, 382
がん性疼痛　150, 152
肝性脳症　548
肝性リパーゼ　486
間接作用　5
関節リウマチ　375, 434, 691, 697, 718, 721, 724
乾癬　600
完全作動薬　13
感染症　434, 716, 728
感染性下痢　534
感染性心内膜炎　732
含嗽薬　382
肝代謝型薬物　74
間代性痙攣　206
浣腸薬　532, 533
冠動脈　287
冠動脈拡張薬　295
間脳　92
肝庇護薬　548
眼房水　606, 608
冠攣縮性狭心症　291, 301, 303, 362
緩和ケア　153

き

気管支炎　732
気管支拡張薬　78, 382
気管支喘息　84, 300, 375, 380, 387, 434, 578, 598, 702, 703, 710, 718
気管支喘息発作　666

危険ドラッグ　84
キサンチン　498
キサンチンオキシダーゼ　498, 501
キサンチン誘導体　389, 561
寄生菌　728
寄生虫　728
寄生虫感染症　732
基礎代謝率　422
拮抗作用　16, 86
拮抗薬　14
気道過敏症　390
気道狭窄　375, 388
気道潤滑薬　384, 386
気道粘液修復薬　384, 385
気道粘液溶解薬　384
気道分泌正常化薬　384
気道分泌促進薬　382
キニジン　360
キニナーゼ　246
キニノゲン　246, 636
キニン類　247
機能性胃腸症　528, 529, 530
機能性子宮出血　444
キノロン系抗菌薬　734, 774
揮発性麻酔薬　118, 126
揮発性麻酔薬作用 K$^+$チャネル　46
気分安定薬　194
気分障害　194
偽膜性大腸炎　534
キメラ抗体　724
キメラ分子　708, 726
キモトリプシン　514
逆作動薬　13
逆説睡眠　174
逆転写酵素阻害薬　698
逆流性食道炎　514, 516
ギャップ結合チャネル　255
キャンディン系抗真菌薬　800
吸気　371
吸収　57
丘疹　597
丘疹紅斑　756
急性アルコール中毒　81
急性アレルギー反応　84
急性咽頭・喉頭炎　732
急性肝炎　544
急性冠症候群　666, 679, 683
急性血栓塞栓症　661
急性心筋梗塞　293, 295, 305, 309
急性心不全　333, 562, 572
急性蕁麻疹　599
急性膵炎　552, 554
急性前骨髄球性白血病　838
急性中耳炎　732
急性中毒　378
急性痛風関節炎　498
急性肺血栓塞栓症　681
急性肺塞栓症　683
急性白血病　660, 822
急性副鼻腔炎　732

851

急性閉塞隅角緑内障　610
急性扁桃炎　732
吸息　371
吸息中枢　374
吸着薬　532, 534
吸入ステロイド薬　387
吸入投与　56
吸入麻酔薬　115, 124, 132
吸入薬　6
橋　92
狭域抗菌薬　734
狭域ペニシリン系薬　734
狭隅角　610
凝固因子欠乏症　660
競合的拮抗　16
凝固制御機構　645
凝固促進薬　658
凝固反応　644, 680
凝集反応　642
狭心症　288, 289, 295, 297, 301, 305, 336, 348, 359, 465, 482
狭心症治療薬　290, 297
強心配糖体　76, 543, 561
強心薬　317, 321, 330, 333, 335
強直間代発作　206
強直性痙攣　206
協力作用　14
局所作用　6
局所ホルモン　514, 516, 696
局所麻酔薬　116, 132, 382
虚血性心疾患　287, 305, 334, 468
虚血性脳血管障害　683
虚血発作　348
巨赤芽球性貧血　628, 633
拒絶反応　434
去痰薬　370, 380, 382, 383
キラーT細胞　690
起立性低血圧　362, 367, 583
キレート錯体　776
近位尿細管　356, 455, 498, 558, 559, 610
菌交代症　734
金コロイド製剤　723
筋弛緩薬　123
近視性調節麻痺　608
近視調節　607
筋小胞体　345
金属カチオン　776
禁断症状　378
緊張型頭痛　157
緊張度　244
筋肉内投与　56, 60

く

グアニル酸シクラーゼ　293, 337, 346, 590
隅角　606
空腹時血糖値　468
クッパー細胞　544

苦味健胃薬　528
くも膜下出血　666
クラスⅡ抗原　690
クラミジア　730
グラム陰性菌　730, 734
グラム陽性菌　730, 734
グリア細胞　20
クリアランス　68, 72
グリコーゲン　429, 462
グリコペプチド系抗菌薬　734, 783
グリシン　21, 104, 234
グリシン受容体　28
グリセロール　430
グリニド系薬　469, 473
グルカゴン　552
グルカゴン様ペプチド-1　464
グルクロン酸転位酵素　64
グルクロン酸抱合　492, 544
グルクロン酸抱合体　70
グルコキナーゼ　463
グルココルチコイド　427, 715, 716
グルココルチコイド受容体　716
グルコース　558, 572
グルコーストランスポーター　62, 462, 463
グルタチオン S-転位酵素　66
グルタチオン抱合体　70
グルタミン酸　104, 106, 150, 232
グルタミン酸仮説　183, 184, 230
グルタミン酸受容体　207
クレアチニン　558
クレアチニンクリアランス　75
グレーヴス病　423
グロブリン　624
クロム親和性細胞腫　360, 361
クロレラ　678
クローン病　515, 535, 536
群発頭痛　157

け

経口強心薬　321
経口血糖降下薬　468
経口抗凝固薬　676
経口直接第Ⅹa因子阻害薬　680
経口直接トロンビン阻害薬　678
経口投与　56
経口避妊薬　444
形質細胞　594
形質転換　743
形質導入　743
頸椎症　578
経皮投与　57, 60
痙攣　766, 774
痙攣性便秘　532, 533
劇症肝炎　502, 548, 676
下剤　532
ゲスタゲン　440, 444
血圧　247, 327, 339, 348
血圧調節　247, 347, 350

血液　240, 243, 624, 636
血液がん　812
血液感染　544
血液凝固機構　643
血液凝固能　658
血液疾患　434, 636
血液障害　812
血液胎盤関門　8
血液脳関門　62, 534, 540
結核　772, 791
結核菌　790
血管　240, 241, 244
血管拡張薬　302, 317, 335
血管強化薬　658
血管系　240, 244
血管作動性小腸ペプチド　527
血管新生　715
血管新生阻害薬　814, 836
血管抵抗　314, 339, 341, 342
血管透過性　694, 711
血管内皮細胞　309, 341, 637, 638
血管内皮増殖因子受容体　814
血管平滑筋　342, 344
血管補強薬　658
月経　440
月経異常　444
月経困難症　444
血漿　556, 624
血漿交換療法　660
血漿浸透圧　417
血漿浸透圧上昇薬　609
血漿タンパク質　62
血小板　248, 309, 558, 624, 627, 636, 639, 640
血小板ADP受容体阻害薬　312
血小板機能異常症　650
血小板減少症　650, 678
血小板減少性紫斑病　9
血小板濃厚液　659
血小板由来増殖因子受容体　836
欠神発作　205, 206
結石　587
結石溶解薬　588
結節　597
血栓　305, 467, 486, 654
血栓症　443
血栓性血小板減少性紫斑病　643, 660, 666, 682
血栓性疾患　636, 654
血栓性微小血管症　682
血栓溶解薬　307, 309
血栓溶解療法　230, 305, 683
血中濃度　76
血中濃度曲線下面積　754
血糖調節ホルモン　552
血尿　587
結膜炎　598
血友病　650
血友病A　651
血友病B　651

852

事項索引

血友病インヒビター治療用止血製剤　661
ケトアシドーシス　480
ケミカルメディエーター　380, 391, 621
ケミカルメディエーター遊離抑制薬　391
ケモカイン　596, 690, 696, 712, 713
ケモカイン受容体　23, 35, 698
下痢　476, 532, 538
健胃消化薬　528
健胃薬　528
原虫感染症　732
原発性脂質異常症　482
原発性腹膜炎　732
原発性免疫不全症　698
原発緑内障　608
原発疹　596

こ

抗CCP抗体　721
抗CD20抗体薬　816
抗HCV薬　546
抗IgE抗体　388, 394
抗MRSA薬　783
抗悪性腫瘍薬　590
抗アセチルコリン薬　218, 220
降圧薬　583, 590
高アルドステロン症　573
抗アルドステロン薬　438, 566
抗アレルギー薬　387, 388, 390, 452, 700, 703, 829
広域抗菌スペクトル　773
広域抗菌薬　734
広域性ペニシリン　758
抗インフルエンザウイルス薬　808
抗ウイルス薬　9, 75, 546, 699, 734, 803
抗うつ薬　73, 108, 154, 158, 235, 538
抗エストロゲン薬　830
抗炎症物質　638
抗炎症薬　715
膠芽腫　818
向下垂体前葉ホルモン　406
抗ガストリン薬　522
高カリウム血症　325, 355, 567, 568, 572
高カリウム血症治療薬　570
高カルシウム血症　508, 568, 574
高カルシウム血症治療薬　574
高カルシウム結石　588
交感神経　96
交感神経系作動薬　112
交感神経遮断薬　350
抗がん性抗生物質　812, 826
抗がん薬　70, 79, 734, 812
抗寄生虫薬　734
抗凝固薬　291, 305, 312, 663, 670
抗凝固療法　654
抗菌スペクトル（抗菌スペクトラム）　734

抗菌ペプチド　688
抗菌薬　9, 75, 79, 728, 734
口腔・咽頭カンジダ症　396
口腔内投与　56
口腔粘膜貼付剤　295
抗痙攣薬　235
攻撃因子　516
高血圧クリーゼ　364
高血圧（症）　293, 348, 350
抗結核薬　790
抗血小板薬　230, 290, 305, 312, 663, 665
抗血小板療法　654, 663
抗血栓薬　663
抗原　700, 706
抗原抗体反応　9, 632
抗原抗体複合体　688
抗原提示細胞　690, 706
膠原病　375, 434
抗原物質　693
抗甲状腺薬　424
抗コリン薬　58, 390, 578, 588
抗コリン作用をもつ薬物　610
抗サイトメガロウイルス薬　806
交叉耐性　78, 788
鉱質コルチコイド　400, 436, 437, 716
鉱質コルチコイド拮抗薬　438
鉱質コルチコイド受容体　559
膠質浸透圧　624
抗蛇毒素　9
抗腫瘍薬　734
恒常性　556, 570
甲状腺機能亢進症　574
甲状腺刺激ホルモン　400, 406, 412
甲状腺刺激ホルモン放出ホルモン　400, 404, 406, 408
甲状腺ペルオキシダーゼ　420
甲状腺ホルモン　19, 399, 404, 419, 422
甲状腺ホルモン受容体　424
甲状腺ホルモン受容体型ファミリー　26
甲状腺ホルモン薬　424
抗真菌薬　734, 795, 802
合成アンドロゲン　451
合成抗菌薬　734
合成抗結核薬　734
合成鉱質コルチコイド　438
構成酵素　718
抗精神病薬　8, 110, 188, 234
合成糖質コルチコイド　434
抗生物質　734
合成プロテアーゼ阻害薬　674
合成麻薬　83
光線過敏症　565, 601, 634, 774, 775
向腺性ホルモン　399, 400
抗線溶薬　660
光線療法　602
酵素　40
酵素共役型受容体　24, 35, 103
酵素製剤　84
抗体　624, 688, 708, 816

抗体医薬　6, 697, 700, 708, 726
抗体製剤　833
交替性便通異常　538
後脱分極　269
好中球エラスターゼ選択的阻害薬　379
抗てんかん薬　108, 155, 158, 204, 226, 631
後天性血栓性血小板減少性紫斑病　660
後天性免疫不全症　698
後天性免疫不全症候群　416, 807
行動・心理症状　230, 234
行動薬理学　841
抗トロンビン薬　230
高尿酸血症　355, 498, 500, 564
更年期障害　442, 444, 449
抗ヒスタミン薬　391, 702
抗不安薬　73, 108, 163, 164, 538
後負荷　290, 291, 319, 327, 335, 336, 339
抗不整脈薬　9, 74, 155, 274, 317, 359
――，クラスⅠ群　275
――，クラスⅡ群　280
――，クラスⅢ群　282
――，クラスⅣ群　283
抗プラスミン薬　662
高プロラクチン血症　191
高プロラクチン血性排卵障害　412
興奮作用　4, 5
高分子キニノゲン　644
興奮収縮連関　255, 256
興奮性神経伝達物質　204
興奮性麻酔薬　128
興奮伝導　254
興奮伝導経路　240
抗ペプシン薬　524
抗ヘルペスウイルス薬　804
高ホモシステイン血症　655
硬膜外麻酔　124, 132
抗ムスカリン性鎮痙薬　554
抗ムスカリン薬　534, 539
抗リウマチ薬　537, 722
抗利尿ホルモン　557, 559, 661
抗利尿ホルモン分泌異常症候群　197
抗緑膿菌用ペニシリン　759
高リン血症　574
高リン血症治療薬　574
抗リン脂質抗体症候群　676
高齢者　72
呼気　371
呼吸　370
呼吸運動　371
呼吸窮迫症候群　379
呼吸刺激薬　370, 376
呼吸性アルカローシス　560
呼吸中枢　372, 374
呼吸調節中枢　374
呼吸不全　370
呼吸抑制　370, 378
黒質-線条体系ドパミン作動性神経　218
呼息　371

呼息中枢　374
骨格筋　240
骨芽細胞　454, 505, 506
骨吸収　454, 504, 505, 506, 508, 512
骨吸収抑制薬　508
骨形成　504, 506
骨形成促進薬　512
骨質改善薬　506
骨髄移植　635, 698
骨髄系幹細胞　626
骨髄系成長因子　634
骨髄腫　818
骨髄性幹細胞　634
骨髄抑制　806, 818, 820
骨粗鬆症　396, 449, 458, 460, 504, 506
骨盤内充血　533
ゴードン症候群　52
ゴナドトロピン単独欠損症　409
ゴナドトロピン放出ホルモン　409, 832
コネキシン　255
固有活性　359
コラーゲン　309, 636, 639
コラーゲン受容体　640
コリンエステラーゼ阻害薬　8, 232, 578, 580
コリン仮説　230
コルチコトロピン遊離促進ホルモン　161
コルチゾール　400, 430, 716
コルヒチン　500
コレカルシフェロール　596
コレシストキニン　161, 549, 552
コレステロール　355, 426, 482
コレステロールトランスポーター　493
混合型インスリン製剤　470
コントローラー　388

さ

サイアザイド系利尿薬→チアジド系利尿薬
細菌感染症　730
細菌性肝膿瘍　732
細菌性下痢　534
最小殺菌濃度　751
最小肺胞内濃度　118, 125
最小発育阻止濃度　751
最小有効量　10
再生不良性貧血　434, 564, 631, 635, 786
最大電撃痙攣　215
最大有効量　10
催胆薬　550
細動脈　242
サイトカイン　12, 398, 505, 506, 596, 624, 634, 690, 705, 706, 708, 712
サイトカイン受容体　39
催吐薬　540, 543
再分極　269
細胞外液　556, 570
細胞質エストロゲン受容体　442

細胞質受容体　402
細胞質プロゲステロン受容体　444
細胞周期特異性抗がん薬　820, 823, 825
細胞周期特異性薬　816
細胞周期非特異性抗がん薬　828
細胞周期非特異性薬　816
細胞傷害性抗がん薬　814
細胞傷害性細胞　688
細胞性免疫　704
細胞接着分子　636
細胞増殖阻害薬　705
細胞内受容体　25, 26
細胞膜受容体　22
催眠薬　77
サーカディアンリズム　174, 182
左室拡張期圧　336
左室拡張期容積　336
左室機能不全　336
嗄声　396
痤瘡　598
殺菌作用　534, 752, 754, 769
殺細胞性抗がん薬　812, 814
作動薬　13
サブスタンスP　150, 540
作用点　4
作用部位　4
作用薬　13
サリチル酸系薬　720
サリン　8, 20
サルコイドーシス　434
サルファ剤　536, 562, 734, 786
酸化ストレス　468
酸化的リン酸化反応　244
三環系抗うつ薬　66, 110, 194, 196
酸性プロテアーゼ　560
散瞳薬　614

し

時間依存性　4, 752
時間依存的殺菌作用　754
弛緩性便秘　532
色素性乾皮症　602
ジギタリス製剤　53, 333, 565
ジギタリス中毒　565
子宮癌　443, 812, 818
子宮筋腫　410
子宮頸管炎　733
子宮頸がんワクチン　10
糸球体腎炎　697
糸球体濾過　558
糸球体濾過率　72, 328
子宮内膜炎　732
子宮内膜癌　447
子宮内膜症　410, 444
子宮発育不全症　444
軸索伝達　99
シクロオキシゲナーゼ　20, 111, 663, 694, 715
刺激性去痰薬　386

刺激伝導系　252
刺激薬　13
止血　624, 636, 650, 679
止血促進薬　658
止血薬　658
持効型インスリン製剤　470
ジゴキシン中毒　76
自己抗原　697, 721
自己抗体　600, 632
自己防衛反応　532
自己免疫疾患　434, 686, 697, 706, 718
脂質異常症　482, 487
脂質メディエーター受容体　23, 34
止瀉薬　532, 534, 539
視床下部　92, 398, 406
視床下部性性腺機能低下症　409
視床下部ホルモン　400, 406, 408
シシリアン・ガンビットの分類　275
視神経　608
視神経障害　608
ジスキネジア　222
シスチン結石　588
シスチン尿症　588
自然抗体　688
自然再燃　82
自然再燃現象　82
自然耐性　742
自然免疫　686
持続性作用　6
市中肺炎　732
疾患修飾性抗リウマチ薬　722
実験薬理学　2
湿性咳嗽　380
至適血圧　348
自動能　269
耳毒性　769
シトクロムP450　64
シナプス　20, 101
シナプス間隙　100
シナプス間伝達　100
シナプス小胞　21, 100
自発痛　480
紫斑　649
ジヒドロテストステロン　402, 581, 584
ジヒドロ葉酸　742
ジヒドロ葉酸還元酵素　742, 786, 820
脂肪肝　545
脂肪細胞　466
脂肪酸　496, 514, 552, 687
耳鳴　769
瀉下薬　532
遮断薬　14
習慣性便秘　532, 533
習慣性流産　444
集合管　325, 437, 558
シュウ酸カルシウム結石　588
収縮期血圧　341, 348
重症感染症　434
重症筋無力症　578
重症敗血症　674, 681, 682

十二指腸潰瘍　525
終脳　90
周辺症状　230
絨毛癌　820
収斂薬　534
粥状動脈硬化　487
縮瞳　606, 609, 614
熟眠障害　174
主作用　7
出血　309, 686
出血傾向　662
出血性大腸炎　534
出血性膀胱炎　590, 818
腫瘍　812
腫瘍壊死因子-α　466, 638
受容体　12, 19, 22, 102
受容体一体型イオンチャネル　47
循環系　240
昇圧薬　333
消炎鎮痛薬　665
傷害内皮細胞　639
消化管運動機能改善薬　528, 529
消化管ホルモン　398, 464, 527
消化器癌　818
消化酵素　552, 554, 688
消化酵素薬　554
消化性潰瘍　516, 524, 666
消化薬　528
上気道感染症　728
症候性てんかん　204
症候性便秘　532
硝酸薬　293, 294, 296, 336, 365, 590
上室性期外収縮　269
上室性頻拍　302
上室性不整脈　282
脂溶性ビタミン　493
小腸コレステロールトランスポーター阻害薬　493
小腸刺激性下剤　532, 533
小腸トランスポーター　60
情動行動　171
小脳　93
上皮小体ホルモン　454
上皮性ナトリウムチャネル阻害薬　568
上皮増殖因子受容体　814
上部尿路結石　587
静脈　242, 243
静脈血栓症　654
静脈血栓塞栓症　510, 680
静脈内投与　56
静脈閉塞性疾患　682
静脈麻酔薬　115, 118
常用量依存　83
初回通過効果　58
食細胞　688
褥瘡・皮膚潰瘍治療　603
食道癌　820
植物アルカロイド　812, 823
植物エキス製剤　586
女性ホルモン　440, 506, 582, 647

女性ホルモン薬　445, 829
触覚受容器　594
ショック　9, 366, 756
徐波睡眠　174
徐脈性不整脈　268
自律神経系　96, 112, 347
自律神経節遮断薬　361
視力障害　612
心因性疼痛　141
侵害受容器　380
腎機能　75
心筋　240, 241, 256
真菌　728
真菌感染症　732
心筋梗塞　266, 271, 287, 291, 305, 306, 310, 314, 348, 465, 482, 486, 488, 590, 654, 661, 663
心筋細胞　252, 258
神経因性過活動膀胱　578
神経因性膀胱　578, 580
神経筋接合部　101, 102, 111
神経細胞　101
神経障害性疼痛　141
神経性アミノ酸受容体　22, 23, 27, 34
神経痛　600
神経伝達物質　12, 104, 106
進行性上皮麻痺　229
深在性真菌症　732
深在性皮膚真菌症　795
心室性不整脈　279, 280, 282, 283, 492, 778
浸潤性下剤　532, 533
浸潤麻酔　132
腎障害　356, 498
尋常性痤瘡　604
尋常性白斑　604
心身症　532, 538
新生児　72
新生児呼吸窮迫症候群　371, 376
腎性尿崩症　564
腎性貧血　627, 634
新鮮凍結血漿　660
心臓弁膜症　676
身体依存　82
シンチグラム　425
伸展受容器　374
心電図　260, 261
浸透圧　533, 556, 562
浸透圧性利尿薬　322, 561, 562
心毒性　139
腎毒性　769
腎尿細管障害　490
腎排泄型薬物　75
腎排泄率　75
心拍出量　319, 339, 349, 558
心拍数　248, 252, 256, 293, 334, 341, 349, 351
深部静脈血栓症　672, 676, 679, 681
心不全　317, 320, 322, 327, 336, 337, 561

腎不全　820
心房　252
心房細動　269
心房細動性脳塞栓症　676
心房性ナトリウム利尿ペプチド　321, 557
心房粗動　269
蕁麻疹　599

す

膵液　514, 552, 674
膵癌　822
髄鞘　99
膵臓ランゲルハンス島β細胞　46, 404
錐体外路　94, 96
錐体外路系運動障害　218
錐体路　94
膵プロテアーゼ　554
水分貯留　347
水疱症　599
水疱性膿痂疹　733
髄膜炎　732
睡眠　404
睡眠恒常性維持機構　174
睡眠時無呼吸症候群　376
睡眠薬　6, 8, 83, 108, 163, 376
水溶性ビタミン　633
水様便　533
水利胆薬　550
スタチン　306, 314, 489
スティーブンス・ジョンソン症候群　84, 501, 600, 720, 756
ステロイド　56, 388, 399, 400, 426, 482, 536, 542, 610, 631, 632, 634, 697, 715, 716
ステロイド外用薬　598, 599, 600
ステロイド性抗炎症薬　702
ステロイドパルス療法　600
ステロイド密封療法　599
ステロイド緑内障　610
ステント　670
ストレス　160, 183, 299, 301, 429
ストレプトキナーゼ　307, 308
ストレプトグラミン系抗菌薬　734, 789
スプレー製剤　295
スペクトル　734
スモン　10
スルホニルウレア（尿素）受容体　303, 463
スルホニルウレア（尿素）薬　303, 469, 472, 494, 502

せ

性機能障害　358
性機能不全　362
性器ヘルペス　733
静菌作用　752, 754, 777
性行為感染　544

性差　72
制酸薬　520, 776
静止膜電位　258
脆弱性-ストレスモデル　183
精神依存　82
性腺刺激ホルモン　414
性腺刺激ホルモン放出ホルモン　404, 405, 406, 409, 440, 832
生体防御システム　686
生体防御反応　710
生体リズム　403, 404
成長ホルモン　399, 404, 406, 415
成長ホルモン放出ホルモン　400, 406, 410
成長ホルモン放出抑制ホルモン　406
整腸薬　10
制吐薬　540
生物学的製剤　708, 721, 722, 724
生物学的半減期　76
生物学的利用能　75
性ホルモン　426
生理学的疼痛　140
生理活性アミン受容体　22, 23, 27, 32
生理活性ヌクレオチド受容体　22, 28
生理活性ヌクレオチド・ヌクレオシド受容体　23, 34
生理活性分子　710
生理活性ペプチド受容体　23, 34
生理的拮抗　18
咳　380
咳運動　380
脊髄くも膜下麻酔　132
脊髄小脳変性症　409
咳中枢　380
セクレチン　552
癤（せつ）　733
舌下錠　295, 296
赤血球　558, 624, 626, 634
接触皮膚炎　598
絶対不応期　240
切迫性尿失禁　578
切迫流産　444
セフェム系抗菌薬　734, 760
D-セリン　234
セリン・スレオニンキナーゼ　42, 464, 476
セリン・スレオニンキナーゼ型受容体　24, 38
セリン・スレオニンキナーゼ阻害薬　42
セリン・スレオニンフォスファターゼ阻害薬　42
セリンプロテアーゼ　308, 474
セレクチン　711
セロトニン　21, 104, 110, 158, 171, 194, 527, 639, 700
セロトニン 5-HT$_{1A}$ 自己受容体　171
セロトニン 5-HT$_{1A}$ 受容体作動薬　108, 165, 171
セロトニン 5-HT$_2$ 受容体拮抗薬　110
セロトニン 5-HT$_3$ 受容体　540

セロトニン 5-HT$_3$ 受容体拮抗薬　530, 539, 541, 542, 828
セロトニン 5-HT$_4$ 受容体　27, 530
セロトニン系抗不安薬　165, 171
セロトニン症候群　197, 198
セロトニン・ドパミン遮断薬　188, 191
セロトニントランスポーター　54, 197
セロトニン・ノルアドレナリン再取り込み阻害薬　110, 194, 197
線維芽細胞　594
遷延性意識障害　409
尖圭コンジローマ　733
全静脈麻酔　124
全身作用　6
全身性エリテマトーデス　697, 718
全身性炎症反応症候群　376
全身麻酔薬　107, 116, 376
喘息発作　388
選択作用　6
選択的 M$_1$ 受容体拮抗薬　554
選択的エストロゲン受容体モジュレーター　510
選択的セロトニン再取り込み阻害薬　72, 110, 165, 172, 194, 197, 235
先端巨大症　415
蠕虫感染症　732
疝痛　587
前庭神経炎　618
先天性 AT 欠乏症　672
先天性血栓性素因　655
先天性プロテイン C 欠損症　681
先天性ヘテロプロテイン C 欠損症　677
先天性免疫不全症　698
先天性溶血性貧血　632
蠕動運動　532, 533
前頭葉　90
全般発作　205, 216
全般発作治療薬　216
前負荷　290, 291, 318, 319, 327, 335, 339
線溶機構　647
線溶系　636
線溶阻害薬　662
線溶促進薬　663
線溶抑制薬　658
前立腺癌　410, 444, 452, 584, 829
前立腺特異抗原　584
前立腺肥大症　522, 534, 581, 582, 583

そ

躁うつ病　194
造影剤　84
相加作用　14, 86
臓器移植　706
早期後脱分極　266
双極性障害　194, 200
造血因子　634
造血器悪性腫瘍　682
造血性サイトカイン　692

奏効性ホルモン　399, 400
相乗作用　86
早朝覚醒　174
阻害薬　40
側頭葉　91
即発痛　696, 702
続発疹　597
続発性腹膜炎　732
続発性免疫不全症　698
続発緑内障　608
組織移行　61
組織移行性　773, 784
組織プラスミノーゲンアクチベータ　245, 307, 467, 682
速効型インスリン製剤　470
速効性作用　6
ソマトスタチン　406, 410, 415, 514, 516, 517, 527
ソリブジン薬害事件　87

た

第 1 相反応　66
第 2 相反応　66
第 8 脳神経　769
第VIII因子濃縮製剤　660
第IX因子濃縮製剤　661
第 Xa 因子特異的阻害薬　672
第一世代抗精神病薬　110, 184, 188
第一世代セフェム系抗菌薬　734, 760
大うつ病性障害　194
体液性免疫　704
ダイオキシン受容体　26
第三世代抗精神病薬　192
第三世代セフェム系抗菌薬　734, 761
代謝拮抗薬　812, 820
代謝性アシドーシス　378, 462, 562, 568, 572
体循環　240
大循環　240
帯状疱疹　600, 733, 804, 806
大静脈　241
耐性　4, 76
耐性機構　742
耐性菌　734, 742, 781, 786
苔癬　598
代替酵素　748
大腸癌　532, 834
大腸菌　550
大腸刺激性下剤　532, 533, 539
耐糖能　355
大動脈　241
体内動態　55
体内時計機構　174
第二世代抗精神病薬　7, 8, 110, 184, 190
第二世代抗ヒスタミン薬　391
第二世代セフェム系抗菌薬　734, 760
大脳　92
大脳基底核　92

大脳辺縁系　92
ダイノルフィン　144
大麻　84
退薬症候(状)　82, 170, 182
第四世代セフェム系薬　734
ダウンレギュレーション　78
唾液アミラーゼ　514
タキキニンNK_1受容体　540, 541
タキソイド系化合物　814
タキフィラキシー　77, 78
多形紅斑　600
ターゲット療法　6
多元受容体標的化抗精神病薬　188, 192
多剤耐性アシネトバクター　750
多剤耐性菌　742, 750
多剤耐性結核菌　750, 791
多剤耐性緑膿菌　750, 789
多剤併用療法　699
多胎妊娠　447
脱殻　803
脱顆粒　702
脱感作　329
脱共役　78
脱分極　266
脱リン酸化酵素阻害薬　42
多能性造血幹細胞　624
多発性関節炎　721
多発性骨髄腫　590, 812, 818, 838
ターンオーバー　594
胆管炎　732
単球　624, 690
炭酸ガス　377, 624
炭酸脱水酵素　322, 559, 562, 610
炭酸脱水酵素阻害薬　322, 325, 378, 561, 562, 610
短時間作用型$β_2$受容体刺激薬　387
短時間作用型気管支拡張薬　388
胆汁　549
胆汁酸　482, 484, 491, 514
胆汁酸ミセル　491
単純性尿路感染症　732
タンジール病　52
弾性血管　242
男性ホルモン　400, 450, 581, 582, 584
胆石　549, 552
胆道癌　822
胆嚢炎　732
タンパク結合　62
タンパク結合率　75
タンパク質リン酸化酵素　41
タンパク同化ステロイド　452, 631
タンパク分解酵素阻害薬　552

ち

チアジド系利尿薬　321, 322, 325, 355, 559, 561, 564, 588
チアゾリジン系薬　469, 478
チアノーゼ　365
チエノジアゼピン誘導体　108

遅延後脱分極　268
チェーン・ストークス呼吸　150
遅延整流性K^+チャネル　46
チオカルバミン系抗真菌薬　802
知覚神経(系)　94, 111
蓄尿障害　578
蓄尿障害治療薬　578
遅効性作用　6
致死量　4, 10, 12
遅発性ジスキネジア　186
遅発相　694, 696
中核症状　230
中間型インスリン製剤　470
中耳炎　621
中枢化学受容器　377
中枢作用性鎮痛薬　108
中枢神経系　90
中枢神経障害　774
中枢神経毒性　139
中枢性$α_2$アドレナリン受容体作動薬　123
中枢性アセチルコリン薬　391
中枢性交感神経抑制薬　361
中枢性呼吸刺激薬　376, 377
中枢性作用薬　107
中枢性思春期早発症　410
中枢性鎮咳薬　380
中枢性尿崩症　417, 661
中枢性非麻薬性鎮咳薬　381
中枢性麻薬性鎮咳薬　381
中性脂肪　463, 482, 514
注腸液　536
中途覚醒　174
中毒性表皮壊死症(中毒性表皮壊死融解症)　84, 203, 501, 600, 756
中毒濃度　76
中毒量　4, 10, 12
中脳　92
中脳辺縁ドパミン神経系　82
中膜　605
中和薬　672
腸アトニー　578
腸運動抑制薬　532, 534
腸炎　537
腸管感染症　732
腸肝循環　493
長期管理薬　388, 389
腸クロム親和性細胞　527
長時間作用型気管支拡張薬　388
超速効型インスリン製剤　469
超多剤耐性結核菌　791
腸内細菌　548
腸内殺菌薬　532, 534
腸内免疫　236
腸閉塞　533, 534
直接作用　5
直接作用型抗ウイルス薬　546
直腸癌　820
直腸性便秘　532
直腸内投与　56, 60

チラミン　77
治療係数　11
治療薬物モニタリング　783
治療有効濃度　76
チロキシン　400
チログロブリン　419
チロシン　105, 361
チロシンキナーゼ　402, 464
チロシンキナーゼ会合型受容体　24, 38
チロシンキナーゼ型受容体　24, 35, 103
チロシンホスファターゼ型受容体　24, 39
チロシンリン酸化酵素型受容体　103
鎮咳薬　370, 380
鎮痙薬　552, 554, 588
鎮痛補助薬　108, 154
鎮痛薬　84, 550, 552, 554, 588

つ

痛覚　596
通性嫌気性菌　731
通性細胞内増殖菌　731
痛風関節炎　500
痛風結節　498
痛風発作　498, 500
痛風発作治療薬　500

て

低亜鉛血症　794
低アルドステロン症　572
低アルブミン症　74
低カリウム血症　333, 355, 357, 562, 565, 566, 568
低カリウム血症治療薬　572
低カルシウム血症　574
低カルシウム血症治療薬　574
定型抗精神病　184
低血圧　367
低血糖　297, 470, 473, 775
抵抗血管　242
定常状態　76
ディジョージ症候群　698
ディスク拡散法　751
低ナトリウム血症　568, 569
低フィブリノゲン血症　660
低分子化合物　816, 833
低分子チロシンキナーゼ阻害薬　834, 836
低分子ヘパリン　671
デ・エスカレーション療法　734
テオフィリン薬　389
デキストリン　514
テストステロン　402, 442, 450, 581, 584
テタニー　574
鉄芽球性貧血　631
鉄欠乏性貧血　630
鉄剤　632, 776

テトラサイクリン系抗菌薬　734, 781
テトラヒドロカンナビノール　84
テトロドトキシン　44
電位依存性Ca^{2+}チャネル　44, 204, 345, 463
電位依存性L型Ca^{2+}チャネル　301, 333
電位依存性Na^+チャネル　44, 104, 130, 204, 259
電位依存性Na^+チャネル阻害薬　480
伝音難聴　616
電解質異常　565
電解質平衡異常治療薬　570
てんかん　204
てんかん重積症　206
点眼薬　607
電撃性紫斑病　681
転座反応　740
伝染性膿痂疹　733
伝達麻酔　132
伝導ブロック　268
天然糖質コルチコイド　432
天然ペニシリン　757
デンプン　514

と

同化促進ホルモン　462
動眼神経　606, 607
洞結節　252
統合失調症　183
糖質コルチコイド　400, 427, 432, 715
糖質コルチコイド合成阻害薬　436
糖質コルチコイドホルモン　715
糖新生　429, 462
糖タンパク質　639
等張尿　559
頭頂葉　90
疼痛　140
糖毒性　468
糖尿病　462, 482
糖尿病三大合併症　468
糖尿病神経障害　468
糖尿病腎症　468, 480
糖尿病性ケトアシドーシス　468, 572
糖尿病性ニューロパチー　578
糖尿病網膜症　468
糖負荷試験　468
動脈　241, 243
動脈血栓症　654, 663
動脈硬化　289, 305, 482, 488, 654, 663
動揺病　541
投与経路　60
糖類下剤　532, 533
特異体質　9
特異的ベンゾジアゼピン受容体遮断薬　378
毒性　8
毒性学　2
特発性てんかん　204
毒物学　2

突然死　289
突然変異　750
トーヌス　244
ドーパ　105
ドパミン　21, 104, 105, 106, 218, 361, 406, 416
ドパミンD_2受容体　540
ドパミンD_2受容体拮抗薬　526
ドパミン仮説　183, 184
ドパミン経路　185
ドパミン受容体　333
ドパミン受容体作動薬　224
ドパミン部分作動薬　188, 192
ドパミン補充療法　220
ドパミン遊離促進薬　220, 226
トポイソメラーゼ　740, 750, 814, 824
トポイソメラーゼ阻害薬　814, 824, 825
トポイソメラーゼⅠ阻害薬　825
トポイソメラーゼⅡ阻害薬　825
ドライスキン　598
トラフ値　754
トランスポーター　21
トランスレーショナルリサーチ　841
トリアゾール系抗真菌薬　798
トリグリセリド　466, 482
トリグリセリド低下薬　494
トリプシン　514
トリプシン型タンパク質分解酵素　674, 675
トリプタン系薬物　158
トリヨードチロニン　400
トルサード・ド・ポアンツ　271, 283
トロポニン　256
トロポニン複合体　330
トロンビン　245, 639, 642, 644, 646, 675, 678, 681
トロンビン製剤　662
トロンボキサン　694
トロンボキサン合成酵素阻害薬　663, 666
トロンボキサンA_2　309, 639, 703
トロンボキサンA_2合成阻害薬　393, 703
トロンボキサンA_2受容体　703
トロンボキサンA_2受容体遮断薬　393, 702
トロンボキサンA_2阻害薬　702, 703
トロンボポエチン　626
トロンボモデュリン　638, 646

な

内因性オピオイドペプチド　144
内因性拮抗物質　78
内活性　14
内呼吸　370
ナイトロジェンマスタード類　818
内皮細胞　244, 247, 287, 339, 637, 638
内分泌系　398
内分泌ホルモン受容体　23, 34

ナチュラルキラー細胞　688
納豆　678
ナトリウム－グルコース共輸送体　478
ナトリウム・グルコーストランスポーター　54
ナトリウムチャネル　104, 568
ナトリウムチャネル阻害薬　566
ナトリウム排泄　347
ナトリウム利尿　557
ナトリウム利尿ペプチド　337
ナフタレン誘導体　720
難聴　616, 769

に

にきび　604
肉芽腫　790
肉腫　812
ニコチン酸系薬　494
ニコチン酸受容体　494
ニコチン性アセチルコリン受容体　27, 101, 111, 112
二酸化炭素　370, 377
二酸化炭素分圧　374
二次性高血圧　348
二次性脂質異常症　482
二次性頭痛　157
ニトロソウレア類　818
乳癌　447, 812, 818, 820, 822, 823, 829
乳酸アシドーシス　478
乳汁分泌抑制　442, 444
乳汁漏出症　412
入眠困難　174
ニューキノロン系抗菌薬　734, 773
ニューマクロライド　779
ニューロペプチドY　161
ニューロレプト無痛法　124
尿アルカリ化薬　503, 588
尿意切迫感　578
尿細管分泌　558
尿酸　355, 498, 502, 558
尿酸結石　588
尿酸降下薬　500, 503
尿酸産生阻害薬　588
尿酸生成抑制薬　500, 501
尿酸トランスポーター　54, 494, 498, 502
尿酸排泄促進薬　500, 502, 503
尿酸分解酵素薬　500, 502
尿失禁　576, 578
尿素　558
尿糖　480
尿道炎　733
尿閉　587, 590
尿路感染症　587, 773
尿路結石　498, 502, 503, 587
妊娠高血圧症　361
認知機能障害　183
認知行動療法　194
認知症　229
忍容性　492

ぬ

ヌクレアーゼ　514
ヌクレオシドトランスポーター　62

ね

熱傷　572
熱ショックタンパク質　432, 524, 716
ネフローゼ　434, 718
粘液水腫　423
粘液線毛輸送　383
粘液溶解型去痰薬　384
粘膜上皮細胞　687
粘膜保護薬　524

の

ノイラミニダーゼ　808
脳血管拡張薬　393
脳血管疾患　468, 482, 578
脳血管性認知症　229
脳血管攣縮　666
脳梗塞　230, 465, 482, 486, 488, 654, 663
囊腫　597
脳出血　348
脳腫瘍　812, 818
脳循環改善薬　235
脳性 Na 利尿ペプチド　336
膿瘡　598
脳塞栓症　680
脳代謝改善薬　235
濃度依存性　4
濃度依存的殺菌作用　754
脳内報酬系　82
脳浮腫　562
膿疱　597
ノルアドレナリン　21, 96, 104, 105, 106, 110, 194
ノルアドレナリン作動性・特異的セロトニン作動性抗うつ薬　194, 198
ノルアドレナリン受容体　112
ノルアドレナリン・セロトニン作動性抗うつ薬　110
ノルアドレナリン前駆物質　228
ノンレム睡眠　174, 176

は

肺うっ血　317
肺炎　380
バイオアベイラビリティ　58, 60, 75
バイオフィルム　750, 752
肺癌　590, 812, 818, 820, 822, 823
敗血症　732
肺高血圧症　669
肺呼吸　370
肺サーファクタント　379, 383
排出型トランスポーター　60
肺循環　240
肺伸張受容器　380
排泄　68
肺塞栓症　655, 676, 680
排胆薬　550
肺動脈性肺高血圧症　590
ハイドロキシウレア　634
排尿困難　522, 587
排尿障害　534, 582, 583, 586, 590
肺胞　370, 380
排卵　444, 447
排卵誘発薬　447
パーキンソン症状　96
パーキンソン病　218, 578
白癬　733
拍動　266
白内障　612
破骨細胞　454, 459, 505, 506, 508, 510
バージャー病　365
パーシャルアゴニスト　13
播種状紅斑　756
播種状紅斑丘疹　600
播種性血管内凝固症候群　662, 681, 682
バセドウ病　423, 424
バソプレシン　347, 350, 399, 404, 408, 417, 427, 557, 559
バソプレシン V_1 受容体　347
バソプレシン V_2 受容体　347
バソプレシン V_2 受容体拮抗薬　561
バーター症候群　52
麦角アルカロイド誘導体　412
白金製剤　812, 828
白血球　432, 558, 624, 626, 634, 711
白血病　434, 590, 812, 818, 820, 822, 823
発達緑内障　608
発熱　756
パラアミノ安息香酸　742, 786
バランス麻酔　124
バリア機能　598
バルビツール酸系（睡眠）薬　77, 108, 118, 180, 207
バルーンカテーテル　670
斑　596
半減期　76
バンコマイシン耐性黄色ブドウ球菌　747
バンコマイシン耐性腸球菌　746
瘢痕　598
反射性頻脈　364
ハンセン病　791
反跳性不眠　182
ハンチントン病　229
反復投与　76

ひ

鼻炎　621
非回転性めまい　618
非核酸系逆転写酵素阻害薬　699

皮下結節　498
非加熱血液凝固因子製剤　10
光感作性物質　602
光毒性皮膚炎　602
非競合的拮抗　16
ビグアナイド薬　469, 476
鼻腔内投与　57
非結核性抗酸菌症　791
微小管阻害薬　814, 823
非上皮癌　812
皮疹　756
非神経因性過活動膀胱　578
ヒスタミン　104, 107, 432, 514, 516, 517, 522, 626, 694, 696, 700
ヒスタミン受容体　702
ヒスタミン H_1 受容体　540
ヒスタミン H_1 受容体拮抗薬　70, 521, 553, 554, 702
ヒスタミン H_2 受容体拮抗薬　554
ヒスチジンキナーゼ会合型受容体　24, 38
非ステロイド性抗炎症薬　4, 20, 68, 84, 108, 313, 500, 502, 588, 715, 718, 722
ビスホスホネート薬　508, 574
ビスマス製剤　534
非選択性陽イオンチャネル　47
非選択的小胞性モノアミン輸送体　361
ビタミン A　493
ビタミン B_{12}　628, 632
ビタミン B_{12} 欠乏症　630
ビタミン B_6　631, 633
ビタミン C　649
ビタミン D　430, 482, 574
ビタミン D 受容体　508
ビタミン D_3　399, 560
ビタミン D_3 受容体　454
ビタミン K　662, 676
ビタミン K エポキシド還元酵素　676, 762
ビタミン K 欠乏症　651, 662
ビタミン K_2 製剤　508
ヒダントイン誘導体　108
ピック病　229
非定型抗精神病薬　184
ヒト化抗体　724
ヒト化抗ヒト IgE モノクローナル抗体　394
ヒト型モノクローナル抗体　536, 670, 836
ヒトゲノム　40
ヒト絨毛性性腺刺激ホルモン　414
ヒト腫瘍壊死因子 α　535
ヒドロキシアパタイト　504, 509
避妊薬　444
非バルビツール酸系睡眠薬　108, 180
皮膚炎　718
皮膚真菌症　599
皮膚軟化薬　604
皮膚粘膜眼症候群　501, 720, 756

859

非プリン型選択的キサンチンオキシダーゼ阻害薬　502
非ベンゾジアゼピン系睡眠薬　108, 178
非弁膜症性心房細動　679, 680
ヒマシ油　533
非麻薬性鎮痛薬　588
肥満細胞　394, 594
病原体　686, 728
表在性出血　649
表在性真菌症　732
表在性皮膚真菌症　795
標的分子　4, 8
表皮　594
表皮剥離　597
表面麻酔　132
日和見感染　698
びらん　516, 597
ピリミジン代謝拮抗薬　814, 820
ビリルビン　67, 544, 626
ビリルビン結石　549
ピリン系解熱鎮痛薬　9, 10
ピロリ除菌療法　525, 526
ビンカアルカロイド類　814
貧血　627, 633
頻尿　578
頻拍性不整脈　266
頻脈　522

ふ

ファーテル・パチニ小体　594
不安障害　160
不安定狭心症　288, 289, 291, 293, 305
不安定膀胱　578
フィッシャー比　548
フィードバック　250, 440
フィブラート系薬　75, 494
フィブリノゲン　310, 624, 645
フィブリン　308, 645, 648
フィブリン血栓　638, 639, 647, 648, 682
フィラメント　738
フェイルセーフ機構　691
フェナム酸誘導体　720
フェニルアルキルアミン系カルシウム拮抗薬　259
フェニル酢酸誘導体　720
フェノチアジン系抗精神病薬　190
フェリチン　630
不応期　333
フォン・ヴィレブランド因子　309, 636
腹圧性尿失禁　578
副交感神経　96, 516
副交感神経系作動薬　112
副甲状腺　398, 504
副甲状腺機能　574
副甲状腺ホルモン　454, 504
副甲状腺ホルモン薬　456
複雑性尿路感染症　732

副作用　7, 8
副腎クリーゼ　432, 434
副腎性器症候群　432, 434
副腎男性ホルモン　438
副腎皮質刺激ホルモン　399, 400, 406, 412, 427
副腎皮質刺激ホルモン放出ホルモン　406, 409, 427
副腎皮質ステロイド　574, 634, 715, 722
副腎皮質ホルモン　399
腹部不快感　538
腹部膨満　476
浮腫　250, 478, 563, 564, 711
不整脈　265, 269, 292, 301, 332, 359, 362
ブチアリン　514
ブチリルコリンエステラーゼ　232
ブチロフェノン系神経遮断薬　123
不妊症　447
部分作動薬　13
部分発作　205, 216
部分発作治療薬　215
不飽和脂肪酸　496, 703
不眠　174
プラーク　289, 487
ブラジキニン　142, 328, 636, 644
プラスミド　750
プラスミノゲン　245, 307, 308, 638, 648, 682
プラスミノゲンアクチベータ　638
プラスミノゲンアクチベータインヒビター-1　638
プラスミン　245, 307, 648, 682
プラチナ製剤　812, 814, 828
フラッシュバック現象　82
フラボノイド　511
フランク-スターリングの法則　319
プリン拮抗薬　536
プリン受容体　22, 23, 28, 34, 310, 312
プリン体　498
プリン代謝拮抗薬　814, 822
プリンヌクレオチド　498
フルアゴニスト　13
フルオロキノロン系薬　734
フルオロピリミジン系抗真菌薬　800
プルキンエ線維　254, 284
ブレイクポイント MIC　751
プレグネノロン　426
プロオピオメラノコルチン　412
プロゲステロン　440, 444, 450
プロゲステロン受容体　830
プロゲステロン薬　814, 829, 830, 832
プロスタグランジン　5, 20, 310, 398, 516, 524, 560, 694, 716, 718
プロスタグランジン E_2　142, 517
プロスタグランジン $F_{2\alpha}$　609
プロスタグランジン H_2　703
プロスタグランジン産生経路　310
プロスタグランジン製剤　522
プロスタサイクリン　637, 666, 668

プロスタサイクリン誘導体　668
プロタミン　672
ブロッカー　14
プロテアーゼ　552
プロテアーゼ活性化受容体　638, 681
プロテアーゼ阻害薬　554, 645, 698
プロテアソーム　690
プロテイン C　245, 645, 646, 655, 682
プロテイン C 受容体　638
プロテイン S　646, 655
プロテインキナーゼ　41, 258, 310, 333
プロテクションタンパク質　748
プロドラッグ　64, 610, 678, 773
プロトロンビン　624, 642, 644
プロトロンビン時間　644, 676
プロトンポンプ　21, 517, 522
プロトンポンプ阻害薬　521, 525, 553
プロピオン酸誘導体　720
プロビタミン D_3　458
プロビット法　11
プロホルモン　454
プロラクチン　404, 416
プロラクチン放出因子　416
プロラクチン放出抑制ホルモン　406, 412
分子標的薬　6, 812, 814, 833
分泌促進型去痰薬　386
分布　61
分布容積　72
分裂促進因子活性化タンパク質キナーゼ経路　36

へ

平滑筋弛緩薬　579
閉経　506
閉経期　440
閉経後骨粗鬆症　442, 448
閉経後の末期乳癌　442
閉経前乳癌　410
平衡失調　618
閉塞隅角緑内障　609
閉塞性動脈硬化症　468, 663, 669, 670
閉塞性肺疾患　300
壁細胞　519
ペースメーカー　266
ペナム系薬　734
ペニシリナーゼ　744, 757, 766, 768
ペニシリナーゼ耐性ペニシリン　758
ペニシリン系抗菌薬　734, 756
ペニシリン結合タンパク質　737
ペニシリン耐性肺炎球菌　746
ペネム系抗菌薬　734, 756, 767
ヘパラン硫酸　245, 670
ヘパリン　645, 670
ヘパリン起因性血小板減少症　660, 672, 676
ペプシノゲン　514, 517
ペプシン　514, 517, 524
ペプチドグリカン　739, 737, 790

事項索引

ペプチド系抗菌薬　734
ペプチドトランスポーター　62, 69
ペプチドホルモン　399, 400, 454
ヘマグルチニン　808
ヘム　630, 632
ヘモグロビン　240, 624, 626, 630, 632
ヘリコバクター・ピロリ　524, 528
ペルオキシソーム増殖剤応答性受容体γ　478
ペルオキシダーゼ　712
ヘルペスウイルス　804
ベンザミド系抗精神病薬　190
ベンジルアミン系抗真菌薬　802
ベンジルペニシリン　58
片頭痛　157
偏性嫌気性菌　731
偏性好気性菌　730
偏性細胞内増殖菌　731
ベンゾジアゼピン系（抗不安，睡眠）薬　83, 108, 118, 122, 166, 207, 234
ベンゾジアゼピン受容体　176
胼胝　598
便秘　150, 522, 532, 534, 538, 539
ヘンレ係蹄　558, 562

ほ

蜂窩織炎　733
防御因子　516, 522, 524
芳香性健胃薬　528
芳香族L-アミノ酸脱炭酸酵素　220
芳香族L-アミノ酸脱炭酸酵素阻害薬　222
芳香族炭化水素受容体　26
放出ホルモン　406
膨疹　597
放線菌　777, 780, 783, 786, 788
膨張性下剤　532, 533
放屁　476
傍濾胞細胞　459
ホジキンリンパ腫　818
ポジティブフィードバック　644
ホスホジエステラーゼ　335
ホスホジエステラーゼ5　590
ホスホジエステラーゼ阻害薬　314, 330, 663
ホスホマイシン系抗菌薬　734, 786
ホスホランバン　51, 346
ホスホリパーゼ　32, 310, 346, 715
補体　688
勃起不全　584, 589
発作　288, 289
発作性上室頻拍　275
発作治療薬　388, 389
発疹　9, 565, 686
骨のリモデリング　505
ボーマン嚢　558
ホメオスタシス　174, 398, 570
ポリエンマクロライド系抗真菌薬　798
ポリペプチド系抗菌薬　734, 789

ポーリン　748, 750, 777
ポルフィリン症　602
ホルミルトランスフェラーゼ　742
ホルモン　12, 19, 347, 398, 399, 624
ホルモン応答配列　402
ホルモン感受性リパーゼ　494
ホルモン剤　84, 583, 584, 812, 814
ホルモン療法　830
ホロ酵素　741
ボーン・ウイリアムスの分類　274
本態性高血圧　348

ま

マイコプラズマ　375, 730
マイスネル小体　594
膜結合型グアニル酸シクラーゼ型受容体　24, 38
膜電位　258
膜内イオンチャネル　809
マクロファージ　371, 432, 486, 594, 596, 626, 634, 686, 688, 698, 710, 712, 721, 838
マクロファージコロニー刺激因子　505, 624
マクロライド系抗菌薬　67, 734, 777
麻酔　115
麻酔深度　120
麻酔補助薬　120, 122
マスト細胞　594, 694, 700, 702, 704, 712
末梢化学受容体　377
末梢性血管拡張薬　337
末梢血管抵抗　352
末梢循環障害　361
末梢神経系　94, 111
末梢性交感神経抑制薬　362
末梢性呼吸刺激薬　376, 378
末梢性鎮咳薬　382
末梢動脈疾患　654
末端肥大症　415
麻痺性イレウス　534, 578
麻薬　82
麻薬拮抗性鎮痛薬　124
麻薬拮抗性呼吸刺激薬　378
麻薬性鎮痛薬　77, 376
マルターゼ　476
マルトース　514
満月様顔貌　430
慢性胃炎　529
慢性萎縮性胃炎　525
慢性肝炎　545
慢性骨髄性白血病　822
慢性心不全　317, 320, 327, 333
慢性腎不全　574
慢性蕁麻疹　599
慢性膵炎　552, 554
慢性中毒　81
慢性動脈閉塞症　675
慢性閉塞性動脈硬化症　297

慢性閉塞性肺疾患　375, 376, 380

み

ミオクロニー発作　216
ミオシン　256, 345
ミオパチー　490
ミクログリア　230
ミコナゾール　678
ミサイル療法　6
水チャネル　347, 560, 569
ミセル　484
ミネラルコルチコイド　436, 716
ミネラルコルチコイド受容体　325, 347
未分画ヘパリン　670
耳鳴　769

む

無顆粒球症　666
無月経　444, 530
無効量　4
ムコ多糖　687
ムコタンパク質　384
霧視　613
無髄神経　100
ムスカリンM_1受容体　540
ムスカリンM_1受容体選択的拮抗薬　554
ムスカリンM_3受容体　522
ムスカリン受容体　540
ムスカリン受容体拮抗薬　522
ムスカリン受容体刺激薬　578, 579
ムスカリン性アセチルコリン受容体　112, 228
ムチン　516, 552
無動機症候群　81
無排卵周期症　444
ムレイン　737

め

迷走神経　375, 516
メタボリックシンドローム　464
メチオニンエンケファリン　144
メチシリン耐性黄色ブドウ球菌　748
メディエーター遊離抑制薬　700
メトヘモグロビン血症　503
メニエール病　562, 618
メバロン酸　484
めまい　617, 618
メラトニン　180, 399, 404
メラトニン受容体　181
メラトニン受容体作動薬　108, 180
メラニン顆粒　595
メラニン色素　594
メラノサイト　594, 596
免疫応答　686, 698
免疫応答制御性サイトカイン　692
免疫機構　728, 752
免疫系　686

免疫調整薬　535, 722, 723
免疫能　686, 752
免疫反応　710
免疫複合体　697
免疫不全症　698
免疫抑制薬　535, 536, 632, 634, 697, 705, 722
面皰　598

も
毛根　595
毛根細胞　594
毛細血管　242, 250, 594
毛包炎　733
持ち越し効果　176
モノアミン　21
モノアミン仮説　110, 195
モノアミン系神経伝達物質　106
モノアミン酸化酵素　222
モノアミン酸化酵素-B 阻害薬　219
モノカルボン酸トランスポーター　62
モノクローナル抗体　535, 708, 724, 834
モノバクタム系抗菌薬　734, 735, 767
モルホリン系抗真菌薬　802

や
夜間頻尿　578
野牛肩　430
薬害　7, 10, 838
薬剤感受性試験　751
薬剤性過敏症症候群　84
薬剤性パーキンソニズム　186
薬剤性勃起不全　590
薬剤性老年症候群　176
薬剤耐性　79, 742
薬剤耐性菌　742
薬剤熱　756
薬剤排出ポンプ　749
薬疹　84, 600
薬物　4
薬物アレルギー　84
薬物依存　80, 81
薬物除去能　72
薬物相互作用　8, 76, 86
薬物代謝酵素　64, 66
薬物探索行動　82
薬物中毒　81
薬物治療学　2
薬物動態　8
薬物動態学　754
薬物動態学的相互作用　87
薬物動態学的耐性　79
薬物標的タンパク質　18
薬物乱用　80
薬理学　2
薬力学　754
薬力学的相互作用　87
薬力学的耐性　78

薬理作用　4
夜尿症　417

ゆ
有害作用　7
有害事象　7
有害反応　7
有機アニオン類　355
有機カチオントランスポーター　68
有機溶剤　82
有機溶剤精神病　81
有効量　4, 10
有髄神経　99
誘発活性　266

よ
癰（よう）　733
溶血性尿毒症症候群　660, 682
溶血性貧血　503, 631, 634
葉酸　628, 632, 724
葉酸欠乏症　630
葉酸代謝拮抗薬　814, 820
葉酸トランスポーター　58
陽性症状　183
腰椎症　578
容量血管　242
用量-反応曲線　10
抑制作用　4, 5
抑制性神経伝達物質　204
抑制性麻酔薬　128
予防薬　158
四環系抗うつ薬　110, 194, 196

ら
ライエル症候群　756
ランゲルハンス細胞　594, 596
卵巣癌　818, 823
卵巣機能不全　442
卵巣腫大　447
卵胞・黄体ホルモン併用薬　446
卵胞刺激ホルモン　408, 414, 440, 814
卵胞ホルモン　405, 440, 442
卵胞ホルモン依存性乳癌　443
卵胞ホルモン薬　445

り
リアノジン受容体　45, 111, 256, 330
リウマトイド因子　721
リエントリー　268, 271
リエントリー性不整脈　333
リガンド　711
リガンド依存性イオンチャネル　118
リケッチア　730
リゾチーム　687, 712
離脱症状　82, 434
利尿効果　355

利尿薬　52, 317, 321, 325, 336, 350, 561, 566
リパーゼ　514
リファマイシン系抗菌薬　734, 791
リボソーム　740
リボゾーム製剤　799
リモデリング　306, 320, 325, 393, 504, 505
硫酸転位酵素　64
緑内障　522, 534, 578, 588, 608, 610
緑膿菌　770
リリーバー　388
淋菌　770
リンコサミド系抗菌薬　734
リンコマイシン系抗菌薬　734, 780
リン酸化τタンパク質　229
臨床薬理学　2
鱗屑　597
リンパ　250
リンパ管　250, 686
リンパ管系　240, 250
リンパ球　250, 371, 432, 624, 626, 627, 634, 688, 690
リンパ球機能阻害薬　706
リンパ節　250

る
涙液　605
ループ利尿薬　321, 322, 325, 355, 356, 561, 562, 574

れ
レイノー症候群　365
レシチン-コレステロールアシル基転移酵素　486
レスキュードーズ　156
レスピラトリーキノロン　773
レセプター　12
レチノイドX受容体型ファミリー　26
レッドネック症候群　784
レニン　247, 318, 327, 336, 556, 557, 560
レニン・アンジオテンシン・アルドステロン系　248, 327, 557
レニン阻害薬　326, 365
レニン分泌　350
レノックス・ガストー症候群　206
レビー小体型　229
レプチン　466
レボドパ　220
レボドパ含有製剤　220
レボドパ賦活薬　220, 226
レム睡眠　174, 176
レムナント受容体　484
攣縮　292
連続濃度ディスク法　751

ろ

ロイコトリエン　398, 621, 694, 716
ロイコトリエン拮抗薬　703
ロイコトリエン受容体遮断薬　393

ロイシンエンケファリン　144
労作時呼吸困難　370
老人斑　229
ローリング　711

わ

ワクチン　545
ワクチン療法　236

薬名索引

※太字は商品名

数字・アルファベット

5-FU　10, 820
5-アミノサリチル酸　535
7-デヒドロコレステロール　596
ATP　285
MSコンチン　148

あ

アイエーコール　828
アイトロール　295
アイピーディ　394, 704
アイミクス　283
アイロミール　388
亜酸化窒素　115, 120, 126
アーガメイト　572
アカルディ　335
アカルボース　476
アキネトン　226
アクセノン　208
アクチバシン　308
アクテムラ　724
アクトス　478
アクトネル　509
アクプラ　828
アクロマイシン　781
アコレート　393
アザクタム　767
アサコール　535
アザスルファン　723
アザセトロン　541
アザチオプリン　502, 536, 705
アザニン　705
亜酸化窒素　128
アシクロビル　75, 601, 804
アジスロマイシン　777
アシノン　521
アスコルビン酸　658
アスゾール　526
アストミン　382
アズトレオナム　767
アスナプレビル　546
アズノール　603
アスパラ　508
アスパラギナーゼ　814, 822
L-アスパラギン酸カルシウム　508
アスピリン　4, 20, 40, 305, 310, 312, 313, 314, 524, 718
アスベリン　382
アズマネックス　396
アズレン　524, 604
アセタゾラミド　208, 212, 378, 562, 620
アセタノール　299
アセチルコリン　18, 111
アセチルサリチル酸　310

アセチルシステイン　384
アセチルスピラマイシン　777
アセチルフェネトライド　212, 215
アゼプチン　392
アセプトロール　18, 299
アゼラスチン　392
アゾセミド　563
アタラックス　174
アダラート　283, 301, 363
アダリムマブ　536, 537, 724
アーチスト　299, 329
アデタイド　285
アデノシン　285, 291, 618
アデノスキャン　291
アテノロール　75, 299, 303
アデホビルピボキシル　547
アデロキシン　634
アーテン　226
アドナ　658
アドリアシン　826
アトルバスタチン　490
アドレナリン　16
アトロピン　113, 534, 550
アトロベント　390
アナクトC　680
アナグリプチン　475
アナストロゾール　448, 814, 830
アナフラニール　196
アナペイン　138
アニデュラファンギン　800
アネキセート　170, 378
アネステジン　136
アバスチン　836
アピキサバン　680
アービタックス　834
アピドラ　470
アビリット　190, 526, 530
アフィニトール　837
アプニション　389
アブラキサン　823
アプルウェイ　478
アプレゾリン　335, 364
アプレピタント　541
アベロックス　773
アヘン末　534
アポカイン　224
アポプロン　352, 361
アポモルヒネ　224, 543
アポルブ　584
アマージ　158
アマリール　472
アマンタジン　220, 226, 808
アミオダロン　46, 282
アミカシン　770
アミサリン　278
アミトリプチリン　158, 196
アミノ安息香酸エチル　134, 136

アミノフィリン　378, 390
アムノレイク　838
アムホテリシンB　798
アムロジピン　21, 283, 363
アムロジン　363
アモキサピン　196
アモキサン　196
アモキシシリン　525, 758
アモキシシリン・クラブラン酸　768
アモバン　178, 525
アモロルフィン　802
アラセナ　601
アラバ　724
アリクストラ　672
アリスキレン　328
アリセプト　232
アリピプラゾール　18, 192
アリミデックス　448, 830
アリムタ　820
アリルエストレノール　584
アルガトロバン　230, 675
アルケラン　818
アルサルミン　524
アルダクトンA　318, 357, 438, 567
アルチバ　151
アルドメット　361
アルファカルシドール　458, 508
アルファロール　458, 508
アルプラゾラム　168
アルベカシン　770, 783
アルボ　500
アレギサール　391
アレジオン　392
アレステン　565
アレビアチン　208
アレリックス　563
アレンドロン酸　508
アロエ　533
アロキシ　541
アログリプチン　475
アロプリノール　501, 588
アロマシン　449, 830
アンカロン　282
アンコチル　800
アンチピリン　60
アンピシリン・スルバクタム　768
アンフェタミン　77, 184
アンプラーグ　668
アンプリット　196
アンブロキソール　386
アンペック　148, 312, 534
アンレキサノクス　391

い

イグザレルト　680
イクセロン　232

薬名索引

い

イーケプラ　214
イコサペント酸エチル　496
イーシー・ドパール　222
イスコチン　790
イストラデフィリン　220, 226
イセパシン　770
イセパマイシン　770
イソゾール　128
イソソルビド　74, 322, 562
イソニアジド　790, 792
イソニコチン酸ヒドラジド　792
イソバイド　322, 562
イソフルラン　46, 127
イソプレナリン　618
イソメニール　618
一硝酸イソソルビド　295
イトプリド　530
イトラコナゾール　67, 668, 798
イトリゾール　798
イナビル　808
イノバン　333
イノベロン　216
イバンドロン酸　509
イフェンプロジル　235
イブジラスト　391, 618
イブプロフェン　720
イプラグリフロジン　478
イプラトロピウム　390
イブリツモマブチウキセタン　836
イプリフラボン　511
イホスファミド　590, 818
イホマイド　818
イマチニブ　837
イミグラン　158
イミダフェナシン　578
イミダプリル　480
イミプラミン　73, 196
イミペネム　75, 766
イムセラ　250
イムネース　838
イムラン　705
イメンド　541
イリノテカン　70, 814, 825
イリボー　530, 539
イレッサ　834
イロプロスト　668
インクレミン　632
インジセトロン　541
インジナビル　699
インスリン　77, 573
インスリンアスパルト　470
インスリングラルギン　470
インスリングルリジン　470
インスリンデグルデク　472
インスリンデテミル　472
インスリンリスプロ　470
インダパミド　565
インターフェロン　545
インタール　391, 700
インテバン　500

インデラル　158, 299
インドメタシン　20, 500, 550, 554, 720
インフリキシマブ　536, 537, 724

う

ウィンタミン　190
ウブレチド　580
ウラジロガシエキス　589
ウラピジル　580, 583
ウリアデック　502
ウリトス　578
ウリナスタチン　554
ウルソ　550
ウルソデオキシコール酸　550
ウロキナーゼ　307, 308

え

エイゾプト　610
エカベト　524
エキセナチド　474
エキセメスタン　448, 814, 830
エクア　475
エクザール　823
エクセグラン　210, 226
エサンブトール　790
エスクレ　180
エシタロプラム　197
エスゾピクロン　178
エストラサイト　830
エストラジオール　57, 442
エストラーナ　442
エストラムスチン　814, 830
エストリオール　442
エストリール　442
エスポー　634
エゼチミブ　493
エソメプラゾール　521, 526
エタクリン酸　563
エタネルセプト　726
エダラボン　230
エタンブトール　790, 792
エチオナミド　790, 794
エチゾラム　167, 178
エチドロン酸　508
エチルシステイン　384
エディロール　506
エーテル　120, 122
エドキサバン　680
エトスクシミド　44, 108, 211, 216
エトトイン　208
エトポシド　814, 825
エトレチナート　600
エナラプリル　20, 64, 380
エナルモン　451, 452
エナルモンデポー　452, 634
エノキサパリン　672
エノシタビン　822
エパデール　496

エバミール　176
エパルレスタット　480
エビスタ　448, 510
エピナスチン　392
エピネフリン　6, 117
エピプロスタット　586
エビリファイ　192
エピルビシン　826
エピレオプチマル　211
エファビレンツ　699
エフェドリン　77
エフオーワイ　554
エフミン　584
エブラジノン　382
エブランチル　580, 583
エプレレノン　357, 438
エベロリムス　837
エポエチンアルファ　634
エポエチンベータ　634
エポジン　634
エポプロステノール　669
エメチン　543
エラスポール　379
エリキュース　680
エリスロシン　777
エリスロマイシン　67, 668, 777
エリブリン　823
エルカトニン　459, 510
エルシトニン　459, 510
エルデカルシトール　506
エルプラット　828
エルロチニブ　834
エレトリプタン　158
エンタカポン　220, 224
エンテカビル　546
エンドキサン　706, 818
エンパグリフロジン　478
エンビオマイシン　790
エンフルラン　46
エンブレル　726
エンプロスチル　523

お

オイグルコン　304, 472
オイテンシン　563
オキサシリン　758
オキサゼパム　234
オキサゾラム　168
オキサトミド　392
オキサプロジン　500
オキサリプラチン　828
オキサロール　458, 506
オキシコドン　151, 156
オキシコンチン　151
オキシトロピウム　390
オキシブチニン　578
オキシメテバノール　381
オキセサゼイン　526
オキセンドロン　452, 584

オキノーム　151
オクトレオチド　410
オーグメンチン　768
オザグレル　230, 393, 663, 666, 703
オステン　511
オスポロット　212
オゼックス　773
オセルタミビル　808
オダイン　452, 830
オノン　393, 703
オフロキサシン　773
オペプリム　436
オマリズマブ　394, 700
オメガシン　766
オメプラゾール　73, 521, 525, 553
オメプラゾン　521
オメプラール　521
オラスポア　760
オラセフ　761
オラペネム　766
オランザピン　192
オリベス　279
オルガラン　672
オルプリノン　335
オルベスコ　396
オルメサルタン　70
オングリザ　475
オンコビン　601, 823
オンダンセトロン　541, 828

か

カイトリル　541
ガスター　521
ガストロゼピン　522
カスポファンギン　800
ガスモチン　530
カソデックス　452, 830
カタクロット　666
カタプレス　351, 361
カタリン　613
活性化プロテインC　680
カナグリフロジン　478
カナグル　478
ガナトン　530
カナマイシン　769, 772, 790
ガニレスト　410
ガニレリクス　409, 410
カバサール　224, 412
ガバペン　212
ガバペンチン　208, 212, 215, 216
カプトプリル　380
ガベキサート　554, 674
カペシタビン　822
カベルゴリン　224, 412
カモスタット　554
ガランタミン　5, 8, 232
カリメート　572
カリーユニ　613
カルグート　333

カルシトニン　574
カルシトラン　459, 510
カルシトリオール　506, 508
カルチコール　572
カルデナリン　361
カルバゾクロム　658
カルバマゼピン　108, 200, 203, 210, 215, 216, 235
カルビスケン　298
カルビドパ　222
カルピブラミン　190
カルフェニール　723
カルベジロール　299, 301
カルベニン　766
カルボカイン　138
カルボキシメチルセルロース　533
カルボシステイン　385
カルボプラチン　828
カルメロース　533
ガレノキサシン　773
ガンシクロビル　807
甘草　548
乾燥甲状腺　424
カンテン　533
カンプト　825
ガンマオリザノール　496
カンレノ酸カリウム　438, 567

き

キサンボン　666
キシロカイン　136
キセノン　120
キニジン　9, 44, 68, 278
キヌプリスチン/ダルホプリスチン　789
キネダック　480
キノホルム　10
キプレス　393
キュバール　396
キロサイド　822

く

グアイフェネシン　386
クアゼパム　6, 178
グアナベンズ　361
クエストラン　491
クエチアピン　192
クエン酸カリウム　503
クエン酸ナトリウム　503
グラクティブ　475
グラケー　508
グラセプター　706
グラニセトロン　541
クラビット　773, 790
クラフォラン　761
クラブラン酸　768
クラリシッド　525, 777
クラリス　525
クラリスロマイシン　525, 526, 777

グラン　635
クランポール　212
クリアクター　308
クリアナール　385
グリクラジド　472
グリコラン　476
グリセオール　562
グリセリン　562, 533
グリセレブ　562
グリセロール　230
グリチルリチン　548
グリベック　837
グリベンクラミド　46, 304, 472
グリミクロン　472
グリメピリド　472
クリンダマイシン　780
グルコース　573
グルコバイ　476
グルコン酸カルシウム　572, 574
グルタチオン　548, 613
L-グルタミン　524
グルトパ　308
グルファスト　474
クレキサン　672
クレストール　490
グレースビット　773
クレンブテロール　578
クロカプラミン　190
クロキサシリン　758
クロザピン　192
クロザリル　192
クロチアゼパム　167
クロナゼパム　207, 211, 216
クロニジン　112, 351, 361
クロバザム　207, 211, 212, 215, 216
クロピドグレル　305, 312, 314, 663, 666
クロフィブラート　494
クロフェクトン　190
クロフェダノール　382
クロミッド　447
クロミフェン　447
クロミプラミン　196
クロモグリク酸　391, 700
クロルジアゼポキシド　168
クロルプロマジン　74, 184, 188, 190, 540
クロルマジノン　452, 584
クロロホルム　14, 115

け

ケイキサレート　572
ゲストノロン　584
ケタス　391, 618
ケタミン　120, 128, 129
ケタラール　129
ケトコナゾール　668, 797
ケトチフェン　392
ケノデオキシコール酸　550

薬名索引

ゲファルナート 524
ゲフィチニブ 833, 834
ケフラール 760
ケフレックス 760
ゲムシタビン 822
ケルロング 610
ゲンタシン 770
ゲンタマイシン 769, 770

こ

コアテック 335
コカイン 16, 78, 83, 115, 134, 136
コスパノン 550, 554
ゴセレリン 79, 409, 410, 814, 832
コデイン 151, 381
コートロシン 414
コートン 432
ゴナドレリン 409
ゴナールエフ 415
コニバプタン 569
コバマイド 633
コペガス 546
コムタン 224
コリスチン 789
コリマイシン 789
コルチコステロン 432
コルチコレリン 409
コルチゾール 432
コルチゾン 432
コルドリン 382
コレキサミン 494
コレスチミド 491
コレスチラミン 491
コレバイン 491
コレミナール 167
コロネル 539
コンスタン 168
コントミン 190
コントール 168

さ

サイクロセリン 790, 794
サイトテック 523
ザイボックス 783
サイメリン 818
サイレース 178
ザイロリック 501
サインバルタ 198
サキサグリプチン 475
サキナビル 699
サケカルシトニン 459, 510
ザジテン 392
ザナミビル 808
サニルブジン 699
サーファクテン 379
ザフィルルカスト 393
サムスカ 569
サラゾスルファピリジン 535, 536, 723

サラゾピリン 535
サリドマイド 8, 838
サルタノール 388
サルブタモール 388
サルボグレラート 663, 668
サルメテロール 388
サレド 838
サロメテール・フルチカゾン合剤 702
ザロンチン 211
サワシリン 758
酸化マグネシウム 533
ザンタック 521
サンディミュン 706
サンドスタチン 410
サンラビン 822

し

ジアゼパム 72, 73, 74, 122, 168, 207, 211, 378
ジアゾキシド 46
シアノコバラミン 633
シアリス 590
ジェイゾロフト 174, 197
ジエチルエーテル 46
ジェニナック 773
ジェノトロピン 416
ジェムザール 822
ジオクチルソジウムスルホサクシネート 533
シオスナール 804
シオマリン 762
シグマート 291, 302
シクレソニド 396
シクロスポリン 536, 706, 724
ジクロフェナク 588, 720
シクロフェニル 447
シクロプロパン 115
シクロホスファミド 590, 705, 818
ジゴキシン 5, 68, 76, 278, 283, 302, 332, 543, 572
ジゴシン 332
次硝酸ビスマス 534
ジスチグミン 580
シスプラチン 601, 814, 828
ジスルフィラム 762
ジスロマック 777
ジソピラミド 274, 278
シタグリプチン 475
ジダノシン 699
シタフロキサシン 773
シタラビン 814, 822
シタロプラム 235
ジドブジン 699
シナカルセト 458
シナシッド 789
ジヒドロコデイン 381
ジピベフリン 610
ジピリダモール 291
ジフェニドール 618

ジフェンヒドラミン 180, 541
ジブカイン 134, 138
ジフルカン 798
ジプレキサ 192
シプロキサン 773
ジプロフィリン 389, 390
シプロフロキサシン 773
ジベカシン 770
シベレスタット 379
シベンゾリン 274
シムレクト 708
シメチジン 67, 68, 521
ジメチルイソプロピルアズレン 604
ジメフリン 378
シメプレビル 546
ジメモルファン 382
ジメルカプロール 18
ジメンヒドリナート 541, 620
次没食子酸ビスマス 534
ジモルホラミン 377
ジャディアンス 478
ジャヌビア 475
シュアポスト 474
ジュリナ 442
笑気 128
小柴胡湯 10, 548
硝酸イソソルビド 56, 57, 295, 296
ジョサマイ 777
ジョサマイシン 777
シラスタチン 766
ジルダザック 603
ジルチアゼム 44, 283, 291, 301, 302, 363, 668
シルデナフィル 296, 590
ジレニア 250
シロスタゾール 312, 314, 663, 668
シロスレット 312, 668
シロドシン 580, 584
シングレア 393
シンセロン 541
シンバスタチン 490
シンメトレル 226, 808
シンレスタール 491

す

スイニー 475
スオード 775
スキサメトニウム 123
スーグラ 478
スクラルファート 524
スターシス 474
スタラシド 822
ステーブラ 578
スーテント 836
ストレプトマイシン 769, 772, 790
スニチニブ 836
スピラマイシン 777
スピリーバ 390

867

スピロノラクトン　318, 325, 357, 438, 567
スピロペント　388, 578
スプラタスト　394, 704
スプリセル　837
スプレキュア　410
スープレン　128
スペクチノマイシン　770
スマトリプタン　158
スリタミシリン　768
スルカイン　136
スルチアム　208, 212, 216
スルバクタム　768
スルバシリン　768
スルピリド　190, 526, 530, 540
スルファサラジン　536
スルファピリジン　536
スルファメトキサゾール　742
スルファメトキサゾール・トリメトプリム　786
スルペラゾン　768
スルモンチール　196
スロービッド　389
スローフィー　632
スロンノン　675
スンベプラ　546

せ

セイブル　476
ゼヴァリン　836
セキソビット　447
セスデン　588
ゼスラン　392
ゼチーア　493
セチプチリン　196
セツキシマブ　834
セディール　172
セトラキサート　524
セファクロル　760
セファゾリン　760
セファドール　618
セファメジン　760
セファレキシン　760
セフィキシム　762
ゼフィックス　546
セフェピム　764
セフォゾプラン　764
セフォタキシム　761
セフォチアム　760
セフォペラジン　762
セフォペラゾン　762
セフォペラゾン・スルバクタム　768
セフカペン　ピボキシル　762
セフジトレン　ピボキシル　762
セフジニル　762
セフスパン　762
セフゾン　762
セフタジジム　762
セフチブテン　762

セフテム　762
セフテラム　ピボキシル　762
セフトリアキソン　762
ゼフナート　802
セフピロム　764
セフポドキシム　プロキセチル　762
セフミノクス　761
セフメタゾール　760
セフメタゾン　760
セフメノキシム　761
セフロキサジン　760
セフロキシム　アキセチル　761
セベラマー　574
セボフルラン　127
セボフレン　127
セラトロダスト　393, 703
セララ　357, 438
セルシン　168, 211
セルセプト　705
セルテクト　392
セルトラリン　174, 197
セルニチンポーレンエキス　586
セルニルトン　586
セルベックス　524
セルモロイキン　838
セレキノン　531, 534, 538
セレギリン　220, 222
セレコキシブ　524, 718, 720
セレコックス　718
セレジスト　409
セレナール　168
セレネース　190
セレベント　388
セロイク　838
セロクエル　192
セロケン　301
ゼローダ　822
セロトーン　541
センナ　533
センノシド　533

そ

ゾシン　768
ソセゴン　152
ソタコール　283
ソタロール　46, 283
ゾニサミド　108, 210, 215, 220, 226
ソバルディ　546
ゾピクロン　178
ゾビラックス　601, 804
ソフラチュール　770
ゾフラン　541
ソブリアード　546
ソホスブビル　546
ソマゾン　416
ソマトレリン　410
ソマトロピン　416
ソマバート　416
ゾーミック　158

ゾラデックス　168, 410, 832
ソラフェニブ　836
ソリフェナシン　578
ソリブジン　9, 10
ソル・コーテフ　396
ソルダクトン　438, 567
ゾルピデム　178
D-ソルビトール　533
ソルファ　391
ゾルミトリプタン　158
ゾレア　394, 700

た

ダイアード　563
ダイアモックス　212, 378, 562, 620
ダイオウ　533
タイケルブ　836
ダイドロネル　508
ダウノマイシン　826
ダウノルビシン　826
タウリン　548
唾液腺ホルモン　614
ダオニール　304, 472
タガメット　521
タカルシトール　600
ダカルバジン　601, 818
タキソテール　823
タキソール　823
タクロリムス　536, 598, 706, 724
ダクラタスビル　546
ダクルインザ　546
タケプロン　521
タゴシット　783
ダサチニブ　837
タシグナ　837
タスオミン　601, 830
タスモリン　226
タゾバクタム　768
タダラフィル　590
タチオン　613
タナトリル　480
ダナパロイド　672
ダパグリフロジン　478
ダビガトランエテキシラート　678
タミバロテン　838
タミフル　808
タムスロシン　580, 584
タモキシフェン　64, 447, 601, 814, 830
ダラシン　780
タリビッド　773
タリペキソール　224
タルセバ　834
タルチレリン　409, 672
ダルベポエチンアルファ　634
ダルメート　178
炭酸ランタン　575
炭酸リチウム　200
タンドスピロン　172
ダントロレン　45, 111, 186

タンニン酸アルブミン 534
タンボコール 280

ち

チアマゾール 425
チアミラール 128
チウラジール 425
チエナム 766
チオデロン 447
チオトロピウム 390
チオプロニン 548, 589, 613
チオペンタール 62, 115, 128
チオラ 613
チオリダジン 67
チオ硫酸ナトリウム 18
チガソン 600
チキジウム 588
チクロピジン 312, 314, 663, 666
チスタニン 384
チノ 550
チペピジン 382
チメピジウム 522, 588
チラーヂン 424
チロキシン 419
チロナミン 424

つ

ツベラクチン 790
ツベルミン 790
ツロブテロール 57, 388

て

テイコプラニン 783
ディプリバン 128
テオドール 389
テオフィリン 286
テオロング 389
デカドロン 396, 434, 634
テガフール 822
デキサメタゾン 396, 434, 542, 634
デキストラン硫酸エステルナトリウムイオウ 18, 497
デキストロメトルファン 382
デクスメデトミジン 123
テグレトール 200, 210
デシプラミン 196
テシプール 196
デジレル 198
テスチノンデポー 452
テストステロンエナント酸エステル 452, 634
テストステロンプロピオン酸エステル 452
デスフルラン 128
デスモプレシン 57, 417, 661
テセロイキン 838
デソパン 436

テツクール 632
テトカイン 136, 382
テトラカイン 134, 136, 382
テトラコサクチド 414
テトラサイクリン 781
テトラミド 196
デトルシトール 578
テナキシル 565
テネリア 476
テネリグリプチン 475
デノシン 807
テノゼット 546
デノパミン 333, 334
テノホビル 546
テノーミン 299
デパケン 200, 210
デパス 167, 178
デヒドロコール酸 550
テビペネム ピボキシル 766
デフェクトン 190
テプレノン 524
デプロメール 174, 197
デベルザ 478
デポスタット 584
デポ・メドロール 396
テムシロリムス 837
テモゾロミド 818
テモダール 818
デュタステリド 584
デュロキセチン 198
デュロテップ 151
テラゾシン 580, 583
テラナス 158
テラビック 546
テラビルジン 699
テラプチク 377
テラプレビル 546
テリパラチド 456, 512
テリボン 456, 512
テルグリド 412
テルシガン 390
テルビナフィン 802
テルブタリン 388
テルロン 412
天然ケイ酸アルミニウム 534

と

ドキサゾシン 361
ドキサプラム 378
ドキシフルリジン 822
ドキシル 826
ドキソルビシン 814, 826
ドグマチール 190, 526, 530
トクレス 382
トコフェロールニコチン酸エステル 494
トコン 543
トシリズマブ 724
トスフロキサシン 773

ドスレピン 196
ドセタキセル 823
ドネペジル 8, 232
ドパコール 222
ドパゾール 220
ドパミン 333, 334
トピナ 213
トピラマート 207, 208, 213, 215, 216
トピロキソスタット 502
トピロリック 502
トプシム 436
ドプス 228
ドブタミン 4, 333, 334
ドブトレックス 333
トブラシン 770
トフラニール 196
トブラマイシン 770
ドブラム 378
トホグリフロジン 478
トポテシン 825
ドボネックス 600
トミロン 762
ドミン 224
ドメナン 393, 703
トライコア 494
トラクリア 365
トラスツズマブ 835
トラセミド 563
トラゼンタ 475
トラゾドン 198, 235
トラゾリン 68
トラニラスト 391, 700
トラネキサム酸 659, 662
トラマドール 152
ドラマミン 620
トラマール 152
ドラール 178
トランサミン 659, 662
トランデート 299
トリアゾラム 176
トリアムシノロン 434
トリアムシノロンアセトニド 436
トリアムテレン 44, 357, 568
トリクロルメチアジド 564
トーリセル 837
トリテレン 357, 568
トリドセラン配合錠 633
トリノシン 618
トリパミド 565
トリプタノール 158, 196
トリヘキシフェニジル 220, 226
ドリペネム 766
トリミプラミン 196
トリメタジオン 211
トリメトプリム 742
トリメブチン 531, 534, 538
トリヨードチロニン 419
トリロスタン 436
ドルコール 773
トルソプト 610

ドルゾラミド　610
トルテロジン　578
ドルナー　365, 668
トルバプタン　569
トルブタミド　472
トレアキシン　818
トレシーバ　472
トレチノイン　838
トレドミン　198
トレビプトン　550
トレプロスチニル　669
トレプロスト　669
トレミフェン　447, 814, 830
ドロキシドパ　228
トロビシン　770
トロピセトロン　541
ドロペリドール　123, 124
トロンボモデュリン アルファ　681
ドンペリドン　530, 540

な

ナイキサン　500
ナイスタチン　800
ナウゼリン　530
ナーカリシン　502
ナサニール　410
ナディック　301
ナテグリニド　474
ナドロール　301
ナトリックス　565
ナファゾリン　621
ナファタット　675
ナファモスタット　554, 675
ナファレリン　409, 410
ナフトピジル　580, 584
ナブメトン　720
ナプロキセン　500
ナベルビン　823
ナポパン　541
ナラトリプタン　158
ナリジクス酸　773
ナルトグラスチム　635
ナロキソン　14, 152
ナンドロロンデカン酸エステル　452

に

ニコチン　56, 57
ニコモール　494
ニコランジル　46, 291, 302
ニザチジン　521
二硝酸イソソルビド　295, 296
ニセリトロール　494
ニゾラール　797
ニッパスカルシウム　790
ニトプロ　293
ニトラゼパム　168, 178, 207, 211
ニドラン　601, 818
ニトログリセリン　6, 291, 295, 296

ニトロダーム　291
ニトロプルシド　293, 296
ニトロペン　291
ニトロール　295
ニフェカラント　46, 282
ニフェジピン　44, 283, 301, 363
ニフラン　500
ニポラジン　392
ニムスチン　601, 818
ニューロタン　480
ニロチニブ　837

ね

ネオスチグミン　580
ネオドパストン　222
ネオドパゾール　222
ネオビタカイン　138
ネオフィリン　389
ネオペルカミン S　138
ネキシウム　521
ネクサバール　836
ネシーナ　475
ネスプ　634
ネダプラチン　828
ネビラピン　699
ネルボン　168, 178, 211

の

ノイアップ　635
ノイトロジン　635
ノウリアスト　226
ノギテカン　825
ノスカピン　381
ノバスタン　675
ノバントロン　826
ノボセブン　661
ノボラピッド　470
ノリトレン　196
ノルディトロピン　416
ノルトリプチリン　196
ノルバスク　363
ノルバデックス　447, 601, 830
ノルモナール　565
ノルフロキサシン　773
ノルベース　278

は

バイアグラ　296, 365, 590
バイアスピリン　310
バイエッタ　474
バイカロン　565
ハイカムチン　825
ハイコバール　633
ハイゼット　496
ハイトラシン　360, 580, 583
ハイドロキシウレア　634
バイナス　393, 703

バカンピシリン　758
パキシル　172, 197
パーキン　218
バクシダール　773
バクタ　786
麦門冬湯　382
パクリタキセル　823
バシリキシマブ　708
パシル　773
バスタレル　291
パズフロキサシン　773
バゼドキシフェン　510
ハーセプチン　835
パーセリン　584
バソメット　360, 580, 583
八味地黄丸　586
バップフォー　578
パナルジン　312, 666
バナン　762
パニツムマブ　834
パニペネム　766
パニマイシン　770
パパベリン　16, 550
パプリゾール　569
ハベカシン　770
パミテプラーゼ　308
パラアミノサリチル酸　790, 794
ハラヴェン　823
バラクルード　546
バラシクロビル　601, 804
パラプラチン　828
パラプロスト　586
パラミヂン　502
バランス　168
パリエット　521
バリキサ　807
バルガンシクロビル　807
ハルシオン　176
バルデナフィル　590
バルトレックス　601, 804
ハルナール　580, 584
バルプロ酸ナトリウム　108, 158, 200, 202, 210, 215, 216
パルミコート　396
パロキセチン　67, 172, 197
ハロタン　46, 115, 126
パロチン　613
パーロデル　224, 412
パロノセトロン　541
ハロペリドール　8, 66, 190
バンコマイシン　75, 783
パンスポリン　760

ひ

ビアペネム　766
ピオグリタゾン　72, 478
ビカルタミド　452, 814, 830
ビクシリン　758
ビクトーザ　474

870

ピコスルファート　533
ビサコジル　533
ビ・シフロール　224
ビスタマイシン　770
ヒスロン　832
ビソプロロール　299, 301
ビソルボン　384
ピタバスタチン　490
ビタミンC　658
ビダラビン　804
ヒダントール　208
ビデュリオン　474
ヒト下垂体性性腺刺激ホルモン　415
ヒトカルシトニン　510
ヒドララジン　335, 364
ヒドロキシジン　174
ヒドロクロロチアジド　355, 564
ヒドロコルチゾン　396
ピナトス　618
ビノレルビン　823
ピバレフリン　610
ビビアント　510
ビブラマイシン　781
ピペミド酸　773
ピペラシリン　759
ピペラシリン・タゾバクタム　768
ピペリジノアセチルアミノ安息香酸エチル　134, 136, 526
ビペリデン　8, 220, 226
ヒポクライン　409
ピマリシン　800
ピモジド　778
ピモベンダン　335
ヒューマログ　470
ヒュミラ　536, 724
ピラジナミド　790, 792
ピラセタム　214
ピラマイド　790
ピリドキサール　634
ピリドキサールリン酸エステル　634
ピリドキシン　634
ピルジカイニド　274
ビルダグリプチン　475
ヒルトニン　408
ピルフェニドン　379
ピルメノール　274
ピレスパ　379
ピレタニド　563
ピレノキシン　613
ピレンゼピン　522, 554
ピロキシカム　720
ビンクリスチン　62, 823
ビンデシン　823
ビンドロール　298
ビンブラスチン　62, 823

ふ

ファスティック　474
ファーストシン　764

ファムシクロビル　804
ファムビル　804
ファモチジン　521
ファルモルビシン　826
ファレカルシトリオール　458, 506
ファロペネム　767
ファロム　767
ファンガード　800
ファンギゾン　798
フィゾスチグミン　16, 18
フィトナジオン　662
フィナステリド　452
フィニバックス　766
フィルグラスチム　635
フィルデシン　823
フィンゴリモド　250
フェアストン　447, 830
フェキソフェナジン　70
フェジン　632
フェニトイン　44, 208, 215, 216, 574
フェニレフリン　112
フェノテロール　388
フェノバール　208
フェノバルビタール　6, 44, 68, 207, 208, 215, 216, 574
フェノフィブラート　494
フェブキソスタット　502
フェブリク　502
フェマーラ　449, 830
フェルム　632
フェロミア　632
フェンタニル　122, 124, 151, 156
フェントス　151
フェントラミン　361
フオイパン　554
フォサマック　508
フォシーガ　478
フォスブロック　575
フォリアミン　633
フォリスチム　415
フォリトロピンベータ　415
フォルテオ　456, 512
フォーレン　127
フォンダパリヌクス　672
フサン　554, 675
ブシラミン　723
フストジル　386
ブスピロン　172, 234
ブスルファン　818
ブスルフェクス　818
ブセレリン　409, 410
ブチルスコポラミン　522, 554, 588
ブデソニド　396
ブテナフィン　802
フドステイン　385
フトラフール　822
ブトルファノール　152
ブトロピウム　522
ブピバカイン　134, 138

ブプレノルフィン　152, 550, 554
ブメタニド　325, 563
ブラウノトール　524
フラグミン　672
プラザキサ　678
フラジオマイシン　770
フラジール　526, 788
プラゾシン　360, 580, 583
ブラダロン　579
プラトシン　601
プラノプロフェン　500
プラバスタチン　20, 70, 490
プラビックス　312, 666
フラボキサート　579
プラミペキソール　224
フランドル　295
プランルカスト　393, 703
ブリカニール　388
フリバス　580, 584
プリビナ　621
ブリフィニウム　522
ブリプラチン　601, 828
プリミドン　207, 208, 215
プリモボラン　452, 634
プリモボラン・デポー　452
プリンゾラミド　610
プリンペラン　529, 564
フルオシノニド　436
フルオシノロンアセトニド　436
フルオロウラシル　814, 820
フルコート　436
フルコナゾール　798
フルシトシン　800
フルスタン　458, 506
フルタイド　396, 436
フルタゾラム　167
フルタミド　452, 814, 830
フルダラ　822
フルダラビン　822
フルチカゾン　396, 436
フルツロン　822
フルトプラゼパム　168
フルドロコルチゾン　438
フルニトラゼパム　122, 178
フルバスタチン　490
フルボキサミン　174, 197
フルマゼニル　170, 378
フルマリン　761
フルラゼパム　6, 178
プルリフロキサシン　775
ブレオ　826
ブレオマイシン　814, 826
フレカイニド　274, 280
プレガバリン　44
フレスミンS　633
プレタール　312, 668
ブレディニン　705, 724
プレドニゾロン　396, 434, 536, 634, 717
プレドニン　396, 434, 634, 717

プレドパ　333
プレトモール　312, 668
プロイメンド　542
プロカイン　44, 134, 136
プロカインアミド　68, 74, 274, 278
プロカテロール　6, 388
プロカニン　136
プロキシフィリン　390, 389
プログラフ　706
プログルミド　522
プロクロルペラジン　540
プロゲステロン　444, 584
プロサイリン　365, 668
プロジフ　798
プロスタール　452, 584
プロステチン　452, 584
フロセミド　563
プロタミン　18, 470
プロチアデン　196
プロチゾラム　176
プロチレリン　408
プロテカジン　521
プロトピック　598
プロトポルフィリン　548
プロナンセリン　191
プロニカ　393, 703
プロノン　280
プロパジール　425
プロパデルム　436
プロパフェノン　67, 280
プロパンテリン　522
プロピベリン　578
プロピルチオウラシル　425
プロブコール　491
プロプラノロール　60, 74, 75, 158, 299, 301
フロプロピオン　550, 554, 558
プロペシア　452
プロベネシド　502
プロベラ　832
プロポフォール　118, 124, 128
ブロマゼパム　168
プロミド　522
ブロムヘキシン　384, 386
プロメタジン　541
フロモキセフ　761
ブロモクリプチン　224, 412
フロモックス　762
フローラン　669
フロリード　796
フロリネフ　438

へ

ベイスン　476
ベガ　393, 703
ヘキストラスチノン　472
ベキロン　802
ペグインターフェロンα　545
ベクタイト　384
ベクティビックス　834
ベグビソマント　416
ベクロニウム　124
ベクロメタゾン　396, 436
ベサコリン　579
ベザトール　494
ベザノイド　838
ベザフィブラート　494
ベザリップ　494
ベシケア　578
ベストコール　761
ベタキソロール　610
ベタネコール　579
ベタヒスチン　618
ベタミプロン　766
ベタメタゾン　396, 434, 536, 634
ベチジン　151
ペニシラミン　723
ペニシリン　9, 502
ベネシッド　502
ベネット　509
ベネトリン　388
ベノジール　178
ベハイド　564
ベバシズマブ　836
ヘパリン　18, 308, 670
ペプシド　825
ヘプセラ　547
ペミラストン　391
ペミロラスト　391
ベメグリド　214
ペメトレキセド　820
ベラチン　388
ベラパミル　44, 158, 259, 283, 302, 363
ベラプロスト　365, 663, 668
ベラミビル　808
ベリシット　494
ベルゴリド　224
ベルサンチン　291
ペルフェナジン　541
ヘルベッサー　283, 291, 301, 363
ベルベリン　534
ベルマックス　224
ペロスピロン　191
ベロテック　388
ペングッド　758
ベンザリン　168, 178, 211
ベンジルペニシリン　58, 757
ベンズブロマロン　502
ベンセラジド　222
ベンゾカイン　136
ペンタサ　535
ペンダザック　603
ペンタジン　152
ペンタゾシン　17, 152, 550, 554, 588
ベンダムスチン　818
ベンチルヒドロクロロチアジド　564
ペントキシベリン　382
ペントシリン　759
ベンレス　136

ほ

抱水クロラール　180
ホクナリン　388
ボグリボース　476
ホスアプレピタントメグルミン　541
ホスカビル　807
ホスカルネット　807
ホストイン　208
ホスフェニトイン　208
ホスフルコナゾール　798
ホスホマイシン　786
ホスミシン　786
ホスレノール　575
ボセンタン　365
ボナロン　508
ホーネル　458, 506
ボノテオ　509
ポプスカイン　138
ボラキス　578
ポラプレジンク　524
ポリカルボフィルカルシウム　539
ボリコナゾール　792, 798
ポリスチレンスルホン酸カルシウム　572
ポリスチレンスルホン酸ナトリウム　572
ホリゾン　168, 211
ホリトロピンアルファ　415
ポリフル　539
ポリミキシンB　789
ホーリン　442
ポルトラック　548
ボレー　802
ボンアルファ　600
ボンビバ　509

ま

マイスタン　211
マイスリー　178
マイトマイシン　826
マイトマイシンC　826
マーカイン　138
マキサカルシトール　458, 506
マキシピーム　764
マクサルト　158
マドパー　222
マブリン　818
マプロチリン　196
マンニトール　561
D-マンニトール　561

み

ミアンセリン　196
ミオカーム　214
ミカファンギン　800
ミグシス　158
ミグリトール　476

ミコシスト　798
ミコナゾール　678, 796
ミコフェノール酸モフェチル　705
ミコブティン　792
ミソプロストール　523
ミゾリビン　705, 724
ミダゾラム　122
ミチグリニド　474
ミトキサントロン　826
ミトタン　436
ミニプレス　360, 580, 583
ミニリンメルト　417
ミノアレ　211
ミノキシジル　46
ミノサイクリン　781
ミノドロン酸　509
ミノマイシン　781
ミラクリッド　554
ミラドール　190, 526, 530
ミラペックス　224
ミルタザピン　198
ミルナシプラン　198
ミルリノン　335
ミルリーラ　335

む

ムコソルバン　386
ムコダイン　385
ムコフィリン　384

め

メイアクト　762
メイセリン　761
メインテート　299, 329
メカセルミン　416
メキシチール　280, 480
メキシレチン　280, 480
メキタジン　392
メクリジン　541
メクロフェノキサート　618
メサラジン　535, 536
メジコン　382
メスナ　590
メソトレキセート　820
メタコリマイシン　789
メダゼパム　168
メタルカプターゼ　723
メタンフェタミン　83
メテクラン　565
メチコバール　633
メチシリン　758
メチラポン　436
メチルシステイン　384
N-メチルスコポラミン　522
メチルセルロース　533
メチルテストステロン　451
メチルドパ　361
メチルプレドニゾロン　396, 434

メチルメチオニンスルホニウムクロリド　524
メテノロンエナント酸エステル　452, 634
メテノロン酢酸エステル　452
メテバニール　381
メトグルコ　476
メトクロプラミド　58, 529, 540
メトトレキサート　58, 68, 705, 722, 724, 820
メトピロン　436
メトプロロール　66, 67, 299, 301
メトホルミン　476
メドロキシプロゲステロン　814, 832
メトロニダゾール　526, 536, 788
メドロール　434
メナテトレノン　508, 662
メニレット　322
メネシット　222
メバロチン　490
メピチオスタン　447
メピバカイン　134, 138
メフェナム酸　720
メプチン　388
メフルシド　565
メプロバメート　164
メペリジン　151
メベンゾラート　534, 539
メマリー　234
メマンチン　234
メリスロン　618
メルカゾール　425
メルカプトプリン　502, 536, 814, 822
メルファラン　818
メロペネム　766
メロペネム　766

も

モキシフロキサシン　773
モサプリド　530
モダシン　762
モニラック　548
モノフィリン　390
モメタゾン　396
モルヒネ　7, 14, 17, 60, 74, 82, 122, 141, 148, 150, 156, 312
モンテプラーゼ　308
モンテルカスト　393

や

薬用炭　534

ゆ

ユナシン　768
ユニコン　389
ユニフィルLA　389
ユベラN　494

ユリノーム　502
ユリーフ　580, 584

よ

ヨウ化カリウム　425
ヨウ化ナトリウム　425

ら

ラクチトール　548
ラクツロース　533, 548
ラシックス　563
ラジレス　328, 352
ラステット　825
ラスブリカーゼ　502
ラスリテック　502
ラタモキセフ　761
ラニチジン　521, 553
ラニナミビル　808
ラニムスチン　818
ラパチニブ　836
ラピアクタ　808
ラフチジン　521
ラベタロール　299, 360
ラベプラゾール　521, 525
ラボナール　128
ラマトロバン　393, 703
ラミクタール　200, 213
ラミシール　802
ラミブジン　546, 699
ラメルテオン　181
ラモセトロン　530, 539, 541
ラモトリギン　200, 203, 206, 213, 215, 216
ラロキシフェン　448, 510
ランソプラゾール　57, 521, 525
ランダ　601, 828
ランタス　470
ランドセン　211

り

リウマトレックス　705, 722
リオチロニン　424
リカルボン　509
リクシアナ　680
リコモジュリン　681
リザトリプタン　158
リザベン　391, 702
リスパダール　191
リスペリドン　7, 8, 191
リスミー　176
リスモダン　278
リーゼ　167
リソナーゼ　308
リツキサン　836
リツキシマブ　6, 836
リドカイン　44, 134, 136, 274, 279
リトナビル　699

873

リナグリプチン 475
リネゾリド 783
リバスタッチ 232
リバスチグミン 6, 8, 232
リバビリン 546
リバロ 490
リバーロキサバン 680
リピディル 494
リピトール 490
リファジン 790
リファブチン 792
リファンピシン 574, 678, 790, 791
リフレックス 198
リボスタマイシン 770
リボトリール 211
リポバス 490
リーマス 200
リマチル 723
硫酸カナマイシン 790
硫酸キニジン 278
硫酸ナトリウム 533
硫酸マグネシウム 533
リュープリン 410, 832
リュープロレリン 79, 409, 410, 814, 832
リラグルチド 474
リラナフタート 802
リルマザホン 176
リレンザ 808
リンコシン 780
リンコマイシン 780
リン酸水素カルシウム 508
リン酸水素ナトリウム 533
リンデロン 396, 434, 634

る

ルジオミール 196
ルシドリール 618
ルセオグリフロジン 478
ルセフィ 478
ルテウム 444
ルトラール 452, 584
ルネスタ 178
ルネトロン 325, 563
ルフィナミド 217
ルブラック 563
ルボックス 197
ルーラン 191
ルリッド 777

れ

レキソタン 168
レギチーン 361
レキップ 224
レクサプロ 197
レグパラ 458
レスタス 168
レスタミン 180
レスプレン 382
レスミット 168
レスリン 198
レセルピン 352, 361
レダコート 434, 436
レトロゾール 449, 814, 830
レナジェル 575
レノグラスチム 635
レパグリニド 474
レバミピド 524
レバロルファン 378, 379
レビトラ 590
レビピナスト 702
レフルノミド 724
レペタン 152
レベチラセタム 214, 215, 216
レベトール 546
レベミル 472
レボチロキシン 424
レボドパ 58, 219, 220, 543
レボブピバカイン 134, 138
レボフロキサシン 773, 790
レボルファノール 382
レミケード 536, 724
レミナロン 674
レミニール 232
レミフェンタニル 122, 124, 151
レメロン 198
レルパックス 158
レンドルミン 176

ろ

ロイケリン 822
ロイコトリエン 621
ロイナーゼ 822
ロカイン 136
ロカルトロール 506
ロキサチジン 521
ロキシスロマイシン 777
ロキソニン 718
ロキソプロフェン 588, 718
ロクロニウム 123, 124
ローコール 490
ロサルタン 480
ロスバスタチン 490
ロセフィン 762
ロゼレム 181
ロナセン 191
ロピニロール 224
ロピバカイン 134, 138
ロヒプノール 178
ロフェプラミン 196
ロブレソール 299
ロペミン 534
ロペラミド 534
ロベンザリット 723
ロメット 702
ロメバクト 773
ロメフロキサシン 773
ロメリジン 158
ロラゼパム 167, 234
ロラメット 176
ロルファン 378
ロルメタゼパム 176
ロレルコ 491

わ

ワイテンス 361
ワイパックス 167
ワゴスチブミン 580
ワソラン 158, 283, 363
ワルファリン 75, 283, 312, 494, 502, 676
ワンアルファ 458, 508
ワンデュロ 151

みてわかる薬学
図解 薬理学

2015年10月1日　1版1刷　　　　　　　　©2015
2019年8月30日　　　2刷

編　者
　　なべしまとしたか　　いのうえかずひで
　　鍋島俊隆　　　井上和秀

発行者
　　株式会社 南山堂　代表者 鈴木幹太
　　〒113-0034　東京都文京区湯島 4-1-11
　　TEL 代表 03-5689-7850　　www.nanzando.com

ISBN 978-4-525-72061-2　　定価（本体8,800円＋税）

[JCOPY] <出版者著作権管理機構　委託出版物>
複製を行う場合はそのつど事前に（一社）出版者著作権管理機構（電話03-5244-5088，FAX 03-5244-5089, e-mail: info@jcopy.or.jp）の許諾を得るようお願いいたします。

本書の内容を無断で複製することは，著作権法上での例外を除き禁じられています．また，代行業者等の第三者に依頼してスキャニング，デジタルデータ化を行うことは認められておりません．